스플린트 5판

Introduction to ORTHOTICS

A CLINICAL REASONING & PROBLEM-SOLVING APPROACH

이 작품을 고인이 된 Roman Renner, 사랑하는 아버지, 가족

그리고 Creighton 대학 관계자들에게 바친다.

Brenda M. Coppard

이 책은 우리가 이번 판을 작업하는 동안 세상을 떠난

나의 남편 Michael에게 바친다. 그는 작업치료사이자 정형외과 의사였고,

그는 나에게 정형외과 의사로서 나의 기술을 향상시키도록 영감을 주었다.

Helene L. Lohman

INTRODUCTION TO ORTHOTICS: A CLINICAL REASONING
AND PROBLEM-SOLVING APPROACH, FIFTH EDITION
ISBN: 978-0-323-52361-5

Previous edition copyrighted 2015, 2008, 2001, 1996.
Library of Congress Control Number: 2018965674

This **Korean** edition of ***INTRODUCTION TO ORTHOTICS: A CLINICAL REASONING AND PROBLEM-SOLVING APPROACH, FIFTH EDITION by Brenda M. Coppard Helene Lohman*** is published by arrangement with Elsevier Inc.

INTRODUCTION TO ORTHOTICS: A CLINICAL REASONING AND PROBLEM-SOLVING APPROACH, FIFTH EDITION by Brenda M. Coppard Helene Lohman 의 해당 한국어판은 Elsevier, Inc. 와의 계약을 통해 학지사메디컬에서 출간 되었습니다.

스플린트 5판

Introduction to Orthotics: a Clinical Reasoning and Problem-Solving Approah

2023년 2월 5일 1판 1쇄 인쇄
2023년 2월 15일 1판 1쇄 발행

지은이 | Brenda M. Coppard, Helene L. Lohman
옮긴이 | 정민예 · 김미점 · 김은주 · 김희정 · 양영애 · 이선명 · 장문영 · 정복희 · 정상미 · 조무신 · 차태현 · 황정하
펴낸이 | 김진환
펴낸곳 | 학지사메디컬
04031 서울특별시 마포구 양화로 15길 20 마인드월드빌딩
대표전화_ 02-330-5188 팩스_ 02-326-0338
등 록 | 2010년 2월 8일 제313-2010-36호
메 일 | hakjisamd@hakjisamd.co.kr
홈페이지 | http://www.hakjisamd.co.kr

ISBN 979-11-92867-16-8 93510

가 격 | 38,000원

스플린트 5판

Brenda M. Coppard, Helene L. Lohman 공저
정민예 · 김미점 · 김은주 · 김희정 · 양영애 · 이선명 · 장문영 · 정복희 · 정상미 · 조무신 · 차태현 · 황정하 공역

Introduction to ORTHOTICS
A CLINICAL REASONING & PROBLEM-SOLVING APPROACH

BRENDA M. COPPARD, PhD, OTR/L, FAOTA
Professor, Associate Dean for Assessment,
Department of Occupational Therapy, Creighton University, Omaha, Nebraska

HELENE L. LOHMAN, OTD, OTR/L, FAOTA
Professor, Department of Occupational Therapy, Creighton University,
Omaha, Nebraska

ELSEVIER
학지사메디컬 HAKJISA MEDICAL

역자 소개

대표 역자

정민예 연세대학교

번역진

김미점 충남도립대학교

김은주 전주대학교

김희정 고신대학교

양영애 인제대학교

이선명 마산대학교

장문영 인제대학교

정민예 연세대학교

정복희 호원대학교

정상미 상지대학교

조무신 前) 고신대학교

차태현 건양대학교

황정하 前) 광양보건대학교

역자 서문

재활치료 임상에서 만나는 다수의 환자들은 손의 기능에 문제를 가지고 있는 질환이나 장애를 가진 사람들이다. 손은 우리가 해야 하는 일들을 수행하는 중요한 신체부위로 아침부터 잠잘 때까지 손으로 하는 작업을 통해 우리의 역할을 완수하게 된다. 이를 돕기 위해 환자 및 장애인에게 보조기의 제공은 매우 중요하다. 이 책의 원제인『Introduction to Orthotics: A Clinical Reasoning and Problem-Solving Approach』과 같이 임상적 추론과 문제해결을 위한 가이드를 전달하려 저자들이 노력하였기에 이 책으로 학습하는 학생이나 임상가에게 작업 근거 및 근거 중심의 접근을 하는 데 많은 도움이 될 것이라고 생각된다.

재활이 이루어지는 임상현장에서 저온 가소성 플라스틱으로 제작한 보조기를 '스플린트(splint)'라는 용어로 널리 사용하고 있다. 하지만 골절 및 탈구 등 정형외과 환자들을 위한 일시적인 석고붕대 제작물도 스플린트라는 용어를 사용하고 있다. 따라서 작업치료사들을 통해 제작되고, 재활을 위해 적용되는 용어로는 스플린트보다는 (손)보조기라는 말이 더 전문적인 용어라고 이해하면 좋겠다. 하지만 이미 작업치료사나 재활분야의 전문가들은 스플린트라는 용어를 보조기 같은 의미로 사용하고 있기에 이 책에서도 스플린트를 보조기와 함께 혼용하여 사용하게 되었다.

보조기에 대한 지식을 가진 전문치료사들 및 단체는 이미 선진외국을 비롯해 세계적으로 구축되어 있다. 우리나라는 미국 공인 손 치료사이셨던 연세대학교 손은교 객원교수님께서 1990년 후반부터 대한작업치료사협회, 대한보조공학기술학회, 대한수부학회 등에서 보수교육 및 세미나를 통해 스플린트 제작방법과 원리 등을 소개해주셨고, 이를 통해 대학에서도 작업치료학과 학생들을 위한 스플린트 제작 관련 학과목 및 실습이 활발하게 시작되었다. 손은교 교수님은 미국에서 활동하던 내용을 기초로 스플린트 제작을 위한 책을 저술하여 소개하셨지만 항상 더 좋은 책이 필요하다고 누누이 강조하였다. 이 책은 작업치료사가 보조기 적용을 해야 하는 근거부터 보조기의 종류 및 제작방법, 평가 및 적용에 대한 지식과 기술을 방대하게 설명하고 있기에, 손은교 교수님께서 이 책을 보면서 만족해하실 것 같다는 생각이 편집하는 내내 머리를 떠나지 않았다.

이 책은 총 21장으로 구성되어 있고, 스플린트의 기초와 스플린트 디자인 및 제작방식을 결정하는 임상 추론 과정, 일반적으로 사용되는 스플린트의 이론, 설계 및 제작과정을 상지 중심으로 소개하고 있다.『스플린트 5판』을 편집하며 원저자들의 학자적인 능력과 노력에 감탄하였고, 우리말로 옮기는 내내 단어 하나하나에 역자들의 고민도 느낄 수 있었다. 마지막으로 편집을 도와준 연세대학교 석 · 박사 과정의 최준수, 엄윤정, 최성주, 정유경 선생님들에게도 감사의 말을 전하고 싶다. 또한 학지사에서 출판을 기획하신 학지사메디컬 김진환 사장님과 세세하게 놓친 부분을 알려준 편집부 직원들에게 감사드린다.

이 책을 통해 지식과 기술을 습득한 치료사들에 의해 손 기능 향상이 필요한 환자 및 장애인들에게 제작될 수 있다면 그것 보다 감사한 일은 없을 것이다. 또한 이 책이 나오기까지 힘쓰신 모든 분들의 노력도 컸지만 그보다 몇 배 더 큰 보람이 될 것이다.

역자 대표
연세대학교 작업치료학과 **정민예**

기여자

Debbie Amini, EdD, OTR/L, FAOTA
Director of Professional Development
Business Operations
AOTA
Bethesda, Maryland

Salvador Bondoc, OTD, OTR/L, FAOTA
Professor and Chair
Department of Occupational Therapy
Quinnipiac University
Hamden, Connecticut

Paul Bonzani, BS/OT MHS, CHT
Assistant Clinical Professor
Occupational Therapy
University of New Hampshire
Durham, New Hampshire

Brenda M. Coppard, PhD, OTR/L, FAOTA
Professor of Occupational Therapy;
Associate Dean for Assessment
School of Pharmacy & Health Professions
Creighton University
Omaha, Nebraska

Yvette Elias, BS/OT
Clinical Specialist, Certified Hand Therapist
Department of Occupational Therapy
Nicklaus Children's Hospital
Miami, Florida

William Finley, BS Health Science, MS Occupational Therapy
Senior Clinical Instructor
Orthopedic Center
New York University Langone Medical Center
New York, New York;
Lead Instructor
Continuing Education
Gold Standard Seminars, LLC
Montclair, New Jersey;
Faculty
Physical Medicine and Rehabilitation
New York University Langone Medical Center
New York, New York

John P. Jackson, EdD
Chair and Program Director of MOT Program
Master of Occupational Therapy
Emory and Henry College
School of Health Sciences
Marion, Virginia

Elizabeth Kloczko, OTD, OTR/L
Clinical Assistant Professor
Department of Occupational Therapy
Quinnipiac University
Hamden, Connecticut

Debra Latour, OTD, MEd, BS
Assistant Professor of Practice
Division of Occupational Therapy
Western New England University
Springfield, Massachusetts;
Owner
Single-Handed Solutions, LLC
Springfield, Massachusetts

Helene L. Lohman, OTD, OTR/L, FAOTA
Professor
Occupational Therapy
Creighton University
Omaha, Nebraska

Marlene A. Riley, BA, MMS
Clinical Associate Professor
Department of Occupational Therapy & Occupational Science
Towson University
Towson, Maryland

Tara Ruppert, OTD
Assistant Professor
Occupational Therapy
College of Saint Mary
Omaha, Nebraska

Linda Scheirton, PhD
Professor
Occupational Therapy
Creighton University
Omaha, Nebraska;
Faculty Associate
Center for Health Policy and Ethics
Creighton University
Omaha, Nebraska

Kris Vacek, OTD, OTR/L
Dean
College of Health and Human Services
Rockhurst University
Kansas City, Missouri

Kristin Valdes, OTD, OT, CHT
Assistant Professor
Occupational Therapy
Gannon University
Ruskin, Florida

Audrey Yasukawa, BSE, MOT
Chief of Occupational Therapy
Developmental and Rehab Services
La Rabida Children's Hospital
Chicago, Illinois

근거 기반 치료 차트 기여자

Andrea Coppola, OTD, OTR/L
Assistant Professor
Occupational Therapy
Springfield College
Springfield, Massachusetts

Whitney Henderson, OTD, MOT, OTR/L
Assistant Clinical Professor
Department of Occupational Therapy
University of Missouri-Columbia
Columbia, Missouri

저자 서문

20여 년 전, 전문적인 작업치료 프로그램의 강사로서 스플린트의 이론과 기술의 개발을 다룬 스플린트 입문 교재를 찾기 어려웠다. 이에 우리는 『Introduction to Orthotics: A Clinical Reasoning and Problem-Solving Approach』의 초판과 2판을 집필하게 되었다. 신입 작업치료사는 스플린트의 이론, 디자인 및 제작에 대한 기본적인 기술을 가지고 있을 것이라고 기대하지만, 학생 실습 때의 관찰만을 통해 이러한 기술을 습득했을 것이라고 보기는 어렵다. 임상에서의 책임성, 생산성 및 효율성이 강조됨에 따라, 교육자들은 학생들이 이론을 실제에 적용하는 데 필요한 기술을 모색해야 한다. 이 책은 학생들이 어떤 실무 영역에서든 스플린트를 제공하는 효과적이고 중요한 기술을 개발하는 데 도움이 되는 임상적 추론을 강조한다. 또한, 실습 활동은 학생들이 다양한 스플린트를 만들고 평가하도록 가이드한다. 우리는 독자들이 스플린트의 이론과 실용적인 기술을 위한 필수 읽기 자료로 이 책을 선택하기를 바란다.

5판에서는 다음의 몇 가지 부분이 개선되었다. 우선, 본문 전반에 걸쳐 업데이트된 근거 기반 스플린트 지침을 서술형 및 표 형식으로 강조하였다. 또한, 작업 기반 스플린트 중재에 초점을 맞추었으며 본문 전체적으로 작업치료 실행체계 용어를 포함하였다. 실무 트렌드에 따라 새로운 장에서는 캐스팅, 어깨 스플린트, 상지 재활에 대한 전문적인 부분을 다루었다. 실무 전문가들에게 얻은 최신의 정보, 새로운 패턴 그리고 추가적인 사진들이 이 책을 더욱 좋게 만들었다.

『Introduction to Orthotics: A Clinical Reasoning and Problem-Solving Approach』 5판은 스플린트 지침과 관련된 이론을 실제에 적용하는 과정을 쉽게 하기 위하여 다시 교수법으로 디자인되었다. 이 책에서 채택된 교수법은 학생들이 선호하는 학습 스타일에 대한 요구를 충족시키기 위해 학습이 용이하게 되어 있다. 또한, 학생들과 교육자들을 위해 웹사이트를 제공한다. 학생들은 비디오, 13장에 대한 보충 자료, 20장에 대한 클라이언트 추가 자료 및 문제 등에 대한 자료를 이용할 수 있다. 교육자는 사진과 새로운 문제은행을 이용할 수 있다. 이 웹사이트는 스플린트 제공에 대한 시각적 및 청각적 지침을 제공한다.

추가적으로 제공된 사례연구는 임상적 추론과 문제해결능력에 대한 관심을 촉진한다. 셀프 퀴즈와 답안이 포함된 복습문제는 독자들에게 복습할 기회를 제공한다. 독자들은 전판보다 더 많은 일러스트와 사진으로 스플린트의 제작 과정을 확인할 수 있다. 이 책에 제공된 서식은 학생들이 본인 스스로 자가평가를 할 수 있도록 한다. 사례연구와 스플린트 분석 및 문서화 연습은 문제해결능력을 향상시키기 위해 고안된 학습 방법의 한 예이다. 학습과 실험실 실습은 스플린트 제작을 위한 임상적 추론과 스플린트의 패턴 디자인 및 제작 기술을 점검하는 기회를 제공한다.

본 내용들은 주로 스플린트 제공에 대한 개발이 필요한 신입 작업치료 학생들, 작업치료 실무자 및 학제 간 실무자, 임상에서 다시 일하게 된 치료사 및 실습생을 대상으로 고안되었다. 이 책은 기초 이론과 임상 능력을 위해 신입 임상가들이 필요로 하는 스플린트 기술의 원리를 이해하고 기술을 습득하는 데 도움이 되어 학생들에게 유익하다. 신입 작업치료 학생들을 대상으로 한 내용이기 때문에 교육자들에게도 환영받고 있다. 또한 이 책은 신입 실무자들이 스플린트 관련 지식과 기술을 향상시키는 데 도움이 된다.

전문 집필가들로 구성된 저자들은 현재의 실무적인 부분을 반영한 장들을 수정하고 보충하였다. 이 책은 총 21장으로 구성되어 있다. 1~5장은 스플린트의 기초; 작업 기반 스플린트 제공; 스플린트 도구, 과정과 기술; 해부학과 생체역학적 원리; 스플린트 지침과 관련한 평가로 구성되며, 다음 장들에서 나올 기본적인 정보를 제공한다. 6장에서는 스플린트 디자인과 제작방식을 결정하는 임상 추론 과정을 다루며, 여기서 제시된 자료들은 다음 장들의 사례연구 질문에 대한 답변과 관련이 있다.

7~12장은 임상에서 일반적으로 사용되는 스플린트의 이론, 설계 및 제작과정이 제시된다. 손목, 손, 팔꿈치, 엄지, 손가락에 대한 스플린트에 대한 내용이다. 새로 추가된 장에서는 어깨와 스플린트 지침에 관한 내용을 다루고 있다.

이 책의 나머지 장들은 보다 전문적인 내용과 고급 스플린트 제작에 대해 소개한다. 신경 손상 환자들을 위한 스플린트, 항경직 스플린트, 노인용 스플린트, 선천성 질환이나 발달장애가 있는 소아용 스플린트 제작에 대한 내용들로 구성되어 있다. 이 섹션에 새로운 두 장을 추가하게 되어 기쁘다. 캐스팅에 대한 장에서는 상지 캐스팅과 관련된 지식과 기술에 대한 내용을 찾아볼 수 있다. 이 책의 마지막 장에서는 손 치료와 스플린트 지침에 대한 전문적인 문제들을 다룬다. 전문 수부 치료사가 집필한 이 장에서는, 이 분야의 실무에 관심이 있는 사람들에게 자격증 시험을 위한 보다 전문적인 발전 방향과 커리어 계획을 제안한다.

이 책 전체에서 사용되는 용어들의 목록은 21장 뒤에 수록하였다. 이 책에는 두 개의 부록이 있다. 부록 A에는 셀프 퀴즈, 실험실 실습 및 사례연구에 대한 답이 제공되어 있고, 부록 B에는 웹사이트 리소스 목록이 나와 있다.

많은 치료사들이 이 책을 검토했지만, 각 경험 있는 의사 및 치료사들은 스플린트 제공과 치료적 접근과 기술에 대해 개인적인 견해가 다를 수 있다. 이 책은 저자들의 관점에서 집필되었을 뿐, 이것만이 올바른 접근법이라는 것은 아니다. 그것이 치료사들이 임상에서 그들만의 임상적 추론을 사용하는 이유일 것이다.

이 책의 5판이 독자들의 전문가적 발전과 지속적 역량 보안에 도움이 되길 바란다!

Brenda M. Coppard, PhD, OTR/L, FAOTA
Helene L. Lohman, OTD, OTR/L, FAOTA

감사의 글

이 책은 많은 사람들의 수고로 완성할 수 있었다. 원고의 수정과 초안에 대한 검토해 준 Mojca Herman, MA, OTR/L, CHT에게 감사드리고, 사진 작업에 수고해 주신 Phil Beagle에게도 감사드린다. 또한, 이 책의 저자들인 Debbie Amini, EdD, OTR/L, CHT; Omar Aragon, OTD, OTR/L; Janet Bailey, OTR/L, CHT; Serena M. Berger, MA, OTR; Shirley Blanchard, PhD, OTR/L, ABDA, FAOTA; Salvador Bondoc, OTD, OTR/L, FAOTA; Paul J. Bonzani, MHS, OTR/L, CHT; Maureen T. Cavanaugh, MS, OTR; Cynthia Cooper, MFA, MA, OTR/L, CHT; Andrea Coppola, OTD, MS, OTR/L; Lisa Deshaies, OTR/L, CHT; Beverly Duvall-Riley, MS, BSOT; Yvette Elias, OTR/L, CHT; Stefania Fatone, PhD; William Finley, MS, OTR/L, CSCS, CHT; Deanna J. Fish, MS, CPO; Sharon Flynn, PhD, OTR/L, CHUT; Linda Gabriel, PhD, OTR/L; Whitney Henderson, OTD, OTR/L; John Jackson, EdD, OTR, CHT; Karyn Kessler, OTR/L; Elizabeth Kloczko, OTS; Debra Latour, MEd, OTR/L; Dulcey G. Lima, OTR/L, CO; Michael Lohman, MEd, OTR/L, CO; Peggy Lynn, OTR, CHT; Ann McKie, OTR/L; Debra A. Monnin, OTR/L; Sally E. Poole, MA, OT, CHT; Debbie Rider, OTR/L, CHT; Marlene A. Riley, MMS, OTR, CHT; Christopher Robinson, MBA; Tara Ruppert, OTD, OTR/L, CHT; Susan Salzberg, MOT, OTR/L; Linda Scheirton, PhD; Deborah A. Schwartz, OTD, OTR/L, CHT; Lauren Sivula, OTS; Brittany Bennett Stryker, OTD, OTR/L, CO; Joan L. Sullivan, MA, OTR, CHT; Kris Vacek, OTD, OTR; Kristin Valdes, OTD, OT, CHT; Jean Wilwerding-Peck, OTR/L, CHT; Aviva Wolff, OTR/L, CHT; Audrey Yasukawa, MOT, OTR/L의 재능과 전문성에 감사드린다.

마지막으로 가족, 동료, 친구들의 지속적인 지원과 격려, 인내에 고마움을 전한다. 또한 우리로 하여금 그들을 통해 배울 수 있게 해 준 학생들에게도 감사를 전한다.

목차

Unit 1 보조기 기초

CHAPTER 01 보조기의 기초 _ 3

1. 스플린트와 보조기에 대한 정의 _4
2. 보조기 중재 역사에 대한 개요 _4
3. 보조기 전문 제작자 _4
4. 보조기 중재를 위한 작업치료 이론적 모델과 이론의 틀 _5
5. 보조기의 분류 _8
6. 보조기 디자인 용어 _9
7. 근거 중심 치료와 보조기 _11

CHAPTER 02 작업 중심 보조기 중재 _ 17

1. 작업의 세 가지 관점 _19
2. 보조기 디자인과 선택에 있어 작업적인 요구의 영향 _ 24
3. 지속적인 작업 참여를 뒷받침하는 근거 _27
4. 작업 중심 보조기 적용에 대한 접근법 사용 _28
5. 작업 참여를 촉진하는 보조기 디자인의 선택 _29

CHAPTER 03 보조기 제작의 과정, 도구, 기법 _ 35

1. 열가소성 재료 _35
2. 열가소성 재료의 내용과 속성 _36
3. 과정: 보조기 만들기 _39
4. 기성 스플린트 _47
5. 스플린트 제작실 또는 카트 _56
6. 문서기록과 재평가 _56

CHAPTER 04 보조기 제공과 관련된 해부학적 및 생체역학적 원리 _ 61

1. 보조기 중재를 위한 기본 해부학 복습 _61
2. 어깨관절 _63
3. 팔꿈치관절 _64
4. 손목관절 _65
5. 손가락과 엄지관절 _66
6. 손의 외재성 근육 _68
7. 손과 손목의 내재성 근육 _69
8. 손의 활 _71
9. 손의 해부학적 중요 지표 _71
10. 쥐기와 잡기 패턴 _72
11. 보조기 중재의 생체역학적 원리 _75
12. 윤곽 _79
13. 피부와 연부조직의 기전 _79

CHAPTER 05 보조기 중재를 위한 임상적 검사 _ 85

1. 임상적 검사 _85
2. 보조기 제공 이후 평가 및 추적관리 _99
3. 보조기 주의사항 _100
4. 순응도 _101
5. 보조기 관리 _101

CHAPTER 06 보조기 중재를 위한 임상적 추론 _ 107

1. 임상적 추론 모델 _108
2. 치료과정 동안의 임상적 추론 _111
3. 보조기 접근과 디자인 고려사항 _115
4. 보조기 디자인과 계획을 위한 임상적 추론 고려사항 _116
5. 제작 후 추적조사 _117
6. 보조기의 평가와 조절 _119
7. 보조기 착용 일정 요소 _119
8. 보조기 착용의 종결 _120
9. 비용과 치료비 지불의 문제 _121
10. 보조기 오류와 클라이언트 안전 문제 _124

Unit 2 환자의 질환에 따른 보조기 적용

CHAPTER 07 손목 보조기 _ 135

1. 손바닥쪽, 손등쪽, 자쪽 및 원주형, 다트 선수 손목 보조기 _ 136
2. 손목 고정 보조기의 특징 _ 139
3. 손목관절 구축: 손목 보조기를 이용한 연속 보조기 중재 _ 153
4. 손목 고정 보조기의 제작 _ 154
5. 기성품 보조기 _ 161
6. 작업에 미치는 영향 _ 163

CHAPTER 08 엄지 고정 보조기 _ 177

1. 엄지 보조기 중재를 위한 기능적 · 해부학적 고려사항 _ 178
2. 엄지 고정 보조기의 특징 _ 178
3. 진단적 적응증 _ 180
4. 엄지 고정 보조기의 제작 _ 192
5. 손등쪽 손 기반 엄지 고정 보조기 제작 _ 193
6. 작업에 대한 영향 _ 197
7. 기성품 보조기 _ 197

CHAPTER 09 손 고정 보조기 _ 211

1. 손 보조기의 사전 제작 _ 211
2. 사전 절단 보조기 세트 _ 213
3. 맞춤 보조기 _ 213
4. 안정 손 보조기의 목적 _ 213
5. 안정 손 보조기의 구성요소 _ 213
6. 안정 손 보조기의 자세 _ 215
7. 진단적 적응증 _ 216
8. 안정 손 보조기의 제작 _ 226
9. 안정 손 보조기에 대한 주의사항 _ 226

CHAPTER 10 팔꿈치 및 아래팔 고정 보조기 _ 239

1. 해부학적 및 생체역학적 고려사항 _ 239
2. 임상적 증상과 일반적 진단 _ 240
3. 팔꿈치 및 아래팔 보조기의 특징 _ 246
4. 뒤쪽 팔꿈치 고정 보조기의 제작 _ 250
5. 적절한 피팅을 위한 기술적 조언 _ 252
6. 팔꿈치 고정 보조기 제작의 주의사항 _ 254

CHAPTER 11 어깨 보조기 _ 261

1. 해부학적 및 생체역학적 고려사항 _ 261
2. 일반적인 진단 _ 262
3. 어깨 보조기 _ 270
4. 비행기 보조기 _ 270
5. 모음 및 안쪽돌림 슬링 _ 271
6. 벌림 및/또는 바깥돌림 슬링 _ 271
7. 어깨 지원 그림-팔 근육 _ 271

CHAPTER 12 손가락 보조기 _ 283

1. 손가락 보조기를 위한 기능 및 해부학적 고려사항 _ 283
2. 진단적 적응증 _ 284
3. 손가락 보조기에 대한 주의사항 _ 289
4. 작업 기반 보조기 _ 290
5. 등쪽-바닥쪽 망치손가락 보조기 _ 291
6. 기성 망치손가락 보조기 _ 292
7. 몸쪽 손가락뼈사이관절 거터 보조기의 제작 _ 293
8. 몸쪽 손가락뼈사이관절 과다폄 차단 보조기 (백조 목 보조기)의 제작 _ 294
9. 백조 목 변형이 작업에 미치는 영향 _ 296
10. 삼점압 몸쪽 손가락뼈사이관절 폄 차단 저감 보조기의 제작 _ 297
11. 기성 몸쪽 손가락뼈사이관절 폄 보조기 _ 300

12. 몸쪽 손가락뼈사이관절 굽힘 구축이 작업에 미치는 영향 _ 300
13. 손가락 기반 방아쇠손가락 보조기의 제작 _ 300
14. 기성품 방아쇠손가락 보조기 _ 301
15. 방아쇠손가락이 작업에 미치는 영향 _ 301
16. 먼쪽 손가락뼈사이관절 안정화 보조기의 제작 _ 301
17. 기성품 먼쪽 손가락뼈사이관절 안정화 보조기 _ 302
18. 먼쪽 손가락뼈사이관절의 골관절염이 작업에 미치는 영향 _ 302
19. 결론 _ 302

CHAPTER 13 가동 보조기: 연속-정적, 동적 그리고 정적-점진적 보조기 _ 311
1. 가동 보조기의 목표 _ 312
2. 움직임에 따른 보조기의 유형 _ 314
3. 생체역학적 원리 _ 316
4. 가동 보조기의 일반적인 특징 _ 319
5. 동적 보조기 제작을 위한 기술적 조언 _ 322
6. 동적 보조기를 제작하는 데 필요한 재료 및 장비 _ 322
7. 가동(동적) 보조기에 대한 주의사항 _ 323
8. 가동 보조기에 대한 임상적 고려사항 _ 323

CHAPTER 14 신경 손상에 따른 보조기 중재 _ 339
1. 말초신경의 해부학 _ 340
2. 신경 손상의 분류 _ 340
3. 수술적 신경복원 _ 342
4. 신경 손상에 따른 보조기 중재의 목적 _ 343
5. 신경 손상에 따른 보조기 제공에 대한 일반적 지침 _ 343
6. 팔 압박 신경병증 _ 344
7. 신경 손상의 위치 _ 344
8. 대체 _ 344
9. 예후 _ 344
10. 노신경 손상 _ 346
11. 자신경 손상 _ 353
12. 정중신경 병변 _ 359

CHAPTER 15 강직 관리를 위한 보조기 제공 _ 373
1. 강직 _ 374
2. 신경학적으로 손상된 손을 위한 보조기 디자인 _ 376
3. 문제 해결 접근법을 적용한 신경학적으로 손상된 손 관리 _ 380

CHAPTER 16 고령자를 위한 보조기 중재 _ 399
1. 치료 환경 및 보조기 디자인 _ 401
2. 보조기 중재에 영향을 미치는 노화에 따른 변화 및 질병 _ 402
3. 약물 및 부작용 _ 409
4. 고령자를 위한 보조기의 목적 _ 409
5. 고령자를 위한 보조기 중재 절차 _ 411
6. 비용 및 지불 문제 _ 415

CHAPTER 17 아동을 위한 보조기 _ 421
1. 아동을 위한 보조기의 목적 _ 422
2. 목표 _ 422
3. 발달 _ 423
4. 일반적인 아동 팔 질환 _ 423
5. 보조기 제작을 위한 일반 원칙 _ 430
6. 아동을 위한 보조기 중재 근거 _ 450

Unit 3 보조기 관련 주제

CHAPTER 18 다리 보조기 _ 463

1. 작업치료사의 역할 _ 463
2. 학제 간 접근 _ 464
3. 보조기 디자인 원칙 _ 464
4. 발 보조기 _ 472
5. 발목-발 보조기 _ 474
6. 무릎 보조기 _ 475
7. 무릎-발목-발 보조기 _ 476
8. 엉덩 보조기 _ 478
9. 엉덩이-무릎-발 보조기 _ 480

CHAPTER 19 캐스팅 _ 487

1. 캐스팅을 위한 진단적 적응증 _ 487
2. 캐스팅 금기사항 _ 488
3. 캐스팅에 대한 근거 _ 488
4. 캐스팅을 위한 팔 평가 _ 492
5. 캐스트 간 평가 _ 493
6. 클라이언트 참여 및 기타 클라이언트 요인 _ 493
7. 캐스트 유형, 사용 근거, 적용 지침 _ 494
8. 지침 _ 494
9. 캐스팅 재료 _ 495
10. 강성 원형 팔꿈치 캐스트 _ 497
11. 강성 원형 손목 캐스트 _ 500
12. 긴 팔 캐스트 _ 504
13. 엄지 포함된 손목 캐스트 _ 506
14. 손허리손가락 손목 캐스트 _ 508
15. 손허리손가락 및 몸쪽 손가락뼈사이관절의 굽힘 증가를 위한 손허리손가락 손목 캐스트 _ 509
16. 기능적인 캐스트 치료 _ 511
17. 기능적인 캐스트 치료 재료를 사용한 엄지 스피카 _ 511
18. 기능적인 캐스트 치료용 재료 일치성 델타-캐스트 사용한 엄지 스피카를 위한 캐스트 적용 _ 511
19. 캐스트 제거 _ 513

CHAPTER 20 상지 보조기 _ 519

1. 상지 절단의 이유 및 원인 _ 520
2. 상지 절단 및 기능에 미치는 영향에 대한 일반 지식 _ 520
3. 팀원의 역할과 협업의 중요성 _ 521
4. 의지 옵션 및 구성요소 _ 522
5. 의지 재활 과정 _ 531
6. 재활의 단계 _ 531
7. 이차적 상태 _ 534
8. 절단 환자의 심리적 · 사회적 문제 _ 535
9. 어린이를 위한 상지 의지 개입 _ 536
10. 마케팅 전략 및 권장 사항 _ 537

CHAPTER 21 팔 재활에 대한 전문성 개발 _ 543

1. 팔 재활의 입문 수준 훈련 _ 543
2. 작업치료의 전문 분야 _ 544
3. 숙련된 치료사를 위한 전문성 개발 _ 548

용어 사전 _ 551

부록 _ 561

찾아보기 _ 579

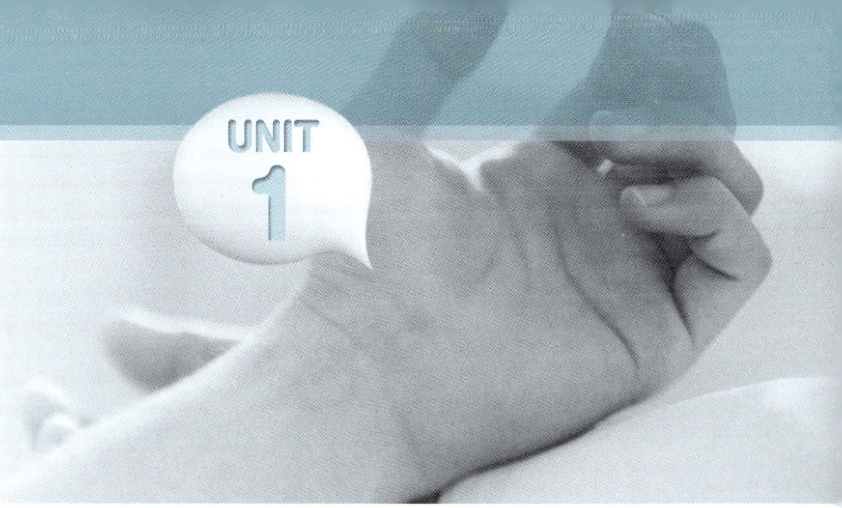

보조기 기초

ORTHOTIC FOUNDATIONS

1 보조기의 기초
Foundations of Orthotics

2 작업 중심 보조기 중재
Occupation-Centered Orthotic Intervention

3 보조기 제작의 과정, 도구, 기법
Orthotic Processes, Tools, and Techniques

4 보조기 제공과 관련된 해부학적 및 생체역학적 원리
Anatomical and Biomechanical Principles Related to Orthotic Provision

5 보조기 중재를 위한 임상적 검사
Clinical Examination for Orthotic Intervention

6 보조기 중재를 위한 임상적 추론
Clinical Reasoning for Orthotic Intervention

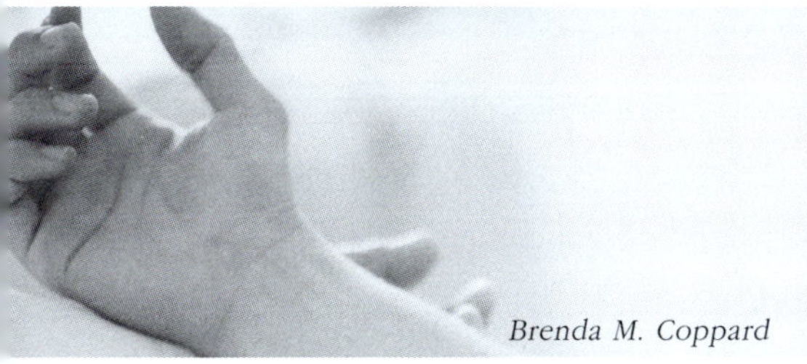

보조기의 기초

Foundations of Orthotics

Brenda M. Coppard

학습목표

1. 스플린트(splint)와 보조기(orthosis) 용어를 정의한다.
2. 보조기 서비스를 제공하는 의료 전문가들을 확인한다.
3. 치료를 위한 보조기의 역사적인 발전에 대해 이해한다.
4. 클라이언트에게 최적의 평가와 중재를 위해 작업치료실행체계(Occupational Therapy Practice Framework, OTPF)를 적용한다.
5. 이론의 틀(frame of reference) 접근법이 보조기 제공에 어떻게 적용되는지를 설명한다.
6. 과거와 현재의 보조기 명명법을 익힌다.
7. 고정식(정적) 보조기의 용도를 열거한다.
8. 가동식(동적) 보조기의 용도를 열거한다.
9. 6가지의 보조기 디자인에 대해 설명한다.
10. 근거 중심 치료(evidence-based practice)를 정의한다.
11. 근거 중심 치료와 관련된 단계를 설명한다.
12. 연구에 대한 비판적인 평가를 위한 근거 수준을 활용한다.

주요용어

등쪽 Dorsal
근거 중심 치료 Evidence-based practice
고정 Immobilization
가동 Mobilization
보조기 Orthosis
스플린트 Splint
토크전달 Torque transmission
바닥쪽 Volar

Maria는 보조기 수업을 듣는 학생이다. 그녀는 약간 걱정이 되지만 보조기 제공에 대해 만족할 만한 지식과 기술을 습득하기를 기대하고 있다. 강사는 마리아와 같은 반 친구들에게 기술을 쌓는 데 시간이 걸리며 많은 연습이 필요하다고 말했다.

인간의 상지는 사람들이 자신의 삶을 생산적이고 의미 있게 만드는 활동을 수행하도록 돕는다. 옷 입기, 목욕, 타자치기, 요리, 스크랩북 만들기, 운선과 같은 여러 활동들은 팔의 놀라운 복합성에 의존한다. 따라서 팔에 영향을 미치는 손상 및 장애가 보조기 제공을 포함한 치료적 중재의 주요 영역이라는 것은 분명하다.

팔 손상과 기능적 결손이 있는 환자에게 최상의 치료를 제공하는데 가장 중요한 것은 보조기의 디자인을 결정하고 손 보조기를 제작하는 것이다. 보조기 제작은 과학과 기술의 조합이다. 치료사들은 환자에게 맞는 최상의 보조기를 디자인하기 위해 작업치료, 병리학, 생리학, 신체운동학, 해부학, 심리학, 수가제도, 생체역학에 대한 지식을 적용하며, 보조기의 미적 측면을 제대로 인식하고 고려해야 한다. 초보 보조기 제작자들은 환자 개개인의 특성으로 인해 주문 제작이 필요할 수도 있다는 사실을 알아야 한다. 작업 근거(occupation-based) 접근법과 근거 중심(evidence-based) 접근법은 치료사들이 보조기를 제작할 때 개인의 가치 있는 작업을 고려하도록 하고 있다. 그 결과, 이들 작업은 치료의 수단(예: 치료도구)과 결과(예: 중재 목표) 둘 모두가 된다.

치료사들은 보조기적 중재가 필요한 상지 손상 환자들을 효과적으로 진단하고 치료하기 위해 임상추론 기술을 발전시켜야 한다. 이 책은 초보 보조기 제작자들을 위해 일반 실무 영역에서의 임상추론 기술을 강조하고 장려한다. 치료사들은 먼저 보조기의 설계와 제작의 과학적 원리에 대해 학습한 후에 더 익숙하고 능숙하게 하기 위해 실무 경험을 쌓는 것이 필수적이다.

스플린트와 보조기에 대한 정의

DEFINITION OF SPLINT AND ORTHOSIS

미국 손 치료사 협회(American Society of Hand Therapists, ASHT)에 따르면, "스플린트(splint)는 골절 및 탈구를 감소시키기 위해 적용하는 석고붕대(cast) 및 스트랩핑(strapping)을 뜻한다. 스플린팅(splinting)이라는 용어는 보조기를 제작하고 유통하는 치료사에게 사용해서는 안 되며, 의사가 병원에서 석고붕대를 적용할 때 사용해야 한다. 스플린트를 위한 현행시술용어(current procedural terminology, CPT) 코드는 이러한 목적으로 청구할 때 사용한다". ASHT는 보조기(orthosis)를 경직 또는 반경직 단일 장치로 정의한다. 보조기는 약해지거나 변형된 신체 부위를 지지하거나 그 움직임을 제한 또는 제거하기 위해 적용된다. 보조기는 맞춤 제작 또는 기성식으로 만들 수 있다. 스플린트와 보조기는 종종 동의어로 사용된다. 그러나 의료비 지급 목적에 있어서 치료사는 적절한 용어를 사용해야 한다.

보조기 중재 역사에 대한 개요

HISTORICAL SYNOPSIS OF ORTHOTIC INTERVENTION

초기 보조기에 대한 기록은 고대 이집트 시대로 거슬러 올라간다. 수천 년 전 대장장이와 목수가 최초의 보조기를 만들었다. 그 당시 보조기를 만들기 위해 사용한 재료는 천과 나무, 가죽과 금속뿐이었다. 손 보조기는 제2차 세계대전 동안에 신체 재활의 중요한 부분이 되었다. 의학적, 약리적(예: 페니실린의 사용) 및 기술적 진보 때문에 부상당한 병사의 생존율은 급격히 증가했다. 이 기간 동안 작업치료사와 물리치료사는 환자에게 보조기를 제공하기 위해 교정 기술자, 의사와 협력했으며, 의학박사 Sterling Bunnell은 미국 내 군병원 아홉 곳에서 손 치료에 대한 체계를 잡았다. 1940년대 중반 Bunnell 박사의 지침에 따라 수많은 보조기가 상업적으로 판매되었다. 1950년대 소아마비가 있는 아동 및 성인들은 일상생활활동을 유지하기 위해 보조기가 필요했다. 그 당시 보조기는 고온 플라스틱(high temperature plastics)으로 만들어졌다. 1960년대에는 가소성 수지(low temperature thermoplastics)의 출현으로 병원에서 손 보조기를 클라이언트를 위한 일반적인 중재를 위해 사용하기 시작하였다.

오늘날에는 손 치료를 전문적으로 다루는 치료사와 병원이 있다. 손 치료는 1970년대 손을 부상당한 환자를 찾아 회복시키는 것을 전문으로 하는 치료사 단체에서 발전되었다. 이 단체는 1977년에 ASHT를 설립했고, 1991년에는 최초의 손 치료 인증시험이 실시되었다. 이 인증시험을 통과한 치료사들은 공인 손 치료사(certified hand therapists, CHTs)로 자격을 수여받았다. 공인 손 치료사라는 용어는 공인 손 치료사가 손뿐만 아니라 상지도 전문으로 치료한다는 점에서 그 의미가 100% 일치하지 않는다.

전문단체(예: 미국 손 수술 협회와 미국 손 치료사 협회)는 상지 보조기에 대한 치료와 연구, 교육에 많은 영향을 미치고 있다. 예를 들어, ASHT의 스플린트 분류체계는 보조기 분야에 통일된 명명법을 제공하였다.

보조기 전문 제작자

PROFESSIONALS WHO MAKE ORTHOSES

다양한 의료 전문가들이 보조기를 설계하고 제작한다. 작업치료사들(OTs)와 물리치료사들(PTs)은 보조기 설계와 제작 서비스를 제공하는 의료제공자 중 높은 비율을 차지하고 있다. 공인된 보조 작업치료사(COTAs)와 보조 물리치료사(APTs) 또한 작업치료사와 물리치료사의 지도하에 보조기 제공에 도움을 준다. 물리치료사는 보통 하지 보조기 제작에 참여한다. 공인된 보조기사(certified orthotists, COS)는 의사가 처방한 보조기를 알맞게 디자인하고 맞추는 것을 능숙하게 하도록 훈련받는다. 치과의사는 치아의 특수한 문제를 다루기 위해 보조기를 제작한다. 때때로 화상센터 내 특정 환자를 위해 전문적인 훈련을 받은 간호사가 보조기를 제작하기도 한다.

Cooper, Zarbock 그리고 Zondlo는 치료사와 보조사의 협력을 보여주는 손 치료 경험 매트릭스(hand therapy experience matrix)를 고안했다(그림 1.1). 이 모델은 치료사(x축)와 보조사 (y축) 그리고 경험 수준 (낮음, 높음)을 나타낸다. 모든 치료사–보조사 조합에서 질문을 하고, 조언을 구하고, 지식을 공유하는 것은 건강한 협력 관계를 위해 반복되어야 한다. 사분면의 내용과 의미는 다음과 같다.

제 1사분면: 경험이 없는 치료사 및 보조사

- 진단에 대한 정보를 얻어야 한다.
- 숙련된 전문가(치료사 및/또는 의사)와의 의견 및 네트워킹이 필요할 수 있다.

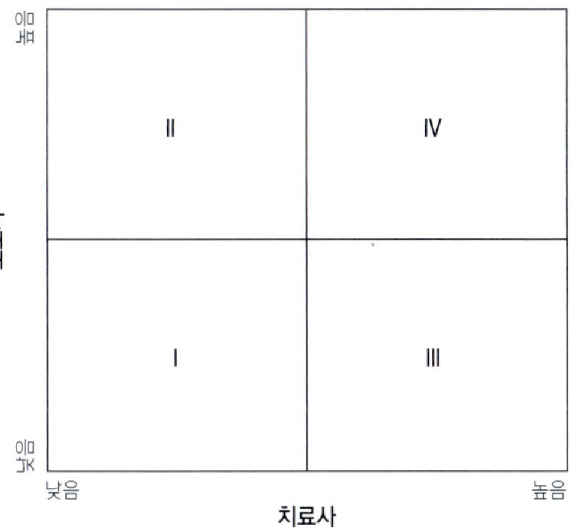

그림 1.1 손 치료 경험 매트릭스

제 2사분면: 경험이 부족한 치료사와 경험이 풍부한 보조사

- 제 1사분면과 유사한 평가 및 중재 계획을 협력하여 만든다.
- 치료사는 보조사를 지속적으로 감독한다.

제 3사분면: 경험이 풍부한 치료사 및 경험이 부족한 보조사

- 치료사는 보조사의 지식 및 기술 개발을 돕는다.
- 치료사는 보조사를 면밀히 감독한다.

제 4사분면: 숙련된 치료사 및 숙련된 보조사

- 지속적인 전문화를 위한 이상적인 조합

전문 지식이 필요한 진단에는 다음이 포함된다.

- 복합 으깸 부상(Complex crush injuries)
- 복합부위통증증후군(Complex regional pain syndrome, CRPS)
- 뒤피트랑 이완술(Dupuytren release)
- 굽힘 및 폄근 힘줄 손상(Flexor and extensor tendon injuries)
- 관절 치환술(Joint replacements)
- 신경손상(Nerve injury)
- 이식 및 혈관재생(Replantations and revascularizations)
- 중증 화상(Burn injuries)
- 중증 상처감염(Wound infections)

보조기 설계에는 반드시 과학적인 근거가 뒷받침되어야 한다. 진단을 받았다고 해도 특정한 보조기가 꼭 필요하다고 정해진 것은 아니다. 보조기 제작에는 창의적인 문제 해결 능력이 필요하다. 일반적인 진단을 받은 클라이언트 중에서도 이러한 측면, 즉 클라이언트의 작업적 요구 및 관심사와 같은 것들이 보조기 디자인에 영향을 끼친다. 보조기를 만드는 의료전문가들은 창의적이어야 하며 예측 가능한 위험을 고려해야 한다. 보조기 설계 및 제작 과정에 능숙해지려면 연습이 필요하다. 보조기 설계 및 제작을 시작하는 학생이나 치료사는 클라이언트가 기대하는 바를 인식하고 자신의 기술이 연습과 함께 발전할 수 있다는 점을 깨달아야 한다. 보조기 제공 경험이 있는 치료사는 신입생과 초보 치료사보다 시간과 재료를 더 효율적으로 활용하는 경향이 있다.

보조기 중재를 위한 작업치료 이론적 모델과 이론의 틀

OCCUPATIONAL THERAPY THEORIES, MODELS, AND FRAME-OF-REFERENCE APPROACHES FOR ORTHOTIC INTERVENTION

작업치료 실행체계(occupational therapy practice framework, OTPF)는 평가와 중재에 대한 작업치료 과정의 개요를 서술하고 작입치료의 이용을 강조한다. OTPF 내에 명시된 작업의 실행영역은 일상생활활동(activities of daily living, ADL), 수단적 일상생활활동(instrumental activities of daily living, IADL), 교육(education), 일(work), 놀이(play), 여가(leisure)와 사회 참여(social participation) 등이다. 작업 수행 영역에는 개인의 수행기술(예: 운동기술, 처리기술, 의사소통/상호작용 기술)이 요구된다. 치료사들은 작업에 대한 수행패턴의 영향을 고려해야 한다. 수행패턴에는 일과(habits), 습관(routines), 역할(roles)이 포함된다. 환경(context)은 작업 참여에 영향을 미치는데 문화적, 물리적, 사회적, 개인적, 정신적, 시간적, 가상적 환경이 여기에 포함된다. 작업 참여에는 개인이 요구하는 활동(activity demands)이 포함된다. 활동 요구에는 사물의 특성과 사용, 공간적 요건, 사회적 요건, 순서와 타이밍, 필요한 행동, 신체기능 및 구조가 있다. 클라이언트 요소는 신체기능 및 구조와 관련이 있다. 표 1.1은 OTPF가 클라이언트에게 보조기를 제공하는데 어떻게 도움을 주는지 예를 보여준다.

개념적 체계는 작업치료 실무에 지침이 된다. 그러한 개념적 체계 중 하나가 작업수행모델(occupational performance model)이고, 이는 수행영역(performance areas)과 수행요소(perfermance components), 환경으로 이루어진다. 작업수행모델을 사용하는 치료사는 환자의 상황을 고려하면서 환자의 수행영역이나 수행요소에 영향을 미칠 수 있다. 치료사는 평가와 치료에 있어 몇 가지 치료접근법을 이용한다. 치료사는 생체역학(biomechanical) 접근법, 감각운동(senso-

표 1.1 작업치료 실행체계와 보조기 제공의 예[a]

범주	질문
작업영역에서의 수행	
ADL	보조기를 착용하고 ADL을 하기 위해서는 어떻게 해야 하는가? 보조기 사용으로 인해 ADL을 수정할 필요가 있는가?
IADL	보조기를 착용하면서 수행할 수 있는 IADL에는 어떤 것이 있는가(예: 아이 돌보기, 쇼핑, 반려동물 돌보기 등)? 보조기 사용으로 인해 IADL을 수정할 필요가 있는가?
교육	보조기를 제공받은 사람은 가정 프로그램을 설명하는 책자를 읽을 수 있는가? 최상의 치료를 위해 어떤 형식의 클라이언트 교육을 제공해야 하는가?
일	클라이언트는 보조기를 착용하면서 어떠한 유급 직업 또는 봉사 활동을 하고자 하는가? 보조기 제공으로 인해 직업 활동을 수정할 필요가 있는가?
놀이	보조기를 착용한 아이는 장난감을 가지고 놀 수 있는가?
여가	보조기를 착용한 사람은 여가활동에 참여할 수 있는가? 여가 장비 및 활동을 수정하는 것이 참여를 위해 필요한가?
사회참여	보조기를 착용한 것이 원치 않는 주의를 끌기 때문에 보조기가 청소년으로 하여금 특정 사회적 상황에서 소외될 수 있는 원인을 제공할 수 있는가?
수행기술	
운동기술	클라이언트가 새로운 안정손(resting hand) 보조기를 착용하고 벗을 만큼의 협응력과 힘을 가지고 있는가?
처리기술	발달지연 환자는 보조기를 착용하고 벗는 순서 및 단계를 정확히 알 수 있는가?
의사소통/상호작용 기술	수화로 의사소통하는 클라이언트는 보조기를 착용하고 있는 동안 의사소통하는데 방해를 받는가? 클라이언트는 보조기를 착용하고 있는 동안 성적 활동을 할 수 있을 것이라고 느끼는가?
수행패턴	
습관	치료사는 클라이언트의 보조기 관리 습관을 어떻게 만들 수 있나?
일과	보조기를 착용함으로써 이미 습관화된 일상생활활동이 어떻게 방해받을 수 있는가?
역할	클라이언트는 어떠한 역할을 수행하며, 보조기를 착용이 그와 관련된 어떤 행동에 영향을 받을 수 있는가?
상황	
문화적	보조기가 자신의 상태에 도움이 될 것이라고 환자가 믿지 않는다면 어떻게 할 것인가?
물리적	클라이언트는 외래를 다니기에 교통편이 편리한가?
사회적	보호자는 자신이 돌보는 이가 보조기를 제공받는다면 어떠한 영향을 받을 수 있는가?
개인적	클라이언트가 보조기가 필요로 하지만 비용을 지불할 수 없다면 어떻게 해야하는가?
정신적	치료사는 보조기를 착용하고 치료를 받은 결과에 대한 클라이언트의 더 나은 관점을 위해 동기 부여체계(motivation system)를 어떻게 활용할 수 있는가?
시간적	6개월 시한부 선고를 받은 클라이언트에게 보조기를 제공해야 하는가?
가상적	클라이언트가 보조기를 착용한 상태에서 이메일을 사용할 수 있는가?
활동요건	
사용하는 물건들과 그 특성들	고등학교 체스 팀에 속해 있는 청소년은 양손에 보조기를 착용하고 체스 말을 움직일 수 있는가?
공간적 요구	보조기 착용이 클라이언트가 작업을 하는데 공간 제약으로 지장을 줄 수 있는가?
사회적 요구	선생님이 특별활동에 참여하는 학생을 위해 보조기를 착용하고 벗는 것을 도와줄 수 있는가?
순서와 시간	중환자실 간호사는 정해진 스케줄에 따라 클라이언트의 보조기를 탈착할 수 있는가?

표 1.1 작업 치료 실행 체계와 보조기 제공의 예[a](계속)

범주	질문
필수 행동	관절염이 있는 클라이언트이 D자형 금속 고리를 통해 보조기 끈을 끼울 수 있는가?
필수 신체 기능	클라이언트는 팔꿈치 보조기를 착용하는 동안 옷을 입기 위해 팔을 들어 올릴 만한 힘이 있는가?
필수 신체 구조	한쪽 팔이 절단된 클라이언트는 보조기를 어떻게 탈착할 것인가?
클라이언트 요소	
신체기능	클라이언트는 동적 보조기가 관절에 너무 과도한 힘을 가하는지를 판단할 수 있는 감각을 유지하고 있는가?

[a] 예시들은 특정적이지 않고 포괄적이다.

rimotor) 접근법 그리고 재활(rehabilitative) 접근법을 이용한다. 생체역학 접근법은 신체에 영향을 미치는 동역학의 생체역학적 원리를 이용한다. 감각운동 접근법은 중추신경계가 손상된 환자를 억제시키고 정상적인 운동반응을 촉진시키기 위해 사용한다. 재활 접근법은 장애보다 개인의 능력에 초점을 맞춰 그들의 기능을 최대한 이끌어내는 것을 돕는다(셀프 퀴즈 1.1).

셀프 퀴즈 1.1[a]

다음의 각각 예시에서 사용한 접근법을 고르시오.

a. 생체역학 접근법
b. 감각운동 접근법
c. 재활 접근법

1. __________ 이 접근법은 뇌성마비인 아이에게 사용할 수 있다. 이 보조기의 목표는 현재의 근 긴장도를 감소시키는 것이다.
2. __________ 이 접근법은 뇌졸중 환자가 쥐는 동작을 도와주는 보조기를 착용하여 위커를 쥘 수 있도록 한다.
3. __________ 이 접근법은 손허리손가락관절에 굽힘 구축으로 인한 제한이 있을 경우, 완전한 관절가동범위로 회복할 수 있도록 도움을 준다.

[a]정답은 부록 A를 참조

각 접근법은 보조기 제공의 이론적 근거에 따라 보조기를 중재로 통합할 수 있다. 치료사가 생체역학 접근법을 사용한다면, 환자의 관절가동범위(range of motion, ROM)를 증진시키기 위해 동적(가동) 손 보조기를 선택할 것이다. 그리고 감각운동 접근법을 사용한다면 경직을 조절하기 위해 보조기를 사용할 것이다. 어떤 환자가 힘줄고정 보조기를 착용했다면 일상생활 기능을 최대화하기 위해 잡기 및 놓기를 재현하기 위한 것이며, 치료사는 재활 접근법으로 이 보조기를 사용할 것이다.

작업의 환경 관련 범위와 주관적인 범위에 대한 피어스 개념(Pierce's notions)은 클라이언트의 치료계획에 보조기를 적절하게 포함시키는 치료사들에게는 효과적이다. 보조기가 클라이언트의 작업과 참여에 어떤 영향을 주었는가에 대한 이해는 클라이언트의 요구와 목적을 충족시켜 주는 데 있어 가장 중요하다. 그리고 이는 규정을 준수할 확률을 높일 것이다. 환경적 차원에는 공간적, 시간적, 사회문화적 환경이 포함된다. 주관적인 차원에는 회복, 기쁨, 생산성이 포함된다. 글상자 1.1은 작업의 환경 관련 범위와 주관적인 범위를 설명한다. 3장에서 피어스의 체계는 클라이언트를 문진할 때 하는 질문을 구조화하는 데 사용된다.

글상자 1.1 작업의 환경적 차원과 주관적 차원

환경적 차원	주관적 차원
■ 시간제약	■ 회복
■ 하루주기리듬	■ 먹기
■ 사회적 일성	■ 수면
■ 시간	■ 자기 관리
■ 작업패턴	■ 취미
■ 공간	■ 정신성
■ 신체	■ 즐거움
■ 환경적 조건	■ 놀이
■ 물건의 사용	■ 여가
■ 공간의 상징적인 의미	■ 유머
■ 사회문화적	■ 의식(ritual)
■ 정체성	■ 생산성
■ 문화적 다양성	■ 지루함을 피하려는 노력
■ 성별	■ 윤리적 가치
■ 건강관리 문화	■ 작업의 정체성
■ 인간관계	■ 스트레스

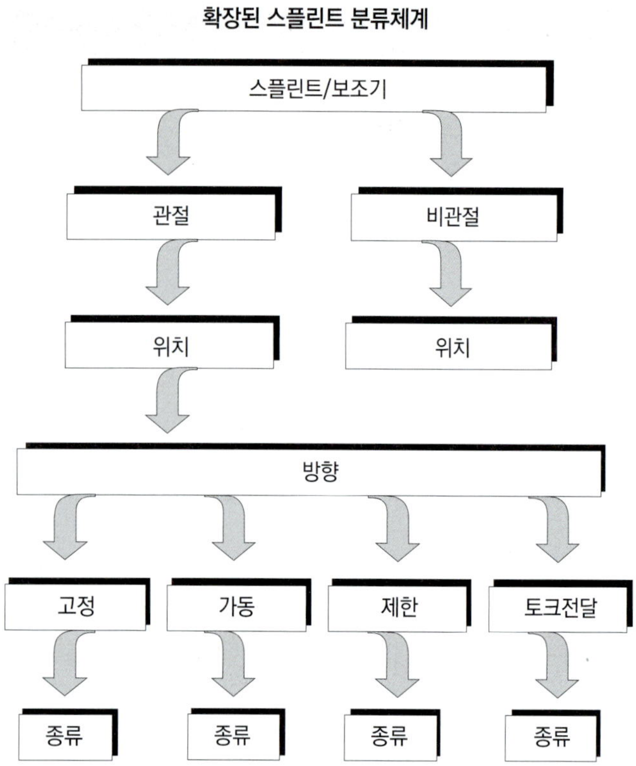

그림 1.2 확장된 스플린트 분류체계의 구분

출처: Fess, E. E., Gettle, K. S., Philips, C. A., et al. [2005]. *Hand and upper extremity splinting: Principles and methods* [3rd ed.]. St. Louis, MO: Elsevier Mosby.

보조기의 분류

CATEGORIZATION OF ORTHOTICS

ASHT의 스플린트 분류체계(splint classification system, SCS)는 1992년에 공표되었다. SCS는 스플린트와 보조기를 혼용하여 썼다. 스플린트 또는 보조기는 분류체계에서 보조기의 진단이나 목적이 아니라 보조기가 신체 부위에서 수행하는 기능과 관련하여 정의된다. 2004년에 이 체계는 스플린트-의지(splint-prostheses)와 의지(prostheses) 두 가지 장치 그룹을 포함하여 확장되었다. 따라서 실무에서 일반적으로 두 가지 유형의 용어가 존재한다: (1) SCS 이전의 용어 및 (2) 1990년대에 시작된 SCS의 용어. 모든 클리닉에서 SCS 보조기 용어를 사용하는 것은 아니다. 치료사는 SCS와 일반적으로 오래전부터 사용되고 있는 명명법에 익숙해야 한다. ASHT에 따르면 여섯 가지 보조기 분류 구분이 존재한다(그림 1.2).

- 관절/비관절형 구분
- 위치
- 방향
- 목적
- 종류
- 전체 관절의 수

관절/비관절형 구분

Identification of Articular or Nonarticular

ASHT 분류체계의 첫 번째 기준은 '보조기가 관절구조에 영향을 미치는가?'이다. 관절 보조기는 '토크를 고정, 가동, 제한, 전달시킴으로써 하나 혹은 여러 관절에 영향을 미치기 위해' 3점압 원리를 사용한다. 대부분의 보조기는 관절에 사용되는데, 관절(articular)이라는 용어는 보조기에 기술적으로 보통 명시되지 않는다.

비관절(nonarticular) 보조기는 신체의 한 부분을 안정시키거나 고정시키기 위해 2점압을 이용한다. 이처럼 비관절이란 용어는 항상 보조기에 함께 명시되어야 한다. 예를 들어, 비관절 보조기는 손상된 신체의 긴뼈(예: 위팔뼈)를 포함한다.

위치 Location

보조기는 관절용과 비관절용 모두 보조기에 포함된 주된 해부학상의 부분의 위치에 따라 추가로 분류한다. 예를 들어, 관절 보조기는 그 이름 안에 관절 이름이 포함된다[예: 팔꿈치, 손목과 엄지 손허리손가락관절(metacarpophalangeal joint, MP; MCP), 집게손가락 몸쪽 손가락뼈사이관절(proximal interphalangeal joint, PIP)]. 비관절 스플린트는 긴뼈 중의 하나와 연관된다(예: 자뼈, 위팔뼈, 노뼈).

방향 Direction

방향의 구분은 오직 관절 보조기에만 있다. 모든 비관절 보조기는 똑같은 방식으로 작용하기 때문에 방향을 명시할 필요가 없다. 방향은 보조기의 주요한 운동학적 기능이다. 방향에 따라 보조기를 분류하기 위해 굽힘(flexion), 폄(extension), 맞섬(opposition)과 같은 용어가 사용된다. 예를 들어, 검지, 중지, 약지, 소지의 PIP관절을 풀기 위해 설계된 보조기는 검지-소지의 PIP관절 스플린트(index-small-finger PIP flexion splint)라 이름 붙인다.

목적 Purpose

ASHT 분류체계의 네 번째 기준은 목적이다. 보조기에는 (1) 가동, (2) 고정, (3) 제한, (4) 토크전달의 네 가지 목적이 있다. 보조기의 목적은 그 보조기가 어떤 역할을 하는지를 보여준다. 그 예는 다음과 같다.

- 가동(mobilization): 손목/손가락-손허리뼈(MP) 폄 가동 보조기
- 고정(immobilization): 팔꿈치 고정 보조기
- 제한(restriction): 팔꿈치 폄 제한 보조기
- 토크전달(torque transmission): PIP관절 폄 보조기, 유형 1(2)(괄호 안의 숫자는 보조기에 포함된 총 관절의 개수를 나타낸다).

가동 보조기는 일차 및 이차 관절을 움직이기 위해 디자인되었다. 고정 보조기는 일차 및 이차 관절을 고정하기 위해 고안되었다. 관절 제한 보조기는 일차 관절의 특정한 관절운동범위를 제한한다. 토크전달 보조기의 목적은 (1) 보조기 자체의 범위를 넘어 위치한 일차 관절의 움직임을 만들어내고, (2) 세로 혹은 가로로 위치해 있을지 모르는 일차 관절의 움직임을 만들어내기 위해 이차 관련을 추진시키는 관절로 활용한다. 그림 1.3은 토크전달, 즉 운동 보조기를 보여준다.

종류 Type

유형 분류는 보조기에 포함된 이차 관절을 지정한다. 이차 관절은 보통 일차 관절의 몸쪽, 먼쪽 혹은 가까이에 있는 관절을 보조하기 위해 보조기 디자인에 포함된다. 상지를 구성하는 관절에는 10개가 있는데, 어깨, 팔꿈치, 아래팔, 손목, MP 관절, PIP관절, 먼쪽 손가락뼈사이관절(distal interphalangeal, DIP), 엄지 손목손허리관절(carpometacarpal, CMC), 엄지 MCP관절, 엄지 손가락뼈사이관절(interphalangeal, IP)등이다. 이때 각 관절은 그 수뿐만 아니라 그 수준도 고려한다. 예를 들어, 손목관절과 다수의 PIP관절들이 한 보조기 안에 이차 관절로 포함된다면, 그 종류는 2로 정의한다(여러 개의 PIP관절은 하나의 수준으로 간주하고 손목관절은 또 다른 수준으로 포함시켜 총 두 개의 이차 관절 수준이 된다). 검지-소지-손허리 굽힘 가동 보조기(finger MCP flexion mobilization orthosis), 유형 2는 검지, 중지, 약지, 소지의 MCP관절을 굽힘시키고 손목과 PIP관절을 포함시킨다. 이차 관절이 보조기 디자인에 포함되지 않는다면, 관절 수준은 유형 0이 된다.

전체 관절의 수 Total Number of Joints

ASHT 분류체계의 마지막 요소는 보조기 디자인에 포함된 전체 관절의 수이다. 보조기에 포함된 전체 관절의 수는 명시된 종류에 따른다. 예를 들어, 팔꿈치 보조기의 이차 관절로 손목과 MCP관절이 포함된다면 팔꿈치 굽힘 고정 보조기(elbow flexion immobilization splint), 유형 2(3)라고 알 수 있다(괄호 안의 숫자는 보조기에 포함된 전체 관절의 수를 나타낸다).

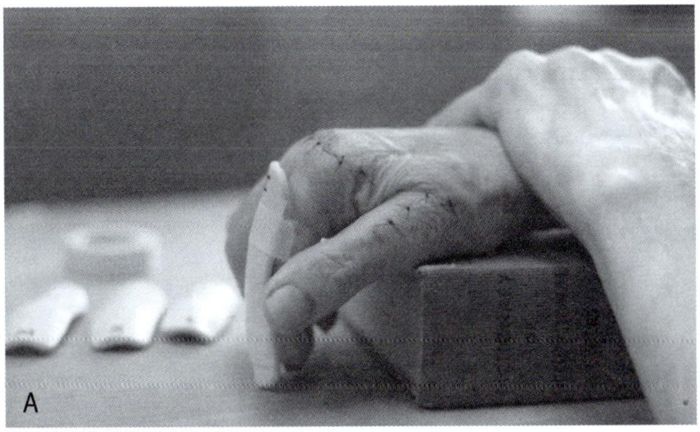

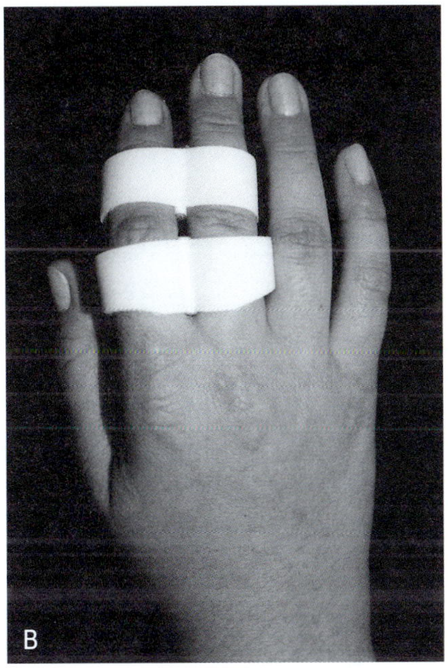

그림 1.3
토크전달 보조기는 이차 관절에 따라 (A)세로 또는 (B)가로에 위치한 일차 관절의 움직임을 생성할 수 있다.
출처: Fess, E. E., Gettle, K. S., Philips, C. A., et al. [2005]. *Hand and upper extremity splinting: principles and methods* [3rd ed.]. St. Louis, MO: Elsevier Mosby.

보조기 디자인 용어

TERMINOLOGY OF ORTHOTIC DESIGNS

치료적인 보조기의 목적은 치료사가 보조기의 디자인을 결정하는 데 도움을 준다. 보조기 디자인은 다음과 같이 분류

된다.

- 정적(static)
- 연속 고정(serial static)
- 드롭아웃(dropout)
- 동적(dynamic)
- 고정-진행(static-progressive)

정적 보조기는 움직이는 부분이 없으며 압력을 받지 않고 마찰을 최소화시킬 수 있는 조직에 적용한다. 정적 또는 고정 보조기는(그림 1.4) 해부학적 구조를 최대 ROM으로 유지한 해부학적 구조를 취할 수 있게 하므로, 관절의 운동 효과를 촉진시킨다. 예를 들어, 치료사는 뻣뻣한 손목의 폄을 증가시키기 위해 손목을 최대한 펴기 위한 보조기를 제작할 수 있다. 보조기가 짧아진 손목 굽힘근을 최대로 늘리고 그 상태로 유지해 주기 때문에, 조직이 늘어난 형태로 재형성될 수 있다.

연속 고정 보조기(그림 1.5)는 정적 보조기를 재설계한 것이다. 이 보조기는 관절이 견딜 만한 지점까지 가동범위를 증가시켜 나가면서 조직의 변화를 촉진한다. 조직이 재형성됨에 따라 ROM이 증가하고, 치료사는 관절이 끝 범위에 편안하게 위치할 수 있도록 보조기를 다시 개조한다.

드롭아웃 보조기(그림 1.6)는 한 방향으로의 움직임을 제한하는 대신 다른 방향의 움직임은 가능하게 한다. 이런 종류의 보조기는 나쁜 자세를 예방하는 동시에 운동범위를 다시 늘려 준다. 손목 굽힘을 제한하는 동안 손목의 폄을 증가시키도록 설계된 보조기를 예로 들 수 있다.

동적(가동) 보조기(그림 1.7)는 하나 또는 그 이상으로 움직이는 부분이 있다. 여기에는 고무밴드나 와이어, 스프링이 포함된다. 검지 몸쪽 손가락뼈사이관절의 구축을 바로잡기

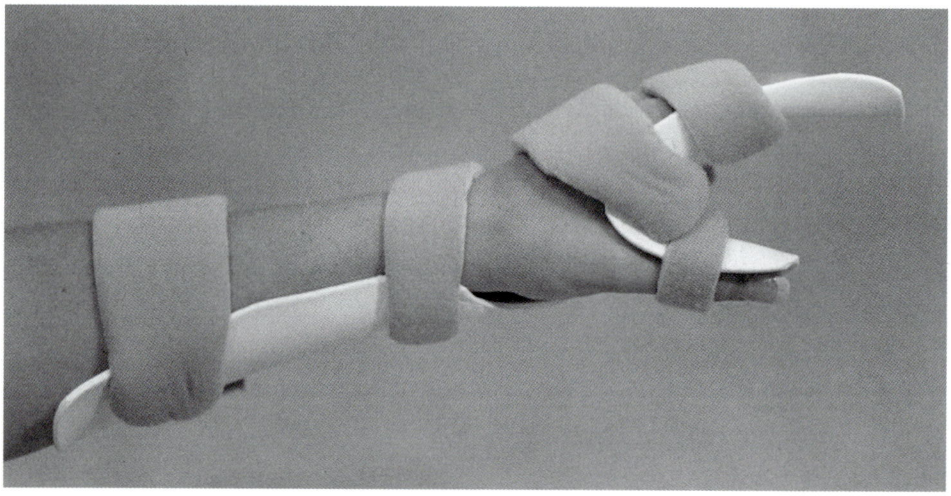

그림 1.4 정적 고정 보조기. 이 고정 보조기는 엄지, 손가락 그리고 손목을 고정시킨다.

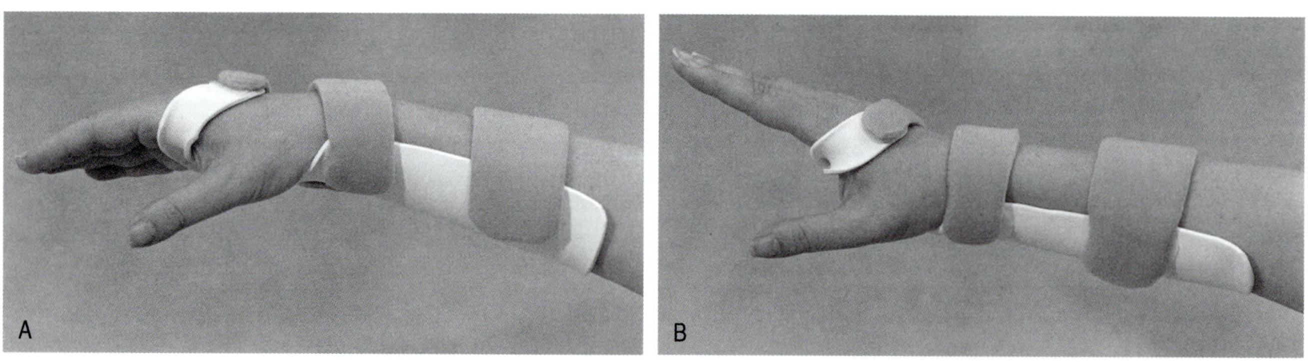

그림 1.5 연속 고정 보조기.
치료사는 고객이 손목 폄 움직임을 되찾으면 중간에 보조기를 개조한다.

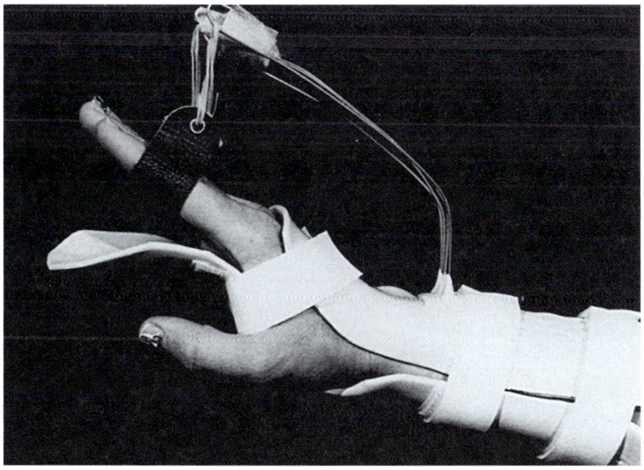

그림 1.6 드롭아웃 보조기.

등쪽 아래팔 기반 동적 폄 보조기는 중립 자세에서 손목을 고정시키고 모든 손가락은 받혀준다. 바닥쪽 판은 미리 설정한 손허리손가락관절 굽힘만을 허용한다.

출처: Evans, R. B., & Burkhalter, W. E. [1986]. A study of the dynamic anatomy of extensor tendons and implications for treatment. *Journal of Hand Surgery, 11A*, 774.

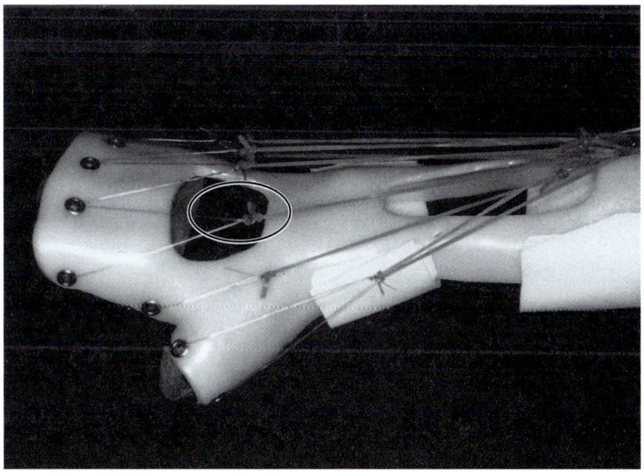

그림 1.7 탄성장력 보조기.

이 보조기는 노신경마비를 위한 것으로 탄성 고무 밴드와 비탄성 견인 필라멘트를 포함한다.

출처: Courtesy Dominique Thomas, RPT, MCMK, Saint Martin Duriage, France; from Fess, E. E., Gettle, K. S., Philips, C. A., et al. [2005]. *Hand and upper extremity splinting: principles and methods* [3rd ed.]. St. Louis, MO: Elsevier Mosby.

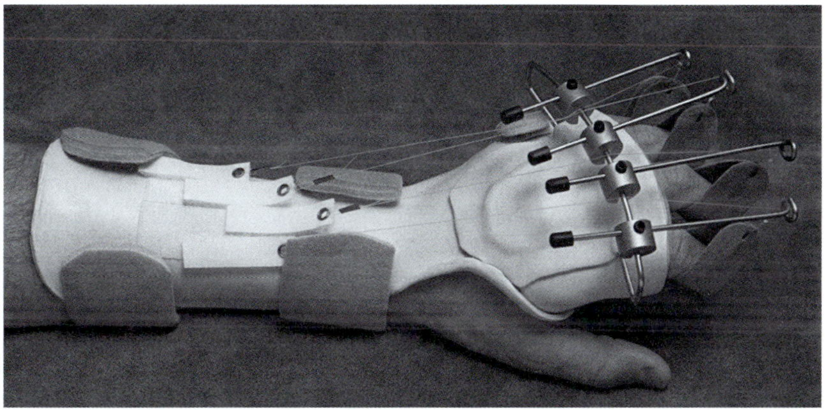

그림 1.8 고정 진행형 보조기. 몸쪽 손가락뼈사이관절 폄을 증가시키기 위해 장력이 조절되는 훅루프 기전을 사용하였다

위해 장력(신축성)을 적용한 탄성/견인 동적(가동) 보조기가 대표적인 예이다.

고정 진행형 보조기(그림 1.8)는 동적(가동) 보조기의 한 종류로, 이 보조기에는 고리 모양 테이프, 아웃리거 선(outrigger line), 연쇄경첩, 턴버클(turnbuckles), 나사와 같이 탄성이 없는 재료를 사용한다. 또한 조직에 대한 과도한 압박을 예방하기 위해 탄성이 없는 재료를 사용하여 보조기를 디자인 한다. 13장에서 가동과 토크전달(동적) 보조기에 대해 더 자세히 설명할 것이다.

보조기 디자인 및 제작에는 수많은 가능성이 존재한다. 최고의 보조기를 설계하기 위해서는 치료사의 창의력과 기술이 필요하다. 보조기와 관련된 기술과 재료는 빠르게 발전하므로 치료사들은 이를 지속적으로 업데이트해야 한다. 전문서적 및 제조사에서 제공하는 기술적인 정보는 치료사들이 지식을 꾸준히 쌓아 가는 데 도움이 된다. 학회의 교육과정도 최신 이론과 기술에 대해 좋은 정보를 제공해 준다.

근거 중심 치료와 보조기

EVIDENCE-BASED PRACTICE AND ORTHOTIC PROVISION

근거 중심 치료(evidence-based practice)에 대한 요구는 의학에서 처음 나왔지만 보조기를 포함한 모든 의료행위에 영향을 끼쳤다(Jansen, 2002). Sackett과 Law(1996, pp. 71~72)는 근거 중심 치료를 "각 환자에 대한 치료방법을 결정하는 데 있어 최선의 근거이며, 양심적이고 분명하며 신중한 방법이다. 근거 중심 치료는 각 임상 전문가들이 체계적인 연구를 통해 도출한 임상적 근거를 통합시켰다는 것을 의미한다."라고 정의했다.

이러한 치료의 적용은 '가장 효과적이고 안전한 치료법을 선택이라는 것을 분명히 하는 것'을 목표로 한다. 기본적으로 치료사들은 치료하는 동안에 연구의 방법론을 적용한다. 즉, (1) 클라이언트의 문제점에 근거해 명확한 질문을 던지고, (2) 적절한 연구문헌을 찾으며, (3) 그 문헌의 타당성과 유용성을 알아보기 위해 근거를 비판적으로 평가하고, (4) 도출된 유용한 결과를 그 클라이언트의 사례에 적용하는 것이다. 근거 중심 치료는 치료사가 수행한 치료를 지지해 줄 문헌을 찾는 것이 아니고, 각 클라이언트에게 가장 적합한 평가와 치료를 선택할 수 있도록 많은 양의 자료를 검토하는 것이다.

Sackett 등(1996)과 Law(2002)는 근거 중심 치료에 대한 몇 가지 잘못된 믿음을 소개하고 이러한 미신의 실체에 대해 설명했다(표 1.2). 잘못된 이론에 기반한 근거 중심 치료는 이전부터 있었다. 현재 의료서적의 내용은 계속 변화하고 있으며, 몇몇 전문가들은 선행연구를 참고하기도 하지만, 여전히 많은 의사들이 임상적 결정을 내리기 위해 자신이 받은 훈련이나 그동안의 경험에 의존한다. 그러나 새로운 임상적 상황에서는 근거 중심 치료가 필요하다.

몇몇은 근거 중심 치료가 임상 치료에 있어서 '판에 박힌' 접근 방법을 초래한다고 주장한다. 이 치료는 관련된 연구 결과에 대한 비판적인 평가를 포함한다. 이는 상위하달식(top-down) 접근법이 아니다. 오히려 임상적 경험과 환자의 선택과 외적인 근거를 통합시키는 하위상달식(bottom-up) 접근법을 채택한다. 결과를 검토한 후에 의사들은 각 클라이언트의 사례에 그 결과를 적용할 것인가, 하지 않을 것인가, 왜 적용할 것인가 그리고 어떻게 적용할 것인가를 결정하기 위해 임상적 판단을 해야 한다. 모든 클라이언트의 사례가 다 다르기 때문에 근거 중심 치료는 폭넓게 적용되도록 만든 접근법은 아니다.

근거 중심 치료는 모든 임상 결정이 무작위 대조시험(RCT)에 의해 뒷받침되어야 하는 메커니즘은 아니다. 가능한 한 가장 안전한 방법으로 클라이언트를 위한 치료방법을 이끌어내기 위해 최신의 근거를 이용해 효율성과 안전성을 꾀하는 것이 이 치료의 목적이다. 효율성과 안전성이 항상 비용 감소로 이어지지 않는다는 것을 깨닫는 것도 중요하다.

표 1.2 근거 중심 치료의 잘못된 인식과 현실

미신	현실
근거 중심 치료는 이미 존재한다.	의료진들은 최신 연구를 찾는 데 시간을 너무 적게 사용한다.
근거 중심 치료는 임상에 적용하기 힘들다.	바쁜 의료진들도 근거 중심 치료를 할 수 있다.
근거 중심 치료는 '진부한' 접근이다.	근거 중심 치료에는 광범위한 임상경험이 필요하다.
근거 중심 치료는 비용 감소에 초점이 맞춰져 있다.	근거 중심 치료는 개개인의 고객에게 최상의 임상적 적용을 하는 것을 강조한다.

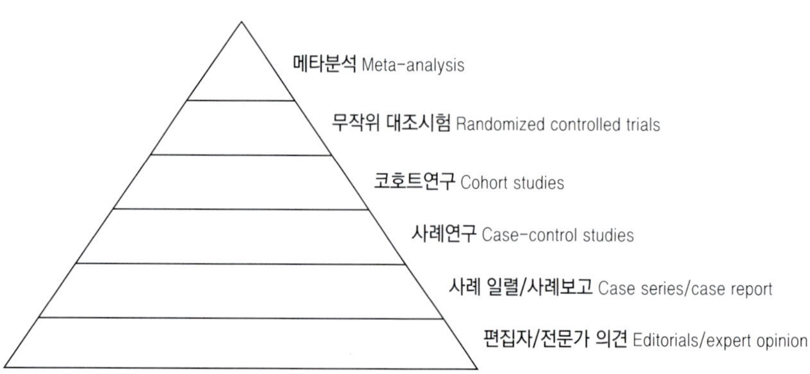

그림 1.9 근거의 근거 중심 단계

출처: http://ebp.lib.uic.edu/nursing/node/2?q=node/12 and Feree, N., & Kreider, C. M. [April 2011]. *Defining and applying strategies to find and critically assess the evidence*. Presentation at AOTA conference.

근거 중심 치료에서 중요한 것은 사용 가능한 근거의 질을 평가할 수 있는 의료진의 능력이다. 근거의 단계(hierarchy of evidence)는 인과 관계의 확실성과 편향성을 통제해야 하는 필요성에 기초한다(그림 1.9). 가장 높은 단계의 근거는 무작위로(random) 추출되어 세심하게 통제된 연구에 대한 메타분석이다. 그 다음 단계는 무작위로 통제된 실험을 이용한 연구결과이다. 그 다음은 잘 설계된 비무작위적 연구결과이고, 유사 실험 설계, 비실험적 서술연구가 그 뒤를 잇는다. 그 중 가장 낮은 단계는 전문가의 의견이다. 글상자 1.2에 양적·질적 연구결과를 평가하기 위해 사용한 평가 질문 목록을 확인할 수 있다.

이 책의 저자들은 각 장의 주제와 관련된 연구를 보여 주기 위해 많은 노력을 기울였다. 이 책에 제시된 근거는 이 책이 출판된 시기를 기준으로 한다는 점을 주의해야 한다. 따라서 학생들과 의료진들은 최신 문헌들의 적용 가능성을 검토해야 한다. Cochrane Library, CINAHL (Cumulative Index of Nursing and Allied Health Literature), EBSCOhost, EMB Reviews, MEDLINE, EMBASE(약리학과 생체의학의 포괄적인 데이터베이스), OT SEARCH, OT CATs, OT seeker, Google Scholar, HaPI (Health and Psychosocial Instruments), ASSIA (Applied Social Science Index of Abstracts), HealthSTAR는 연구조사에 유용한 데이터베이스이다.

글상자 1.2 양적 및 질적 연구를 평가하는 데 사용되는 평가 질문

양적연구 평가

- 치료를 위한 클라이언트의 배정이 무작위였는가?
- 대상자들이 실험에 대해 적절하게 설명을 받고, 연구결과에 잘 부합하는가?
- 대상자들, 의료 종사자, 연구원들은 치료에 최선을 다했는가?
- 연구 집단은 실험 초기에 서로 비슷했는가?
- 실험중재는 각 집단에 동일하게 적용하였는가?
- 치료 후 변화는 어느 정도인가?
- 정확한 치료효과를 나타내었는가?
- 그 결과를 자신의 클라이언트 치료에도 적용할 수 있을까?
- 임상적으로 중요한 결과를 모두 고려했는가?
- 예상되는 이익이 잠재적인 손해나 비용보다 가치가 있는가?

질적연구 평가

- 결과는 믿을 만한가?
- 연구자의 질문이 제대로 전달되었는가?
- 연구를 진행할 때 사용했던 장소에 대한 묘사가 되어 있는가?
- 표본수치를 정확하게 설명했는가?
- 연구의 신뢰도를 높이기 위한 방법을 사용했는가?
- 확실성과 신뢰성에 대한 문제를 충분히 고려했는가?
- 수집한 정보는 장기간에 걸쳐 수집되었으며 다양했는가?
- 성찰적 근거(evidence of reflexivity)가 있는가?
- 연구의 주제를 내·외적으로 점검하였는가?
- 결과에 대한 검증은 어떠한 과정으로 이루어졌는가?
- 어디에서 주요한 결과를 얻었나?
- 연구결과가 도출된 결론과 관련이 없었는가?
- 연구를 보충하는 데 있어 양적인 방법이 적절하다면, 그 방법을 사용했는가?
- 자신의 환자를 치료하는 데 있어 이러한 결과가 도움될 수 있는가?

출처: Gray, J. A. M. (1997). *Evidence-based healthcare*. Edinburgh, Scotland: Churchill Livingstone; Krefting, L. (1990). Rigour in qualitative research: the assessment of trustworthiness. *American Journal of Occupational Therapy, 45*, 214–222; Rosenberg, W., & Donald, A. (1995). Evidence-based medicine: an approach to clinical problem-solving. *BMJ, 310*, 1122–1126.

복습문제

1. 어떤 의료 전문가가 클라이언트에게 보조기를 제공하는가?
2. 신체 기능장애에 적용하는 세 가지 치료 접근법은 무엇인가? 세 가지 접근법을 위한 중재로 보조기가 어떻게 사용될 수 있는지에 대한 예를 들어보시오.
3. OTPF가 보조기를 제공하는 치료사들에게 어떤 도움이 되었는가?
4. ASHT 보조기 분류체계의 여섯 가지 기준은 무엇인가?
5. 치료계획의 일부로서 보조기는 어떤 목적으로 사용되는가?
6. 근거 중심 치료란 무엇인가? 이를 치료에 어떻게 적용할 수 있는가?
7. 근거 중심 치료에 있어서 근거의 단계란 무엇인가?

참고문헌

1. American Occupational Therapy Association: Occupational therapy practice framework: doman and process, ed 3, *Am J Occup Ther* 68(Suppl):S1–S48, 2014.
2. American Occupational Therapy Association: *AOTA's evidence-based practice resources, using evidence to inform occupational therapy practice*. http://www.aota.org/Educate/Research/2011-EBP-Resources.aspx-?FT=.pdf, April 2010.
3. American Society of Hand Therapists: *splint classification system*, Garner, NC, 1992, American Society of Hand Therapists.
4. American Society of Hand Therapists. http://www. -asht.org/practicemgmt/codingreimb.cfm
5. Bailey J, Cannon N, Colditz J, et al.: *Splint classification system*, Chicago, 1992, American Society of Hand Therapists.
6. Cailliet R: *Hand pain and impairment*, ed 4, Philadelphia, 1994, FA Davis.
7. Cooper C, Zarbock P, Zondlo JW: OTR and OTA collaboration in hand therapy, *AOTA Phy Dis Spec Int Sec Quart* 23:2–4, 2000.
8. Daus C: Helping hands: a look at the progression of hand therapy over the past 20 years, *Rehab Manag* 64–68, 1998.
9. Fess EE, Philips CA: *Hand splinting principles and methods*, ed 2, St. Louis, 1987, Mosby.
10. Fess EE: A history of splinting: to understand the present, view the past, *J Hand Ther* 15(2):97–132, 2002.
11. Fess EE, Gettle K, Philips C, et al.: *Hand and upper extremity splinting: principles and methods*, ed 3, St. Louis, 2004, Elsevier.
12. Fess EE, Gettle KS, Philips CA, et al.: A history of splinting. In Fess EE, Gettle KS, Philips CA, et al.: *Hand and upper extremity splinting: principles and methods*, St. Louis, 2005, Elsevier Mosby, pp 3–43.
13. Gray JM: Putting occupation into practice: occupation as ends, occupation as means, *Am J Occup Ther* 52(5):354–364, 1998.
14. Hill J, Presperin J: Deformity control. In Intagliata S, editor: *Spinal cord injury: a guide to functional outcomes in occupational therapy*, Rockville, MD, 1986, Aspen Publishers, pp 49–81.
15. Jansen CW: Outcomes, treatment effectiveness, efficacy, and evidence-based practice: examples from the world of splinting, *J Hand Ther* 15(2):136–143, 2002.
16. Malick MH: *Manual on dynamic hand splinting with thermoplastic material*, ed 2, Pittsburgh, 1982, Harmarville Rehabilitation Center.
17. Law M: Introduction to evidence based practice. In Law M, editor: *Evidence-based rehabilitation*, Thorofare, NJ, 2002, Slack, pp 3–12.
18. Lloyd-Smith W: Evidence-based practice and occupational therapy, *Br J Occup Ther* 60:474–478, 1997.
19. Pedretti LW: Occupational performance: a model for practice in physical dysfunction. In Pedretti LW, editor: *Occupational therapy: practice skills for physical dysfunction*, ed 4, St. Louis, 1996, Mosby, pp 3–12.
20. Pierce DE: *Occupation by design: building therapeutic power*, Philadelphia, 2003, FA Davis.
21. Rossi J: Concepts and current trends in hand splinting, *Occup Ther Health Care* 4(3–4):53–68, 1988.
22. Sackett DL, Rosenberg WM, Gray JA, et al.: Evidence-based medicine: what it is and what it isn't, *BMJ* 312(7023):71–72, 1996.
23. Schultz-Johnson K: Splinting the wrist: mobilization and protection, *J Hand Ther* 9(2):165–177, 1996.
24. Taylor MC: What is evidenced-based practice? *Br J Occup Ther* 60:470–474, 1997.
25. War Department: *Bandaging and splinting*, Washington, DC, 1944, United States Government Printing Office.

부록 1.1 사례연구

사례연구 1.1[a]

다음 사례를 읽고 이 장의 내용을 기반으로 질문에 답하시오.

Fred는 외래 치료병동에 새로 온 치료사이다. 그는 손목 굴증후군 진단을 받은 환자에게 안정과 보호를 제공하는 손목 고성 보소기를 만들어야 한다.

1. ASHT 보조기 용어에 따라 아래 그림에서 볼 수 있는 보조기의 적절한 명칭을 고르시오.
   a. 아래팔 중립 가동, 유형 1 (2)
   b. 손목 중립 고정, 유형 1 (1)
   c. 손목 중립 고정, 유형 0 (1)

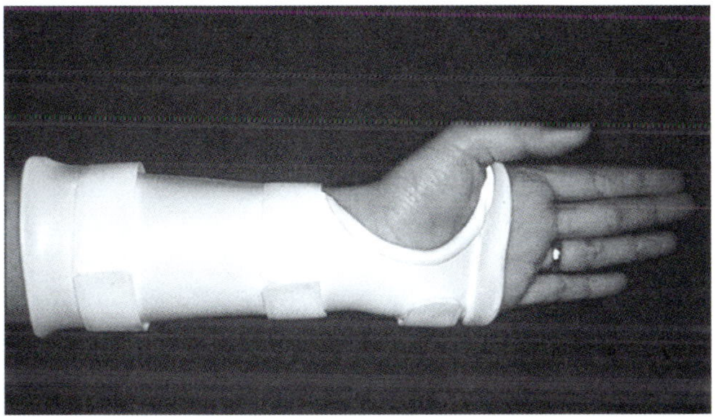

2. 환자가 보조기를 착용하고 ADL을 수행할 수 있는 능력에 초점을 맞춘다면, 어떤 접근법을 적용해야 하는가?
   a. 재활
   b. 생체역학
   c. 감각운동
3. 아래에 근거의 여러 유형이 나열되어 있다. 내림차순으로 그 순위를 매기시오(1=가장 높은 수준, 3=가장 낮은 수준).
   ________ a. 특정 클라이언트에게 제공할 수 있는 최선의 치료에 대해 공인된 손 치료사가 말함
   ________ b. 대조군과 새로운 종류의 치료를 받는 군을 대상으로 한 무작위 대조시험
   ________ c. 클라이언트 개개인의 치료를 설명하는 사례연구

[a]정답은 부록 A를 참조

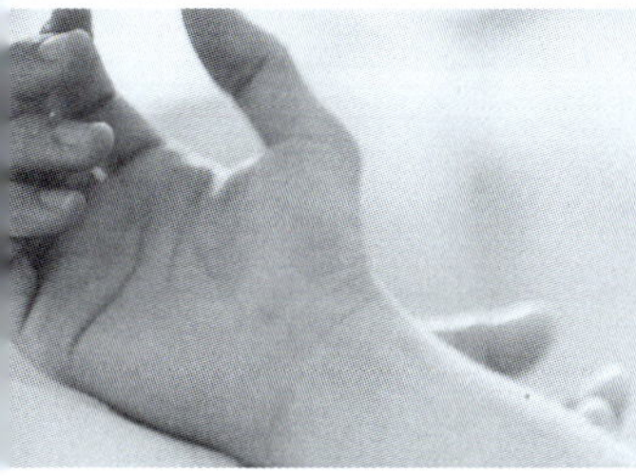

작업 중심 보조기 중재

Occupation-Centered Orthotic Intervention

Debbie Amini

학습목표

1. 보조기의 디자인과 제작에 관련된 작업 중심 치료에 대해 정의한다.
2. 클라이언트의 작업적 요구가 보조기의 디자인과 선택에 미치는 영향을 파악한다.
3. 보조기 치료를 통한 작업 참여의 지속을 뒷받침하는 근거에 대해 검토한다.
4. 보조기의 적용에 있어 작업 중심적 접근을 어떻게 이용하는지 설명한다.
5. 작업적 수행 및 참여를 방해할 수 있는 특정 손의 병리학을 파악한다.
6. 신체 구조 및 기능의 안전이 보장되며 작업 참여를 촉진할 수 있는 보조기 디자인에 대해 설명한다.
7. 작업 기반 실무 적용에 대한 지식을 사례 연구에 적용한다.

주요용어

클라이언트 중심 중재 Client-centered intervention

배경 Context

작업 기반 접근 Occupation-based approach

작업 중심 보조기 중재 Occupation-centered orthotic intervention

작업 중점 접근 Occupation-focused approach

작업 수행 상실 Occupational deprivation

작업 수행 중단 Occupational disruption

작업 프로파일 Occupational profile

치료 지침 Treatment protocol

37세 건설 노동자인 Samuel은 5개월 전 오래된 2층 건물에서 떨어졌다. 그는 오른쪽 넙다리뼈 골절, 왼발 발허리뼈 골절, 우세팔인 오른쪽 먼쪽 노뼈의 압박 골절, 비우세 팔인 왼쪽 노뼈의 손바닥쪽 각골절(angulated fracture)을 당했다. 이러한 부상으로 인해 Samuel은 양다리 석고붕대, 왼쪽 손목 석고붕대, 오른쪽 손목 외부 고정 장치에 고정되어 작업 활동에 참여할 수 없었다.

부상당한지 한달 후 Samuel은 외래 작업 치료를 시작했다. 그는 실업자인데다가 상해보험이 없어 재정적 어려움을 겪고 있으며 가능한 한 빨리 직장에 복귀하고 싶다고 밝혔다. 작업 중심적 관점에서 그의 작업 치료사는 양측 손 기능과 관련된 클라이언트 문제를 해결하고 직장에 복귀하는 계획을 통해 그를 도왔다. Samuel은 뼈가 완전 붙었을 때 직장으로 복귀했다.

안타깝게도, Samuel은 왼쪽 상지의 지속적인 사용으로 인한 만성적인 손목 통증과 회전 동작으로 인한 아래팔 통증을 경험하기 시작했다. 그는 삼각 섬유 연골 복합 파열과 함께 자뼈차이(ulnar variance)로 인한 자손목 충돌 증후군 진단을 받았다. 수술이 권유되었지만 추가로 2~3개월 동안 직장을 그만 두어야 했었다. Samuel은 이러한 제안을 받아들일 수 없었고 수술을 가능하게 될 때까지 고통 없이 일할 수 있는 대체 전략을 찾기 위해 작업 치료사와 상의하였다. 작업 치료사와 사무엘은 자신의 직업 목표를 바탕으로 손목을 고정하고 통증 없이 작업할 수 있는 맞춤형 아래팔 기반 손목 보조기를 설계했다. Samuel은 약 1년 후에 교정 수술을 받을 계획에 있다.

Mary Reilly는 "사람은 손의 사용을 통해 정신과 의시에 활력을 얻고, 이는 자기 자신의 건강상태에 영향을 미칠 수 있다."라고 언급했는데, 이는 우리로 하여금 마음과 영혼으로부터 지시를 받는 것처럼 손이 기능에 있어서 전부임을 상기시켜 준다. 작업 중점 보조기 중재는 손 기능 장애가 있는 개인이 원하는 생활 과제 및 작업에 참여할 수 있는 능력을 촉진하는 작업 치료 평가 및 중재를 수행하기 위해 중요한 패러다임이다. 보조기 중재를 위한 작업 중점 접근은 개인의 작업적 욕구 및 필요에 집중하며, 손의 병리학적 상태의 영향(또는 잠재적 영향)에 대한 지식과 통합되고 클라이언트 중심의 보조기 설계 및 제공이 이루어진다. 작업 중심 관점 외에도 작업 치료사 또는 작업 치료 보조사(실무자)는 작업 기반 관점 또는 접근 방식으로 보조기를 제작할 수 있다. Fisher에 따르면 작업 기반 접근 방식에서 클라이언트와 실무자의 장기적인 목표는 작업이지만 클라이언트의 신체 기능과 구조에 대해 우선 관심을 가질 수 있다. 이러한 경우, 중재가 작업 그 자체가 될 수 없지만, 중재 계획에 적절하게 포함되어야 한다.

작업 중심 또는 작업 중점이 되기 위해서는 실무자가 먼저 작업 중심적 실무를 바탕으로 하는 개인 철학을 갖추어야 한다. 이 용어에 대한 설명은 그림 2.1을 참고할 수 있다. 작업 중심 실무는 클라이언트 중심 실무와도 밀접하게 연관되어 있으며, 작업을 전문 작업 중심 안내 패러다임을 통해 이해한다. 여기서 의료종사자는 자신이 하고 있는 수단과 결과로써 작업의 중요성과 힘을 이해하며 클라이언트를 평가 및 치료하고 문제를 해결한다. 이 패러다임에는 캐나다 작업 수행 및 참여 모델(CMOP-E), 사람, 환경, 작업 모델 그리고 인간 작업 및 작업 적응 모델을 포함한 다양한 수행 모델이 존재한다. 또한 의료종사자는 작업 치료 실무의 기초를 제공하는 작업치료 실행체계(OTPF) 원칙과 미국의 국제 기능 장애 건강 분류(international classification of functioning, disability and health, ICF)와의 관계를 이해한다.

작업치료사들은 20세기 중반에 고대의 고정(immobilization)과 운동(mobilization)기법을 이용한 보조기를 도입하였다. Fess에 따르면, 보조기 치료를 적용하는 가장 주된 이유는 기능을 향상시키고, 기형을 예방 및 교정하며, 회복 중인 신체구조를 보호하고, 움직임을 제한하고, 조직을 성장 및 개선시키기 위함이라고 설명하였다. 보조기를 적용하는 이유는 신경근골격계의 상태와 OTPF의 클라이언트 요소 범주 내의 신체기능을 변화시키는 것과 관련이 있다. 하지만 손치료의 중요성에도 불구하고, 신체요소는 클라이언트의 전체적인 작업 행동의 단지 한 부분일 뿐이며, 치료사는 반드시 신체적인 것 이상에 대한 클라이언트의 요구를 즉각적이고 성실하게 수용해야 한다. 이를 통해, 역사적으로 보조기 중재는 OTPF-3의 클라이언트 요소 분류에서 설명된 신경근과 움직임 관련 신체 기능 및 구조와 가장 밀접한 관련이 있다고 추측할 수 있다. 이 관점으로만 보조기를 이해하면 의례적이고 의료종사자 중심적인 제공 방식으로 제한된다. 그러나 신체 기능 및 구조는 클라이언트의 작업 수행을 하기 위한 한 부분에 불가하며, 작업 중심 의료진은 클라이언트의 작업적 필요에 따라 즉각적이고 동시적으로 손의 치유 또는 움직임을 도와야 하며 이러한 방식이 신체의 단순한 움직임과 힘을 초월한다는 것을 이해해야 한다.

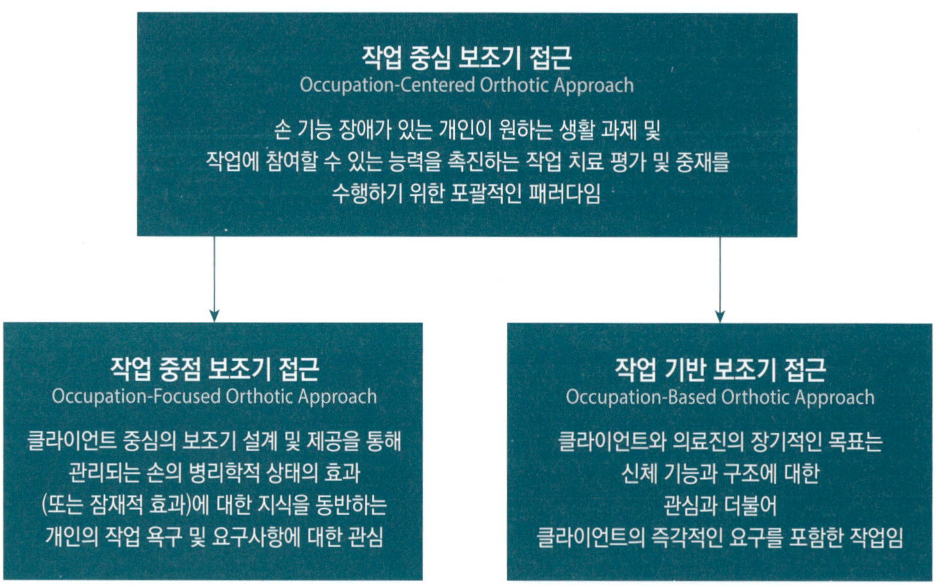

그림 2.1 작업 중심 보조기 접근(작업 중점 보조기 접근 및 작업 기반 보조기 접근)

작업의 세 가지 관점

THREE LENS' OF OCCUPATION

이 장에서는 클라이언트 중심/작업 중심 그리고 작업 기반 및 작업 중점 실무를 정의하고 보조기 중재를 위해 이러한 사고 방식들을 통합하는 과정을 설명할 것이다. 추가적으로, 결과 측정, 평가 도구, 중재 모델 및 작업 참여를 촉진하는 보조기 옵션을 설명할 것이다.

보조기 중재에서의 클라이언트 및 작업 중심 실무

Client- and Occupation-Centered Practice With Orthotic Intervention

클라이언트 중심 접근(client-centered approach)과 작업 중심 접근(occupation-centered approach)은 양립할 수 있지만, 이 두 가지 사이에는 차이가 존재한다. 클라이언트 중심 실무는 '서비스를 받는 사람을 존중하고, 함께 파트너십을 함양하는 철학을 기반으로 한 서비스에 대한 접근'으로 정의된다. Law는 클라이언트의 평가와 중재에 영향을 미치는 가정을 명확히 밝혔으며, 클라이언트 중심 치료의 개념과 실천에 대해 설명했다(글상자 2.1). 클라이언트 중심 관점은 작업 중심적 실무에 영향을 끼쳐야 한다.

작업 기반 접근

Occupation-Based Approach

작업 기반 실무에 대해서는 여러 정의가 문헌에 존재한다. 그 중 한 정의는 "작업이 어떻게 개인에게 경험되는지에 대한 반성적 통찰과 함께 작업이 해당 개인의 본래 환경에서 어떻게 사용되는지 그리고 개인에게 작업 패턴의 결과 변화가 자신에게 얼마나 가치가 있는지 그 정도"이다. 공감, 성찰, 면담, 관찰, 엄격한 질적 조사를 사용하는 방법은 다른 사람의 작업을 이해하는 데 도움이 된다. Christiansen과 Townsend는 인식 가능한 삶에 대한 노력에 참여하거나 참여를 촉진하는 치료에 대한 접근 방식으로 작업 기반 작업 치료를 설명했다. Pierce는 작업 중심 치료에는 (1) 클라이언트의 관점에서 바라보는 작업, (2) 배경적인 환경 속에서 일어나는 작업의 두 가지 조건이 포함된다고 설명했다. 이 관점은 작업 기반이지만 상향식 접근 방식으로 작업 치료를 하는 의료진의 생각을 뒷받침한다. 여기서 보조기는 작업 참여에 최종적으로 초점을 두고 질병으로 인한 즉각적인 문제를 해결해야 한다.

> **글상자 2.1 클라이언트 중심 실무의 개념 및 활동**
>
> - 클라이언트와 가족 그리고 그들의 선택을 존중함
> - 클라이언트와 가족은 일상의 작업과 치료 서비스에 대한 선택권이 있음
> - 사람에게 초점을 맞추고 정보 제공, 신체적 편안함, 정서적 지원을 포함하는 의사소통 방식
> - 치료 서비스의 모든 부분에 클라이언트의 참여를 권장함
> - 개인에 맞게 특화된 작업치료 서비스 전달
> - 클라이언트가 작업 수행에 있어 느끼는 문제를 해결하도록 함
> - 개인-환경-작업 간의 관계에 대한 관심

작업 중점 보조기 접근

Occupation-Focused Orthotic Approach

작업 중점 보조기 중재는 중재 계획의 목표를 지지하고 클라이언트가 가능한 한 빨리 의미 있고 적절한 삶의 노력에 참여할 수 있도록 초점을 맞춘다. 신체 구조 및 기능에 중심을 두거나 장애 요소 및 기술에 영향을 주어 참여를 하도록 중점을 둔 전통적인 의학적, 생체역학적 보조기 중재 모델과 달리 작업 중점 보조기 제작은 중재에 우선해서 클라이언트의 작업적 요구 및 욕구, 인지 기능, 심리사회적 상태 그리고 동기를 고려한다. 이러한 관점으로 클라이언트에게 접근할 때 치료사는 클라이언트가 치료 및 의사 결정 과정에 적극적으로 참여하고 있음을 인식하면서 클라이언트 중심의 사고로 협력한다. 작업 중점 및 클라이언트 중심 보조기 중재는 치료사의 의도나 원칙 중심의 목표가 아니라 클라이언트의 목표에 초점을 맞춘다. 즉, 신체구조의 치료만을 우선하는 것이 아니고, 작업적 참여를 그만큼 중요하게 여긴다.

작업 중점 보조기 중재는 작업치료 중재에 있어 상위하달식과 하위상달식 접근의 일부로 생각할 수 있다. Weinstock Zlotnick과 Hinojosa에 따르면, 상위하달식 치료법을 사용하는 치료사들은 클라이언트 중심 기준틀 내에서 클라이언트의 작업 수행과 앞서 이루어진 치료를 관찰하면서 치료를 시작한다. 하위상달식 접근법을 사용하는 치료사들은 일단 병에 관련된 부분을 평가하고 나서 신체의 결함과 수행의 어려움을 연관시키는 시도를 한다. 하향식 접근 방식은 또한 OTPF 및 현재절차용어(CPT) 평가 코딩 절차 모두에 부합한다. 이러한 절차는 클라이언트의 작업 이력 및 현재 작업 목표를 문서화된 계정으로 작업 프로필을 만든다. 작업 프로필은 작업 치료 평가 절차의 첫 번째 부분이다(글상자 2.2).

작업 참여에 대한 즉각적인 관심과 신체구조 회복의 필요성 사이에 필요한 균형을 이루기 위해 작업 중심 의료진은 중재를 이끌어가기 위해 여러 모델 또는 기준틀을 사용할 수 있

글상자 2.2 작업 프로필

작업 프로필	Marta
클라이언트가 작업 참여와 관련된 서비스 및 고민을 해결하기 위해 찾아오는 이유	Marta는 58세의 독신 여성으로 아파트에 혼자 살고 있으며 오른쪽 안쪽위관절융기염 진단을 받았다. 그녀는 ADL의 어려움, 통증, 약점 및 활동을 해결하기 위해 정형외과 의사에게 작업 치료를 의뢰했다. 현재 그녀는 자신이 원하는 업무, 여가 및 가사일을 할 수 없고 갓 태어난 손자를 돌보는 것이 불편하다고 알렸다.
클라이언트가 성공적으로 수행하는 작업	Marta는 모든 자기관리 및 위생활동과 전자레인지로 음식을 조리하고 마트나 딸의 집에 운전해서 가는 것과 같은 가벼운 집안일은 충분히 독립적으로 할 수 있다고 했다. 그녀는 이러한 일을 할 때 통증이 있지만 상관없이 그 일들을 모두 완료할 수 있다고 했다.
개인적 관심과 가치	Marta는 일하지 않을 때 공예활동과 아이패드로 게임하는 것을 즐긴다. 안쪽위관절융기염이 발병하기 전, 그녀는 젤리 펜으로 성인 색칠 공부를 했고 한 달도 채 안 되어서 여러 책을 완성했다.
작업 수행 과거력	Marta는 작은 지역 애완동물 가게에서 정규직으로 일하는데, 그곳에서 그녀는 클라이언트를 기다리고, 선반에 물건을 진열하고, 동물 우리를 청소한다. 그녀는 일을 즐기고 관리직으로 승진하기를 원하고 있다. 그녀는 이 가게에서 거의 5년 동안 일했지만 지금은 물건을 능숙하게 다루는 데 어려움을 겪고 있다.
수행 패턴(일과, 역할, 습관 그리고 종교의식)	Marta는 매일 오전 7시에 일어나서 샤워하고 옷을 입은 다음 직장에서 점심을 먹는다고 말한다. 아침 8시에 가벼운 아침 식사를 한 후 그녀는 자신의 직장까지 5마일 정도 운전한다. 그녀는 정오까지 일하고 점심 식사를 하고 오후 5시에 일과를 마친다. 그녀는 술을 마시거나 담배를 피우지 않으며 종교 참여에 어려움이 없다고 알렸다.
클라이언트의 환경 또는 배경에서 작업 참여에 대한 지원, 작업 참여하는 데 장벽으로 여겨지는 측면	Marta에게는 그녀와 함께 살지 않아도 도움을 주는 딸과 아들이 있다. Marta가 전화를 걸면 두 자녀는 바로 집으로 가서 아파트 관리를 도와줄 것이다. Marta는 업무가 점점 더 어려워지고 속도가 느려지기 때문에 직장생활에 대해 걱정하고 있다. 그녀는 현재 점장이 다음 달에 은퇴할 때 자신이 승진에서 제외될까 봐 걱정한다. 이것은 그녀에게 어느 수준의 정서적 스트레스를 유발했다.
클라이언트의 우선순위 및 원하는 목표 결과	Marta는 일과 가사 활동에 완전히 참여하고 손자를 돌보고 공예활동을 할 수 있도록 통증이 사라졌으면 한다고 말한다. 그녀는 또한 직장에서 승진할 기회를 놓치고 싶지 않다.

다. Ikiugu에 따르면, 의료진은 결과 측정, 평가 및 중재 선택을 이끌어가기 위해 하나의 기본 모델을 선택한 다음 평가 및 중재 선택과 관련된 하나 이상의 추가적으로 1차 모델을 선택할 수 있다. 선택한 1차 모델은 작업 중심 모델과 관련된 생체역학적 또는 재활과 같은 2차 모델을 포함한 작업 중심 모델이고 그와 반대도 마찬가지이다. 이러한 다각적 작업 중심적 관점은 선택한 중재가 가장 우선순위로 필요한 작업적 요구를 해결하는 데 확실하고 효과적이다.

배경 및 환경

Contexts and Environments

OTPF에 따르면 배경과 환경은 “수행에 영향을 미치는 클라이언트 내 그리고 주변의 다양한 상호 관련된 조건들”과 관련 있다. 작업 치료는 특정 작업 영역 및 다양한 배경에서 의미 있는 참여에 몰입할 수 있는 개인의 능력을 증진시키는 접근 방식이다. 작업 및 클라이언트 요소, 수행 기술 및 수행 패턴 외에도 배경과 환경은 작업 치료 영역의 일부분이다. 배경에는 문화적, 개인적, 시간적, 가상적 측면이 포함된다. 환경에는 신체적, 사회적 측면이 포함된다. 따라서 치료사는 클라이언트의 의견(시각 및 관점)과 외부 조건을 모두 고려해야 한다. 글상자 2.3은 OTPF-3에 명시된 배경과 환경을 설명한다.

문화적 배경 Cultural Context

보조기 중재와 관련하여 자주 간과되는 문제는 클라이언트의 문화적 요구에 대한 관심이다. 문화를 무시하는 것은 보조기 치료 프로그램에서 클라이언트의 참여를 잠재적으로 제한하게 된다. 예를 들어, 보조기에 의존해야 하는 것이 약점으로 받아들여지거나 성격적 단점으로 생각하는 문화가 있다. 그러한 감정은 대가족의 신념이나 더 소규모 가족의 유동적 구성으로 인해 존재할 수 있다. 이러한 배경에서 보조기 중재는 클라이언트 교육과 더불어 가족 구성원 교육을 포함시켜

글상자 2.3 배경에 대한 설명

배경
- 문화적: 민족성, 가족의 가치관, 태도, 신뢰
- 개인적: 개인의 뚜렷한 특징(연령, 성, 사회경제적 상태 등)
- 시간적: 삶의 단계, 시간, 계절
- 가상적: 가상적인 환경을 머릿속에 그려 보거나 사이버공간에서 의사소통하는 능력

환경
- 물리적: 물리적인 환경의 모든 부분
- 사회적: 개인과 다른 개인, 단체, 조직이나 체계와의 관계

출처: American Occupational Therapy Association. (2008). Occupational therapy practice framework: Domain and process. *American Journal of Occupational Therapy, 62*, 625–683.

야 한다. 가능한 한 많은 기능을 허용하지만 작고 눈에 잘 띄지 않는 보조기를 사용하면 수치심과 개인적 약점을 완화시킬 수 있다.

개인적 배경 Personal Context

개인적 배경은 연령, 성별, 교육 및 사회 경제적 지위와 같은 문제에 대한 관심을 포함한다. 작업 기반 보조기 중재를 실시하는 임상가는 고령자나 어린이를 위한 보조기를 제작할 때 특정한 지침을 고려한다(16장과 17장 참조).

소재 선택 및 색상 선택은 연령 및 성별에 따라 다를 수 있다. 예를 들어, 어린이는 밝은 색상의 보조기를 선호하는 반면, 성인은 무채색 보조기를 선호할 수 있다. 보조기 디자인 및 제공에 있어서 교육 수준의 역할로 인한 문제가 발생할 수 있다. 새롭고 익숙하지 않은 개념을 이해하는 데 어려움이 있는 클라이언트에게는 간단하고 쉽게 착용하고 벗을 수 있는 보조기를 디자인하는 것이 중요하다. 주의 사항과 지침은 명확하게 제공되어야 한다.

시간적 배경 Temporal Context

시간적 문제는 더운 여름철에 보조기를 착용할 때 편안함이나 휴가 동안 또는 졸업 파티나 결혼식과 같은 특별 행사에서의 보조기를 사용하는 것과 같은 문제에 대한 관심을 통해 다루어진다. 예를 들어, 검지 굽힘근 힘줄 복구 수술 후 2주가 된 신부의 사례가 있을 수 있다. 젊은 여성은 결혼식 도중 1시간 동안 보조기를 벗을 수 있는지 반복해서 물었다. 치료사와 클라이언트 모두 결혼식 동안 그녀의 손이 안전하게 보호할 것에 동의했다. 결혼식 날 부상당한 손가락과 손목을 고정하기 위해 반짝이는 새 보조기가 특별히 제작되었다(수정된 듀란 프로토콜, modified Duran protocol). 치료사는 고무밴드/손가락 고리 부분(수정된 클라이너트 프로토콜, modified Kleinert protocol)을 제외했다. 이러한 변화를 통해 보조기는 더 작고 덜 눈에 띄게 되었다. 클라이언트는 행복한 신부였고 그녀의 손가락은 잘 보호되었다.

가상적 배경 Virtual Context

가상적 배경은 전자 기기를 접하고 사용하는 능력을 다룬다. 전자기기(예: 컴퓨터, 아이패드, 라디오, PDA, MP3 플레이어, 휴대폰)를 다루는 능력은 21세기를 사는 많은 사람들의 삶에서 중요한 역할을 한다. 소근육 운동 조절은 이러한 기기를 사용할 때 가장 중요하며 사회 참여, 교육 및 업무 관련 작업을 위해 외부 세계와의 전자기기를 통한 접촉을 극대화하기 위해 가능한 한 많이 훈련되어야 한다. 보조기 크기에 주목하고 필요한 관절만 고정하면 전자기기를 사용하는 데 필요한 작은 버튼과 다이얼을 조작할 수 있다. 보조기가 합법적인 통합 장치로 받아들여지려면 클라이언트의 배경 및 환경 내에서 작동해야 한다. 배경에 따른 고민이 의료진에게 항상 분명하게 나타나는 것은 아니기 때문에, 모든 클라이언트에게 보조기가 어떤 식으로든 생활에 참여하는 능력을 방해하는지 물어봐야 한다. 대부분의 보조기는 사람의 활동 수행 능력에 영향을 미친다.

사회적 환경 Social Environment

사회적 환경은 클라이언트가 특정 그룹이나 가족의 요구를 충족시킬 수 있는 능력과 관련이 있다. 사회적 환경은 보조기 제공에 있어서 필수 고려사항이다. 예를 들어, 아기 어머니는 드퀘르뱅 건초염을 진단을 받은 후 손목/엄지 보조기를 제공받았다. 이 어머니는 단단한 보조기가 아이에게 닿지 않고서는 아기를 껴안고 먹일 수 없었기 때문에 자신의 새로운 역할에 불편함을 느끼기 시작했다. 이러한 경우 보조기 치료 프로그램에 최대한 부합하기 위해 더 부드러운 기성 보조기 또는 다른 착용 일정을 제공할 것을 제안했다(그림 2.2).

물리적 환경 Physical Environment

물리적 환경에 대한 지식은 보조기 제공의 필요성을 이해하는 데 도움을 수 있지만, 클라이언트가 필요하거나 원하는 활동에 참여할 수 없는 경우 물리적 환경은 보조기의 일관된 사용을 방해할 수도 있다. 예를 들어, 클라이언트가 출근을 위해 운전을 해야 하는데 보조기를 착용한 상태에서 운전할 수

없는 경우 부상 가능성이 있음에도 불구하고 보조기를 뺄 수 있다. 그림 2.3A는 깊은 손가락 굽힘근 손상으로 보조기를 착용한 젊은 여성을 보여준다. 그녀는 직장에서 보조기를 착용한 상태로 타이핑을 하면 어깨가 불편하다는 사실을 발견

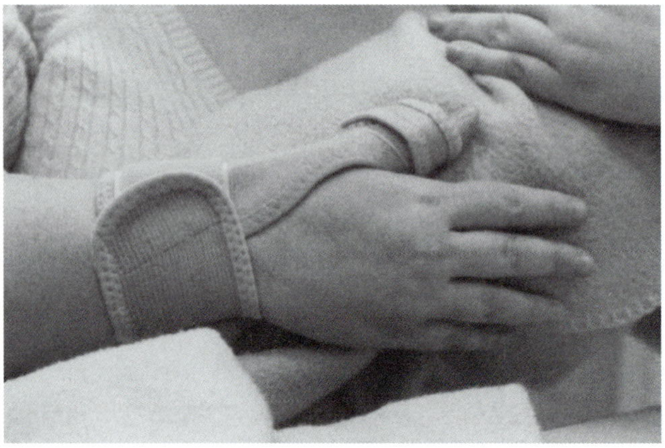

그림 2.2 기성 엄지 고정 보조기.
이러한 보조기는 아이를 안고 있을 때 편안함을 향상시켜 준다.

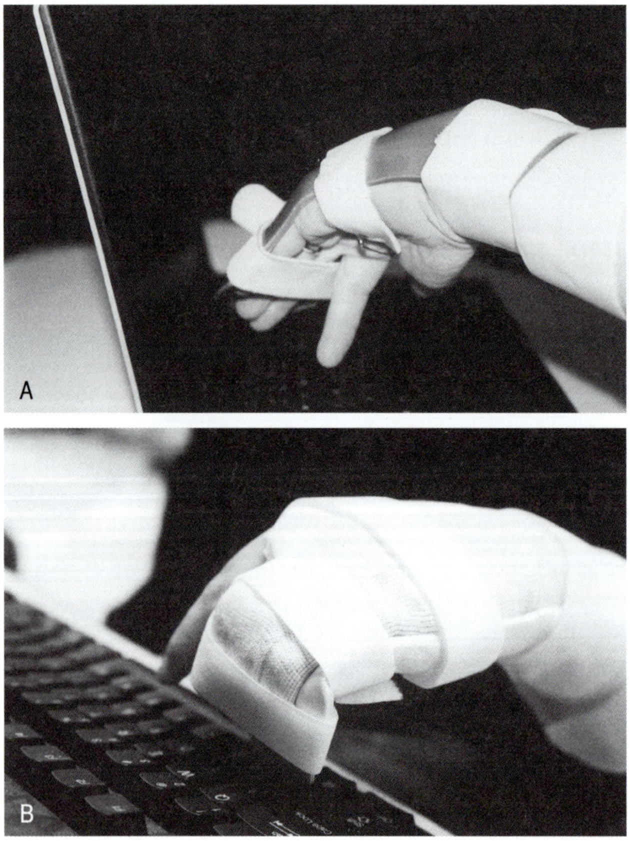

그림 2.3
A: 표준 손등 차단 보조기를 착용하면 컴퓨터 키보드 버튼을 누르기 위해 과도한 엎침(pronation)이 요구된다. B: 수정된 바닥 기반 보호 보조기를 사용하여 컴퓨터로 작업하는 능력이 향상되었다.

했다. 그녀는 치료사에게 일을 하기 위해 보조기를 제거할 수 있는지 물었고, 의사의 승인을 받아 치료사는 수정된 보호 보조기를 제작했다(그림 2.3B). 새롭게 수정된 보조기는 기능을 향상시키고 회복 중인 힘줄을 보호했다. 의도한 목적에 따라 보조기는 기능 장애를 지속시키고 의미 있는 삶의 참여로의 복귀를 지속시킬 수 있다. 따라서 클라이언트 개인의 환경과 여러 배경에 대한 세부 사항에 주의를 기울이는 것이 중요하다. 그로 인한 영향은 정도의 문제이며, 보조기가 (장래에) 클라이언트를 어떻게 가능하게 할지와 보조기가 현재 클라이언트를 어떻게 불가능하게 할지 그 사이의 균형을 고려해야 한다. 의료진은 가능과 불가능 사이의 균형을 알고 있어야 하며 클라이언트의 작업 참여를 촉진하기 위해 보조기 또는 착용 일정의 수정에 최선을 다해야 한다. 기능의 상호 연결을 무시하는 것은 선택된 활동의 참여를 고려하지 않고 고립된 기술과 신체구조만을 강조하기 때문에 환원주의적 중재의 형태로 치료하게 만든다.

작업 중심 보조기와 중재의 종류

Occupation-Centered Orthotics and Types of Intervention

OTPF-3은 준비 방법 및 과제, 활동, 작업, 교육 및 훈련, 그룹 치료 및 옹호/자기옹호와 같은 작업 치료 중재로 사용되는 여러 유형의 활동 및 작업을 설명한다. 준비 방법 및 과제는 클라이언트가 활동 및 과제에 참여할 수 있도록 준비한다. 이러한 방법과 과제는 활동 또는 작업 그 자체의 정의에 부합하지 못하고 치료사가 주도하는 중재 또는 클라이언트 요소를 무시하고 수행 기술만을 다루는 부자연스러운 참여가 될 수 있다. 여기에는 운동, 억제 또는 촉진 기술, 작업 참여 준비에 사용되는 자세 고정 장치가 포함된다. 준비 과제의 예로는 클라이언트가 실제로 운전하는 것을 준비하기 위한 모의 연습(예: 운전 시뮬레이터) 또는 주방 선반에 물건을 놓는 데 필요한 뻗기 기술을 모의 연습하기 위한 원뿔 쌓기의 주된 사용이 있다. 활동은 목표 지향적이며 클라이언트는 고유한 목표를 가진다. 다른 사람들은 이러한 목표를 실용적인 의미에서 쉽게 이해한다. 운전의 경우 클라이언트가 차량에 탑승하여 운전할 때 이러한 활동이 진행된다. 작업은 그 자체로 중재의 한 유형이다. 클라이언트는 자연 환경 내에서 작업에 참여하고 그 경험에 개인적인 의미를 부여한다. 작업은 운전해서 출근하는 것을 포함하여 아침 일상을 완료하는 능력이다.

OTPF-3에 따르면 보조기 제작/제공은 기본적으로 준비 방법이지 활동은 아니다. 작업 참여 전에 제공되고 손 기능이

회복되면 중단된다. 그러나 작업 중점 보조기의 관점에서 보조기 중재는 작업을 준비하기 위한 기술만을 의미하는 것이 아니다. 특정 클라이언트에게 보조기는 모든 유형의 중재를 통해 작업 참여를 돕기 위한 지속적 중재의 필수적인 부분이다. 예를 들어, 일부 클라이언트는 작업 장애로 이어질 수 있는 작업 및 여가 활동에 참여하는 동안 통증을 예방하기 위해 예방적 차원에서 본인이 원하는 보조기를 제공받을 수 있다.

치료적 접근법으로서의 보조기 중재

Orthotic Intervention as a Therapeutic Approach

OTPF-3에서 중재적 접근법은 클라이언트가 원하는 결과, 평가 데이터 및 증거를 기반으로 평가 및 중재 계획, 선택 및 수행 과정을 지시하기 위해 선택된 특정 전략, 즉 이러한 접근 방식은 모델과 기준틀의 선택에 영향을 준다. 이러한 중재 접근 방식에는 다음이 포함된다.

- 건강하게 만들고 증진시킴
- 기술 또는 능력을 확고히 하고 회복시킴
- 수행 능력을 유지시킴
- 보상과 적응을 통해 요구되는 환경 또는 활동을 수정함
- 장애를 예방함

작업 기반 관점에서 보조기가 작업을 가능하게 할 때, 보조기는 준비 방법이 아닌 그 작업의 필수적인 부분이 된다. 클라이언트의 작업 경험적 배경에서 클라이언트 맞춤 보조기는 건강을 증진하고, 기능 장애를 치료하고, 기능 상실을 대체하고, 장애를 예방할 수 있다. 총 작업 프로필, 작업 분석 및 특정 병리에 대한 보조기의 적절한 사용에 대한 지식(효과의 근거에 의해 뒷받침됨)이 모두 합쳐지면 클라이언트와 의료진이 공동으로 설정한 목표에 도달할 수 있는 상지가 선택된다.

치료적 결과를 촉진하는 스플린트의 적용

Orthotic Intervention as a Facilitator of Therapeutic Outcomes

작업 중심 치료에서 보조기 중재는 모든 치료중재가 혼합된 치료적 접근이다. OTPF는 중재로부터 기대되는 특정한 치료 결과를 설명한다. 결과에는 작업적 수행(개선 및 향상), 참여, 역할 역량, 적응, 건강과 안녕, 예방, 삶의 질, 행복 그리고 작업적 정의로움이 있다.

작업 수행의 긍정적인 결과는 성공적인 중재의 결과이기도 하다. 이러한 결과는 부상이나 질병으로 인한 지속적인 손상이 있는 경우 수행 능력이 향상되거나 질병이 현재 없을 경우 기능이 향상됨으로써 입증된다. 보조기 중재는 두 가지 유형의 작업 수행 결과(개선 및 향상)를 다룬다. 질병이 있는 사람의 기능을 향상시키는 보조기는 ADL, IADL, 교육, 일, 놀이, 여가 또는 사회적 참여에서 독립성과 기능을 증가시킨다. 예를 들어, 손목 고정 보조기는 손목 터널 증후군이 있는 사람에게 처방된다. 보조기는 염증이 있는 해부학적 구조를 안정화시키고 손목 터널 공간을 최대화하도록 손목을 위치시켜 통증과 감각 이상을 줄이고 작업 수행을 향상시킨다. 특정 질병 없이 기능을 향상시키는 보조기는 현재 상태에서 작업 수행 능력을 향상시키거나 잠재적인 문제를 예방한다. 예를 들어, 일부 보조기는 손을 많이 사용하는 반복적이거나 저항력 있는 과제로 인한 과다 사용 증후군을 방지하기 위해 손을 위치시킨다.

역할 역량(role competence)은 원하는 역할(예: 근로자, 부모, 배우자, 친구 및 팀 구성원)을 만족스럽게 완료할 수 있는 능력이다. 이러한 역할은 보조기 중재를 통한 질병으로 인한 영향의 최소화 및 역할별 활동을 위한 팔의 수행 촉진으로 유지된다. 예를 들어, 손목 터널 증후군 보조기를 착용하는 어머니는 극심한 통증 없이 자식의 손을 잡을 수 있어야 하며 아이의 손을 잡는 것을 통해 엄마의 역할을 다하고 있는 것 같다고 느낀다.

작업 기능장애를 극복하기 위한 적응력을 높이기 위해 만들어진 보조기는 장애의 운동역학과 이를 극복할 수 있는 클라이언트의 예상 능력을 다룬다. 적응을 향상시키기 위한 보조기 중재의 예는 손목 인대 염좌를 겪고 있지만 계속 일을 해야 하거나 실직 위험이 있는 클라이언트를 포함시킬 수 있다. 이 경우 손가락 움직임을 허용하는 손목 고정 보조기는 관련 인대를 안정화시키는 동안 손 기능을 지속하도록 한다.

건강과 안녕(wellness)은 "전체적으로 질병이 없고 신체적·정신적·사회적으로 행복한 상태"로 정의할 수 있다. 취약한 부위를 보호하고 기능을 보조하는 보조기는 신체적 장애를 최소화함으로써 클라이언트의 건강과 안녕을 향상시킨다. 클라이언트가 행복을 경험할 수 있는 건강한 생활방식을 영위할 수 있도록 하면 클라이언트가 원하는 작업 전체에 대한 의욕과 참여가 촉진된다.

OTPF 환경 내에서의 예방(prevention)이란 정책 형성과 조직적·사회적·개인적 수준에서의 건강한 생활방식의 촉진을 말한다. 작업적인 참여에 대한 잠재적인 방해물이 외부 환경(예: 환경, 작업적 필요성)에 존재할 때, 보조기 치료 프

로그램은 나쁜 배경의 영향을 예방하는 해결책이 될 수도 있다. 작업적 요구를 바꾸기가 어려운 클라이언트에게는 예방적인 역할을 하는 보조기의 사용이 유익하다. 예를 들어, 손목 고정 보조기와 팔꿈치 스트랩은 주먹을 쥐어서 손목에 저항을 주어 반복적으로 들어 올리는 일을 하는 클라이언트에게 있어 가쪽위관절융기염(lateral epicondylitis)를 예방하는데 적합하다. 덧붙여 질환 예방에 도움이 되는 자세와 동작을 근로자에게 교육할 수 있다.

삶의 질(quality of life)이라는 개념은 정의 내리기 가장 어려운 개념 중에 하나이다. 비록 OTPF 내에 분리된 치료적 결과에 열거되어 있지만, 삶의 질은 클라이언트가 경험하는 주관적인 상태이다. 그럼에도 불구하고 서양 문화의 대부분의 개인은 그 의미를 암묵적으로 이해하고 있으며 일반적으로 질병의 징후와 증상이 없는 일반적인 건강, 신체적, 정서적, 인지적, 역할 및 사회적 기능을 포함하는 상태임을 알고 있다. 삶의 질은 삶에 유익하게 영향을 미치는 특정 과제에 참여하게 하고 사회적으로 가치 있는 자기표현을 가능하게 한다. 삶의 질은 작업에 참여하고, 새로운 배경에 적응하며, 건강을 유지하는 클라이언트의 능력에 의해 결정된다. 치료적 결과에 초점을 맞추는 보조기 중재는 의미 있는 작업 참여를 촉진하여 궁극적으로 삶의 질을 개선할 것이다.

행복(well-being)은 개인이 자신의 건강, 자존감, 소속감, 안정감 및 자기 결정 기회에 만족할 때 경험하는 주관적인 상태이다. 통증을 줄이고 필요하고 원하는 작업에 참여할 수 있도록 한 보조기는 개인이 자신의 건강을 유지하고 작업 활동 및 신변안전이 가능하게 할 뿐만 아니라 자기 결정을 지속하거나 내세울 수 있는 기회를 보장한다. 클라이언트가 안정적인 수입과 건강 보험을 제공하는 직장에서 데이터 입력 전문가로 계속 일할 수 있도록 한 손 기반 엄지 보조기를 이러한 예로 들 수 있다.

작업적 정의(occupational justice)은 지역 사회 내에서 교육을 받고 이동하는 것을 포함하여 원하는 삶의 추구를 포함한 개인의 권리를 의미한다. 기능을 가능하게 하는 보조기를 제공하면 불이익을 받으며, 보조기 없이는 사회에 온전히 참여할 수 없는 개인에게 권리가 부여되고 사회가 제공하는 모든 혜택을 최대한 활용할 수 있다. 예를 들어, 상당한 손 구축으로 인해 공공 도서관의 컴퓨터를 이용할 수 없는 개인에게 한 손가락으로 타이핑할 수 있도록 우세 손의 집게손가락을 분리하는 보조기가 제공되는 경우 이러한 공공시설에서 인터넷 검색을 할 수 있다.

보조기 디자인과 선택에 있어 작업적인 요구의 영향

INFLUENCE OF OCCUPATIONAL DESIRES ON ORTHOTIC DESIGN AND SELECTION

OTPF-3에서 설명하는 작업 프로파일(occupational profile) 평가과정의 단계는 배경적 수행적 관점에서 클라이언트를 이해하는 것을 포함한다. 예를 들어, 클라이언트가 무엇에 흥미를 느끼고 의욕을 느끼는지, 어디서 일하고, 거주하고, 기분 전환 하는지 등이다. 여러 도구(캐나다 작업 수행 측정, 팔, 어깨, 손의 장애 평가, 손목/손 자가 평가, 손 능력 측정-20)는 클라이언트에게 일상생활 내 환경에서의 부상에 대해 논의할 수 있는 기회를 제공하여 해결해야 하는 요구에 대해 알게 해 준다. 표 2.1에 이러한 도구를 열거하였다. 전형적인 손과 팔의 평가방법(예: 각도계, 악력계, 손 부종 측정기)과 함께 사용하면, 치료사가 특정 클라이언트를 위해 보조기를 선택하고 디자인할 때 도움이 된다.

표 2.1에 열거된 결과 평가는 중재에 초점을 맞춰 클라이언트의 작업과 기능을 강조한다. 이러한 평가로부터 얻은 정보는 작업 중심 보조기의 최종 목표를 뒷받침하며, 클라이언트가 원하는 작업에 지속적으로 참여하도록 하여 삶의 질을 개선한다.

클라이언트 요소에 초점을 맞춘 보조기는 기능적인 손상만을 치료하는 것이 아니다. 예를 들어, 정적 보조기는 근육을 보호하는 위팔두갈래근의 신경분포가 손상된 클라이언트의 약한 팔꿈치를 지지하면서 한쪽 방향으로 관절이 움직일 수 있게끔 한다. 동적 굽힘 보조기는 능동적인 폄과 수동적인 굽힘을 통하여 클라이언트의 팔의 각도를 변화시킴으로써 근육을 보호한다. 신체적 기능은 작업적 참여에 있어 가장 중요한 것이 아니기 때문에 신체적인 요소만을 측정하는 평가도구(예: 각도계, 악력, 손 부종 측정기)는 보조기의 디자인을 결정하는 데 부가적인 요소이다.

캐나다 작업 수행 측정

Canadian Occupational Performance Measure

캐나다 작업 수행 측정(Canadian occupational performance measure, COPM)은 클라이언트 중심의 접근을 사용하고 면담을 기반으로 하는 평가도구이다. COPM은 치료사가 OTPF-3에서 설명한 것과 같은 수행 영역의 문제를 파악하는 데 도움을 준다. 또한 확인된 문제영역을 수행하는 자신의 능력에 대한 클라이언트의 지각과 만족감도 COPM을 통해 측정할 수 있다. 치료사는 모든 연령대의 집단에 대해

표 2.1 클라이언트 중심 결과 측정

도구	일반적 설명	연락처
손 능력 측정-20(MAM-20)	20개 항목 자가 보고 설문지. 이 도구는 두 부분으로 구성되는데 (1) 클라이언트 인구 통계 시트, (2) 클라이언트가 과제를 완수할 수 있는 능력에 따라 4점 척도로 평가하는 항목으로 구성된 자가 과제 보고 목록이 있다. 또한 시각적 통증 척도와 반대편 손으로 과제를 완수할 수 있는지를 나타내는 도구도 포함된다.	Chen, C.C., & Bode, R. K. (2010). Psychometric validation of the Manual Ability Measure-36 (MAM-36) in patients with neurologic and musculoskeletal disorders. *Archives of Physical Medicine and Rehabilitation, 91*(3), 414 – 420.
캐나다 작업 수행 측정(COPM)	COPM은 지각 기능적 능력, 관심 및 작업 만족도를 평가하는 클라이언트 중심 접근 방식이다. 이 측정은 인터뷰 기반으로 유효하고 신뢰할 수 있는 도구로 점수를 매길 수 있으며 치료 결과를 측정하는 데 사용할 수 있다.	COPM은 CAOT(캐나다 작업 치료사 협회)의 홈페이지 http://www.caot.ca에서 구입할 수 있다.
팔, 어깨, 손의 장애 평가(DASH)	DASH는 상태에 특화된 도구이다. DASH에는 수행 영역 내의 기능을 다루는 30개의 사전 질문이 구성된다. 클라이언트는 자신의 최근 기능 완료 능력을 1(어려움 없음)에서 5(할 수 없음)까지의 척도로 평가하도록 요청받는다. DASH는 클라이언트의 기능 능력에 대한 유효하고 신뢰할 수 있는 측정을 통해 작업 프로필 개발을 돕는다.	DASH/QuickDASH 홈페이지주소 http://www.dash.iwh.on.ca.
손목/손 자가 평가(PRWHE)	PRWHE는 15개의 영역에서 있어 클라이언트의 통증과 기능을 측정하는 상태 특이적 도구이다.	MacDermid, J.C., & Tottenham, V. (2004). Responsiveness of the disability of the arm, shoulder, and hand (DASH) and patient-rated wrist/hand evaluation (PRWHE) in evaluating change after hand therapy. *Journal of Hand Therapy, 17*, 18 – 23.

COPM을 사용할 수 있다. 클라이언트가 인터뷰에 참여할 수 없을 때는 부모나 가족 구성원이 대신 참여할 수 있다(예: 치매를 가진 클라이언트). COPM을 실시하면 중재 전후의 비교를 통해 보조기 중재의 기능적인 영향에 대한 객관적인 문서를 만들 수 있다.

COPM을 사용할 때, 기능에 만족하는지에 대해 클라이언트와 면담하는 동안 배경적인 문제가 드러날 수 있다. 클라이언트는 특정 활동을 수행할 수 있는 능력이 있음에도 불구하고 불만이 있을 수 있다. 보조생활시설에 거주하는 한 여성의 예를 들어 보면, COPM을 수행하는 동안 그녀가 치아로 보조기의 스트랩을 조이거나 풀어 조절하여 착용할 수 있다. 그녀는 식사시간에 식사도구를 사용할 때 보조기를 제거해야 했지만 다른 거주자들 앞에서 이렇게 하는 것을 창피하게 생각했다. COPM은 클라이언트 개개인의 문제를 밝힐 수 있고, 치료사는 반드시 이를 고려해야 한다.

팔, 어깨, 손의 장애 평가

Disabilities of the Arm, Shoulder, and Hand

팔, 어깨, 손의 장애 평가(disabilities of the arm, shoulder, and hand, DASH)는 팔의 장애가 어떻게 기능과 연결되는지에 대한 클라이언트의 인식을 측정하는 컨디션-특정(condition-specific) 도구이다. 팔, 어깨, 손의 장애 평가는 수행영역 내의 기능을 알아내는 30개의 문항으로 구성되어 있으며, 1(어려움 없음)~5(할 수 없음)이 점수 범위에서 병을 열기나 열쇠를 돌리는 등의 기술을 완수하는 클라이언트의 현재 능력을 측정한다. DASH는 치료사들이 기능적 능력의 작업 프로파일을 작성하기 위해 정보를 수집하는 것을 돕는다. 평가의 주안점은 신체의 구조나 질환의 신호 및 징후가 아니다. DASH의 장점은 클라이언트의 기능적인 능력에 대해 정보를 수집할 수 있다는 것이다.

비록 DASH에 포함되지 않았을지라도, 문제를 확인하고 이해를 높이기 위해 인터뷰를 실시해야 한다. 치료사는 또한 기능적인 문제가 존재하는지, 그것이 삶의 질에 영향을 미치는지 여부도 밝혀야 한다. DASH는 추후 보조기 제공 또는 다른 치료중재가 이루어질 때 클라이언트의 결과를 측정하는 객관적인 방법이다.

작업수행 평가로서 DASH를 선택할 때에 치료사는 여러 가지 요인을 고려해야 한다. 예를 들어, 측정할 수행영역이 미리 결정되어 있기 때문에 클라이언트의 대답이 제한될 수 있다. 또한 팔, 어깨, 손의 장애 평가로는 문화적인 특이사항이나 클라이언트의 만족도 혹은 정서 상태를 파악할 수 없다. 적절한 보조기 디자인과 선택에 필요한 통찰을 얻기 위한 부가적인 정보는 클라이언트와의 면담을 통하여 얻을 수 있다.

손목/손 자가 평가

Patient-Rated Wrist Hand Evaluation

손목/손 자가 평가(patient-rated wrist hand evaluation, PRWHE)는 15개의 영역에서 있어 그들의 통증과 기능적 능력을 측정하는 상태 특이적 도구이다. PRWHE는 클라이언트의 기능적인 능력에 대한 정보를 제공함으로써 작업 프로필 작성에 도움이 될 수 있다. PRWHE에서 확인할 수 있는 기능적인 영역은 DASH의 기능적인 영역보다 훨씬 넓다. DASH와 유사하게, PRWHE의 질문은 COPM과 같이 개방적인 질문이 아니다. 활동할 때의 통증 수준과 팔에 대한 클라이언트의 미적인 만족도에 관한 정보를 수집할 수 있다.

PRWHE는 기능에 대한 상세한 질문을 포함하고 있지는 않지만 이러한 정보는 특히 치료사에게 도움이 되며, 평가과정을 작업에 더 기반을 두게 한다. PRWHE에는 배경과 관련된 질문이 포함되어 있지 않다. 따라서 치료사들은 치료계획 논의 시 이러한 질문을 추가해야 한다.

손 능력 측정-20

Manual Ability Measure-20

손 능력 측정-20(manual ability measure-20, MAM-20)은 작업치료사에 의해 개발되었으며 근골격 및 신경학적 기반의 손 기능 장애 모두에 사용할 수 있다. 이 도구는 원래 2005년 손 수술 학술지(영국 및 유럽 책자)에서 손 능력 측정-16(manual ability measure-16)으로 설명되었다. 이 도구는 두 부분으로 구성되는데 (1) 클라이언트 인구 통계 시트, (2) 클라이언트가 과제를 완수할 수 있는 능력에 따라 4점 척도로 평가하는 항목으로 구성된 자가 과제 보고 목록이 있다. 이 목록에서 등급 척도는 1 "할 수 없음"에서 4 "쉬움"까지 있다. 0 옵션은 "거의 불가능함(질병 이전에도)"을 나타낸다. 이 도구에는 시각적 통증 척도와 반대편 손으로 과제를 완수할 수 있는지를 나타내는 도구도 포함되어 있다. MAM-20은 긍정적으로 안녕한 상태를 포함하고 기능과 기능 장애를 다룬다. 클라이언트는 현재 더 높은 수준의 기능이 가능할 때 더 높은 점수를 받는다. MAM-20은 연구를 통해 타당도와 신뢰도가 인정되었다.

분석 단계 Analysis Phase

평가과정에서 자료수집 다음에는 작업수행의 분석이 이어진다. 치료사가 앞서 말한 도구 중 하나를 사용했다면, 수행과정의 분석이 시작되었다고 할 수 있다. 이어지는 질문은 이전 질문의 답변에 근거한다. 치료사는 이 과정을 통해 보조기 중재가 장애를 치료하는 데 있어 어떻게 사용될 수 있는지에 대해 계속해서 통찰을 얻을 수 있을 것이다.

분석 단계에서 치료사는 실제로 활동이 질병에 의해 어떻게 영향을 받는지 확인하기 위해 클라이언트에게 직접 여러 가지 기능을 수행해 보도록 요청할 수도 있다. 엄지 손목손허리관절의 통증으로 인해 글을 쓸 수 없는 클라이언트의 예를 들어 보자. 치료사는 클라이언트가 글을 쓸 때 경험하는 불편함을 설명해 보도록 하고 어떻게 펜을 잡을 수 있는지 묻는다. 치료사들은 지지된 자세에서 클라이언트의 엄지를 잡아봄으로써 손을 지지해 주는 보조기 디자인 분석을 시작한다. 클라이언트는 치료사에게 피드백을 해줌으로써 보조기의 디자인과 제작과정에 능동적으로 참여할 수 있다.

클라이언트 중심의 작업 프로파일 분석이 완료된 이후에는 작업 중심 보조기의 중재계획이 수립된다. 단지 신체적인 요소만을 측정하는 것은 치료사가 클라이언트의 팔 만을 보고 한 인간으로서의 클라이언트로 보지 못하는 결과를 낳을 것이다. 팔의 기능만이 삶의 질을 좌우하는 것이 아니고 마음, 정신, 신체가 전체적으로 작용한다(셀프 퀴즈 2.1).

셀프 퀴즈 2.1[a]

다음 질문에 답하시오.

1. 자신과 다른 문화권에 속하는 클라이언트의 보조기 중재 계획을 세우고자 한다. 수용, 순응, 이해를 분명히 하기 위해 보조기 디자인 및 제공의 어떤 요소에 특별한 주의가 필요한가?

____

2. 아동의 작업적 요구에 부합하는 보조기를 디자인할 때, 어떤 수행 영역과 개인의 배경적 요인에 관심을 가지고 처리해야 하는가?

____

[a]정답은 부록 A를 참조

지속적인 작업 참여를 뒷받침하는 근거

EVIDENCE TO SUPPORT PRESERVATION OF OCCUPATIONAL ENGAGEMENT AND PARTICIPATION

작업치료의 기본은 개인의 의미 있는 작업에 참여하거나 주관적인 삶의 질에 관련해 다양한 경험을 할 수 있는 능력을 유지해야 한다는 것이다. 인간이 기계처럼 행동하여(의욕, 관심 또는 주의력 없이 여러 활동을 완수함) 결손을 바로 잡는다면 환원주의적이고 기계적으로 될 것이다. 환원주의적 접근 방식은 재활보조기구 또는 운동이 문제를 바로 잡고 즉시 필요한 과제를 계속할 수 있다고 보장할 수 있다(자동차 시동을 걸기 위해 점화 플러그를 교체하는 것과 유사함). 다행히도 인간은 기계가 아니고 원하는 작업에 참여할 수 있도록 하고 개인의 능력을 지지해 주는 작업치료사가 그들을 위해 존재한다.

문헌에서는 의미 있는 작업에 참여하는 능력에 일시적 또는 영구적인 장애가 방해요인이 될 수 있다는 전제를 뒷받침한다. 예를 들어, 치료사는 굽힘근 힘줄 손상이 있는 클라이언트에게 반드시 적절한 조직 회복을 촉진하기 위해 프로토콜에 따른 치료를 해야 한다. 이러한 원칙을 따르자면 일반적으로 최소 6~8주 동안 기능적인 수행을 위한 손의 움직임을 제한한다. 하지만 작업에 있어서의 장애는 반드시 가능한 한 삶의 질을 유지함과 동시에 효과적으로 최소화되어야 한다.

작업 참여를 뒷받침하는 근거

Evidence to Support Occupational Engagement

의미 있는 작업에 대한 폭넓은 참여의 중요성은 치료사의 경험과 보고 외에 연구를 통해서도 입증되었다. Wilcock과 Hocking(1998)이 설명한 작업 수행 상실(occupational deprivation)이라는 개념은 클라이언트가 통제할 수 없는 요소 때문에 의미 있는 삶을 위해 선택한 작업에 참여할 수 없는 상태를 말한다. 장애, 감금, 지리적인 고립 등은 작업적 상실이 발생하는 흔한 배경이다. 우울, 고립, 사회적 상호 작용의 어려움, 활동 부족 및 권태로 인한 자존감 감소는 작업적 상실로 나타날 수 있다. 작업 수행 중단(occupational disruption)이라는 용어는 의미 있는 활동에 참여하는 능력에 있어 예상치 못한 변화에 의해 일어나는 일시적이고 다소 심각한 상태를 뜻한다. 행동 과학자들은 행복과 삶의 만족에 영향을 미칠 수 있는 작업 참여에 개인적인 차이점, 성격, 생활양식의 요소가 어떻게 영향을 미치는지에 대해 추가적인 연구를 진행하였다.

생태학적 적응 모델은 사람이 참여하고, 흥미를 느끼며, 환경이나 배경이 성격, 요구와 잘 맞아 떨어질 때 인간이 제대로 성장한다는 것을 제안했다. Walters와 Moore는 실업자들을 대상으로 한 연구에서 의미 있는 여가활동(단순히 바쁘게 일하는 활동이 아닌)의 참여가 작업 수행 상실을 감소시킨다는 사실을 알았다.

Palmadottir는 작업치료 경험을 바라보는 클라이언트의 관점에 대한 질적 연구를 완성했다. 치료가 클라이언트 중심이고 목적과 의미가 있을 때 치료결과는 긍정적이었다. 그러므로 만약 팔의 기능적 결함을 가진 클라이언트가 보조기를 제공 받는다면 기능적인 결함을 보충하는 동시에 클라이언트의 작업적 요구를 만족시켜야 한다.

Clark와 동료들에 따르면, 연방 보조금을 받는 지역사회 8명의 고령자들은 생활방식에 대한 중재를 받은 후 삶의 만족도, 역할 기능, 신체적, 정서적 건강에서 긍정적인 결과를 얻었다. 이러한 중재에는 안전, 시간 사용 및 문화 인식, 목표 설정 및 사회 참여 활동에 대한 교육이 포함되었다. 이 프로그램과 해당 작업에 참여할 수 있는 능력은 노화와 관련된 팔의 변화(예: 관절 변화, 통증, 약화) 또는 병리학적 상태 (예: 관절염, 골절, 손목굴증후군 등)로 인한 작업 기능장애를 예방하거나 교정하는 보조기를 통해 가능할 수 있다.

연구는 모든 유형의 보조기가 전체 목적을 위해 향상된 기능적 목표에 도달하는 데 충분히 효과적이라는 근거를 제공한다. 특정 보조기와 관련된 최신 근거를 보려면 이 책 전체의 장을 참조할 수 있다. 클라이언트 중심 및 작업 기반 보조기 중재의 근거를 입증하기 위해 세 가지 예가 제시된다. 바닥관절 골관절염 클라이언트의 손목손허리관절에 대한 보조기 중재 효과에 대한 한 연구가 이루어졌다. 클라이언트의 선호 및 맞춤 또는 기성 보조기 효과를 결정하기 위해서 두 가지의 보조기가 제공되었다. 두 보조기 모두 손 기능이 약간 향상시켰다. 맞춤 보조기가 통증을 조금도 감소시켰지만 기성 보조기가 선호되었다 저자에 따르면 이러한 경우는 두 유형이 작업 참여를 향상시키는 데 효과적이라는 것을 인식하는 클라이언트가 보조기 디자인에서 선택권을 가질 수 있다는 점에서 보조기 중재에 대한 클라이언트 중심 접근 방식을 강화시킨다.

Thiele와 동료들은 기능적 활동을 하는 동안 통증 조절을 위해 손목 고정 보조기를 사용하는 경우 통증 감소, 작업 능력 및 근력에 긍정적인 결과를 보였다는 것을 밝혔다. 또한 시중에서 판매되는 직물 보조기보다 맞춤형 가죽 보조기가 선호되는 것으로 나타났다.

밤에 착용하는 손목 펌 보조기 사용은 미국 중서부의 자동조립공장의 노동자들이 많이 겪는 손목굴증후군의 증상을 줄이는 데 효과적이라고 밝혀졌다. 이러한 근거는 작업상 요구사항에 대한 관심을 포함한 보조기 중재는 삶의 질을 유지하는 데 사용될 수 있고 사용되어야 한다는 결론을 내리게 한다.

작업 중심 보조기 적용에 대한 접근법 사용

UTILIZING AN OCCUPATION-CENTERED APPROACH TO ORTHOTIC INTERVENTION

치료 철학이 확립된 상태에서, 작업 기반 접근 방식을 사용하는 치료사는 보조기 중재에 대한 다음과 같은 문제 해결 과정을 시작한다.

1단계: 의뢰

Step 1: Referral

임상적인 의사결정 과정은 의뢰로 시작된다. 손치료 전문의가 보조기를 추천하는 경우도 있다. 의뢰는 진단이나 보조기에 대한 세부사항을 담고 있다. 하지만 일부는 손치료를 전문으로 하지 않는 의사가 처방할 수도 있다. 이러한 경우 의사는 손치료 전문의에 의존할 수도 있고, 세심한 고려 없이 단순하게 보조기를 처방할 수도 있다. 그리고 보조기 제작과 착용은 제작과 치료사의 지식과 창의성에 의존하게 된다. 이 단계에서 치료사는 진단명, 클라이언트의 문제점 그리고 제작해야 할 보조기의 종류를 고려해야 한다.

2단계: 클라이언트 중심 및 작업 근거 평가

Step 2: Client-Centered and Occupation-Based Evaluation

치료사는 보조기 착용을 지원하고, 클라이언트의 궁극적인 목표를 성취하는 것을 도울 수 있는 보조기를 착용하는 동안 클라이언트가 원하는 작업을 할 수 있도록 해 주는 COPM, DASH, PRWHE와 같은 평가를 사용한다. 치료사와 클라이언트는 4단계에 있는 목표의 우선순위와 보조기 디자인을 위해 이러한 정보를 사용한다.

3단계: 건강상태의 이해/평가 및 중재 선택 시 고려사항

Step 3: Understand/Assess the Condition and Consider Intervention Options

치료계획 및 회복 기간을 포함한 생물학적 관점, 원인, 과정 그리고 클라이언트의 건강상태를 주로 보는 전통적인 치료를 재검토하고, 클라이언트의 신체적인 상태를 평가한다. 보조기 선택에 대한 연구는 효율적으로 작업 참여를 증가시키는 결과를 보여 준다. 보조기가 부상을 예방하기 위해 처방될 때, 치료사는 반드시 보조기를 착용하고 있을 때 영향을 받을 수 있는 작업수행을 분석해야 한다.

4단계: 보조기 디자인 평가 결과의 분석

Step 4: Analyze Assessment Findings for Orthotic Design

신체조직에 대한 치료와 기능적인(작업 참여) 요구를 조절하고, 질환과 치료 지침(treatment protocols)에 대한 정보를 분석하고, 상태가 급성인지 만성인지를 고려해야 한다. 급성 클라이언트들은 최근에 발병하고 상대적으로 짧은 기간 내에 치료될 것으로 예상되는 사람들을 말한다. 급성상태는 신체구조를 치료하여 보존하고 보호하는 보조기의 적용이 필요하다. 보조기 적용을 통한 움직임이나 고정을 요구하는 힘줄이나 신경치료, 골절, 손목굴 유리술, 드퀘르뱅 유리술(de Quervain's release), 뒤퓌트랑 유리술(Dupuytren's release) 혹은 다른 직접적인 수술 후의 상태들이 대표적인 예이다.

상태가 급성인 경우, 보조기는 클라이언트의 작업적 배경을 비롯한 요구사항에 대한 지침에 따라 결정된다. 우선 클라이언트가 보조기 없이 원하는 작업에 참여할 수 있을지의 여부를 확인한다. 클라이언트가 보조기를 착용한 상태에서 작업에 참여할 수 있는 경우, 보조기 중재 외에 맞춤식 작업 기반 치료 계획을 계속 진행한다.

5단계: 보조기 디자인의 결정

Step 5: Determining Orthotic Design

클라이언트가 보조기를 착용하는 동안 원하는 활동과 기능을 수행할 수 없다면, 치료사는 반드시 기능할 수 있도록 보조기 디자인을 수정하거나 대체하도록 해야 한다. 만약 보조기를 더 이상의 변경할 수 없다면 환경적 수정 또는 조정은 기능 부족에 적응하기 위해 필요할 수 있다.

그림 2.4A는 클라이언트가 공예 활동을 자유롭게 하도록 적용한 방아쇠손가락 보조기(trigger finger orthosis)이다. 그림 2.4B와 그림 2.4C의 보조기를 비교해 보면, 그림 2.4B은 자뼈 쪽의 손 움직임을 제한하고, 활동에 대한 만족감과 편안함을 감소시킨다.

보조기 중재를 위한 작업 기반 접근법이 수행되었는지 확

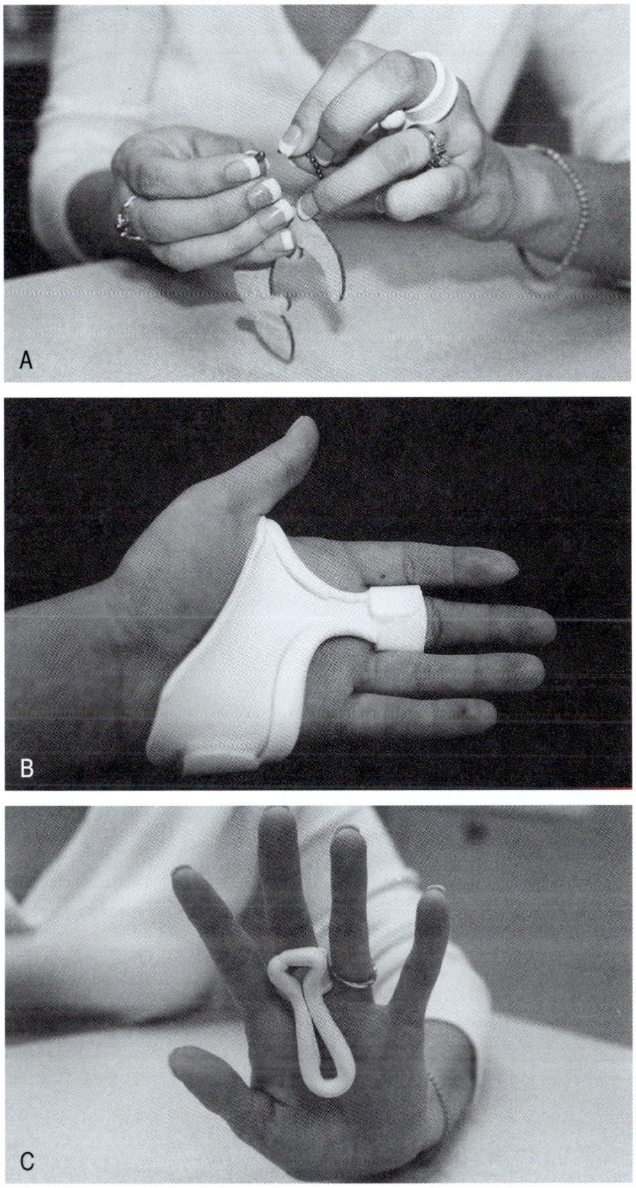

그림 2.4
A: 손가락 기반 방아쇠손가락 보조기를 사용하는 동안의 기능적 능력, B: 손 기반 방아쇠손가락 보조기의 제한, C: 손가락 기반 손허리손가락 차단 방아쇠손가락 보조기

인하기 위해 작업 기반 보조기 중재 체크리스트를 사용할 수 있다(양식 2.1). 이 체크리스트는 클라이언트 중심의 작업 중심 실무에 대한 치료사들의 관심에 초점을 맞춘다. 체크리스트의 사용은 클라이언트가 작업 수행 상실이나 중단을 경험하지 않도록 돕는다.

작업 참여를 촉진하는 보조기 디자인의 선택

ORTHOTIC DESIGN OPTIONS TO PROMOTE OCCUPATIONAL ENGAGEMENT AND PARTICIPATION

보조기의 특성은 클라이언트의 기능 능력에 영향을 미친다. 치료사는 클라이언트의 해부학적인 구조를 회복시키거나 보호하는 것을 도우려고 할 때 어려움을 겪을 것이다. 최상의 결과를 얻기 위해, 보조기를 제작할 때 사용자의 편의에 맞춘 특정 디자인과 소재를 사용해야 한다. 치료사는 반드시 손상된 조직과 클라이언트의 요구사항에 맞는 임상적 근거를 적용해야 한다. 이러한 사항을 고려하면 해부학적 구조를 최대한 보호하는 동시에 클라이언트의 배경적 기능 요구를 충족시키는 보조기가 될 것이다.

환자 안전

건강 임상 추론(sound clinical reasoning)(5장 및 6장 참조)을 기반으로, 치료사는 표준 손 치료 지침을 따르는 일반적인 보조기 디자인에서 벗어나야 작업 참여를 향상시키는 보조기를 만들 수 있다. 치료사는 보조기가 클라이언트에게 적합한지 판단하기 위해 이러한 창의적 디자인을 평가해야 한다. 확신이 없는 경우 치료사는 보조기 수정으로 활동 중에 부상을 입거나 부상 가능성이 발생하지 않도록 치료 의사의 승인을 받아야 한다. 의사에게 디자인에 대한 근거를 제공하고 제시한 중재를 뒷받침하는 설득력 있는 문헌을 제공하는 것이 치료사의 책임이다.

요약

삶의 질을 높이고 유지하는 적절한 활동에 대한 참여는 보조기를 제공할 때 고려해야 하는 개념이다. 손과 팔의 보조기 적용은 문헌에서 뒷받침하듯이 손의 전체적인 기능을 개선시킬 수 있다. 따라서 클라이언트의 기능적인 요구사항을 반영한 보조기의 적용은 삶의 만족을 높이고, 치료결과를 향상시키는 효과적인 작업 중심 치료 접근이다.

복습문제

1. 이 장에 따르면, '작업 중심 보조기 중재'의 정의는 무엇인가?
2. 작업 수행 상실은 무엇이며 작업 중심 보조기 중재는 어떻게 이에 영향을 줄 수 있는가?
3. 치료사가 상지에 질환을 가진 클라이언트에게 보조기를 제공하는 이유는 무엇인가?
4. 보조기 제작에 있어 클라이언트의 능동적인 참여가 중요한 이유가 무엇인가?
5. 클라이언트의 배경에 대한 관심이 작업 중심 보조기 중재에 필수적인 이유는 무엇인가?
6. 손이나 상지에 급성 질환이 있는 개인에게 사용되는 보조기를 선택할 때 클라이언트의 안전에 대한 고려를 하지 않으면 어떤 일이 생길 것인가?
7. 작업 중심 치료와 직접적인 연관이 없음에도 불구하고 치료사가 신체조직 회복과 치료절차에 대한 지식을 갖추어야 하는 이유는 무엇인가?

참고문헌

1. American Occupational Therapy Association: Occupational therapy practice framework: domain and process, *Am J Occup Ther* 68(Suppl):S1–S48, 2014.
2. Amini D: The occupational basis for splinting, *Adv Occup Ther Pract* 21:11, 2005.
3. Brennan C, McGuire MJ, Metzler C: New occupational therapy evaluation CPT codes: coding overview and guidelines on code selection, *OT Practice* 21(22):CE1–CE8, 2016.
4. Chen CC, Bode RK: Psychometric validation of the Manual Ability Measure-36 (MAM-36) in patients with neurologic and musculoskeletal disorders, *Arch Phys Med Rehabil* 91(3):414–420, 2010.
5. Christiansen C: Three perspectives on balance in occupation. In Zemke R, Clark F, editors: *Occupational science: the evolving discipline*, Philadelphia, 1996, FA Davis, pp 431–451.
6. Christiansen CH, Backman C, Little BR, et al.: Occupations and subjective well-being: a study of personal projects, *Am J Occup Ther* 53(1):91–100, 1999.
7. Christiansen C, Townsend E: *Introduction to occupation: the art and science of living*, Upper Saddle River, NJ, 2009, Pearson Education.
8. Clark F, Jackson J, Carlson M, et al.: Effectiveness of a lifestyle intervention in promoting the well-being of independently living older people: results of the Well Elderly 2 Randomized Controlled Trial, *J Epidemiol Community Health* 66(9):782–790, 2012.
9. Carruthers KH, et al.: Casting and splinting management for hand injuries in the in-season contact sport athlete, *Sports Health*, 2017: 1941738117700133.
10. Institute for Work & Health: *The DASH outcome measure* (website). Retrieved from www.dash.iwh.on.ca.
11. Fayers P, Machin D: *Quality of life: the assessment, analysis and interpretation of patient reported outcomes*, ed 2, West Sussex, 2007, John Wiley & Sons Ltd.
12. Fess EE: A history of splinting: to understand the present, view the past, *J Hand Ther* 15(2):97–132, 2002.
13. Fess EE, Gettle KS, Philips CA, et al.: *Hand and upper extremity splinting: principles and methods*, ed 3, St. Louis, 2005, Elsevier Mosby.
14. Fisher AG: Occupation-centered, occupation-based, occupation-focused: Same, same or different, *Scand J Occup Ther* 21:96–107, 2014.
15. Goldstein-Lohman H, Kratz A, Pierce D: A study of occupation-based practice. In Pierce D, editor: *Occupation by design: building therapeutic power*, Philadelphia, 2003, FA Davis, pp 239–261.
16. Hudak PL, Amadio PC, Bombardier C: Development of an upper extremity outcome measure: the DASH (disabilities of the arm, shoulder and hand), *The Upper Extremity Collaborative Group (UECG)* 29:602–608, 1996.
17. Ikiugu MN, Smallfield S, Condit C: A framework for combining theoretical conceptual practice models in occupational therapy practice, *Can J Occup Ther* 76(3):162–170, 2009.
18. Law M, editor: *Client-centered occupational therapy*, Thorofare, NJ, 1998, Slack.
19. Law M, Baptiste S, Carswell A, et al.: *Canadian occupational performance measure*, Ottawa, ON, 2014, CAOT.
20. Law M, Baptiste S, Mills J: Client-centered practice: what does it mean and does it make a difference? *Can J Occup Ther* 62(5):250–257, 1995.
21. MacDermid JC, Tottenham V: Responsiveness of the disability of the arm, shoulder, and hand (DASH) and patient-rated wrist/hand evaluation (PRWHE) in evaluating change after hand therapy, *J Hand Ther* 17(1):18–23, 2004.
22. McKee P, Rivard A: Orthoses as enablers of occupation: client-centered splinting for better outcomes, *Can J Occup Ther* 71(5):306–314, 2004.
23. Palmadottir G: Client perspectives on occupational therapy in rehabilitation services, *Scand J Occup Ther* 10:157–166, 2003.
24. Pierce D: *Occupational science for occupational therapy*, Thorofare, New Jersey, 2013, Slack, Inc.
25. Ramsey L, Winder RJ, McVeigh JG: The effectiveness of working wrist splints in adults with rheumatoid arthritis: a mixed methods systematic review, *J Rehabil Med* 46(6):481–492, 2014.
26. Reilly M: Occupational therapy can be one of the great ideas of 20th century medicine, *Am J Occup Ther* 16:1–9, 1962.
27. Sillem H, Backman CL, Miller WC, et al.: Comparison of two carpometacarpal stabilizing splints for individuals with thumb osteoarthritis, *J Hand Ther* 24(3):216–226, 2011.
28. Thiele J, Nimmo R, Rowell W, et al.: A randomized single blind crossover trial comparing leather and commercial wrist splints for treating chronic wrist pain in adults, *BMC Musculoskelet Disord* 10:129, 2009.
29. Thomas JJ, Fowler D: Convergent validity: the relationship between perceived pain and the manual ability measure–20(MAM–20), *Am J Occup Ther* 69(Suppl 1), 2015.
30. Townsend EA, Polatajko HJ: *Enabling occupation ii: advancing an occupational therapy vision for health, well-being & justice through occupation*, Ottawa, ON, 2007, CAOT ACE.
31. Walters L, Moore K: Reducing latent deprivation during unemployment: the role of meaningful leisure activity, *J Occup Organ Psychol* 75:15–18, 2002.
32. Weinstock-Zlotnick G, Hinojosa J: Bottom-up or top-down evaluation: is one better than the other? *Am J Occup Ther* 58(5):594–599, 2004.
33. Werner R, Franzblau A, Gell N: Randomized controlled trial of nocturnal splinting for active workers with symptoms of carpal tunnel syndrome, *Arch Phys Med Rehabil* 86(1):1–7, 2005.
34. Wilcock A, Hocking C: *An occupational perspective of health*, ed 3, Thorofare, NJ, 2015, Slack.

부록 2.1 사례연구

사례연구 2.1[a]

다음 사례를 읽고 이 장의 내용을 기반으로 임상추론기술을 사용하여 질문에 답하시오.

Natasha는 68세 여성이며 시각장애가 있다. Natasha는 3일 전 심한 류마티스 관절염으로 왼손 중지, 약지, 새끼 손가락에 손허리손가락(MCP)관절 실리콘 관절 치환술을 받았다. Natasha는 "손가락을 중립 정렬 상태로 유지하면서 MCP관절의 굽힘과 폄을 하루 종일 허용하는 아래팔 기반 동적 폄 보조기"를 제작하라는 지시를 받았다. Natasha는 현재 주 보호자인 남편과 함께 첫 번째 치료를 받으러 간다.

1. 첫 치료 시간 동안 Natasha와 함께 COPM을 사용하여 인터뷰를 수행하려고 한다. 그녀의 대답은 비현실적이며 정확한 정보를 제공하지 않는 것으로 의심된다. 인터뷰로 얻은 정보가 그녀의 현재 기능 수준을 반영하는지 확인하기 위해 어떤 단계를 밟을 수 있는가?

____

____

____

2. Natasha가 인쇄된 보조기 관리 문서를 읽고 이해할 수 있는지 어떻게 확신할 수 있는가?

____

____

____

3. Natasha가 가정 운동 프로그램 팜플렛을 따라할 수 있다는 것을 어떻게 확신할 수 있는가?

____

____

____

4. 손가락의 중립 정렬을 유지하면서 안전한 운동범위를 허용하는 창의적인 방법으로 보조기를 디자인한다. 보조기 수정이 적절하고 다치게 하지 않는지 어떻게 확인할 수 있는가?

____

____

____

[a]정답은 부록 A를 참조

사례연구 2.2[a]

다음 사례를 읽고 이 장의 내용을 기반으로 임상추론기술을 사용하여 질문에 답하시오.

Graysen은 2년 전 아프가니스탄 카불에서 사제 폭발물 폭발로 다발성 외상을 입은 29세 남성이다. Graysen의 현재 정형외과 의사는 남아 있는 손과 상지 기능 장애로 희망하는 작업 참여에 어려움을 겪고 있는 Graysen을 치료하기 위해 작업 요법을 의뢰했다. 작업 치료사는 각도계, 악력계, 나인홀 페그보드 검사(Nine Hole Peg test) 및 COPM을 사용하여 평가했다. 운동범위 측정의 결과는 모든 손가락의 수동 굽힘과 폄에서는 전 범위가 나왔고 양손 모든 손가락의 능동 굽힘에서는 75% 손상을 보였고 능동 폄에서는 전 범위가 가능했다. 엄지 손가락은 기능적이지만 수동 및 능동 동작이 10% 부족했다. 쥐기 강도 검사(grip strength testing)는 5파운드의 가쪽 집기 강도(lateral pinch strength)와 함께 양손 15파운드의 힘을 보였다. 나인홀 페그보드 검사에서는 왼손 비우세손은 60초, 오른손은 가쪽 쥐기를 사용하여 72초가 걸려 손상된 소운동 협응력을 보였다.

Graysen은 COPM을 완료하는 동안 세 가지 기능적 문제 영역을 표시했다. 여기에는 (1) 스스로 고지서 납부를 완료함, (2) SNS로 친구 및 가족과 연락하기 위해 컴퓨터를 사용함, (3) 식사를 위해 스스로 식탁을 차림이 불가능한 능력이라고 포함되어 있다. 그는 이러한 기술에 대한 자신의 능력과 만족도를 다음과 같이 점수화했다(10 = 높음, 1 = 낮음).

- 고지서 납부:
  1. 수행: 2
  2. 만족도: 3
- 컴퓨터 사용 및 SNS :
  1. 수행: 2
  2. 만족도: 1
- 식사/식탁 차리기 :
  1. 수행: 3
  2. 만족도: 4
- 평균 점수:
  1. 수행: 8/3, 평균 2.6
  2. 만족도: 7/3, 평균 2.3

[a]정답은 부록 A를 참조

1. 이전에 제시된 정보에 따르면 Graysen의 작업 만족도를 돕기 위해 먼저 해결해야 할 영역은 무엇인가? 왜 그러한가?

____

____

____

2. 어떤 치료 접근 방식이 가장 편리한 기능 복귀를 가능하게 하는가? 왜 그러한가?

____

____

____

3. 이러한 평가의 어떤 구성 요소가 클라이언트의 작업 참여 및 배경에 대한 우려를 나타내는가?

____

____

____

4. Graysen의 보조기 디자인을 위해 어떤 작업 영역을 고려해야 하는가?

____

____

____

사례연구 2.3[a]

다음 사례를 읽고 이 장의 내용을 기반으로 임상추론기술을 사용하여 질문에 답하시오.

Irene은 63세의 기혼 여성이다. 그녀는 집 밖에서 일하지 않지만 보이스 앤 걸스 클럽 자원 봉사와 같은 시민 단체에 매우 활발하게 참여했다. 최근 지역 은행 부사장으로 은퇴한 그녀와 그녀의 남편은 그들이 사는 도시 내에 있는 오래된 저택을 구입했다. Irene에게 수영은 중요한 여가 및 건강을 위한 취미였기 때문에 그들은 집에 수영장을 설치했다. 약 3주 전, Irene은 울퉁불퉁한 보도에서 개를 산책시키는 동안 우세팔인 오른쪽 팔꿈치 골절을 입어 키르쉬너선(Kirschner wire)을 사용하여 관혈적내고정정복술(ORIF)을 받았다.

현재 Irene은 하루 종일 여러 친구를 방문하느라 바쁘게 시간을 보낸다. 그들은 풀장에서 정치 및 국내 소식에 대해 의견을 나누며 많은 시간을 보낸다. Irene의 남편은 현재 그녀를 병원에 데려다주고 장보기와 같은 활동을 도와준다.

Irene은 오늘 작업 치료에서 처음으로 팔꿈치 관절의 능동적인 움직임을 시작하고 작업 문제를 해결하기 위해 치료를 받았다.

의사가 제공한 반 깁스 보조기는 관절을 고정하고 보호하는 데 효과적이었지만, Irene은 치료사에게 다음과 같은 어려움을 보고했다.

- 모든 자기 관리 및 이동에 대한 전반적인 의존성
  - 자원 봉사 및 교회 활동에 참석할 수 없음
  - 물에서 사용할 수 있는(water-soluble) 보조기/깁스로 인해 원하는 수영을 할 수 없음
- 보조기 적용에 대한 의존성(탄성끈이 필요함)
- 보조기/깁스의 길이로 인해 손목 움직임이 제한됨
- 보조기/깁스의 부피가 커서 긴 소매 셔츠와 재킷으로 입는 데 어려움이 있음
- 보조기/깁스가 무거움, 어깨 통증으로 이어짐

1. Irene을 위한 작업 중심 치료 계획을 만들기 위해 치료사는 어떤 추가 정보가 필요한가?
2. Irene의 경우에 사용할 수 있는 적절한 결과 측정을 파악하라.
3. 작업 중점 접근 방식을 사용하여 현재 Irene이 사용하고 있는 보조기를 최초로 어떻게 변경할 것인가? 왜 그러한가?
4. 팔꿈치 골절의 심각성으로 인해 Irene의 치료를 작업 기반 접근 방식으로 하기로 결정한 경우, 3번 질문에 대한 답은 어떻게 바뀔 수 있는가?

---

[a]정답은 부록 A를 참조

부록 2.2 양식

양식 2.1 작업 기반 보조기 중재 체크리스트

다음 질문에 답하시오.

질환	네	아니오	해당없음
1. 보조기는 질병에 대한 치료계획의 요구사항을 만족시키며, 신체기능과 구조를 신경 써서 설계되었다.			
2. 지시받은 경우, 이를 의뢰한 의사와 함께 보조기 디자인을 정했다.			
3. 보조기는 활동 요구의 지원을 통해 클라이언트가 원하는 모든 작업 기반 과제에 참여할 수 있도록 한다.			
4. 보조기는 클라이언트의 습관, 역할, 일과를 돕는다.			
5. 보조기 디자인은 클라이언트의 문화적인 요구에 적합하다.			
6. 보조기 디자인은 계절, 클라이언트의 연령, 사용기간을 비롯한 시간적인 요구사항에 적합하다.			
7. 보조기 디자인은 클라이언트의 물리적 환경을 고려한다.			
8. 보조기 디자인은 클라이언트의 사회적 추구를 지원한다.			
9. 클라이언트의 개인적인 요구사항이 보조기 디자인에 적용된다.			
10. 클라이언트는 가상세계에 참여할 수 있다(예: 휴대전화, PDA, 컴퓨터 사용).			
11. 보조기가 편안하다.			
12. 클라이언트는 보조기의 사용법, 보관, 주의사항을 말로 설명할 수 있다.			
13. 클라이언트는 보조기를 실제로 착/탈의 할 수 있다.			
14. 클라이언트가 원하는 작업에 대한 기능을 확보하기 위해 물리적인 환경에 대한 적응이 이루어졌다.			
15. 클라이언트는 보조기의 디자인과 기능에 대해 만족한다.			

작업 중심 보조기 중재의 활동을 바르게 짝 지으시오.[a]

일치시키기: 이 장에서 언급한 A열의 용어를 B열의 가장 적합한 설명과 맞춘다.

A열		B열	
1	생체역학적 ________	A	작업 중점
2	우선적으로 클라이언트 요소를 다룸	B	시간 경과에 따른 기능 상태의 변화를 측정하는 평가
3	휴식과 수면	C	작업 기반
4	사회적	D	클라이언트 중심 실무
5	문화적	E	이차 모델
6	여러 요소들과 동시에 다루어지는 작업	F	작업 중심
7	실무를 지도하는 패러다임	G	배경
8	작업 프로파일 작성	H	클라이언트 요소를 측정하기 위해 도구를 사용
9	결과 측정	I	환경
10	평가	J	통증으로 방해될 수 있는 작업

[a]정답은 부록 A를 참조

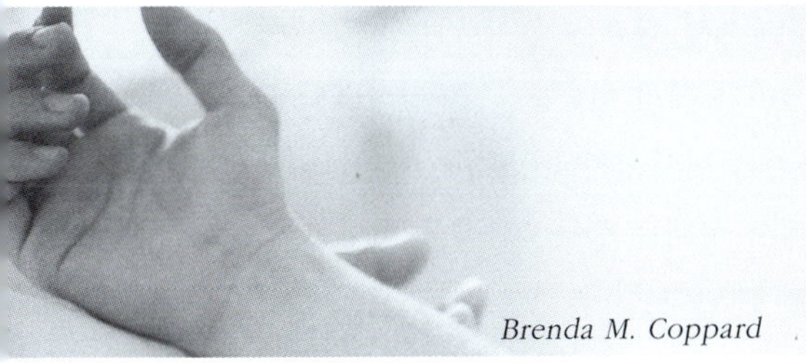

보조기 제작의 과정, 도구, 기법

Orthotic Processes, Tools, and Techniques

Brenda M. Coppard

학습목표

1. 보조기 재료의 속성을 분류한다.
2. 보조기 제작과정에 사용되는 도구를 확인한다.
3. 보조기 중재를 위해 고객이 최선의 준비할 수 있도록 다양한 방법을 파악한다.
4. 보조기를 자르고 제작하는 과정을 설명한다.
5. 보조기를 만들기 위해 치료사가 사용할 수 있는 일반적인 물품을 나열한다.
6. 기성 보조기 사용의 장점과 단점을 나열한다.
7. 기성 보조기 중 연성 보조기를 선택한 이유를 설명한다.
8. 기성 보조기의 고정-진행을 조절하는 세 가지 방법을 설명한다.
9. 개인의 작업 수행이 기성 보조기 선택에 어떻게 영향을 미칠 수 있는지에 대해 예를 들어 설명한다.

주요용어

핸들링 특성 Handling characteristics

딱딱한 끝 느낌 Hard end feel

열선총 Heat gun

복원력 Memory

수행 특성 Performance characteristics

물리적 인자치료 Physical agent modalities

부드러운 끝 느낌 Soft end feel

열가소성 재료 Thermoplastic material

Lola는 외래 진료소에서 첫 주를 시작하는 신입 치료사이다. 그녀는 보조기 제공을 포함하여 평가와 중재가 필요한 클라이언트의 첫 번째 의뢰를 받았다. Lola의 심장은 빠르게 뛰고 잠깐 동안 공황 상태에 빠졌다. 그녀는 보조기 중재에 필요한 기초 지식과 기술을 습득하였고 맑은 정신으로 도전에 나섰다

Britt은 일주일 진 외래 치료실에 근무를 시작하였다. 그는 최근 손목터널증후군 진단을 받은 남성 건설 노동자를 위해 손목 고정 보조기를 제작하라는 의뢰를 받았다. 브릿은 클라이언트를 위해 보조기의 패턴을 만들고 변형하는 데 자신감이 있었다. 그러나 Britt이 클라이언트의 보조기를 처음으로 벗길 때 열가소성 소재가 클라이언트의 팔에 난 털에 달라붙는 것을 알았다. Britt은 부끄러움을 느꼈고 클라이언트에게 불편함을 주지 않고 보조기를 벗는 방법에 대해 고민하기 시작했다.

보조기 중재를 제공하는 치료사는 Britt이 겪은 상황을 피하기 위해 다양한 과정, 도구 및 기술에 대한 능력을 가져야 한다. 이 장에서는 보조기 제작과 관련된 일반적으로 사용되는 과정, 도구 및 기술을 제공한다. 보조기 중재는 맞춤 또는 기성 보조기가 필요한 다양한 클라이언트에게 적용된다.

열가소성 재료

THERMOPLASTIC MATERIALS

보조기의 제작에는 저온 가소성(low-temperature thermoplastic, LTT) 재료가 가장 많이 사용된다. 이 재료는 57.2~82.2℃(135~180°F)로 가열된 물에서 부드러워지기 때문에 '저온'으로 분류되고, 보조기 몰딩 때 환자의 피부에 직접 접촉할 수 있다. 치료사는 일반적으로 변형이 가능한 부드러운 플라스틱을 사람의 피부에 직접 안전하게 닿게 할 수 있다. 이 플라스틱은 121.1℃(250°F) 이상에서 연화되고, 보조기 몰딩 때 환자의 피부에 직접 닿으면 화상의 위험이 있는 고온 열가소성 보조기 재료의 성질과는 대조된다. 저온 가소성 재료는 열을 받으면 부드러워지고 식으면 처음의 성질로 되돌아가 딱딱해진다. 처음으로 상품화된 LTT 재료는 '오토플라스트(Orthoplast)'였으며, 현재는 여러 회사의 여러 종류의 열가소성 재료를 사용할 수 있다. 임상에서는 환자의 진단명, 선호도, 유용성에 따라 다양한 재료를 사용한다.

보조기 제작 외에도 LTT 재료는 일반적으로 기능 향상을 위해 장치를 조정하는 데 사용된다. 예를 들어, 열가소성 소재를 가열하여 펜, 손잡이, 주방기구 및 기타 도구를 감싸 원둘레를 형성하고 이러한 물건을 사용할 때 필요한 동작을 줄일 수 있다.

치료사는 보조기 제작에 가장 적합한 열가소성 재료 유형을 선택한다. 재료 결정에는 가격, 속성, 친숙성, 치료목표 등의 요인을 고려해야 한다. 한 가지 종류의 보조기 재료만으로는 모든 보조기의 종류와 크기를 만족시킬 수 없다. 치료사가 어떤 회사의 스플린트 재료에 대해 경험이 없다면 재료 특성에 대한 제품 설명서를 읽어 보아야 한다. 클라리언트를 위해 보조기를 제작하기 전에 새로운 재료로 연습을 하면 좋다.

열가소성 재료의 내용과 속성

THERMOPLASTIC MATERIAL CONTENT AND PROPERTIES

열가소성 재료는 탄성(elastic), 가소성(plastic), 점탄성(rubberlike), 가소성과 점탄성의 복합된 성질을 가지고 있다. 신축성이 있는 열가소성 재료는 어느 정도 복원력이 있다. 대체로 탄성 열가소성 재료는 서로 점착되는 것을 막기 위해 표면에 코팅이 되어 있다(대부분의 열가소성 재료는 비점착성 코팅을 하지만 하지 않는 경우도 있다). 탄성 재료는 다른 재료에 비해 굳어지는 시간이 길고 냉각될 때 부피가 줄어드는 경향이 있다.

플라스틱 함량이 높은 열가소성 재료는 잘 늘어지고 낮은 저항에도 잘 펴진다. 가소성이 있는 재료는 항상 일정한 모양의 보조기를 만들기 쉽기 때문에 자주 사용된다. 이런 가소성 재료를 사용할 때는 가열하기, 자르기, 들어서 옮기기, 위치 잡기, 늘리기 그리고 형태 만들기 등의 과정에서 높은 수준의 기술이 필요하다(예: 손톱자국을 내지 않고 늘어짐을 피함). 그러므로 초보 치료사는 환자에게 중력을 이용하는 자세를 취하게 하여 재료가 과도하게 늘어나지 않도록 하는 것이 중요하다.

점탄성이 있는 열가소성 재료는 늘어남과 손톱자국에 좀 더 저항력이 있다. 그러나 이런 재료로는 잘 늘어나는 신축성 재료보다 일정한 모형을 만들기가 어렵다. 치료사는 재료가 경화되는 완성단계에서 형태를 만들 때 잘 늘어나지 않는다고 당황할 필요는 없다. 아주 잘 늘어나는 재료는 냉각될 때 극도로 경화되고, 반대로 잘 늘어나지 않는 재료는 천천히 경화된다.

일부 LTT 재료는 항균 기능이 있다. 보조기로 감싼 피부에는 습기가 생기고, 흰곰팡이가 번식할 수 있다. 피부에 땀이 난 채 몇 시간 동안 무산소 상태로 있으면 세균의 성장이 촉진되고 냄새가 난다. 매일 보조기 안쪽을 살균용 알코올 세정제로 세척하면 이런 문제를 효과적으로 방지할 수 있다. 항균 기능을 갖춘 보조기 재료는 미생물에 대한 방어기능이 있다. 항균 기능은 씻겨나가거나 벗겨지지 않는다.

열가소성 재료는 각각의 고유한 특성을 가지고 있고 핸들링 및 수행 특성에 따라 분류된다. 핸들링 특성(handling characteristics)은 열가소성 재료에 열을 가하고 연화될 때 나타나는 재료의 속성을 말하며, 수행 특성(performance characteristics)은 열가소성 재료가 냉각되고 경화된 후에 나타나는 재료의 속성을 말한다.

핸들링 특성 Handling Characteristics

복원력 Memory

복원력(memory)은 재료를 다시 데우면 처음 열을 가하기 전의 모양, 크기, 두께로 되돌아가는 능력을 말한다. 이런 복원력 속성의 범위는 거의 0~100%에 이른다. 복원력이 100%인 재료는 다시 열을 가했을 때 처음의 크기와 두께로 되돌아온다. 복원력이 0%인 재료는 다시 열을 가해도 처음의 크기와 두께로 회복되지 않는다.

복원력이 있는 대부분의 재료는 열이 가해지는 동안 반투명으로 변한다. 치료사는 재료의 투명도를 보고 적절하게 가열되었는지 아니면 과도하거나 과소하게 가열되었는지 쉽게 판단할 수 있다. 치료사가 재료에 대해 통찰력을 갖는 것은 재료를 환자 신체의 올바른 위치에 놓고 모양을 만드는 데 도움이 된다.

복원력이 있으면 치료사가 보조기 재료를 과도하게 늘리지 않고 반복적인 열을 가해서 모양을 만들 수 있다. 복원력이 있는 재료는 환자에게 맞는 보조기를 제작하기 위해 냉각 과정 동안 계속해서 모양을 만들 수 있다. 초보 또는 경험이 부족한 치료사가 형태를 잘못 만든 보조기를 수정하고자 할 때 복원력 있는 재료를 주로 사용한다. 복원력을 가진 재료는 똑같은 보조기를 여러 번 수정해야 할 때 유용하다. 복원력을 가진 저온 가소성 재료는 관절이 매우 긴장되고 뻣뻣한 환자의 보조기를 만드는 데 사용한다. 그 이유는 치료사가 복원력이 있는 재료를 사용하여 관절을 다른 각도로 위치시켜 보조기를 계속해서 변형시킬 수 있기 때문이다. 임상가들은 팔의 동작 범위 변화를 반영하기 위하여 보조기를 한 번씩 변형하기 때문에 연속 수정 방식을 사용한다.

복원력을 가진 재료를 사용할 경우 섬세하게 조절할 때 문제가 발생할 수 있다. 예를 들면, 아주 국소적인 부분에 열을 가할 때에는 부피가 줄기 때문에 보조기 전체의 크기가 바뀔 수 있다. 치료사는 항상 재료에 열을 가하는 시간을 주의 깊게 조절해야 한다. 이러한 상황에서는 보조기 전체를 물에 담가서 원래 상태로 만든 후 다시 모양을 잡거나 문제를 예방하기 위해 다른 LTT 재료를 선택하는 것이 최선이다.

드레이프와 윤곽 Drape and Contour

드레이프성(drapability)은 가열 후 표면의 형태와 일치하는 유연성의 정도이다. 드레이프성은 재료의 종류에 따라 다양하다. 가열 시간이 중요한데, 재료를 오래 가열할수록 더 부드러워지고 중력과 신장에 의해 더 쉽게 늘어난다. 드레이프성이 있는 재료를 표면에 두면, 재료에 중력이 작용하여 그 표면을 감싸서 모양이 형성된다. 높은 드레이프성을 가진 재료에 열을 가한 후에는 조심스럽게 다뤄야 한다. 치료사는 플라스틱이 중력의 영향으로 늘어나 얇아진 플라스틱 조각이 되는 위치를 잡는 것을 피해야 한다. 따라서 치료사는 열가소성 재료를 수직이 아닌 수평 위치에서 조심스럽게 팬에서 꺼내야 한다. 부드러워진 플라스틱에서 보조기 패턴을 절단할 때 깨끗한 작업대 위에 놓고 작업을 한다. 이 절단 자리는 재료가 늘어나는 것을 방지합니다. 드레이프성이 높은 소재는 대형 보조기에 사용하기 어려우며 중력을 보조하는 자세에 신체 부위를 두어야 하는 클라이언트에게 가장 효과적이다.

초보 치료사는 드레이프성이 강한 열가소성 재료는 조심스럽게 다뤄야 하지만 종종 재료를 강하게 다루어야 되기 때문에 사용하기가 어렵다. 치료사는 모양을 잘 잡기 위해서 형태를 만드는 동안 재료를 누르면 안 된다. 치료사는 손으로 가볍게 쓰다듬고 일정하게 힘을 줌으로써 깔끔한 형태의 보조기를 만들 수 있다. 드레이프성이 낮은 재료는 모양을 잡을 때 강한 압력을 가해야 한다. 그러므로 관절에 통증이 있거나 연부조직에 손상이 있는 환자에게는 드레이프성이 높은 재료를 이용하는 것이 좋다.

탄성 Elasticity

탄성(elasticity)은 신장에 대한 재료의 저항력과 신장 후 원래의 형태로 되돌아오는 경향을 말한다. 탄성이 있는 재료는 모양을 만드는 동안 원래의 형태로 되돌아오는 성향이 있다. 신장에 강한 저항을 가진 재료는 쉽게 신장되는 재료보다 강하게 작업할 수 있다. 그러나 신장에 대한 저항은 비협조적인 환자, 높은 근 긴장도를 가진 환자, 여러 관절을 포함하고 넓은 표면(예: 아래팔, 손목, 손의 자쪽 그리고 엄지)을 덮는 보조기인 경우 도움이 될 수 있는 속성이다. 탄성이 없는 재료(높은 가소성)는 쉽게 늘어나고 얇아지므로 가벼운 터치로 다루어야 한다.

접착성 Bonding

자체접착(self-bonding) 또는 자체부착(self-adhesion)은 재료가 열을 받았을 때 끈적거리며 서로 달라붙는 정도를 말한다. 코팅을 한 재료도 있지만 그렇지 않은 재료도 있다. 코팅된 코팅을 제거하기 위해 접착제나 솔벤트로 표면을 미리 처리해둘 필요가 있다. 자체접착(코팅되지 않음) 재료는 이러한 표면 전처리가 필요하지 않을 수 있다.

코팅된 재료는 모서리를 제외하고 표면에만 덮여 있기 때문에 모서리만 붙는다. 서로 부착된 모서리 끝은 재료가 완전히 냉각된 후에 양쪽을 벌려야 뗄 수 있다. 만약 코팅된 재료가 늘어나면 더 많이 붙으려는 성질이 커진다. 자체접착성 재료에 열을 가할 때 치료사는 가열 또는 드레이핑 과정에서 재료가 서로 포개지지 않게 조심해야 한다. 만약 재료가 포개지게 되면 서로 달라붙기 때문이다. 코팅되지 않은 재료는 키친타월, 수건, 붕대, 심지어 환자의 체모에까지 붙는다. 그러므로 환자의 팔다리에 유분 로션을 발라야 한다. 손과 가위에 물이나 로션을 바르면 재료를 좀 더 쉽게 다룰 수 있고, 재료가 서로 달라붙는 것을 막을 수 있다.

코팅에 관계없이 모든 열가소성 재료는 표면을 솔벤트와 접착제(재료로부터 코팅을 제거함)로 처리하면 훨씬 더 강하게 접착된다. 접착제나 솔벤트는 접착이 필요한 부드러운 양쪽 플라스틱 영역 표면에 솔로 바를 수 있는 화학 물질이다. 상황에 따라서 치료사는 서로 접착시킬 두 표면을 거칠게 만들 수 있다. 이런 과정을 '긁기(scoring)'라고 하는데 가위 끝부분, 송곳, 다용도 칼을 이용하여 조심스럽게 표면을 거칠게 만들 수 있다.

먼저 표면을 거칠게 만들고 나면, 표면을 다시 부드럽게 해서 접착제를 솔로 바르고 서로 붙인다. 이러한 순서를 엄수하는 것이 중요하다. 표면을 거칠게 한 재료에 접착제를 도포한 다음 물에 넣으면 연기가 발생 되고 접착제는 희석된다. 자체접착은 보조기 밑에 아웃트리거(outrigger)를 안전하게 고정시키는 가동 보조기(13장 참조)나, 엄지 주변을 감싸는 엄지 스피카 보조기(8장 참조)와 같이 플라스틱이 지지해주는 특징이다.

모서리 자체 마감 Self-Finishing Edges

모서리 자체 마감은 열기가 남아 있는 재료를 절단하는 경우 절단된 모서리를 봉합하고 매끄럽게 둥근 표면을 남길 수 있는 핸들링 특성이다. 이러한 핸들링 특성은 치료사가 손으로 모서리에 열을 가하거나 매끄럽게 할 필요가 없기 때문에 시간을 절약할 수 있다.

기타 고려사항

재료의 특성을 다룰 때 고려해야 할 기타 사항은 가열시간, 제작시간 그리고 수축성(shrinkage)이다. 실용온도에서 열가소성 재료를 데울 때 뜨거운 물에 너무 오래 두면 재료가 너무 많이 연화되어 늘어지기 때문에 항상 요구된 시간을 정확히 지켜야 한다. 치료사는 환자에게 화상이나 불쾌감을 주지 않기 위해 피부에 놓기 전 보조기 재료의 온도를 측정해야 한다. 1/8인치 두께의 재료를 데우면 약 3~5분 동안은 부드러운 상태를 유지한다. 어떤 재료는 적용시간이 4~6분 정도이다. 두께 1/8인치 이하의 재료와 구멍이 있는 재료는 더 빨리 데워지거나 식는다. 재료의 특성은 제조업체의 제품 설명서에 설명되어 있다.

수축성은 치료사가 어떤 보조기를 적절하게 맞출 때 중요한 고려사항이지만, 이는 특히 원주형 디자인(circumferential design)인 경우 중요하게 고려해야 할 사항이다. 플라스틱 재료는 냉각될 때 약간 줄어든다. 원주형 보조기는 모양을 만들고 냉각하는 동안 줄어들어 엄지와 손가락을 제거하기에 어려움이 있으므로, 이러한 문제를 방지하기 위해 예방조치를 취해야 한다.

수행 특성 Performance Characteristics

일치성 Conformability

일치성(conformability)은 열가소성 보조기 재료가 신체부위에 밀착되어 정확하게 맞는 능력을 말한다. 쉽게 잘 늘어지는, 즉 높은 일치성이 있는 보조기 재료에는 치료사의 지문이나 손톱자국이 잘 생기므로 주의해야 한다. 환자의 신체에 잘 밀착되는 보조기는 신체에 압력을 골고루 분산시키고 미끄러짐을 줄여주기 때문에 편안함을 제공한다.

유연성 Flexibility

높은 유연성(flexibility)이 있는 열가소성 보조기 재료는 반복적인 스트레스를 견딜 수 있다. 유연성은 보조기를 제작할 때 신체에 붙이고 벌려서 떼어내야 하기 때문에 원주형 보조기 제작 시 아주 중요한 특성이다.

내구성 Durability

내구성(durability)은 열가소성 재료가 지속되는 기간 또는 수명이다. 점탄성이 있는 재료는 플라스틱으로 구성된 재료보다 시간이 지남에 따라 부서지기 쉽다.

경도 Rigidity

경도(rigidity)가 높은 재료는 반복적인 스트레스에 강하고 저항력이 높다. 경도는 치료사가 중대형 보조기(예: 팔꿈치 또는 아래팔 보조기)를 만들 때 중요한 특성이다. 크기가 큰 보조기를 제작할 때는 큰 관절의 무게를 지탱할 수 있는 강한 재료가 필요하다. 작은 보조기라도 관절을 안전하게 보호해야 할 경우에는 경도가 중요하다. 보조기의 윤곽을 신체 형태에 가깝게 함으로써 강성을 향상시킬 수 있다. 대부분의 LTT 재료는 발보조기처럼 반복적인 체중 부하를 견디지 못하고 몇 주 내에 균열이 생긴다. 고온 재료로 만든 발목-발 보조기를 환자에게 제공해야 한다.

통기성 Perforations

이론적으로 재료에 구멍을 내면 피부에 공기가 통하게 되며 다양한 패턴의 구멍을 뚫을 수 있다(예: 작은 구멍, 큰 구멍, 미세구멍 등). 보조기의 무게를 줄이기 위해 재료에 구멍을 내도록 설계되기도 한다. 구멍 난 재료를 다룰 때 몇 가지 주의할 점이 있다. 구멍이 있는 재료는 늘어나지 않도록 해야 하는데, 늘어나게 되면 구멍이 커져서 강도가 약해지고 압력 분포가 일정하지 않게 되기 때문이다. 구멍이 있는 재료를 자를 때 치료사는 끝부분이 고르지 않거나 날카롭지 않도록 구멍 사이 부분을 잘라야 한다. 만약 이렇게 할 수 없다면 보조기 테두리를 매끄럽게 만들어 주거나 가죽을 얇게 펴서 덧대주거나 테두리를 마감하는 소재를 사서 처리해야 한다.

마감, 색깔, 두께 Finish, Color, and Thickness

마감은 마무리한 제품의 질감을 말한다. 일부 열가소성 소재에는 매끄럽게 마감처리가 되어 있는 반면 다른 열가소성 소재는 표면이 거칠다. 일반적으로 코팅된 재료는 얼룩을 방지하기 때문에 깨끗하게 유지되기가 더 쉽다.

열가소성 재료의 색깔은 클라이언트가 보조기 착용을 받아들이고 만족하는 데 영향을 미친다. 어두운 색깔 보조기는 얼룩이 덜 보이고 흰색 보조기보다 더 깨끗해 보인다. 밝은 색 보조기는 아동이나 청소년들이 선호하는 경우가 많다. 알록달록한 보조기 재료는 편측무시가 있는 환자에게 자신의 신체에 대한 관심을 촉진하기 위해 적용하면 좋다. 유색 보조기는 눈에 잘 띄기 때문에 병원 내 환경에서 분실할 가능성이 줄어든다(예: 세탁물). 예를 들면, 흰색의 침대보에서는 흰색보다는 청색 보조기가 눈에 띄기 쉽다.

일반적으로 열가소성 재료의 두께는 1/8인치가 많다. 그러나 보조기 전체 무게가 우려되는 경우라면 더 얇은 플라스틱을 사용하여 보조기의 부피를 줄일 수 있고, 가능하면 편안한 착용감을 높이고 착용 일정에 대한 순응도 또한 높일 수 있다.

열가소성 스플린트 재료에는 1/16, 3/22, 3/16인치 두께가 있다. 일반적으로 사용하는 더 얇은 두께의 열가소성 재료는 관절염이나 소아 보조기에 사용된다. 반면에 3/16인치 두께는 보통 나리 보소기 및 골절 보조기에 사용된다. 1/8인치보나 얇은 플라스틱은 두꺼운 재료보다 더 빨리 부드럽고 굳어진다. 따라서 보조기 중재 경험이 적은 초보 치료사는 얇은 재료보다는 1/8인치 두께의 재료를 사용하는 것이 더 쉬울 수 있다. 표 3.1은 열가소성 재료 속성 가이드라인에 관한 내용이 나열되어 있다(실험실 실습 3.1).

과정: 보조기 만들기

PROCESS: MAKING THE ORTHOSIS

보조기 패턴 Orthotic Patterns

보조기를 성공적으로 만들기 위해서는 보조기 패턴을 잘 만들어야 한다. 처음부터 잘 맞는 패턴을 만들기 위해서는 적절한 시간과 주의를 기울이는 것이 중요한데, 장기적으로 완전히 새로운 보조기로 수정하거나 제작을 위한 의사 결정 시간과 재료를 절약할 수 있다. 보조기 패턴은 클라이언트에 따라 필요한 것을 개별적으로 만들어 주어야 한다. 사전에 제작한 패턴이 수정 없이 정확하게 맞는 경우는 거의 없다. 시험적으로 피팅하기 위해 알루미늄 호일을 잘라서 다양한 크기의 기성 패턴을 만들어 보면 패턴을 만드는 시간을 줄일 수 있다. 소아용 패턴의 경우 표준 성인 패턴을 축소 복사해서 사용해도 된다.

치료사는 종이타월, 호일 또는 양피지에 사람의 손(또는 해당 신체 부위)의 윤곽을 따라 맞춤 패턴을 만들 수 있는데 이때 손을 평평하게 펴고 중립적 자세로 있도록 해야 한다. 사람의 손이 종이에 평평하게 펴지지 않거나 해당 손에 패턴을 만들기에 너무 어려운 경우, 반대쪽 손을 사용하여 패턴을 그리고 패턴과 보조기를 맞출 수 있다. 반대쪽 손을 사용할 수 없는 경우 치료사는 손 위치에 종이를 들고 윤곽을 그리는 방식을 취할 수 있다. 치료사는 손을 제거하기 전에 패턴에 필요한 해부학적 지표를 종이에 표시한다. 그런 다음 치료사는 손의 윤곽선 위에 패턴을 그리고 가위로 패턴을 잘라내어 최종 크기 조정을 마무리한다. 치료사는 최상의 패턴을 그리기 위해 연필이나 그림 도구를 종이에 90도 각도로 잡고 손을 따라갈 때 그 각도를 유지해야 한다.

클라이언트에게 패턴 맞추기

Fitting the Pattern to the Client

그림 3.1에서 볼 수 있듯이 종이 패턴을 물에 적셔서 사람의 손에 적용하면 치료사가 어떤 수정이 필요한지 결정하는 데 도움이 된다. 알루미늄 호일로 만든 패턴은 팔다리 윤곽을 그리기에 유리하다. 패턴 영역이 너무 큰 경우 치료사는 패턴에 연필로 표시하고 종이를 자르거나 접어서 수정할 수 있다. 가끔 새로운 패턴을 만들 수도 있으며, 너무 작거나 수정이 불가피한 패턴은 다시 그려야 한다. 치료사는 열가소성 재료를 자르기 전에 종이 패턴이 그 사람에게 잘 맞는지 확인해야 한다. 패턴을 실제로 만들 때, 맞지 않는 패턴은 제작 과정에 직접적인 영향을 미치기 때문에 패턴을 정확히 만드는 데 시간을 들여야 한다.

이 책에는 여러 가지 보조기 패턴을 만드는 데 필요한 상세한 지침이 제공된다. 경험이 많은 치료사의 경우 해부학적 위치를 모두 확인하여 패턴을 그릴 필요가 없다. 양식 3.1에서는 패턴을 그리거나 꼭 맞게 맞출 때 초보 치료사에게 도움이 되는 내용을 제안하고 있다.

표 3.1 열가소성 속성 가이드라인[a]

열가소성 재료 이름	가열 온도(℉)
복원력	
로이런 아쿠아플라스트 프로드레이프-T	160~170
로이런 아쿠아플라스트-T 탄성	150~170
로이런 아쿠아플라스트-T	160~170
컬러스	150~160
앙코르	150~160
파이버폼 소프트	150~160
파이버폼 스티프	150~160
앙코르	160
프리즘	160
스펙트럼	140~145
오메가 블랙	160
오메가 맥스	140~160
올핏브레이스	140~160
올핏라이트	150
올핏 NS(눌음방지)	150
올핏 내추럴 NS(눌음방지)	150
올핏 소프트핏 NS (눌음방지)	150
올핏 클래식 스티프	135
프리즘	140~160
리바운드	150~160
로이런 아쿠아플라스트-T 워터컬러스	160~170
경도	
컬러스	150~160
엑셀	150~160
로이런 이지폼	150~170
파이버폼 소프트	150~160
파이버폼 스티프	150~160
인피니티	150~160
마크-이지	150~160
클리닉	160
클리닉	160
프리퍼드	160
스펙트럼	160
바닐라	160
오메가 맥스	140~160
오메가 플러스	140~160
올핏브레이스	150
로이런 폴리폼	150~160
솔라리스	160
높은 드레이프성과 윤곽선	
로이런 아쿠아플라스트 프로드레이프-T	160~170
콘투어 폼	140~145
앙코르	140~160
엑셀	150~160
로이런 이지폼	160~170
인피니티	150~160
마크-이지	150~160
앙코르	160
클리닉	160
클리닉 D	160
플렉스(따뜻할 동안 재료를 제자리에 고정시키는 가벼운 점착력을 제공하는 분말 코팅)	150~160
NCM 스펙트럼	160
로이런 폴리폼	150~170
폴리폼	150~160
로이런 폴리플렉스 2	160~170
폴리플렉스	150~160
오메가 맥스	140~160
올핏	135
올핏 NS(눌음방지)	150
올핏 네추널 NS(눌음방지)	150
올핏 소프트-핏 NS(눌음방지)	150
올토플라스트 2	150~160
로이런 아쿠아플라스트-T 워터컬러스	160~170
중등도 드레이프성과 윤곽선	
로이런 아쿠아플라스트-T	160~170
로이런 이지폼	150~170
로이런 이지폼	150~160
클리닉	160
프리퍼드	160
프리즘	160
스펙트럼	160
바닐라	160
올핏브레이스	150
올핏라이트	150
프리즘	140~160
솔라리스	160
로이런 아쿠어플라스트-T 워터컬러스	160~170
드레이프에 대한 저항	
로이런 아쿠아플라스트 오리지널 탄성	150~170
카라폼	140~145
컬러스	150~160
파이버폼 소프트	150~160
파이버폼 스티프	150~160
오메가 블랙	160
오메가 플러스	140~160
리바운드	150~160
로이런 시너지	160~170

표 3.1 열가소성 속성 가이드라인[a](계속)

열가소성 재료 이름	가열 온도(°F)
신장에 대한 저항	
아쿠아플라스트 오리지널 탄성	150~170
로이런 아쿠아플라스트 탄성-T	150~170
컬러스	150~160
엑셀	150~160
로이런 이지폼	150~170
파이버폼 소프트	150~160
파이버폼 스티프	150~160
인피니티	150~160
프리즘	160
스펙트럼	160
바닐라	160
오메가 블랙	160
오메가 맥스	140~160
오메가 플러스	140~160
올핏브레이스	150
리바운드	150~160
로이런 샌-스플린트	150~170
솔라리스	160
로이런 시너지	160~170
자체 접착	
로이런 아쿠아플라스트 오리지널	160~170
콘투어 컬러스	140~145
콘투어 폼	140~145
앙코르	140~160
로이런 이지폼	150~170
마크-이지	150~160
클리닉(건조열을 가함)	160
바닐라(건조열을 가함)	160
스펙트럼	140~145
오메가 맥스	140~160
올핏라이트(건조열을 가함)	150
올핏 소프트	135
올핏 스티프	135
프리즘	140~160
리바운드	150~160
솔라리스	160
스펙트럼	160
로이런 시너지	160~170
항균성 방어	
아쿠아플라스트 프로드레이프-T 항균제 내장됨	160~170
아쿠아플라스트 항균제 내장됨	160~170
폴리플렉스2 항균제 내장됨	150~160
폴리폼 항균제 내장됨	150~160
테일러스플린트 항균제 내장됨	150~160

[a] 모두 포함되지 않음.
출처: https://www.ncmedical.com/; https://www.orfit.com/; https://www.performancehealth.com; https://www.medwest.ca; http://remingtonmedical.com

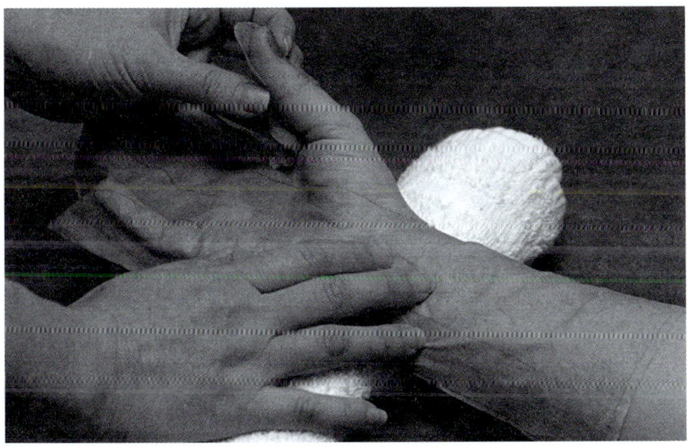

그림 3.1 패턴 수정을 위해 피팅하는 동안 젖은 종이를 팔에 붙인다.

패턴으로부터 보조기 제작하기

Fabricating the Orthosis From the Pattern

클라이언트에게 꼭 맞는 패턴을 만들고 나면 치료사는 패턴을 열가소성 보조기 재료의 뒷면에 놓고 다시 연필로 그린다(재료를 아끼는 것은 결국 클리닉이나 병원의 운영비를 절약하는 것이다). 모든 플라스틱에 연필 선이 드러나지는 않기 때문에 송곳을 사용하여 플라스틱에 패턴의 외곽선을 긁어내는 것이 좋다. 또 다른 방법으로 유성펜이나 붓펜을 사용해도 된다. 잉크펜을 사용하면 플라스틱에 번지기 때문에 주의해야 하나 잉크는 염소로 제거될 수 있다.

아쿠아플라스트와 같이 복원력이 있고 그리기가 어려운 열가소성 소재인 경우 처음에 종이타월 또는 알루미늄 호일을 이용해 패턴을 오려낸다. 그런 다음 부드러워진 열가소성 소재를 물속에 넣고 말린 뒤 그 소재 위에 패턴 조각을 올려서 자른다.

스플린트 재료에 패턴을 그리고 나서 다용도 칼로 패턴보다 약간 크게 직사각형 모양으로 자른다(그림 3.2). 다 자르고 난 후 재료를 책상의 가장자리에 놓고 아래로 누른다. 만

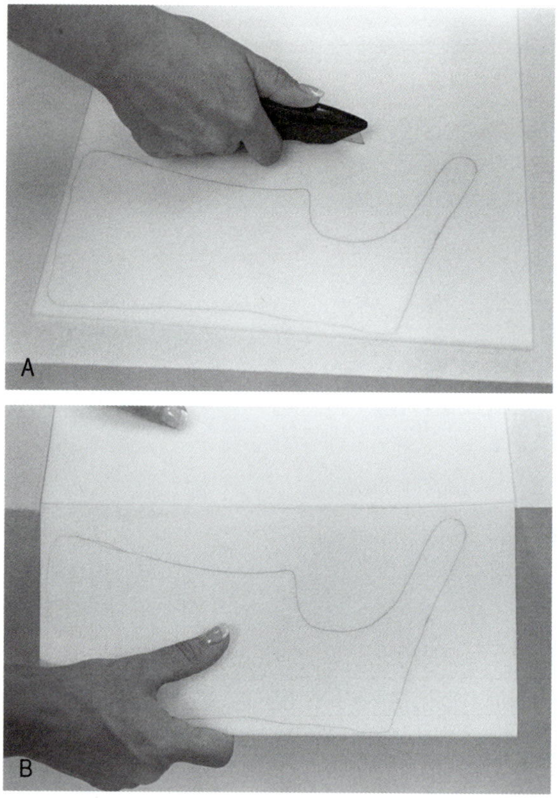

그림 3.2

A: 다용도 칼은 패턴 외곽선이 있는 재료 시트를 절단하는 데 사용되며 열가소성 재료는 수온 조절 탱크 또는 프라이팬을 통해 몸에 맞춘다. B: 다용도 칼로 새겨진 칼자국을 위쪽으로 해서 패턴을 선반 아래로 누른다.

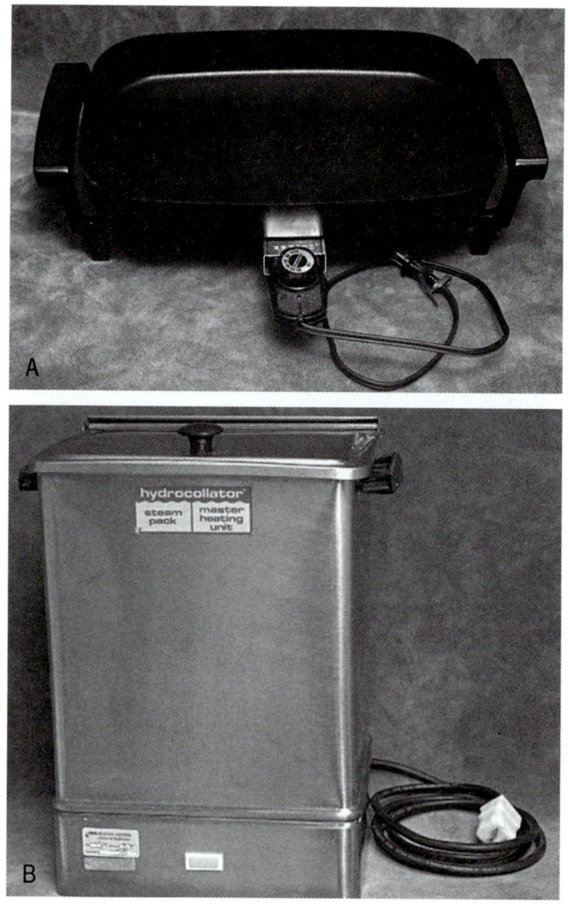

그림 3.3

열가소성 재료를 부드럽게 하기 위한 A: 전기 프라이팬 B: 수온 조절 탱크

약 재료가 선대로 부러지지 않으면 반대로 뒤집어서 다시 누른다. 그런 다음에도 잘 부러지지 않은 곳은 다용도 칼이나 가위를 사용하여 자른다.

열가소성 재료의 가열 Heating the Thermoplastic Material

열가소성 재료는 전기 프라이팬이나 보조기용 팬 또는 물을 57.2~82.2℃(135~180℉)까지 데울 수 있는 수온 조절 탱크(hydrocollator)에 넣어 부드럽게 만든다(그림 3.3)(어떤 재료는 물 없이 프라이팬이나 전자레인지에서 데울 수 있다). 온도를 일정하게 유지하기 위해 온도 조절 다이얼에 후크 앤 루프(벨크로)나 테이프를 이용하여 71.1℃(160℉)을 표시를 한다. 수온 조절 탱크에 재료를 수직으로 넣어서 데울 때는 재료가 중력에 의해 밑으로 늘어지는 점에 주의해야 한다. 만약 프라이팬을 사용할 경우 물의 높이는 최소 3/4 정도 되어야 한다(대략 5cm 깊이).

수정 시 적절한 물 높이는 치료사가 나중에 보조기의 일부분을 물에 담글 수 있게 한다. 만약 열가소성 재료가 프라이팬보다 크다면 그 재료의 일부분을 먼저 데워야 한다. 재료가 부드러워지면 젖은 종이타월이나 마른 면수건의 위에 놓고 재료의 나머지 딱딱한 부분을 부드럽게 만들기 위해 프라이팬에 넣는다. 플라스틱이 다른 재료나 조각에 달라붙지 않도록 프라이팬 바닥에 눌음방지를 위해 그물망을 둘 수 있으나 재료에는 그물망 자국이 남을 수 있다. 열가소성 조각이 크다면(특히 잘 늘어나는 재료일 때) 그물망, 두꺼운 종이타월 또는 두 개의 주걱으로 팬 위에 있는 보조기 재료를 들어 올리는 데 유리하다. 이렇게 하면 플라스틱을 평평하게 유지하고 늘어짐을 최소화할 수 있다.

열가소성 재료의 재단 Cutting the Thermoplastic Material

주걱이나 그물망으로 물에 담긴 재료를 건져 낸 후 치료사는 재료를 평평한 바닥에 놓고 둥근날이나 일자날 가위로 재료를 자른다(그림 3.4). 치료사는 날카로운 가위를 사용하고 가위의 긴 날로 자른다(반대의 경우 가위의 끝부분을 사용하여

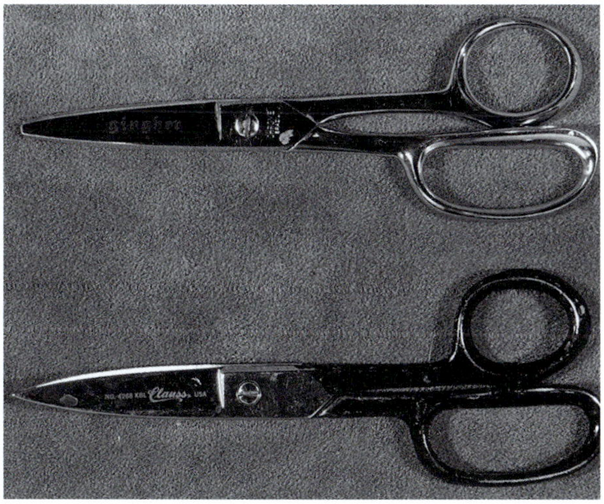

그림 3.4
열가소성 재료를 자를 때는 날카로운 둥근날이나 일자날 가위가 잘 든다.

자른다). 재단을 할 때 가위의 날을 완전히 닫아서는 안 된다. 초보 보조기 제작자는 클라이언트를 위한 보조기를 제작하기 전에 재단 기술을 연습해야 한다. 열가소성 재료를 자를 때 치료사는 재료의 조각이 실제 보조기에 필요한 부분에 달라붙지 않도록 주의해야 한다.

가위는 사용 방법에 따라 매년에 그리고 가능하면 더 자주 날을 갈아야 한다. 특정 재료를 재단하는 용도로만 가위를 사용한다면 가위의 날을 오래 사용할 수 있다. 예를 들면, 보조기 자르는 가위, 종이 자르는 가위, 접착성을 가진 물건을 자르는 가위 등을 따로 정해서 사용할 수 있다. 접착식 벨크로를 자르는 눌음방지 가위는 시중에서 구매할 수 있다. 이러한 가위는 날을 보호할 수 있게 설계되어 있으며 물로도 쉽게 청소할 수 있다. 접착제 제거제 또는 솔벤트로 기존 가위 날에 붙은 접착제를 제거할 수 있다. 다양한 크기의 날카로운 가위(예: 손톱 가위)가 있으면 어려운 곡선 부분을 자르거나 다듬을 때 도움이 된다.

열가소성 재료의 재가열 및 클라리언트의 자세
Reheating the Thermoplastic Material and Positioning the Client

패턴대로 재료를 재단한 후에는 패턴을 다시 가열한다. 재가열하는 동안 치료사는 클라이언트가 원하는 관절 자세를 취하도록 한다. 이러한 과정을 신속하게 처리하려면 클라이언트와 함께 자세 연습을 하는 것이 좋다. 원하는 관절 위치를 보여주고 눈대중으로 재는 것을 연습하여 각도계를 사용하지 않고 신속하게 자세를 취할 수 있도록 한다. 치료사가 자세를 잡는 것이 어려울 것이라 예상되어 그 문제를 해결하는 데 시간이 소모되는 경우 재료가 과열되는 것을 방지하기 위해 재료를 재가열하기 전에 자세를 잡아야 한다. 치료사는 뼈 돌출 부위에 사전에 패드를 덧댄다(스토키네트로 덮지 않으면 LTT는 드레싱이나 패드에 들러붙을 수 있다).

다양한 클라이언트를 위한 여러 가지 자세가 존재한다. 클라이언트는 특히 팔꿈치나 어깨에 편안한 자세를 취한다. 치료사는 손바닥 기반 손/손목 보조기를 만들기 위해 적절한 손목 자세를 유지하도록 아래팔이 뒤침(supination)된 상태에서 클라이언트가 등쪽 손목 부위를 타월 위에 올려 놓도록 하여 중력 보조 위치를 이용할 수 있다. 다른 경우에는 치료사가 클라이언트에게 책상 위에 팔꿈치를 편안하게 놓도록 하고 팔꿈치를 수직으로 세워 작업하도록 요청할 수 있다. 수직으로 세운 자세는 육안으로 점검하거나 관절 측정하기 쉽지만 중력의 영향으로 재료가 늘어날 수 있다.

관절이 뻣뻣한 경우 보조기를 만들기 전에 따뜻한 물이나 월풀(whirlpool), 초음파, 파라핀욕, 핫팩 등을 적용한다. 심한 통증이 있어 진통제를 복용하는 경우, 보조기 제작하기 30분에서 1시간 전에 진통제를 복용하면 가장 좋다. 이는 보조기 제작 동안에 클라이언트의 통증을 조절하는 데 도움이 된다(진통제를 복용하는 클라이언트는 치료를 받기 위해 운전하는 것을 피해야 한다). 과도한 근 긴장도를 가진 클라이언트의 경우 보조기를 맞추어야 할 관절에 핫팩을 적용하면 효과적이다. 이때 관절 최대 관절운동범위보다 약간 낮은 각도를 보조기에 적용한다. 신체를 따뜻하게 하거나 물리적 인자(phyiscal agent modality, PAM)를 적용한 후에 보조기를 만들면 보통 관절이 더 잘 움직인다. 그러나 선행치료 효과가 점점 없어지면 보조기를 적용하기 힘들다. 그래서 치료사는 과도한 선행치료의 방시와 가벼운 워밍업 사이의 균형점을 찾아야 한다. 최적의 치료 자세를 위한 관절운동범위를 측정하기 위해 가능하면 각도계를 사용한다. 앞서 언급한 바와 같이 경험을 통해 관절 각도를 눈대중으로 맞출 수 있으면 각도계가 필요하지 않을 수 있다.

클라이언트에게 맞는 보조기 모양 잡기
Molding the Orthosis to the Client

자세 잡기가 끝나고 나면 연화된 열가소성 재료를 다시 꺼낸다. 보조기를 종이나 면타월 또는 짙은 색깔의 쿠션 위에 놓고 뜨거운 물을 닦아 낸다(짙은 색깔의 쿠션은 금방 전에 보조기를 만들다가 남은 조각이나 작은 파편을 확인하는 데 도움이 된다). 치료사는 연화 플라스틱 재료의 온도를 확인하고, 마지막으로 열가소성 재료를 환자에 팔에 적용해본다. 열가소성 재료는 아주 뜨거울 수 있기 때문에 환자에게 화상을 입히거나 불쾌감을 주지 않도록 주의해야 한다. 피부가 약해 화상위험이 있는 환자는 보조기 재료를 피부에 대기 전에 팔을 스토키네트로 감싼다. 다른 방법으로 젖은 종이타월 두 장을 피부 위에 덮을 수 있다. 치료사는 미리 어떠한 기술이나 조치를 취했어도 재료가 너무 뜨겁지 않은지 항상 클라이언트에게 바로 물어본다. 일부 열가소성 재료는 환자의 체모에 붙을 수 있다. 이러한 경우에는 보조기 재료를 착용하기 전에 피부에 스토키네트를 입히거나 로션을 발라 신체에 접촉되는 것을 방지한다. 개방된 상처에는 로션을 발라서는 안 된다.

환자 안전

클라이언트에게 뜨거운 열가소성 재료를 적용할 때 피부 화상이나 불편함을 방지하기 위해 주의해야 한다. 화상의 위험이 있는 연약한 피부를 가진 사람의 경우 열가소성 재료를 적용하기 전에 스토키네트 또는 젖은 종이타월을 이중으로 팔에 덮어야 한다. 뿐만 아니라 보조기 제작할 때 모든 클라이언트들에게 종이 타월을 이중으로 사용해 신체를 보호할 수 있다. 일부 열가소성 물질에 체모가 달라붙을 수 있지만, 보조기 재료를 착용하기 전에 스토키네트를 입거나 로션을 바르면 이러한 상황을 방지할 수 있다.

치료사는 관절가동범위와 보조기 모양을 유지하기 위해 냉각과정을 신속하게 시행한다. 냉각방법에는 몇 가지 종류가 있다. 첫째, 치료사는 주어진 환경에서 사용하기 편리한 냉각 스프레이를 사용할 수 있다. 냉각 스프레이는 표면을 차갑게 하는 냉각제이다. 그러나 알레르기나 호흡기 문제가 있는 사람 옆에서 사용해서는 안 되며, 폭발성이 있으므로 적절한 곳에 보관해야 한다.

둘째, 클라이언트가 보조기를 착용한 상태로 팔을 찬물에 집어넣는 것이다. 이 방법은 차가운 온도로 인해 근 긴장도가 급격히 증가되어 관절 위치가 바뀔 수도 있기 때문에 과긴장성을 가진 클라이언트인 경우 주의해야 한다. 이와 유사한 방법으로 치료사는 보조기를 착용한 환자를 개수대로 데려가 흐르는 수돗물에 보조기를 냉각시킨다.

셋째, 치료사는 냉동된 고무 밴드로 보조기를 감싸서 냉각속도를 촉진일 수 있다. 에이스 붕대(ace bandage)를 차가운 물에 담가 적시고, 그것을 보조기에 감싸서 냉각속도가 빨라질 수 있다. 그러나 에이스 붕대는 열가소성 재료에 자국을 남길 수 있다.

수정하기 Making Adjustments

다양한 기술과 장비를 사용하여 보조기를 수정한다. 열가소성 소재가 아직 따뜻할 때 치료사는 손톱이나 연필로 다듬어야할 선을 표시하여 보조기를 수정한다. 완전히 냉각되기 전에 보조기의 작은 부분을 늘리는 것이 가능하다. 보조기 재료를 늘릴 수 있는 정도는 그 재료의 속성과 냉각시간에 달려 있다. 만약 플라스틱이 너무 차가워 가위로 자를 수 없다면 뜨거운 물에 바로 담가 다시 부드럽게 만들어야 한다. 금속성의 작은 전문가용 국자인 터키 바스터(turkey baster)를 이용하여 잡거나 물에 담그기가 어려운 부분에 뜨거운 물을 직접 부어서 사용한다.

재료를 수정하는 데에는 열선총(heat gun)도 사용된다(그림 3.5). 열선총에는 '끄기(off)', '냉각(cool)', '가열(hot)'의 세 가지 스위치가 있다. 열선총을 사용한 후에는 바로 '끄기'보다는 '냉각' 스위치를 켠다. 이렇게 함으로써 열선총의 모터를 냉각시키고, 과열되는 것을 방지할 수 있다. 열선총이 '가열' 스위치 상태에 있을 때에는 재료가 타는 것을 피하고 뜨거운 공기에 접근하지 않도록 주의해야 한다.

열선총을 사용할 때 주의할 점이 많다. 열선총의 열은 고르게 퍼지지 않기 때문에 중요한 부위나 마감손질을 할 때는 사용하지 않는다. 보조기 재료의 넓은 면적을 부드럽게 하기 위해 열선총을 사용하면 비틀림이나 냉각과 가열 사이에 경계가 생길 수 있다. 이러한 경계는 플라스틱 재료가 열을 받을 때와 인접 부위가 냉각되었을 때 발생한다. 비틀림은 가열된 부분은 늘어지지만 나머지 부분은 늘어지지 않기 때문에 발생한다. 반면에 열선총은 마감손질을 위해 국소적인 부

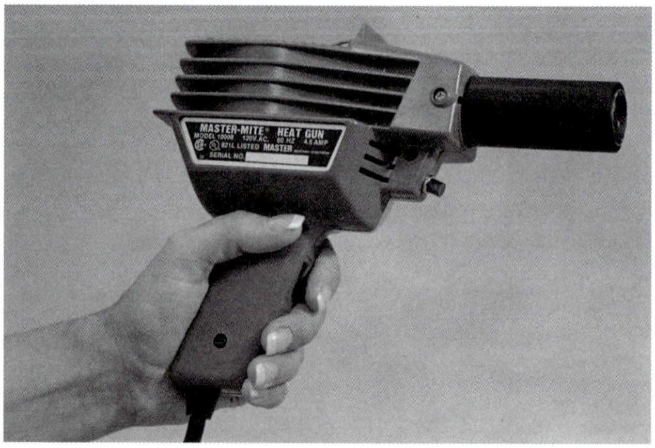

그림 3.5
열선총은 보조기의 국소 부위에 열을 가하기 위해 사용한다.

위에 열을 가할 때 유용하다. 열선총을 사용할 때는 부드럽게 해야 할 보조기 부분에 열선총의 공기 방출 구멍을 원을 그리며 이동하는 것이 가장 좋다. 그렇지 않으면 재료를 태울 수 있다. 또한 부드럽게 해야 하는 부분의 플라스틱 양면을 가열해야한다. 열풍기의 흐름 방향을 한곳에 모으기 위해 열선용 노즐을 사용할 수 있다. 소형 열선총을 사용할 수 있으며 더 얇은 플라스틱과 열에 노출할 수 없는 부착물(예: 보조기의 아웃리거 선)이 있는 보조기 부위를 가열하는 데 도움이 될 수 있다.

스트랩 달기 Strapping

보조기를 딱 맞게 착용할 수 있게 완료한 후 치료사는 끈을 사용하여 보조기를 환자의 팔에 고정한다. 시중에 나와 있는 여러 스트랩 재료들이 이용 가능하다. 벨크로에는 다양한 색깔과 크기가 있다. 치료사는 원하는 넓이와 모양에 따라 벨크로를 다듬는다. 자체 접착형 벨크로는 열가소성 재료용 가위가 아닌 벨크로용 가위를 따로 두고 사용해야 한다. 왜냐하면 스트랩의 접착제가 가위의 날에 점착되어 가위의 기능을 떨어뜨리기 때문이다. 접착제 성분은 솔벤트로 제거할 수 있다. 자가부착성 벨크로 후크를 사용할 때에는 모서리를 둥글게 만든다. 이렇게 하면 모서리가 보조기에서 떨어져 나갈 가능성을 줄일 수 있다. 미리 절단된 자체 접착형 벨크로 후크를 구매하면 치료사가 후크를 자르고 둥근 모서리를 만드는 시간을 줄여 주고, 접착제로 인한 기능 저하를 방지할 수 있다. 치료사의 시간을 아끼기 위해 치료실에서는 보조원이나 자원봉사자에게 자체 접착형 벨크로 후크의 모서리를 둥글게 자르도록 할 수 있다. 후크의 접착면과 후크를 붙일 보조기 부위에 열선총으로 약간의 열을 가하면 열가소성 재료의 후크와 루프의 부착력을 높일 수 있다.

벨크로 후크에 압박 민감성 스트랩을 부착할 수도 있는데 스트랩에 부드러운 패드를 덧대어 편안함을 더한다. 그러나 이런 제품은 벨크로 루프보다 내구성이 떨어지는 경향이 있다. 일부 패드형 스트랩 재료는 잘랐을 때 끝이 벌어지지 않게 완성되어 있다. 반면 스트랩 단면에 자체밀봉(self-sealing) 기능이 없는 연성 스트랩은 시간이 지나면 단면이 벌어지는 경향이 있다. 치료사는 여유분의 스트랩을 잘라서 고객이 집에서 필요할 때 사용하도록 나누어 줄 수 있다. 시판되고 있는 보조기 스트랩 키트에는 아래팔 지지 보조기(forearm-based splint)에 필요한 스트랩이 모두 들어 있다.

환자의 피부 상태를 고려해서 스트랩 재료의 부드러운 정도를 선택한다. 나선형이나 일자형 스트랩은 아래팔 부위를 둥글게 감싸는 연성 스트랩이다. 또한 보조기 세로 길이에 따라 압력을 골고루 분포시키면서 사용할 수 있다. 보조기에 후크를 여러 개 잘라서 붙이기보다는 보조기 아래팔 부위의 양쪽 가장자리에 벨크로 후크를 세로로 붙일 수 있다. 나선형이나 일자형 스트랩은 손에 부종이 있는 환자에게 압박장갑(compression gloves)과 같이 사용할 수 있는데 나선형 스트랩과 압박장갑은 먼쪽 부위의 부종을 막을 수 있다.

치료사는 스트랩의 분실을 막기 위해 리벳(rivet)이나 강한 접착제로 스트랩의 한쪽 끝을 보조기에 부착할 수 있다. 아니면 열선총으로 버터칼의 끝을 가열시켜 열가소성 재료에 작은 틈을 만들기 위해 지그시 눌러 녹일 수 있다. 이 부분이 식으면 칼을 뺀다. 치료사는 그 틈으로 스트랩을 꿰어 올리고 끝을 어느 정도 접어서 바느질한다(그림 3.6A). D-링 스트랩도 시중에서 구입할 수 있다. 이런 유형의 스트랩은 스트랩의 장력 조절 및 보조기에서 먼쪽으로 이동하는 것을 조절할 때 가장 효과적이다(그림 3.6B).

스트랩의 위치는 적절한 착용감에 있어서 중요하다. 많은 치료사들이 관절 제어를 위한 적절한 스트랩 배치를 하지 못해 보조기를 쓸모없게 만든다. Schultz-Johnson은 특히 손목 몸쪽 부위보다는 손목에 스트랩을 위치시킬 것을 강조한다.

패딩하기 및 압박 피하기

Padding and Avoiding Pressure Areas

치료사는 잠재적으로 압박이나 염증을 유발시키는 보조기 부분을 수정해야 한다. 치료사는 열선총을 이용해서 뼈가 돌출부를 자극할 수 있는 열가소성 재료 부분을 밖으로 밀어낼 수 있다. 일부 뼈가 돌출된 부분은 보조기를 완성하기 전에 패드를 덧댈 수 있다. 패드는 나중에 추가해서는 안 된다. 보조기 전체의 영역 또는 안감에 패드를 덧대면 자극을 예방할 수 있다. 두꺼운 패딩을 대려면 충분한 공간이 있어야 한다. 그렇지 않으면 그 부위에 대한 압력이 증가될 수 있다.

자체부착 젤 디스크(self-adhesive gel disk)를 사용하면(다른 패드도 가능함) 자쪽 머리뼈의 돌출부를 완충하는데 도움이 된다. 젤 디스크를 적용할 때는 먼저 환자의 피부에 젤 디스크를 부착하고 그 위에 보조기를 댄다. 보조기가 냉각되면 젤 디스크를 떼어 내어 안쪽 면에 붙인다. 치료사는 따뜻

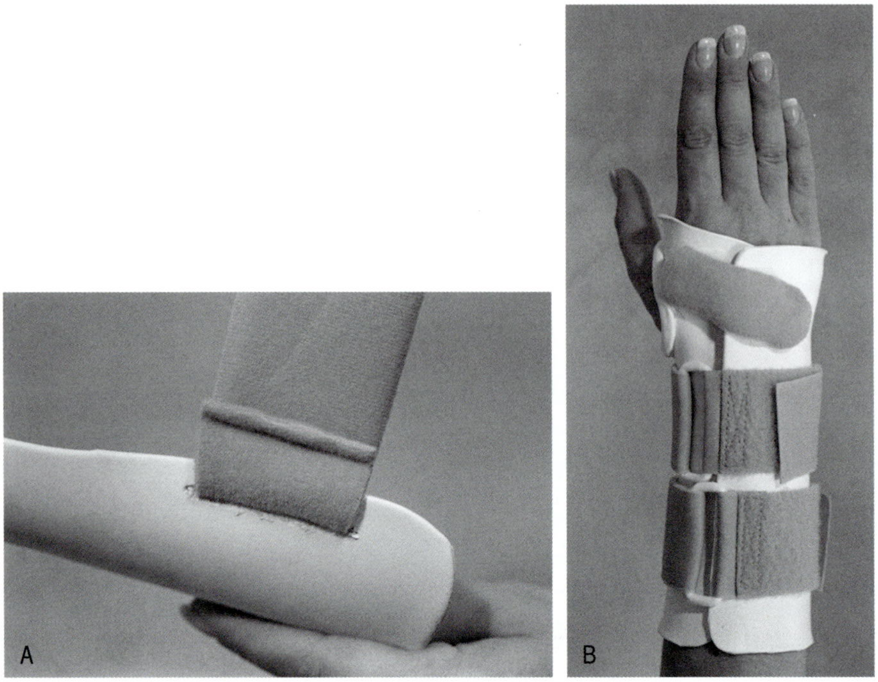

그림 3.6
A: 아래팔 홈통의 가는 틈 사이로 스트랩을 꿴다. 이 스트랩을 중첩시켜 튼튼하게 바느질한다. B: D-링 스트랩 기전(D-ring strapping mechanism).

한 열가소성 재료를 고객에게 착용시키기 전에 뼈의 돌출 부위에 의료용 합성고무를 붙여 둠으로써 공간을 확보하여 둥근 모양을 만들 수 있다.

보조기 전체에 패드를 덧대려면 보조기 패턴을 이용하여 필요한 부분을 자르면 된다. 그림 3.7에서 볼 수 있듯이 자체 부착 패드는 실제 보조기보다 1/4~1/2인치 더 큰 패턴으로 그린다.

젤 라이닝은 종종 보조기 안쪽에 적용하여 흉터 관리에 도움을 준다. 젤 라이닝에는 실리콘 젤(silicone gel)과 폴리머 젤(polymer gel) 두 종류가 있다. 유연하고 물 세척이 가능한 실리콘 젤 시트는 가위로 잘라서 모양을 낼 수 있다. 실리콘 젤 시트는 종종 압박의복 또는 보조기에 자체 접착 밴드(예: 코반)로 부착된다. 실리콘 젤 시트를 사용하는 경우 발진, 피부 자극 및 짓무름 발생 여부를 살펴봐야 한다. 폴리머 젤 시트(polymer gel sheet)에 함유된 미네랄 오일은 피부에 스며들어 "정상", 비대흉터 또는 켈로이드 흉터를 부드럽게 한다. 폴리머 젤 시트는 피부에 잘 부착되고 압박 장갑이나 보조기와 함께 사용할 수 있다.

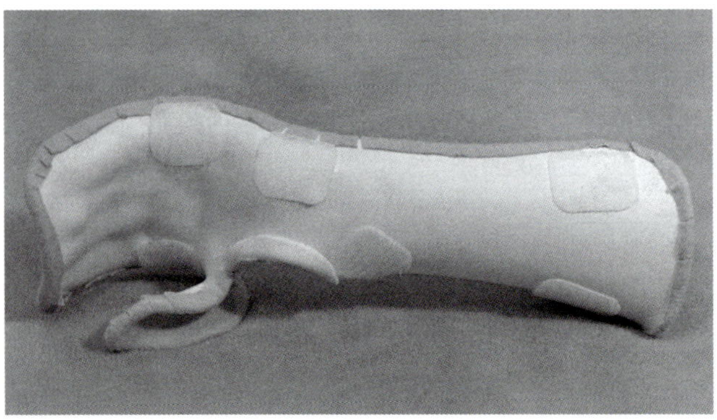

그림 3.7 몰스킨(Moleskin)이 보조기의 가장자리에 덧대져 있다.

시판되는 패딩은 밀도, 내구성, 셀 구조, 표면 질감 등에 따라 종류가 다양하다. 자체 부착 안감은 다양한 패드와 함께 사용하며 보조기에 패드를 붙일 때 접착제가 필요 없기 때문에 치료사의 시간과 재료를 절약할 수 있다. 일부 완충재 및 패드 재료는 쉽게 부칠 수 있도록 뒷면에 부착하게 쉽게 되어 있는 반면, 다른 종류의 패드는 열가소성 재료의 평평한 시트에 부착하기 위해 뜨거운 물에 담그기 전에 무거운 무게를 밀봉할 수 있는 비닐봉지에 넣는다. 패드는 고객에게 맞게 보조기 모양을 잡기 전에 열가소성 재료에 부착된다. 패드가 부착된 플라스틱을 비닐봉지에 넣으면 패드가 젖는 것을 방지하고 치료사의 시간을 절약할 수 있다. 표 3.2에는 패딩 제품들이 간략히 설명되어 있다.

패딩에는 폐쇄된 또는 개방된 공간이 있다. 폐쇄된 공간

표 3.2 패드 분류 지침

패드 이름	밀도	내구성	표면 질감	자체부착
바이오패드	얇음	짧음	부드러움	가능
컨투어 폼	중간 밀도	중간	거침	가능
엘라스토 겔 스플린트 패드	높은 밀도	중간	중간 부드러움	가능
단단한 고무 패드	높은 밀도	길	중간 부드러움	가능
하플라 패딩	중간 밀도	길	거침	가능
럭서폼	중간 밀도	중간	부드러움	가능
마이크로테입	얇음	중간	부드러움	가능
몰스킨	얇음	길	부드러움	가능
보조기 접착식	높음 밀도	길	중간 부드러움	가능
보조기 펠트	높은 밀도	길	중간 부드러움	불가능
플라스터조트 패딩	중간 밀도	중간	중간 부드러움	불가능
레스턴 폼 패딩	얇음	짧음	중간 부드러움	가능
슬로패드 압박	높은 밀도	길	중간 부드러움	가능
슬로-폼 패딩	중간 밀도	중간	거침	불가능
스플린트 쿠션	중간 밀도	중간	중간 부드러움	가능
스플린트 패드	중간 밀도	길	거침	가능
연성 스플린트 패딩	얇음	중간	부드러움	가능
소르보탄	높은 밀도	중간	중간 부드러움	불가능
테리 쿠션	얇음	길	거침	가능

출처: North Coast Medical (https://www.ncmedical.com/); Performance Health (https://performancehealth.com).

패드는 냄새와 땀을 흡수하지 않고 쉽게 세탁할 수 있다. 개방된 공간 패드는 냄새와 땀을 흡수한다. 보조기에 사용된 패딩은 내구성이 낮고 쉽게 지저분해지므로 주기적으로 교체해야 한다. 어떤 종류의 패딩은 보조기에서 떼어내기가 사실상 불가능하기 때문에 패드를 교체하려면 보조기도 같이 교체해야 한다.

가장자리 마감 Edge Finishing

보조기의 가장자리는 부드럽고 신체에 가하는 압력을 줄이기 위해 둥글게 말려 있다. 치료사는 열선총을 사용하거나 프라이팬이나 수온 조절 탱크의 뜨거운 물을 이용하여 보조기의 가장자리를 부드럽게 한다. 치료사는 손끝을 물이나 로션으로 부드럽게 만들면 플라스틱에 지문이 찍히는 것을 방지할 수 있다. 최신 열가소성 재료는 대부분 자체-마감으로 모서리 처리가 되어 있다. 열감이 있는 플라스틱을 잘랐을 때 가장자리가 둥글게 말려 있다면 섬세한 마감 손질이 필요 없다.

보강제 Reinforcement

플라스틱이 구부러지면 보조기의 강도가 증가된다. 따라서 곡선이 있는 플라스틱은 평평한 열가소성 소재보다 강하다. 열가소성 소재가 너무 얇게 늘어나거나 너무 유연해서 손목과 같은 부위를 충분히 지탱할 수 없는 경우 보강이 필요하다. 보조기 부위에 보강이 필요한 경우 보조기 외부에 추가 재료를 부착하여 강도를 증가시킨다. 단단하게 형태를 잡은 보강제는 추가적인 강도를 제공한다(그림 3.8).

기성 스플린트

PREFABRICATED ORTHOSES

치료사는 맞춤 보조기를 만드는 것 외에도 기성 보조기를 선택할 수 있다. 상업적으로 이용 가능한 기성 보조기 제조는 의료시장 주도적으로 변하며 해마다 스타일과 재료가 해마다 바뀌고 있다. 스타일과 재료는 제조과정에도 영향을 미친다.

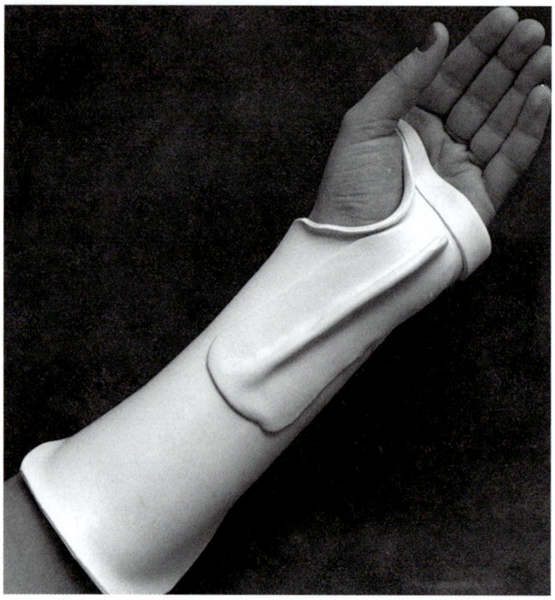

그림 3.8 스플린트 강화. 이 보강제는 강도를 더한다.

제조업체는 소비자가 원하는 재료와 디자인으로 변화하는데 시간이 걸린다. 기성 보조기의 어떤 재료, 재단 또는 종류가 잘 팔리지 않을 때는 다른 디자인으로 대치되거나 중단될 수 있다. 보조기 공급업체는 보통 다수를 위한 기성 보조기를 제조하려고 한다. 연구에 따르면 일부 진단된 질환에서는 맞춤형 보조기를 선호한다.

특정 대상을 위한 보조기 제작은 보통 비용이 많이 들고, 그 대상이 큰 시장을 가지고 있지 않는 이상 경제적인 이득이 없다. 기성 보조기의 품질향상은 시장 경제에 영향을 받으며 업체가 편안함, 내구성, 치료적 측면에서 더 나은 제품을 생산하도록 자극한다. 최신 카탈로그는 궁극적으로 판매가 가능한 품목을 알려준다. 기성 보조기를 공급하는 업체는 이번 장 마지막에 나열되어 있다.

시장경제 외에도 다양한 종류의 기성 보조기는 두 가지 요인에 영향을 받는다. 첫째, 기성 보조기의 확산은 보조기 비용을 환급하려는 제3자에 의해 영향을 받을 수 있다. 정형외과용으로 판매되는 소아용 보조기는 성인용 보조기보다 작은 경향이 있다.

기성 보조기 확산의 또 다른 이유는 디자인의 개념이 진보하였고, 이런 유형의 보조기가 필요하다는 인식이 있었기 때문이다. 예를 들면, 손목과 엄지의 기성 보조기가 계속하여 개선되어 왔는데, 이것은 인간공학 지식이 발전하고 누적외상성장애(cumulative trauma disorders)에 대한 대중의 인식이 높아졌기 때문이다. 3D 프린팅의 발전은 특히 소아과에서 교정 및 보철 공급에 영향을 미치기 시작한 기술 발전의 한 예로 들 수 있다. 3D 프린팅은 아동의 성장으로 인한 소아 보철 및 보조기의 연속적인 변경을 저비용으로 제공하기 위해 사용될 수 있다.

기성 보조기는 여러 회사를 통해 다양한 스타일, 재료, 크기로 구매할 수 있다. 기성 보조기는 머리, 목, 팔다리 관절 그리고 몸통에 모두 사용할 수 있다. 일반적으로 기성 보조기는 크기에 따라 분류하고 때로는 좌우에 팔다리에 따라 나뉜다. 치료사는 제조업체의 측정 지침에 따라 올바른 크기의 보조기를 제공할 책임이 있다. 일부 보조기는 일반적인 크기인데, 즉 하나의 보조기가 좌우의 팔에 들어맞는다. 고객에게 기성 보조기를 제공하기 전에 치료사는 그 제품의 장단점을 미리 알고 있어야 한다.

기성 보조기의 장단점

Advantages and Disadvantages of Prefabricated Orthoses

기성 보조기 사용의 장단점은 글상자 3.1에 나열되어 있다.

장점

기성 보조기 사용의 분명한 장점은 치료사의 시간과 노력을 감소시켜 주는 것이다. 기성 보조기를 사용하면 패턴을 설계하고, 플라스틱에서 패턴을 재단하고, 클라이언트에게 맞게 보조기 모양을 잡는 데 필요한 시간이 절약된다. 그러나 기성 보조기를 주문하고 비용을 지불하는 시간과 비용을 생각해야 한다. 대규모 시설에서 한 주문을 처리하는 데 드는 비용 및 노동 시간 또한 상당하다. 많은 병원에서 일반적으로 사용하

글상자 3.1 연성과 기성 보조기 사용의 장점과 단점

장점	단점
▪ 시간과 노력을 줄일 수 있다(보조기가 환자에게 잘 맞을 경우). ▪ 클라이언트의 보조기에 대한 만족감과 치료적으로 잘 맞는지에 대해 즉각적인 피드백을 받을 수 있다. ▪ 다양한 재료를 선택할 수 있다. ▪ 일부 클라이언트는 스포츠용 보호대를 선호할 수 있다.	▪ 특별 맞춤이 필요할 때는 적용이 어렵다. ▪ 치료적인 자세에 따른 관절 조절이 어렵다. ▪ 다양한 크기와 디자인의 재료를 보관하는 데 비용이 많이 든다. ▪ 기성과 연성 보조기를 적용할 수 있는 대상군은 많지 않다(일반적이지 않고 창의적인 보조기 디자인을 요구되는 상황에서는 불가능하다).

는 기성 보조기는 창고에 보관한다. 재고를 관리하려면 시간, 공간 및 간접비용이 필요하다.

만약 치료실에 기성 보조기를 보관하는 경우에는, 바로 보조기를 적용할 수 있기 때문에 치료에 도움이 되고 클라이언트의 만족도가 높아진다는 장점이 있다. 환자는 즉시 보조기를 확인하고 시험해 볼 수 있다. 치료사가 맞춤 보조기를 만들고 나서 환자의 기대와 요구에 못 미치는 경우가 종종 있다. 이런 경우에는 상당한 시간과 노력을 들여 현재 보조기를 수정하거나 완전히 새로운 보조기를 설계해서 만들어야 한다. 기성 보조기를 사용할 경우 이러한 시행착오를 미리 교육받아서 클라이언트의 목표와 치료적 요구사항을 충족하는 최상의 보조기를 찾을 수 있다.

세 번째 장점은 기성 보조기를 만드는 데 다양한 재료를 사용할 수 있다는 것이다. 많은 기성 보조기용 재료에는 일반 클리닉에서 모방할 수 없는 고도의 기술이 적용된다. 예를 들면, 고온 열가소성 재료로 만든 기성 보조기는 저온 열가소성 재료로 만든 보조기보다 내구성이 더 좋다. 연성 재료(직물과 폼의 합성)는 류마티스 관절염 환자들에게 더 적합할 수 있다.

맞춤 보조기와 기성 보조기에 대한 연구결과는 혼재되어 있다. 연성 보조기는 LTT 맞춤 보조기보다 훨씬 편안할 수 있다. Callinan과 Mathiowetz가 류마티스관절염 환자 39명을 대상으로 연성 및 경성 손 안정 보조기를 비교 실험한 결과, 보조기 착용의 순응도가 경성 보조기(67%)보다 연성 보조기(82%)에서 더 우수하다는 것을 발견했다. 마름손허리 골관절염에 대한 중재를 구체적으로 다룬 체계적 고찰에서 기성 폴리클로로프렌(polychloropren, 네오프렌) 보조기와 맞춤 열가소성 보조기가 통증을 똑같이 감소시키는 것으로 밝혀졌다. 일부 연구 결과는 기성 보조기와 맞춤 보조기 간에 차이가 없는 것으로 나타났으며, 그 중 가장 저렴한 보조기를 권장하였다. 연성 보조기는 약간의 움직임이 발생할 수 있기 때문에 단단하게 고정하여 편안함을 추구하는 클라이언트의 경우 연성 보조기를 선호하지 않는다는 사실을 치료사들은 알아야 한다. 일부 클라이언트는 기성 보조기 중 스포츠 보조기 모양이 맞춤 보조기의 의학적 모양보다 심미적으로 더 마음에 든다고 생각할 수 있다. 이러한 클라이언트의 경우 착용 일정 순응도가 이러한 점 때문에 증가할 수 있다.

단점

기성 보조기에는 몇 가지 단점이 있다. 가장 큰 단점은 맞춤형 보조기보다 딱 맞지 않는다는 것이다. 연성 기성 보조기는 수정해야 할 정도가 다양하다. 높은 수준의 신체 일치도나 특수한 디자인 또는 자세가 필요한 경우 기성 보조기는 일반적으로 클라이언트의 요구에 충족하지 못한다. 저온 열가소성 기성 보조기는 국소 부위에 열을 가하고 수정할 수 있지만(그림 3.9), 동일한 재료의 맞춤 보조기보다는 딱 맞지 않을 것이다. 일부 기성 보조기는 반드시 수정이 필요하다. 예를 들면, 엄지 보조기는 엄지의 갈퀴막공간(thumb web space) 부분이 잘 마모되므로 손바닥 지지대 수정이 필요하다. 다른 기성 보조기는 스트랩을 알맞게 잘 붙이기 위해 아래팔 가장자리 부위를 잘 다듬어야 한다.

대부분의 기성 보조기는 일반인을 위해 만들어지기 때문에 질환에 맞는 치료적 자세를 디자인에 포함시키지 못할 수 있다. 예를 들어, 일부 엄지손가락 기성 보조기는 엄지손가락을 노쪽 벌림 자세 만들며, 이 자세는 손바닥 벌림을 가능하게 할 수 있다. 따라서 기성 보조기를 사용할 때 치료사는 관절각도 위치를 거의 또는 전혀 제어하지 못하는 경우가 많다. 치료 지침에서나 특정 고객에게 자세를 지정을 위해 특정 관

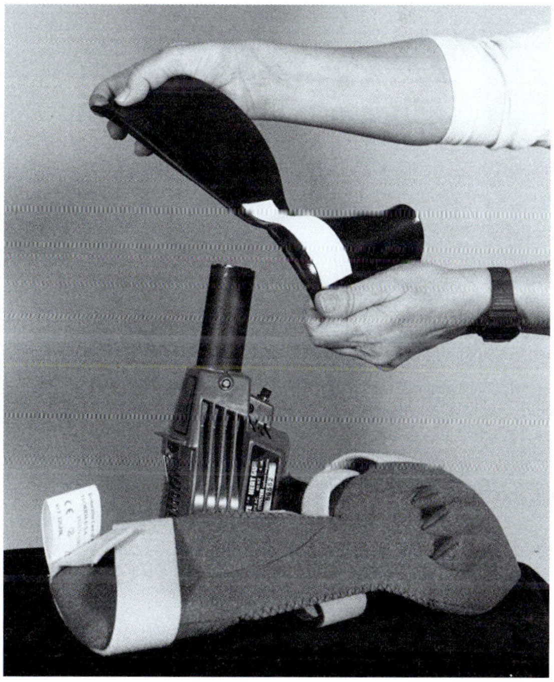

그림 3.9 열선총을 이용하여 기성 LTT 보조기를 수정할 수 있다.
출처: Medical Media Service, Veterans Administration Medical Center, Durham, North Carolina.

절 각도를 처방할 필요가 있다. 이러한 경우 치료사는 적절한 관절 각도로 설계된 기성 보조기를 선택하거나 올바른 각도로 조정할 수 있는 보조기를 선택해야 한다. 만약 불가능하다면 맞춤 보조기가 안전한 선택이 된다. 예를 들어, 치료사는 부종의 변화가 심한 사람에게는 기성 보조기 적용 시 주의해야 한다. 이 경우 보조기 및 스트랩 체계는 변화하는 팔다리의 크기를 고려해야 한다. 또한 치료사가 특별한 보조기 디자인을 만들어야 하는 질환인 경우 원하는 기성 보조기를 항상 구매할 수 있는 것은 아니다.

기성 보조기를 사용하는 데 있어서 세 번째 단점은 병원에 보조기의 재고가 없을 수 있으면 주문해야 할 수도 있다는 점이다. 대부분의 병원에서는 비용과 공간의 한계로 기성 보조기를 다양하게 비축할 수 없다. 보조기를 바로 만들어야 하는데 치료실에 보관해 둔 기성 보조기가 없고 주문시간마저 지연된다면 곤란해질 것이다. 이런 경우 주문한 기성 보조기를 기다리지 않고 대신 맞춤 보조기를 제작해야 한다.

치료사는 기성 보조기와 맞춤 보조기의 장단점을 생각해 보고 어느 것을 사용해야 할지를 결정해야 한다. 가장 적절한 보조기를 선택할 수 있도록 임상추론과정을 거친다.

보조기 선택하기 Selecting an Orthosis

치료사는 모든 클라이언트에게 맞춤 또는 기성 보조기를 적용하지는 않는다. 치료사는 기준틀을 기반으로 가장 적절한 보조기를 선택하기 위해 임상적 추론을 한다. 연구결과는 맞춤 또는 기성 보조기 사용에 대해 이용에 계속해서 다루고 있다. 맞춤 또는 기성 보조기 중에 어느 것을 사용할지를 결정하기 위해 치료사는 환자에게 어떤 보조기가 필요한지 알아야 하고 최상의 보조기를 어떻게 만들어야 할지 결정해야 한다. 이에 대한 질문들은 다음과 같다.

- 연성 재료 또는 저온 열가소성 재료 중 어느 것이 환자의 요구에 맞는가?
- 기성 보조기와 맞춤 보조기를 비교해 볼 때 그 보조기가 기능과 몸에 잘 맞는 정도는 서로 어떻게 다른가? 기성과 맞춤 보조기 중 어느 것이 환자의 요구에 부합하는지 평가하기 위한 요소 및 질문은 추후에 다룰 것이며 이에 대해 반드시 고민하고 답을 얻어야 한다.

진단 Diagnosis

치료사는 보조기를 진단할 수 없고 제공할 수 있다. 그러나 치료사는 보통 보조기 중재를 담당하기 때문에 임상 조건에서 보조기에 대해 잘 알아야 한다. 보조기 중재 및 처방에 대한 질문은 다음과 같다.

- 진단에 따라 기성 보조기 적용이 가능한가?
- 보조기 디자인이 치료목표에 부합하는가?
- 기성 보조기와 연성 보조기 디자인 중에서 어느 것이 치료목표에 더 일치하는가?
- 특정 처방 분류에 대한 특정 보조기 디자인을 입증할 수 있는 근거에는 어떤 것이 존재하는가?

예를 들어, 만약 치료사가 손목을 중립자세로 고정하기 위해 보조기를 사용해야 한다면, 기성 보조기는 손목을 폄이 아니라 중립자세로 취하고 움직일 수 없도록 해야 한다.

클라이언트의 연령 Age of the Person

보조기 중재에 영향을 끼칠 만한 연령과 관련된 문제에 대해 고려해 봐야 한다. 그와 관련된 질문은 다음과 같다.

- 클라이언트가 보조기의 미적 측면에 대한 의견을 제시할 수 있는 나이가 되었는가?
- 노인 또는 소아 위한 보조기를 만들 때 특별히 고려해야 할 사항은 무엇인가(16장과 17장 참조)?
- 클라이언트의 연령에 맞는 활동 및 역할에는 무엇이 있는가?
- 보조기 제공이 그 활동과 역할에 어떠한 영향을 미치는가?

예를 들면, 노신경(radial nerve) 손상이 있는 청소년이 학교에서 맞춤 보조기를 착용하지 않는 이유는 보조기의 겉모양이 마음에 들지 않기 때문이다. 그러나 기성 손목 보조기의 경우는 스포츠용 보호대처럼 보여 눈에 잘 띄지 않으므로 착용에 협조적일 수 있다.

합병증 Medical Complications

합병증은 종종 보조기 디자인에 영향을 끼친다. 고려할 사항은 다음과 같다.

- 클라이언트에게 피부, 혈액순환, 감각에 관련된 문제가 나타난 적이 있는가?
- 클라이언트에게 현재 통증, 부종 또는 구축이 나타났는가?
- 피해야 할 절개부위가 있는가?

보조기 디자인에 영향을 미치는 질환 상태를 고려해야 한다. 예를 들면, 치료사는 부종이 일정하지 않은 클라이언트가 자신의 신체변화에 잘 적응하도록 탄력성 스트랩 보조기를 선택할 수 있다.

목표 Goals

클라이언트는 자신이 무엇을 하기를 원하고 어떤 증상은 없앴으면 좋을지에 대한 목표가 있다. 치료사는 다음 질문을 고려해야 한다.

- 클라이언트가 원하는 목표는 무엇인가?
- 치료적 목표는 무엇인가?
- 클라이언트가 중시하는 활동 및 역할은 무엇인가?

치료사는 클라이언트 또는 보호자와의 면담을 통해 치료의 우선순위와 목표를 결정한다. 치료사는 고객 개개인의 능력과 기대에 대한 이해를 통해 보조기 착용 일정에 대한 순응도를 높일 수 있다.

보조기 디자인 Orthotic Design

보조기 디자인은 클라이언트 개개인에 맞게 선택한다. 이를 고려한 질문은 다음과 같다.

- 어느 관절을 움직이고 어느 관절을 고정할 것인가?
- 치료목표는 무엇인가?
- 보조기는 어떻게 치료목표를 달성할 수 있는가?

불필요한 관절의 고정을 피하는 것이 중요하다. 능동적 관절운동범위를 제한하는 보조기는 관절의 뻣뻣함과 근육의 약화를 유발할 수 있다. 예를 들어, 손만 고정시켜야 한다면 손목의 움직임을 제한하는 것을 피해야 한다.

작업수행 Occupational Performance

클라이언트는 의미 있는 활동 및 작업에 충분히 참여하도록 삶을 이끌어 간다. 활동과 같은 참여는 매우 중요하다. 치료사는 다음과 같은 질문을 반영해야 한다.

- 보조기가 클라이언트의 작업수행에 영향을 미치는가?
- 보조기가 작업수행을 유지하거나 개선하거나 또는 감소시키는가?
- 보조기 착용이 가치 있는 활동 참여에 방해가 되는가?

클라이언트의 연령과 관계없이 작업수행은 고려해야 한다. Stern과 동료들(1996)이 류마티스관절염 환자 42명을 대상으로 연구한 결과, "손목에 큰 스트레스가 가해지는 IADL 동안 손목 보조기를 주로 사용한다."라고 밝혔다. 치료사는 보조기를 착용한 환자의 작업 수행을 관찰하거나 이에 대해 인터뷰해야 한다. 엄지 손목손허리뼈 골관절염 환자를 대상으로 한 다른 연구에서 의미 있는 활동을 하는 동안 클라이언트 중심 치료 전략은 통증을 조절하는 데 유용하다고 결론을 지었다. 치료사는 클라이언트의 작업참여에 관해 질문해야 하고 보조기를 착용하는 동안 이러한 활동을 할 수 있는 기회를 주어야 한다. 그 후에도 보조기 착용으로 발생하는 기능적 문제해결에는 임상추론이 필요하다. 이런 문제를 해결하기 위한 방법은 작업 수행 방법을 수정하거나, 착용계획을 변경하거나, 보조기 디자인을 바꾸는 것이다.

보조기 지시사항을 준수하는 클라이언트 및 보호자의 능력 Client's or Caregiver's Ability to Adhere to Orthotic Instructions

클라이언트와 보호자는 보조기 중재와 관련된 문제에 대한 교육을 받아야 한다. 치료사는 다음과 같은 질문을 고려해야 한다.

- 클라이언트의 의료정보 이해 수준은 어떠하고 안질환을 가지고 있는가(5장의 의료정보이해 측정 참조)?
- 클라이언트 또는 보호자가 문서 및 구두 지시사항을 잘 따르는가?
- 클라이언트는 보조기 착용 일정을 잘 준수하는가? 준수사항을 잘 따르지 않는 요인이 있는가?

순응도의 다섯 가지 결정 요인은 건강 시스템적 요소, 사회경제적 요소, 치료 관련 요소, 클라이언트 관련 요소, 질환 관련 요소를 포함한다. 건망증, 두려움, 문화적 신념, 가치, 치료의 우선순위 그리고 보조기에 대한 목적과 착용 스케줄의 혼란 등은 치료계획을 위한 순응도에 영향을 끼칠 수 있다. 치료사는 보조기를 디자인하고 결정할 때 클라이언트의 동기, 인지적 기능, 신체적 능력 등을 고려해야 한다. 치료 관련 중재에 대한 순응도를 극대화하려면 보조기가 편안하고 심미적으로도 만족해야 하고 작업적으로 의미 있는 활동을 치료에 통합할 수 있으며 치료의 일부분이 초기에 불편함이나 통증을 유발할 수 있지만 이러한 느낌이 추가 손상이나 부상을 의미하지는 않는다는 것을 미리 클라이언트에게 알려야 한다. 또한 순응도를 극대화하려면 의료진과 의사소통하여 적절하고 효과적인 진통제가 처방되는지 확인하고, (특히 재활 초기 단계 시) 보조기를 착용하는 클라이언트 중에 성공적으로 여러 활동에 적응한 사례를 공유한다. 순응도는 적절한 교육을 받을수록 증가하는 경향이 있다. 예를 들어, 지침을 구두 및 서면 형식으로 교육을 제공받는 사람은 종종 더 나은 결과를 얻을 수 있다. 치료사는 종종 장기적인 이득을 위해 보통 단기적인 불편을 겪을 가치가 있다고 클라이언트에게 설명한다. 순응도가 문제인 경우 보조기 중재를 수정할 필요가 있다.

독립적인 보조기 관리

Independence With Orthotic Regimen

최상의 결과를 얻기 위해 치료적 중재를 위한 클라이언트의 실천은 중요하다. 만약 보호자가 없다면 클라이언트는 도움 없이 보조기를 혼자서 착용하고 벗을 수 있는가? 클라이언트는 자신의 몸에 무감각, 염증, 욕창, 발진 등이 있는지 살펴볼 수 있는가? 예를 들면, 80세 남성인 Fred는 악화된 류마티스관절염의 통증을 완화하기 위해 양쪽 안정 손 보조기를 양손에 착용해야 한다. 79세 아내는 건망증이 있다. Fred의 치료사는 Fred가 아내의 도움을 받을 수 있도록 보조기 착용 일정을 짜고 있다. 또한 Fred가 잠들기 전에 아내가 잊어버리지 않고 보조기를 착용하는 것을 도와줄 수 있도록 침대 맡에 보조기를 두도록 권했다.

편안함 Comfort

만약 보조기가 클라이언트에게 불편하다면 클라이언트는 보조기를 착용하지 않을 수 있다. 치료사는 편안함과 관련된 다음 질문을 할 수 있다.

- 클라이언트는 보조기가 편안하다고 느끼는가?
- 클라이언트는 류마티스관절염과 같이 편안함에 특별히 신경을 써야 하는 질환을 가지고 있는가?
- 보조기를 착용할 때 무감각해지는 위험 부위가 있는가? 그렇다면 이를 해결하기 위한 어떠한 수정이 필요한가?

치료사는 보조기가 클라이언트 개개인에게 편안한지 확인해야 한다. 보조기가 불편하다면 클라이언트는 보조기를 착용하지 않을 수 있다. 류마티스관절염 환자를 대상으로 3가지 기성 손목 보호대를 적용한 실험에서 Stern과 동료들은 "만족도는 치료 효과뿐만 아니라 착용 시 편안함과 용이성에 기반한 것으로 보인다."라고 밝혔다.

환경 Environment

보조기 중재에는 클라이언트가 어디에서 살고, 일하고 여가를 보내는가에 따라 영향을 받는다.

- 어떠한 종류의 환경에서 클라이언트가 보조기를 착용할 것인가?
- 환경이 보조기 착용과 관리에 얼마나 영향을 미치는가?

산업현장. 산업현장(industrial settings)에서는 가죽, 고온 열가소성 재료 또는 금속과 같은 내구성이 강한 재료로 만든 보조기가 유용하다. 예를 들면, 누적외상장애를 악화시키는 기계 및 장비의 진동을 완충시킬 수 있도록 보조기에 별도의 쿠션이 필요하다.

장기요양시설. 치료사가 장기요양시설(long-term care settings)의 노인에게 기성 보조기를 만들 때 다수의 간병인과 고령자의 연약한 피부에 대해서 고려해야 한다. 다음에 언급할 제안은 다수의 간병인과 고령자의 연약한 피부를 해결하는데 도움이 될 수 있다. 클라이언트의 이름을 보조기에 적어야 한다. 스트랩의 분실을 막기 위해 보조기에 직접 붙이거나, 애초에 스트랩이 고정된 보조기를 선택한다. 또한 내구성이 강하고 청결 유지가 쉬운 보조기 재료를 선택해야 한다. 색깔이 있는 열가소성 재료로 만들어진 보조기는 흰색 또는 무채색 배경으로부터 쉽게 구분된다.

학교현장. 치료사는 학교현장(school settings)에서 소아 보조기와 관련된 요인을 고려해야 한다. 소아용 기성 보조기는 깨끗하게 닦기 쉬운 재질로 만들어야 하며, 내구성도 좋아야 한다. 스트랩을 보조기에 따로 붙일지 아니면 이미 스트랩이 고정된 기성 보조기를 선택할지 결정한다. 다수의 보호자(부모와 교직원)가 보조기 착용 스케줄에 관여하기 때문에 이에 대한 교육은 분명하고 이해하기 쉬워야 한다. 아동이 어느 정도 크면 보조기 선택에 있어 아동이 선호하는 점과 부모가 선호하는 점을 모두 고려한다. 아동이 보조기를 장기적으로 사용할 계획이면 그 아동의 성장도 염두에 둔다. 가능하면 치료사는 새로운 보조기를 구매하는 비용을 줄이기 위해 수정이 가능한 보조기를 선택한다. 또한 아동이 긁히거나 삼킬 수 있는 부속이 있는 보조기는 피한다.

교육 방식 Education Format

보조기 중재에 대한 클라이언트 및 보호자 교육은 치료결과와 연결되어 있다.

쉽게 이해하도록 의료정보 이해 정도를 고려하는 접근 방식을 활용하는 것은 도움이 될 수 있다(6장 참조). 치료사는 고려해야 할 사항은 다음과 같다.

- 클라이언트와 보호자가 보조기 착용계획을 잘 준수하기 위해서는 어떤 교육이 필요한가?
- 클라이언트와 보호자는 어떤 학습 유형을 가지고 있는가?
- 치료사는 환자와 보호자의 학습 유형에 맞추기 위해 교육계획을 어떻게 수정될 수 있는가? 환자와 보호자의 학습 유형에 맞게 교육시키면 착용 일정을 더 잘 준수할 수 있다. 학습유형에는 운동, 시각, 청각이 포함된다.

보조기의 목적, 착용계획, 관리, 주의사항 등은 대해서는 문서로 명시되어야 한다. 정확한 보조기의 사용은 치료결과에 영향을 미칠 수 있기 때문에 클라이언트는 치료사 앞에서 본인이 이해한 사용법을 보여 주어야 한다. 치료사는 클라이언트 또는 보조기로부터 보조기와 관련된 문제점을 찾기 위해 주기적으로 전화 연락을 할 수 있다(6장 참조).

피팅하기 및 수정하기 Fitting and Adjusting

만약 치료사가 기성 보조기를 사용하고 또 어떤 것을 선택할지를 결정했다면, 그 다음에는 크기, 몸에 잘 맞음, 기능에 대해서 평가한다. 맞춤 보조기와 같이, 기성 보조기 디자인은 모든 클라이언트에게 다 잘 맞을 수 없다. 치료사는 클라이언트에게 보조기를 제공하는 전문가로서, 클라이언트를 보조기에 맞추기보다는 보조기를 클라이언트에게 맞춰야 할 권한과 의무가 있다. 이러한 의무를 다하기 위해 치료실에서는 다양한 기성 보조기를 보관해야 한다. 물론 치료실의 경비가 많이 소비되지만 선택의 제한이 발생하는 경우 순응도가 떨어지는 결과를 초래할 수 있다. 다양한 보조기 디자인이 가능할 때 시행착오 접근은 시중 보조기에 적용할 수 있는데 다수의 클라이언트가 보조기를 착용하고 몇 분 후에 자신이 선호하는 보조기에 대해서 피드백을 줄 수 있기 때문이다. 기성 보조기가 클라이언트에게 잘 맞으려면 치료사는 다음의 질문을 해보아야 한다.

- 보조기가 자신의 팔에 잘 맞게 느껴지는가?
- 보조기 또는 스트랩으로 쓸리거나 거슬리는 부분이 있는가?
- 보조기를 착용한 후 피부에서 열이 느껴지는가?
- 보조기를 착용하는 동안 어떤 활동을 할 것인가?
- 보조기를 착용하는 동안 팔을 움직일 때 통증이 있는가?
- 20~30분 동안 보조기를 착용해도 편안하게 느껴지는가?

몸에 맞는 정도나 크기 이외에도 치료사는 기능적인 면에서 기성 보조기의 효과를 평가한다. 맞춤과 기성 보조기 간의 대조군연구의 결과는 명확하지 않다. 결론을 내리기 위해서는 더 많은 연구가 필요하다.

기성 보조기의 맞춤 수정에 대한 기술적 팁 Technical Tips for Custom Adjustments to Prefabricated Orthoses

다음은 상용 LTT 보조기에 대한 일반적인 수정 사항을 설명한다. 고온 열가소성 보조기는 열선총 및 수온 조절 탱크와 같은 장비를 통해 수정할 수 없다. 치료사는 인증받은 보조기/보철 제조자와 마찬가지로 고온 열가소성 보조기를 수정할 능력이 있어야 한다.

1. 치료사는 보조기 착용으로 연부조직에 상처가 나고 혈액순환이 감소하며, 감각이 둔화되는 일이 없도록 확인해야 한다. 이런 경우 보조기 가장자리를 둥글게 하고, 압박 부위를 넓히거나 패드를 덧대는 수정을 해야 한다.
2. 연성 보조기를 그대로 사용하더라도 클라이언트에게 맞추기 위해서는 약간의 수정이 필요하다. 일부 연성 보조기는 가위로 다듬어서 몸에 맞게 수정할 수 있다. 만약 연성 보조기가 여러 겹으로 박음질되어 있다면 한 번 다시 바느질할 필요가 있다(치료실에 재봉틀이 있으면 좋다).
3. 기성 보조기의 수정 방법에는 가열, 절단 또는 LTT 보조기의 부분 형태 수정을 포함한다. 작은 수정으로 열선총 프라이팬 수온 조절 탱크를 이용해서 연성 LTT 보조기를 조금씩 다듬고 늘리거나 줄일 수 있다.

- 탄성재질의 견인력과 장력을 가진 기성 보조기는 구성요소인 와이어, 금속, 폼 등을 굽히거나 위치를 변화시켜서 수정할 수 있다. 간혹, 보조기의 기술적 부분에 대한 문헌을 보면 당기는 양을 어떻게 조절할지 설명한다. 그림 3.10에서 보듯이 경첩관절(hinge joint)에 부착한 회전바퀴는 알렌 렌치(Allen wrench)를 사용해서 견인의 양을 조절할 수 있다. 치료사는 기성 보조기 수정과 관련된 설명이 없어도 원하는 변화를 완성하기 위해 창의적인 문제해결 능력을 발휘해야 한다.
- 정적 기성 보조기(static prefabricated splint)를 사용하고, 수동 운동범위를 점차적으로 증가시킬 때 보조기는 반드시 클라이언트에게 맞추기 위해 재가열 및 재성형되어

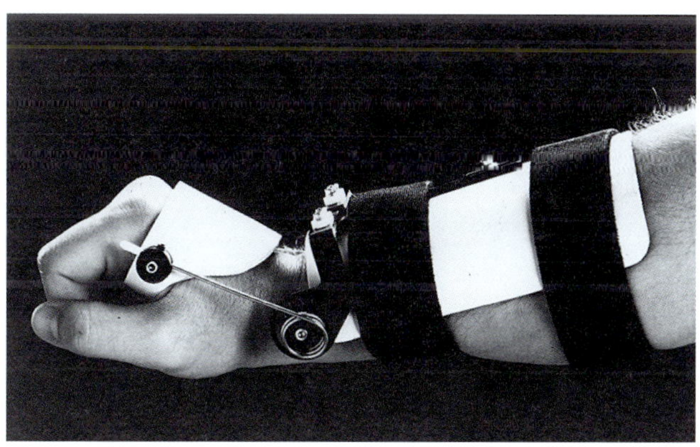

그림 3.10 보조기의 경첩관절에 부착된 회전 바퀴를 알렌 렌치로 돌려서 줄의 장력을 조절한다.

야 한다. 연속적인 수정을 할 때는 원형 복원 능력의 속성을 가진 기성 보조기를 선택하는 것이 유리하다.

- 일부 고정 진행 보조기에 의해 제공되는 힘의 양은 힘 발생장치의 기계적 조정을 통해 이루어진다. 보조기의 턴버클, 볼트 또는 경첩을 조작하여 힘을 조정할 수 있다.
- 기성 보조기의 탄성 견인력을 통해 가해지는 힘은 힘 발생장치를 조절해서도 발생된다. 그림 3.11에서 볼 수 있듯이 네오프렌의 위치나 고무밴드 스트랩의 위치를 점차적으로 변화시켜 탄성재질의 길이를 증감함으로써 힘을 조절할 수 있다.
- 기성 보조기에 다른 부품을 더하는 것이 도움이 될 수 있다. 예를 들면, 안정 손 보조기에 의료용 합성고무를 삽입하여 손가락 분리기로 사용할 수 있다. 손가락 분리기는 손의 모양을 만들어 줌으로써 손의 궁을 유지하도록 한다. 치료사는 또한 천 안감이나 패드와 같은 재료를 이용할 수 있다.
- 기성 보조기는 변경하기 쉬운 재료를 사용하므로 수정이 가능하다. 예를 들면, 손목에 금속지지대를 삽입하는 손목 보조기에 금속 대신 LTT로 대체하면 손목의 위치를 더 정확하게 맞춰서 치료할 수 있다.
- 기성 보조기에서 스트랩을 다는 방식을 클라이언트에게 맞게 조절할 필요가 종종 있다. 보조기가 클라이언트에게 최대한 잘 맞도록 스트랩의 수와 위치를 조정될 수 있다. 스트랩은 적절히 고정되어야 하고, 너무 조여서 혈액순환을 방해하면 안 된다. 스트랩이 갈퀴막공간(web space)을 지날 때 연부조직을 자극해서는 안 된다. Stern과 동료들은 기성 손목 보조기에 대한 연구에서 관절이 뻣뻣한 환자는 D-링에 스트랩을 끼우고 당기는 것이 어렵다고 밝혔다. 환자들은 스트랩을 치아로 당겨서 조절한다고 보고했다. 스트랩이 너무 길면 옷에 걸려서 문제가 된다.
- Stern 등은 기성 보조기가 너무 짧은 것으로 판단되는 경우도 있지만 어떤 사람들은 보다 더 짧은 아래팔 지지대(forearm troughs)를 선호한다고 주장했다. 환자는 손목을 고정시키기보다 지지하는 기능이 필요할 때 더 짧은 손목 보조기를 더 선호한다.

보조기의 필요한 수정이 완료되고 클라이언트의 몸에 적절히 잘 맞으면, 치료사는 보조기 착용 일정을 결정한다.

착용 일정 Wearing Schedule

착용 지침에 대해 명확한 답을 얻기는 어렵지만, 경험이 많은 치료사는 몇 가지 가이드라인을 통해 환자 개개인을 위한 보조기 착용 일정을 세운다.

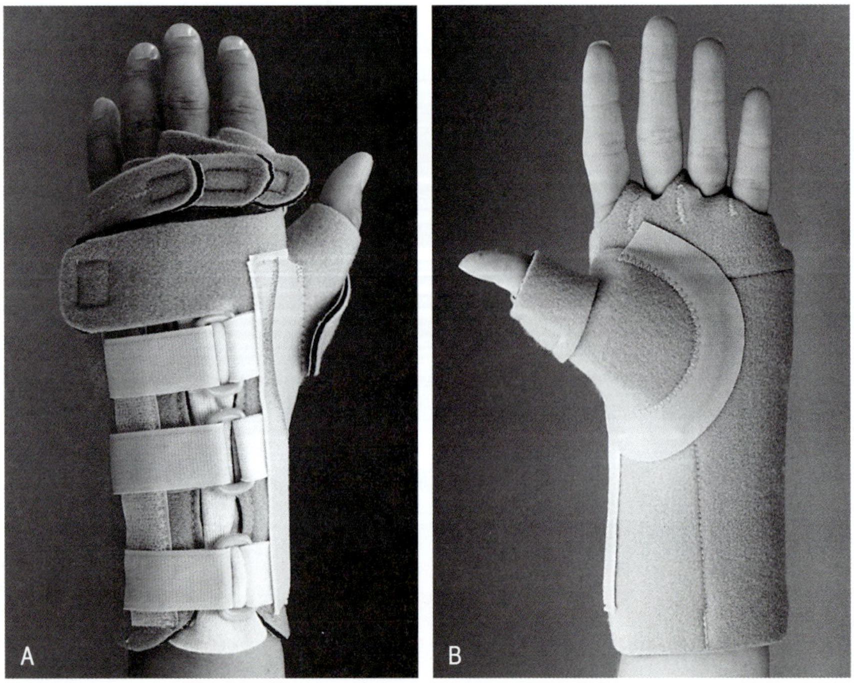

그림 3.11

A: 엄지의 지지를 위한 로이런 인 라인 보조기는 네오프렌 스트랩을 조이거나 느슨하게 조절한다. B: 엄지의 지지를 위한 로이런 인 라인 보조기의 손바닥 면

출처: Patterson Medical, Warrenville, Illinois.

- 수동 관절가동범위(passive range of motion, PROM)를 증가시키기 위해서는 짧은 시간 동안 강한 긴장을 주기보다는 긴 시간 동안 약한 긴장을 제공하는 것이 더 낫다.
- 딱딱한 끝 느낌을 가진 관절(예: 수동 관절운동 중 뼈와 뼈가 접촉할 때 움직임이 갑작스럽고 강하게 멈춤) 및 PROM 제한이 있는 관절의 경우, 부드러운 끝 느낌(예: 두 신체 표면이 서로 가까이 있을 때 조직의 부드러운 압박)을 가진 관절보다 더 많은 시간 동안 보조기를 착용해야 한다.
- 자는 동안에는 동적 보조기보다는 정적 보조기(연속 및 고정 진행형 보조기를 포함)를 착용하는 것이 더 낫다.
- 치료 목표를 고려할 때 착용 일정은 적절한 때에 능동적 움직임, 관절의 기능적 사용 및 위생을 용이하도록 해야 한다.

보조기를 제공할 때, 클라이언트와 보호자에게 구두 및 문서 형식으로 착용 일정을 알려 주어야 한다. 착용 일정은 환자의 질환 및 장애와 문제의 심각성(급성인지 만성인지)에 따라 달라진다. 착용 일정은 또한 보조기의 치료목적, 환경적 요구, 클라이언트와 보호자의 능력에 따라 달라질 수 있다.

기성 보조기의 관리
Care of Prefabricated Orthoses

보조기를 세탁할 때는 항상 제조회사의 설명서를 읽는다. 환자에게도 보조기 관리에 대한 제조회사의 설명서를 제공한다. 만약 환자에게 시각장애가 있다면 제조회사의 설명서를 확대해서 준다. 연성 보조기 제조업체는 보조기를 손빨래하고 자연 건조하는 것을 권장한다. 일부 세탁기와 건조기는 보조기를 지나치게 회전시키고 열을 가해서 연성 보조기를 손상시키기 때문이다. 연성 보조기는 건조시간이 오래 걸리기 때문에 세탁과 건조시간 동안 착용할 수 있는 보조기를 때에 따라 하나 더 제공한다. LTT 보조기의 안쪽 면은 알코올을 이용해서 닦는다. LTT 보조기의 바깥쪽은 치약이나 비연마 세제(nonabrasive cleansing agents)로 씻고 미온수로 헹군다. LTT 보조기를 승용차 내부나 창문턱 또는 라디에이터와 같이 매우 뜨거운 곳에 두면 물러지므로 환자와 보호자는 이에 유의해야 한다.

환자 안전을 위한 주의사항
Precautions for Patient Safety

치료사는 환자와 보호자를 대상으로 기성 보조기의 선택, 맞춤 그리고 착용 일정과 함께 보조기 사용 시 주의사항과 추적 관찰 방법에 대해서 교육한다. 상업용 보조기 사용 시 주의해야 할 몇 가지 주의사항은 다음과 같다.

보조기 착용으로 인한 피부질환
Dermatological Issues Related to Orthotic Wear

라텍스 민감성. 기성 보조기와 열가소성 재료에는 라텍스가 포함되어 있다. 클라이언트 및 의료 전문가를 포함하여 누가 라텍스 민감성(latex sensitivity)이 있는지를 확인해야 한다. 치료사는 보조기 공급업체에 라텍스와 비라텍스 제품의 목록을 요구해야 한다.

알레르기 접촉피부염. 네오프렌 보조기와 관련된 피부과 문제가 존재한다. 알레르기 접촉피부염(allergic contact dermatitis, ACD)과 적색땀띠(miliaria rubra or prickly heat)는 네오프렌 보조기를 착용한 사람들과 연관이 있었다. ACD의 증상은 가려움증, 피부발진, 부종, 피부 모세혈관 출혈 등이 있다. 적색땀띠는 피부에 작고 붉은색의 거칠고 염증을 동반한 뾰루지가 나타나며, 작은 스침에도 따끔거리고 화끈거린다. 기성 또는 맞춤 네오프렌 보조기를 적용하기 전에 치료사는 환자에게 피부반응과 알레르기 경험에 대해서 물어본다. 만약 클라이언트가 네오프렌 보조기에 알레르기반응을 보이면 치료사는 착용을 중지시키고 제조회사에 그 사실을 알린다. 폴리프로필렌(polypropylene) 스토키네트와 같이 차단막을 이용하면 이런 문제를 해결할 수도 있다.

클라이언트는 보조기의 적절한 관리뿐만 아니라 보조기 착용 신체 부위의 위생에 대해 교육받는다. 피부 부작용을 최소화하기 위해서는 한 번씩 보조기를 벗어서 몸을 씻고, 옥수수전분 세제를 이용하며, 윅(wick)으로 만든 면을 덧댄다. 치료사는 또한 계절이나 온도를 고려해야 한다. 예를 들면, 네오프렌은 뻣뻣한 관절에 적절한 온기를 제공하고, 능동적·수동적 관절운동을 할 때 편안함을 제공한다. 그러나 무더운 여름에 네오프렌 보조기를 착용하면 땀이 많이 나고, 살펴보지 않으면 피부가 짓무를 위험이 높아진다.

기성 보조기 주문하기 Ordering Commercial Orthoses

기성 보조기를 생산하는 회사는 많다. 여러 회사는 보통 비슷한 디자인의 보조기를 생산하지만 이름은 모두 다르다. 치료사는 기성 보조기의 최신 추세를 알기 위해 판매용 책자를 보거나, 보조기 판매원에게 상담받거나, 학회나 전시회에서 직접 가서 체험해 볼 수 있다.

치료실에 다양한 디자인 및 치수의 좌우 팔 기성 보조기를 보유하는 것이 치료사와 환자에게 유익하다. 그러나 병원에 보조기를 재고를 쌓아둘 공간을 확보하기 위해서는 비용이 많이 든다. 기성 보조기를 쌓아두고 보관하는 간접비를 충당하기 위해 수정에 사용되는 치료사의 시간과 재료를 더해 기성 보조기를 백분율 마크업으로 값이 매기는 경우가 많다. 가장 많이 하는 진단 및 과거 제품에 대한 병원의 데이터는 적절한 재고를 유지하기 위해 주문할 항목을 정하는 데 사용된다. 많은 제품에는 "유효기한" 또는 재료가 노화되어 부서지기 쉽고 탄력이 떨어지거나 변색될 수 있는 시점이 있다. 따라서 보조기 재고는 비용 효율을 위해 유통 기한 이전에 사용되어야 한다.

스플린트 제작실 또는 카트

ORTHOTIC WORKROOM OR CART

기성 보조기 품목을 정해진 장소에 잘 정리해 두면 치료사가 제때 보조기 디자인을 결정하고 제작할 때 도움이 된다. 보조기 중재가 필요한 클라이언트 또한 잘 정리된 보조기 재고를 통해 혜택을 받을 수 있다. 즉시 사용가능한 재료와 도구는 보조기 제작 과정을 신속하게 한다.

병원은 일반적으로 제공되는 서비스를 고려하고 그에 따라 재료를 비축해야 한다. 보조기를 보관한 창고 외에 클라이언트의 병실이나 병원 내 다른 장소로 보조기를 옮길 때는 카트로 운반하면 유용하다. 카트를 이용하면 클라이언트가 치료사에게 직접 찾아가지 않고 치료사가 보조기 재료를 병실로 쉽게 운반할 수 있어 도움이 된다. 한 치료실에서 다른 치료실로 옮겨가는 치료사는 여행용 가방을 이용해서 보조기 재료를 가져갈 수 있다. 보조기 카트나 여행용 가방에는 다음과 같은 품목을 포함한다.

- 종이타월
- 연필/송곳
- 마스킹 테이프
- 열가소성 재료
- 프라이팬
- 가위(다양한 크기)
- 에이스 밴드와 스트랩 재료
- 패딩 재료
- 열선총
- 주걱, 금속 터키 바스터
- 온도계
- 집게
- 구멍 내는 회전 펀치
- 접착제
- 각도계
- 솔벤트 또는 접착제
- 기타 특수 재료(예: 손가락 루프, 아웃리거 와이어, 아웃리거 줄, 스프링, 턴버클, 고무 밴드 등)

문서기록과 재평가

DOCUMENTATION AND REASSESSMENT

보조기 제공은 반드시 문서로 잘 기록해 두어야 한다. 문서기록은 제3자의 환급, 의료 전문가와의 의사소통 그리고 중재의 효과성에 대한 기록 등에 이용한다. 문서기록에는 보조기의 종류, 목적 그리고 해부학적 위치와 같은 여러 요소를 포함한다. 치료사는 구두 및 서면으로 클라이언트를 교육했다고 기록에 남겨야 한다. 착용 일정, 보조기 관리, 주의 사항 및 홈 프로그램 활동을 포함한 클라이언트 교육 주제도 기록되어야 한다. 마지막으로, 클라이언트가 지침을 얼마나 수용하고 얼마나 이해했는지에 대한 치료사의 판단이 기록된다.

환자가 차후 방문했을 때 보조기 디자인과 착용 일정에 대해서 변화된 내용이 있으면 기록한다. 치료사는 환자가 잘 준수하지 못하는 사항을 확실히 확인해야 한다. 치료사는 보조기 착용 시간을 통해 ROM이 증가되고 있는지 그리고 보조기의 효과 또는 프로그램의 순응도를 판단한다. 보조기를 착용할 때와 미착용할 때의 기능 차이에 대해서 기록해야 한다. 예를 들면, 환자가 보조기를 착용하고 독립적으로 어떤 종류의 기능을 수행할 수 있는지를 파악한다. 치료사는 기능적 문제에 대한 클라이언트의 보고사항을 듣고 그 문제를 해결을 위해 기능적 결함을 교정하거나 보상해야 한다. 만약 기능이나 ROM의 향상이 없다면, 보조기를 수정하고나 재설계하며, 보조기 착용의 중요성을 환자에게 알린다.

치료사는 클라이언트가 보조기 치료를 종료할 때까지 정기적으로 재평가를 한다. 기관에서는 특별한 양식의 문서기록을 사용할 수 있기 때문에 치료사는 각 기관의 양식을 따라야 한다(더 많은 정보는 6장의 문서기록을 참조).

복습문제

1. 열가소성 재료의 핸들링 특성 6가지는 무엇인가?
2. 열가소성 재료의 성능 특성 6가지는 무엇인가?
3. LTT 재료는 어느 정도의 온도에서 부드러워지는가?
4. 보조기 패턴 만들기와 관련 있는 단계는 무엇인가?
5. 열가소성 재료를 부드럽게 하는 장비에는 무엇이 있는가?
6. 클라이언트의 체모가 열가소성 재료에 달라붙지 않도록 하는 방법은 무엇인가?
7. 열선총의 사용목적은 무엇인가?
8. 치료사는 왜 접착제를 사용해야 하는가?
9. 보조기의 가장자리를 말거나 둥글게 만드는 이유는 무엇인가?

참고문헌

1. Aebischer B, Elsig S, Taeymans J: Effectiveness of physical and occupational therapy on pain, function and quality of life in patients with trapeziometacarpal osteoarthritis – a systematic review and meta-analysis, *Hand Ther* 21(1):5, 2015.
2. Agnew PJ, Maas F: Compliance in wearing wrist working splints in rheumatoid arthritis, *Occup Ther J Res* 15(3):165–180, 1995.
3. Callinan N, Mathiowetz V: Soft versus hard resting hand splints in rheumatoid arthritis: pain relief, preference and compliance, *Am J Occup Ther* 50(5):347–353, 1996.
4. Fleming ND, Mills C: Helping students understand how they learn, *The Teaching Professor* vol. 3–4, 1993.
5. Ganesan B, Al-Jumaily A, Luximon A: 3D printing technology applications in occupational therapy, *Phys Med Rehabil Int* 3(3):1085–1088, 2016.
6. Grenier ML, Mendonca R, Dalley P: The effectiveness of orthoses in the conservative management of thumb CMC joint osteoarthritis: an analysis of function pinch strength, *J Hand Ther* 29:307–313, 2016.
7. Jack M: Latex allergies: a new infection control issue, *Can J Infect Control* 9(3):67–70, 1994.
8. Jansen CW, Olson SL, Hasson SM: The effect of use of a wrist orthosis during functional activities on surface electromyography of the wrist extensors in normal subjects, *J Hand Ther* 10(4):283–289, 1997.
9. Lee DB: Objective and subjective observations of low-temperature thermoplastic materials, *J Hand Ther* 8(2):138–143, 1995.
10. McKee P, Morgan L: Orthotic materials. In McKee P, Morgan L, editors: *Orthotics in rehabilitation*, Philadelphia, 1998, FA Davis.
11. MedWest: https://www.medwest.ca
12. Melvin JL: *Rheumatic disease in the adult and child: occupational therapy and rehabilitation*, Philadelphia, 1989, FA Davis.
13. Mullen TM: Radiographic and functional analysis of movement allowed by four wrist immobilization devices. *Doctoral dissertation*, 2008, Western Michigan University, pp 77. https://doi.org/10.1002/art.24866.
14. Nordenskiöld U: Elastic wrist orthoses: reduction of pain and increase in grip force for women with rheumatoid arthritis, *Arthritis Care Res* 3(3):158–162, 1990.
15. North Coast Medical: https://www.ncmedical.com/.
16. O'Brien L: The evidence on ways to improve patient's adherence in hand therapy, *J Hand Ther* 25(3):247–250, 2012.
17. Orfit: https://www.orfit.com/.
18. Performance Health: http://www.performancehealth.com.
19. Personius CD: Patients, health care workers, and latex allergy, *Med Lab Obs* 27(3):30–32, 1995.
20. Racelis MC, Lombardo K, Verdin J: Impact of telephone reinforcement of risk reduction education on patient compliance, *J Vasc Nurs* 16(1):16–20, 1998.
21. Remington Medical: http://remintonmedical.com.
22. Schneiders AG, Zusman M, Singer KP: Exercise therapy compliance in acute low back pain patients, *Man Ther* 3(3):147–152, 1998.
23. Schultz-Johnson K: Splinting: a problem-solving approach. In Stanley BG, Tribuzi SM, editors: *Concepts in hand rehabilitation*, Philadelphia, 1992, FA Davis.
24. Schultz-Johnson K: *Personal communication*, 1999.
25. Schultz-Johnson K: *Personal communication*, 2006.
26. Shankland B, Beaton D, Ahmed S, Nedelec B: Effects of client-centered multimodal treatment on impairment, function, and satisfaction of people with thumb carpometacarpal osteoarthritis, *J Hand Ther* 30:307–313, 2017.
27. Shurr DG, Michael JW: *Prosthetics and orthotics*, Upper Saddle River, NJ, 2002, Prentice Hall.
28. Sillen H, Backman CL, Miller L, William C, Li L: Comparison of two carpometacarpal stabilizing splints for individuals with thumb osteoarthritis, *J Hand Ther* 24(3):216–226, 2011.
29. Smith-Forbes EV, Howell DM, Willoughby J, Armstrong H, Pitts DG, Uhl TL: Adherence of individuals in upper extremity rehabilitation: a qualitative study, *Arch Phys Med Rehabil* 97(8), 2016. 1262–1128.
30. Stern EB, Callinan N, Hank M, et al.: Neoprene splinting: dermatological issues, *Am J Occup Ther* 52(7):573–578, 1998.
31. Stern EB, Sines B, Teague TR: Commercial wrist extensor orthoses: hand function, comfort and interference across five styles, *J Hand Ther* 7:237–244, 1994.
32. Stern EB, Ytterberg S, Krug HE, et al.: Finger dexterity and hand function: effect of three commercial wrist extensor orthoses on patients with rheumatoid arthritis, *Arthritis Care Res* 9(3):197–205, 1996.
33. Stern EB, Ytterberg SR, Krug HE, et al.: Commercial wrist extensor orthoses: a descriptive study of use and preference in patients with rheumatoid arthritis, *Arthritis Care Res* 10(1):27–35, 1997.
34. Sussman C, Bates-Jensen BM: *Wound care: a collaborative practice manual for physical therapists and nurses*, Philadelphia, 1998, Lippincott Williams & Wilkins.
35. Wilton JC: *Hand splinting principles of design and fabrication*, Philadelphia, 1997, Saunders.
36. World Health Organization: *Adherence to long-term therapies: evidence for action*, Geneva, 2003, World Health Organization.

부록 3.1 실험실 실습

실험실 실습 3.1 LTT 재료

다양한 열가소성 물질을 정사각형으로 작게 자른다. 이러한 재료들을 물에 담가 부드럽게 하고 플라스틱으로 실험을 하여 각 열가소성 물질의 종류에 대한 다음 질문에 답할 수 있다.

열가소성 재료 제품명: ____________________

1. 손의 윤곽을 드러내고 잘 늘어지는가?	예 ☐	아니오 ☐
2. 냉각될 때 단단해 보이는가?	예 ☐	아니오 ☐
3. 재료의 가장자리가 쉽게 말리는가?	예 ☐	아니오 ☐
4. 재료에 열을 가하면 색깔이 달라지는가?	예 ☐	아니오 ☐
5. 재료에 지문이 쉽게 남는가?	예 ☐	아니오 ☐
6. 재료가 자체적으로 달라붙는가?	예 ☐	아니오 ☐
7. 다시 열을 가하면 원래의 형태로 돌아가는가?	예 ☐	아니오 ☐

부록 3.2 양식

양식 3.1 보조기 패턴의 그리기와 피팅을 위한 힌트

- 클라이언트에게 패턴 제작 과정을 설명하라.
- 보조기를 적용할 신체 부위에 부착된 장신구의 제거를 요청하거나 제거하는 것을 도와준다.
- 보조기를 맞춰야 할 신체 부위가 지저분하다면 씻도록 한다.
- 붕대나 고무 위에 보조기를 착용해야 할 때, 붕대에 플라스틱이 달라붙는 것을 방지하기 위해 팔에 스토키네트나 젖은 종이타월을 덮는다.
- 환측 팔을 중립 자세로 평평한 종이타월 위에 놓는다. 손목은 약간 자쪽으로 치우치게 해서 중립자세가 되도록 한다. 손가락은 약간 벌린 상태로 편지도록 한다.
- 클라이언트의 팔을 따라 선을 그릴 때 종이에 연필의 각도가 90도가 되도록 유지한다.
- 클라이언트가 종이에서 팔을 떼기 전에 패턴을 그릴 때 필요한 랜드마크를 표시한다.
- 보다 정확한 패턴을 위해 젖은 종이타월을 확인해야 하는 패턴 영역에 위에 놓거나 알루미늄 호일을 대신 사용할 수 있다.
- 수정해야 할 패턴 부분을 표시하기 위해 종이타월을 접으면 패턴 확인에 도움이 된다.
- 아래팔 기반 보조기의 패턴 맞춤을 확인할 때 다음을 파악하라.
    - 홈통 너비에 대해 신체 부위 둘레의 절반
    - 아래팔 길이의 2/3
    - 손허리뼈 또는 손바닥 막대의 길이와 너비
    - 랜드 마크를 위한 올바른 손 주름 사용
    - 손목, 손가락, 엄지두덩 및 새끼두덩에 대한 지지 정도
- 열가소성 재료에 패턴을 그릴 때 재료를 부드럽게 만들기 위해 뜨거운 물에 넣으면 잉크가 번질 수 있으므로 잉크 펜을 사용하기보다는 연필, 유성 연필 또는 송곳을 사용하여 재료에 패턴 윤곽선을 표시한다.

부록 3.3 공급업체 연락처

AliMed
1-800-225-2610
https://www.alimed.com/

Allegro Medical
1-800-861-3211
https://www.allegromedical.com

Benik Corporation
1-800-442-8910
https://benik.com/

Biodynamic Technologies
1-800-879-2276
https://www.biodynamictech.com

Chesapeake Medical Products
1-888-560-2674
http://www.chesapeakemedical.com

Core Products International, Inc.
1-877-249-1251
https://www.coreproducts.com/

DeRoyal
1-800-251-9864
http://www.deroyal.com/

3-Point Products
1-410-604-6393
https://www.3pointproducts.com/

Dynasplint
1-800-638-6771
http://www.dynasplint.ca/en/

Joint Active Systems
1-800-879-0117
http://www.jointactivesystems.com/For-Professionals/

Joint Jack Company
1-860-657-1200
http://jointjackcompany.com/

North Coast Medical, Inc.
1-800-821-9319
https://www.ncmedical.com/

Performance Health
1-800-323-5547
https://www.performancehealth.com

Restorative Care of America, Inc. (RCAI)
1-800-627-1595
http://www.rcai.com/

Tetra Medical Supply Corporation
1-800-621-4041
https://www.tetramed.com/

4

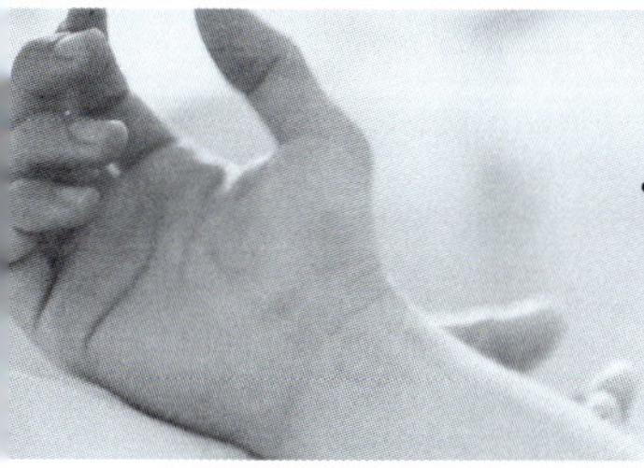

보조기 제공과 관련된 해부학적 및 생체역학적 원리

Anatomical and Biomechanical Principles Related to Orthotic Provision

Brenda M. Coppard

학습목표

1. 보조기 처방에 사용하는 해부학적 용어를 정의한다.
2. 상지의 해부학과 보조기 설계를 연관시킨다.
3. 손의 활(arches)을 확인한다.
4. 손의 주름(creases)을 확인한다.
5. 보조기 제공을 위해 손의 활과 주름의 중요성을 명확하게 안다.
6. 상지 근육조직에 대한 신경지배와 작용을 기억한다.
7. 손의 파악(prehensile) 패턴과 잡기(grasp) 패턴을 구별한다.
8. 보조기 설계를 위해 기본적인 생체역학적 원칙을 적용한다.
9. 아래팔 보조기를 위한 정확한 너비와 길이를 기술한다.
10. 보조기에서 패딩(padding)의 적절한 사용에 대하여 기술한다.
11. 보조기의 가장자리를 둥글게 말거나 열처리를 해야 하는 이유에 대하여 설명한다.
12. 윤곽(contour)의 개념과 보조기 제작을 연관시킨다.
13. 반흔조직, 재료 적용, 부종, 구축, 상처, 감염을 포함한 연부조직 역학과 피부에서의 변화에 대하여 기술한다.

주요용어

널힘줄 Aponeurosis
자유도 Degrees of freedom
등쪽 Dorsal
잡기 Grasp
역학적 이점 Mechanical advantage
가소성 Plasticity
파악 Prehension
압력 Pressure
노뼈 Radial
스트레스 Stress
3점압 Three-point pressure
토크 Torque
자뼈 Ulnar
점탄성 Viscoelasticity
바닥쪽 Volar
손의 영역 Zones of the hand

Brad는 지방 병원의 새로운 의료진이다. 그는 주로 더 큰 의료 시설에 다녔던 클라이언트들을 인계 받았다. 클라이언트들은 대부분 수술 후 회복 중이며 지역, 소규모 및 지방 병원에서 후속 치료를 받는다. Brad는 해부적 및 생체역학적 원리에 대해 확실한 지식 기반을 가지고 있다. 그는 열심히 공부했던 시설을 자주 회상하며 그때의 경험을 자신의 클라이언트를 위해 쓸 수 있다는 것에 행복을 느낀다. 그는 자신이 학생이었을 때부터 의학 전문 도서관에서 봤던 자신의 도서 목록을 통해 여러 자료를 참조할 수 있었다.

보조기 중재를 위한 기본 해부학 복습

BASIC ANATOMICAL REVIEW FOR ORTHOTIC INTERVENTION

보조기 중재에는 해부학적 용어와 구조, 생체역학, 병리적 상태가 기능에 영향을 미치는 방법에 대한 지식이 필요하다. 다시 말해 보조기의 선택과 제작에는 해부학적 구조에 관한 지식이 필요하다고 할 수 있다. 또한 해부학적 지식은 치료계획과 가정 프로그램에도 영향을 미친다.

다음은 해부학적 용어, 몸쪽에서 먼쪽까지의 구조 그리고 보조기 제작 과정을 위한 적절한 상지의 지표에 대한 대략적인 개요이며 모든 것이 포함된 것은 아니다. 해부학적 검토를 더 깊이 있고 폭 넓게 하려면 해부학 교재, 해부학 웹사이트 또는 그 구조들을 보여주고 설명하는 소프트웨어 프로그램에 접속하면 좋다.

용어 Terminology

해부학적 위치에 관한 용어는 치료사가 보조기 처방을 받거나 전문적인 문헌을 읽을 때 매우 중요하다. 재활환경에서 팔(arm)이라는 단어는 어깨에서 팔꿈치(위팔)까지의 상지영역을 지칭한다. 앞팔오금(antecubital fossa)이라는 용어는 팔꿈치를 구부렸을 때 들어가는 부위를 의미한다. 아래팔(forearm)은 노뼈와 자뼈를 포함한 팔꿈치에서 손목까지의 상지 영역이다. 손목(carpal 또는 carpus)는 손목 또는 손목뼈를 말한다. 엄지와 손가락(phalanges)을 지칭하는 많은 용어들이 존재한다. 일반적으로 사용하는 명칭으로 엄지(thumb), 검지(index), 중지(middle), 약지(long) 그리고 소지(ring)가 있다. 손가락을 지칭할 때는 번호체계가 사용된다(그림 4.1). 엄지는 첫째 손가락(I), 검지는 둘째 손가락(II), 중지는 셋째 손가락(III), 약지는 넷째 손가락(IV) 그리고 소지는 다섯째 손가락(V)이다.

바닥쪽을 의미하는 용어인 palmar와 volar는 상호호환이 가능하며 해부학적 위치와 관련하여 아래팔과 손의 전면, 앞쪽 면을 말한다. 등쪽을 의미하는 용어인 dorsal은 해부학적 위치와 관련하여 아래팔과 손의 후면, 뒤쪽 면을 말한다. 노쪽(radial)는 엄지손가락 쪽 면을 말하며, 자쪽(ulnar)은 새끼손가락 쪽 면을 가리킨다. 그러므로 치료사는 전문의로부터 등쪽 손목 보조기(dorsal wrist orthosis)를 처방받았을 때 손과 손목의 후면에 적용할 수 있다. 보조기 처방의 위치 용어에 관한 또 다른 예로 노쪽 홈 엄지 고정 보조기[radial gutter thumb immobilization (thumb spica) orthosis]가 있다. 이런 종류의 보조기는 손과 아래팔의 엄지 쪽에 적용한다.

손 손상 및 재활 지침을 다루는 문헌은 손을 영역별로 구분해서 언급하는 경우가 많다. 그림 4.2는 손의 영역에 대한 도식이다. 표 4.1은 구역의 경계를 보여 준다. 치료사들은 문헌을 이해하고, 다른 의료 전문가들과 논의하고, 적절한 정보를 문서화하기 위해 이러한 용어에 익숙해야 한다.

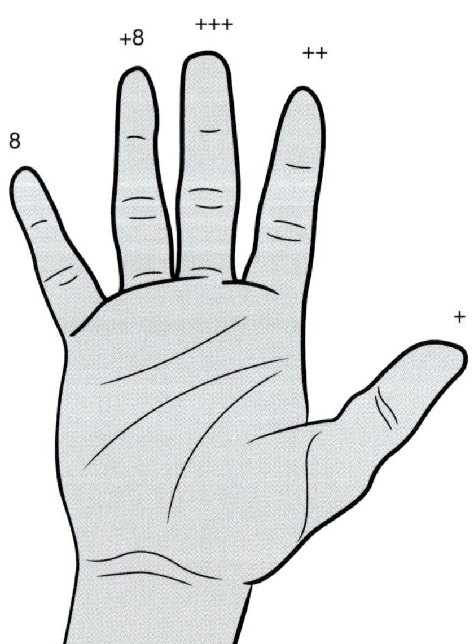

그림 4.1 손가락에 쓰이는 번호체계

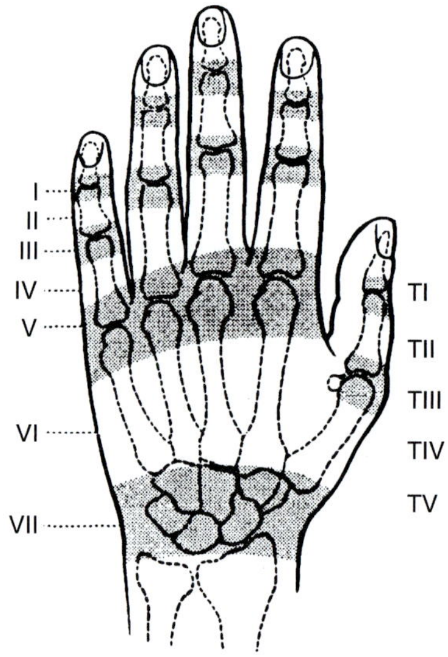

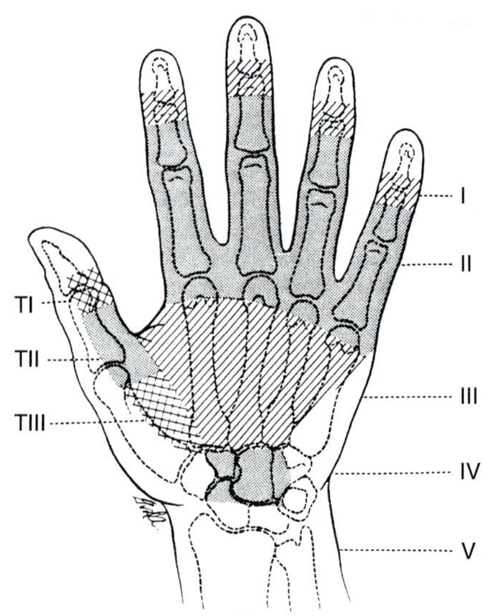

그림 4.2 손의 영역. A: 폄근 힘줄, B: 굽힘근 힘줄

출처: Kleinert, H.E., Schepel, S., & Gill, T. [1981]. Flexor tendon injuries. *Surgical Clinics of North America, 61*[2], 267.

표 4.1 손의 힘줄 손상 영역

	굽힘근 힘줄 영역 경계	폄근 힘줄 영역 경계
영역 1	가운데손가락의 먼쪽 깊은손가락굽힘근(flexor digitorum profundus, FDP)에서 얕은손가락굽힘근(flexor digitorum superficialis, FES)까지의 범위	먼쪽 손가락뼈사이(DIP)관절을 지나감
영역 2(무인지대)	손가락 섬유집(fibrous sheath)의 몸쪽 말단에서 A1 도르래(pulley)의 먼쪽 말단까지의 범위	가운데손가락을 지나감
영역 3	손가락 도르래 체계의 몸쪽 말단에서 가로손목인대의 먼쪽 말단까지의 범위	몸쪽 손가락사이(PIP)관절의 첨단부를 지나감
영역 4	가로손목인대의 먼쪽에서 몸쪽 경계까지의 확장되는 손목굴(carpal tunnel)	몸쪽 손가락을 지나감
영역 5	가로손목인대의 몸쪽 경계부에서 굽힘힘줄들의 근건 접합부(musculotendinous junctions)까지의 범위	손허리손가락(MCP)관절의 첨단부를 지나감
영역 6	–	손등 쪽을 지나감
영역 7	–	폄 힘줄지지띠(extensor tendon retinaculum) 아래를 지나감
영역 8	–	먼쪽 아래팔
엄지 영역 T1	손가락사이(IP)관절의 먼쪽	IP관절을 지나감
엄지 영역 T2	IP관절의 고리인대	몸쪽 손가락을 지나감
엄지 영역 T3	엄지두덩	MCP관절을 지나감
엄지 영역 T4	–	첫 번째 손허리뼈를 지나감
엄지 영역 T5	–	폄 힘줄지지띠 아래를 지나감
엄지 영역 T6	–	먼쪽 아래팔

어깨관절

SHOULDER JOINT

어깨 복합체(shoulder complex)는 오목위팔(glenohumeral), 위팔위(suprahumeral), 봉우리빗장(acromioclavicular), 어깨뼈갈비(scapulocostal), 복장빗장(sternoclavicular), 복장갈비(costosternal) 그리고 갈비척추(costovertebral) 관절을 포함한 7개의 관절로 구성된다. 위팔위관절과 어깨뼈관절은 기성관절이지만, 어깨의 기능에 기여한다. 어깨의 가동성은 7개의 관절이 함께 작동할 때 나타난다. 어깨는 많은 움직임이 가능하기 때문에 안정성이 저하된다. 이는 위팔뼈의 머리부분이 관절오목의 대략 1/3만 연결되어 있는 것을 고려했을 때 그러하다. 어깨 복합체는 굽힘(flexion), 폄(extension), 벌림(abduction), 모음(adduction), 안쪽돌림(internal rotation) 또는 가쪽돌림(external rotation)을 포함한 세 개의 면에서의 움직임을 허용한다.

어깨뼈(scapula)는 어깨의 움직임과 밀접하게 관련되어 있다. 어깨뼈위팔리듬(scapulohumeral rhythm)은 어깨의 벌림과 올림과 같이 동시적 움직임의 조화된 연속체를 지칭하는 용어로 사용된다.

인대와 힘줄의 복합체는 어깨에 안정성을 제공한다. 어깨 인대는 접하는 뼈에 따라 이름을 붙인다. 어깨 복합체의 인대는 부리위팔인대(coracohumeral ligament)와 위(superior), 중간(middle), 아래(inferior) 오목위팔인대(glenohumeral ligaments)이다. 돌림근둘레띠근육(rotator cuff muscles)은 위팔뼈머리(humeral head)가 관절오목(glenoid fossa)으로 압박됨으로써 어깨의 동적인 안정성에 기여한다. 돌림근둘레띠 근육에는 가시위근(supraspinatus), 가시아래근(infraspinatus), 작은원근(teres minor) 그리고 어깨밑근(subscapularis)이 포함된다. 표 4.2에는 어깨뼈와 어깨 움직임에 관여하는 근육이 제시되어 있다.

표 4.2 어깨뼈 및 어깨 움직임에 관여하는 근육들

움직임	근육들	신경분포
어깨뼈 올림	위쪽 등세모근 어깨올림근	더부신경, 1번 뇌신경 3번과 4번 목뼈; 등쪽 어깨뼈
어깨뼈 내림	아래쪽 등세모근	더부신경, 1번 뇌신경
어깨뼈 바깥쪽돌림	앞톱니근	긴가슴신경
어깨뼈 안쪽돌림	마름모근	등쪽어깨신경
어깨뼈 벌림	앞톱니근	긴가슴신경
어깨뼈 모음	중간과 아래쪽 등세모근 마름모근	더부신경, 1번 뇌신경 등쪽어깨신경
어깨 굽힘	앞쪽 삼각근 부리위팔근	겨드랑신경 근육피부신경
어깨 폄	큰원근 넓은등근	아래어깨밑신경 가슴등신경
어깨 벌림	중간어깨세모근 가시위근	겨드랑신경 어깨위신경
어깨 모음	큰가슴근 넓은등근 큰원근 부리위팔근	안쪽과 가쪽 가슴근신경 가슴등신경 아래어깨밑신경 근육피부신경
어깨 바깥쪽돌림	가시아래근 작은원근	어깨위신경 겨드랑신경

팔꿈치관절

ELBOW JOINT

팔꿈치관절 복합체(elbow joint)는 위팔노(humeroradial), 위팔자(humeroulnar), 몸쪽 노자(proximal radioulnar) 관절로 구성되어 있다. 위팔노관절은 위팔과 노뼈 사이의 관절을 잇는다. 위팔노관절은 자유도 2이며, 팔꿈치의 굽힘과 폄 그리고 아래팔의 뒤침(supination)과 엎침(pronation)을 가능하게 한다. 위팔뼈는 위팔자뼈관절의 자뼈와도 관절을 이룬다. 굽힘과 폄은 위팔자관절에서 일어난다. 하지만 팔꿈치의 굽힘과 폄은 자뼈의 도르래(trochlea of the ulna)와 위팔뼈의 작은머리(capitulum of the humerus)의 관절면에 의해 제한된다.

안쪽(medial)과 바깥쪽(lateral)의 곁인대(collateral ligaments)는 팔꿈치주머니(elbow capsule)를 강화시킨다. 노뼈 곁인대(radial collateral), 바깥쪽 자뼈(lateral ulnar), 보조 바깥쪽 곁인대(accessory lateral collateral), 고리인대

표 4.3 팔꿈치와 아래팔 근육작용과 신경지배

근육군	신경분포
굽힘근	
위팔두갈래근	근육피부신경
위팔근	근육피부신경, 노신경
위팔노근	노신경
폄근힘	
위팔세갈래근	노신경
팔꿈치근	노신경
뒤침근	
뒤침근	뒤신경
뒤침근의 뼈사이 가지	노신경
엎침근	
원엎침근	정중신경
노쪽손목굽힘근	앞신경
노쪽손목굽힘근의 뼈사이 가지	정중신경

(annular ligaments)들은 팔꿈치의 인대구조를 구성한다.

팔꿈치 근육 활동은 굽힘근(flexors), 폄근(extensors), 굽힘-엎침근(flexor-pronators) 그리고 폄-뒤침근(extensor-supinators)의 기능적인 그룹으로 분류할 수 있다. 표 4.3에는 이러한 근육군들과 신경지배에 대해 나열되어 있다.

손목관절

WRIST JOINT

손목관절(wrist joint)은 보조기 디자인에 주로 포함된다. 치료사는 손목에 맞는 적절한 보조기 제작과 선택을 위해 손목관절 구조에 대한 지식을 갖추어야 한다. 손목과 손의 뼈 구조는 노뼈, 자뼈, 8개의 손목뼈로 구성된다. 여러 개의 관절은 노손목관절(radiocarpal joint), 손목뼈중간관절(midcarpal joint) 그리고 먼쪽 노자관절(distal radioulnar joint)을 포함한 손목 복합체(wrist complex)로 이루어졌다.

손목뼈는 2개의 열로 배열되어 있다(그림 4.3). 몸쪽 열에 위치한 손목뼈에는 손배뼈(scaphoid/navicular), 반달뼈(lunate), 세모뼈(triquetrum)가 포함된다. 콩알뼈(pisiform)는 종자뼈(sesamoid bone)로 간주된다. 먼쪽 열에 위치한 손목뼈는 큰마름뼈(trapezium), 작은마름뼈(trapezoid), 알머리뼈(capitate), 갈고리뼈(hamate)로 구성된다. 먼쪽 열에 위치한 손목뼈는 손허리뼈와 관절을 이룬다.

노뼈는 몸쪽 열에 위치한 손목뼈에서 반달뼈와 손배뼈와 관절을 잇는다. 이는 움직임이 있는 노손목관절이다. 노손목관절은 노뼈의 먼쪽머리와 손배뼈 및 반달뼈와의 관절에 의해 형성된다(그림 4.4). 자뼈 붓돌기(ulnar styloid)는 섬유연골(fibrocartilage)과 인대의 복합체에 의해 세모뼈와 붙어 있다. 인대는 자뼈와 노뼈를 연결하고, 먼쪽 노자관절과 자뼈를 노손목관절과 분리한다. 노손목관절의 움직임에는 굽힘, 폄 그리고 노쪽과 자쪽 치우침(radial and ulnar deviation)이 포함된다. 대부분 손목 폄은 노손목관절에서 일어나는 약간의 움직임과 함께 손목뼈중간관절에서 일어난다.

손목뼈중간관절은 손목뼈의 몸쪽 열과 먼쪽 열 사이에서 관절이다(그림 4.4). 비록 손목뼈의 몸쪽 열과 먼쪽 열 사이에 뼈사이 인대(interosseous ligament)가 존재하지는 않지만, 관절은 존재한다. 대부분의 관절주머니(joint capsules)는 분리되어 있다. 그러나 노손목관절주머니(radiocarpal joint capsule)는 자뼈 먼쪽에 있는 관절 원반(articular disk)의 가장자리에 붙어 있다. 굽힘, 폄 그리고 노쪽과 자쪽 치우침과 같은 손목의 움직임은 이 관절에서 일어난다. 손목 굽힘은 대부분 노손목관절에서 일어난다. 손목뼈중간관절은 손목 굽힘을 위한 움직임이 적다.

먼쪽 노자관절은 노뼈의 먼쪽과 자뼈의 머리 사이의 관절을 이룬다. 아래팔의 엎침과 뒤침은 먼쪽 노자관절에서 일어난다.

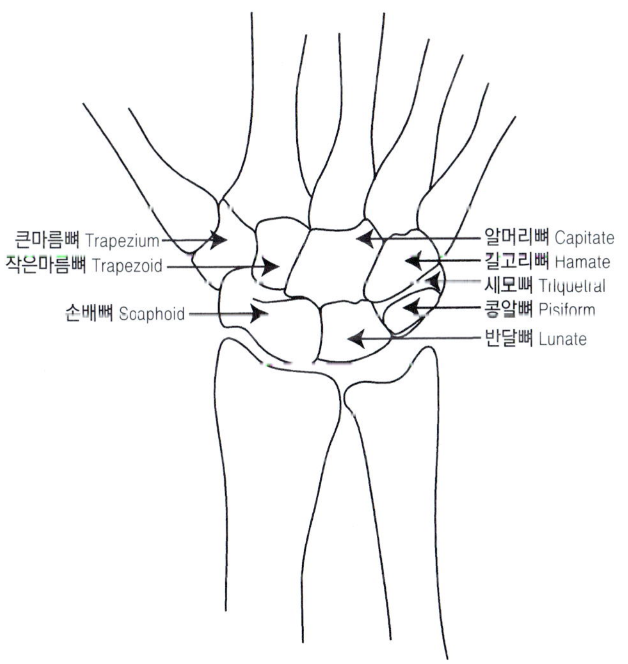

그림 4.3 손목뼈. 몸쪽 열: 손배뼈, 반달뼈, 콩알뼈, 세모뼈, 먼쪽 열: 큰마름뼈, 작은마름뼈, 알머리뼈, 갈고리뼈

출처: Pedretti, L. W. [Ed.]. [1996]. *Occupational therapy: Practice skills for physical dysfunction* [4th ed., p. 320]. St. Louis, MO: Mosby.

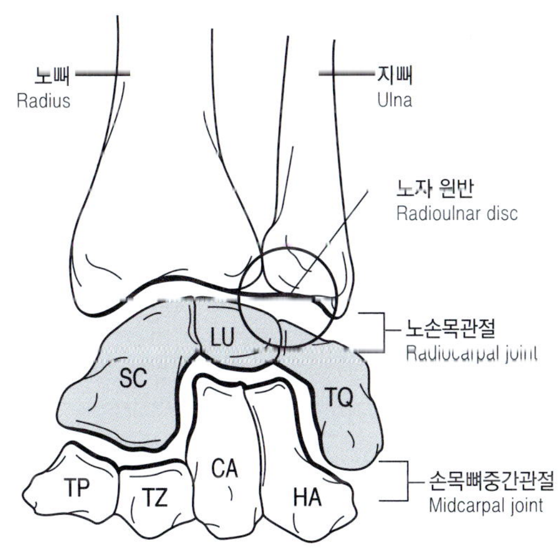

그림 4.4 노손목관절과 손목뼈중간관절. CA: 알머리뼈, HA: 갈고리뼈, LU: 반달뼈, SC: 손배뼈, TP: 큰마름뼈, TQ: 세모뼈, TZ: 작은마름뼈

출처: Norkin, C., & Levangie, P. [1983]. *Joint structure and function: A comprehensive analysis* [p. 217]. Philadelphia, PA: FA Davis.

손목의 안정성은 손목뼈와 뼈사이 인대의 잠긴 위치에 의해 이루어진다. 내재성 손목뼈사이 인대(intrinsic intercarpal ligament)는 손목뼈와 손목뼈 사이를 연결한다. 손목뼈의 외재성 인대(extrinsic ligament)는 노뼈, 자뼈, 손허리뼈와 연결된다. 손목 손바닥쪽(volar)의 인대는 두껍고 강하며, 안정성을 제공한다. 손등쪽(dorsal)의 인대는 얇고 덜 발달되어 있다. 게다가 먼쪽 열의 손목뼈사이 인대는 안정적이며 일정한 가로 아치를 형성한다. 손목의 인대는 배쪽, 등쪽, 노뼈, 자뼈 영역을 걸치고 있어 관절을 안정화시키고, 움직임을 안내하고 제한하며, 힘을 손과 아래팔에 전달하는 데 도움을 주고 탈구의 예방도 돕는다. 손목은 손의 가동성과 안정성에 기여한다. 손목은 2개의 자유도(2개의 면에서 움직임이 발생함)를 가짐으로써 굽힘, 폄 그리고 노쪽과 자쪽으로 치우침이 가능하다.

손가락과 엄지관절

FINGER AND THUMB JOINTS

손의 피부와 결합막

Cutaneous and Connective Coverings of the Hand

피부는 몸을 덮고 있는 보호막으로서, 손바닥과 손등 피부에는 기능적으로 관련이 있는 독특한 특징이 있다. 손바닥쪽 피부 면은 두껍고, 가동성이 없고, 털도 없다. 여기에는 감각수용기(sensory receptors)와 땀샘(sweat glands)이 있다.

손바닥쪽 피부는 쥐기를 촉진하는 손바닥널힘줄(aponeurosis)이 아래에 부착되어 있다. 손바닥쪽 피부는 손의 등쪽 면 피부와 차이가 있다. 손의 등쪽 피부는 얇고, 유연성이 있으며, 가동성이 크다. 그러므로 부종 축적의 위치가 되기도 한다. 손의 등쪽 피부는 손가락의 굽히고 펴는 움직임을 조정한다. 손의 등쪽 모낭(hair follicle)은 털이 살짝 움직일 때 촉각수용기의 활성 및 피부를 보호하는 데 도움을 준다.

손바닥 근막 Palmar Fascia

손바닥 근막의 얕은 층(superficial layer)은 얇다. 얕은 층의 구성은 크게 섬유질로 되어 있고 깊은 근막까지 단단히 경계가 지어져 있다. 손목의 깊은 근막은 두꺼우며, 손바닥손목뼈 인대와 굽힘근지지띠(flexor retinaculum)을 형성한다. 근막은 엄지두덩(thenar eminence)과 새끼두덩(hypothenar eminence)을 거쳐 얇게 형성되어 있지만, 가운데 손바닥 영역과 손가락의 배쪽 면은 두껍게 형성되어 있다. 근막은 손바닥 근막과 손가락 섬유집(fibrous digital sheath)에 형성되어 있다.

세로섬유로 구성된 얕은 층 손바닥널힘줄은 굽힘근지지띠와 긴손바닥힘줄으로 구성되어 있다. 굽힘힘줄은 굽힘근지지띠 아래로 이어진다. 굽힘근지지띠 결손 시, 손목굴 이완과 같이 힘줄의 활시위 현상(그림 4.5)이 손목 수준에서 발생할 수 있다. 얕은 층 손바닥널힘줄의 먼쪽 가장자리는 손가락 섬유집과 합쳐진다. 가로섬유로 구성된 널힘줄의 깊은 층은 엄지두덩과 새끼두덩 근막과 함께 이어진다. 깊은 층은 먼쪽으로 얕은 가로 손목허리뼈 인대를 형성한다. 폄근지지띠는 여러 폄근 힘줄을 이어주는 섬유성 띠이다. 근막의 얕은 층 및 깊은 층은 이러한 지지띠를 형성한다.

기능적으로, 손의 근막구조는 손의 보호, 완충, 억제, 순응, 손의 아치를 유지한다. 치료사들은 손바닥 근막이 두껍고 짧아지는 뒤퓌트랑 구축을 동반한 환자를 위한 보조기를 제작한다.

관절구조 Joint Structure

보조기는 손가락과 엄지의 관절을 움직이거나 또는 움직이지 않게 한다. 그러므로 치료사는 이러한 관절에 대한 지식을 갖추고 있어야 한다. 손의 골격은 5개의 다 관절층(polyarticulated ray)으로 구성된다(그림 4.6). 노쪽 층 또는 첫 번째 선(엄지)은 가장 짧으며 1개의 허리뼈와 2개의 손가락뼈 3개의 뼈가 포함된다. 엄지관절에는 CMC관절, MP관절, IP관절이 있다(그림 4.6). 기능적으로 엄지는 손가락 중 가동성이 가장 좋다. 엄지는 파악(prehension) 또는 잡기(grasp)에 필요한 손가락과의 맞섬(oppose)을 통해 기능적인 능력을 상당히

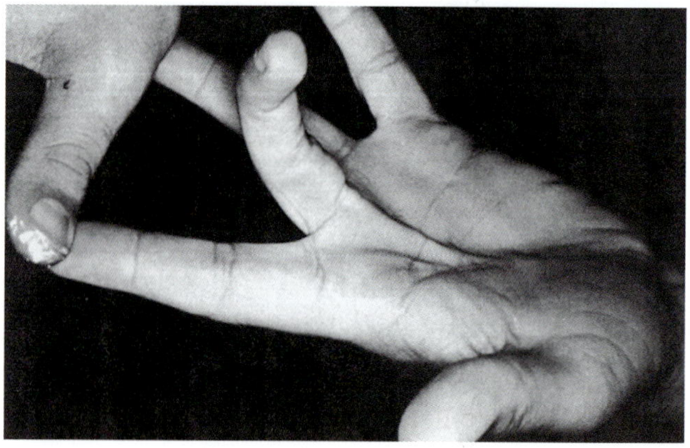

그림 4.5 굽힘힘줄의 활시위 현상

출처: Stewart-Pettengill, K. M., & van Strien, G. [2002]. Postoperative management of flexor tendon injuries. In E. J. Mackin, A. D. Callahan, T. M. Skirven, et al. [Eds.], *Rehabilitation of the hand: Surgery and therapy* [5th ed., p. 434]. St. Louis, MO:, Mosby.

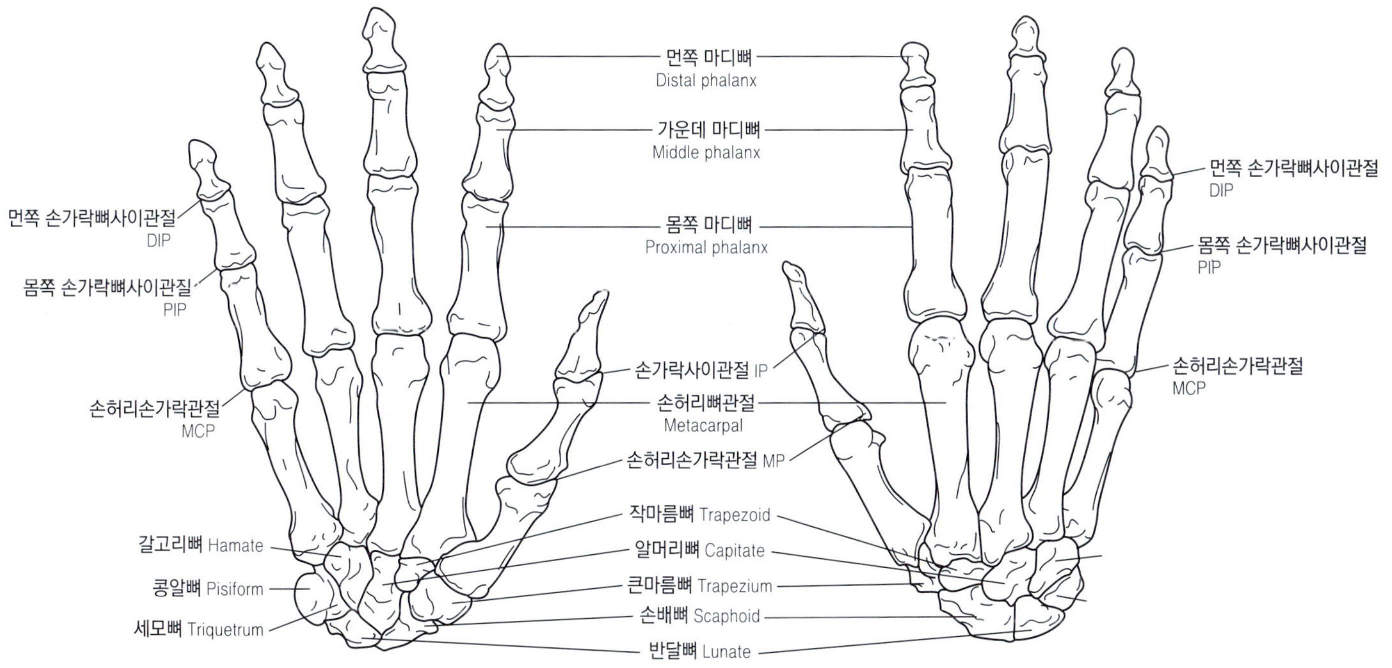

그림 4.6 손가락과 엄지의 관절들

강화시킨다. 엄지는 굽힘, 폄, 벌림, 모음, 맞섬을 할 수 있으며 자유도가 3개이다. 두 번째에서 다섯 번째 층은 1개의 손허리뼈, 3개의 손가락뼈를 포함한 4개의 뼈로 구성되어 있다. 손가락 관절은 MCP관절, PIP관절 그리고 DIP관절을 포함한다. 손가락의 길이는 다양하다. 특정 손가락의 길이도 사람마다 다르다. 예를 들어, 어떤 사람의 검지는 다른 사람의 약지보다 더 길 수 있다. 그와 반대도 그러하다. 어떤 경우에도 다양한 길이의 손가락은 손의 기능적 능력에 기여한다.

엄지의 손손허리큰마름뼈관절(metacarpotrapezial joint) 또는 CMC관절은 안장(saddle)과 같은 모양을 띠고 있으며, 굽힘, 폄, 벌림, 모음의 움직임과 같은 2개의 자유도가 있다. 손가락들의 CMC관절은 약간의 굽힘과 폄을 가능하게 하는 1개의 자유도가 있다.

손가락들과 엄지의 손목손허리관절은 굽힘, 폄, 벌림, 모음이 가능한 2개의 자유도가 있다. 볼록(convex)한 손허리뼈의 머리는 몸쪽 손가락의 얕고 오목한 바닥과 관절을 이룬다. 섬유연골(fibrocartilaginous)의 배쪽 판은 손가락 바닥쪽 판 위로 관절면을 확장한다. 손가락의 MCP관절을 굽힘으로써, 배쪽면은 손허리뼈 아래 몸쪽으로 활주한다. 이러한 과정은 중요한 운동범위를 가능하게 한다. 배쪽 판의 움직임은 보조 곁인대와 손허리뼈 도르래에 의해 조절되어 긴굽힘힘줄(long flexor tendon)은 이들 구조와 합쳐진다.

폄 동작을 하는 동안, MCP관절은 안쪽이나 바깥쪽으로의 움직인다. MCP관절이 폄 동작을 하면 곁인대는 느슨해진다. 둘째~다섯째 손가락들이 MCP관절에서 폄 동작을 할 때, 손가락 벌림 동작을 쉽게 할 수 있다. 대조적으로 둘째~다섯째 손가락들이 MCP관절에서 굽힘 동작을 할 때 벌림 동작은 매우 제한된다. 손허리뼈 머리의 안쪽 및 바깥쪽 곁인대가 팽팽해져서 벌림이 발생하기 위해 손허리뼈 머리가 분리될 수 있는 거리를 제한한다. 역학적으로 이러한 움직임은 물체를 잡는 동안 안정성을 제공한다.

둘째~다섯째 손가락은 PIP관절, DIP관절을 포함하여 2개의 IP관절을 가진다. 엄지에는 오로지 하나의 IP관절만 존재한다. IP관절은 1개의 자유도가 있으며, 굽힘과 폄 움직임에 관여한다. IP관절은 제어인대(reign ligament)와 더불어, MCP관절과 유사한 배쪽 판 기전을 가진다. 제어인대는 과도하게 펴는 움직임을 제한한다.

표 4.4는 손목과 손의 근육작용과 신경지배에 대한 개요를 제공한다. 아래팔에서 기시하는 근육은 외재근이라고 한다. 내재근은 손 안에서 기시한다. 각 근육은 팔의 기능에 기여한다.

표 4.4 손목과 손의 근조직 작용과 신경지배

근육	작용	신경
노쪽손목굽힘근	손목 굽힘, 손목의 노쪽 치우침	정중신경
긴손바닥근	손목 굽힘, 손바닥 근막의 긴장	정중신경
자쪽손목굽힘근	손목 굽힘, 손목의 자쪽 치우침	자신경
긴노쪽손목폄근	손목의 노쪽 치우침, 손목 폄	노신경
짧은노쪽손목폄근	손목 폄, 손목의 노쪽 치우침	노신경
자쪽손목폄근	손목의 자쪽 치우침, 손목 폄	노신경
얕은손가락굽힘근	손가락 PIP관절의 굽힘	정중신경
깊은손가락굽힘근	손가락 DIP관절의 굽힘	정중신경, 자신경
온손가락폄근	손가락의 MCP관절의 폄	노신경
집게폄근	집게의 MCP관절의 폄	노신경
새끼폄근	새끼의 MCP관절의 폄	노신경
뼈사이근	손가락의 MCP관절의 벌림	자신경
등쪽 손바닥근	손가락의 MCP관절의 모음	자신경
벌레근	손가락의 MCP관절의 굽힘과 IP관절의 폄	자신경, 정중신경
새끼벌림근	새끼손가락의 MCP관절의 벌림	자신경
새끼대립근	새끼손가락의 맞섬	자신경
새끼굽힘근	새끼손가락의 MCP관절의 굽힘	자신경
긴손가락굽힘근	엄지의 IP관절의 굽힘	정중신경
짧은손가락굽힘근	엄지의 MCP관절의 굽힘	정중신경, 자신경
긴손가락폄근	엄지의 IP관절의 폄	노신경
짧은손가락폄근	엄지의 MCP관절의 폄	노신경
긴손가락벌림근	엄지의 노쪽 벌림	노신경
짧은손가락벌림근	엄지의 손바닥쪽 벌림	정중신경
손가락모음근	엄지의 모음	자신경
손가락맞섬근	엄지의 맞섬	정중신경

손의 외재성 근육

EXTRINSIC MUSCLES OF THE HAND

손목과 손에서 작용하는 외재근은 굽힘근과 폄근 두 군으로 나뉜다. 손목과 손의 외재근은 글상자 4.1에 나와 있다. 외재성 굽힘근은 아래팔의 안쪽 면에서 대부분 두드러진다. 외재성 굽힘근의 기능에는 근육의 기시와 정지 사이에서 관절의 굽힘이 포함된다. 손과 아래팔의 외재성 근육은 손목과 손가락의 굽힘과 폄 움직임에 관여한다. 예를 들어, 얕은손가락

글상자 4.1 손목과 손의 외재성 근육

- 손가락폄근
- 긴손가락폄근
- 깊은손가락굽힘근
- 긴손가락굽힘근
- 새끼폄근
- 긴노쪽손목폄근
- 자쪽손목폄근
- 긴손바닥근
- 얕은손가락굽힘근
- 짧은엄지폄근
- 집게폄근
- 긴엄지벌림근
- 짧은노쪽손목폄근
- 노쪽손목굽힘근
- 자쪽손목굽힘근

굽힘근(flexor digitorum superficialis, FDS)은 둘째~다섯째 손가락까지의 몸쪽 손가락뼈사이관절을 굽히는 반면, 깊은손가락굽힘근(flexor digitorum profundus, FDP)은 둘째~다섯째 손가락까지의 DIP관절을 굽힌다.

외재근 힘줄은 MCP관절의 손바닥쪽 면을 통과하기 때문에 이러한 관절을 굽히게 한다. 쥐기(grip)를 하는 동안, 손 MCP관절의 굽힘은 손의 적절한 형태를 갖추기 위해서 필요하다. 그러나 손목의 굽힘은 쥐기 힘을 감소시키기 때문에 바람직하지 않다. 즉, 여러 방법 중 더 강한 쥐기를 촉진하기 위해서는 손목을 굽힘하는 것보다 손목을 20~30° 펴는 것이 필요하다. 손목 폄의 공동수축(synergic contraction)은 쥐는 동안의 손목의 굽힘을 예방한다. 폄근이 수축하는 힘은 쥐기 힘에 비례한다. 강하게 쥐는 것은 강한 손목 폄근의 수축을 의미한다. 손가락의 굽힘과 폄은 외재근과 내재근이 합쳐진 작용이다.

손목 수준에서 폄근 힘줄은 6개의 구획으로 나뉜다. 첫 번째 구획은 긴엄지벌림근(abductor pollicis longus, APL)과 짧은엄지폄근(extensor pollicis brevis, EPB)에서 오는 힘줄로 구성된다. 손목의 노쪽 부분을 촉진하면 APL과 EPB의 힘줄이 만져진다.

두 번째 구획은 긴노쪽손목폄근(extensor carpi radialis longus, ECRL)과 짧은노쪽손목폄근(extensor carpi radialis brevis, ECRB)의 힘줄을 포함한다. 치료사는 손목을 펴는 움직임에 대한 저항을 줌으로써 손목의 등쪽 노쪽 면의 힘줄을 촉진할 수 있다.

세 번째 구획은 긴엄지폄근(extensor pollicis longus, EPL)의 힘줄을 포함한다. 이 힘줄은 노뼈의 리스터의 결절(Lister's tubercle)을 지나고 엄지의 먼쪽 손가락의 등쪽 바닥에 기시한다.

네 번째 구획은 손가락의 MCP관절의 폄근이 있는 4개의 공통손가락폄근(extensor digitorum communis, EDC)의 힘줄과 고유검지폄근(extensor indicis proprius, EIP)의 힘줄로 구성된다.

다섯 번째 구획에는 새끼손가락 MCP관절에 걸쳐 있는 새끼폄근(extensor digiti minimi, EDM)이 포함된다. EDM은 오로지 새끼를 펴는 데에만 작용한다.

여섯 번째 구획은 다섯 번째 손허리뼈의 등쪽 기부에서 정지한 자쪽손목폄근(extensor carpi ulnaris)으로 구성되어 있다. 긴장된 힘줄은 손목의 먼쪽에서 자뼈머리까지 자쪽을 걸쳐서 촉진할 수 있다.

다른 손가락들과는 다르게, 검지와 소지는 EDC와 연결되어 집게폄근과 새끼폄근이 포함된 이중 폄근 체계를 이룬다. 집게폄근과 새끼폄근 힘줄은 EDC의 힘줄들의 자쪽에 걸쳐져 있다. 각 손가락에는 FDS와 FDP의 힘줄이 있다.

5개의 머리띠(또는 A) 도르래와 4개의 십자(또는 C) 도르래들은 활시위 현상을 예방한다(그림 4.7). 병변이 외재근 조직에 영향을 미칠 때 보조기 실계는 손목과 손을 연계할 필요가 있다. 이 손목-손 보조기 설계는 외재근육이 손목과 손의 관절을 거치기 때문에 필요하다.

손과 손목의 내재성 근육

INTRINSIC MUSCLES OF THE HAND AND WRIST

엄지를 비롯한 손가락의 내재근은 글상자 4.2에 나열되어 있다. 내재근은 엄지두덩, 새끼두덩, 벌레근(lumbricals), 뼈사이근(interossei)을 말한다. 내재근은 엄지두덩, 새끼두덩, 엄지두덩과 새끼두덩 사이의 중심근을 기준으로 나눌 수 있다.

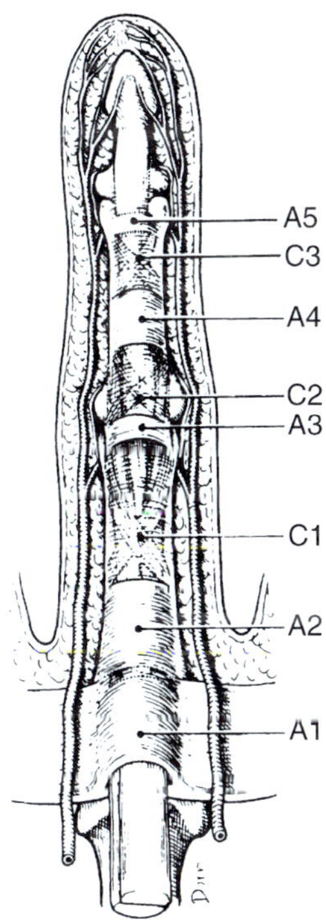

그림 4.7 고리

(A)십자(cruciate) (C)손의 도르래 시스템(pulley system). 손가락굽힘집(digital flexor sheath)은 5개의 고리도르래와 3개의 십자띠로 구성되어 있다. 두 번째와 네 번째 고리도르래는 기능에 있어서 가장 중요하다.

출처: Tubiana, R., Thomine, J. M., & Mackin, E. [1996]. *Examination of the hand and wrist* [p. 81]. St. Louis, MO: Mosby.

글상자 4.2 손의 내재성 근육

중심부 근육	엄지두덩의 근육	새끼두덩의 근육
▪ 벌레근	▪ 손가락맞섬근	▪ 새끼대립근
▪ 바닥쪽뼈사이근	▪ 짧은엄지벌림근	▪ 새끼벌림근
▪ 등쪽뼈사이근	▪ 엄지모음근 ▪ 짧은엄지굽힘근	▪ 짧은새끼벌림근 ▪ 짧은손바닥근

이러한 손 내재근의 기능을 통해 협응이 필요한 세밀한 손가락 움직임에 기여하는 검지손가락의 굽힘과 가운데손가락 및 먼쪽 손가락의 폄과 같은 움직임을 발생시킬 수 있다.

엄지두덩은 엄지맞섬근(opponens pollicis), 짧은엄지굽힘근(flexor pollicis brevis), 엄지모음근(adductor pollicis), 짧은엄지벌림근(abductor pollicis brevis)으로 구성된다. 엄지두덩은 기능적으로 잡기와 파악을 가능하게 하는 엄지의 맞섬을 가능하게 한다. 엄지는 악기를 연주하거나 무언가를 누르는 것을 제외하고는 혼자 작용하지 않지만, 사실상 손은 엄지 없이 기능을 할 수 없다.

새끼두덩은 새끼벌림근(abductor digiti minimi), 새끼굽힘근(flexor digiti minimi), 짧은손바닥근(palmaris brevis), 새끼맞섬근(opponens digiti minimi)으로 구성된다. 엄지두덩의 근육과 유사하게 새끼두덩 근육들은 또한 잡기 동안 새끼손가락의 회전을 도와준다.

중심 구획의 근육에는 벌레근과 바닥쪽 및 등쪽 뼈사이근이 포함된다. 뼈사이근은 기시와 정지가 다양하고 복잡하다. 4개의 등쪽뼈사이근과 3개의 바닥쪽뼈사이근이 포함된다. 4개의 벌레근은 뼈사이근보다 근력이 약하다. 벌레근은 깊은 손가락굽힘힘줄의 노쪽에서 기시하고 손가락의 폄근에서 정지하는데, 이는 움직이는 이는곳(origin)과 닿는곳(insertion)을 갖는 인체의 유일한 근육이다. 벌레근의 일차적인 기능은 MCP관절의 굽힘이다.

일반적으로 뼈사이근은 MCP관절이 폄을 할 때 PIP관절과 DIP관절을 편다. 등쪽 뼈사이근육은 손가락의 벌림을 가능하게 하고 바닥쪽뼈사이근육은 손가락의 모음을 가능하게 한다. 기능적으로, 첫 번째 등쪽뼈사이근육은 집기자세를 적절하게 돕는 집게의 강한 벌림근이다. 연구에서 뼈사이근은 집기는 물론, 잡기와 강한 쥐기 동안 활성화된다고 보여준다. 뼈사이근과 벌레근의 기능과 함께, 인간은 내재근 양성 자세(intrinsic plus position)를 취할 수 있다. 내재근 양성 자세

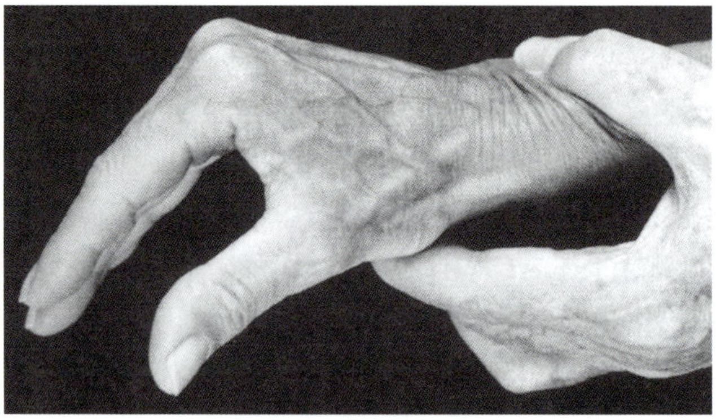

그림 4.8 손의 내재근 양성 자세
PIP관절 폄을 동반한 손허리손가락 굽힘

출처: Tubiana, R., Thomine, J. M., & Mackin, E. [1996]. *Examination of the hand and wrist* [p. 308]. St. Louis, MO: Mosby.

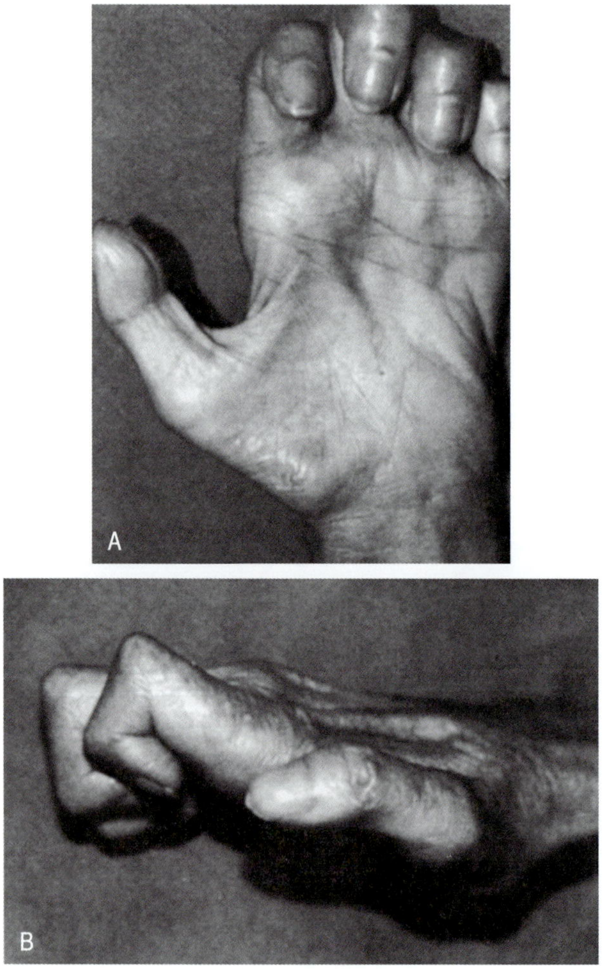

그림 4.9

A: 손의 내재근 음성 자세, B: 정중신경과 자신경 마비가 오래 지속되기 때문에 손의 정상적인 활이 손실되고, 모든 내재근이 손상된다.

출처: Aulicino, P. L. [2002]. Clinical examination of the hand. In E. J. Mackin, A. D. Callahan, T. M. Skirven, et al. [Eds.]. *Rehabilitation of the hand: Surgery and therapy* [5th ed., p. 130]. St. Louis, MO: Mosby.

는 MCP관절이 굽혀지고 PIP관절들은 완전한 폄 자세를 취할 때 나타난다(그림 4.8). 마비 또는 구축에 의해 초래되는 손상이 내재근 비사용 자세를 유발할 수 있다(그림 4.9). 이 자세는 종종 "테이블 위(table top)" 자세라고도 한다. 마비나 구축으로 인한 내재근 손상은 내재근을 쓸 수 없게 할 수 있다. 내재근 음성 손을 가진 사람들은 컵 모양으로 쥐는 능력을 잃어 비리고, 또한 내재근 조직은 손상되거나 위축될 수 있다. 보조기 제공과 관련하여 내재근이 단독으로 영향을 받을 경우, 보조기 디자인은 종종 손목의 공동작용과는 대조적으로 손가락 관절만 고정하거나 가동시킬 수 있다. 기형을 예방하고 기능을 촉진하기 위해서, 보조기의 관절 자세는 내재근 음성 자세보다 내재근 양성 자세가 정석이다. 이 책 전반에 걸쳐 내재근 양성 자세를 만드는 여러 손 보조기를 확인할 수 있다.

손의 활

ARCHES OF THE HAND

손에는 강한 기능적 잡기를 위해서 (1) 세로활(longitudinal arch), (2) 먼쪽 가로활(distal transverse arch), (3) 몸쪽 가로활(proximal transverse arch)과 같이 3가지 활이 존재한다(그림 4.10). 기능적인 중요성으로 이들 활은 보조기를 제작하는 동안 유지되도록 신경을 써야 한다. 치료사는 손이 편평한 상태에서 보조기를 만들면 안 되는데, 이는 손기능이 저하되고 기형을 발생시키기 때문이다. 특히 근위축증(muscle atrophy)의 사례(힘줄이나 신경손상이 있는)에서 보조기는 활의 움직임과 온전함을 유지해야 한다.

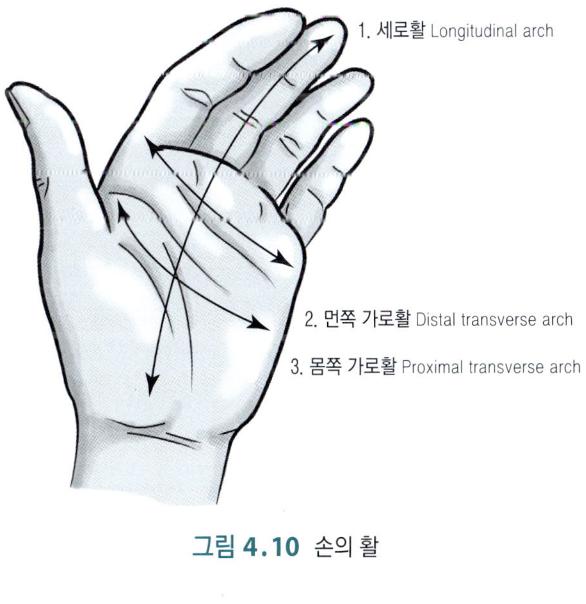

그림 4.10 손의 활

몸쪽 가로활은 손목뼈의 먼쪽 줄로 구성되고 고정되어 있다. 이는 손목과 긴손가락굽힘근을 위해 안정적 중쇠 고정점(pivot point)을 제공하는 단단한 활이다. 가로 손목인대와 몸쪽 가로활은 손목굴(carpal tunnel)을 형성한다. 손가락 굽힘근 힘줄은 가로손목인대(transverse carpal ligament)를 아래를 통과한다. 가로손목인대는 도르래 역할을 하며 손가락 굽힘근 힘줄에 역학적 이점을 제공한다.

손 굽힘과 함께 깊어지는 먼쪽 가로활은 손허리뼈 머리를 통해 지나가고 움직인다. 보조기는 반드시 정상적인 손 기능 유지 또는 증진을 위해 먼쪽 활의 기능적 움직임을 가능하도록 해야 한다.

세로활은 DIP, PIP, MCP관절의 굽힘을 가능하게 한다. 이 활은 각 손가락의 세로축에 따라 형성된다. 이들 활 바닥의 움직임을 통해 첫 번째, 네 번째 그리고 다섯 번째 손허리뼈는 손바닥 안에서 있는 물체의 모양과 크기에 따라 움직인다. 잡기는 둘째, 셋째 손가락에 의해 제공되는 손의 강한 부분에 물체를 잡아서 발생한다. 손바닥의 편평하고 컵 모양은 손이 다양한 크기의 물체를 집어서 다를 수 있도록 한다.

손의 해부학적 중요 지표

ANATOMICAL LANDMARKS OF THE HAND

손의 주름 Creases of the Hand

손의 주름(creases)은 보조기 패턴을 만들고 틀을 잡는 데 기준이 되는 중요한 지표이다. 따라서 주름과 그 기능적 의미에 대한 지식을 갖는 것이 중요하다. 두 번째에서 다섯 번째 손가락 영역의 손바닥 표면에는 3개의 굽힘 주름이 있고 손과 손목의 바닥에는 부가적인 주름이 존재한다(그림 4.11).

3가지 주요 손바닥 주름은 몸쪽 손바닥 주름, 먼쪽 손바닥 주름, 엄지두덩 주름이다. 그림 4.11에서 볼 수 있듯이 먼쪽 손바닥 주름은 다섯째 MCP관절에서부터 둘째, 셋째 MCP관절 사이 중간 지점으로 가로지른다. 이 주름은 MCP관절들의 움직임을 허락하는 손목 정적(고정) 보조기를 만들 때 보조기의 바닥면 끝부분을 결정하는 랜드마크이다. 먼쪽 손바닥 주름에 가깝게 보조기를 위치시킴으로써 치료사는 완전한 MCP관절 굽힘이 가능하도록 만든다. 몸쪽에서 먼쪽 손바닥 주름은 몸쪽 손바닥 주름이며, 이는 보조기를 제작할 때 기준으로 사용된다. 보조기는 검지의 몸쪽 손바닥 주름에 인접해야 하는데, 그렇지 않으면 MCP관절이 자유롭게 굽힘될 수 없다.

엄지두덩 주름은 몸쪽 손바닥 주름에서 시작하고 엄지두덩의 아랫부분 주위로 곡선을 이루고 있다(그림 4.11). 엄지의 움직임이 허용하려면 이 주름으로 보조기 끝의 경계를 정해야 한다. 만약 보조기 길이가 엄지두덩 주름을 지나 엄지쪽으로 향해 있다면 CMC관절에서의 엄지 맞섬과 손바닥 벌림이 제한된다.

바닥쪽 손목 주름은 먼쪽과 몸쪽 주름 두 개로 나뉜다. 먼쪽 손목 주름은 콩알뼈에서부터 마름뼈의 결절까지 형성되어 있고(그림 4.11), 손목뼈의 먼쪽과 몸쪽을 구분하는 선을 형성한다. 몸쪽 손목 주름은 노손목관절과 일치하고, 먼쪽 노뼈와 관절을 이루는 손허리뼈의 몸쪽 경계를 만든다. 먼쪽과 몸쪽의 주름은 손목 움직임의 축이 위치하는 데 도움을 준다(Clarkson & Gilewich, 1989). 손목 주름은 손목 움직임을 허용하는 손 기반 보조기를 제작할 때 가이드 역할을 한다. 이러한 손목 주름은 손목의 완전한 굽힘과 폄을 허용하기 위해 덮이면 안 된다.

3개의 먼쪽 손바닥 주름은 두 번째에서 다섯 번째 손가락에 존재한다(그림 4.11). 먼쪽 손가락 주름(또는 먼쪽 손가락사이 주름)은 DIP관절의 축을 나타내고, 몸쪽 가운데손가락 주름(또는 몸쪽 손가락사이 주름)은 PIP관절의 축을 표시한다. 몸쪽 손가락 주름(또는 손허리손가락 주름)은 손가락뼈의 기저부에서 MCP관절 축의 먼쪽부에 존재한다. 몸쪽과 먼쪽 손바닥 주름은 완전한 손허리손가락 굽힘 때문에 두꺼운 손바닥 피부가 접히기 때문에 만들어진다. 엄지의 IP관절의 굽힘축은 엄지의 손가락사이 주름과 일치한다. 마찬가지로 손허리손가락 주름은 엄지 MCP관절 굽힘의 축을 나타낸다.

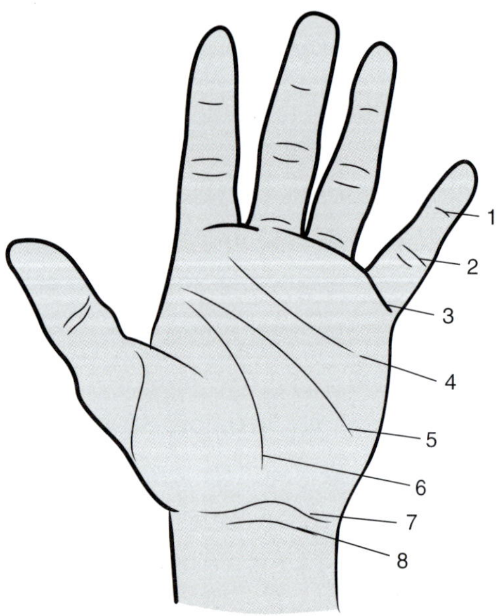

그림 4.11 손의 주름

1. 먼쪽 손가락(먼쪽 손가락뼈사이) 주름, 2. 가운데손가락(몸쪽 손가락뼈사이) 주름, 3. 몸쪽 손가락(손허리손가락) 주름, 4. 먼쪽 손바닥 주름, 5. 몸쪽 손바닥 주름, 6. 엄지두덩 주름, 7. 먼쪽 손목 주름, 8. 몸쪽 손목 주름

주름은 관절과 가깝지만 항상 관절 위에 있는 것은 아니다. 특정 관절을 고정하기 위해 보조기를 제공할 때, 치료사는 충분한 고정을 제공하기 위해 보조기 내에 해당 관절 굽힘 주름을 반드시 일치시켜야 한다. 반대로 특정한 관절을 움직여야 할 경우일 때, 치료사는 전 범위의 움직임을 허용하기 위해 보조기를 굽힘 주름에 일치하지 않도록 해야 한다. 중등도 또는 심각한 부종이 있는 사람의 경우 주름이 없을 것이다. 주름은 통증, 관절경직 또는 생리학적 문제나 마비로 사용하지 못하는 경우에도 없을 수 있다.

쥐기와 잡기 패턴

GRASP AND PREHENSILE PATTERNS

정상적인 손이 파악(prehensile) 패턴을 수행할 때 엄지는 중요한 요소가 된다. 치료사는 특히 이러한 패턴의 수행을 돕기 위해 보조기를 제공할 때 잡기와 쥐는 패턴에 대해 잘 알고 있어야 한다.

비록 손의 움직임은 매우 복잡하지만, 손끝 쥐기(fingertip prehension), 손바닥 쥐기(palmar prehension), 가쪽 쥐기(lateral prehension), 원통 잡기(cylindrical grasp), 공 모양 잡기(spherical grasp), 갈고리식 잡기(hook grasp), 내재근 양성 잡기(intrinsic plus grasp)와 같이 기본적인 쥐기와 잡기 패턴으로 분류할 수 있다. 그림 4.12는 이런 쥐기와 잡기 패턴을 보여준다. 치료사는 섬세한 쥐기(finger prehensile)는 잡기가 움직임보다 적은 힘이 필요하다는 것을 기억해야 한다. Pedretti는 "손 보조기에 의해 제공되는 쥐기와 잡기 패턴은 근육의 기능, 잠재력, 잔존하는 기형과 손이 어떻게 사용되는지에 따라 결정된다."고 하였다.

손끝 쥐기는 검지 또는 중지 끝과 엄지 끝이 접촉하는 것이다. 클라이언트가 구슬, 핀과 같은 작은 물체를 집는 데 사용하는 이 집기 패턴(pinch pattern)에서 가장 약하고 소운동(fine motor coordination) 협응이 요구된다. 관절염 환자의 손끝 쥐기 촉진을 위한 보조기로 약간의 엄지 IP관절 굽힘을 고정하는(안정화) 정적 보조기를 포함할 수 있다(그림 4.13).

세발(tripod) 또는 3점 잡기(three jaw chuck pinch)라고 알려진 손바닥 쥐기는 엄지의 손끝과 검지, 중지의 손끝 접촉을 말한다. 사람들은 연필이나 작은 공 모양의 물건을 잡을 때 손바닥 잡기를 사용한다. 손바닥 쥐기를 용이하게 하는 보조기에는 엄지를 벌림으로 손바닥에 위치시키는 엄지 스피카 보조기가 포함되며, 이는 손 또는 아래팔 기반 보조기가 될

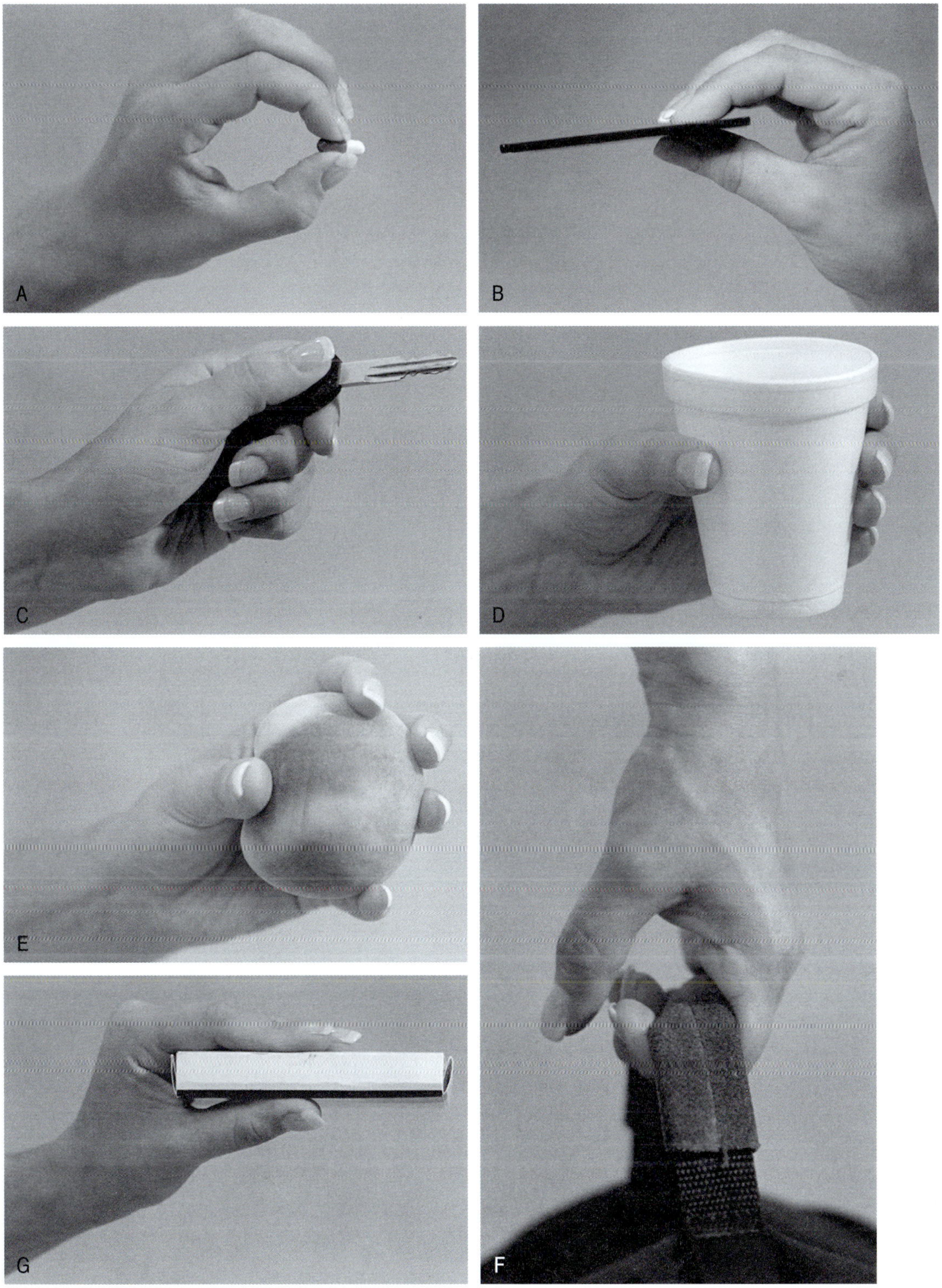

그림 4.12 손의 쥐기와 잡기 방식.
A: 손끝 쥐기, B: 손바닥 쥐기, C: 가쪽 쥐기, D: 원통 잡기, E: 공 모양 잡기, F: 갈고리 잡기, G: 내재근 양성 잡기

수 있다(그림 4.14).

등쪽 손목 보조기는 손목을 안정시켜 잡기 힘을 높이고 손바닥을 최소한으로 덮는다. 집기 패턴 중 가장 강력한 가쪽 쥐기는 엄지 손끝과 검지의 가쪽 측면 사이의 접촉이다. 클라이언트는 일반적으로 열쇠를 쥘 때 이 패턴을 사용한다. 가쪽 쥐기를 위한 보조기로는 노쪽으로 약간 벌린 상태로 엄지를 위치하게 하는 엄지 벌림 보조기가 포함된다(그림 4.15).

원통 잡기는 음료수캔, 프라이팬 손잡이 그리고 원통 모양의 도구와 같이 원통 모양을 가진 물체를 잡을 때 사용된다. 물체를 손바닥에 닿게 하고, 쥐기를 유지하기 위해 물체 주위로 모음된 손가락을 굽혀서 잡고 유지한다. 엄지 맞섬이나 손가락과 엄지관절의 굽힘과 같은 동작을 돕는 보조기는 클라이언트가 원통을 잡는 능력을 회복시키는 데 기여할 수도 있다(그림 4.16).

공 모양 잡기는 테니스공이나 야구공과 같은 원형의 물체를 쥐는 데 사용된다. 물체가 손바닥에 닿고, 벌림된 5개의 손가락은 굽혀진다. 공 모양 잡기를 강화시키는 보조기로 손가락과 엄지 벌림의 동작이 있는 보조기를 포함할 수 있다(그림 4.17).

손가락만으로 수행하는 갈고리식 잡기는 서류가방과 여행가방 같은 물품을 운반할 때 사용된다. PIP관절과 DIP관절은 물체 주위로 구부러지고, 엄지는 대개 수동으로 남아 있다.

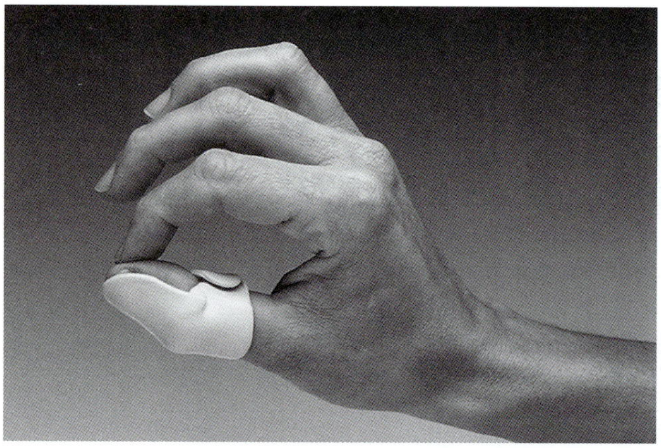

그림 4.13 엄지 IP관절을 약간 굽힘시키고 손끝 쥐기를 용이하게 하는 정적 보조기

출처: Pedretti, L. W. [Ed.]. [1996]. *Occupational therapy: Practice skills for physical dysfunction* [4th ed., p. 327]. St. Louis, MO: Mosby.

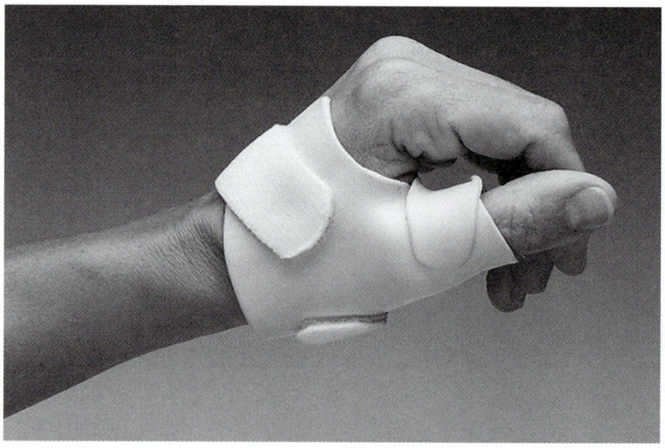

그림 4.15 엄지를 검지에 대해 가쪽 맞섬 자세로 만들어 가쪽 쥐기를 용이하게 하는 엄지 스피카 보조기

출처: Pedretti, L. W. [Ed.]. [1996]. *Occupational therapy: Practice skills for physical dysfunction* [4th ed., p. 327]. St. Louis, MO: Mosby.

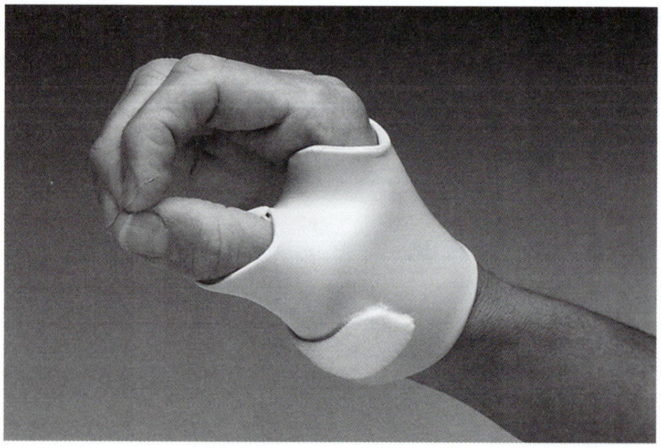

그림 4.14 엄지를 검지, 중지와 마주 대게 하여 손바닥 쥐기를 만들어 주는 엄지 스피카 보조기

출처: Pedretti, L. W. [Ed.]. [1996]. *Occupational therapy: Practice skills for physical dysfunction* [4th ed., p. 327]. St. Louis, MO: Mosby.

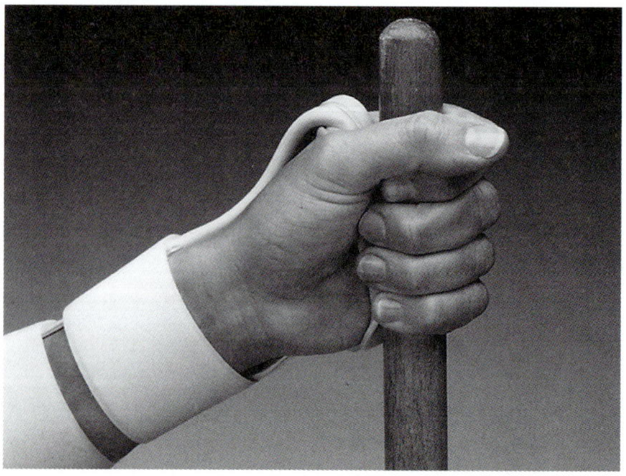

그림 4.16 등쪽 손목 보조기는 손목을 안정시켜 잡기 힘을 높이고 손바닥을 최소한으로 덮는다.

출처: Pedretti, L. W. [Ed.]. [1996]. *Occupational therapy: Practice skills for physical dysfunction* [4th ed., p. 328]. St. Louis, MO: Mosby.

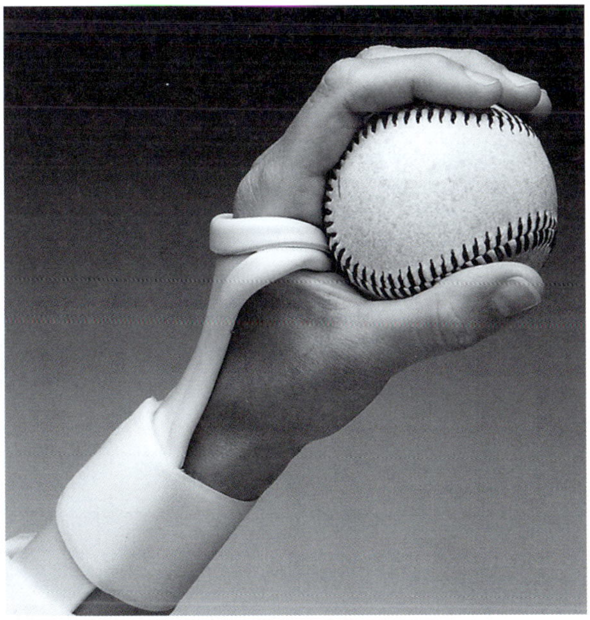

그림 4.17 손목을 고정시키고 공 모양 잡기에 필요한 손허리손가락뼈의 이동성을 허용한 손등 보조기

출처: Pedretti, L. W. [Ed.]. [1996]. *Occupational therapy: Practice skills for physical dysfunction* [4th ed., p. 328]. St. Louis, MO: Mosby.

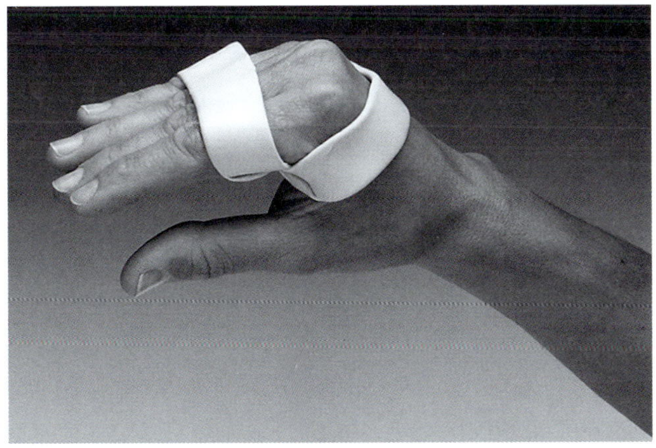

그림 4.18 내재근 양성 잡기를 용이하게 한 8자 손가락 보조기

출처: Pedretti, L. W. [Ed.]. [1996]. *Occupational therapy: Practice skills for physical dysfunction* [4th ed., p. 328]. St. Louis, MO: Mosby.

자신경이나 정중신경손상일 경우 이 자세를 권장하기보다는 피해야 할 것이다. 그러나 PIP관절과 DIP관절의 굽힘이 없다면, 치료사는 이런 관절에서 관절가동범위(ROM)를 얻기 위해 가동(동적) 굽힘 보조기를 제작할 것이다.

내재근 양성 잡기는 MCP관절 굽힘과 PIP관절과 DIP관절 폄에 의해 만들어진다. 엄지는 세 번째와 네 번째 손가락과 맞섬하기 위해 손바닥쪽 벌림 상태로 위치된다. 이 잡기는 책, 쟁반 또는 샌드위치와 같이 편평한 물체를 쥐는 데 유용하다. 자신경과 정중신경이 손상되면 내재근 양성 잡기를 사용할 수 없다. 치료사는 그림 4.18에서 나온 8자형 보조기의 사용을 통해 이 잡기를 용이하게 할 수 있다.

보조기 중재의 생체역학적 원리

BIOMECHANICAL PRINCIPLES FOR ORTHOTIC INTERVENTION

보조기 제작에는 손에서의 외적 힘의 적용이 포함되므로 치료사가 보조기를 만들고 피팅할 때 기본적인 생체역학적 원리를 이해하는 것은 중요하다. 올바른 보조기의 생체역학적 디자인은 몸에 최대한 맞게 하고 피부염증과 압박영역의 위험요소를 감소시키며 궁극적으로 클라이언트를 위해 편안한 착용감, 순응도 그리고 기능을 이끌어 내야 한다. 또한 풍부한 지식을 바탕으로 한 생체역학적 조작은 보조기의 효율성을 높이고 내구성을 향상시켜 비용 및 클라이언트 불만을 감소시킨다.

3점압 Three-Point Pressure

대부분의 스플린트는 관절 움직임에 영향을 미치는 3점압(three-point pressure) 시스템을 사용한다. 3점압 시스템은 3개의 개별적인 힘이 있는데, 중간의 힘은 다른 두 개 힘에 반대되는 방향으로 힘을 준다. 이 원리를 그림 4.19에 묘사하였다. 보조기에서 3점압 시스템은 다른 목적을 위해 사용된다. 예를 들면, 그림 4.20에서 보여 주는 것과 같이, 보조기는 하나의 면 또는 단일방향에서 관절의 굽힘이나 폄으로 힘을 가하는데 영향을 미친다. 3점압 시스템은 다양한 방향에 적용할 수 있다. 다시 말해서 보조기는 인접한 관절에 활동성을 부여하는 반면 하나의 관절에 고정성을 부여할 것이다. 다

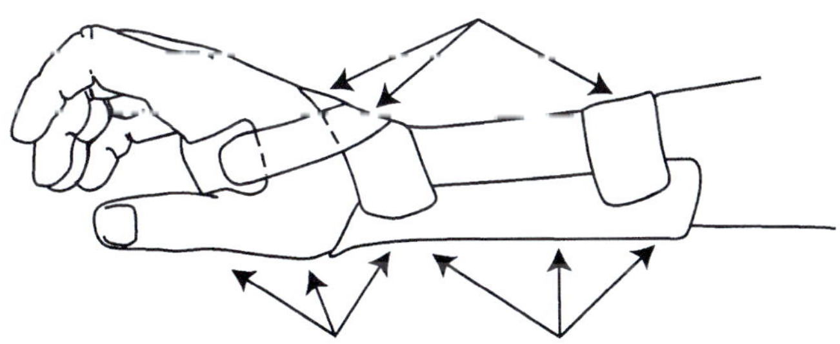

그림 4.19 3점압 시스템은 보조기의 표면에 적절하게 위치한 스트랩으로 만들어져 보조기를 고정시키는 적절한 힘을 보장한다.

출처: Pedretti, L. W. [Ed.]. [1996]. *Occupational therapy: Practice skills for physical dysfunction* [4th ed., p. 336]. St. Louis, MO: Mosby.

방향 3점압 시스템의 예인 원주형 손목 보조기는 그림 4.21에서 볼 수 있다.

역학적 이점 Mechanical Advantage

보조기는 힘, 저항력, 움직임의 축 그리고 모멘트 팔(moment arms)을 통합하는 지렛대 시스템을 통합한다. 지렛대 역할을 하는 보조기는 몸쪽 입력힘(proximal input force, F_i), 2개의 모멘트 팔 그리고 먼쪽 출력힘을 움직이기 위한 축이나 받침점을 사용한다. 시소를 비유해 보면, 보조기 지렛대의 가쪽 힘은 지렛대의 저항의 힘과 같다. 몸쪽(F_i)과 먼쪽(F_o) 힘의 합은 반대측 힘의 중간 규모(F_m)와 같다. 시스템의 균형은 아래와 같이 정의된다.

$$F_i \times d_i = F_o \times d_o$$

이 방정식에서 F_i는 입력되는 힘이고, d_i는 입력거리(또는 팔의 모멘트 몸쪽 힘)를 말한다. F_o는 저항(또는 출력) 힘이고, d_o는 출력거리(또는 팔의 모멘트의 저항)를 말한다. 기계적 장점은 아래와 같이 정의된다.

$$\frac{d_i}{d_o}$$

치료사는 보조기를 설계할 때 역학적 이점의 원리를 적용하고 조정할 수 있다. 예를 들어, 손바닥 기반 손목 고정 보조기를 디자인할 때 아래팔 지지대의 길이 증가는 몸쪽 안쪽 아래팔에 가해지는 힘을 감소시킨다(그림 4.22). 이러한 역학적 이점은 클라이언트에게 좀 더 편안한 보조기 착용감을 제공할 수 있다. 이 개념의 적용은 보조기 디자인에서 해부학적 분절의 길이를 고려하는 것을 포함한다. 예를 들어, 보조기의 아래팔 지지대의 길이는 거의 아래팔의 2/3 길이가 되어야 한다. 손바닥 기반 보조기를 착용하는 사람은 완전한 움직임을 이루고 방해 없이 팔꿈치 관절을 구부릴 수 있어야 한다. 엄지 또는 아래팔 압력의 폭은 엄지나 아래팔 둘레의 절반이 되어야 한다. 팔 근육 크기는 신체 몸쪽부로 갈수록 점점 증가하여 보조기 압력도 몸쪽부에 비례해서 넓어져야 한다. 보조기 패턴을 만들 때, 치료사는 올바른 착용감을 위해 엄지나 아래팔의 둘레 1/2를 유지해야 한다.

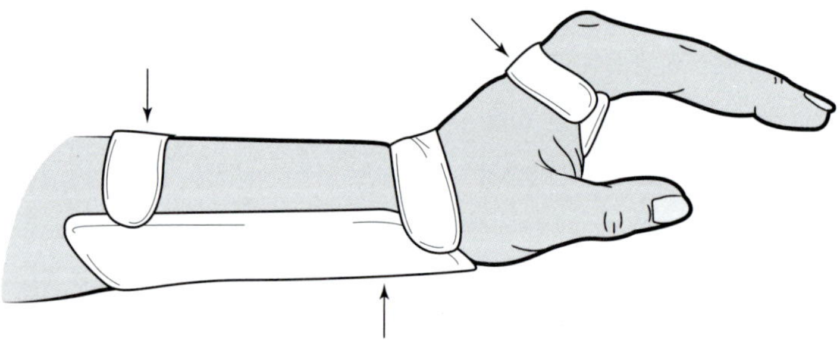

그림 4.20 단일방향 3점압 시스템

출처: Fess, E. E., & Philips, C.A. [1987]. *Hand splinting: Principles and methods* [2nd ed., p. 4]. St. Louis: Mosby.

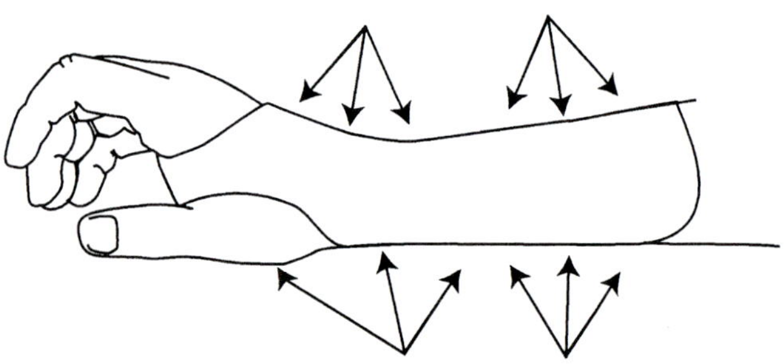

그림 4.21 다방향 3점압 시스템

출처: Pedretti, L. W. [Ed.]. [1996]. *Occupational therapy: Practice skills for physical dysfunction* [4th ed., p. 336]. St. Louis, MO: Mosby.

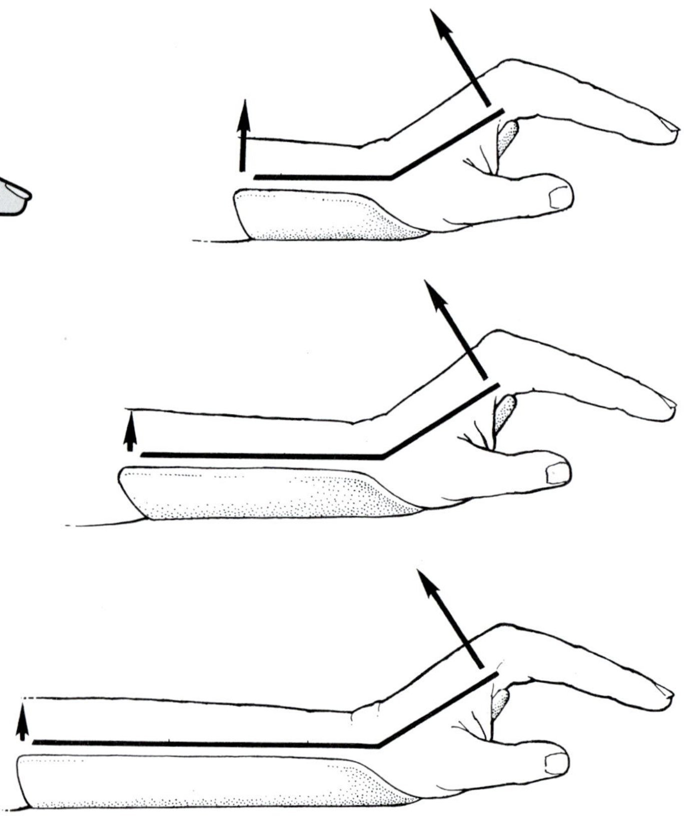

그림 4.22 긴 아래팔 지지대는 몸쪽에서 아래팔의 앞쪽으로 전해지는 손의 무게에 의한 합력을 줄인다.

출처: Fess, E. E., Gettle, K. S., Philips, C. A., et al. [2005]. Mechanical principles. In E. E. Fess, & C. A. Philips [Eds.], *Hand splinting: Principles and methods* [3rd ed., p. 167]. St. Louis, MO: Mosby.

토크 Torque

토크(torque)는 "힘이 축을 중심으로 물체(신체 부분)를 회전시킬 수 있는 범위"라고 정의되는 생체역학적 원리이다. 동의어로 사용되는 다른 용어는 모멘트 팔 또는 모멘트 힘이다. 토크는 적용된 힘(F)에 회전축에서 힘의 적용선(d)까지의 수직 거리를 곱한 값이다. 토크의 공식은 다음과 같다.

$$\text{Torque} = F \times d$$

치료사가 동적 보조기 또는 가동 보조기의 토크를 고려하는 것은 중요하다(13장 참조).

압력과 스트레스 Pressure and Stress

피부와 연부조직이 힘이나 압력에 의해 손상될 수 있는 방법에는 네 가지가 있다.

- 정도
- 기간
- 반복
- 방향

스트레스 정도와 기간 Degree and Duration of Stress

일반적으로 낮은 스트레스는 오랜 시간 참을 수 있는 반면에, 장시간의 높은 스트레스는 손상의 원인이 된다. 낮은 스트레스 또는 높은 스트레스는 포괄적이고 모호한 용어라는 점에 유의해야 한다. 일반적으로 압력을 가장 적게 견디는 조직은 피부이다. 부하가 증가하면 피부는 허혈 상태가 된다. 만약 낮은 스트레스가 지속된다면 손상을 입게 되고 결국엔 모세혈관이 손상되어 허혈로 이어질 수도 있다. 주위를 둘러싸는 붕대와 보조기, 보조기 스트랩의 조임으로 인한 적은 힘이 가해지면 때때로 손상을 입힐 수 있다. 그러나 인대, 유착, 힘줄 또는 근육에 가해지는 무게를 피부의 광범위한 범위에 분산시키는 시스템을 고안할 수 있다. 이런 보조기 디자인은 더 깊은 홈 또는 주변을 감싸는 요소를 고려해야 한다.

반복적인 스트레스 Repetitive Stress

스트레스가 중간 정도의 양으로 반복적으로 가해지면 염증과 피부 괴사를 유발할 수 있다. 반복적인 스트레스의 예는 고무밴드 견인을 가진 동적 굽힘 보조기를 착용한 사람에게서 볼 수 있다. 만약 그가 계속해서 장력의 반대 반향으로 손가락을 구부린다면, 얼마 후 조직에 염증이 생길 수 있다. 만약 염증이나 발적이 발생하면, 치료사는 견인력을 이완시켜 긴장도를 조정한다. 치료사는 외상성 손 손상을 입은 사람이나 정상인 사람이 견딜 수 있는 반복적 스트레스의 양을 견딜 수 없다고 반드시 인식해야 한다. 낮은 내성은 보통 혈관과 림프구조의 손상에 의한 결과로 나타난다.

높은 스트레스는 빠른 조직손상을 일으킨다. 높은 스트레스는 보조기나 붕대 같은 물체로 인해 피부에 가해진다. 작거나 뾰족한 물체일수록 과도한 스트레스를 유발한다. 따라서 항상 과도한 스트레스는 피해야 한다. 예를 들어, 동적 보조기가 관절에 많은 스트레스를 가하면 순환이 제한될 수 있다(잠재적인 조직손상을 이어짐).

스트레스의 방향 Direction of Stress

보조기를 제작할 때 피부와 연부조직에 주어지는 힘이나 스트레스의 방향을 고려해야 한다. 즉, (1) 장력 (2) 압박 (3) 전단력이라는 세 가지 힘의 방향을 고려한다. 압박 스트레스는 물체 안쪽으로 누르는 힘으로부터 생긴다(그림 4.23A). 장력은 물체에 가해지는 힘이 서로 반대 방향으로 가해질 때 생긴다(그림 4.23B). 전단력(shear force)은 평행한 힘 구조물의 반대쪽 면에 가로질러 동일하고 반대 방향으로 가해질 때 생긴다(그림 4.23C). 어떤 연구에서는 전단응력(shear stress)은 피부를 가장 크게 손상을 준다고 주장했다.

치료사는 반드시 연부조직이 손상되지 않는 범위 안에서 보조기의 스트레스를 다루는 방법을 인식하고 알아야 한다. 일반적으로 구조물에 적절한 양의 장력을 가하여 움직임의 축에서 멀리 떨어진 넓은 홈을 사용하여 보조기에 과도한 스트레스 또는 압력을 피해야 한다. 구조물에 대한 적절한 장력을 양을 결정하기 위해, 보조기의 장력은 편안하게 관절가동범위 끝 지점까지 가기에 충분해야 한다. 즉, 보조기의 장력은 관절이 견딜 수 있는 한 가장 편안한 자세(굽힘, 폄, 지우침, 또는 회전)를 유지해야 한다는 것을 의미한다. 이는 클라이언트가 오랜 시간 동안 견딜 수 있는 자세여야 한다. 클라이언트가 더 긴 착용 시간 동안 활동할 수 있긴 하지만, 목표는 일반적으로 하루 최소한 4시간 동안 착용하는 것이다.

이상적으로는 4시간을 연속해서 착용할 수 있지만 필요에 따라 시간을 나눌 수 있다. 수면 중에 수동 관절가동범위(PROM)를 개선하기 위해 보조기를 착용하도록 클라이언트에게 요청할 수 있다. 그러나 이것은 그들의 인지 및 감각상태, 약물남용 여부에 많은 영향을 받는다. 이러한 착용 일정의 이론적 근거는 관절운동범위 끝부분에 지속적으로 가해지는 작은 부하는 PROM 향상에 매우 효과적이라는 것을 보여주는 연구에 있다. 엄밀히 따지면, 치밀한 흉터 또는 장기간

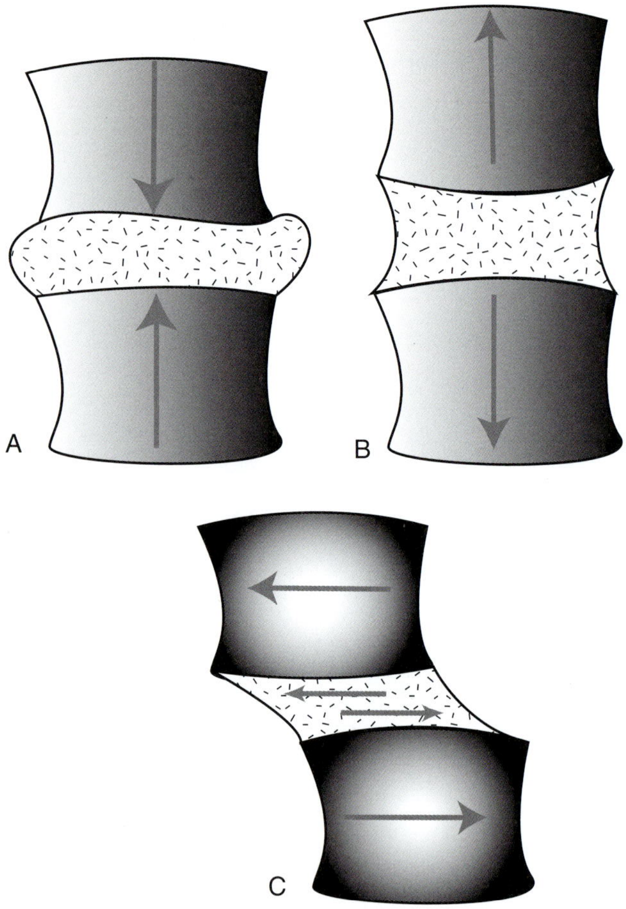

그림 4.23

A: 압박은 조직과 함께 밀 때의 힘이다, **B:** 긴장은 반대 방향으로 당기는 힘(장력)이 발생할 때 일어난다, **C:** 전단력은 표면에서 평행으로 작용하는 힘이다.

출처: Greene, D. P., & Roberts, S. L. [2005]. *Kinesiology movement in the context of activity* [2nd ed., p. 21]. St. Louis, MO: Mosby.

에 걸친 적응으로 단축된 조직인 경우 압력이 피부를 따라 잘 분산된다면, 더 높은 장력의 힘을 이용할 수 있다. 피부는 '약한 고리' 구조이다. 피부는 보조기의 장력을 견뎌내지 못하여 허혈성이 되거나 통증을 느끼기 쉽다. 만약 압력이 잘 분산된다면, 더 높은 장력이 사용될 수 있고 조직은 더 빠른 시간 내에 늘어날 수 있다.

몇몇의 예를 통해 연부조직에 가해지는 힘의 영향을 설명할 수 있다. 예를 들면, 힘줄 파열이 회복된 후 치료사는 힘줄의 인장력을 향상시키기 위한 콜라겐 섬유의 정렬을 용이하게 도록 적은 양의 장력을 통한 조기 동원을 사용할 수 있다. 만약 장력과 반복된 움직임이 잘 조절되지 않는다면 힘줄은 다시 파열될 수도 있다. 팔의 일정치 않은 부정을 조절하기 위해 보조기를 적용할 수 있다. 그러나 만약 보조기가 너무 많은 시간에 걸쳐 연부조직 아래로 너무 많은 압박을 가하면 보조기는 혈관을 압박하고 이것은 연부조직의 괴사로 이어질 수 있다. 치유 중인 힘줄과 그 외피 사이의 전단응력을 주의 깊게 관찰하여 유착 상태를 최소화하고 조절해야 한다.

스트레스의 개념은 보조기 중재를 적용할 때 고려해야 한다. 보조기와 스트랩은 조직에 외부적 힘을 가하고, 이것은 내부에 영향을 주는 힘이나 스트레스가 된다. 압력의 공식은 다음과 같다.

$$\text{압력} = \frac{\text{전체 힘}}{\text{힘이 적용되는 범위}}$$

이상적으로 보조기의 윤곽을 잡을 때 압력과 욕창의 위험을 줄이기 위해 넓은 표면적으로 신체를 덮어야 한다. 스트랩은 압력을 적절하게 분산하고 혈액순환 방해나 부종의 예방을 위해 가능한 한 넓게 만들어야 한다.

열가소성 보조기는 연부조직의 작은 부위나 뼈돌출 부위에 압박의 원인이 될 수 있다. 이러한 위험을 줄이기 위해 치료사는 보조기를 넓고 길게 디자인해야 한다. 크게 디자인하면 보조기의 힘이 가해지는 표면적을 증가시켜 손과 팔에 집중되는 압력을 감소시키기 때문에 더 편안하게 느껴진다.

지속적으로 잘 분산된 압력을 보조기의 목표로 두지만, 뼈돌출부에 대한 압력은 없도록 해야 한다. 치료사들은 노쪽과 자쪽의 붓돌기, 손등쪽 MCP관절과 PIP관절과 같은 뼈 돌출부에 가해지는 압력에 주의해야 한다(그림 4.24). 치료사들은 열선총을 사용하여 보조기의 압박을 줄일 수 있다. 이 작업은 문제가 있는 영역의 플라스틱을 가열하고 뼈 돌출부에서 플라스틱을 밀어낼 때 사용한다. 뼈 돌출부의 압박을 방지하는 다른 방법은 보조기에 충전재를 넣거나, 젤 패드 또는 탄성중합체를 뼈 돌출부 위에 배치하는 것이다. 보조기를 제작한 후 패드를 국소적인 압박 부위에만 적용할 때 실수가 자주 발생한다. 패드는 보조기 내 공간을 차지하여 그 둘레의 길이를 줄이고 해당 영역에 대한 압력을 오히려 증가시킨다. 열가소성 재료를 적용하기 전에 패드에 대한 계획을 미리 세워두고 패드의 두께도 보조기 디자인을 할 때 유념해야 한다.

땀이나 상처에서 나오는 체액은 피부 짓무름, 과민, 파열의 원인이 된다. 붕대는 습기를 흡수하는 데 도움을 주지만 감염관리를 위해 자주 교체해야 한다. 일부 스토키네트는 피부의 습기를 제거하는 데 더 효과적이다. 폴리프로필렌이나 두툼한 테리 직물은 면이나 일반적인 합성 직물 스토키네트보다 더 효과적이다. 치료사는 스토키네트나 붕대로 팔을 덮어 보조기를 제작할 수 있지만 드레싱이나 붕대가 교체됨에

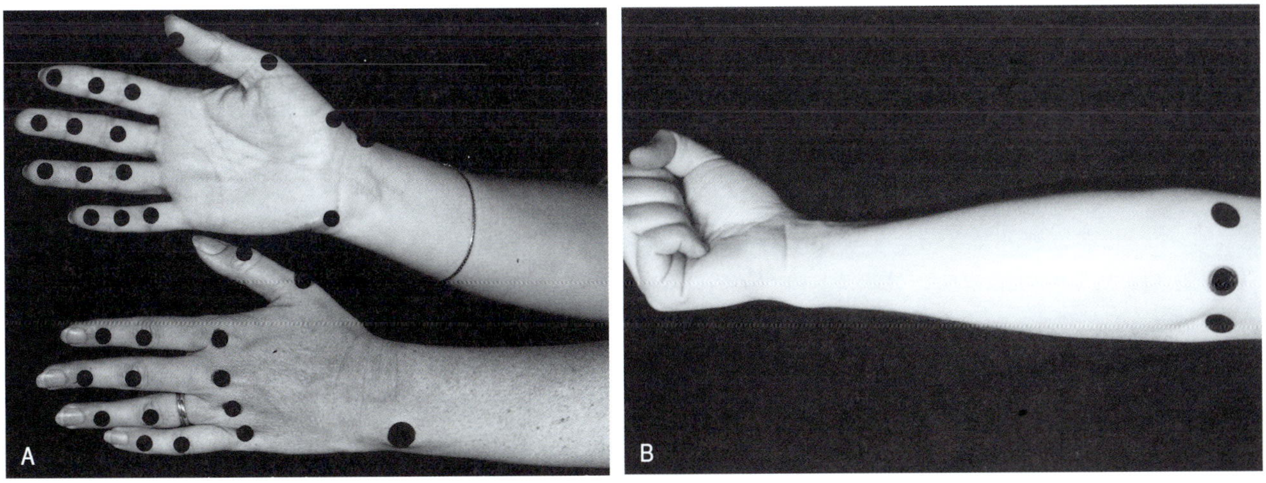

그림 4.24 A와 B의 점들은 압박을 받아 연부조직의 손상을 초래하기 쉬운 부분이다.

출처: Fess, E. E., Gettle, K. S., Philips C. A., et al. [2005]. Principles of fit. In E. E. Fess & C. A. Philips [Eds.]. *Hand splinting: Principles and methods* [3rd ed., p. 261]. St. Louis, MO: Mosby.

따라 보조기도 수정해야 한다.

보조기의 먼쪽과 몸쪽 끝부분을 둥글게 만든 모서리는 직선으로 만든 것보다 압력이 적다. 결함이 있는 모서리는 압박의 위험이 있으므로 매끈하게 만들어야 한다.

윤곽

CONTOUR

열가소성 재료는 편평할 때 더 유연하고 잘 구부러질 수 있다. 열가소성 재료를 그 아래에 위치한 표면에 맞게 구부리고 윤곽을 만들면 재료의 역학적 특성이 변화할 수 있다. 굴곡이 만들어진 열가소성 재료는 더 단단해지고 외부에서 제공되는 힘을 더 잘 처리할 수 있다(그림 4.25). 열가소성 재료는 다양한 수준의 드레이핑성과 일치성을 가지며, 이는 치료사는 보조기를 통해 얻을 수 있는 윤곽의 정도에 영향을 미칠 수 있다.

피부와 연부조직의 기전

MECHANICS OF SKIN AND SOFT TISSUE

치료사는 피부와 연부조직의 변화에 영향을 미치는 보조기를 사용하기도 하는데 이는 수행 능력 저하를 해결할 수 있다. 정상적 연부조직과 피부의 기전에 대한 기본적 이해는 매우 중요하다. 게다가 손상 조직, 재료(붕대, 보조기, 커프), 부종, 구축, 흉터, 감염이 있을 때 그 기전의 변화가 언제, 어떻

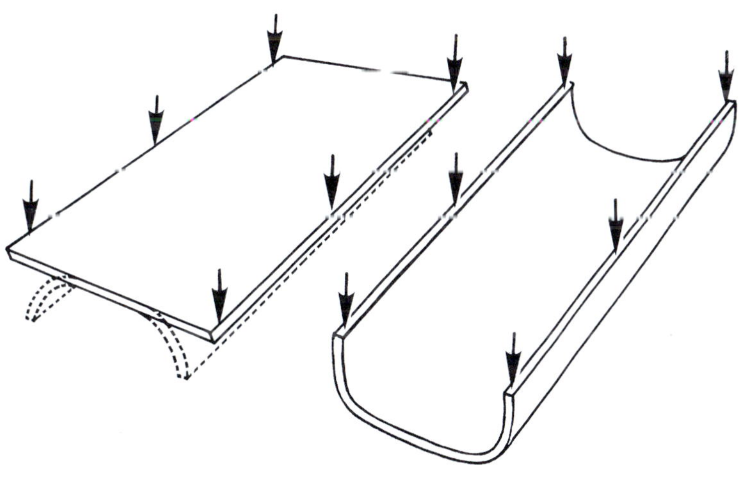

그림 4.25 윤곽은 역학적으로 소재의 강도를 증가시킨다.

출처: Fess, E. E., Gettle, K. S., Philips C. A., et al. [2005]. Mechanical principles. In E. E. Fess & C. A. Philips [Eds.], *Hand splinting: Principles and methods* [3rd ed., p. 178]. St. Louis, MO: Mosby.

게 일어나는지에 대해 알아야 한다.

정상적인 피부와 연부조직에는 일반적인 상황에서 스트레스에 의한 손상에 저항하는 가소성(plasticity)과 점탄성(viscoelasticity)이 있다. 가소성이란 다른 표면으로 형태를 바꾸고 재형성되는 피부의 신장을 나타낸다. 점탄성은 피부가 스트레스에 저항할 수 있는 피부의 점도와 탄력 정도를 나타낸다. 피부와 연부조직은 어느 정도의 힘과 스트레스는 견디지만, 유지할 수 있는 지점을 지나면 피부는 손상된다.

부종이 있으면 손의 정상적인 연부조직은 점성 액체의 부피로 인해 역학적인 변화를 겪는다. 장기간 또는 과도한 부종은 영구적인 변형으로 이어질 수 있다. 따라서 부종은 보조기를 적용시 반드시 관리해야 한다(예: 환측 팔의 위치를 높이기, 근육을 능동적으로 수축하기 위해 건측 관절을 움직여 팔로부터 정맥혈 순환을 촉진). 보조기는 종종 부종 조절을 돕기도 하는데, 체액의 부피 증가, 부은 피부, 관절 그리고 힘줄은 움직임 저항으로 인한 마찰을 증가시키기 때문이다. "부은 조직은 점도가 증가하고, 확장, 압박 또는 탄성의 정도에 제한을 받는다. 이러한 이유로 연부조직과 피부 아래에 부종이 있는 동안 손은 정상적인 관절운동범위를 가질 수 없다."

열가소성 재료는 특성은 피부와 연부조직에 영향을 미칠 수 있으므로 신중하게 선택해야 한다. 예를 들면, 탄성 붕대를 사용하여 팔에 보조기를 고정하면 과도한 스트레스가 가해질 수 있으며 혈관 및 림프 순환이 제한될 수 있다. 치료사는 탄력 붕대를 이미 감은 데에 두 번째로 감았을 때 피부와 조직에 가해지는 압박의 정도를 반드시 고려해야 한다. 두 번째 감은 붕대로 가해지는 압력은 두 배가 된다. 8자 모양으로 붕대를 감을 때도 압력이 발생한다. 다른 고려사항은 붕대가 움직임에 미치는 영향이다. 붕대를 착용한 상태에서 움직임은, 특히 뼈 돌출부에 압력을 집중시킬 수 있다. 운동을 하는 동안 붕대를 시의적절하게 제거해야 한다.

손가락 커프나 고리를 사용하는 동적 보조기는 피부나 조직 아래의 압력을 높인다. Bell-Krotoski 등(1995)에 따르면 매우 유연한 손가락 커프의 사용은 손가락에 전달되는 전단 응력이 증가될 수 있다고 경고한다. 가죽 손가락 고리는 전단 응력을 줄이기 위한 어느 정도의 견고함을 제공하면서도 유연하게 주어지는 동안 정상 피부처럼 비슷하기 때문에 적절한 선택이 될 수 있다. 손가락 고리는 모서리의 전단력을 방지하고 압력을 분산시키기 위하여 가능한 한 넓게 만들어야 한다(그림 4.26). 13장에서 손가락 고리에 대해 더 자세하게 다룰 것이다.

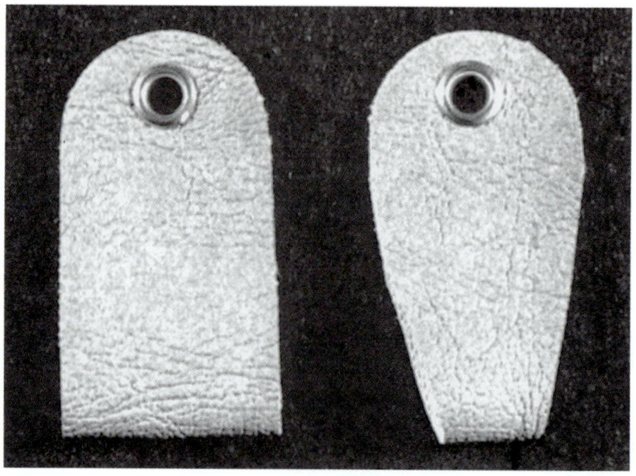

그림 4.26 손가락 고리는 숨은 표면에 압력을 가한다. 그리고 인접한 관절의 움직임에 제한을 주지 않는 한 넓게 만들어야 한다.

출처: Fess, E. E., Gettle, K. S., Philips C. A., et al. [2005]. Principles of fit. In E. E. Fess & C. A. Philips [Eds.], *Hand splinting: Principles and methods* [3rd ed., p. 274]. St. Louis, MO: Mosby.

관절의 굽힘 구축의 경우, 관절의 등쪽 부분의 피부는 장력이 증가해 있고, 관절의 바닥쪽 피부의 장력은 줄어들어 있다. 피부와 근육에는 자연발생적인 장력의 균형이 있다. 피부는 필요한 장력에 맞게 조정된다. 피부 길이는 손상(구축)으로 짧아질 뿐만 아니라 새로운 세포의 성장으로 늘어난다. 신장운동(stretch)으로 서서히 이러한 변화가 발생한다. 만약 피부에 미세한 손상이 있을 때 신장운동을 한다면 흉터가 형성될 것이다. 피부가 늘어나면 흉터를 형성하는 단백질을 분비된다. 흉터조직은 피부의 탄력을 감소시킨다. 흉터가 지나치게 크게 형성되는 것을 막기 위해 치료사는 흉터 마사지, 움직임 테크닉, 부드러운 신장운동을 적용한다. 최적의 재생에는 (거의) 지속적인 장력의 사용이 포함된다.

새롭게 치유되는 조직은 기계적 스트레스에 의해 부정적인 영향을 받을 수 있다. 상처 부위의 장력은 "회복의 정도 및 인장 강도를 감소시키며 흉터의 최종 너비를 증가"시킬 수 있다. 손상받은 피부나 조직을 앞으로 더 많이 움직일 수 있도록 단순히 보조기를 제거하여 팔의 기능을 되돌리는 것보다 고정 보조기를 점차적으로 제거해야 한다.

조직이 감염된 클라이언트를 상대로 작업할 때는 움직임으로 인한 기계적 스트레스를 피하도록 신경써야 한다(동적 보조기의 경우). 혈액과 사이질액은 강제로 움직이게 되면 감염을 더 깊은 조직으로 밀어 넣으며, 그 결과 더 넓은 범위에 감염이 일어나고 치유가 늦어진다. 감염이 있는 경우, 며칠 동안 보조기로 관절을 고정한 후 보조기를 제거하고 정상적 또는 부분적 ROM을 유지하는 것이 가장 좋다.

셀프 퀴즈 4.1[a]

Part I

아래의 내용에 알맞는 보조기를 고르시오.

a. 손과 아래팔의 바닥쪽 면을 기반으로 하는 보조기
b. 손과 아래팔의 등쪽 면을 기반으로 하는 보조기
c. 손의 엄지 부분과 아래팔을 기반으로 하는 보조기
d. 손의 새끼손가락 부분과 아래팔을 기반으로 하는 보조기

1. 자뼈 홈 손목 콕업 보조기
2. 손바닥 기반의 동적 굽힘 보조기
3. 등쪽 손허리손가락 보호 스플린트
4. 손바닥 기반의 손목 콕업 스플린트
5. 노뼈 홈 동적 폄 스플린트

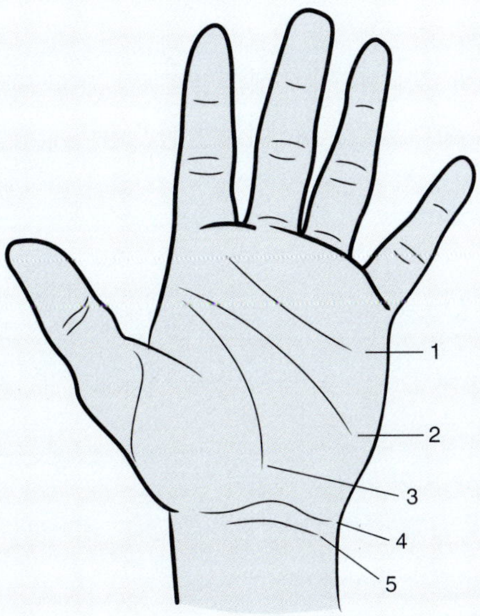

Part II

다음 그림에 있는 손바닥 주름의 이름을 적으시오.

1.
2.
3.
4.
5.

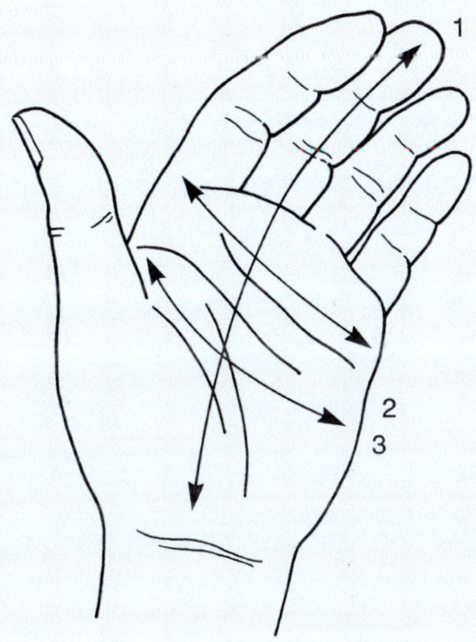

Part III

다음 그림에 있는 손의 활 이름을 적으시오.

1.
2.
3.

[a]정답은 부록 A를 참조

셀프 퀴즈 4.2[a]

다음 질문에 따라, 참/거짓에 ○표를 하세요.

1. 참/거짓 아래팔 받침대는 아래팔 둘레의 2/3가 되어야 한다.
2. 참/거짓 짧고 좁은 보조기는 길고 넓은 보조기보다 피부의 표면에 제공되는 압력이 적기 때문에 더 좋다.
3. 참/거짓 보조기는 아래팔 길이의 2/3와 비슷해야 한다.
4. 참/거짓 불균등한 압력보다 뼈 돌출부에 대한 압력을 피하는 것이 더 낫다.
5. 참/거짓 음료수 캔을 쥐고 있을 때 공 모양 잡기를 사용한다.
6. 참/거짓 보조기 디자인을 할 때 반드시 패드의 두께를 수용할 수 있어야 한다.
7. 참/거짓 관절의 굽힘 구축 때 관절의 등쪽 피부는 짧아지고 장력이 발생한다.
8. 참/거짓 감염이 있는 환자에게 보조기를 적용할 때는 동적인 보조기와 같이 움직일 때 기계적 스트레스의 발생을 피하는 것을 신경 써야 한다.
9. 참/거짓 윤곽이 있는 보조기는 강도가 증가한다.
10. 참/거짓 전단력은 물체 내부의 누르는 힘의 결과로 발생한다.

[a]정답은 부록 A를 참조

요약

치료사가 해부학 및 생체역학적 원리에 대한 지식을 갖추는 것은 전체 보조기 중재 과정에서 매우 중요하다. 또한 의무기록, 치료 처방, 관련 문헌을 해석하려면 관련 용어에 정통해야 한다. 또한 치료사는 평가 및 중재를 문서화하기 위해 의학용어를 사용한다. 생체역학적 원리를 보조기 디자인 및 구성에 적용하면 보조기가 클라이언트에게 더 잘 맞게 되고 따라서 치료 순응도에 기여한다. 궁극적으로 이러한 원칙의 준수는 치료 결과에 영향을 미친다.

복습문제

1. 보조기 제작에서 다음 용어는 무엇을 의미하는가?: 손바닥, 손등, 노쪽(또는 자쪽)
2. 손에 있는 3가지의 활은 무엇인가?
3. 치료사가 손 보조기를 제작할 때 손의 활을 지지하는 것이 중요한 이유는 무엇인가?
4. 손 보조기를 제작할 때 먼쪽 손바닥 주름은 어떤 의미를 갖는가?
5. 보조기의 가장자리가 엄지두덩 주름을 넘어 엄지 쪽으로 펴지지 않으면 어떤 엄지손가락 움직임이 가능한가?
6. 다음의 각각의 쥐기와 잡는 형태의 예는 무엇인가?: 손끝 쥐기, 손바닥 쥐기, 가쪽 쥐기, 원통 잡기, 공 모양 잡기, 갈고리 잡기, 내재근 양성 잡기
7. 치료사는 아래팔에 적용하는 보조기의 올바른 길이를 어떻게 결정할 수 있는가?
8. 아래팔 또는 엄지 홈이 있는 보조기의 올바른 너비는 무엇인가?
9. 보조기에 패드를 적용할 때 치료사는 어떠한 예방 조치를 취해야 하는가?
10. 치료사 보조기의 가장자리에 발생하는 욕창을 방지하기 적용할 수 있는 2가지 방법은 무엇인가?
11. 보조기를 제작할 때 윤곽을 고려하는 것이 왜 중요한가?
12. 흉터조직, 물질의 적용, 부종, 구축, 상처, 감염이 있을 때 피부와 연부조직의 역학은 어떻게 변화하는가?

참고문헌

1. Agency for Health Care Policy and Research: *Pressure ulcers in adults: prediction and prevention* (No. 92–0047), Rockville, MD, 1992, US Department of Health and Human Services.
2. Andrews KL, Bouvette KA: Anatomy for management and fitting of prosthetics and orthotics, *Phys Med Rehab: State of the Art Rev* 10(3):489–507, 1996.
3. Aulicino PL: Clinical examination of the hand. In Hunter JM, Mackin EJ, Callahan AD, editors: *Rehabilitation of the hand: surgery and therapy*, ed 4, St. Louis, 1995, Mosby.
4. Barr NR, Swan D: *The hand*, Butterworth, 1998, Boston.
5. Belkin J, English CB: Hand splinting: principles, practice, and decision making. In Pedretti LW, editor: *Occupational therapy: practice skills for physical dysfunction*, ed 4, St. Louis, 1996, Mosby.
6. Bell-Krotoski JA, Breger-Lee DE, Beach RB: Biomechanics and evaluation of the hand. In Hunter JM, Mackin EJ, Callahan AD, editors: *Rehabilitation of the hand: surgery and therapy*, ed 4, St. Louis, 1995, Mosby.
7. Bowers WH, Tribuzi SM: Functional anatomy. In Stanely BG, Tribuzi SM, editors: *Concepts in hand rehabilitation,* Philadelphia, 1992, FA Davis.
8. Buck WR: *Human gross anatomy lecture guide*, Erie, PA, 1995, Lake Erie College of Osteopathic Medicine.
9. Cailliet R: *Hand pain and impairment*, ed 4, Philadelphia, 1994, FA Davis.
10. Cailliet R: *Shoulder pain*, ed 2, Philadelphia, 1981, FA Davis.
11. Cannon NM, Foltz RW, Koepfer JM, et al.: *Manual of hand splinting*, New York, 1985, Churchill Livingstone.
12. Chase RA: Anatomy and kinesiology of the hand. In Hunter JM, Schneider LH, Mackin EJ, editors: *Rehabilitation of the hand: surgery and therapy*, ed 3, St. Louis, 1990, Mosby.
13. Clarkson HM, Gilewich GB: *Musculoskeletal assessment: joint range of motion and manual muscle strength,* Baltimore, 1989, Williams & Wilkins.
14. Evans RB, McAuliffe JA: Wound classification and management. In Mackin EJ, Callahan AD, Skirven TM, editors: *Rehabilitation of the hand and upper extremity*, ed 5, St. Louis, 2002, Mosby.
15. Fess EE: Splints: mechanics versus convention, *J Hand Ther* 9(1):124–130, 1995.
16. Fess EE, Gettle KS, Philips CA, et al.: *Hand and upper extremity splinting: principles and methods*, ed 3, St. Louis, 2005, Elsevier Mosby.
17. Kapandji IA: *The physiology of the joints*, London, 1970, E&S Livingstone.
18. Kleinert HE, Schepel S, Gill T: Flexor tendon injuries, *Surg Clin North Am* 61(2):267–286, 1981.
19. Long C, Conrad PW, Hall EA, et al.: Intrinsic-extrinsic muscle control of the hand in power grip and precision handling: an electromyographic study, *J Bone Joint Surg Am* 52(5):853–867, 1970.
20. Malick MH: *Manual on static hand splinting*, Pittsburgh, 1972, Hamarville Rehabilitation Center.
21. McGee P, Rivard A: Foundations of orthotic intervention. In Skirven TM, Osterman AL, Fedorczyk JM, et al.: *Rehabilitation of the hand and upper extremity*, ed 6, St. Louis, 2011, Mosby, pp 1577–1578.
22. Pedretti LW: Hand splinting. In Pedretti LW, Zoltan B, editors: *Occupational therapy: practice skills for physical dysfunction*, ed 3, St. Louis, 1990, Mosby, pp 18–39.
23. Pratt NE: *Clinical musculoskeletal anatomy*, Philadelphia, 1991, Lippincott.

24. Schultz-Johnson K: *Personal communication*, March 3, 1999.
25. Smith LK, Weiss EL, Lehmkuhl LD: *Brunnstrom's clinical kinesiology*, ed 5, Philadelphia, 1996, FA Davis.
26. Villeco JP, Mackin EJ, Hunter JM: Edema: therapist's management. In Mackin EJ, Callahan AD, Skirven TM, et al.: *Rehabilitation of the hand and upper extremities*, ed 5, St. Louis, 2002, Mosby, pp 183–193.
27. Wilton JC: *Hand splinting principles of design and fabrication*, Philadelphia, 1997, WB Saunders.
28. Wu PBJ: Functional anatomy of the upper extremity, *Phys Med Rehab: State Art Rev* 10(3):587–600, 1996.
29. Yamada H: *Strength of biological materials*, Baltimore, 1970, Williams & Wilkins.

5

보조기 중재를 위한 임상적 검사

Clinical Examination for Orthotic Intervention

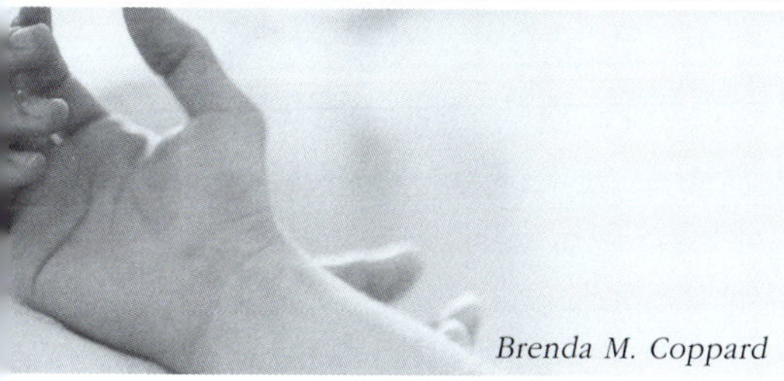

Brenda M. Coppard

학습목표

1. 보조기 중재를 위한 임상적 검사를 나열한다.
2. 병력, 관찰, 촉진의 구성요소를 설명한다.
3. 안정 시 손의 자세를 설명한다.
4. 피부, 정맥, 뼈, 관절, 근육, 힘줄, 신경평가가 보조기 중재와 어떤 관련이 있는지를 확인한다.
5. 보조기 중재 전 임상 검사에서 사용하는 특정 평가를 확인한다.
6. 상처 회복의 세 단계를 설명한다.
7. 비정상적인 병리적 행동의 징후를 인지한다.
8. 치료사가 보조기의 주의사항, 착용 및 관리 지침에 대한 클라이언트의 지식을 어떻게 평가할 수 있는지 설명한다.

주요용어

지침 Protocols

신뢰도 Reliability

반응도 Responsiveness

타당도 Validity

구두상사척도 Verbal analog scale (VeAS)

시각상사척도 Visual analog scale (ViAS)

Mauri는 소아에서 외래 재활 치료실로 이직한 치료사이다. 첫째 주 동안, 그는 급성발작식 류마티스 관절염을 앓고 있는 82세 여성인 Blanche를 의뢰받았다. Mauri는 치료 전에 자신이 알고 있는 선별 검사 및 평가 계획을 개념화하고자 한다.

임상적 검사

CLINICAL EXAMINATION

신중하게 선택된 임상 검사 평가도구는 치료사와 의사의 중재 계획에 있어서 매우 중요하다. 철저하고 조직적이며 명확하게 기록한 검사는 중재 계획 개발의 기초가 된다. 오늘날의 건강관리 시스템에서 치료사는 시간 및 비용 효율적인 검사를 완료한다. 이 장에서는 보조기 제공과 관련된 평가 과정의 구성 요소를 다룬다.

시간 효율적이고 비공식적인 평가는 치료사가 처음에 관찰한 손과 팔 기능의 수준을 파악할 수 있다. 그 결과에 따라 치료사가 환자의 상태에 따라 보다 세밀한 검사 절차를 신속하게 선택할 수 있다. 일반적으로 초기 평가와 퇴원 평가 범위가 가장 포괄적인 반면, 정기적인 재평가는 일반적으로 더 세밀하게 이루어진다.

재평가는 일정한 시간 간격을 두고 진행한다. 예를 들어, 만일 Jose가 월요일 진료 동안 평가를 받았다면, 치료사는 Jose의 재평가를 매주 월요일 또는 그 이후에 해야 할 것이다. 경우에 따라 주치의가 치료사에게 환자의 재평가를 요청할 것이다. 그러나 평가를 위한 시간은 개인의 상태와 과정에 따라 달라진다. 예를 들어, 말초신경손상 환자는 자연적인 신경회복이 느리기 때문에 3주에 한 번 재평가를 받아야 할 것이다. 화상을 입은 후 재활을 받는 또 다른 환자는 상태의 변화가 좀 더 빠르고 기능적 능력에 영향을 미치기 때문에 매주 재평가해야 한다.

팔에 대한 평가 과정에는 병력, 면담, 관찰, 촉진과 함께 객관적이고 타당하며 신뢰할 수 있는 검사로부터 얻은 데이터가 포함된다. 양식 5.1은 치료사가 팔기능 장애가 있는 사람을 평가할 때 치료사가 사용할 수 있는 검사지이다. 보조적인 도구(예: 방사선 사진, CT 사진, MRI 사진, 전기 진단 및 실험실 검사)는 진단을 확인하는 데 도움이 되며, 치료사에게 환자의 상태에 대한 더 풍부한 내용을 제공한다.

병력 History

치료사는 다양한 정보를 통해 자료를 모으는 것을 통해 병력을 파악하기 시작한다. 치료사는 환자의 의학적 기록, 수술 혹은 방사선적 기록, 내과 의뢰 혹은 처방 등의 방법을 통해 접근해야 한다. 개인의 나이, 성별, 진단과 같은 정보는 일반적으로 쉽게 알 수 있다. 클라이언트의 나이는 선천적 변화와 또래집단에서 볼 수 있는 특이한 증상일 수 있기 때문에 중요하다. 또한 나이는 예후 혹은 회복기간의 정도에 영향을 미친다. 특정성별에 따라 일부 문제가 발생하기도 한다.

가능한 정보로부터 치료사는 개인의 병력과 사건의 정보뿐만 아니라, 현재의 의학적 상태와 치료를 고려해야 한다. 병력에는 침습적 또는 비침습적 치료가 포함된다. 당뇨병, 간질, 신장과 간 장애, 관절염, 통풍과 같은 상태는 재활(보조기 중재를 포함함)에 직접적 혹은 간접적으로 영향을 줄 수 있기 때문에 기록해야 한다. 예를 들어, Ken은 낙상으로 외상성 뇌손상을 입었고 팔 골절을 경험했다. 그의 질환은 본질적으로 정형외과적이며, 연부조직에 영향을 미치는 외상(예: 힘줄 열상, 화상)에 의해 발생한다. 기능장애의 특성은 치료사가 보조기 접근 방식을 결정하는 데 도움이 된다.

클라이언트가 수술을 받은 이후 치료사는 반드시 해부학적인 구조를 포함한 외과적인 절차를 확인해야 한다. 확실하게 진단이 내려진 집단에게 치료사는 전통적인 재활 프로그램에 따라 치료해야 한다. 다른 의사들은 특정 수술 후 진단 집단을 위해 개발한 재활 프로그램을 따르는 것을 선호할 수 있다. 이러한 표준 또는 비표준 프로그램을 지침(protocol)이라고 한다. 지침을 통해 보조기, 운동, 치료적 중재의 유형을 설명하는 재활 프로그램에 접근할 수 있다. 또한 지침은 종종 중재 시기를 명시한다.

면담 Interview

면담을 시작할 때 작업치료가 무엇인지에 대한 소개와 설명이 이루어져야 하며 평가와 중재의 목적도 설명해야 한다. 면담의 목적은 치료사가 환자의 기능, 가족관계, 경제적 상황, 사회/정서적 안녕(well-being)이 질병으로 인해 받은 영향을 밝히는 것이다. 치료사가 환자의 목표를 물어보는 것은 가장 중요하다. 치료사는 초기 평가 시 환자의 병력을 수집한다. 또한 치료사는 클라이언트의 학습 유형에 맞게 가르치고/배우는 환경을 만들어야 한다. 예를 들어, 치료사는 클라이언트가 치료, 평가 또는 중재와 관련된 어떠한 질문도 편하게 느낄 수 있도록 한다.

의사소통이 불가능 하거나 인지손상이 있거나, 자가 보고를 신뢰할 수 없는 경우 치료사는 가족, 부모, 친구, 간병인에게서 관련된 정보를 얻을 수 있다. 치료사는 여러 질문을 통해 다음 정보를 얻어야 한다.

- 나이
- 손상 날짜
- 우세손
- 목표
- 직업적 관심사
- 주 호소
- 지지체계
- 직업
- 기능적 능력
- 가족구성
- 사회력
- 중재 날짜
- 가족/보호자의 지지

치료사는 정형외과적, 신경외과적, 정신과적, 흉부외과적 상태뿐만 아니라, 일반적인 건강상태에 대하여 물어봐야 한다. 흡연, 음주 또는 약물 복용, 처방약과 일반 약의 복용, 스트레스, 비만, 우울증 등도 재활에 영향을 미치는 습관이나 상태이다. 치료사는 현재의 상태를 평가하기 위해 팔 상태와 손상 날짜를 묻는다. 치료사는 이전의 치료와 그에 따른 결과를 물어보아야 한다. 치료사는 클라이언트가 자신의 상태에 대하여 어떻게 알고 있는지 물어봄으로써 질병에 대한 클라이언트의 인식(insight)이 어느 정도인지 알 수 있다.

배경 정보를 수집한 후 클라이언트는 현재 징후와 증상에 대한 개방형 질문을 받는다. 치료사는 클라이언트의 과민성에 대한 통찰력을 얻기 위해 현재 상태에 대해 면밀한 질문을 한다. 클라이언트가 휴식 시에도 최소한의 통증이나, 움직임 시 일시적인 통증 또는 쉽게 유발되지 않는 증상을 보고하는 경우에는 낮은 자극 감수성을 가지고 있는 것이다. 휴식 시 통증이 있고 움직임에 따라 통증이 증가하고 움직임이 감소하면 클라이언트는 매우 과민한 상태이다. 과민성을 결정하면 의사와 치료사가 평가 및 중재를 얼마나 적극적으로 수행할 수 있을지가 결정된다.

관찰 Observation

관찰은 환자가 병원에 들어오거나 또는 치료사와 클라이언트가 처음 만나기 위해 걸어 들어올 때부터 시작된다. 예를 들어, 치료사는 환자가 팔을 어떻게 움직이는지, 즉 교대로 팔 흔들기의 감소, 보호 자세(guarded position), 떨림 또는 틱 같은 불수의적인 움직임을 관찰해야 한다. 얼굴의 틱 장애는 신경학적 또는 정신적인 문제의 징후일 수 있다. 나아가 관찰을 통해 안면의 움직임, 말의 패턴 등의 정보를 모을 수 있다. 예를 들어, 클라이언트의 얼굴이 처져 있다면 치료사는 벨마비 또는 뇌졸중을 의심할 수 있다. 따라서 치료사는 환자가 질문에 대한 이해, 대답, 훈련을 할 수 있는지 관찰해야 한다.

사람의 상체 부분(목, 어깨, 팔꿈치, 팔뚝, 손목 그리고 손 포함) 및 관절 자세에 대한 일반적인 검사를 기록한다. 치료사는 손상된 사지의 자세를 기록하고, 비대칭적인 자세와 특정 부위를 보호하거나 방어하는 자세를 찾아야 한다. 클라이언트가 다른 팔로 아픈 팔을 잡고 있으면 보호 자세라고 할 수 있다. 클라이언트는 종종 물건을 만지거나 움직이거나 부딪힐 때 통증이 발생하지 않도록 보호적 행동을 한다. 정상적인 안정 시 손의 자세는 손목이 10~20° 폄되고, 10° 자뼈치우침되며 엄지손가락이 약간 굽힘 및 벌림되고, 손허리손가락관절(MCP)이 약 15~20° 굽힘되는 것이다. 손가락 안정 자세에서 손가락은 손의 노쪽(손배뼈)으로 더 큰 복합 굽힘을 보인다(그림 5.1). 엄지손톱은 항상 검지와 수직으로 놓인다. 손의 자세를 관찰하면 손에 손상이나 질환이 있는 경우 정상적인 안정 자세에서 벗어나기 때문에 보조기 제공 계획에 도움이 된다.

치료사가 관찰한 다양한 정보는 그 환자에 대한 임상적 구상(clinical picture)에 전반적으로 기여하게 될 것이다. 중요하게 관찰할 사항은 다음과 같다.

- 신체와 관련된 손의 자세, 보호 또는 방어자세
- 교대적 팔 흔들기의 감소나 소실
- 움직임의 질
- 손의 활(arches)과 주름(creases)
- 근위축
- 구축
- 손톱: 딱딱하거나 부드러움
- 부종, 혈종(혈액 덩어리), 반상(멍)
- 손끝: 얇거나 부드러움(주름 및 지문의 상실)
- 병변: 흉터, 찰과상, 화상, 상처
- 비정상적인 갈퀴막공간(web spaces)

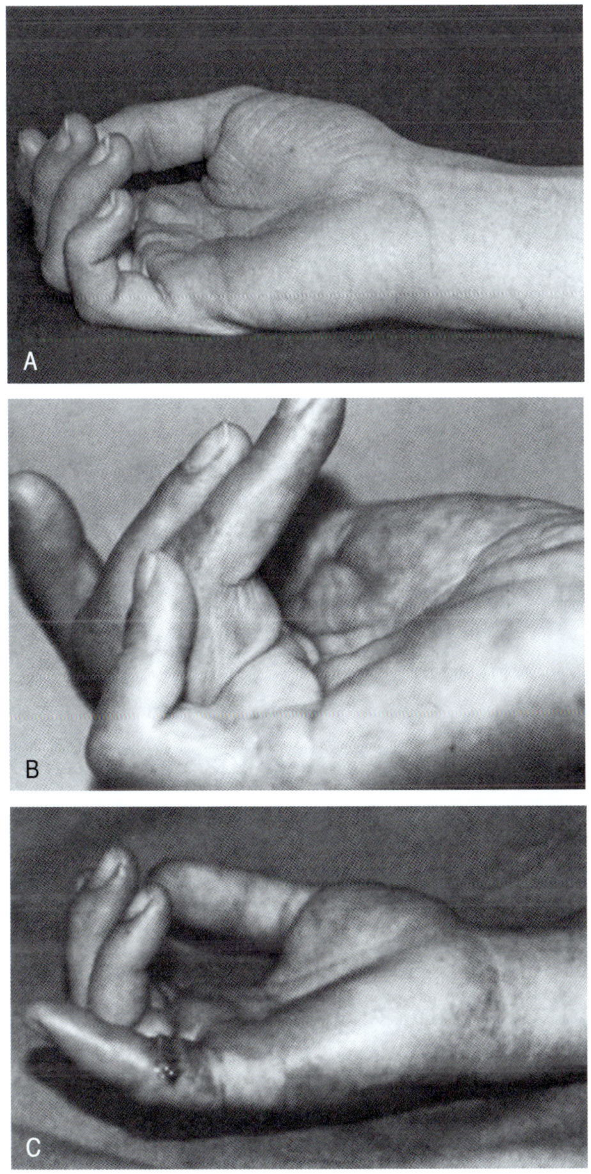

그림 5.1 손의 안정적 자세

A: 정상적인 안정 자세. 손가락은 노쪽에서 자쪽으로 좀 더 굽힘된다. B: 뒤퓌드링으로 인한 손가락의 수축 때문에 이러한 손의 자세는 상실된다. C: 다섯 번째 손가락의 굽힘근 힘줄의 찢김으로 정상적인 손 자세의 상실이 발생하였다.

출처: Hunter, J. M., Mackin, E. J., & Callahan, A.D. [Eds.]. [1995]. *Rehabilitation of the hand: Surgery and therapy* [4th ed., p. 55]. St. Louis, MO: Mosby.

- 헤베르덴결절(Heberden's nodes) 또는 보차드결절(Bouchard's nodes)
- 신경학적 결손 자세: 갈퀴변형(clawhand), 손목처짐(wristdrop), 원숭이손(simian hand)
- 색깔: 창백, 붉음, 청색
- 이식 또는 봉합
- 외부장치: 경피적 핀(percutaneous pins), 체외 고정장치, 보조기(orthoses), 슬링(sling), 교정기(braces)

- 변형: 단추구멍(boutonniere), 망치손가락(mallet finger), 내재근 마이너스 손(intrinsic minus hand), 백조목(swan neck)
- 체모운동징후: '소름'의 출현 또는 체모 끝이 서 있음
- 관절의 치우침 또는 비정상적인 회전

촉진 Palpation

클라이언트에 대한 전반적인 검사 후에 치료사는 손상된 부위를 알기 위해 촉진을 실시한다. 치료사는 부어 있거나 비정상인 부위를 포함하여 클라이언트가 증상을 호소하는 부분을 촉진한다. 근육의 부피는 몸쪽과 먼쪽 그리고 좌우를 비교하기 위해 각각의 팔을 촉진한다. 근 긴장도는 수동 관절가동범위(PROM)로 평가하는 것이 가장 좋다. 긴장도를 평가할 때, 치료사는 정확한 결과를 얻기 위해서 클라이언트가 긴장을 풀게 하며, 클라이언트의 피부도 살펴봐야 한다. 궤양, 괴저, 염증, 신경계 혹은 뇌혈관 손상의 경우 피부 온도의 변화를 촉진하는 동안 느껴질 수 있다. 상처 고름을 짜거나 봉합부위를 다룰 때는 멸균장갑을 끼고, 일반적인 감염에 대한 예방조치에 따라야 한다.

평가 Assessments

평가에 대한 선택은 적절한 치료중재를 구성하는 매우 중요한 단계이다. 근골격계 문헌에는 100개 이상의 평가가 있다. 시간 효율성은 평가를 선택하는데 현재 가장 우선시 되고 있다. 예를 들어, 2015년 미국 손 치료사 협회(ASHT) 소속 손 치료사들은 손과 손목에 대한 감각운동 중재 및 평가에 대해 설문 조사를 받았다. 응답자 79% 중 22%는 작업을 기반으로 한 공식 평가가 중요하다고 생각했으나, 실제로는 시간 제약으로 인해 원하는 만큼 사용하지 못한다고 말했다. 아마도 시간 효율성보다 더 중요한 것은 항목, 방법론 및 임상적 유용성이 될 수 있으며 이는 평가를 선택할 때 반드시 고려해야 할 요소이다. 치료사는 임상에서 사용하는 적절한 평가도구를 선택하고 도구의 심리측정 발달을 이해해야 한다.

평가의 구체적인 내용은 측정도구에 관한 것이다. 각 항목은 유형, 척도, 해석과 같이 세 가지 범주로 나눌 수 있다. 항목의 유형은 임상가가 직접 또는 클라이언트가 제공한 보고서를 통해 모은 데이터에 초점을 둔다. 평가 척도의 해석으로는 도구를 구성하는 측정 또는 질문과 어떻게 측정했는가가 있다. 해석은 점수나 측정이 '우수한' 또는 '불량한' 결과에 따라 어떻게 표현되는가이다.

도구의 방법론은 타당도, 신뢰도, 대응성과 관계가 있다. 타당도는 평가가 측정하려는 내용을 측정하는 범위이다. 표 5.1은 다양한 유형의 타당도를 나열하고 정의한다. 신뢰도는 평가의 일관성으로, 표 5.2는 신뢰도의 유형을 나열하고 정의한다. 대응성은 상태의 변화 또는 차이를 측정하는 평가의 민감도를 나타낸다.

임상적 유용성(clinical utility)은 도구를 쉽게 관리할 수 있는 정도와 평가를 완료할 때 클라이언트가 경험하는 용이함의 정도를 말한다. 유용성은 도구가 클라이언트에게 허용될 수 있는 정도와 치료사가 도구를 활용할 수 있는 정도와 관련된 주관적 요소이다. 임상적 유용성에 영향을 주는 요인에는 능숙한 관리 능력, 비용 및 관리, 기록 및 해석시간 등이 있다.

평가도구는 몇 가지 방법으로 분류될 수 있는데, 그 중에 표준화된 평가도구와 비표준화된 평가도구가 있다. 일부 평

표 5.1 타당도의 유형에 대한 정의

유형	정의
구성 타당도	도구에서 이론적 구성을 측정하는 정도
내용 타당도	도구 속의 항목이 측정하고자 하는 것을 반영한 정도
안면 타당도	도구가 측정하려는 것을 측정하는 것처럼 보이는지를 확인
준거 타당도	도구가 '황금기준' 혹은 준거 검사와 상관관계가 있는 정도(동시 또는 예측 타당도를 평가할 수 있음)
동시 타당도	두 가지의 도구로 동시에 측정했을 때 검사 점수와 준거 검사 간의 상관관계가 있는 정도

표 5.2 신뢰도의 유형에 대한 정의

유형	정의
평가자 간의 신뢰도	두 평가자가 주어진 변수를 검사했을 때 동일한 평가를 받을 수 있는 정도
검사/재검사 신뢰도	동일한 검사를 동일한 피험자 집단에 일정시간 신뢰도 간격을 두고 두 번 실시하여 얻은 두 검사점수의 상관계수로 신뢰도를 추정하는 방법
내적 일관성	검사의 각 항목이 동일한 특성을 측정하는 정도
평가자 내 신뢰도	한 평가자가 한 검사도구로 여러 번 검사했을 때 같은 점수가 나오는 정도

가는 표준(norm)에 기반을 두고, 다른 것은 기준(criterion)에 기반을 둔다. Bear-Lehman과 Abreu는 양적 평가와 질적 평가를 제시했다. 즉, 정확하고, 객관적이며, 정량적인 측정만을 제공하는 평가를 선택하는 치료사는 주관적인 판단을 배제하고 재현 가능한 결과를 얻는 능력을 향상시킨다. 그러나 치료사는 수치화할 수 없는 클라이언트의 중요한 정보를 수량화할 수 없다는 이유로 무시하는 경향이 있을 수 있는데, 이러한 일이 없도록 주의하여야 한다. 태도, 통증에 대한 반응, 대처 기전, 통제 위치(사람의 행동을 판단하는 위치)와 같은 질적인 정보는 평가과정에 영향을 미친다. "손 평가도구의 선택은 치료사와 클라이언트 사이의 상호작용 기술, 클라이언트의 손 일부분을 평가하는 기술뿐만 아니라 손 평가를 포함한 주관적인 과정의 한 부분을 포함한 통합된 전체로 이루어져야 한다." 객관적인 평가도구조차도 클라이언트의 이해와 동기가 필요하다.

안타깝게도 보편적으로 사용되는 팔 검사 도구는 존재하지 않는다. 평가 도구는 치료 환경에 따라 기관이나 부서에서 개발될 수 있다. 다른 치료 상황에서 치료사는 클라이언트 개개인에게 적용할 수 있는 검사 도구를 결정하기 위하여 임상적 추론을 사용한다. 이론적 기대와 진단군은 평가 선택에 영향을 미칠 수 있다. 예를 들면, 어떤 기관의 평가는 생체역학적 측면[예: 각도계, 동력계, 도수근력검사(MMT)]을 반영하는 반면 다른 시설의 평가는 감각운동적인 측면[손 능동 감각 검사(hand active sensation test), 입체감각인식, 팔 근긴장이상 장애 척도(arm dystonia disability scale)]을 나타낸다.

다음 세션에는 팔 평가도구의 일부로 수행되는 일반적인 평가를 살펴볼 것이나, 이 교재에서 다루지 않은 특별한 질환에 대한 평가도 포함되어 있다.

통증 Pain

치료사는 면담, 평가척도, 신체도표 그리고 설문지 등 통증을 평가하기 위한 여러 방법을 사용할 수 있다. 글상자 5.1에는 클라이언트에게 물어볼 수 있는 통증과 관련된 질문이 나열되어 있다. 치료사는 클라이언트의 통증에 대한 정확한 표현을 이끌어 내기 위해 통증 측정 방법을 통합하여 종종 사용한다.

구두상사척도(verbal analog scale, VeAS)는 환자가 느끼는 통증의 개념을 결정하기 위해 사용한다. 클라이언트에게 0~10의 척도를 말하게 한다(0은 무통증, 10은 지금까지 겪은 통증 중 최악). VeAS의 재평가 신뢰도는 0.67에서 0.96으로 높게 나왔다. 시각상사척도(visual analog scale, ViAS)와 상관관계가 있을 때, VeAS의 신뢰도는 0.79에서 0.95로 나타났다. Finch와 동료들은 정확한 통증 상태 변화를 확인하기 위해 3점의 점수 차이가 필요하다고 했다. 따라서 VeAS는 미세한 변화를 감지하기에는 제한될 수 있으며 인지 장애가 있는 클라이언트는 VeAS를 완료하기 위한 지침을 따르는 데 어려움을 겪을 수 있다.

ViAS는 통증 평가 척도로 사용한다. 개인에게 10cm의 수평으로 그은 선을 보라고 한다. 왼쪽 선에는 "통증 없음", 오른쪽 선에는 "경험했던 것 중에서 최악의 통증"이라고 나와 있다. 개인은 경험한 통증을 나타내기 위해 선에 X자를 그으

글상자 5.1 통증과 관련된 평가 질문[a]

통증의 특징과 영역

- 어느 부위에서 불편함(통증)을 느낍니까?
- 불편함(통증)은 깊거나 혹은 얕은 느낌으로 나타납니까?
- 불편함(통증)이 지속적으로 혹은 간헐적으로 나타납니까? 만약 지속적이라면, 통증의 강도는 달라집니까?
- 불편함(통증)이 얼마나 오래 지속됩니까?
- 불편함(통증)이 얼마나 자주 나타납니까?
- 이 문제(통증)가 얼마나 오래 있었습니까?
- 이런 불편함(통증)을 현재 경험하고 있습니까?

통증의 표현

- 불편함(통증)은 어떻게 묘사할 수 있습니까(예: 욱신거림, 쑤시는/날카로운 느낌, 전기 통하는 느낌 등)?
- 불편함(통증)이 다른 부위까지 퍼지듯 옮겨갑니까?
- 움직일 때 불편함(통증)이 더 악화됩니까?
- 불편함(통증)이 어느 부위에서 더 악화됩니까? 만약 그렇다면, 어떤 자세를 취하거나 움직일 때 통증이 발생하는지 보여줄 수 있습니까?
- 불쾌함(통증)은 뻐뻐함을 동반합니까?
- 휴식할 때에도 불편함(통증)이 동반됩니까?
- 아침 또는 저녁 내내 불편함(통증)이 나타납니까?
- 자다가 일어날 정도의 불편함(통증)이 나타납니까?
- 특정한 활동을 하는 동안 불편함(통증)이 발생합니까?
- 특별한 활동을 수행을 한 후 불편함(통증)을 경험한 적이 있습니까?
- 어떤 것이 불편함(통증)을 더욱 심하게 만듭니까?
- 불편함(통증) 완화에 도움을 준 것에는 무엇이 있습니까?
- 불편함(통증)을 줄이기 위해 어떠한 시도를 해왔습니까?
- 불편함(통증)을 줄이기 위해 했던 일은 무엇입니까?

[a] 만성 통증 환자를 치료하는 치료사는 통증에 초점을 맞추어 통증이라는 단어를 반복해서 말하는 것이 불필요하다고 깨달을 수 있다. 치료사는 자신의 판단에 따라 질문을 고르고 필요한 경우 통증을 대신할 단어를 사용할 수 있다.

며 통증 수준을 표시한다. 통증 없음으로부터 X자가 그려진 거리를 측정하고 센티미터 단위로 기록한다(그림 5.2). ViAS는 해석하는 것이 환자마다 다르기 때문에 실패율이 높다. 복사한 종이의 선 길이의 변화로 인해 일부 오류가 발생하기도 한다. VeAS 및 ViAS는 통증(즉, 강도)에 대한 일차원적 평가이다. 검사-재검사는 자가보고 측정에 사용할 수 없지만 연구자들은 재검사에 대한 높은 범위의 검사 신뢰성을 보여주었다[급내 상관 계수 (ICC)=0.71~0.99]. VeAS와 비교했을 때 신뢰도는 0.71~0.78이었다.

신체도표(body diagram)는 그림 5.3과 같이 신체에서 보이는 앞뒤 면으로 구성된다. 환자는 신체 각 부분에서 일어나는 통증을 색깔이나 명암으로 표현한다. 해당하는 부분에 색깔로 표시할 수 있는데 피부에 나타나는 통증의 유형, 즉 마비, 쑤심, 작열감, 욱신거림의 피상적 고통과 같은 것들을 표시한다.

자가보고 설문지가 일반적으로 사용된다. 약식-36(short form-36, SF-36), 팔, 어깨 및 손의 장애(disabilities of the arm, shoulder, and hand, DASH), 질병 또는 질환별 설문지가 있다.

치료사는 맥길통증질문지(McGill pain questionnaire, MPQ) 또는 슐츠통증평가(Schultz pain assessment)와 같이 보다 더 객관적인 평가를 선택할 수 있다. 이러한 공식적인 평가는 일반적으로 더 많은 시간이 걸리지만 통증의 여러 측면을 종합적으로 평가하고 환자의 진단, 중재의 필요성, 예후와 관련된 중요한 정보를 얻을 수 있다.

멜작이 개발한 MPQ는 임상 실무와 연구에 널리 쓰인다. MPQ는 통증의 정도, 단어의 총 개수 그리고 현재의 통증 지수로 구성된다. MPQ의 원본은 진행하는데 10~15분 정도 소요된다. MPQ는 타당성과 신뢰도가 있는 평가도구이며 내적 일치도는 0.89에서 0.90으로 높다. MPQ의 평가-재평가 신뢰도는 70.3%로 보고됐다.

소아 통증의 평가를 위해, 자가보고 측정은 황금기준으로 고려된다. 치료사는 아동의 통증에 대한 정량화의 개념 및 분류체계를 결정하고 간단한 통증강도척도와 대응시켜 보아야 한다. 비언어적 척도와 시각상사척도는 공통적으로 사용한다. 아동은 다양한 발달양상에 따라 통증을 보고할 수 있다. 표 5.3에 연령과 그에 따른 통증 표현의 예가 다양하게 제시되어 있다.

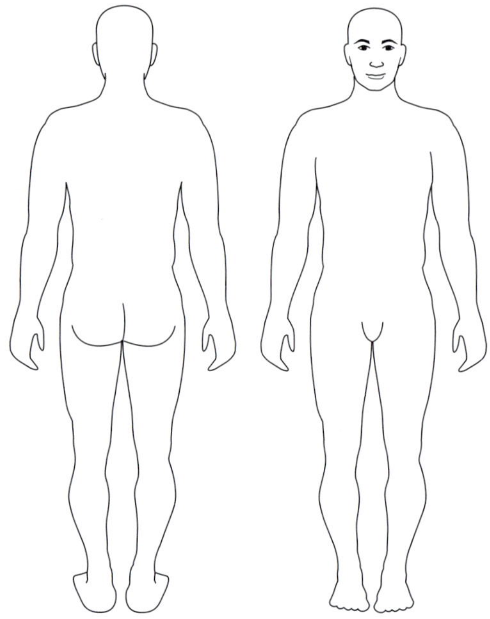

그림 5.3 신체도표의 예

피부 Skin

팔의 피부표면 상태와 윤곽을 철저히 검사하는 것은 보조기 디자인에 영향을 미칠 수 있는 병리학적 상태를 밝힐 수 있게 한다. 검사하는 동안 치료사는 피부의 색깔, 온도, 촉감을 관찰하고 기록한다. 또한 근 위축, 흉터, 부종, 체모 패턴, 땀 패턴 그리고 비정상적인 피부를 관찰한다. 피부가 약한 클라이언트(스테로이드 주사를 오랫동안 맞은 노인 환자, 당뇨병 환자)는 주의 깊은 검사가 필요하다. 이런 사람들의 경우 치료사는 이미 약한 피부를 상하게 하지 않도록 예방하기 위해

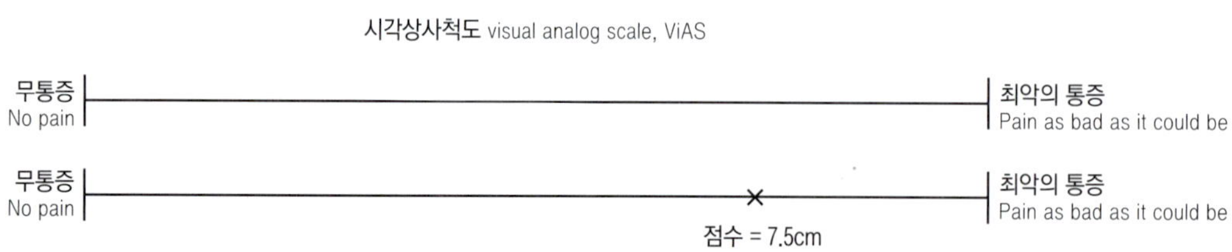

그림 5.2 시각상사척도: 점수가 7.5인 예

표 5.3 통증에 대한 아동 보고

연령	내용
2세	통증의 위치와 발현
3~4세	통증의 위치, 발현, 강도 ■ 3세: 통증강도표에서 3단계 정도 강도 사용 ■ 4세: 통증강도표에서 4~5개 항목의 척도 사용
5세	통증평가척도를 사용하기 시작
8세	통증의 질 평가 사용

출처: O'Rourke, D. (2004). The measurement of pain in infants, children, and adolescents: from policy to practice. *Physical Therapy, 84*, 560–70.

보조기 재료 선택에 주의해야 한다(6장 참조).

피부와 관련해서, 많은 클라이언트들은 피부 알레르기에 대해서는 알고 있다. 대부분 붕대, 반창고, 라텍스(latex, 모든 보조기 제작에 사용할 수 있음)에 관한 알레르기이다. 피부반응을 피하기 위해서, 치료사는 보조기 재료를 선택하기 전에 어떤 알레르기가 나타나는지 환자에게 물어보아야 한다. 어떤 클라이언트가 특이한 피부 알레르기가 있으면 치료사는 열가소성 물질, 패딩, 스트래핑이 알레르기 반응을 일으킬 수 있다는 점을 알고 있어야 한다. 치료사는 보조기를 착용함으로써 발진이나 다른 어떤 피부반응이 나타나는지 관찰하도록 클라이언트에게 교육해야 한다. 이상반응이 나타나는 클라이언트는 보조기 착용을 중지하고, 즉시 치료사에게 알려야 한다.

흉터 Scars

흉터는 종종 화상, 외상 및 수술 후 발생한다. 흉터는 기능에 치명적인 영향을 미칠 가능성이 있다. 흉터를 측정하기 위한 다양한 척도가 존재한다: 환자 및 관찰자 흉터 평가 척도(patient and observer scar assessment scale), 맨체스터 흉터 척도(Manchester scar scale), 수정된 밴쿠버 흉터 척도(modified Vancouver scar scale), 스토니 브룩 흉터 평가 척도(Stony Brook scar evaluation scale) 그리고 환자 흉터 평가 설문지(patient scar assessment questionnaire). 이러한 주관적 흉터 평가 척도의 대부분은 흉터 높이 또는 두께, 표면적, 유연성, 질감, 색소 침착 및 혈관과 같은 요인을 고려한다. 이러한 흉터 평가는 큰 흉터를 연구하고 흉터의 기능 효과를 평가하는 데에는 제한적이라는 점에 유의해야 한다.

혈관과 림프 Veins and Lymphatics

정상적인 손등의 혈관은 쉽게 관찰하고 촉진할 수 있다. 혈관은 끈 모양의 구조이며, 흐름에 이상이 생기면 물러짐, 통증, 붉어짐, 단단함이 나타난다. 정맥혈전증, 피하섬유증, 림프관폐색증은 부종을 유발할 수 있다.

상처 Wounds

상처의 평가에는 일반적으로 크기, 깊이, 색상, 배액(삼출물) 및 냄새가 포함된다. 만일 감염 증상에 변화가 있다면, 감염의 근원을 밝히고 약물치료를 해야 한다. 치료사는 상처 또는 절개 크기(일반적으로 센티미터 단위)를 측정하고 상처의 색, 양 및 냄새를 평가한다. 상처는 검은색, 노란색, 빨간색 등 색깔에 의해 분류된다. 분비물이 감염의 징후라고 우려되는 경우, 의료진은 상처 배양을 통해 감염원을 확인하고 적절한 약물을 처방한다. 이러한 잠재적 감염의 경고 징후에는 노란색 또는 녹색 배액, 악취 및 피부 표면 온도 상승이 포함된다.

상처는 검은색, 노란색 또는 빨간색으로 분류된다. 검은 상처는 어둡고 두꺼운 껍질로 이루어져 있어 상피화를 방해한다. 노란색 상처는 상아색에서 녹색-노란색까지 다양하다[예: 슈도모나스(Pseudomonas)의 전이증식]. 일반적으로 노란색 상처는 화농성 분비물로 덮여 있다. 붉은 상처는 육아조직이 형성된 것을 나타내며 정상인 상태이다. 붉은 상처는 테이프, 드레싱, 월풀 교반(whirlpool agitation) 등과 같은 기계적 힘은 피해야한다.

많은 상처는 다양한 색깔을 나타낸다. 치료 초점은 가장 심각한 색깔에 맞춰져야 한다. 예를 들면, 상처딱지가 있는 경우(보통 열 또는 압박으로 인한 부상) 흰색 또는 황백색으로 보인다. 죽은조직제거술(debridement)에는 기계적, 화학적, 외과적 수술이 있는데 보조기를 처방하기 전에 실시해야 한다. 죽은조직제거술로 인해 노란색 상처를 초래할 수 있다. 노란색 상처는 세척 및 드레싱으로 관리하여 죽은조직제거술을 돕는다. 희망한 대로 붉은 상처바닥이 완성되면 드레싱으로 보호해야 한다. 아물지 않은 상처에서는 체액이 나올 우려가 있기 때문에 일반적인 감염 예방법을 따라야 한다.

열린 상처는 체액이 노출될 위험이 있기 때문에 치료사는 기본적인 예방 조치를 따른다. 다음 예방 조치는 질병통제예방센터(CDC)에서 발췌한 것이다.

- 체액과 접촉할 수 있으므로 모든 과정에서 장갑을 착용해야 한다.

- 개개인과 접촉한 후 장갑을 교체해야 한다.
- 에어로졸이나 이물질이 튈 수 있기 때문에 마스크를 착용해야 한다.
- 이물질이 튈 수 있기 때문에 보호안경이나 얼굴 가리개를 착용해야 한다.
- 이물질이 튀거나 의복이 오염될 수 있으므로 모든 과정에서 가운이나 앞치마를 착용해야 한다.
- 손은 장갑 제거 후 즉시 씻어야 하고, 환자와 접촉한 후에도 씻어야 한다.
- 찢어진 장갑은 즉시 교체해야 한다.
- 구멍 난 장갑은 교체해야 하며, 상처를 낼 수 있는 기구는 버려야 한다.
- 피부가 피 또는 체액으로 오염되면 즉시 비누와 물로 씻어야 한다.
- 마우스피스, 인공호흡용 가방, 그 밖의 환기장치는 반드시 갖추어야 한다.
- 날카로운 것(특히 바늘과 수술용 칼)을 사용할 때는 항상 주의해야 한다.
- 사용한 모든 날카로운 일회용 기구는 사용 후 폐기용 내공용기(구멍이 뚫리지 않은 용기)에 넣는다.

대부분 팔 손상은 외상이나 수술의 결과이다. 그러므로 치료사는 상처의 회복단계를 알아야 한다. 상처의 치유는 세포화 과정이다. 전문가는 세 단계, 즉 (1) 염증 또는 상피화 (2) 증식 또는 섬유모세포화 (3) 성숙, 재형성 단계를 확인하였다.

상처 치유의 첫 번째 단계는 염증(삼출) 단계로, 외상 후 즉시 시작되어 3~6일 후까지 지속된다. 혈관수축은 이 단계의 처음 5~10분 동안 일어나며, 손상된 혈관 벽에 혈소판이 부착되어 혈전이 형성된다. 이 활동은 섬유모세포(fibroblast) 증식을 자극시킨다. 회복 중인 힘줄의 염증 단계 동안, 세포는 처음 4일 동안에 힘줄다발의 외부 가장자리에 증식한다. 7일이 되면 이 세포들은 힘줄의 물질로 이동한다. 또한 힘줄 내의 혈관이 증식하여 내인성 힘줄 회복을 위한 기초를 제공한다. 힘줄의 외인성 회복은 인접한 조직이 콜라겐 생성 섬유모세포와 혈관을 제공할 때 일어난다. 힘줄 주위의 조직으로부터 섬유모세포 조직이 스며든 후 고착된다. 고착은 고정과 함께 완전히 발달하는 것을 허용하면서 힘줄의 탈선을 보호할 것이다.

상처 치유의 두 번째 단계는 증식(섬유모세포화) 단계로, 손상 후 2~3일 후에 시작되고, 2~6주 동안 지속된다. 이 단계 동안, 상피조직세포들은 상처바닥으로 이동한다. 섬유모세포는 상처 후에 24~36시간에 걸쳐 증식을 시작한다. 섬유모세포는 콜라겐 합성 과정을 시작한다. 섬유는 밀접하게 연결되어 인장강도(tensile strength)를 증가시킨다. 콜라겐 합성과 재형성 및 재조직화 사이의 균형잡힌 상호 작용은 비대성 흉터를 방지한다. 힘줄이 치유되는 동안, 증식단계는 7일째에 시작되며, 콜라겐 합성이 나타난다. 힘줄 끝 사이 틈이 없는 곳에서의 힘줄 회복은 콜라겐이 그 사이를 연결하는 것처럼 보인다. 콜라겐 섬유와 섬유모세포는 처음에 힘줄의 축에 수직 방향으로 나타난다. 그러나 10일째에 새로운 콜라겐 섬유는 힘줄 끝에 세로로 된 콜라겐 다발과 평행하게 정렬되기 시작한다.

마지막 단계는 성숙(재형성)단계이다. 이 단계는 일반적으로 21일 후에 나타나며 손상 후 1~2년까지 지속될 수 있다. 성숙단계 동안 인장강도는 지속적으로 증가한다. 초기에 흉터가 붉어지고 두꺼워 보일 수 있지만 성숙함에 따라 정상적으로 흉터가 부드러워지고 유연해진다. 힘줄로의 혈액 공급이 훨씬 적기 때문에 힘줄 치유를 위한 성숙단계에서는 피부나 근육에 필요한 소요시간이 더 길어진다. 힘줄의 힘은 예측 가능한 방식으로 증가한다. Smith는 1941년에 Mason과 Allen이 치유된 힘줄의 인장강도가 어떻게 진행되는지 최초로 밝혔다고 말했다. 힘줄 치유 후, 3~12주 사이에 가동 힘줄(mobilized tendons)은 고정 힘줄(immobilized tendons)에 비해 2배 더 강하다. 12주 때 고정 힘줄은 정상적인 힘줄의 힘의 약 20%를 보인다. 이에 비해 12주의 가동 힘줄은 정상적인 힘의 50%를 보인다.

뼈 Bone

골격계 손상이 있는 사람을 평가할 때 치료사는 외과적 수술과 방사선 기록을 검토해야 한다. 치료사는 골절 정복의 안정성 수준, 의사가 올바른 정렬 유지하기 위해 사용하는 방법, 골절이 회복된 이후의 시간, 팔 고정 장치에 대해 잘 알고 있어야 한다. 의사는 골절 치유 이후에 치료사에게 보조기 제작을 요청할 수 있다. 때때로 치료사는 완전히 치유되기 전에 골절을 안정화시키기 위해 맞춤 보조기를 제작하거나 기성 골절 보조기를 사용할 수 있다. 예를 들어, 위팔뼈골절 환자에게는 일반적으로 판매되는 위팔 커프를 처방하는 것도 좋다.

맞춤 보조기보다 기성 골절 보조기를 사용하는 이유는 시간, 클라이언트 편의, 적용의 용이성, 비용 때문이다. 반면 주문제작 골절 보조기가 어려운 이유는 클라이언트는 대게 통증을 호소하지만 주문 제작 보조기는 조절이 어렵고 보통 한 명 이상의 사람에게 적용해야 하는 열가소성 재료를 사용해야 하기 때문이다. 기성 보조기는 치료사들의 시간을 절약하여 비용을 최소화한다. 기성 보조기는 탈착을 통한 피팅이 생략되어 클라이언트가 불편해할 수도 있다. 맞춤 골절 보조기 제작을 위한 적응증에는 극히 작거나 큰 팔이 포함된다.

관절과 인대 Joint and Ligament

관절 안정성을 평가하는 것은 중요하며 특정 인대를 손으로 압박하여 신중히 평가한다. 각 손가락의 관절은 곁인대와 치밀한 바닥판을 통해 안정성을 얻는다. 치료사들은 이러한 인대의 연속성, 길이, 미끄러짐에 대해 주의 깊게 평가해야 한다. 관절운동 또는 관절보조운동은 수동적 운동 시 나타나는 징후를 등급화해서 평가된다. 등급화 체계는 다음과 같다

- 0 = 관절강직
- 1 = 심한 저운동성
- 2 = 약한 저운동성
- 3 = 정상
- 4 = 약한 과운동성
- 5 = 심한 과운동성
- 6 = 불안정

불안정한 관절, 아탈구, 탈구, 수동적 관절운동의 제한은 보조기 적용에 직접적인 영향을 미친다. 손가락 관절의 측면 압박은 피해야 한다. 또한 클라이언트는 곁인대에 고르지 못한 압박을 예방하기 위해 보조기를 착용한다.

근육과 힘줄 Muscle and Tendon

인장강도는 근육 또는 힘줄이 견딜 수 있는 장축의 최대 힘이다. 힘줄이 손상을 입었거나 수술을 받았을 때, 인장강도는 보조기를 제작하는 데 직접적으로 영향을 미치며, 사람이 수행할 수 있는 운동 또는 활동에도 영향을 미친다.

치료사는 몸쪽 근육의 강직이 먼쪽 근육 압박에 영향을 줄 수 있다는 것을 알아야 한다. 예를 들어, 손목의 자세는 손가락 부위에 위치한 근육의 긴장에 영향을 미칠 수 있다. 치료사는 강직이 나타나는 상태에서 손목 폄을 증가시키기 위한 보조기를 제작할 때 손목, 손, 손가락들을 고려하여야 한다. 만약 보조기를 제작할 때 손목 폄만 생각하고 만들면 손가락 굽힘을 증가시키는 결과를 초래할 수 있다. 반대로 만약 손가락만 생각하고 만들면 손목이 더 많이 굽혀질 수도 있다.

신경 Nerve

감각평가는 특정 부위의 감각이 감소되었는지 또는 결손되었는지 결정하기 위해 중요하다. 감각보호를 위한 전통적인 평가는 날카로움/둔함(sharp/dull) 그리고 뜨거움/차가움(hot/cold)이다. 구별감각에는 입체인지, 고유감각, 운동감각, 촉각위치, 가벼운 접촉도 포함된다. 두점구별검사는 감각에 대한 신속 선별 검사로 추천된다(그림 5.4). 두점구별검사는 손끝으로 검사하면 가장 정확하다. 또한 미국 수부정형외과에서도 정적 · 동적인 두점구별검사를 추천했다. 셈스-와인스타인 모노필라멘트 검사(Semmes-Weinstein monofilament test)는 말초신경손상이 있는 환자의 재활에서 기능적 감각의 수순을 적용할 수 있는 유용한 도구이다(그림 5.5).

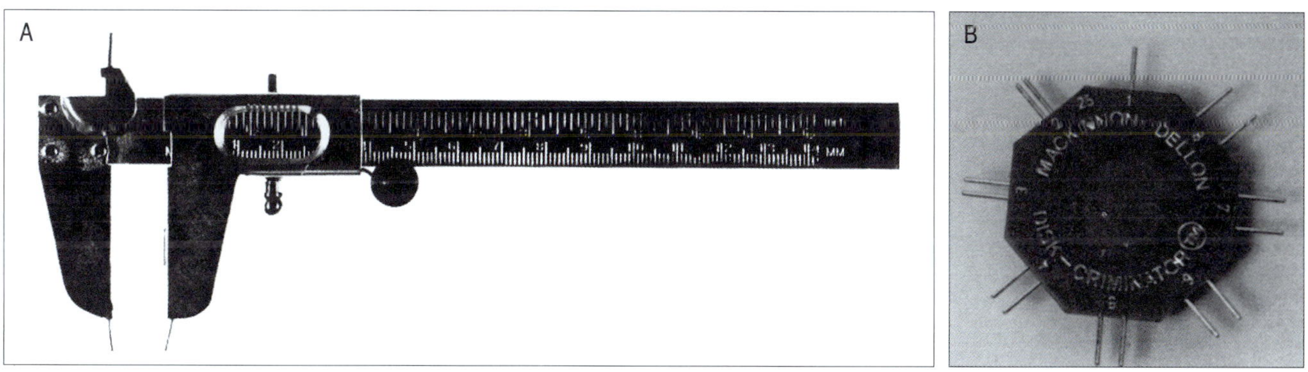

그림 5.4 두점구별검사를 위해 추천되는 기구. A: 볼리 측정기(Boley gauge), B: 디스크-판별기(Disk-Criminator)

출처: Hunter, J. M., Mackin, E. J., & Callahan, A.D. [Eds.]. [1995]. *Rehabilitation of the hand: Surgery and therapy* [4th ed., p. 146]. St. Louis, MO: Mosby.

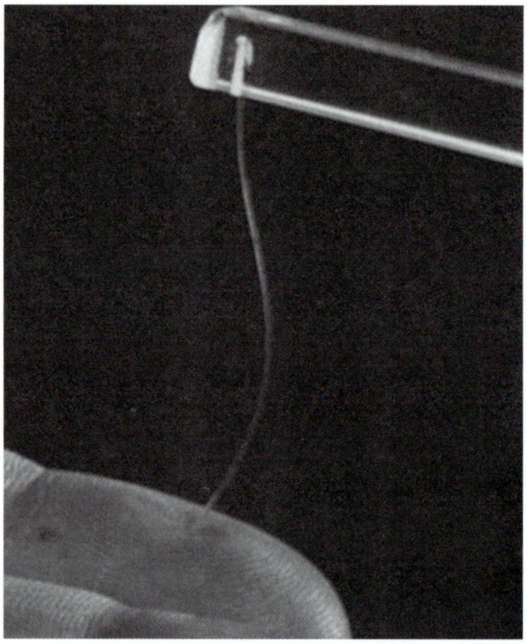

그림 5.5 압각의 정도에 따라 필라멘트 직경과 길이에 따른 힘이 생겨 모노필라멘트가 휘어진다.

출처: Hunter, J. M., Mackin, E. J., & Callahan, A.D. [Eds.]. [1995]. *Rehabilitation of the hand: Surgery and therapy* [4th ed., p. 76]. St. Louis, MO: Mosby.

이 도구는 의사, 치료사, 환자, 사례 관리자, 고용주들이 사용한다. 셈스-와인스타인 모노필라멘트 검사는 가장 믿을 만한 감각검사이고 타당도 연구를 위한 비교에 사용하기도 한다.

객관적인 감각평가 데이터를 찾는 치료사들은, "과거에 객관적이라고 간주되었던 검사라도 검사자의 기술에 의존한 적용으로 주관적으로 밝혀질 수도 있다."는 것을 알아야 한다. 예를 들어, 셈스-와인스타인 모노필라멘트 검사를 할 때 만약 자극이 너무 빠르게 적용되면 "힘이 예상하는 자극을 초과하는 범위를 벗어나는 오버슈트(overshoot)를 초래"할 수 있으며 검사 결과에 영향을 미친다. 또한 셈스-와인스타인 모노필라멘트 검사가 뛰어난 기술로 시행되더라도 클라이언트의 협조와 이해가 필요하다.

다양한 선별 검사는 치료사가 의심하는 말초 신경 문제에 대한 정보를 수집하는 데 도움이 된다(표 5.4). 말초신경 손상이 발생하였거나 의심될 때 티넬검사(Tinel's test)를 수행할 수 있다. 티넬검사에는 두 가지 방법이 있다. 첫 번째 방법은 현재 이상이 있는지 없는지 확인하기 위해서 포착(entrapment)이 의심되는 부위를 부드럽게 두드리는 것이고, 두 번째 방법은 먼쪽에서 몸쪽으로 신경을 가볍게 두드려 보는 것이다. 감각이상을 느꼈던 부위는 왈러변성(Wallerian degeneration)이 나타난 후에 신경이 재생하는 단계로 간주한다(예: 축삭 말단의 변성). 티넬 징후(Tinel's sign)에서 (1) 가볍게 두드린 위치 또는 (2) 먼쪽 방향 중에서 따끔거림이나 욱신거리는 감각 두 가지 중 하나를 느끼면 양성이라고 말할 수 있다. 만약 가볍게 두드린 부위에서 몸쪽 방향으로 감각이상이나 감각과민을 경험하면, 티넬검사는 음성이다.

책상 위에 팔꿈치를 편안하게 올려놓고 손목 굽힘을 15~60초를 유지한 상태에서 티넬검사 양성과 비슷한 증상이 있는 경우 팔렌 징후(Phalen's sign)가 있다고 할 수 있다. 팔렌 징후는 정중신경 문제를 의미한다. 티넬 징후와 팔렌 징후는 정상인의 경우에도 나타날 수 있다.

프로멘트 징후(Froment sign)는 클라이언트에게 엄지손가락과 노쪽 검지 사이에 종이를 힘을 주어서 쥐고 있는 동안 반대 방향에서 종이를 당김으로써 양성 여부를 검사할 수 있다. 양성 프로멘트 징후는 손가락뼈사이관절(IP)에서 엄지손가락의 굽힘 자세가 나타난다. 프로멘트 징후와 유사한 것에는 잔느 징후(Jeanne sign)가 있다. 잔느 징후는 클라이언트에게 검지와 엄지 손가락의 끝을 집도록 요청하면 엄지손가락이 IP관절 굽힘과 MP관절 과다폄(hyperextension)으로

표 5.4 신경질환을 의심할 수 있는 선별 검사

선별검사 이름	검사 자세	양성 검사 결과
티넬 징후	1. 포착이 의심되는 자리를 가볍게 두드림 2. 먼쪽에서 몸쪽으로 신경로를 따라 두드림	저림, 마비됨, 두드린 부위에서 먼쪽으로 감각이상
팔렌 징후	책상 위에 팔꿈치를 편안하게 올려놓고 손목 굽힘을 15~60초를 유지	엄지, 검지, 중지의 노쪽에서 저림, 마비됨, 감각이상(정중신경)
프로멘트 징후	엄지손가락과 노쪽 검지 사이에 종이를 힘을 주어서 쥐고 있는 동안 반대 방향에서 종이를 당김	엄지의 IP관절 굽힘
잔느 징후	클라이언트에게 검지와 엄지손가락의 끝을 집도록(pinch) 함	엄지의 MCP관절의 과다폄을 동반한 IP관절의 굽힘

나타날 때 양성이다. 양손을 비교하는 것은 검사 수행하는 데 있어서 중요하다(14장 참조).

목뼈신경 문제는 말초신경손상을 진단하기 전에 제외해야 한다. 예를 들어, 개인이 목뼈 통증을 호소하고 있을 때 손목굴증후군과 유사한 징후를 보일 수 있다. 목뼈신경을 관찰하지 않으면, 실질적으로 목뼈신경에 문제가 있어도 손목굴증후군으로 오진할 수 있다. 전기적 신호에 대한 연구가 부새하면, 많은 의사들은 말초신경압박이라는 진단을 내린다.

피팅 과정 동안, 손 보조기는 압박 및 감각이 손상되고 연약한 부위에 압박과 마찰을 주어 감각부전을 일으킬 수 있다. 만일 감각이 감소되면, 치료사는 길고 잘 성형된 재료들로 보조기를 제작해야 한다. 이러한 보조기는 표면의 힘을 분배하여 압박을 감소시키기 때문이다.

보조기가 손목을 지나갈 때, 노신경의 얕은가지가 압박될 위험이 있다. 만일 아래팔 보조기의 노쪽 모서리가 엄지손가락 등쪽 부위 사이의 중간가쪽에서 끝난다면, 노신경의 얕은가지가 압박을 받을 수 있다. 보조기가 몸에 맞는지 점검하는 동안, 치료사들은 노신경 얕은가지의 압박징후에 대해서 알아야 한다. 보조기가 압박을 유발하는 경우 엄지손가락 등쪽 부위 근처에 압력을 줄이도록 조정해야 한다.

혈관의 상태 Vascular Status

손의 질병 또는 손상으로 인한 혈관 상태를 확인하기 위해, 치료사들은 피부색(예: 붉음, 창백함 또는 청색) 온도, 부종을 확인해야 한다. 치료사는 의심스러운 조직의 발생 영역을 명확하게 정의하고 동맥과 정맥순환의 폐색을 예방하기 위해 보조기를 조정한다. 치료사는 노동맥과 자동맥의 개방성을 평가하기 위하여 알렌 검사(Allen test)를 사용한다. 알렌 검사는 클라이언트가 주먹 쥐고 펴고를 반복해 방혈하는 동안 치료사는 손목에 압박을 가해 노동맥과 자동맥을 막는 방식으로 이루어진다. 클라이언트는 손이 하얗게 될 때 손을 편다. 그런 나음 치료사는 노동맥 또는 자동맥에 대한 압박을 중단하여 손이 흰색에서 붉은색으로 변하는 것을 확인하여 혈관 재개통을 한다. 손이 붉은 색으로 변하지 않으면 동맥은 막힌 것이다(그림 5.6).

치료사는 보조기 적용 위치의 몸쪽 부위와 먼쪽 부위의 둘레를 측정할 수 있다. 팔에 보조기를 적용한 후 치료사는 동일한 부위를 측정하고 이전 측정치와 비교한다. 보조기 착용 후 측정수치의 증가는 보조기 밑의 조직에 너무 많은 힘을 가하고 있음을 나타낸다. 이런 경우는 혈액순환에 문제를 일으킬 수 있다. 때때로 압박의복과 신체에 잘 맞는 원주형 보조기는 불안정한 부종를 조절하거나 제거할 수 있다. 또한 불안정한 부종은 들기(elevation)에 대한 낮은 순응도를 나타낼 수 있다. 슬링 제공 및 그 사용방법에 대한 교육은 부종 관리에 도움이 될 수 있다.

또한 치료사는 혈액순환평가를 위해 하얀 손톱 검사(fingernail blanch test)를 이용할 수 있다. 혈액순환이 제한되면 손끝이 창백해진다.

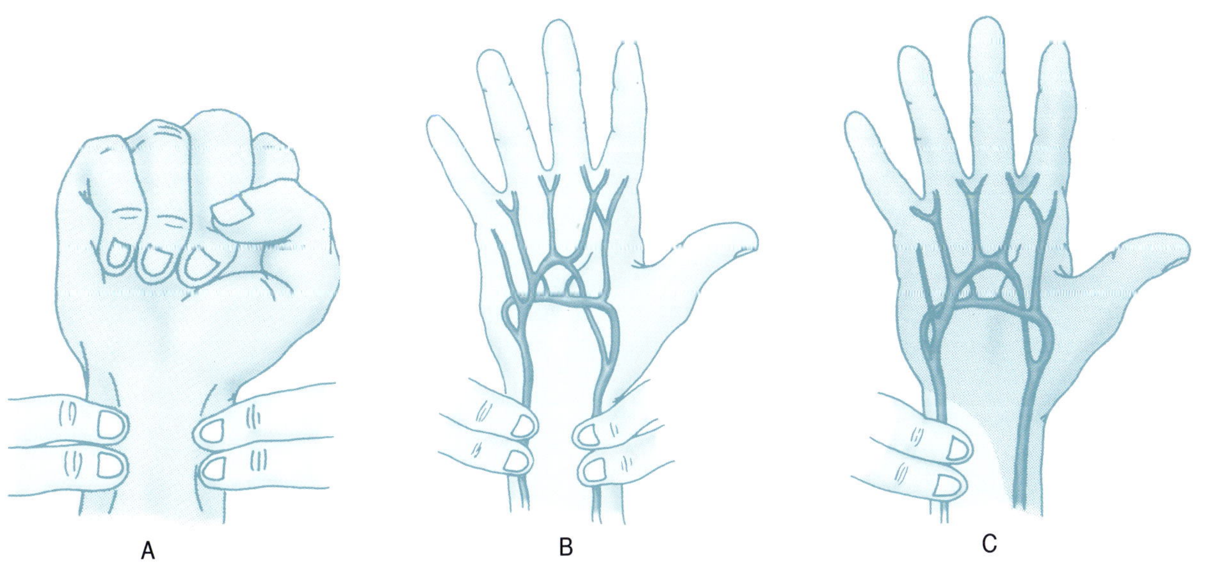

그림 5.6 동맥의 열림을 확인하기 위한 알렌 검사

출처: Skirven, T. M., Osterman, A. L., Fedorczyk, J. M., et al. [Eds.]. [2011]. *Rehabilitation of the hand and upper extremity* [6th ed., p. 69]. St. Louis, MO: Mosby.

치료사가 팔에 보조기를 적용할 때 피부는 정상적인 색깔을 유지해야 한다. 빨간색 또는 보라색이 나타나는 것은 정맥순환이 잘 안 되는 것이고, 거무스레하거나 흰색이 나타나는 것은 동맥순환이 잘 안 되는 것이다. 혈액순환 장애를 일으키는 보조기는 수정하거나 착용을 중지해야 한다.

운동범위와 근력 Range of Motion and Strength

치료사는 금기사항이 현재 없을 때 능동 및 수동 움직임을 기록해야 하고(그림 5.7), 데이터를 비교하기 위해 양쪽 모두 측정해야 한다. 또한 치료사는 전체 능동움직임(TAM)과 전체 수동움직임(TPM)을 기록해야 한다. 잡기와 집기 근력은 금기사항이 없을 때 시행하고 기록한다(그림 5.8, 5.9). 맨손근력검사로 근력을 평가하지만 금기사항이 없을 때 시행한다. 예를 들어, 만일 류마티스관절염이 악화되는 환자를 평가한다면, 맨손근력검사는 통증과 부종을 더 악화시킬 수 있기 때문에 신중하게 고려해야 한다.

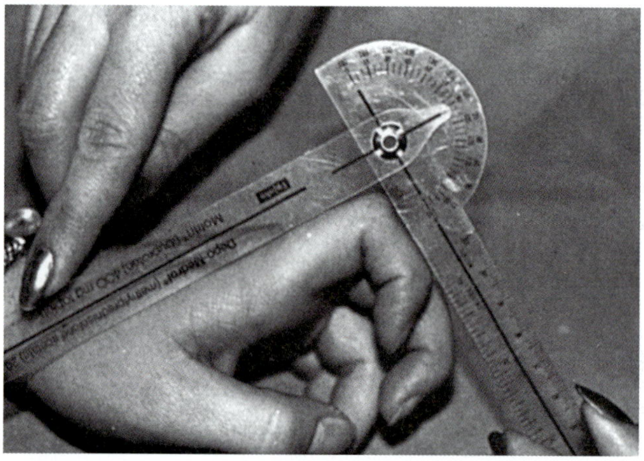

그림 5.7 금기사항이 없는 경우, 능동 및 수동 관절운동범위의 각도계(goniometer) 측정을 정기적으로 실시한다.

출처: Hunter, J. M., Mackin, E. J., & Callahan, A.D. [Eds.]. [1996]. *Rehabilitation of the hand: Surgery and therapy* [4th ed., p. 34]. St. Louis, MO: Mosby.

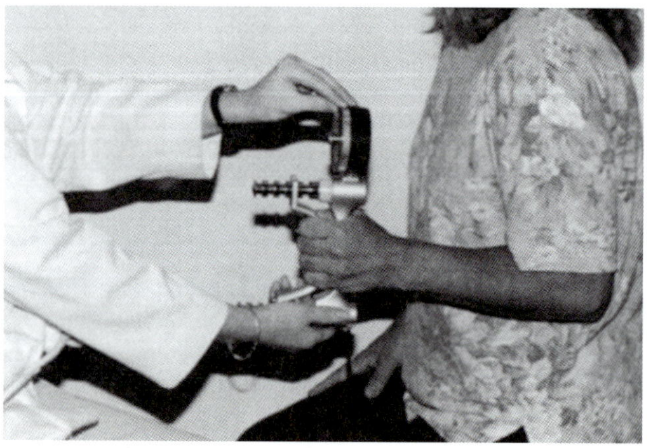

그림 5.8 치료사는 악력 측정의 신뢰도와 정확성을 확보하기 위해 자마 악력계(Jamar dynamometer)를 사용한다.

출처: Tubiana, R., Thomine, J. M., & Mackin, E. [1996]. *Examination of the hand and wrist* [p. 344.]. St. Louis, MO: Mosby.

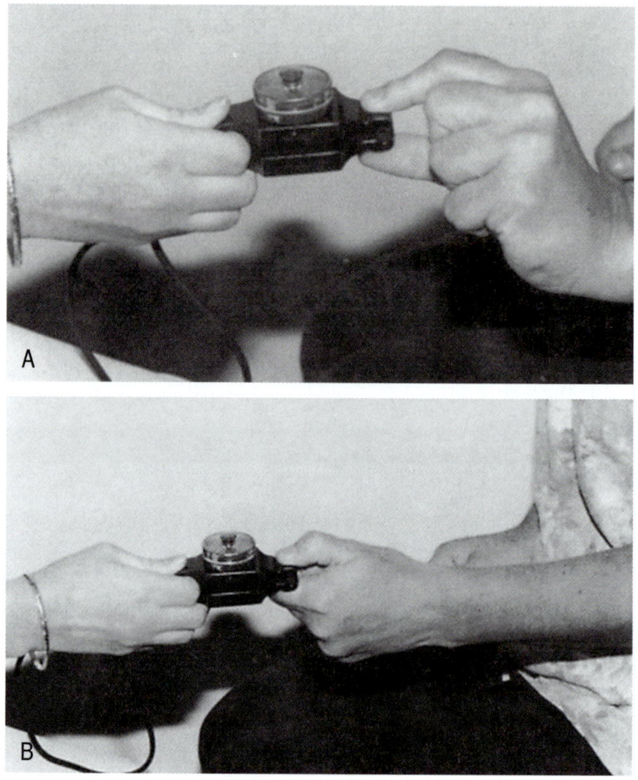

그림 5.9 집기 미터기

A: 집기(pulp pinch), B: 가쪽 집기(lateral pinch)

협응과 민첩성 Coordination and Dexterity

손의 협응과 민첩성은 기능수행과제를 위해서 필요하며, 이를 평가하는 것은 중요하다. 협응과 민첩성 평가를 위해 표준화된 검사가 많은데, 나인홀 페그 검사(nine hole peg test)(그림 5.10), 미네소타 척도 조작 검사(Minnesota rate of manipulation test, MRMT), 크로우포드 소형부품 민첩성 검사(Crawford small parts dexterity test), 퍼듀 페그보드(Purdue pegboard test), 로젠부쉬 민첩성 검사(Rosenbusch test of dexterity), 밸퍼 직업표본검사(Valpar component work samples test) 등이 그 예이다. 대부분 민첩성 검사는 시간측정에 기반을 두고, 표준 데이터는 모든 검사에 적용이 가능하다. 그중에서도 밸퍼 직업표본검사는 시간측정방법(methods time measurement, MTM)을 사용한다. MTM

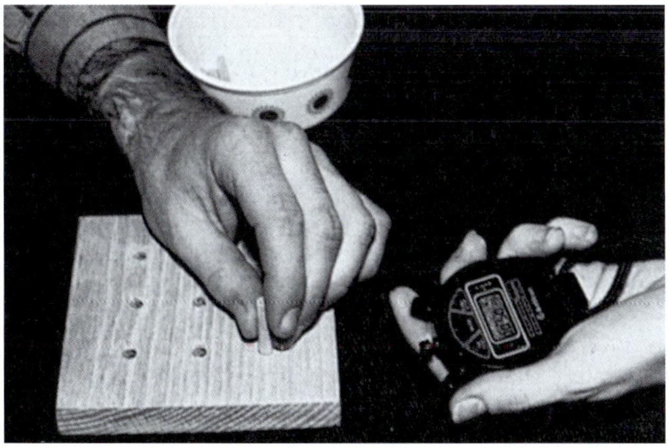

그림 5.10 나인홀 페그 검사는 협응도를 위한 신속 검사이다.
출처: Hunter, J. M., Mackin, E. J., & Callahan, A.D. [Eds.]. [1996]. *Rehabilitation of the hand: Surgery and therapy* [4th ed., p. 1158]. St. Louis, MO: Mosby.

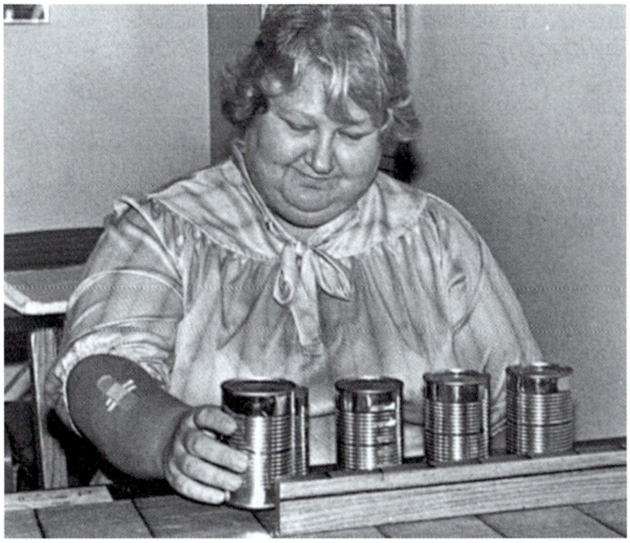

그림 5.11 젭슨-테일러 손 검사는 잡기 과제를 수행하는 능력을 평가한다.
출처: Hunter, J. M., Mackin, E. J., & Callahan, A.D. [Eds.]. [1996]. *Rehabilitation of the hand: Surgery and therapy* [4th ed., p. 98]. St. Louis, MO: Mosby.

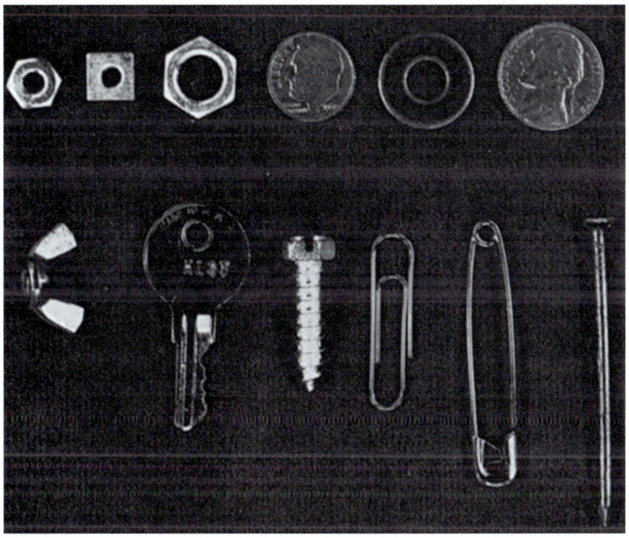

그림 5.12 델론의 수정된 모베르그 집기 검사에서 사용되는 물품들
출처: Hunter, J. M., Mackin, E. J., & Callahan, A.D. [Eds.]. [1996]. *Rehabilitation of the hand: Surgery and therapy* [4th ed., p. 608]. St. Louis, MO: Mosby.

은 하루 8시간 일하는 동안 일정한 과제를 완벽하게 수행하는 훈련을 어떻게 결정하는지 분석하는 방법이다.

순차적 작업 민첩성 평가(sequential occupational dexterity assessment, SODA)는 네덜란드에서 개발되었다. SODA는 환자가 일상생활에서 4개의 양측성과 8개의 편측성 과제를 수행하는 동안 손의 민첩성과 통증, 어려움을 지각하는 정도를 측정하는 검사이다. 62명의 류마티스관절염 환자를 대상으로 한 연구에서, "SODA는 병원 환경에서 장애평가를 위한 신뢰도와 타당도를 확인하였으나 집과 같은 환경에 일반화시킬 수는 없다."고 하였다.

기능 Function

기능은 관찰, 면담, 과제수행, 표준화된 검사를 통해 평가해야 한다. 면담 및 스플린트를 착용하는 동안의 면밀한 관찰을 통하여 치료사는 환자의 손상 정도와 장애에 관한 정보를 얻을 수 있다. 또한 치료사는 보호나 방어자세, 비정상적인 손 움직임, 근육 대상작용, 기능적인 과제를 수행하는 동안의 통증을 관찰해야 한다. 평가하는 동안 치료사와 함께 환자가 환측 팔을 만지고 움직이려는 의지도 기록된다.

면담이 시작되면, 치료사는 기본적인 일상생활활동(ADL), 수단적 일상생활활동(IADL), 취미와 직업 활동의 상태에 관하여 질문하고 문제의 영역을 기록한다. 클라이언트가 평가의 일부로 과제를 수행하면, 특히 자가 보고에 대한 정확도에 대해 치료사가 의문을 가질 때 더 자세한 정보를 얻을 수 있다.

치료사는 표준화된 손 기능 평가를 사용해야 한다. 젭슨-테일러 손 기능 검사(Jebsen-Taylor hand function test)는 치료사가 비교하기 위해 사용하는 기준을 통해 표준화된 과제의 객관적인 측정 결과를 제공한다(그림 5.11). 델론의 수정된 모베르그 집기 검사(Dellon modification of the Moberg pick-up test)는 사람들이 일반적인 물체를 잡을 때의 손기능을 평가한다(그림 5.12). 이 검사에서 비슷한 물건들은 대상자들에게 감각구별과 잡기 능력을 요구한다.

팔 부상 또는 질환의 평가로 권장되는 작업 기반 검사에는 캐나다 작업 수행 측정(COPM), DASH 그리고 SF-36, 특정 기능 척도(patient specific functional scale), 손글씨 평가도구(handwriting assessment battery, HAB), 맨손 능력 측정(manual ability measure, MAM)이 포함된다.

COPM은 환자 중심 측정도구로 자기관리, 생산성, 여가를 평가할 때 사용한다. 클라이언트는 자신의 수행도와 만족도를 1~10점으로 점수화한다. 이 결과는 가중치가 있는 개별화된 클라이언트의 목표계획이다. COPM은 수행 요소를 평가하는 검사의 시행 전에 수행되는 하향식(top-down) 평가이다. 평가-재평가의 수행도는 ICC=0.63이고 만족도는 ICC=0.84이다. “타당도는 보호자(r=0.55, r=0.56), 치료사(r=0.30, r=0.33), 클라이언트(r=0.26, r=0.53)가 평가한 전반적인 기능의 변화와 COPM 변화 점수로 추정한다.” COPM은 다른 도구보다 시행하는데 시간이 더 걸릴 수 있다. 또한 COPM을 시행하는 치료사는 시행방법, 채점, 해석에 대해 훈련을 받아야 한다.

DASH는 팔 질환과 관련된 증상을 척도로 표준화한 설문지이다. 긴 시간이 소요되는 DASH(30개 항목)와 짧은 시간이 소요되는 QuickDASH(11개 항목)로도 측정이 가능하다. DASH에는 수행 영역 내에서 기능을 파악하는 30개의 사전 질문이 포함되어 있다. 클라이언트는 특정한 기술을 수행하는 능력, 병 또는 열쇠를 돌려 열 수 있는 능력을 1(어렵지 않음)에서 5(할 수 없음)점으로 평정한다. Beaton과 동료들은 DASH의 신뢰도와 타당도를 연구하였다. 환자 86명을 대상으로 한 연구에서 우수한 검사-재검사 신뢰도가 입증되었고(ICC=0.96), 동시 타당도는 다른 통증과 기능적인 측정과의 상관관계로 확립되었다(r>0.69). 내적 일관성은 <0.95로 보고되어 항목이 중복됨이 없음을 나타낸다. 전체 항목이 포함된 DASH는 더 높은 정확도를 가지기 때문에 치료사가 통증과 기능을 추적 관찰하고자 할 때 권장된다.

SF-36은 삶의 질과 관련된 8가지 측면을 측정한다. SF-36은 “기능적인 건강과 안녕 점수를 8개 척도로 구성하였을 뿐만 아니라, 심리측정기반의 신체 및 정신건강을 요약해서 측정할 수 있는 유용한 측정도구이다.” 신뢰도 점수는 r=0.43에서 r=0.96 범위이다. 이 도구는 60여 개 나라에서 각기 다른 언어로 사용되고 있다.

환자 특정 기능 척도(Patient Specific Functional Scale, PSFS)는 클라이언트에게 중요한 기능적 문제를 도출하고 기록하기 위해 개발된 자가보고 측정 평가이다. 평가를 완료하는 데 4분이 걸리며 시행하기 쉽다. 클라이언트는 수행하기 어려운 세 가지 활동을 찾는다. 그런 다음 클라이언트는 세 가지 개별적 활동과 관련된 현재의 어려움을 평가한다. 점수는 0(활동을 수행할 수 없음)에서 10(손상/문제 발생 이전과 동일한 수준에서 수행할 수 있음)까지 11점 척도를 사용한다. PSFS는 여러 언어로 제공되며 다양한 근골격계 진단과 함께 클라이언트의 임상적 변화를 감지하기 좋은 방법이다.

HAB는 8개의 하위 검사 항목이 있는 3개의 섹션으로 구성된다. 각 하위 검사는 펜 제어 및 조작, 쓰기 속도 및 가독성과 관련된 수행 프로필을 제공한다. HAB를 시행하는 데 약 20분이 소요되고 점수를 매기는 데 약 15분이 소요된다. HAB는 높은 검사자간 신뢰도를 보여 주지만 추가 검사가 필요하다.

MAM에는 MAM-16(16개 항목)과 MAM-36(36개 항목) 두 가지 버전이 있다. MAM에서 평가 항목은 샌드위치 먹기, 고기 자르기, 수건 짜기 등 일상적인 과제라는 점에서 작업에 기반 한다. 클라이언트는 이러한 작업을 수행하는 것이 얼마나 쉬운지 또는 어려운지를 묻는 4점 서열척도(ordinal rating scale)를 사용한다(1=할 수 없음, 2=매우 어려움, 3=약간 어려움, 4=쉬움). 시행에는 약 15분이 소요된다. MAM-36은 신경계 및 근골격계 장애가 있는 클라이언트에게 사용하기에 적합하다. 연구에 따르면 MAM-36 결과는 작업 수행 속도 및 장악력(grip strength)의 향상과 상관관계가 있다.

치료사는 중재 중에 기능적 변화가 있는지 확인하는 데 관심을 가진다. 치료를 지속하기 위한 결정(치료비 배상에 대한 의미도 포함)에는 클라이언트가 진전 중인지 여부가 포함된다. 따라서 선택한 평가는 시간 경과에 따른 변화를 기록하기 위해 민감해야 한다. 예를 들어, 손 골절 환자를 대상으로 한 3명의 환자 보고 결과(patient report outcome, PRO) 측정에 대한 연구에서 클라이언트 코호트의 기능적 한계를 설명하는 능력을 밝혔다. DASH와 미시건 손 결과 질문지(Michigan hand outcomes questionnaire, MHQ)를 통해 2개월 동안 손 골절 환자 코호트의 기능적 한계를 설명할 수 있었다.

직업 Work

유급 및 무급 직업에 대한 평가에는 수행할 일과 일 수행 방법에 대한 평가가 포함된다. 모든 기능적 능력평가(functional capacity evaluations, FCEs)의 36%가 팔과 손의 손상을 입은 채로 수행이 이루어진다고 추측한다. 일부 기관에서는 블렌큰쉽 체계(Blankenship system), 주요 방법(key method)과 같은 FCE 체계의 특정한 유형을 사용한다. 표준화된 검사는 직업 평가 체계 기술 2(work evaluations system technologies II, WEST II), 에픽 들기 능력(EPIC lift capacity, ELC), 베넷 손 도구 민첩성 검사(Bennett hand tool dexterity test), 퍼듀 페그보드, 미네소타 척도 소작 검사, 밸퍼 직업표본검사가 있다. 시중에 나와 있는 컴퓨터화된 검사들은 직업평가로 진행할 수 있다. 등척성, 등장성, 등속성 검사는 사이벡스(Cybex), 바이오덱스(Biodex) 그리고 볼티모어 치료적 도구(Baltimore therapeutic equipment, BTE)와 같은 제조사의 장비로 수행할 수 있다. FCEs는 비정상적인 병적 행동을 평가하고 관찰, 심리측정 검사, 신체적 또는 기능적 검사들을 포함한다. FCEs 평가는 법적 효력을 가지고 표준화되어 있기 때문에 신입 및 경력이 많은 치료사 모두 FCEs의 시행과 해석을 위해 특별한 훈련을 받아야 한다.

다른 고려사항

개인의 동기, 의료정보이해능력(health literacy), 지시를 이해하고 수행할 수 있는 능력, 치료 순응도는 치료사가 보조기를 선택하고 어떻게 클라이언트 교육을 할 것인가에 영향을 미친다. 의료정보이해능력을 평가하는 데 사용할 수 있는 도구는 풍부하다. 의료정보이해능력 도구 창고(The Health Literacy Tool Shed)(http://healthliteracy.bu.edu)는 의료정보이해능력 도구, 측정, 기구, 항목을 포함한다. 다른 정보들도 온라인상에 존재한다.

치료사는 보조기를 제작할 때 환자의 직업과 취미를 고려해야 한다. 대부분의 사람들은 다양한 활동을 하기 때문에 낮 동안 보조기를 여러 개 착용하기도 한다. 특히 선수들의 경우 보조기 디자인은 스포츠 규정과 팀 의사에 의해 영향을 받는다. 선수들은 경기 도중 착용하는 보조기와 평상시에 착용하는 보조기가 다를 수 있다. 또한 일부 사람들은 낮과 밤에 따라 착용하는 보조기가 다를 수 있다.

제3자가 비용을 지불하는지 여부에 따라 환자의 치료 동기가 달라질 수 있다. 가능한 한 치료사는 첫 방문 전에 환자와 비용문제를 논의해야 한다. 제3자가 클라이언트의 서비스 비용을 지불하는 경우 치료사는 먼저 해당 출처가 보조기 제작 서비스 비용을 지불할 의사가 있는지 여부를 결정한다. 때때로 환자들은 그들이 치료비를 지불해야 한다면 재활치료에 엄청난 의욕을 보인다. 제3자가 보상을 해주고 환자가 직장으로부터 병가를 받는 경우에는, 환자는 의욕이 낮고 비정상적인 행동을 보인다. 비정상적인 병적 행동을 설명하기 위해 꾀병, 이차성 이득, 건강염려증, 히스테리성 신경증, 전환, 신체화 장애, 기능 중첩 그리고 비기질성 통증과 같은 용어가 사용된다. 클라이언트가 명백한 심리적 문제가 있는 것으로 보이는 경우 치료사는 클라이언트의 의사에게 연락하여 적절한 심리 전문가에게 의뢰하도록 할 수 있다. Gatchel과 동료들은 치료사가 이러한 비정상적인 질병행동을 쉽게 식별할 수 있는 다음과 같은 적신호를 알렸다.

- 클라이언트는 분열적인 행동으로 다른 클라이언트들을 동요시킨다.
- 클라이언트는 장래의 직업 계획이 없거나 이전 직업 계획을 바꿨다.
- 클라이언트는 사회보장제도 또는 장애수당을 신청하거나 받고 있다.
- 클라이언트는 심리적인 서비스에 반대하고 질문에 대답하거나 서식을 채우는 것을 거부한다.
- 클라이언트는 정신질환을 가지고 있다.
- 클라이언트는 인지적 또는 신경정신과적인 결함을 가지고 있다.
- 클라이언트는 사람들에게 과도한 분노를 표현한다.
- 클라이언트는 약물중독자이다.
- 클라이언트의 가족들은 클라이언트가 회복되거나 직장으로 복귀하는 것을 거부한다.
- 클라이언트는 집에 어린 자식이 있거나 경제적 이유로 인한 단기간의 직업적 이력을 가지고 있다.
- 클라이언트는 자신에게 주어진 환경이나 심리적인 문제에 대처하려는 의지를 보이지 않고 오히려 시설이나 직원, 프로그램에 대하여 불평한다.
- 클라이언트는 치료 시간에 만성적으로 늦고 퇴원하지 않으려고 변명하며 치료에 낮은 순응도를 보인다.
- 클라이언트는 상담 시간에 심리적인 문제에 대처하기보다 오히려 통증 호소에 초점을 맞춘다.

보조기 제공 이후 평가 및 추적관리

POST-ORTHOTIC PROVISION EVALUATION AND FOLLOW-UP

클라이언트가 평가 과정을 거친 후, 중재에는 보조기 제공이 포함될 수 있다. 보조기가 제작된 후 치료사는 보조기의 평가 과정에 참여한다. 보조기 평가에는 교육을 통해 클라이언트에게 전달해야하는 보조기 사용 지침 결정이 포함된다. 치료사는 클라이언트가 착용 방법의 중요성을 이해하고 있는지 확인해야 한다. 클라이언트는 보조기를 관리하는 방법을 알고 치료사로부터 추적관리가 필요하다는 주의 신호를 알아야 한다.

보조기 주의사항

ORTHOTIC PRECAUTIONS

보조기를 평가하는 동안 치료사는 보조기 주의사항에 대해서 알아야 한다. 맞지 않는 보조기는 환자에게 손상을 입힐 것이다. 여러 주의사항이 양식 5.2에 제시되어 있으며, 치료사는 보조기 검사지(check-off sheet)를 이용할 수 있다. 치료사는 적절한 주의사항에 대하여 환자를 교육해야 할 뿐만 아니라 이해도 역시 평가해야 한다(예: 의료정보이해능력-6장 참조). 클라이언트의 이해 정도는 중요한 주의사항을 반복해서 따라하게 하거나 역할극을 통해 측정할 수 있다(예: 만약 이러한 일이 발생한다면 어떻게 할 것인가?). 추적관리를 위해 방문한 클라이언트에게 주의사항을 이해했는지 판단하기 위해 반복해서 질문할 수 있다. 양식 5.3은 따라야 할 보조기 제작 힌트를 나열했다. 이러한 힌트를 잘 따르면 클라이언트가 보조기로 인해 문제를 겪게 되는 상황을 피하는 데 도움이 된다.

압박부위 Pressure Areas

보조기 제작 이후에, 치료사는 문제가 있는 보조기 부위에 대한 평가를 완료할 때까지 환자가 병원을 나가는 것을 허용하지 않아야 한다. 일반적인 지침서에 따르면 보조기 제작 후 20~30분 동안 환자에게 보조기를 착용시켜야 한다. 붉은 부위는 보조기 제거 후 20분 안에 없어져야 한다. 보조기에는 보통 일부 조정이 필요하다. 압박부위가 없다는 확신이 들면 치료사는 보조기를 제거하고 어떤 문제가 발생할 수 있는 가능성에 대하여 이야기해야 한다. 피부가 약한 사람은 압박부위가 위험할 수 있다. 치료사는 보조기 관리 요령에 대하여 서면 및 구두로 개인에게 알려주어야 한다. 안내서에는 응급 상황에 대비해서 연락처를 적어 놓아야 한다. 이후 추적관리를 위해 방문하는 동안에도 치료사는 보조기 디자인이나 착용일정의 조정이 필요한지 결정하기 위해 보조기가 잘 맞는지 물어봐야 한다.

부종 Edema

치료사는 보조기 또는 스트랩의 과도한 당김 등에 대해 평가해야 한다. 부종은 종종 맞지 않은 스트랩으로 인해 손목이나 MCP관절에서 발생한다. 부종이 증가하는 경우 스트랩을 평가하고 수정해야 한다. 만약 보조기 폭이 너무 좁으면, 부주의하게 증가된 부종이 원인일 수 있다. 필요한 경우 일반적으로 압박의복 위에 보조기를 착용할 수 있다. 이때 치료사는 혈액순환을 관찰해야 한다.

치료사는 둘레 또는 부피 측정을 통해 부종을 평가한다(그림 5.13). 부피 측정기로 측정할 때, 검사 프로토콜에 따른 검사를 실행하고 환측 팔와 건측 팔을 비교하여 측정한다. 만약 부종이 매일 변동되면 부종이 있을 때 보조기를 제작하는 것이 좋다. 부종이 거의 없지만 낮 동안에 변화가 있으면, 보조기를 크게 디자인하여 불안정한 부종을 조절해야 한다.

보조기 요법 Orthotic Regimen

보조기를 준비하는 동안 치료사는 클라이언트를 위해 착용일정을 결정한다. 경우에 따라 운동과 위생을 위하여 보조기를 벗기도 해야 한다. 치료사는 개인, 간호사, 보호자가 보조기를 관리할 수 있도록 책임감을 가지고 보조기 일정을 제공하고 검토한다. 만약 클라이언트가 혼란스러워하면, 치료사는

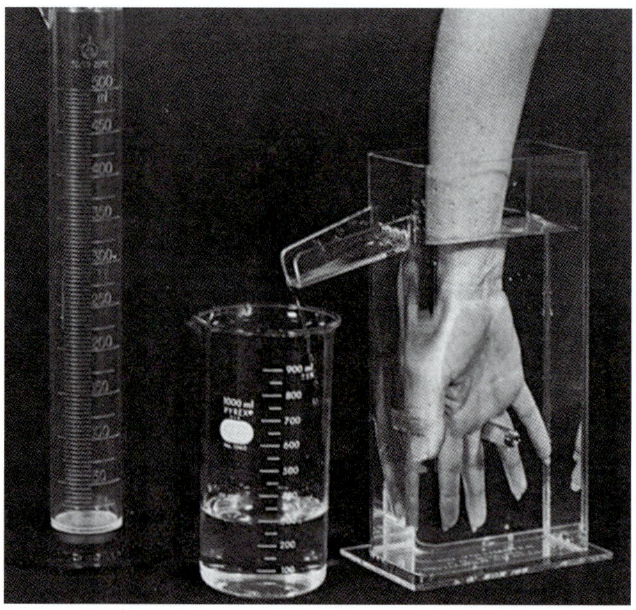

그림 5.13 부피 측정기는 물 높이의 변화를 통해 손의 총 질량을 측정한다.

출처: Hunter, J. M., Mackin, E. J., & Callahan, A.D. [Eds.]. [1996]. *Rehabilitation of the hand: Surgery and therapy* [4th ed., p. 63]. St. Louis, MO: Mosby.

보조기 착용 및 관리를 위한 적절한 교육을 보호자에게 제공해야 한다.

가동(동적) 보조기를 착용하는 클라이언트는 일반적인 주의사항에 따라야 한다. 치료사는 잠잘 때 가동(동적) 보조기를 착용하라고 지시할 때 신중해야 한다. 왜냐하면 가동 보조기의 움직이는 부품으로 인해 긁히거나, 찔리거나, 베이는 상처를 입을 수 있기 때문이다. 따라서 치료사들은 예리한 모서리 없이 보조기를 제작하고 탄력 있게 당기기를 고려해야 한다(13장 참조).

일반적으로 가동(동적) 보조기를 착용하는 경우 한 시간마다 몇 분 정도만 착용하고 점차 착용시간을 늘린다. 모든 보조기와 마찬가지로, 치료사는 클라이언트를 위한 효과를 점검하지 못하면 가동(동적) 보조기를 제작하지 않는다. 또한 치료사는 보조기의 적절한 착용 일정을 고려한다. 보조기 요법은 휴식시간, 운동, 위생 그리고 피부 보호를 고려해야 한다. 보조기 요법을 실계힐 때 치료사는 클라이언트의 ADL을 고려해야 한다. 중재목표는 가끔 클라이언트가 활동을 하고 싶은 욕구를 대체할 수 있어야 한다. 또한 치료사는 착용 일정을 결정하고 조정하기 위해서 객관적인 판단을 내리고 필요에 따라 치료계획이 변화하는 것을 고려하여 보조기를 재평가한다.

순응도

ADHERENCE

초기 면담과 대화로부터 얻은 정보를 기반으로, 치료사는 보조기 착용 일정과 재활 프로그램이 순응도에 문제가 있는지 없는지를 판단해야 한다(6장은 순응도와 수용을 통해 클라이언트를 돕는 전략을 포함함). 만약 보조기가 목표에 부합하지 못하게 제작되었다면, 치료사는 보조기가 잘 디자인되었는지, 적당하게 잘 맞는지, 보조기를 착용했었는지 여부를 점검해야 한다. 만약 치료사가 보조기의 디자인과 몸에 잘 맞는 정도에 문제가 없다고 확신하면 순응도가 불량했을 가능성이 크다. 환자는 사후관리를 위해 보조기를 가지고 와야 한다. 일반적으로 치료사는 정상적인 착용과 탈착의 징후를 찾아봄으로써 환자가 보조기를 착용했는지 여부를 알아낼 수 있다. 그러한 증거로 플라스틱에 있는 더러운 부분, 긁힌 자국, 때가 타거나, 보풀이 일어난 스트랩을 확인한다(벨크로 훅의 끈을 당겼다가 풀 때 발생함).

보조기 관리

ORTHOTIC CARE

치료사는 보조기 관리 교육에 대한 책임이 있다. 보조기 관리에 대한 개인의 이해도 평가는 클라이언트가 치료실에서 떠나거나 퇴원하기 전에 완료해야 한다. 치료사가 클라이언트에게 보조기 관리 지침을 반복해서 말해보라고 하거나 직접 시범을 보이도록 함으로써 평가가 마무리된다. 보조기를 청결하게 유지하기 위해서는, 따뜻한 물과 비누를 사용하여 손으로 씻은 뒤 알코올로 닦아내는 것이 효과적이다. 재작용할 때는 손과 보조기를 완전히 건조시킨다. 염소로 보조기의 잉크 표시를 제거할 수 있다. 알코올, 염소 표백제, 과산화수소는 감염 조절을 위한 보조기 살균제로 쓰인다.

클라이언트는 보조기가 열에 의해 녹을 수 있다는 것을 알아야 하고, 뜨거운 차안, 직사광선이 비치는 창가, 난방기 근처에 두지 않도록 조심해야 한다. 치료사는 개인이 보조기를 조정하지 않도록 하고, 보조기를 전자레인지 안에 넣지 않도록 한다(보조기가 약화되고 접히고 붙어버리게 됨). 만일 환자가 플라스틱을 인위적으로 가열시킨 후 착용하면, 뜨거운 플라스틱이 피부에 닿아서 화상을 입을 수 있다. 그리고 클라이언트가 보조기 변경을 원하면 수정할 수 있도록 해 준다. 일부 초보 치료사들은 클라이언트의 의견을 무시하는 경향이 있다. 이것은 클라이언트에게 부정적인 인상을 남길 수 있다. 또한, 클라이언트가 치료사보다 더 나은 생각을 가지고 있을 수 있기 때문에 무시해서는 안 된다는 것을 명심한다.

셀프 퀴즈 5.1[a]

다음 질문을 읽고, 참/거짓에 ○표를 하세요.

1. 참/거짓 모든 의사들은 수술 후 건강상태를 점검하기 위해 동일한 지침에 따른다.
2. 참/거짓 동기는 보조기 착용에 대한 순응도에 영향을 미친다. 따라서 개인의 동기 수준을 파악하는 것은 치료사의 중요한 과제이다.
3. 참/거짓 안정 시 손 자세는 10~20° 손목 폄, 10° 자뼈치우침, 15~20° 손허리손가락 굽힘 그리고 엄지손가락의 부분적 굽힘 및 벌림된 자세이다.
4. 참/거짓 몸쪽 근육조직에 분포한 신경은 먼쪽 근육조직에 영향을 미친다.
5. 참/거짓 치료사는 클라이언트에게 손상된 팔을 보호하는 자세를 취하도록 하여 손상된 부위가 악화되지 않도록 해야 한다.
6. 참/거짓 보조기가 몸에 잘 맞는지 평가하기 위한 일반적인 지침에 따르면 보조기를 착용하고 약 20분 후에 벗도록 해야 한다. 20분 후에 보조기를 벗었을 때 피부가 붉게 되지 않으면 보조기를 수정할 필요가 없다.
7. 참/거짓 모든 보조기는 최상의 효과를 위해 24시간 착용해야 한다.
8. 참/거짓 모든 클라이언트는 구두나 서면으로 된 보조기 착용 일정표를 제공받아야 한다.
9. 참/거짓 감염 방지를 위해 모든 치료사와 환자는 뜨거운 물로 보조기를 씻어야 한다.
10. 참/거짓 치유 중인 힘줄의 강도는 힘줄이 움직일 때보다 고정되었을 때 더 강하다.
11. 참/거짓 붉은 상처는 건강한 상처이다.
12. 참/거짓 구두상사척도 중 10점은 중재계획이 필요 없는 통증이다.
13. 참/거짓 스트래핑, 패딩, 열가소성 소재는 알레르기반응을 일부 클라이언트에게 유발할 수 있다.
14. 참/거짓 기능을 평가하는 도구에는 나인홀 페그 검사와 셈스-와인스타인 모노필라멘트 검사가 포함된다.

[a]정답은 부록 A를 참조

요약

보조기 제공 전의 평가는 보조기를 착용하는 과정에서 반드시 필요한 부분이다. 평가과정은 보고서 읽기, 관찰, 면담, 그리고 공식적, 비공식적인 평가가 있다. 보조기 제공 전후의 평가를 통해 치료사는 보조기가 미치는 영향과 기능을 이해할 수 있는 능력를 갖게 된다. 철저한 평가절차는 궁극적으로 클라이언트의 만족으로 이어진다.

복습문제

1. 보조기 제작 전 실시하는 손 검사의 구성 요소는 무엇인가?
2. 안정 시 손 자세는 무엇인가?
3. 치료사가 클라이언트의 병력에서 어떠한 정보를 얻어야 하는가?
4. 치료사가 환자의 상태에 대하여 정보를 얻기 위하여 사용하는 방법은 무엇인가?
5. 치료사가 클라이언트를 촉진할 때 주목해야 하는 것은 무엇인가?
6. 클라이언트가 처음으로 치료실에 들어왔을 때 관찰해야 하는 것은 무엇인가?
7. 유용한 평가를 위한 표준화된 팔 기능 평가에는 어떤 것이 있는가?
8. 치료사는 새로 제작한 보조기가 클라이언트에게 잘 맞는지 평가할 때 어떤 절차를 밟는가?
9. 보조기를 설계하고 제작할 때 치료사가 염두에 두어야 할 사항은 무엇인가?
10. 치료사는 환자가 보조기를 착용하는 순서를 이해했는지 어떻게 평가할 수 있는가?
11. 치료사는 보조기로 인한 피부 부작용을 피하기 위해 어떠한 보호 장치를 사용할 수 있는가?

참고문헌

1. Adams Z, Newington L, Blakeway M: Evaluation of outcomes for patients attending a rehabilitation group after complex hand injury, *Hand Therapy* 17(30):68–782, 2012.
2. American Society for Surgery of the Hand: *The hand*, New York, 1983, Churchill Livingstone.
3. Bear-Lehman J, Abreu BC: Evaluating the hand: issues in reliability and validity, *Phys Ther* 69(12):1025–1031, 1989.
4. Beaton DE, Katz JN, Fossel AH, et al.: Measuring the whole or the parts? Validity, reliability, and responsiveness of the Disabilities of the Arm, Shoulder and Hand outcome measure in different regions of the upper extremity, *J Hand Ther* 14(2):128–146, 2001.
5. Bell-Krotoski JA: Sensibility testing: history, instrumentation, and clinical procedures. In Skirven TM, Osterman AL, Fedorczyk JM, et al.: *Rehabilitation of the hand: surgery and therapy*, ed 6, St. Louis, 2011, Mosby.
6. Bell-Krotoski JA, Buford WL: The force/time relationship of clinically used sensory testing instruments, *J Hand Ther* 10(4):297–309, 1997.
7. Blankenship KL: *The Blankenship system: functional capacity evaluation, The procedure manual*, Macon, GA, 1989, Blankenship Corporation, Panaprint.
8. Brazier JE, Harper R, Jones N, et al.: Validating the SF-36 Health Survey Questionnaire: new outcome measure for primary care, *Br Med J* 305:160–164, 1992.
9. Cailliet R: *Hand pain and impairment*, ed 4, Philadelphia, 1994, FA Davis.
10. Callahan AD: Sensibility testing: clinical methods. In Hunter JM, Schneider LH, Macklin EJ, et al.: *Rehabilitation of the hand: surgery and therapy*, ed 3, St. Louis, 1990, Mosby.
11. Cannon NM, Foltz RW, Koepfer JM, et al.: *Manual of hand splinting*, New York, 1985, Churchill Livingstone.
12. Case-Smith J: Outcomes in hand rehabilitation using occupational therapy services, *Am J Occup Ther* 57:499–506, 2003.
13. Chen C, Bode K: Psychometric validation of Manual Ability Measure (MAM-36) in patients with neurologic and musculoskeletal disorders, *Arch Phys Med Rehabil* 91(3):414–420, 2010.
14. Chen CC, Palmon O, Amini D: Responsiveness of the Manual Ability Measures-36 (MAM-36): changes in hand function using self-reported and clinician-reported assessments, *Am J Occup Ther* 68:187–193, 2014.
15. Cleland JA, Fritz JM, Whitman JM, Palmer JA: The reliability and construct validity of the neck disability index and Patient Specific Functional Scale in patients with cervical radiculopathy, *Spine* 31(5):598–602, 2006.
16. Cuzzell JZ: The new RYB color code: next time you assess an open wound, remember to protect red, cleanse yellow and debride black, *Am J Nurs* 88(10):1342–1346, 1988.
17. Dannenbaum RM, Michaelsen SM, Desrosiers J, et al.: Development and validation of two new sensory tests of the hand for patients with stroke, *Clin Rehabil* 16(6):630–639, 2002.
18. de Klerk AJ, Jouck LM: Primary tendon healing: an experimental study, *S Afr Med J* 62(9):276–281, 1982.
19. Disabilities of the Arm, Shoulder and Hand (nd). Retrieved from http://dash.iwh.on.ca/.
20. Ebrecht M, Hextall J, Kirtley LG, et al.: Perceived stress and cortisol levels predict speed of wound healing in healthy male adults, *Psychoneuroendocrinology* 29(6):798–809, 2004.
21. Ellem D: Assessment of the wrist, hand and finger complex, *J Man Manip Ther* 3(1):9–14, 1995.
22. Enebo BA: Outcome measures for low back pain: pain inventories and functional disability questionnaires, *J Chiropractic Technique* 10:68–74, 1998.
23. Faddy K, McCluskey A, Lannin NA: Interrater reliability of a new handwriting assessment battery for adults, *Am J Occup Ther* 62(5):595–599, 2008.
24. Fearmonti R, Bond J, Erdmann D: Levinson: a review of scar scales and scar measuring devices, *Open Access J Plast Surg* 10:354–363, 2010.
25. Fedorczyk JM: Pain management: principles of therapist's intervention. In Skirven TM, Osterman AL, Fedorczyk JM, et al.: *Rehabilitation of the hand: surgery and therapy*, ed 6, St. Louis, 2011, Mosby.
26. Fedorczyk JM, Michlovitz SL: Pain control: putting modalities in perspectives. In Hunter JM, Mackin EJ, Callahan AD, editors: *Rehabilitation of the hand: surgery and therapy*, St. Louis, 1999, Mosby.
27. Fess EE: Documentation: Essential elements of an upper extremity assessment battery. In Hunter JM, Mackin EJ, Callahan AD, editors: *Rehabilitation of the hand*, ed 4, St. Louis, 1995, Mosby.
28. Fess EE, Gettle KS, Philips CA, et al.: *Hand and upper extremity splinting. principles and methods*, ed 3, St. Louis, 2005, Elsevier Mosby.
29. Finch E, Brooks D, Stratford PW, et al.: *Physical rehabilitation outcome measures: a guide to enhanced clinical decision making*, ed 2, Baltimore, 2002, Lippincott, Williams & Wilkins.
30. Flaherty SA: Pain measurement tools for clinical practice and research, *AANA Journal* 64:133–140, 1996.
31. Gabel CP, What is the optimum tool for assessing the upper limb. A comparison of 10 different outcomes tools, *J Hand Ther* 29:356, 2016.
32. Gabel CP, Cuesta A: The Dash and Quick-Dash: Based on consensus findings for internal consistency and factor structure—Are they suitable and valid outcome measures for the upper limb? *J Hand Ther* 29:357–358, 2016.
33. Gatchel R, Mayer T, Capra P, et al.: Million behavioral health inventory: its utility in predicting physical function in patients with low back pain, *Arch Phys Med Rehabil* 67(12):879–882, 1996.
34. Good M, Stiller C, Zauszniewski JA, et al.: Sensation and distress of pain scales: reliability, validity, and sensitivity, *J Nurs Meas* 9(3):219–238, 2001.
35. Grice KO: The use of occupation-based assessments and intervention in the hand therapy setting—A survey, *J Hand Ther* 28(3):300–306, 2015.
36. Gross DP, Battié MC, Asante AK: The patient-specific functional scale: validity of workers' compensation claimants, *Arch Phys Med Rehabil* 89:1294–1299, 2008.
37. Health Literacy Tool Shed: http://healthliteracy.bu.edu.
38. Jebsen RH, Taylor N, Trieschmann RB, et al.: An objective and standardized test of hand function, *Arch Phys Med Rehabil* 50(6):311–319, 1969.
39. Kahl C, Cleland JA: Visual analogue scale, numeric pain rating scale and the McGill Pain Questionnaire: an overview of psychometric properties, *Phys Ther Rev* 10:123–128, 2005.
40. Klein LJ: Evaluation of the hand. In Cooper C, editor: *Fundamentals of hand therapy*, ed 2, St. Louis, 2014, Elsevier, pp 67–86.
41. Langer D, Luria S, Maeir A, Erez A: Occupation-based assessments and treatments of trigger finger: a survey of occupational therapists from Israel and the United States, *Occup Ther Int* 21:143–155, 2014.
42. Law M, Baptiste S, Carswell A, et al.: *Canadian occupational performance measures*, ed 3, Ottawa, Ontario, 1998, CAOT.
43. Law M, Baptiste S, McColl M, et al.: The Canadian occupational performance measure: an outcome measure for occupational therapy, *Can J Occup Ther* 57(2):82–87, 1990.
44. Lehtola V, Kaksonen A, Luomajoki H, Leinonen V, Gibbons S, Airaksinen O: Content validity and responsiveness of a finnish version of the patient-specific functional scale, *Eur J Physiother* 15:134–138, 2013.
45. Lindsay WK: Cellular biology of flexor tendon healing. In Hunter JM, Schneider LH, Mackin EJ, editors: *Tendon surgery in the hand*, St. Louis, 1987, Mosby.
46. MacDermid JC: Outcome measurement in upper extremity practice. In Skirven TM, Osterman AL, Fedorczyk JM, et al.: *Rehabilitation of the hand: surgery and therapy*, ed 6, St. Louis, 2011, Mosby.
47. Massy-Westropp N, Krishnan J, Ahern M: Comparing the AUSCAN osteoarthritis hand index, Michigan hand outcomes questionnaire, and sequential occupational dexterity assessment for patients with rheumatoid arthritis, *J Rheumatol* 31(10):1996–2001, 2004.
48. McClure P: Upper quarter screen. In Skirven TM, Osterman AL, Fe-

dorczyk JM, et al.: *Rehabilitation of the hand: surgery and therapy*, ed 6, St. Louis, 2011, Mosby.
49. Melzack R: The McGill pain questionnaire: major properties and scoring methods, *Pain* 1:277–299, 1975.
50. Moberg E: Objective methods for determining the functional value of sensibility in the hand, *J Bone Joint Surg Br* 40:454–476, 1958.
51. Mosely LH, Finseth F: Cigarette smoking: impairment of digital blood flow and wound healing in the hand, *Hand* 9:97–101, 1977.
52. Mueller BA, Adams ED, Isaac CA: Work activities. In Van Deusen J, Brunt D, editors: *Assessment in occupational therapy and physical therapy*, Philadelphia, 1997, WB Saunders.
53. Neviaser RJ: Closed tendon sheath irrigation for pyogenic flexor tenosynovitis, *J Hand Surg* 3:462–466, 1978.
54. O'Hara J, Hawkins M, Batterham R, Dodson S, Osborne RH, Beauchamp A: Conceptualization and development of the Conversational Health Literacy Assessment Tool (CHAT), *BMC Health Serv Res* 18:199, 2018.
55. O'Rourke D: The measurement of pain in infants, children, and adolescents: from policy to practice, *Phys Ther* 84:560–570, 2004.
56. Packham TL, Mehta S, Iacob S, Patel V, Cooper M: Psychometric properties of assessments of scars and scarring: a systematic review, *J Hand Ther* 29:369–370, 2016.
57. Rallon CR, Chen CC: Relationship between performance based and self-reported assessment of hand function, *Am J Occup Ther* 62(5):574–579, 2008.
58. Ramadan AM: Hand Analysis. In Van Deusen J, Brunt D, editors: *Assessment in occupational therapy and physical therapy*, Philadelphia, 1997, WB Saunders.
59. Rosengren J, Brodin N: Validity and reliability of the Swedish version of the Patient Specific Functional Scale in patients treated surgically for carpometacarpal joint osteoarthritis, *J Hand Ther* 26:53–61, 2013.
60. Ross RG, LaStayo PC: Clinical assessment of pain. In Van Deusen J, Brunt D, editors: *Assessment in occupational therapy and physical therapy*, Philadelphia, 1997, WB Saunders.
61. Russell CR: Therapy challenges for athletes: splinting options, *Clin Sports Med* 43:181–191, 2015.
62. Sanford J, Law M, Swanson L, et al.: *Assessing clinically important change on an outcome of rehabilitation in older adults*, San Francisco, 1994, Paper presented at the Conference of the American Society of Aging.
63. Seftchick JL, Detullio LM, Fedorczyk JM, et al.: Clinical examination of the hand. In Skirven TM, Osterman AL, Fedorczyk JM, et al.: *Rehabilitation of the hand: surgery and therapy*, ed 6, St. Louis, 2011, Mosby.
64. Siana JE, Rex S, Gottrup F: The effect of cigarette smoking on wound healing, *Scand J Plast Reconstr SurgHand Surg* 23(3):207–209, 1989.
65. Singer DI, Moore JH, Byron PM: Management of skin grafts and flaps. In Hunter JM, Mackin EJ, Callahan AD, editors: *Rehabilitation of the hand: surgery and therapy*, ed 4, St. Louis, 1995, Mosby.
66. Skirven TM, Osterman AL: Clinical examination of the wrist. In Skirven TM, Osterman AL, Fedorczyk JM, et al.: *Rehabilitation of the hand: surgery and therapy*, ed 6, St. Louis, 2011, Mosby.
67. Smith DL, Gutman SA: Health literacy in occupational therapy practice and research, *Am J Occup Ther* 65(4):367–369, 2011.
68. Smith GN, Bruner AT: The neurologic examination of the upper extremity, physical medicine and rehabilitation, *State of the Art Reviews* 12(2):225–241, 1998.
69. Smith KL: Wound care for the hand patient. In Hunter JM, Schneider LH, Macklin EJ, et al.: *Rehabilitation of the hand: surgery and therapy*, ed 3, St. Louis, 1990, Mosby.
70. Smith KL: Wound care for the hand patient. In Hunter JM, Mackin EJ, Callahan AD, editors: *Rehabilitation of the hand: surgery and therapy*, ed 4, St. Louis, 1995, Mosby.
71. Smith KL: Wound healing. In Stanley BG, Tribuzi SM, editors: *Concepts in hand rehabilitation*, Philadelphia, 1992, FA Davis.
72. Staley MJ, Richard RL, Falkel JE: Burns. In O'Sullivan SB, Schmidtz TJ, editors: *Physical rehabilitation: assessment and treatment*, ed 3, Philadelphia, 1988, FA Davis.
73. Suk M, Hanson B, Norvell D, et al.: *Musculo-skeletal outcome measures and instruments*, Switzerland, 2005, AO Publishing.
74. Tarrier N, Gregg L, Edwards J, et al.: The influence of pre-existing psychiatric illness on recovery in burn injury patients: the impact of psychosis and depression, *Burns* 31:45–49, 2005.
75. The Canadian Occupational Performance Measure (nd). Retrieved from http://www.thecopm.ca/about/
76. Tomancik L: *Directions for using Semmes-Weinstein monofilaments*, San Jose, CA, 1987, North Coast Medical.
77. Valdes IK, Algar LA, Connors B, et al.: The use of patient-centered outcome measures by hand therapists: a practice survey, *J Hand Ther* 29:356–384, 2014.
78. Valdes K, Naughton N, Algar L: Sensorimotor interventions and assessments for the hand and wrist: a scoping reviewing, *J Hand Ther* 27:272–286, 2014.
79. Van Lankveld W, van't Pad Bosch P, Bakker J, et al.: Sequential occupational dexterity assessment (SODA): a new test to measure hand disability, *J Hand Ther* 9(1):27–32, 1996.
80. Villeco JP: Edema: therapist's management. In Skirven TM, Osterman AL, Fedorczyk JM, et al.: *Rehabilitation of the hand: surgery and therapy*, ed 6, St. Louis, 2011, Mosby.
81. Von Der Heyde RL: Evans RB: Wound classification and management. In Skirven TM, Osterman AL, Fedorczyk JM, et al.: *Rehabilitation of the hand: surgery and therapy*, ed 6, St. Louis, 2011, Mosby.
82. Wadsworth CT: Wrist and hand examination and interpretation, *J Orthop Sports Phys Ther* 5(3):108–120, 1983.
83. Walsh M, Muntzer E: Wound management. In Stanley BG, Tribuzzi SM, editors: *Concepts in hand rehabilitation*, Philadelphia, 1992, FA Davis.
84. Ware JE: SF-36 health survey update. In ed 3, Maruish ME, editor: *The use of psychological testing for treatment planning and outcomes assessment*, vol. 3. Mahwah, NJ, 2004, Lawrence Erlbaum Associates, pp 693–718.
85. Ware JE, Snow KK, Kosinski M, et al.: SF-36 *health survey: manual and interpretation guide*, Lincoln, RI, 2000, Quality-Metric, Inc.
86. Weinstock-Zlotnick G, Page C, Ghomrawi HMK, Wolff AL: Responsiveness of three patient report outcome (PRO) measures in patients with hand fractures: a preliminary cohort study, *J Hand Ther* 28:403–411, 2016.
87. Weiss S, Falkenstein N: *Hand rehabilitation: a quick reference guide and review*, ed 2, St. Louis, 2005, Mosby.
88. Wilson JA, Clark JJ: Obesity: impediment to postsurgical wound healing, *Adv Skin Wound Care* 17:426–435, 2004.
89. Wright HH, O'Brien V, Valdes K: Relationship of the Patient-Specific Functional Scale to commonly used clinical measures in hand osteoarthritis, *J Hand Ther* 30:538–545, 2017.
90. Ylitalo KR, Meyer MRU, Lanning BA, During C, Laschober R, Griggs JO: Simple screening tools to identify limited health literacy in a low-income patient population, *Medicine* 97(10):e0110, 2018.

부록 5.1 양식

양식 5.1 손 평가 검사지

환자의 병력: 면담, 기록검토, 보고서
■ 나이 ■ 직업 ■ 손상 날짜 및 수술 날짜 ■ 손상원인 ■ 우세손 ■ 치료받은 날(수술, 치료 등) ■ 약물치료 ■ 손상 이전 상태 ■ 전반적 건강상태 ■ 취미, 흥미 ■ 가족관계 ■ 주 호소 ■ 지지체계 ■ 손상 전후 ADL에서의 책임 ■ 손상이 가족, 경제적 상태, 사회적 안녕에 미치는 영향 ■ 치료비 배상(reimbursement) ■ 동기
관찰
■ 보행, 자세 ■ 안면 움직임 ■ 말하기 패턴 ■ 감정상태 ■ 손의 자세 ■ 인지
촉진
■ 근 긴장성 ■ 근 대칭성 ■ 상처의 밀도/방향 ■ 힘줄결절 ■ 덩어리(신경절, 누공)
측정을 위해
■ 통증 ■ 피부와 일레르기 ■ 상처 회복/상처상태 ■ 뼈 ■ 관절과 인대 ■ 근육과 힘줄 ■ 신경/감각 ■ 혈관상태 ■ 피부 긴장도와 영양상태 ■ ROM ■ 근력 ■ 협응력과 민첩성 ■ 기능 ■ 치료비 배상 요소(reimbursement source) ■ 직업
추적관리 시 고려할 점
■ 보조기가 몸에 잘 맞는지 여부 ■ 순응도

양식 5.2 보조기 주의사항 검사지

- 다음과 같은 뼈 돌출부를 고려해야 한다.
  - MCP, PIP, DIP관절
  - 콩알뼈
  - 노뼈와 자뼈의 붓돌기
  - 팔꿈치의 가쪽 위관절융기와 안쪽 위관절융기
- 연약한 피부를 확인하여 보조기 재료를 주의 깊게 선택한다. 연약한 피부에 재료를 적용하기 전에 열가소성 재료의 온도를 면밀히 모니터링한다.
- 감각손상이 있는 피부영역을 확인하고 보조기 디자인이 그 부위를 자극하지 않도록 한다.
- 만약 부종의 변화가 심하다면 보조기와 함께 압박의복을 고려해야 한다.
- 아래팔 보조기가 노신경의 표면가지를 압박하지 않도록 해야 한다. 만약 아래팔 보조기의 노쪽 끝이 엄지의 등쪽 부분 근처 아래팔의 중앙부분을 넘어서 자극할 경우, 노신경 가지는 압박을 받을 수 있다.

양식 5.3 스플린트 제공 힌트

- 다음 사항을 환자에게 구두 및 서면으로 제공한다.
  - 착용 일정
  - 보조기 관리
  - 보조기 목적
  - 치료 프로그램에 대한 책임
  - 문제가 발생하면 연락할 수 있는 담당자 전화번호
  - 피부에 아래와 같은 반응이 있으면 조치하라: 발진, 무감각, 붉은 반점, 보조기 착용으로 인한 통증 증가
- 보조기를 착용한 후 최소 20~30분 후 평가하고 필요한 수정을 한다.
- 모든 관절의 자세는 치료적인 각도를 준수한다.
- 다음과 같은 뼈 돌출부를 고려하여 보조기를 디자인한다.
  - MCP, PIP, DIP관절
  - 콩알뼈
  - 노뼈와 자뼈의 붓돌기
  - 팔꿈치의 가쪽 위관절융기와 안쪽 위관절융기
- 만일 부종의 변화가 심하다면 넓게 제작된 보조기를 사용하여 문제점을 해결할 수 있으며 압박의복을 보조기 아래에 착용하는 것을 고려해 볼 수 있다.
- 보조기 디자인이 불필요한 관절을 고정하거나 움직이지 않도록 한다.
- 보조기가 보조기에 인접한 관절의 움직임을 제한하거나 방해하지 않도록 한다.
- 보조기가 손의 활을 지지하는지 확인한다.
- 보조기의 목적에 따라 고정 또는 가동을 허용하기 위해 손의 주름을 고려해야 한다.
- 보조기가 체액순환을 방해하지 않는지 확인한다.
- 보조기의 탈착이 쉬운지 확인한다.
- 잘 설계된 스트랩 기전을 사용하여 환자의 팔에 보조기를 잘 고정시킨다.
- 보조기의 모서리가 적절히 열처리되고 둥글게 말려 있게 한다.

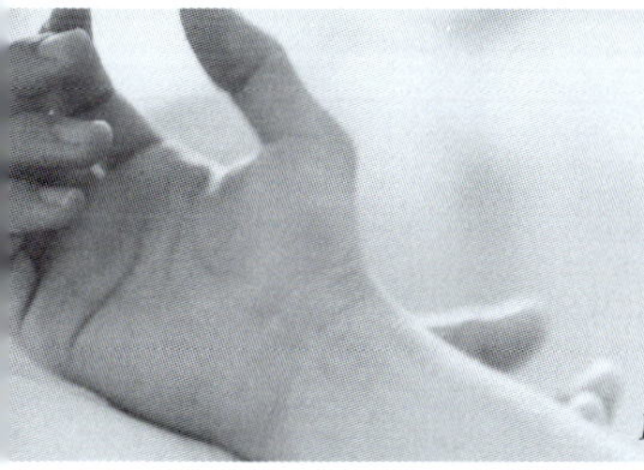

6

보조기 중재를 위한 임상적 추론

Clinical Reasoning for Orthotic Intervention

Helene L. Lohman, Linda S. Scheirton

학습목표

1. 임상적 추론 접근법과 이를 보조기 중재에 적용하는 방법을 설명한다.
2. 보조기 의뢰의 필수요소를 확인한다.
3. 보조기 의뢰에 있어 의사와의 의사소통의 중요성을 이해한다.
4. 보조기 제공에 대한 진단적 의미를 논의한다.
5. 손 평가와 관련된 유용한 조언을 나열한다.
6. 치료사가 보조기 중재 접근법과 디자인을 선택할 때 고려해야 할 요소를 설명한다.
7. 보조기 제작과정에서 치료사가 겪는 문제와 그 해결에 대해 설명한다.
8. 보조기 제작이 완료된 후 모니터링이 필요한 영역에 대해 설명한다.
9. 보조기 제작 전, 제작 중, 그 이후 치료사가 반영해야 하는 과정을 설명한다.
10. 보조기 착용일정에 관한 중요한 고려사항에 대해 논의한다.
11. 보조기 착용 중지 결정을 내려야하는 상태를 확인한다.
12. 보조기 중재에 오류가 발생할 때 고려해야 할 안전문제를 이해한다.
13. 보조기 비용 및 지불에 대한 사항을 설명한다.
14. 임상에서 의료보험의 양도 및 책임에 관한 법률(Health Insurance Portability and Accountability Act, HIPAA)이 보조기 제공에 어떻게 영향을 미쳤는지 설명한다.
15. 보조기 중재에 대한 의무기록을 설명한다.

주요용어

순응도 adherence
클라이언트의 안전성 Client safety
임상적 추론 Clinical reasoning
기록 Documentation
의료보험의 양도 및 책임에 관한 법률 Health Insurance Portability and Accountability Act(HIPAA)
보조기 중재 오류 Orthotic intervention error
중재과정 Intervention process

Ali는 급성기 병원에서 일하며 입원 및 외래 클라이언트를 모두 치료한다. 그녀는 다양한 진단을 접하고 임상적 추론을 새로운 상황에 적용하는 것에 끊임없이 도전하기 때문에 이 일을 즐긴다. 금요일에 Ali는 보조기를 주문하고 뒤퓌트랑 구축 완화에 대한 후속 치료를 위해 방문하는 클라이언트와의 약속이 있다. 어떤 유형의 보조기를 주문할지 아직 정하지 않았지만 Ali는 클라이언트에게 열린 상처가 있다는 것을 알았다. 학교에서 그녀는 상처 치료에 대해 교육받았지만 실제로 열린 상처에 대한 경험이 없었다. Ali는 그날 일정이 빡빡했기 때문에 보조기에 대해 생각할 시간이 많지 않았다. Ali는 "다른 보조기를 만들어 봤지만 이번 진단은 어떻게 해야 할지 정확히 모르겠어. 하지만 기본적인 보조기 제작 기술에 익숙하기 때문에 이 문제를 해결할 수 있을 거야. 빨리 의사 진료실에 전화하여 상처 치료를 위한 선택사항에 대해 알아봐야겠다."라고 생각했다. Ali는 수술 장소, 감염 예방 조치, 보조기의 목표, 클라이언트의 작업적 요구와 같은 요소를 신중하게 고려했다. Ali는 교재를 참고하고 그녀에게 개인적으로 멘토인 치료사에게 재빨리 전화를 걸었다. 그녀는 상처 치료 예방 조치를 따라 적절한 보조기를 성공적으로 제작했다.

임상에서는 모든 진단에 적용할 수 있는 단순한 형태의 보조기는 존재하지 않는다. 보조기 형태와 착용 지침은 손상에 따라 다양하다. 어떤 보조기를 제작할 것인가에 대한 임상적 추론은 의사의 의뢰, 수술 및 재활 지침, 치료사의 개념적 모델, 평가과정 동안 수집한 객관적 · 주관적인 자료에 기초하며, 클라이언트의 요구와 치료사의 평가 및 치료비 지불에 대한 정보가 있어야 한다.

학교에서 강의하는 교수들은 임상에서 목표를 달성하기 위한 다양한 방법이 있어도 정작 학생들에게는 한 가지만 가르칠 때가 있다. 예를 들어, 이 교재는 보통의 임상가들이 일반 보조기를 제작할 때 사용하는 보편적인 방법을 주로 강조해서 소개하는데, 기초를 배우는 것은 보조기 제작에 있어서 중요하기 때문이다. 임상 실습에서 치료사는 보조기가 필요한 클라이언트의 요구를 해결하기 위해 문제-해결 방법을 사용하고 임상적 추론을 적용해야 한다. 임상적 추론에는 생체역학, 해부학, 운동요법, 심리학, 개념적 모델, 병리학적 지식의 통합이 포함될 수 있다. 또한 임상적 추론은 보조기 중재 지침 및 기술, 임상경험과 클라이언트의 동기, 순응도, 생활방식(작업적 요구)에 대한 인식이 통합된 것이다.

이 장에서는 먼저 임상적 추론 모델을 살펴보고 치료사가 보조기 의뢰를 받는 순간부터 클라이언트가 퇴원할 때까지 임상적 추론을 위한 접근방식을 다룰 것이다. 이 장에서는 또한 치료 과정 전반에 걸쳐 중재를 계획하는 동안 치료사가 수행해야 하는 임상적 추론과정을 용이하게 하는 주요 질문을 제시한다.

임상적 추론 모델

CLINICAL REASONING MODELS

임상적 추론은 치료사가 복잡한 임상 실행에 접근하는 데 도움을 준다. 임상적 추론에는 평가와 치료중재 동안의 전문적인 사고가 포함되는데, 전문적 사고란 치료사가 수행하는 치료요소를 명료하고 비판적으로 분석하며, 이후의 결정을 반영하는 능력을 뜻한다. 숙련된 치료사는 결과뿐만 아니라 전체 보조기 중재 과정을 반영한다(행동을 반영함). 또한 임상적 추론은 손의 손상과 같은 장애가 클라이언트의 입장에서 갖는 의미를 이해하는 것이다.

임상적 추론을 통해 치료사는 보조기가 클라이언트에게 도움이 될 수 있는지 여부를 비판적으로 성찰하기 위해 문헌에서 사용 가능한 근거를 고려한다. 다양한 연구에 대해 검토한 것을 기초로, 치료사는 보조기 중재를 통해 클라이언트의 특성과 결과를 감안한다. 치료사는 자신이 지속적으로 치료하는 클라이언트가 연구에서 논의된 대상자와 어떤 관련성이 있는지 분석한다.

임상적 추론에 대한 다양한 접근법은 문헌에 묘사되어 있다. Facione은 비판적 사고를 위한 "의사결정의 논쟁 및 경험적 분석 모델"에 대해 논의했다. 시스템 1은 자동적 신속 반응적 사고를 포함하고, 시스템 2는 논리적 반영적 사고를 포함한다. 두 가지 유형의 비판적 사고는 모두 보조기 제작에 사용할 수 있다. 치료사는 열가소성 재료를 사용한 작업 시간이 매우 짧기 때문에 시스템 1을 적용하여 빠르게 생각한다. 그러나 보조기를 적절하게 제작하기 위해 치료사는 시스템 2를 사용하여 어떤 보조기를 제공할지, 제공 기간, 착용 일정 및 제작 원칙과 같은 요소를 논리적이고 반영적으로 고려해야 한다.

작업치료 문헌의 한 임상적 추론 모델에는 상호적, 구술적, 실용적, 조건적 및 절차적 추론이 포함된다. 이러한 접근 방식은 각각 구별되지만 숙련된 치료사는 종종 한 유형의 사고에서 다른 유형으로 이동하여 보조기 중재와 같은 복잡한 임상 문제를 비판적으로 분석한다.

상호적(interactive) 추론에는 손의 상태가 클라이언트의 삶에 미치는 영향을 이해하기 위해 클라이언트를 한 사람의 인간으로서 알아가는 것이 포함된다. 이러한 영향을 이해하면 제작할 적절한 보조기를 식별하는 데 도움이 될 수 있다. 예를 들어, 외모에 매우 민감한 클라이언트가 손 손상 이후로 보조기를 지속적으로 착용하지 않는 경우 치료사는 흰색 열가소성 소재보다 주목을 덜 끄는 피부색과 비슷한 열가소성 소재를 선택할 수 있다.

구술적(narrative) 추론을 통해 치료사는 활동, 습관 및 역할을 고려하여 클라이언트의 작업과 관련된 이야기(또는 삶의 이야기)를 반영하는 것이다. 평가와 중재를 위해 치료사는 먼저 클라이언트가 손 손상이 있기 전 역할과 클라이언트의 삶에서 작업의 의미를 고려하여 하향식 접근 방식을 취한다. 치료사는 또한 클라이언트의 미래와 치료사와 클라이언트가 그에 미칠 수 있는 영향을 고려한다. 한 예로 토론이나 공식적인 면담 평가를 통해 손목굴증후군 환자에게 지속적인 직업 활동이 중요하다는 사실을 이해한 후, 손목 고정 보조기를 제작하여 손목을 중립적 자세에 놓고 클라이언트가 보조기를 착용한 상태에서 컴퓨터 타자 연습을 하게 한다.

실용적(pragmatic) 추론은 치료사가 치료비, 공공정책 규정, 기록, 도구의 유용성, 퇴원 후 환경과 같은 요소를 고려하는 것이다. 이 추론의 형태는 치료사의 가치, 지식, 기술의 실용성을 고려한다. 예를 들어, 치료사가 보조기가 필요한 진단에 대해 알 수 없는 경우 치료사는 문헌을 검토하고 근거를 조사해야 한다. 치료사가 복합손상이 있는 클라이언트를 위해 보조기를 제작할 전문 지식이 없는 경우, 치료사는 전문

지식이 있는 다른 치료사에게 클라이언트를 의뢰하는 것을 고려할 수 있다.

또한 치료사는 98세 고령의 위독한 환자를 위한 보조기를 제작할지 그 여부와 같은 윤리적 결정을 내려야 할 수도 있다. 이 윤리적인 결정에는 고령이고 위독한 상태인 환자에 대한 치료사의 가치관이 중요하게 작용한다. 오늘날의 끊임없이 변화하는 건강관리 환경 내에서는 비용 절감을 우선시하는 경향이 있다. 예산 부족으로 치료사가 임상 서비스를 세한해야 되는 결과를 가져올 수 있다. 전문 요양 시설과 같이 재활 치료비용을 상환해주는 예측 지불 시스템을 그 예로 들 수 있다. 치료사들은 비용을 절감하기 위해서 보조기를 빠르고 효과적으로 제작해야 한다. 이 책에서 설명하는 정보는 실용적 추론에 도움을 줄 것이다.

조건적(conditional) 추론을 통해 치료사는 손상 전 클라이언트의 삶, 질병 또는 외상, 현재 상태 및 장래에 가능한 상태를 고려함으로써 '전체적인 조건'을 반영할 수 있다. 반영은 다차원적이고, 보조기 중재가 필요한 질환, 질환과 장애가 가지는 의미 그리고 클라이언트가 생활하는 사회적 · 물리적 환경을 포함한다. 그런 다음 치료사는 클라이언트의 환경이 보조기 적용과 치료결과로 인해 어떻게 변화할 것인가를 예상한다. 마지막으로, 결국 치료사는 중재의 성공 또는 실패가 궁극적으로 클라이언트의 순응도에 달려 있음을 인식한다. 이러한 임상적 추론 모델을 사용한 평가와 치료는 개인의 생활환경에서 손상이 가지는 의미를 고려하는 하향식 접근 방식으로 시작된다.

절차적(procedural) 추론은 기능수행을 증진하기 위해 최상의 보조기 접근을 찾는 것으로, 클라이언트의 수행영역, 구성요소, 환경을 고려해야 한다. 이 장에서 보조기의 의뢰에서 종결까지 중재 과정을 요약한 많은 요소는 절차적 추론을 사용한 것이다. 임상적 추론을 설명하기 위해 표 6.1은 각 접근 방식을 요약하였는데 치료사가 클라이언트에게 할 질문이나 보조기 제공 및 제작 중에 반영할 질문이 포함되어 있다. 앞서 언급했듯이 각 접근 방식은 따로 설명될 것이다. 하지만 숙련된 치료사는 각각의 접근을 결합하고, 한 접근법에서 다른 접근법으로 쉽게 오갈 수 있을 것이다.

표 6.1 임상적 추론 접근법[a]

접근법 요약	보조기 제공을 위한 주요 질문
상호적 추론	
손의 질환이 클라이언트의 생활에 미치는 영향을 이해함으로써 클라이언트를 이해하게 된다. 이러한 접근법은 인간 중심적 관점이다.	클라이언트에게 직접 하는 질문 ■ 손 질환에 어떻게 대처하고 있는가? ■ 손 질환이 생활의 모든 영역에 어떤 영향을 미쳤는가? ■ 생활 방식에 기초한 보조기 착용 일정을 어떻게 준수할 것인가? ■ 보조기 착용 및 손 손상에 도움을 주기 위해 어떤 유형의 지원이 필요한가?
구술적 추론	
활동, 습관 및 역할을 고려하여 그 사람의 작업 이야기(또는 삶의 이력)를 고려하라. 이러한 접근법은 인간 중심적 관점이다.	클라이언트에게 직접 하는 질문 ■ 인생에서 어려운 상황에 어떻게 대처 했는가? ■ 손상 전후의 매일의 일상은 어떠한가? ■ 일정 변경에 어떻게 대처하는가? ■ 당신의 생활 속에 어떤 역할(부모, 친구, 전문가, 취미 활동가, 지원 봉사자 등)이 존재하는가? ■ 평생 동안 어떤 활동에 관심이 있었는가? ■ 수행하기 어려운 활동은 무엇인가? ■ 치료가 끝난 후 어떤 활동을 계속하고 싶은가?
실용적 추론	
지불, 기록, 도구의 유용성 및 예상 퇴원 환경과 같은 실용적인 요소를 고려하라. 또한 치료사의 가치, 지식 및 기술도 고려하라.	자기 반영을 위해 치료사가 직접 하는 질문 : ■ 나는 이 보조기를 제작할 수 있는 적절한 기술을 가지고 있는가? ■ 나는 보조기를 최상으로 제작하기 위한 추가적 정보를 어디서 얻을 수 있는가? ■ 내가 이번 보조기 제공으로 해결해야 할 윤리적 문제가 있는가?

표 6.1 임상적 추론 접근법[a](계속)

접근법 요약	보조기 제공을 위한 주요 질문
	■ 나는 이번 클라이언트를 얼마나 치료할 것인가? ■ 보조기 보조금의 지불 출처는 무엇인가? ■ 만약 관리의료원인 경우 나는 적절한 사전 승인 및 사전 인증을 받았는가? ■ 나는 이 보조기의 필요성을 임상 사례 관리자를 포함한 모든 관련 의료진에게 명확하게 전달했는가? ■ 나는 적절한 세부 사항을 간결하게 문서화했는가? ■ 나의 문서가 기능적으로 기반을 두고 있는가? ■ 나는 근거 기반 치료를 바탕으로 한 보조기 지침을 기반으로 치료하는가? ■ 나는 문서의 법적 측면을 고려했는가? ■ 이번 보조기를 제작하기 위한 적절한 물품에는 무엇이 있는가? ■ 내가 이번 보조기를 더욱더 시간 및 비용 효율적으로 제작할 수 있는 방법이 있는가? ■ 환자의 퇴원 환경은 어떠하며, 이러한 환경은 보조기 제공에 어떤 영향을 미칠 것인가?
조건적 추론	
질환이 발생하기 이전 환자의 생활, 현재 상태 및 실현 가능한 미래 상태를 고려하여 환자의 전체 상태를 반영한다. 이러한 질환을 갖게 되는 조건과 의미, 사회적, 물리적 환경, 개인 간의 협력을 고려하라.	클라이언트에게 직접 하는 질문 : ■ 당신의 병력은 어떠한가? ■ 당신의 사회적 이력은 어떠한가? 자기 성찰을 위해 치료사에게 하는 질문 : ■ 클라이언트의 현재 의학적 및 기능적 상태는 어떠한가? ■ 보조기 제공은 클라이언트의 기능 상태에 어떤 영향을 미치는가? ■ 제공된 보조기가 일상생활활동(ADL), 일 및 여가 활동을 위한 가치 있는 작업을 수행하는 데 클라이언트에게 도움을 주는가? ■ 클라이언트의 예상되는 퇴원 환경은 어떠하며 보조기는 퇴원 계획에 어떤 도움이 되는가? ■ 클라이언트가 치료에 참석하거나 가정 프로그램을 수행할 수 있는 충분한 정보를 가지고 있는가? ■ 클라이언트의 순응도를 설명하시오. ■ 환자가 보조기 착용을 준수하지 않으면 어떻게 해결할 것인가?
절차적 추론	
기능수행을 증진하기 위해 최상의 보조기 접근을 찾는 것으로, 클라이언트의 수행영역, 구성요소, 환경을 고려하는 최상의 보조기 문제 해결 접근 방법	치료사에게 하는 질문 : ■ 클라이언트의 병력에서 보조기 제공을 정당하게 하는 부분은 무엇인가? ■ 나는 보조기 제작을 위한 접근 방법에서 어떤 개념 모델을 사용할 것인가? ■ 나는 보조기 제공을 통해 해결할 필요가 있는 평가에서 어떤 문제를 확인했는가? ■ 손에 보조기를 제공하거나 제공하지 않으면 어떤 문제가 발생할 수 있는가? ■ 보조기 제공을 통해 결과적으로 클라이언트가 가지는 재활 잠재력은 무엇인가? ■ 나는 보조기 지침을 근거 기반 치료에 기반해서 따르고 있는가? ■ 나는 기능적 결과에 따라 보조기 지침을 따르고 있는가? ■ 이 보조기의 목적은 무엇인가(예방, 고정, 보호, 변형 교정, 흉터 형성 조절/수정, 대체물, 운동)? ■ 기성 보조기가 환자의 요구를 잘 충족시키는가? ■ 나의 보조기 접근 방식(고정, 이동, 제한, 토크 전달)은 무엇인가? ■ 보조기에 몇 개의 관절이 포함되는가? ■ 나는 어떤 예방 조치를 따를 것인가? ■ 클라이언트는 어떤 예방 조치를 따라야 하는가? ■ 나는 적절한 가정 프로그램을 만들었는가? ■ 보조기 요법의 결과로 환자의 기능이 어떻게 향상되고 있는가? ■ 나는 보조기 지침을 조정할 필요가 있는가? ■ 나는 다음에 이 보조기를 제작하려면 어떻게 해야 하는가?

a 예시들은 배타적이지 않고 포괄적이다.

치료과정 동안의 임상적 추론

CLINICAL REASONING THROUGHOUT THE INTERVENTION PROCESS

다음의 정보는 실용적 추론과 절차적 추론을 돕는다.

보조기 의뢰의 필수 요소

Essentials of Orthotic Referral

문제 해결 과정의 첫 단계는 보조기 의뢰를 고려하는 것이다. 이상적인 상황은 충분한 준비시간을 확보할 수 있도록 의사로부터 조기에 보조기 의뢰를 받는 것이다. 하지만 실제로 치료사가 처음으로 의뢰서를 보게 되는 것은 보통 예약한 클라이언트가 치료실에 도착할 때이다. 이런 상황에서 치료사는 빠른 임상 결정을 내려야 한다. Fess와 동료들은 클라이언트의 인구 통계학적 측면 외에 치료사는 다음의 정보를 알아야 한다고 제시했다.

- 진단
- 발병일
- 의학적 처치 또는 수술
- 보조기의 목적
- 보조기의 형태(정적, 동적, 제한, 토크 전달)
- 보조기가 고정 또는 가동해야 하는 해부학적 부분
- 주의사항과 기타 지침
- 보조기 중재 기간
- 착용 일정

이 외에도 치료사는 작업적 고려사항을 고려해야 한다.

보조기 의뢰에 대한 치료사와 의사 간의 의사소통

Therapist/Physician Communication About Orthotic Referral

치료사는 간혹 의사로부터 불명확한 보조기를 의뢰받는다. 숙련된 치료사들도 단순히 '보조기 제공'이라고만 언급된 의뢰서를 받는 것에 불만을 갖는다. 의뢰가 적절하다면 치료사는 다음 질문의 답을 얻을 수 있을 것이다.

- 보조기의 목적은 무엇인가?
- 어떤 신체 부위를 위한 것인가?
- 얼마나 오래 착용할 것인가?

의사와 치료사 사이의 열린 의사소통은 좋은 보조기의 선택 및 제작에 있어서 필수적이다. 치료사의 용건이 구체적일 때 대부분의 의사들은 치료사의 전화를 기꺼이 받는다. 만일 의사가 처방한 보조기에 대해 적절한 정보가 없다면, 치료사는 추가적인 정보를 요구할 책임이 있다(글상자 6.1). 치료사는 전화하기 전에 질문목록을 준비하고, 담당의사가 전화를 받을 수 없다면 간호사에게 필요한 용건을 알리고 통화할 수 있는 시간을 약속한다. 간호사가 치료사에게 차트 내용을 알려 주거나 수술기록을 팩스로 보내줄 수도 있다. 전자 의무기록을 통해 방사선 사진 보고서, 수술보고서 및 기타 관련 보고서를 검토할 수 있다. 치료사는 진단이나 보조기 요구사항에 대해 환자의 이야기에만 의존해서는 안 된다.

특정 사례에서 의사는 치료사가 임상적 추론을 하여 특정한 임상진단에 적합한 보조기를 선택할 것을 기대할 수도 있다. 때로 의사는 부적절한 착용일정, 최적의 요소를 갖추지 못한 보조기를 처방하게 된다. 따라서 의사의 의뢰를 꼼꼼히 살펴보는 것 또한 치료사의 책임이다. 만일 의뢰가 부적절하다면 적합한 보조기 제작 접근을 결정하기 위하여 임상추론 기술을 적용한다. 치료사는 보조기 제작에 대한 기초지식을 비탕으로 추가적인 정보를 사용하여 스스로 결정해야 한다. 그런 다음 치료사는 의사에게 전화하여 의사소통을 하고, 의뢰에 관한 내용을 유연하게 설명하며, 보다 나은 보조기 제작과 이론적 근거를 제안한다.

보조기 제공을 위한 진단적 의미

Diagnostic Implications for Orthotic Provision

치료사는 보조기 의뢰를 검토한 후 환자의 진단을 확인한다. 치료사는 진단에 따라 범주적 보조기 중재 접근법을 통해 임상적 추론과정을 시작하는 경우도 있다. 첫 번째 범주는 편마비와 같은 만성질환을 포함한다. 이러한 상황에서 보조기 제

글상자 6.1 완전한 또는 불완전한 보조기 의뢰의 예시

불완전한 의뢰	완전한 의뢰
▪ Dr. S. 진료실에서 보냄 ▪ 이름: Mrs. P. MR. 번호: 415672 나이: 51세 진단: 드퀘르뱅 협착성 힘줄활막염 ▪ 날짜: 8월 12일 ▪ 왼손 보조기 제작 ▪ Dr. S.	▪ Dr. S.의 사무실에서 보냄 ▪ 날짜: 8월 12일 ▪ 이름: Mrs. P. MR. 번호: 415672 나이: 51세 진단: 드퀘르뱅 협착성 힘줄활막염 ▪ 왼쪽 팔에 손목 15° 폄, 엄지 CMC관절 40° 손바닥측 벌림과 MCP관절 10° 굽힘한 손바닥 기반 엄지 고정 보조기 제작 ▪ Dr. S.

공의 목적은 구축을 방지하는 것이다. 두 번째 범주는 외과적 수술 또는 비수술 중재를 포함한 외상성 또는 급성 상태다. 예를 들어, 힘줄염이 있는 환자는 손상된 사지에 대한 비수술적 보조기 중재가 필요하다.

급성기 또는 만성기 상태와 상관없이, 치료사가 적절한 진단 지침 관련 지식을 가지는 것이 매우 중요하다. 지침을 통해 보조기 제작에 필요한 여러 예방 조치를 알 수 있다. 예를 들어, 손목굴증후군 환자의 경우 치료사는 손목을 중립자세로 두어 보조기를 제작해야 한다는 것을 알고 있다. 만일 치료사가 손목을 30° 펴서 자세를 만들면 손목의 정중신경에 너무 많은 압박이 가해져 더 많은 통증을 유발할 수 있다. 치료사는 참고문헌, 지속적인 교육, 의사와의 의사소통을 통해 근거의 검토를 위한 최신 중재 경향을 파악해야 한다. 모든 사례에서 보조기 적용의 접근법은 진단별로 분류한 다음 클라이언트의 수행, 인지 그리고 작업적 요구에 따라 접근법을 적용하여 각 클라이언트에 대해 개별적으로 맞춤 제작한다.

보조기 접근에 영향을 미치는 요인

Factors Influencing the Orthotic Approach

다음 단원에서는 치료사가 임상적 추론과 함께 적용할 수 있는 보조기 평가 영역을 자세히 설명하는 특정 정보를 제공할 것이다(손 평가 전반을 포함한 필수요소는 5장을 참조한다).

나이 Age

나이는 여러 가지 이유로 매우 중요하다. 특수한 문제가 있는 경우를 제외하면, 대다수의 아동, 청소년과 성인들은 개별적 지침에 따라 보조기를 착용할 수 있다. 하지만 영유아는 보통 어떤 보조기이건 시간이나 장소에 상관없이 자꾸 벗으려고 한다. 이러한 아이들이 보조기를 계속 착용하도록 특별하고 창의적인 방법이 종종 필요하다. 특히 기능 및 인지 능력이 저하된 고령인 클라이언트들에게 보조기가 적절하게 잘 맞고 착용일정에 대한 순응도를 유지하도록 보호자의 주의 깊은 관찰이 요구된다. 고령층에 대한 자세한 내용은 16장을 참조하고 소아의 경우 17장을 참조한다.

작업 Occupation

치료사는 클라이언트, 가족, 간병인과의 면담을 통해(의무기록을 포함) 보조기가 작업 기능, 경제적 상황, 사회적 안녕에 미칠 수 있는 영향을 추측할 수 있다. 치료사는 팔의 상태가 클라이언트에게 갖는 의미, 클라이언트가 과거에 질환을 어떻게 치료했는지, 보조기 제공으로 클라이언트의 상황이 어떻게 변할 수 있는지 그리고 클라이언트의 사회적 환경을 주의 깊게 고려해야 한다. 따라서 보조기 디자인과 재료를 선택할 때, 치료사는 클라이언트의 생활방식에 따른 요구 사항을 고려한다. 다음은 클라이언트의 생활방식에 따른 요구 사항을 결정할 때 고려해야 할 몇 가지 구체적인 질문이다.

- 클라이언트가 보조기를 착용한 상태에서 일이나 스포츠와 같은 가치 있는 활동에 참여하는가?
- 업무 또는 스포츠에서의 규칙이나 규정으로 인해 특별히 고려해야 할 사항이 있는가?
- 클라이언트는 어떠한 환경에서 보조기를 착용하게 되는가? 예를 들어, 극한의 온도에서 보조기를 착용하는가? 보조기가 물에 젖을 만한 환경인가?
- 보조기가 클라이언트의 직업이나 가정활동에서 필요한 손 기능을 방해하는가?
- 클라이언트의 일상적인 스케줄은 어떠하며, 보조기 착용이 여기에 어떠한 영향을 줄 것인가?

만약 의사가 환자의 손목 염좌(strain)로 손목 정적(고정) 보조기를 의뢰한다면, 치료사는 다음의 질문을 고려해야 한다. 클라이언트가 무거운 물건을 손으로 다루는 건설 노동자인가? 아니면 가벼운 물건으로 반복적인 일을 하는 컴퓨터 관련 노동자인가? 건설노동자는 튼튼한 스트랩이 부착된 강한 재질의 보조기가 필요하며, 컴퓨터를 사용하는 노동자는 넓고 부드러운 스트랩이 부착된 가볍고 얇은 열가소성 소재의 보조기가 유용하다. 경우에 따라서 기성 보조기가 클라이언트에게 가장 좋을 수도 있다.

치료사는 클라이언트에게 기능이나 움직임을 허용하지 않는 보조기(예: 자세 보조기)를 착용시키는 경우를 포함하여 클라이언트의 활동 상태를 확인한다. 만일 클라이언트가 직업에 즉시 복귀해야 한다면, 제한적인 능력만 허용한다고 해도 보조기를 튼튼하게 제작해야 한다. 팔과 보조기의 관리에 대한 안내를 적절하게 제공해야 한다. 일하는 동안 이러한 관리에는 손상된 팔의 거상, 상처관리 그리고 운동범위 확보를 위한 주기적인 운동이 포함될 수 있다.

클라이언트가 스포츠 프로그램(직업, 학교, 지역사회를 기반으로 함)을 계속하고자 할 때, 치료사는 해당 스포츠의 규칙과 규정을 확인한다. 이러한 규칙과 규정은 보조기의 보통 보조기 디자인에 안팎으로 패딩이 부착되지 않은 경우, 운동선수가 경기에 참여하는 동안에는 단단한 열가소성 소재의 보조기를 착용하는 것을 금지한다. 치료사는 적절한 보조기를 선택하기 위해 코치 및 심판과도 의사소통해야 하며 때로는 보조기를 착용한 부위에 키네시오 테이프(kinesio tape)를 붙이는 것과 같은 대안적인 중재 방법도 고려해야 한다.

예상되는 환경 Expected Environment

치료사는 클라이언트의 퇴원 후 환경을 고려한다. 일부 클라이언트는 집으로 돌아가며 필요한 경우 가족과 친구들이 도와줄 수도 있다. 입원병동 또는 보호시설로 가는 클라이언트의 경우 치료사는 보조기의 관리 및 사용에 대해 해당 시설 직원에게 알리는 것을 고려해야 한다. 만약 클라이언트가 정신병동이나 교도소로 가는 경우 보조기가 자신이나 타인을 해치는 무기로 사용되지 않도록 시설에서 감독이 필요한지 확인해야 한다.

일상생활활동의 독립
Activities of Daily Living Responsibilities

치료사는 다음의 질문을 생각해봐야 한다. 보조기를 착용해야하는 경우, 클라이언트는 ADL 및 IADL을 모두 성공적으로 완료할 수 있는가? 예를 들어, 치료사는 클라이언트가 한쪽 팔을 고정하는 보조기를 착용하고 어떻게 성공적으로 식사를 준비할 수 있는지 고려할 수 있다. 이러한 경우 치료사는 한쪽 손을 사용하여 식사를 준비할 수 있는 기술을 가르칠 수 있다.

클라이언트의 치료 순응도 및 동기
Client Adherence and Motivation

보조기 제공에는 치료 시간 참석, 착용 일정 및 가정 프로그램 준수, 안전 수칙 준수를 포함하여 여러 수준의 순응도가 요구된다. 순응(adherence)과 준수(compliance)라는 용어는 보통 상호 호환되어 같은 의미로 쓰이지만 그 정의에는 차이가 있다. 준수는 중재 지침에 끝까지 따르는 것으로 인식할 수 있다. 순응은 더 클라이언트 중심적으로 클라이언트와 중재에 협력하여 참여하는 것으로 인식할 수 있다. 순응은 최근 더 많이 사용하는 용어이다. 세계보건기구는 순응을 수많은 건강 관련 행위라고 정의하고 (1) 사회 경제적, (2) 의료 체계 및 건강관리 단체, (3) 치료, (4) 상태, (5) 환자를 포함한 5가지 요인 및 중재와 관련된 순응 차원을 밝혔다.

중재 계획을 포함한 순응도에 영향을 미치는 다른 고려 사항에는 사회 경제적 지위 및 가족의 지지와 같은 외부 요인이 포함된다. 상태의 심각성에 대한 클라이언트의 인식과 같은 내부 요인도 또한 고려된다. 상태에 대한 지식, 신념 및 태도는 순응도에 영향을 미칠 수 있다.

손 손상 또는 보조기 제공을 받은 클라이언트의 순응도를 밝힌 연구는 아직 부족하다. 성인의 보조기 착용 순응도에 대한 체계적 고찰에서 6건의 연구는 총 490명의 피실험자에 대한 선택 기준을 충족했다. 저자는 "(보조기 착용 준수와) 연령이나 성별에 대한 일관된 상관관계가 없다." 또는 "사회 경제적 및 질환과 관련된 요인과 상관관계가 없다."라고 결론지었다. 그러나 저자는 중재 요소(예: 보조기가 편안함)의 중요성과 보조기가 생활 방식 및 작업에 미치는 영향을 뒷받침하는 몇 가지 근거를 밝혔다.

연구에서 다루는 또 다른 요인은 통제 소재(locus of control)에 대한 심리사회적 구조인데, 중재 결과를 통제하는 클라이언트의 인식과 클라이언트가 중재를 준수할 가능성 사이의 관계를 말한다. 통제에 대한 이러한 인식은 내적 또는 외적에 기반을 둘 수 있다. 예를 들어, 내적으로 동기 부여된 클라이언트는 자신의 의지에 기초한 보조기 착용 일정에 따를 것이다. 외적으로 동기 부여된 클라이언트는 치료사 또는 보호자의 격려를 통해 보조기 착용 일정을 준수할 수 있다. 순응도와 함께 논의되지 않은 사항에는 교통 문제, 일상적 일과의 방해, 대기 시간, 일관적이지 못한 치료사, 치료실 위치와 같은 구조적 다양성과 임상 환경적 문제들이 포함된다.

치료사는 클라이언트의 보조기 착용에 대한 치료 순응도와 동기부여에 긍정적인 영향을 줄 수 있다. 클라이언트와 함께 치료목표를 설정함으로써 클라이언트가 중재에 참여하는 것을 장려할 수 있다. COPM과 같은 작업 중심 평가의 완료를 통해 클라이언트의 보조기 착용을 장려할 수 있다. COPM에 따라 결정한 목표가 손 기능의 개선인 경우 치료사는 이러한 목표를 어떻게 충족할지 논의한다. 또한 치료사는 클라이언트의 목표와 비교하여 중재 목표를 점검하는 것이 중요한데, 이는 둘 사이에 불일치가 있을 수 있기 때문이다. 때때로 클라이언트가 보조기 디자인에 대한 의견을 제시할 수 있으며, 치료사는 이를 진지하게 고려해야 한다. 치료사는 클라이언트에게 재활과 보조기의 성공에 대한 책임을 공유하고 있다는 점을 전달해야 한다. 치료 목표를 달성하기 위해, 치료사는 항상 중재 계획에 있어 환자의 책임을 강조해야 한다.

또한 치료사는 클라이언트를 단지 손상을 당한 사람으로서만이 아니라 치료실 외에 다른 생활방식을 가진 개인으로 인식해야 한다. 순응도에 있어서 가장 중요한 것은 보조기 착용의 의료적 필요성에 대한 교육이다. 치료사는 보조기가 생활방식에 미치는 영향을 클라이언트의 관점에서 고려해야 한다. 교육은 보조기를 착용하는 동안 반복적으로 이루어져야 한다. 치료사와 의사가 보조기의 형태에 관해 명확히 의사소통함으로써, 클라이언트는 보조기 착용의 이론적 근거에 대한 정보를 얻게 된다. 보조기 착용방법을 보여주고 보조기의 목표를 설명하는 것은 환자의 치료 순응도를 향상시킨다.

순응도는 치료사와 클라이언트 모두를 포함한다(글상자 6.2). 클라이언트가 비협조적이라고 치부하는 대신 치료사는 클라이언트가 자신의 손상에 잘 대처할 수 있도록 진지하게 애써야 한다. 치료사는 클라이언트가 자신의 진단과 보조기에 적응하는 방법을 배우는 동안 공감하고 경청해야 한다. 치료사는 보조기 순응도, 적합성, 추적 관리에 대한 정보를 이끌어 내기 위해 클라이언트에게 질문할 수 있다(글상자 6.3).

다른 사항들도 클라이언트의 순응도에 영향을 줄 수 있다. 때때로 클라이언트에게 보조기를 불만 없이 잘 착용하는 동료가 긍정적인 역할모델이 될 수 있다. 배우자 또는 보호자의 격려도 치료 순응도를 장려할 수 있고, 의사의 지지도 치료 순응도에 영향을 미칠 수 있다. 때때로 클라이언트는 정신건강 관리자의 보다 체계적인 심리사회적 지원이 필요할 수 있다.

적절한 디자인 선택은 손상에 적응하고 보조기를 착용하는 것에 대한 클라이언트의 어려움을 감소시킬 수 있다. 치료사는 자신이 최선의 디자인을 선택했는지 스스로에게 질문해야 한다(표 6.1의 절차적 추론 부분에 열거한 질문을 참조).

보조기 디자인 외에도, 재료 선택(예: 딱딱한 또는 부드러운 재질)은 보조기의 만족감에 영향을 줄 수 있다. 부드러운 기성 보조기를 착용하는 류마티스관절염 환자는 활동 시 편안함과 사용의 용이성을 고려하는데, 이는 보조기 만족도에 중요한 요소가 된다(3장에서 기성 연성 보조기의 장단점에 대한 설명을 참조).

글상자 6.2 보조기 착용 순응도에 영향을 미칠 수 있는 요소들에 대한 예시

기관/병원 환경

- 보조기 착용과 관련된 시간
- ADL 방해
- 일관성 없는 치료사
- 교통수단 문제
- 긴 치료 대기 시간
- 불편한 진료실 위치
- 사생활을 침해하는 소란스러운 진료소

클라이언트

- 보조기 착용의 효과에 대한 믿음
- 보조기 착용 일정을 준수하는 능력에 대한 믿음
- 부족한 사회적 지원

중재

- 보조기가 불편함
- 보조기가 방해가 됨
- 보조기가 엉성하게 만들어짐
- 기관/병원 환경, 클라이언트, 중재, 치료적 관계 및 의사소통
- 치료사와 의사 사이의 보조기에 관한 일관성 없는 의사소통
- 보조기 착용과 관리에 대한 지시를 이해하기 힘들고 읽기 어렵거나 기억하지 못함

출처: Kirwan, T., Tooth, L., & Harkin, C. (2002). Compliance with hand therapy programs: Therapists' and patients' perceptions. *Journal of Hand Therapy,* 15(1), 31–0.

글상자 6.3 보조기를 착용하는 클라이언트의 후속 관리를 위한 전화 또는 이메일 연락 시 질문

다음의 개방형과 폐쇄형 질문은 보조기 치료 순응도, 맞춤, 추적조사에 대해 클라이언트로부터의 적절한 정보를 도출하는 데 도움이 될 수 있다.

폐쇄형 질문은 일반적으로 예 또는 아니오로 짧은 대답을 유도한다.

- 제가 제공한 일정에 따라 보조기를 착용했습니까? 만일 그렇지 않다면 왜 일정에 따라 보조기를 착용하지 않았습니까?
- 보조기를 벗은 후 붉어지거나 통증이 발생한 부위가 있습니까? 있다면 어디입니까?
- 보조기는 쉽게 착용하고 벗을 수 있습니까?
- 원하는 활동 중 보조기를 착용하고 할 수 없는 것이 있습니까?
- 보조기 착용 일정 또는 관리에 있어 우려하는 점이 있습니까?
- 보조기에 파손되거나 결함이 있는 부품이 존재합니까?
- 저에게 하실 질문이 있으십니까?
- 저에게 연락할 방법을 알고 계십니까?
- 보조기를 착용한 이후에 부종이나 통증이 증가된 적이 있습니까?

개방형 질문은 치료사가 정보를 더 얻을 수 있는 질적인 대답을 유도한다.

- 일상적인 하루는 어떤지, 보조기를 착용하고 벗는 것은 언제인지 말씀해 주시겠습니까?
- 보조기 착용과 관리에 있어 우려하는 점이 있다면 무엇입니까?
- 보조기 착용을 모니터링하는 데 있어 주의할 점이 무엇인지 알고 계십니까?
- 보조기가 집과 직장에서의 활동에 어떠한 영향을 줍니까?
- 귀하의 보조기 착용에 도움이 되기 위해 의료적 관리를 개선할 부분이 있습니까?
- 필요할 때 저에게 어떻게 연락할 수 있는지 말씀해 주시겠습니까?
- 저에게 다른 질문이 있습니까?

보조기를 심미적으로 만족스럽게 만드는 것도 순응도에 도움이 된다. 보조기가 지저분하거나 엉성할 때 환자는 이를 덜 착용하게 된다. 특히 아동과 청소년에게는 외모가 중요한 문제이기 때문에 더욱 그렇다. 치료사는 보조기가 자신의 작업을 대표한다고 생각할 필요가 있다. 다른 사람들이 그 보조기를 밖에서 공개적으로 보고 그에 대해 문의할 수 있기 때문이다.

열가소성 및 스트랩 재질은 이제 다양한 색상으로 제공되며 때로는 무늬를 새길 수 있다. 손상에 성공적으로 대처하는 아동과 어른 모두 보조기를 즐겁게 착용하기를 원하며, 하나 이상의 색상을 선택할 수 있다. 그러나 손상에 적응하기 힘든 사람은 주의를 끄는 색상의 보조기를 착용하는 것을 전혀 원하지 않는다.

결국 한 번에 딱 맞는 보조기를 제작하면 클라이언트의 불안이 완화된다. 치료사는 클라이언트의 불만에 주의를 기울이고 보조기를 수정할 책임이 있다. 보조기 조정에 대한 치료사의 태도는 차이를 만든다. 치료사가 편하게 느껴지면, 클라이언트는 보조기 수정을 제작과정의 일반적인 부분으로 생각하게 된다. 클라이언트와의 효과적인 의사소통을 장려하는 것은 보조기 제공에 대한 이해와 만족감을 높일 수 있다.

인지적 상태 Cognitive Status

순응도 외에도, 클라이언트의 인지적 상태도 보조기 제공에 영향을 미칠 수 있는 고려사항이다. 클라이언트가 이로 인해 치료 프로그램에 참여할 수 없고 보조기 중재 요법을 따를 수 없다면, 치료사는 가족, 간병인 또는 시설 직원을 교육해야 한다. 교육내용에는 보조기가 필요한 의학적 이유, 착용 일정, 홈 프로그램, 예방조치 그리고 세척방법이 포함된다. 교육은 더 나은 협력으로 이루어진다. 때때로 치료사는 클라이언트의 독립적 참여를 극대화하기 위한 디자인과 기술을 선택한다. 예를 들면, 보조기 위에 직접 지시사항을 기록하는 것이다. 시간을 나타내는 해와 달과 같은 기호는 착용 일정에 대한 서면 지침으로 사용될 수 있다. 간단한 의사소통 전략(예: 클라이언트에게 웃는 얼굴, 무표정한 얼굴, 찡그린 얼굴이 그려진 종이를 보여줌)을 사용하여 보조기에 대해 클라이언트가 어떻게 느끼는지 판단할 수 있다.

의료정보이해능력 Health Literacy

오늘날의 의료 환경에서 중요한 고려사항은 의료정보이해능력이다. 의료정보이해능력, 즉 "의료 정보를 얻고, 처리하고, 이해하는" 능력은 치료사와 클라이언트 간의 의사소통에 영향을 미친다. 고령자, 저소득층, 소수 민족, 영어 말하기 및 읽기 능력이 제한된 사람, 만성 질환이 있는 사람, 스트레스를 경험하는 사람은 의료정보이해능력이 저하될 위험이 있다. 클라이언트가 외상성 손 손상 및 실직으로 받을 수 있는 스트레스를 고려해야 한다.

클라이언트의 의료정보이해능력에 대한 요구 사항을 알고 있는 치료사는 이해 가능한 방식으로 보조기 교육에 초점을 두어 중재 계획을 더 잘 준수하도록 할 수 있다. 클라이언트에게 읽기 능력에 대해 물어 보는 것만으로도 의료정보이해능력 및 보조기 교육에 대한 대화를 시작할 수 있다. 또한 시연, 시각 정보, 서면 정보 또는 여러 방법의 조합과 같이 클라이언트가 선호하는 학습 방법에 대해 질문하는 것도 보조기 교육에 대한 형식과 접근 방법에 초점을 맞추는 데 도움이 된다. 교육용 유인물이나 가정 프로그램을 제공할 때, 치료사는 단순한 언어를 사용하고 의학 용어를 사용하지 않도록 주의해야 한다. 예를 들어, 대중들은 보조기 또는 스플린트라는 단어가 익숙하지 않을 수 있다. 따라서 치료사는 이들에게 익숙한 단어를 사용해야 한다. 유인물은 설명을 포함한 그림 및 그래픽이 동반될 때 이해하기 더 쉽다. 예를 들어, 치료사는 보조기 착용 시 클라이언트 교육 유인물에 스트랩을 고정하는 올바른 방법에 대한 그림을 포함할 수 있다. 또 다른 유용한 의료정보이해능력 기술은 "되가르치기(teach back)"라고 하며, 치료사는 클라이언트에게 본인이 배운 치료 활동을 보여줄 것을 요청하는 것이다. 시연을 통해 치료사는 교육이 수정 또는 단순화되어야 하는지 알게 된다. 예를 들어, 치료사는 클라이언트에게 보조기를 착용하는 방법을 보여 달라고 요청할 수 있다. 때때로 가능한 단위로 교육 과정을 작게 나누거나 가장 중요한 학습 개념부터 시작하면 기억에 남을 확률이 높아진다. 예를 들어, 보조기에 대한 안전 예방 조치를 먼저 다루면 클라이언트의 학습 및 기억에 도움이 될 수 있다.

보조기 접근과 디자인 고려사항

ORTHOTIC INTERVENTION APPROACH AND DESIGN CONSIDERATIONS

보조기 디자인에 대한 다섯 가지 접근 방법에는 손등, 손바닥, 자뼈, 노뼈 그리고 원주가 포함된다. 치료사는 동적 또는 정적 보조기와 같이, 제작할 보조기의 종류를 결정해야 한다.

보조기의 목적을 이해하는 것은 이러한 결정을 명확하게 만든다. 예를 들어, 노신경손상 환자와 함께 작업할 때, 치료사는 손목과 손허리손가락 폄근에 운동기능손상을 보상하기 위해 손등쪽 토크 전달 보조기 제작을 선택할 것이다(손목 굽힘: 검지-새끼손가락 MCP관절 폄/검지-새끼손가락 MCP관절 굽힘, 손목 폄 토크 전달 보조기). 이러한 임상적 추론을 바탕으로 치료사는 클라이언트의 손허리손가락 폄근의 기능을 회복하면 손바닥 기반 손목 폄 정적 보조기를 제작할 수 있다. 손목 보조기는 클라이언트가 기능적 활동에 참여할 수 있도록 한다.

또한 평가를 통해 알게 된 정보 외에도, 다른 요소도 보조기 선택에 영향을 준다. 가장 효율적이고 효과적인 보조기를 선택하기 위해 치료사는 의사의 지시, 진단, 자신의 판단, 치료비 지불방법, 클라이언트의 기능을 고려해야 한다.

의사의 지시 Physician's Orders

의사는 종종 훈련, 수술 기술 및 문헌에서의 근거를 기반으로 보조기 적용 방식을 미리 결정한다. 논의된 바와 같이, 때때로 치료사는 지시받은 것과 다른 보조기 디자인 또는 재료를 결정하기 위해 임상적 추론을 적용할 수 있다. 이 경우 치료사는 의사에게 전화 연락을 한다.

진단 Diagnosis

보통 진단은 보조기 디자인에 대한 접근 방식을 결정한다. 진단은 치료사가 작업해야하는 보조기의 관절 수를 결정한다. 목적을 성취하기 위해 가능하면 최소한의 관절 수로 보조기를 제한해야 한다. 또한 진단은 보조기의 위치 그리고 동적 또는 정적 보조기를 결정할 수 있도록 한다. 예를 들어, 굽힘근 힘줄 복구를 위한 초기 움직임 지침에 따라 치료사는 힘줄을 보호하면서 고무밴드의 견인을 허용하기 위해 아래팔과 손의 등쪽에 보조기를 위치시킨다. 손목과 MCP관절은 굽힘 자세로 있어야 한다(그 외에도, 일부 의사들은 폄 자세를 막기 위해 손목의 중립 위치를 선호함). 이러한 보조기는 회복 부위를 보호하고 초기 힘줄미끄럼(tendon glide)을 허용한다. 이러한 예에서, 복구된 구조물과 힘줄미끄럼을 시작해야 할 필요성에 따라 이 접근법이 제시된다(힘줄 복구를 위한 동적 보조기 제작에 대한 더 많은 정보는 13장을 참조하라).

치료사의 판단 Therapist's Judgment

치료사는 경험과 지식을 바탕으로 보조기의 디자인과 유형을 결정한다. 예를 들어 손목굴이 느슨해져 있을 때, 치료사는 손목 정적 보조기를 수술부위 바로 위인 등쪽이나 바닥쪽에 대어줄 수 있다. 초기 상처관리를 위해 치료사는 손바닥 보조기를 선택하고 보조기에 실리콘 탄성중합체(elastomer) 또는 오토폼(otoform)을 추가할 수 있다.

클라이언트의 기능 Client's Function

클라이언트의 주요한 업무적 책임은 보조기 종류에 영향을 미칠 수 있다. 같은 진단이더라도 건설 근로자의 손목과 컴퓨터 사무원의 손목에는 다른 보조기가 필요하다. 치료사가 클라이언트 개개인에 따라 다른 재료를 선택하는 것뿐만 아니라, 디자인 접근 방식도 달라진다. 엄지구멍 바닥쪽 손목 정적 보조기는 건설 근로자가 활동을 하는 동안 손에 단단히 밀착되기 때문에 보조기가 팔로 올라갈 위험을 줄인다. 컴퓨터 사무원의 경우, 키보드를 사용하는 동안 적절한 감각 피드백과 손가락의 유연성을 허용하기 위해 등쪽 손목 고정 보조기를 더 선호할 것이다(손목 보조기의 패턴은 7장 참조).

표 6.2는 보조기 디자인의 다양한 위치 선택을 보여준다. 그러나 치료사는 이러한 제안을 너무 엄격한 규칙으로 바라보아선 안 된다. 예를 들어, 피부상태로 인해 등쪽보다는 바닥쪽을 기반으로 한 동적 폄 보조기가 필요할 수도 있다.

보조기 디자인과 계획을 위한 임상적 추론 고려사항

CLINICAL REASONING CONSIDERATIONS FOR DESIGNING AND PLANNING THE ORTHOSIS

보조기 디자인과 계획 과정에는 치료사가 사용할 수 있는 재료와 기술에 대한 다양한 임상적 결정이 포함된다(재료 및 기술에 대한 보다 구체적인 정보는 이 책 전체의 장을 참조한다). 초기 고려사항은 종종 감염 관리 절차와 관련 있다.

감염조절 과정
Infection Control Procedures

치료사는 드레싱 교체가 필요한지를 판단하고 의사와 상의하여 지침을 얻는다. 교체를 해야 한다면, 치료사는 소독된 환경을 유지하고 일반적인 주의사항을 따라야 한다. 또한 치료사는 보조기 아래 습기 있는 상처가 있을 때 피부 짓무름(skin maceration)이 더 쉽게 발생할 수 있다는 것을 인식해

표 6.2 보조기 디자인에서의 일반적인 위치 선택

보조기	바닥쪽	등쪽	노쪽	자쪽
손 고정 손 보조기	×	×	–	–
손목 고정 보조기	×	×	–	×
엄지 보조기	×	×	×	–
자신경 보조기(갈퀴손 방지)	–	×	–	×
노신경 보조기	–	×	–	–
정중신경 보조기(엄지 손목손허리관절 손바닥쪽 벌림 가동 보조기)	×	×	×	–
팔꿈치 자세 보조기	×	×	–	–
가동 손 폄 보조기	–	×	–	–
가동 손 굽힘 보조기	×	–	–	–

야 한다. 이렇게 짓무른 상태에서 치료사는 드레싱을 주의 깊게 적용하여 체액을 흡수한다. 보조기 제작은 드레싱 위에 하도록 하고, 치료사는 적절한 간격으로 새로운 드레싱을 어떻게 적용할지를 클라이언트에게 알려준다. 열가소성 재료를 적용하기 전에, 치료사는 클라이언트의 붕대 위에 스토키네트(stockinette)를 덧대어줄 수 있다. 이는 열가소성 재질이 붕대에 달라붙는 것을 방지한다.

만일 클라이언트에게 진물이 나거나 감염된 상처가 있다면, 스트랩 재료가 박테리아를 흡수할 수 있기 때문에 보조기를 고정하기 위해 일반적인 스트랩 재료를 사용해서는 안 된다. 대신 치료사는 드레싱을 교체할 때마다 거즈붕대(gauze bandage)를 사용한다. 만일 클라이언트가 드레싱 교환을 하기 싫어하거나 못한 경우, 치료사는 가족 구성원이나 친구들이 도와주도록 지시할 수 있다. 만일 도움이 불가능한 경우, 클라이언트는 치료사를 보다 자주 방문해야 할 수도 있다.

보조기 제작 및 클라이언트, 간호사 또는 간병인 교육을 위한 시간 분배

Time Allotment for Orthotic Fabrication and Client and Nursing or Caregiver Education

치료사는 보조기 제작 및 교육에 필요한 시간을 고려해야 한다. 보조기 제작시간은 보조기의 복잡성과 제작 과정에 따르는 클라이언트의 능력에 따라 다르다. 예를 들어, 계속 꼼지락 거리는 아기와 강직이 있는 사람의 보조기를 제작하는 것은 더욱 어렵고 더 많은 시간이 필요하다. 이러한 경우에는 클라이언트의 자세를 잡아줄 수 있는 추가 직원이나 보호자가 도움이 될 수 있다.

보조기 제작시간은 치료사의 경험에 따라 다르다. 초보 치료사는 가능하면 보조기 제작을 위해 많은 시간이 소요될 것을 고려하여 일정을 짜야 한다. 치료사가 임상경험을 쌓을수록 보조기 제작시간은 짧아진다. 어떤 보조기를 적용하더라도, 재활과정에서 치료사는 클라이언트와 클라이언트의 가족 및 보호자에게 착용 스케줄, 주의사항, 그들의 책임에 대한 교육에 충분한 시간을 가져야 한다. 앞에서 설명한 것처럼 교육은 치료 순응도에 도움을 준다.

Batteson은 시설 환경에서, (작업치료사가 개발한) 간호사 훈련 프로그램이 보조기 착용 일정에 대한 치료 순응도를 증진시키는 데 매우 도움이 되었다는 것을 발견하였다. 이 프로그램에는 보조기의 이론적 근거, 일반적인 보조기 관리에 대한 질문, 열가소성 재료에 익숙해지기가 포함된다. 간호사와의 연락은, 특히 클라이언트가 보조기로 겪는 문제를 구체적으로 다루기 위해 이루어져야 한다. 또한 간호사도 치료사가 작성한 보조기 정보 파일에 접근할 수 있어야 하며 이와 유사한 시스템을 컴퓨터로도 사용 가능해야 한다.

제작 후 추적조사

POSTFABRICATION MONITORING

치료사는 제작된 보조기를 평가하고 모니터하기 위해 임상적 추론기술을 사용한다. 특히 치료사는 압박부위와 부종을 파악해야 한다.

압박 관찰 Monitoring Pressure

보조기의 목적 또는 디자인에 관계없이, 보조기가 피부에 영향을 미치는지를 결정하기 위해 관찰이 필요하다. 보조기를 착용한 클라이언트는 적절한 혈액 공급이 필요한 살아 있는 조직인 피부로 덮인 기존의 지렛대 시스템에 하드 지렛대 시스템을 중첩하고 있다. 따라서 치료사는 피부에 과도한 압력이 가하지 않도록 보조기를 제작하는 동안 역학적 원리를 따라야 한다. 제작 과정에서 치료사는 보조기 적용 범위의 장단점을 따져봐야 한다. 보조기의 적용범위를 최소화하면 움직임이 증진된다. 보조기를 넓게 적용하면 더 많은 보호와 더 고른 압력 분배를 가능하게 한다. 압력을 감소시키기 위해, 치료사는 더 넓은 표면적을 덮는 보조기를 디자인한다. 잘 맞지 않는 보조기의 징후는 붉은 자국과 피부의 궤양이다.

잘 맞는 보조기라도 제거한 후 클라이언트의 피부에 붉은 자국이 남을 수 있다. 이러한 보조기의 압박에 대한 정상반응은 몇 초 이내에 사라진다. 보조기가 한 부위에 너무 많은 압박을 가하면(대체로 뼈 돌출 부위에서 발생), 발적이 오래 지속될 수 있다. 발적을 감별하기가 쉽지 않은 피부를 가진 클라이언트의 경우, 치료사는 피부를 가볍게 만져서 열이 나는 부위 또는 따뜻해진 정도를 판단할 수 있다. 피부 온도를 확인하기 위한 또 다른 방법은 온도계를 사용하는 것이다. 치료사는 클라이언트가 치료실을 떠나기 전, 어떤 보조기라도 착용 20~30분 후에 피부를 점검해야 한다. 보조기를 착용한 지 20~30분 후에 붉은 자국이 나타나면 수정할 필요가 있다.

감각이 정상적인 환자의 경우에 보조기가 잘 맞지 않으면 불편하기 때문에 수정을 요구하거나 보조기를 사용하지 않게 된다. 감각이 없는 환자에 대해서는 자주 보조기를 모니터링 해야 한다. 치료사는 피부손상을 방지하기 위해 1~2시간마다 보조기를 벗고 피부상태를 점검하도록 클라이언트와 보호자를 교육한다.

피부 짓무름 관찰
Monitoring for Skin Maceration

보조기 밑 피부가 너무 많은 수분을 갖고 있다면 축축하고 창백하게 짓무를 수 있다. 피부 짓무름은 아동이 보조기 위에 침을 흘리는 것과 같은 여러 가지 이유로 발생된다. 단순히 보조기 벗기를 잊어버린 정상 피부를 가진 환자에게 이러한 문제가 발생할 때, 치료사는 그 부위를 씻고 말려줌으로써 문제를 쉽게 해결할 수 있다. 클라이언트에게 손의 적절한 관리에 대해 교육하고 수분을 흡수하는 폴리프로필렌 스토키네트를 제공하여 이러한 상황을 해결할 수 있다.

부종 관찰 Monitoring Edema

치료사는 종종 부종이 있는 사지에 보조기를 제작해야 한다. 부종은 수술 후, 감염, 심한 외상(예: 화상), 혈관 또는 림프계 손상으로 나타난다. 잘 설계되고 몸에 잘 맞는 보조기는 부종을 감소시킬 수 있고 조직손상 및 관절 구축 후유증을 예방할 수 있다. 잘못 디자인되고 잘 맞지 않는 보조기는 지속적인 부종을 일으켜 손상을 악화시킨다. 일반적인 디자인과 맞춤 원리는 이 교재에서 이미 논의되었다.

치료사는 또한 보조기를 원래 자리에 고정시키는 방법을 고려해야 한다. 부종에 부드럽고 넓은 스트랩을 적용하면 딱딱하고 탄력 없는 벨크로 스트랩보다 압력을 더 잘 분배시킬 수 있다. 너무 꽉 조이는 스트랩은 림프액 흐름을 방해함으로써 부종을 발생시킬 수 있다. 부종이 심한 경우, 치료사는 보조기를 제자리에 고정시키기 위해 넓고 탄성 있는 스트랩을 적용할 수 있다. 감싸는 부위의 지속적인 접촉은 부종 감소에 도움이 된다. 치료사는 간격을 두고 부착된 스트랩에 주의해야 하는데, 이러한 스트랩은 혈액 순환을 더욱 제한하고 스트랩 사이와 끝부분에 '창유리' 모양(windowpane)의 부종을 유발할 수 있다. 에이스 붕대 또는 압박거즈를 사용할 때, 치료사는 나선 형태로 감아야 하고 경사지게 먼쪽에서 몸쪽으로 압박한다. 치료사는 보조기 및 랩을 적절히 관찰하여 랩이 말리거나 뭉치지 않도록 해야 한다. 말리거나 뭉쳐서 발생하는 압박은 수축을 일으키고 나아가 부종과 뻣뻣함을 유발시킨다.

만일 림프계통에 손상이 없다면, 부종 감소는 적절한 상처 치유(감염이 없음), 적절한 거상, 부드럽고 능동적인 운동에 비례하여 빠르게 시작된다. 부종이 해소되면 치료사는 사지의 새로운 윤곽에 맞게 보조기의 모양을 다시 만든다. 치료사는 심한 부종이 있는 클라이언트를 관찰하고 치료를 위해 매일 치료실에 오도록 요청한다. 부종이 수술 후 정상범위 내에서 나타날 때, 치료사는 클라이언트에게 보조기 점검을 위해 3~5일마다 치료실에 오도록 요청한다. 클라이언트가 보조기 수정의 빈도와 목적을 이해하도록 돕는 것 또한 중요하다. 교육은 부종 감소 요법에 있어서 중요한 부분이다.

신체적 · 기능적 상태 모니터링
Monitoring Physical and Functional Status

클라이언트의 신체적 또는 기능적 상태가 변화할 때 보통 보조기의 조정이 필요하다. 클라이언트가 특정한 손상에 대한 중재를 받고 그것이 효과적이라면, 보조기의 이러한 개선과 함께 조정이 필요하다. 예를 들어, 클라이언트가 정중신경 손상이 있어 엄지 모음근이 구축되었다면 치료사는 단축된 갈퀴막공간을 점차적으로 넓히기 위해 엄지 손목손허리 손바닥쪽 벌림 가동 보조기를 제작한다. 중재가 진행되고 엄지의 움직임이 향상됨에 따라, 치료사는 움직임의 증가를 반영하기 위해 보조기를 조정한다.

보조기의 평가와 조절
EVALUATION AND ADJUSTMENT OF ORTHOSES

보조기 제작 이후, 치료사는 신체에 딱 맞고 필요한 조정을 결정하기 위해 신중하게 디자인을 평가한다. 치료사는 클라이언트가 보조기를 착용하고 벗을 때 보조기를 주의 깊게 살펴보고 보조기가 목적에 부합하는지를 검토한다. 보조기는 클라이언트에게 기능적이어야 하고 목적을 달성하도록 해야 한다. 또한 올바른 생체역학적 원리를 적용한 디자인이어야 하며 외관이 보기 좋아야 한다(조언 및 보조기 평가 양식은 이 책의 해당하는 장을 참조한다).

치료사는 각 보조기를 만들기 전과 만드는 동안, 만든 이후에 자기 반영(self-reflection)을 통해 배우게 된다. 반영은 비판적 사고 능력을 섬세하게 수정하는 데 도움이 된다. 다음은 치료사가 보조기 제작 이후 고려할 수 있는 반영적 질문이다:

- 보조기가 의도한 목적을 달성하였는가?
- 보조기는 생체역학적 원리에 따라 신체에 딱 맞는가?
- 보조기에 가장 적합한 재료를 선택했는가?
- 부종의 변화를 고려하였는가?
- 보조기는 보기 좋게 만들어졌는가?
- 클라이언트에게 편안하고 압박 부위가 없는가?
- 보조기 중재가 클라이언트의 가치 있는 작업에 어떤 영향을 줄 수 있는지 설명하였는가?
- 기능적 고려사항을 설명했는가?
- 다시 보조기를 제작한다면 무엇을 다르게 할 것인가?
- 클라이언트/보호자에게 보조기에 대해 적절하게 교육하였는가?

주요 부분의 조정이 필요하면, 치료사는 보조기 모서리를 매끄럽게 하는 것을 제외하고는 열선총(heat gun) 사용을 피해야 한다. 치료사가 적절하고 단순한 보조기 디자인을 선택하고, 쉽게 재가열되고 모양을 바꿀 수 있는 열가소성 재질을 사용했다면, 물침전법(water immersion)이 보조기 조절을 위한 가장 최선의 방법이다. 수년간의 경험은 물 안에서 전체 보조기를 재가열하여 변형하는 것이 부분적으로 열을 가하는 것보다 더 효과적임을 보여 준다. 치료사가 한 부분을 재가열하고 조절한다면 인접한 부분에 영향을 줌으로써 다른 부위에서도 조정이 필요해진다. 이러한 악순환은 보조기를 쓸 수 없을 때까지 계속될 것이다. 치료사는 가능하면 보조기가 클라이언트에게 적절히 맞도록 물 안에서 재가열할 수 있고 쉽게 모양을 변형할 수 있는 보조기 제품을 사용하도록 한다.

보조기 착용 일정 요소
ORTHOTIC-WEARING SCHEDULE FACTORS

각 보조기의 유형 또는 진단과 관련된 인구에 대한 정해진 공식이 없기 때문에, 클라이언트를 위한 보조기 착용 일정을 세우는 것은 초보 치료사에게는 매우 힘든 일이다. 치료사는 착용 일정을 개인에 맞게 조정하고 맞춤화하여 임상적 판단을 해야 한다. 보조기 착용 일정에 대해서는 일반적인 지침만이 존재한다.

관절에 제한이 있는 경우, 치료사는 착용 빈도와 시간을 클라이언트가 참을 수 있는 범위 내에서 늘려야 한다. 또한 치료사는 다른 보조기를 시도하기 위해 치료계획을 조정한다. 만일 움직임이 꾸준히 증가하면, 치료사는 보조기 착용 시간을 줄여 클라이언트가 제한된 관절을 사용하여 기능적인 활동에 참여할 수 있도록 할 수 있다. 만일 보조기가 기능을 향상시키거나 팔 보호에 필요로 한다면, 클라이언트는 필요할 때만 보조기를 착용하도록 한다. 다음은 착용 일정을 결정할 때 고려할 질문이다.

- 보조기의 목적은 무엇인가?
- 치료사는 클라이언트가 보조기 착용 일정을 준수할 것이라고 예상하는가?
- 클라이언트가 보조기를 제거할 때 의학적인 금기사항이나 주의사항이 있는가?
- 클라이언트가 보조기에 적응하는 데 영향을 미치는 변수는 무엇인가?
- 클라이언트는 보조기를 적용하거나 제거하기 위해 도움이

필요한가?

- 보조기는 낮 또는 밤에 사용하는 것인가, 둘 다인가?
- 클라이언트는 어떤 기능적 활동을 위해 보조기를 착용하거나 벗는가?
- 클라이언트는 얼마나 자주 운동과 위생관리 활동을 할 것인가?

이러한 질문에 대한 답변은 착용 일정을 만들 때 반드시 적용해야 한다. 치료사는 클라이언트의 상태가 진전됨에 따라 착용 일정을 조정해야 한다는 것을 명심해야 한다. 어떠한 상황에서든 치료사는 클라이언트 및 보호자와 함께 착용 일정에 대해 논의한다(글상자 6.4).

보조기 착용의 종결

DISCONTINUATION OF AN ORTHOSIS

보조기 종결에 대한 명확한 규칙은 없지만 보통 의사가 보조기 종결에 대한 결정을 한다. 다른 경우에는 의사가 보조기가 더 이상 필요하지 않는 시기를 결정하기 위해 치료사의 임상적 추론을 따른다. 때로는 굽힘근 힘줄 재건과 같은 특정 지침은 보조기 중단 시기를 나타낸다. 그와 같은 경우 치료사는 보조기 종결 지시에 대해 의사와 연락해야 한다. 때로는 의사가 갑자기 보조기를 종결하라고 지시한다. 만일 치료사에게 환자의 보조기를 종결해야 할 더 좋은 임상적 이유가 있다면, 의사에게 연락해야 한다. 치료사는 보조기를 종결해야 하는 이론적 근거를 이야기하고 승인을 요청한다. 다음은 보조기 종결을 결정할 때 고려해야 할 질문이다.

- 클라이언트와 보호자는 보조기 착용 일정을 준수했는가? 그렇지 않았다면, 그 이유는 무엇인가?
- 보조기 제공의 본래의 목적은 무엇이고, 클라이언트는 그 목적을 달성하였는가?
- 보조기 없이 동일한 목적을 달성할 수 있는가?

클라이언트와 보호자의 치료 순응도는 보조기 착용 요법의 성공을 위해 필수적이다. 만일 클라이언트가 보조기를 착용하지 않는다면, 치료사는 먼저 임상적 추론을 사용하여 순응하지 않는 이유를 밝혀야 한다. 예를 들어, 시설에 거주하는 고령자가 지시를 따르지 않는다면 다음 요인 중 하나 이상의 결과일 수 있다.

- 보조기 착용 일정에 대한 직원과의 의사소통 부족
- 착용 일정에 대한 미흡한 직원의 후속 조치
- 보조기의 목적에 대한 고령자의 이해 부족
- 보조기의 불편함
- 보조기 관련 비용에 대한 고령자의 걱정
- 보조기의 외형에 대한 노인의 반감과 같은 어려움

낮은 순응도에 대한 이유는 이러한 요인 외에도 존재할 수 있으며 이 문제를 확인하는 것은 치료사의 책임이다. 지시를 따르지 않은 이유를 확인한 후, 치료사는 가능한 해결방법을 찾을 수 있다.

보조기 중단 시기를 결정하는 데 중요한 요소는 보조기의 목표를 주의 깊게 파악하는 것이다. 예를 들어, 치료사는 중지의 PIP관절의 연부조직 굽힘 구축을 겪고 있는 클라이언트를 위해 동적 보조기를 제작한다. 그 보조기의 목표는 굽힘 변형을 교정하기 위해 PIP관절을 움직이는 것이다. 점차적으로 보조기는 제한된 구조의 길이를 늘려, 폄을 회복시킨다. ROM을 모니터링하고 보조기의 당기는 선을 평가함으로써, 치료사는 보조기가 클라이언트에게 최대한 도움이 되었는지, 본래 중재 목표가 달성되었는지를 확인한다. 이 시기에 치료사는 의사에게 보조기 종결 지시를 요청한다.

글상자 6.4 착용 일정 예시

클라이언트 이름:

보조기 이름:

이 보조기의 목적은 기능적인 위치에 손을 유지시키는 것이다.

착용 스케줄:

- 오전 8시~ 오후 12시 착용[a]
- 오후 12시~ 오후 2시 벗기 수동 관절운동 실시
- 오후 2시 ~오후 6시 착용[a]
- 오후 6시 ~오후 8시 벗기 수동 관절운동 실시
- 오후 8시 ~ 오전 12시 착용[a]
- 오전 12시 ~ 오전 2시 벗기 수동 관절운동 실시
- 오전 2시 ~ 오전 6시 착용[a]
- 오전 6시 ~ 오전 8시 벗기 수동 관절운동 실시

오른쪽 팔에 보조기를 착용하시오. 만일 아래와 같은 상황이 발생하면 작업치료실 소속 J. Smith[전화번호]에게 연락하시오.

- 분홍색 또는 붉은 부위
- 보조기로 인한 통증 증가에 대한 불만
- 보조기 착용으로 인한 부종 증가
- 피부발진
- 보조기 착용으로 인한 감각 감소에 대한 불만

a 피부 검사를 수행해야 한다.

치료사는 보조기 없이도 목표 달성이 가능한지를 고려해야 한다. 적절한 시기에 보조기를 종결하는 것은 중요하다. 치료사는 부적절하고 잘못 제작된 보조기가 움직임을 제한하며 일정 근육군의 위축을 발생시키고 다른 근육군은 과도하게 사용하게 해서 자세 변경이 있는지 그리고 해부학적으로 다른 부분에 손상이 있는지를 살펴보아야 한다. 또한 클라이언트가 보조기에 의존하지 않도록 방지하는 것이 중요하다. 클라이언트가 기능적인 능력을 가지게 될 때, 치료사는 클라이언트의 보조기 착용 일정을 조정하여 클라이언트가 보조기 착용을 줄일 수 있도록 해야 한다.

비용과 치료비 지불의 문제

COST AND PAYMENT ISSUES

두 가지 문제가 보조기 비용과 관련된다. 첫 번째는 '치료사가 보조기의 가격을 어떻게 결정할 것인가'이고, 두 번째는 '치료사가 보조기에 대한 비용을 어떻게 지불받을 것인가'이다. 보조기의 가격을 산정하기 위해, 치료사는 직접 및 간접 비용을 합산한다(글상자 6.5). 직접 비용은 열가소성 재료, 스트랩 재료, 스토키네트, 리벳, 배송비, 세금 등과 같은 항목이 포함된다. 병원이나 치료실은 도매가격으로 구매하므로 비용을 원가에 대한 가산액으로 산정한다(이렇게 하면 재료를 보충하는데 도움이 된다). 간접 비용은 일회용 비품(가위 및 프라이팬 등), 치료사가 보조기를 제작하는 데 필요한 시간, 간접비(임대료 및 전기세)가 포함된다.

의료비에 대한 보다 엄격한 통제로 인해, 많은 치료사들은 보조기에 대해 지불받는 것이 더욱 어려워질 수 있음을 느끼고 있다. 필요한 경우 치료사가 보조기에 대한 보험설계의 지불정책 결과에 적극적인 역할을 하는 것이 중요하다. 이것은 보조기에 대한 비용을 지불받는 데 도움이 될 수 있다. 예를 들어, 치료사는 보조기의 목적을 임상 사례 관리자에게 전달한다.

치료사는 보험이 자신의 것이 아니라 클라이언트에 의한 것임을 기억해야 한다. 만일 보험회사가 부분적으로 또는 전혀 비용을 부담하지 않는다면, 치료사는 클라이언트가 나머지 비용을 지불해야 할 책임이 있음을 알려야 한다. 일부 기관은 보험에 들지 않았거나 보험이 충분치 않지만 보조기가 필요한 사람들을 위해 편의를 제공하거나 해당 지역에서 이용 가능한 무료 치료실을 알려준다. 또한 치료사는 손상된 팔과 보조기 유형 및 목적에 대한 구체적인 서류를 보험회사에 제공해야 한다.

치료사는 보조기 제작에 대한 비용을 지불받기 위해 관련 시스템을 효과적으로 찾을 수 있어야 한다. 보조기 주문을 받

글상자 6.5 직접 및 간접 비용 결정을 위한 조언

직접 비용

- 열가소성 재료
- 재료의 가격
- 사용할 재료의 양을 예산
- 비용 결정(예: 재료의 1/4 사용)
- 스트랩
- 인치당 가격
- 사용한 인치에 대해 비용 청구
- 패딩
- 제곱인치당 비용
- 사용한 제곱인치에 대한 비용 청구
- 화학약품(냉스프레이, 풀, 솔벤트 등)을 사용할 때마다 대체로 적은 양의 비용이 청구됨
- 다른 재료(손가락 고리, 아웃리거 키트, D형 고리 등)
- 구매한 양에 따라 비용 청구
- 시간
- 시간에 따른 비용
- 보조기를 만들기 위해 소요한 시간당 비용 청구

간접 비용

- 조명, 장소, 팬, 찜질팩, 가위, 열선총, 운송비, 처리비, 재료 보관비
- 간접적 경비는 대체로 보조기의 직접적 경비의 원가에 대한 가산액 비율로 산정(예: 비용의 10% 가산액)

으면 이를 제작해야 한다. 클라이언트가 어떤 이유로든 보조기 제작을 거부하는 경우 처방한 의사와 적절한 문서 및 의사소통을 통해 해결하는 것이 적극적으로 권장된다. 치료사와 클라이언트는 기관의 재정적 측면을 파악하고 비용 청구 담당자로서 적절하게 클라이언트와 의사소통해야 한다. 치료사가 개인 병원에서 일하는 경우 청구 및 수납이 더 어려울 수 있으며 다양한 개별 비용 지불 출처를 이해하기 위해 부지런히 노력해야 한다. 지불은 항상 지불하는 자의 출처에 의해 결정된다. 일반적으로 보험 청구 시 보험회사는 현행시술용어(CPT) 코드 12 및 모든 비용 지불과 같은 치료 코드를 포함하여 적용된 모든 요금이 자세히 나와 있는 항목 청구서를 요구한다. CPT 코드는 결제 및 서비스 작업을 포함하는 숫자 코드이다.

외래 치료 서비스인 경우 CPT 코드와 같은 코딩 체계가 보조기 지불을 위해 사용된다. 의료보험 B 부분(외래 환자 치료)을 통해 치료사는 의료분야공통의료행위코딩체계(healthcare common procedure coding system, HCPCS) 코드의 1단계 및 2단계에 접속하고 보조기라는 용어는 스플린트라는 용어 대신 청구에 사용된다. 1단계 코드의 경우 치료사는 건강보험 의사수가표(medicare physician fee schedule, MPFS)를 사용하여 적절한 CPT 코드를 결정한다. 주마다 MPFS에 대한 수가가 다르다. 2단계 HCPCS 코드는 보조기를 포함하여 제품 및 소모품을 다룬다. 병원 외래 환자, 전문요양시설(skilled nursing facility, SNF) B 부분, 개인 진료 또는 의원 진료와 같이 서비스가 제공되는 환경에 따라 청구를 위한 구체적인 지침이 존재한다. 청구는 장소 별로 다르며 어떤 집단에 비용이 지불되는지는 개별 보험 설계에 따라 다르다.

일을 하다가 팔에 손상을 입은 사람들의 경우 재활 치료비는 산재보험에서 환급된다. 치료사는 각 주마다 산재보상법이 다르게 해석된다는 것을 명심해야 한다. 따라서 각 주의 지침을 숙지하는 것이 중요하다. 대부분의 주 산재 보상설계는 의료보호(보조기 제공 포함), 직업재활 및 일시적 장애와 같은 손상과 관련된 의료비용을 보장한다. 많은 주에서는 관리의료시스템을 채택하였다. 임상 사례 관리자와 함께 치료사는 클라이언트의 치료 진행 상황에 대해 일관되고 명확하게 의사소통해야 한다.

일부 보험회사는 보조기에 대한 비용 지불을 쉽게 거절하고, 또 다른 보험회사는 보조기를 만드는 것보다 비용을 청구하는 데 더 많은 시간이 소요되는 많은 양의 서류를 요구한다. 예를 들어, 어떤 보험회사는 열가소성 플라스틱과 스트랩 재료의 최초 구매에 대한 송장 원본을 치료사에게 요청한다. 성과 연구를 개발하거나 문헌에서 근거를 찾는 것은 보험회사로부터 비용을 지급받는 데 도움이 된다. 이러한 결과를 보험회사에 제공하면 기능과 관련된 보조기의 중요성에 대한 이해를 높이는 데 도움이 된다. ASHT는 보조기의 명칭과 디자인에 대한 스플린트 분류체계를 출판하였으며, 이 책은 용어를 통일하는 데 도움을 준다.

정책 규범: 의료보험의 양도 및 책임에 관한 법률

Policy Regulations: The Health Insurance Portability and Accountability Act

1996년에 제정된 이 광범위한 보건법은 치료 실무에 영향을 미치는 제2표제(Title II) 또는 행정간소화규정(administrative simplification)을 포함한 많은 영역을 다룬다. 제2표제에는 처리 규칙(transaction rule), 개인정보 보호 규칙(privacy rule), 보안 규칙(security rule) 이 세 가지 부분이 포함된다.

개인정보 보호 규칙은 행정간소화규정의 또 다른 주요 구성 요소이며 임상 실무에 직접적인 영향을 미친다. 개인정보 보호 규칙에는 클라이언트 식별 또는 기밀 정보의 보호와 건강 정보에 대한 클라이언트의 권리가 포함된다. 이 규칙은 보호 대상 건강 정보(protected health information, PHI) 또는 클라이언트 식별 정보가 서면, 구두 또는 전자 형식으로 표시되는 방식을 규제한다. 치료사는 중재, 지불 또는 건강관리 운영을 처리하기 전에 클라이언트의 동의를 얻어야 한다. 그러나 클라이언트가 동의하지 않거나 동의를 얻지 못한 경우, 치료사는 클라이언트의 동의 없이 중재, 지불 또는 건강관리 운영에 PHI를 사용할 수 있다. 예외를 제외하고 대부분의 상황에서 치료사는 클라이언트의 서면 승인 없이 PHI를 공개 할 수 없다.

클라이언트의 건강 정보와 관련하여 수많은 개인정보 사생활 권리는 규정에 적혀 있다. 예를 들어, 클라이언트는 자신의 의료기록을 볼 수 있게 요청할 수 있는 권리가 있다. 클라이언트 보호의 목록은 글상자 6.6을 참조한다. 치료실은 클라이언트의 사적인 정보를 보호하기 위한 규정을 마련해야한다. 중재 완료 후 문서를 파쇄하는 것과 함께 잠금장치가 있는 캐비닛에 작업 문서를 보관하도록 하는 것은 개인정보를 보호하는 내부 규정의 한 예이다. 클라이언트 개인정보

글상자 6.6 클라이언트 보호

다음은 주요 클라이언트 보호 정책에 대한 간략한 설명이다.

- 의무기록 접근: 의무기록의 내용을 열람하거나 복사를 하고, 오류 정정을 요청한다.
- 개인정보 보호 공지: 의료진은 HIPAA 규정에 의거하여 개인의 의료 정보가 어떻게 사용되는지와 환자권리에 따라 정보를 제공해야 한다.
- 개인 의료정보 사용 제한: 건강관리 정보 공유의 지침을 정한다.
- 마케팅 금지: 마케팅 목적으로 환자정보를 노출시키는 것에 대한 지침을 정한다.
- 더 강력한 주 법: HIPAA보다 더 강력한 주법을 준수해야 한다.
- 비밀 정보: 클라이언트들은 비밀을 지켜줄 것을 요구할 수 있다 (예: 치료사에게 집 대신 직장으로 전화하기를 요청함).
- 불만: 클라이언트들은 공식적인 항의를 제기할 권리가 있다.

보호를 위한 기타 지침은 전자 건강 기록(electronic health records, EHRs) 사용에도 적용된다. 클라이언트가 중재를 위해 로그인하도록 허용하거나, 보조기 제작실에 들어오도록 클라이언트의 이름을 호명하거나, 보조기에 대한 다른 의료 전문가와 정보를 공유하는 등 클라이언트 정보의 일부 영역은 법 적용에서 제외된다. 그러나 이러한 유형의 공개 역시 피하기 위해 적절한 노력을 기울여야 한다. 예를 들어, "에드워드 존스님, 안정 손 보조기를 맞추기 위해 치료실로 들어오세요."보다는 "에드워드님, 지금 치료실로 들어오세요."가 더 나은 접근 방법이다.

우발적인 공개(엿듣는 것이 아닌 합리적인 활동으로 듣게 되는 정보) 또는 제한된 정보를 공유하는 것은 HIPAA법 위반으로 간주되지 않는다. 우발적인 공개의 한 예는 작업치료사가 대기실에서 비서와 함께 보조기 청구서에 관한 정보를 논의하는 것이다. 이러한 공개는 다른 합당한 선택 사항이 없는 한 법적 책임을 부가하지 않는다. 치료는 보통 여러 사람들의 대화가 오가는 열린 공간에서 이루어지기 때문에, PHI가 공유될 가능성이 상재적으로 있다면 진료소 환경에 관한 동의서에 이를 명확히 할 필요가 있다. 개방된 공간이 있는 병원에서 일하는 치료사는 개인 공간을 분리하거나 중재를 위한 개별 치료실을 사용하고 낮은 목소리로 의사소통하고 전화 응답기에 민감한 내용을 남기는 데 주의하는 등의 간단한 전략을 사용할 수 있다. York는 "사생활 보호 문화를 조성하고 환자와 좋은 관계를 유지하면 HIPAA와 관련된 불만 및 기타 유형의 법적 문제를 예방하는 데 도움이 될 것이다."라고 언급했다.

행정간소화규정의 세 번째 주요 부분인 보안 규칙은 "행정적, 기술적 그리고 물리적 안전보장조치"를 통해 PHI를 보호하기 위해 마련한 정책 및 절차를 포함한다. 보안 규칙은 주로 진료소에서 컴퓨터 정보에 접근하는 사람을 대상으로 한 "전자 보호 대상 건강정보"에 중점을 둔다. 간소화규정에는 의료 제공자 및 치료사를 위한 국가적 식별자가 포함된다. 마지막으로 치료사는 각 주의 개인정보 보호법을 준수해야 한다. 주법이 더 엄격하다면 HIPAA 규정보다 우선한다.

기록 Documentation

보조기 적용은 잘 기록되어야 한다. 기록은 제3자의 지불 및 다른 의료서비스 제공자와의 의사소통을 돕고, 합법적 의료의 필요성 확인을 용이하게 하며, 중재의 효과를 입증한다. 이번 단원에서는 서면이든 전자 형식이든 관계없이 보조기에 사용될 일반 기록 원칙에 대한 개요를 제공한다.

보조기 기록은 구체적이어야 하며, 보조기를 필요로 하는 의료적 상태의 발병일과 같은 여러 요소를 포함해야 한다. 보조기를 위한 의료적 필요성, 보조기 중재 이전의 기능수준, 보조기 사용을 통한 클라이언트의 재활 잠재력, 보조기의 유형, 목적, 해부학적 위치와 같은 몇 가지 요소가 포함되어야 한다. 치료사는 또한 클라이언트와 구두나 서면으로 착용 일정과 주의사항에 대해 논의했음을 기록해야 한다. 상호 목표 설정과 같이 클라이언트가 중재 계획을 위해 제공한 어떤 정보라도 기록해야 한다.

목표 설정을 포함한 보조기 관련 기록은 기능과 관련이 있어야 한다. 보조기 착용으로 인해 클라이언트의 관절운동범위가 일정 수준까지 향상되었음을 기록하는 것만으로는 충분하지 않다. 치료사는 개선된 ROM이 클라이언트의 특정 기능 활동을 수행하는 데 어떤 도움이 되었는지 구체적으로 기록해야 한다. 예를 들어, 치료사는 보조기 착용을 통해 손목 움직임이 개선되어 클라이언트가 컴퓨터로 작업을 할 수 있게 되었다고 기록할 수 있다. 모든 기록과 마찬가지로 치료사는 법적 의미를 고려해야 한다. 기록은 완벽하고, 완전하며, 객관적이어야 한다. 치료사는 항상 "기록되지 않은 일은 존재하지 않는다."라는 말을 항상 기억해야 한다. 예를 들어, 치료사는 손을 위치시킨 특정 측정 값, 제작한 보조기의 진단 및 유형 그리고 클라이언트와의 대화를 기록해야 한다. 또한 클라이언트가 보조기를 착용하면서 붉어진 부위가 있다면, 그 부위의 특정 위치와 크기는 물론 보조기 조정의 모든 부분을 기록해야 한다. 보조기에 대한 의사와의 의사소통과 조언은 통화 시간 및 날짜와 함께 기록해야 한다.

후속 치료를 위한 방문 기록은 클라이언트가 다시 올 날짜 및 시간과 클라이언트와 논의했던 날짜 및 시간에 대한 기록이 포함된다. 이러한 기록은 후속 치료에 과실이 있다고 주장하는 경우 치료사를 법적으로 보호하는 데 도움이 된다. 후속 치료를 위한 기록에는 보조기 디자인 및 착용 일정의 변경 사항이 포함되어야 한다. 또한 치료사는 치료 순응도 문제가 명백한지에 대하여 기록해야 한다. 치료 순응도에 대한 근거기록은 치료사가 제공한 지시와 그 지시에 반하는 클라이언트 또는 보호자의 객관적인 행동을 포함한다. 예를 들어, 치료사는 클라이언트가 보조기 착용 일정을 따르지 않았다고 기록할 수 있다. 전문요양시설에서 클라이언트가 보조기 착용 일정을 준수하지 않은 날짜와 시간을 기록하는 것은 특정 기록의 예로 들 수 있다. 만약 이러한 일이 발생하면 치료사는 간병인에게 추가적인 교육을 실시하고, 언제, 어떤 종류의 교육이 완료되었는지 기록할 수 있다. 간병인이 여전히 보조기 착용일정을 제대로 준수하지 않은 경우, 치료사는 다른 계획을 제시하고 간병인을 의사결정과정에 참여시켜 계획에 따르도록 해야 한다.

클라이언트에 대한 또 다른 객관적인 관찰은 긁힘, 약간의 얼룩 또는 스트랩의 마모와 같은 착용의 흔적을 기록하는 것이다. 예를 들어, 간호사들이 보조기를 착용시키지 않아서 구축이 발생되었다고 기록하는 것처럼 문서를 통해 다른 의료 전문가를 비판하는 것은 부적절하다.

치료사는 클라이언트가 보조기 착용을 종료하거나 퇴원할 때까지 정기적으로 보조기를 재평가해야 한다. 재평가 후 기록은 보험사의 지침에 따라야 한다. 마지막으로 치료사는 각 기관마다 다른 방법으로 기록한다는 것을 염두해야 하며, 치료사는 각 기관의 일반적인 방법에 익숙해져야 한다(보조기에 대한 설명과 SOAP 노트의 실례는 예시 6.1과 6.2를 참조한다).

보조기 오류와 클라이언트 안전 문제

ORTHOTIC INTERVENTION ERROR AND CLIENT SAFETY ISSUES

작업치료 과정 중에 보조기 중재 오류가 발생될 수 있다. 이러한 오류의 예로는 질환에 맞지 않는 유형의 보조기를 제작하거나 보조기 착용 일정을 준수하지 않는 것이 있다. 이러한 오류 중 하나는 심각한 통증이나 피부의 손상과 같이 클라이언트에게 해를 끼칠 수 있다. 비록 많은 오류가 개개인의 오류로 인한 직접적인 결과로 나타나지만 대부분의 오류는 체계적 오류로 인해 발생한다. 체계적 오류는 진단 오류, 장비/제품 오류 또는 의료적 지시의 잘못된 전달로 인해 발생할 수 있다.

보조기 중재 오류는 부정확하거나 부적절한 의사소통으로 인해 쉽게 발생할 수 있다. 예를 들어, 의사는 왼손 보조기 대신에 오른손 보조기를 잘못 주문할 수 있다. 만일 치료사가 의사의 지시에 의문을 제시하지 않는다면 잘못된 부위에 보조기가 제작될 수도 있다. 잘못된 클라이언트, 잘못된 부위, 절차는 의료 기관 인증에 관한 공동위원회(Joint Commission on Accreditation of Healthcare Organizations, JCAHO)에 보고된 주요 감사 사항들이다. JCAHO가 수집한 자료에 따르면, 의료팀에서의 잘못된 의사소통은 의료서비스에서 발생하는 모든 오류에 상당한 부분을 차지한다. 작업치료사는 의사와 의사소통할 때 종종 충분히 자신의 의견을 제시하지 못하는데, 이러한 부적절한 의사소통은 클라이언트에게 해를 끼칠 수 있다.

계층적 조직구조의 특성과 '학제 간 치료 관리' 및 '협력적 의사소통'을 통한 협력 치료의 필요성을 이해하는 것은 클라이언트 안전에 매우 중요하다. 작업치료사는 팀 훈련에 참여해야 한다. 팀 훈련을 통해 치료사는 의사소통, 팀 효율성 및 안전주의 문화를 향상시키기 위한 자기주장 및 적응 능력뿐만 아니라 지식, 기술 및 태도와 관련된 능력을 습득할 수 있다.

이러한 안전주의 문화를 만들기 위해서, 작업치료사들은 완벽한 수행에 대한 근거 없는 믿음을 폭로하거나 제거해야 한다. 인간은 실수하기 마련이기 때문이다. 어쨌든, 의료 서비스의 제공은 매우 복잡한 체계이다. 복잡한 체계 안에서 치료사가 얼마나 잘 훈련받았든지, 좋은 의도를 가졌는지, 얼마나 주의를 기울였는지에 상관없이 오류는 불가피한 것이다. 치료사가 의사의 잘못된 지시에 따라 행동하는 경우, 그 오류에 대해 의사가 전적으로 책임을 지도록 하는 것은 부당하다. 이러한 상황에서, 비난과 제재는 치료사 또는 의사가 오류를 공개하고 알리기보다는 숨기도록 조장할 뿐이다.

오늘의 보고되지 않은 실수 또는 사소한 오류는 내일의 심각한 오류로 이어질 수 있다. 오류를 인정해야만 의료진은 개인적 차원과 집단적 차원 모두에서 그 오류로부터 학습할 수 있으며, 미래의 오류를 방지하기 위해 개인 및 시스템적 관행을 바꿀 수 있다. 또한 치료사 또는 감사 팀이 클라이언트에게 오류를 진정성 있게 공개하는 것은 윤리적 의무일 뿐만 아니라 여러 기관(공동위원회, 미시간 대학 보건 시스템, 재향군인 건강관리처) 및 여러 주에서는 공개를 의무화한다.

옹호 단체인 "사과는 통한다! 연합"(The Sorry Works! Coalition)은 의료종사자에게 자신의 오류로 인해 피해를 입은 클라이언트와의 의사소통을 돕기 위해 공개 및 사과 교육 프로그램을 제공한다. 과거 의료 종사자들은 사과하게 되면 고소당하게 될 가능성이 높아질 수 있기 때문에 의료 과실에 대해 보험사에게 알리지 않도록 주의를 주었다. 현재 최소 36개 주에서는 클라이언트가 의료계 종사자들을 고소할 때 사용할 수 있는 사과에서 밝혀진 일부 또는 모든 정보 제공을 금지하는 법령을 제정했다. 클라이언트는 자신에게 해를 끼치는 오류가 발생했을 때 사과를 받고 진실을 듣고 싶어 한다. 공개 프로그램을 도입한 많은 의료 기관들은 이제 오류 공개가 법적 소송비용을 낮출 수 있다는 근거를 제시하고 있다.

궁극적으로, 의료진이 안전을 증진하고 오류를 알리며 이를 클라이언트에게 진정성 있게 공개할 수 있도록 장려하고 지지해줄 환경을 조성하는 것은 모든 이의 목표이다. 이러한 임상 안전 목표는 보조기 제작 실패가 발생했을 때 언제나 임상적 추론을 위한 지침이 되어야 한다.

셀프 퀴즈 6.1[a]

다음 질문을 읽고, 참/거짓에 ○표를 하세요.

1. 참/거짓 유아는 특별한 방법 없이도 보조기 착용 프로그램을 따를 수 있다.
2. 참/거짓 클라이언트의 생활 방식에서 필요한 보조기 디자인과 소재를 결정하는 것은 중요하다.
3. 참/거짓 클라이언트의 협력을 얻기 위한 최상의 방법은 보조기 착용에 대한 의학적 필요성에 대해 교육하는 것이다.
4. 참/거짓 클라이언트에게 드레싱이 필요한 상처가 있다면, 치료사는 드레싱 위에 보조기를 제작하고 클라이언트에게 적절한 간격으로 새로운 드레싱을 적용하도록 한다.
5. 참/거짓 잘 맞지 않는 보조기의 유일한 표시는 붉은 자국이다.
6. 참/거짓 잘 맞는 보조기는 벗었을 때 클라이언트의 피부에 붉은 자국이 남아 있다.
7. 참/거짓 심한 부종이 있으면 치료사는 주위를 둘러싸는 스트랩을 사용해야 한다.
8. 참/거짓 치료사는 필요한 모든 수정을 위해 열선총을 사용해야 한다.
9. 참/거짓 관절 제한으로 운동이 감소된다면, 치료사는 보조기 착용빈도와 시간을 줄이도록 한다.
10. 참/거짓 보조기 종결을 결정할 때 치료사는 보조기 제작의 근본적인 목적을 고려해야 한다.
11. 참/거짓 보조기의 비용을 계산하기 위해, 치료사는 직·간접 비용을 모두 고려해야 한다.
12. 참/거짓 지불은 항상 지불처에 의해 결정된다.
13. 참/거짓 클라이언트에게 보조기 착용으로 붉은 자국이 생겼다면, 치료사는 그러한 사실을 기록하고 그 부위의 위치 또는 크기에 대해 세밀하게 기록한다.
14. 참/거짓 보조기 처치를 위해서 대기실에서 클라이언트의 이름을 부르는 것은 HIPAA 위반으로 간주된다.

[a]정답은 부록 A를 참조

복습문제

1. 치료사는 보조기 제작을 위해 다양한 임상적 추론모델을 어떻게 적용하는가?
2. 보조기 의뢰에는 무엇이 포함되는가?
3. 치료사는 보조기 처방에 관한 의사와의 의사소통을 어떻게 용이하게 할 수 있는가?
4. 보조기를 제작할 때 치료사가 클라이언트의 연령을 아는 것이 왜 중요한가?
5. 치료사가 보조기를 제공할 때 클라이언트의 생활방식에서 어떠한 요구 사항을 고려해야 하는가?
6. 치료사는 보조기 착용에 대한 클라이언트의 순응도를 어떻게 향상시킬 수 있는가?
7. 치료사가 보조기를 제공할 때 준수해야 할 감염 관리 절차는 무엇인가?
8. 치료사는 압박, 부종, 신체적 질환과 같은 상태에 놓인 클라이언트에게 보조기를 제공할 때 무엇을 모니터해야 하는가?
9. 보조기 디자인의 네 가지 방향은 무엇인가?
10. 보조기 제작 이후 조정에 도움이 되는 조언에는 무엇이 있는가?
11. 클라이언트의 보조기 착용 일정을 설정할 때 치료사가 고려해야 하는 요소는 무엇인가?
12. 보조기 착용을 종결할 때 치료사가 고려할 요소는 무엇인가?
13. 치료사가 염두해야 하는 비용과 치료비 지불 문제는 무엇인가?
14. 임상환경에서 HIPAA는 보조기에 대한 클라이언트와의 의사소통에 어떠한 영향을 줄 수 있는가?
15. 치료사가 보조기 중재 시 알아야 하는 기록 문제는 무엇인가?
16. 클라이언트에게 해를 끼치는 보조기 제작 오류를 도덕적으로 해결하는 가장 좋은 방법은 무엇인가?

참고문헌

1. AHRQ (Agency for Healthcare Research and Quality: *PS Network (Patient Safety Network), Patient safety primer, disclosure of errors*, 2017. Retrieved from https://psnet.ahrq.gov/primers/primer/2/disclosure-of-errors.
2. American Society of Hand Therapists: *Splint Classification Systems*, Garner, NJ, 1992, The American Society of Hand Therapists.
3. Armstong J: Splinting the pediatric patient. In Fess EE, Gettle KS, Philips CA, et al.: *Hand and upper extremity splinting: principles and methods*, ed 3, St. Louis, 2005, Elsevier Mosby, pp 480–516.
4. Bailey DM: Legislative and reimbursement influences on occupational therapy: changing opportunities. In Neistadt ME, Crepaeau EB, editors: *Willard & Spackman's occupational therapy*, ed 9, Philadelphia, 1998, Lippincott, pp 763–772.
5. Banja J: Does medical error disclosure violate the medical malpractice insurance cooperation clause? In Henriksen K, Battles JB, Marks ES, et al.: *Advances in patient safety: from research to implementation (Volume 3: Implementation Issues)*, Rockville, MD, 2005, Agency for Healthcare Research and Quality.
6. Batteson R: A strategy to improve nurse/occupational therapist communication for managing clients with splints, *Br J Occup Ther* 60:451–454, 1997.
7. Benner P, Hughes RG, Sulphen M: Chapter 6: Clinical reasoning, decision making, and action: thinking critically and clinically. In Hughes RG, editor: *Patient safety and quality: an evidence-based handbook for nurses*, Rockville, MD, 2008, Agency for Healthcare Research and Quality.
8. Bower KA: Compliance as a patient education issue. In Woldum KM, Ryan-Morrell V, Towson MC, et al.: *Patient education: foundations of practice*, Rockville, MD, 1985, Aspen Publications, pp 45–111.
9. Brand PW, Hollister A: *Clinical mechanics of the hand*, ed 2, St. Louis, 1993, Mosby.
10. Callinan NJ, Mathiowetz V: Soft versus hard resting hand splints in rheumatoid arthritis: pain relief, preference, and compliance, *Am J Occup Ther* 50(5):347–353, 1996.
11. Cannon NM, Foltz RW, Koepfer JM, et al.: *Manual of Hand Splinting*, New York, 1985, Churchill Livingstone.
12. Centers for Medicare & Medicaid Services: *HCPCS—general information*, CMS.gov (website). Retrieved from https://www.cms. gov/MedHCPCSGenInfo/.
13. Colditz JC: Therapist's management of the still hand. In Mackin EJ, Callahan AD, Skirven TM, et al.: *Rehabilitation of the hand and upper extremity*, ed 5, St. Louis, 2002, Mosby, pp 1021–1049.
14. Cochran TM, Mu K, Lohman H, et al.: Physical therapists' perspectives on practice errors in geriatric, neurologic, or orthopedic settings, *Physiother Theory Pract* 25(1):1–13, 2009.
15. Costa DM, Whitehouse D: HIPAA and fieldwork, *OT Practice* 8(17):23–24, 2003.
16. Ekelman-Ranke BR: Documentation in the age of litigation, *OT Practice* 3(3):20–24, 1998.
17. Evans RB: *Personal communication*, February 7, 1995.
18. Facione NC, Facione PA: Critical thinking and clinical judgement. In Facione NC, Facione PA, editors: *Critical thinking and clinical reasoning in the health sciences: an international multidisciplinary teaching anthology*, Millbrae, CA, 2008, The California Academic Press.
19. Fess EE, Gettle KS, Philips CA, et al.: *Hand and upper extremity splinting: principles and methods*, ed 3, St. Louis, 2005, Elsevier Mosby.
20. Fleming MH: Conditional reasoning: creating meaningful experiences. In Mattingly C, Fleming MH, editors: *Clinical reasoning: forms of inquiry in a therapeutic practice*, Philadelphia, 1994, FA Davis, pp 197–235.
21. Fleming MH: The therapists with the three-track mind, *Am J Occup Ther* 45:1007–1014, 1991.
22. Gaston T, Short N, Ralyea C, Casterline G: Promoting patient safety: results of a TeamSTEPPS Initiative, *J Nurs Admin* 46(4):201–207, 2016.

23. Groth GN, Wilder DM, Young VL: The impact of compliance of rehabilitation of patients with mallet finger injuries, *J Hand Ther* 7(1):21–24, 1994.
24. Groth GN, Wulf MB: Compliance with hand rehabilitation: health beliefs and strategies, *J Hand Ther* 8(1):18–22, 1995.
25. Ho B, Liu E: Does sorry work? The impact of apology laws on medical malpractice, *J Risk Uncertain* 43:141–167, 2011.
26. Joint Commission on Accreditation of Health Care Organizations: *Patient safety: Essentials for healthcare*, ed 3, Oakbrook, IL, 2005, Joint Commission Resources.
27. Joint Commission: *Summary data of sentinel events reviewed by The Joint Commission, 2014–2017*, Retrieved from https://www.jointcommission.org/assets/1/18/Summary_4Q_2017.pdf.
28. Joint Commission: *Sentinel event data—Root causes by event type 2004-2015*, Retrieved from http://www.tsigconsulting. com/tolcam/wp-content/uploads/2015/04/TJC-Sentinel-Event-Root_Causes_by_Event_Type_2004-2014.pdf.
29. Kirwan T, Tooth L, Harkin C: Compliance with hand therapy programs: therapists' and patients' perceptions, *J Hand Ther* 15(1):31–40, 2002.
30. Law M, Baptiste S, Carswell A, et al.: *Canadian Occupational Performance Measure*, ed 3, Ottawa, ON, 1998, CAOT Publications.
31. Loue S, Sajatovic M: Adherence. *Encyclopedia of aging and public health*, ed 1, New York, Springer.
32. Mackin EJ, Callahan AD, Skirven TM, et al.: *Rehabilitation of the hand and upper extremity*, ed 5, St. Louis, 2002, Mosby.
33. Mattingly C: The narrative nature of clinical reasoning, *Am J Occup Ther* 45:998–1005, 1991.
34. Mattingly C, Fleming MH: *Clinical reasoning: forms of inquiry in a therapeutic practice*, Philadelphia, 1994, FA Davis.
35. McCune RL: Understanding health literacy, *Home Healthc Nurse* 32(10):617–618, 2014.
36. Mu K, Lohman H, Scheirton L, et al.: Improving client safety: strategies to prevent and reduce practice errors in occupational therapy, *Am J Occup Ther* 65(6):69–76, 2011.
37. Murer CG: Trends and issues: protecting patient privacy, *Rehab Management* 15(3):46–47, 2002.
38. Neistadt ME: Teaching clinical reasoning as a thinking frame, *Am J Occup Ther* 52:211–229, 1998.
39. O'Brien L: Adherence to therapeutic splint wear in adults with acute upper limb injuries: a systematic review, *Hand Ther* 15:3–10, 2010.
40. Parham D: Towards professionalism: the reflective therapist, *Am J Occup Ther* 41:555–560, 1987.
41. Pascarelli E, Quilter D: *Repetitive strain injury*, New York, 1994, John Wiley & Sons.
42. Reynolds CC: Preoperative and postoperative management of tendon transfers after radial nerve injury. In Hunter JM, Mackin EJ, Callahan AD, editors: *Rehabilitation of the hand*, ed 4, St. Louis, 1995, Mosby, pp 753–763.
43. Scheirton LS, Mu K, Lohman H: Occupational therapists' responses to practice errors in physical rehabilitation settings, *Am J Occup Ther* 57(3):307–314, 2003.
44. Schell BA, Cervero RM: Clinical reasoning in occupational therapy: an integrated review, *Am J Occup Ther* 47:605–610, 1993.
45. Schon DA: *Educating the reflective practitioner*, San Francisco, 1987, Jossey-Bass.
46. Schultz-Johnson K: *Personal communication*, March 1999.
47. Skotak CH, Stockdell SM: Wound management in hand therapy. In Cromwell FS, Bear-Lehman J, editors: *Hand rehabilitation in occupational therapy*, Binghamton, NY, 1988, Haworth Press, pp 17–35.
48. Southam MA, Dunbar JM: Integration of adherence problems. In Meichenbaum D, Turk DC, editors: *Facilitating treatment adherence*, New York, 1987, Plenum Publishing.
49. Stern EB, Ytterberg SR, Krug HE, et al.: Commercial wrist extensor orthoses: a descriptive study of use and preference in patients with rheumatoid arthritis, *Arthritis Care Res* 10(1):27–35, 1997.
50. Sullivan JM: *Personal communication*, October 12, 2004.
51. Sullivan JM: *The OT's guide to HIPAA: the impact of privacy laws on the practice of occupational therapy*, Minneapolis, MN, 2004, The American Occupational Therapy Association.
52. Trombly C: Anticipating the future: assessment of occupational function, *Am J Occup Ther* 47:253–257, 1993.
53. U.S. Department of Health & Human Services: *Fact sheet: protecting the privacy of patients' health information*. Retrieved from http://dlthede.net/informatics/chap20ehrissues/privacyfactsapril03.pdf.
54. U.S. Department of Health & Human Services: *What is the difference between "consent" and "authorization" under the HIPAA Privacy Rule?* Retrieved from https://www.hhs.gov/hipaa/for-professionals/faq/264/what-is-the-difference-between-consent-and-authorization/index.html.
55. U.S. Department of Health & Human Services: *HIPAA for professionals*, 2017. Retrieved from http://www.hhs.gov/ocr/privacy/hipaa/administrative/index.html.
56. U.S. Department of Health & Human Services: *National action plan to improve health literacy: summary*. Retrieved from https://health.gov/communication/HLAction-Plan/pdf/Health_Lit_Action_Plan_Summary.pdf, 2010.
57. U.S. Department of Health & Human Services: *Quick guide to health literacy: strategies*. Retrieved from https://health.gov-/communication/literacy/quickguide/healthinfo.htm.
58. Veterans Health Administration (VHA): *Disclosure of adverse events to patients*. VHA Handbook 1004.08, Retrieved from: https://www.ethics.va.gov/Handbook1004-08.pdf, 2012.
59. Wojcieszak D: *Sorry Works*. Sorry works! Tool Kit Book, Bloomington, IN, 2015, AuthorHouse. Retrieved from http://sorryworks.net.
60. Wojcieszak D: Online disclosure learning courses for front-line staff. Retrieved from https://sorryworks.net/online-disclosure-training/.
61. Wilson HP: HIPAA: the big picture for home care and hospice, *Home Health Care Mang Pract* 16(2):127–137, 2004.
62. World Health Organization: *Adherence to long-term therapies: evidence for action*. Retrieved from http://www.who.int/entity/chp/knowledge/publications/adherence_full_report. pdf?ua=1.
63. Wright HH, Rettig A: Management of common sports injuries. In Mackin EJ, Callahan AD, Skirven TM, et al.: *Rehabilitation of the hand and upper extremity*, ed 5, St. Louis, 2005, Mosby, pp 2076–2109.
64. York AM: HIPAA smarts: top 10 privacy musts, *Rehab Management* 16(2):44–45, 2003.

부록 6.1 사례연구

사례연구 6.1[a]

다음 사례를 읽고 이 장의 내용을 기반으로 다음 질문에 답하시오.

Steven은 알코올 중독 문제를 가진 46세의 건축 노동자로, 과음을 한 다음날 자신의 팔이 의자 위에 걸쳐져 있는 상태로 오른손과 손목 저림을 느껴서 깨어났다. 아내에게 자신이 더 이상 손목을 펼 수 없음을 보여 주었고, "아마도 뇌졸중인 것 같다."고 말하였다. 며칠 간 손목 기능이 돌아오기를 기다린 다음 자신의 주치의를 만나기로 했다. Steven은 주치의에게 자신에게 뇌졸중이 있고, 뇌졸중이 자신의 업무 능력에 영향을 미칠 것 같다고 이야기했다. 주치의는 Steven의 팔을 검사하고, "이것이 경증 뇌졸중인지 또는 신경손상인지를 확실히 말할 수 없습니다. 과거에 이와 같은 문제가 있을 때 저는 외래치료클리닉에 있는 작업치료사에게 클라이언트를 의뢰했습니다."라고 대답했다. 치료와 보조기 제작을 위한 작업치료가 지시되었다. 어떤 형태의 보조기인지에 대한 지시는 불분명했다.

당신은 외래환자 치료실에서 새로 일하게 된 작업치료사이다. 초기 평가에서는 노신경의 경로에서 감각 감소, 손목 폄 불가, MCP관절 손가락 폄 그리고 엄지 벌림과 폄이 불가하였다. 신경손상에 대한 정보는 13장을 참조할 수 있다.

1. Steven이 어떤 손상을 입었다고 생각하는가? 어떻게 그런 손상이 생겼는가?
2. 의사의 지시가 확실하지 않다면 어떻게 그 지시를 명확하게 할 수 있는가?
3. 신입 치료사로서 확신이 서지 않는다면 이러한 클라이언트에게 적합한 보조기 정보를 어디서 찾겠는가?
4. 보조기가 완성된 후 가정 프로그램과 보조기 착용 지침을 함께 제공하여 Steven을 집으로 퇴원시킬 때 어떤 유형의 교육과 보조기 착용 일정을 제공할 것인가? 그 이유는 무엇인가?
5. Steven이 치료실로 다시 찾아 왔을 때 보조기 착용을 좋아하지 않는 이유를 '보조기는 나에게 조금 도움이 되는 것 같지만, 나의 남성적 이미지와 맞지 않기 때문'이라고 하였다. 그는 최소한으로 보조기를 착용했다고 알렸다. 그의 치료 순응도를 어떻게 높일 것인가?

[a]정답은 부록 A를 참조

사례연구 6.2[a]

다음 사례를 읽고 이 장의 내용을 기반으로 다음 질문에 답하시오.

Marie는 57세 여성으로 백화점 점원이다. 그녀는 겨울 휴가철을 제외하고는 파트타임으로 일한다. 그녀는 잘 조절되는 당뇨를 제외하면 건강했다. 그녀는 상자를 내리고, 신상품을 입고하며 금전등록기를 관리하는 일을 한다. 겨울 휴가철 동안 Marie는 주당 40시간을 일했다. 또한 그녀는 집을 장식하고 빵을 굽느라 바빴다. 크리스마스 한 주 전에 그녀는 우세손인 오른쪽 아래팔과 노뼈붓돌기에 퍼지는 듯한 통증을 느꼈다.

Marie는 엄지를 움직일 때와 아래팔을 돌릴 때 생기는 통증을 고용주에게 호소하였다. Marie는 의사에게 갔고, 드퀘르뱅 힘줄활막염 진단을 받았다. 그녀는 기성 엄지 고정 보조기를 제공받았는데, 보조기를 착용하면 엄지의 손가락뼈사이관절의 바닥면에 약간 마찰을 일으키는 불편함 때문에 착용할 수 없었다. 2주 후, 증상이 호전되지 않자 의사는 작업치료를 처방하였다. 처방내용은 '엄지 보조기 제작과 가정 프로그램 제공'이었다. 다음의 초기 치료 기록은 의도적으로 잘못된 문서를 보여준다.

10-13

클라이언트는 10-13으로 보조기 제작 및 가정 운동 프로그램 제공을 후속 관리 받았다. 클라이언트는 기성 보조기를 착용하고 있었고 엄지에 붉은 자국이 있었다. 클라이언트는 가정 프로그램, 보조기 주의점, 착용 일정을 지시받았다. 클라이언트는 보조기 착용에 순응하지 않은 것 같다.

평가 결과는 다음과 같다.

ROM 모든 ROM은 다음을 제외하고 WNL
- 엄지:
- DIP 굽힘: 0~50, MP 굽힘: 0~30, 손바닥쪽 벌림 0~30
- 노쪽 벌림 0~30, 맞섬: 네번째 손가락까지 가능
- 손목:
- 굽힘 0~50 , 폄 0~40 자뼈치우침 0~15, 노뼈치우침 0~15
- FA: 뒤침 0~45

[a]정답은 부록 A를 참조

근력	▪ 쥐는힘: R UE : 35#s, L UE: 52#s ▪ 손끝잡기근력: 가쪽잡기, 손끝잡기 열쇠잡기, R UE: 5#s, L UE: 10#s
부종 평가	부종은 노뼈붓돌기 영역 주위에서 나타났다. 그 영역의 둘레 측정은 – R UE: 10cm, L UE: 9cm
용적계(volumeter)	▪ R UE: 420, L UE: 380
순환	▪ 알렌 검사 결과 WNL. 온도: WNL
감각 평가	▪ 셈스-와인스타인 모노필라멘트 검사 결과 WNL

DIP: 먼쪽 손가락뼈사이관절, FA: 아래팔, L: 왼쪽, MP: 손허리뼈, R: 오른쪽, ROM: 관절가동범위, UE: 팔, WNL: 정상 범위 내

목표

- 장기 목표: 환자는 치료 종결 후 제공받은 보조기 착용 일정을 준수할 것이다.
- 단기 목표: 환자는 드퀘르뱅 힘줄활막염 증상이 완화될 것이다.

임상적 추론기술을 증진시키기 위해, 사례에 대한 다음 질문에 답하시오. 드퀘르뱅 힘줄활막염을 위한 특정 보조기에 대해서는 8장을 참조한다.

1. 보다 구체적이고 완전하게 개선될 수 있는 기록의 영역을 최소 다섯 가지 나열하시오.
2. 상호적 임상적 추론 접근 방식을 기반으로, 드퀘르뱅 힘줄활막염이 있는 상태에서 보조기를 착용하는 것이 Marie의 직장 및 가정 생활에 미치는 영향을 이해하는데 도움을 주는 두 가지 질문에는 무엇이 있는가?
3. 기성 보조기에 대한 Marie의 과거력에 기초하여, 치료 순응도에 대한 우려 사항에는 어떤 것이 있는가? 순응도 문제에 대해 어떻게 접근할 것인가?
4. 직장으로부터의 보조기 제작을 의뢰받은 사실을 고려할 때, Marie는 어떤 종류의 보험에 가입되어 있는가?

부록 6.2 예시

예시 6.1

다음은 보조기 제작 이후 초기 치료 진행 기록(initial progress note, IPN)이다. 이 기록은 서면 기록의 예시이지만 동일한 정보를 전자 형식으로도 포함해야 한다.

20__년 2월 24일 오후 4:00

42세인 이 여성은 우세팔인 오른팔의 오른 손목 고정 보조기 제작을 위해 치료사를 찾아왔다. 클라이언트는 20__년 8월 20일부터 손목굴증후군 병력이 있었다. 클라이언트는 질환이 진행되기 전에는 ADLs, 일 그리고 여가 활동을 독립적으로 수행했다고 하였다. 클라이언트는 오른손 쥐기 힘의 감소, 오후 늦게 발생되는 부종, 통증, 저림, 정중신경 부위의 감각 감소, 팔렌 징후 양성 등 손목굴증후군과 관련된 문제를 보였다(셈스-와인스타인 모노필라멘트 검사의 요약 보고서 참조). 클라이언트는 현재 캔 뚜껑 따기, 병뚜껑 열기, 칼로 음식 썰기와 같은 과제를 수행하기 위해 딸의 도움이 필요하다. 직장에서, 오른손 통증과 저림이 발생하기 전에 20분 정도 타자를 칠 수 있다. 클라이언트는 집에서 요리를 하고 직장에서 컴퓨터로 타자를 치는 데 어려움을 호소한다. 다음에 제시되는 오른팔의 움직임을 제외하고 B UE AROM은 WNL에 있다.

- 엄지: 맞섬은 약지까지 가능하고 새끼손가락까지는 불가능함
- 오른손가락 TAMs(정상 – 250~265°):
  - 검지 = 230°
  - 중지 = 230°
  - 약지 = 240°
  - 소지 = 270°
- 오른 손목
  - 굽힘 = 0~50°(정상 = 0~80°)
  - 손목 폄(WNL)
  - 노쪽치우침 = 0~15°(정상 = 0~20°)
  - 자쪽치우침(WNL)

쥐기 힘은 자마 동력계(Jamar dynamometer)로 검사하였다. 오른손 쥐기 힘 = 30파운드(연령 및 성별에 따른 백분위수에서 10번째) 그리고 왼손 쥐기 힘 – 64파운드(연령 및 성별에 따른 백분위수에서 75번째). MMT 결과는 다음과 같다:

- R 엄지벌림근 = 3(fair)/5, L = 5(normal)/5
- R 엄지맞섬근 = 3(fair)/5, L = 5(normal)/5

오른쪽 손바닥 기반, 중립 손목 고정 보조기가 제작되었다. 보조기 적용 후 눌린 자국이나 붉은 부위는 없다고 했다. 클라이언트는 보조기를 착용하는 동안 손의 기능적 움직임을 평가받았다. 보조기는 손가락과 엄지손가락의 움직임을 방해하지 않았다. 클라이언트는 보조기 착용 일정과 보조기 착용 순응도 관련 문서에 대한 구두 및 서면 지시를 받았다. 클라이언트는 스스로 보조기를 탈착할 수 있었다. 클라이언트는 가정 운동 프로그램, 보조기 주의사항 및 가정과 직장 환경에

서의 인체 공학적 보조 도구에 대해 구두 및 서면 지시를 받았다. 클라이언트는 모든 지시 사항을 잘 이해한 것 같아 보였다. 클라이언트는 보조기 및 관련 프로그램 그리고 인체 공학적 보조 도구를 살펴보기 위해 의사와 차후에 두어 번 더 만날 것이다.

OT 목표

LTG: 클라이언트가 오른손 통증과 저림의 완화를 알릴 것이며 가정 및 직장 내 활동을 독립적으로 완수할 것이다.

STG:

- 클라이언트는 [날짜]까지 오른 손목 보조기를 매일 3시간씩 착용하고 한 시간에 한 번씩 휴식과 운동을 함으로써 직장 내 컴퓨터 작업을 독립적으로 완료할 수 있을 것이다.
- 클라이언트는 [날짜]까지 오른 손목 보조기를 착용하는 동안 독립적으로 요리를 할 수 있으며 통증 완화를 알릴 것이다.
- 클라이언트는 [날짜]까지 컴퓨터 작업을 하는 동안 B UE의 적절한 자세를 취하며 인체 공학적 사무기기를 사용할 것이다.
- 클라이언트는 [날짜]까지 보조기 착용 일정 순응도 표에 따라 90% 보조기 착용 일정을 준수할 것이다.

ADLs: 일상생활활동, AROM: 능동운동범위, B: 양쪽, L: 왼쪽, LTG: 장기 목표, MMT: 맨손근력검사, OT: 작업치료, R: 오른쪽, STG: 단기 목표, TAM: 총능동운동범위, UE: 팔, WNL: 정상 범위 내.

예시 6.2

다음은 OT SOAP 노트이다. 이 노트는 서면기록 예시이지만 이와 동일한 정보는 전자 형식으로도 포함될 수 있다.

20__년 2월 24일 오후 4:00

S(주관적, subjective): "오른손이 언제나 저리고 아파요." 라고 클라이언트가 말했고 그녀는 가정에서 요리를 하는 것과 직장에서 컴퓨터로 타자를 치는 것이 힘들다고 알렸다.

O(객관적, objective): 클라이언트는 20__년 8월 20일 이래로 우세손인 오른쪽 손에 손목굴증후군 Hx를 가지고 있다. 클라이언트는 상태 악화 전에 독립적인 ADLs, 일 그리고 여가 활동이 가능했다고 밝혔다. 클라이언트는 오른쪽에 정중신경 분표 부위 내 감각 저하를 동반한 오른쪽 팔렌 징후 양성을 나타냈다(셈스-와인스타인 모노필라민트 요약 검사지 참조). 다음 동작을 제외하고 B UE AROM은 WNL:

R 엄지맞섬은 약지까지 가능하고 새끼손가락은 불가능함

R 손가락 TAMs(정상 = 250~265°):

- 오른손가락 TAMs(정상 = 250~265°) :
  - 검지 = 230°
  - 중지 = 230°
  - 약지 = 240°
  - 소지 = 270°
- 오른 손목
  - 굽힘 = 0~50°(정상 = 0~80°)
  - 손목 폄(WNL)
  - 노쪽치우침 = 0~15°(정상 = 0~20°)
  - 자쪽치우침(WNL)

쥐기 힘은 자마 동력계로 검사하였다. 오른손 쥐기 힘 = 30파운드(연령 및 성별에 따른 백분위수에서 10번째) 그리고 왼손 쥐기 힘 = 64파운드(연령 및 성별에 따른 백분위수에서 75번째). MMT 결과는 다음과 같다:

- R 엄지벌림근 = 3(fair)/5, L = 5(normal)/5
- R 엄지맞섬근 = 3(fair)/5, L = 5(normal)/5

클라이언트는 오른손 쥐기 힘 감소, 오후 늦게 오른손의 부종, 그리고 집에서 요리를 하고 직장에서 컴퓨터 작업을 하는데 문제를 보였다. 클라이언트는 현재 딸에게 캔 뚜껑 따기, 병뚜껑 열기, 칼로 음식 썰기와 같은 과제를 수행하기 위해 딸의 도움이 필요하다. 오른손 통증과 저림이 발생하기 전에는 직장에서 타자를 치는 데 20분 정도 소요되었다.

오른쪽 바닥 기반 중립 손목 고정 보조기가 제작되었다. 클라이언트는 피부에 눌린 자국이나 붉은 부위가 없다고 했다. 클라이언트는 보조기를 착용한 동안 손의 기능적 움직임을 평가받았다. 보조기는 손가락과 엄지손가락의 움직임을 방해하지 않았다. 클라이언트는 보조기 착용 일정 및 보조기 착용 순응도 관련 양식에 대한 지시사항을 구두 및 서면으로 제공받았다. 클라이언트는 독립적으로 보조기를 탈착할 수 있다. 클라이언트는 가정 운동 프로그램, 보조기 주의사항 그리고 가정 및 직장 환경에서의 인체공학적 보조도구에 대한 구두 및 서면 지시사항을 제공받았다. 클라이언트는 모든 지시사항을 잘 이해한 것 같이 보였다.

A(평가, assessment): 클라이언트는 작업치료 중재에 잘 순응하려는 동기를 보고하므로 재활 가능성이 좋은 것으로 보인다. 클라이언트는 오른 손목 고정 보조기를 착용하는 동안 기능적 활동을 완료할 수 있다. 보조기를 착용하고 가정 운동 프로그램과 가정 및 직장에서 인체공학적 보조도구를 적용함으로써 증상은 완화될 것이다.

P(계획, plan): 클라이언트는 보조기와 가정 프로그램 및 인체공학적 보조도구를 살펴보기 위해 의사와 차후에 두어 번 더 만날 것이다.

OT 목표

LTG: 클라이언트가 오른손 통증과 저림의 완화를 알릴 것이며 가정 및 직장 내 활동을 독립적으로 완수할 것이다.

STG:

- 클리이언트는 [날짜]까지 오른 손목 보조기를 매일 3시간씩 착용하고 한 시간에 한 번씩 휴식과 운동을 함으로써 직장 내 컴퓨터 작업을 독립적으로 완료할 수 있을 것이다.
- 클라이언트는 [날짜]까지 오른 손목 보조기를 착용하는 동안 독립적으로 요리를 할 수 있으며 통증 완화를 알릴 것이다.
- 클라이언트는 [날짜]까지 컴퓨터 작업을 하는 동안 B UE의 적절한 자세를 취하며 인체 공학적 사무기기를 사용할 것이다.
- 클라이언트는 [날짜]까지 보조기 착용 일정 순응도 표에 따라 90%의 시간 동안 보조기 착용 일정을 준수할 것이다.

(OTR, John Smith)

ADLs: 일상생활활동, AROM: 능동운동범위, B: 양쪽, Hx: 병력, L: 왼쪽, LTG: 장기 목표, MMT: 맨손근력검사, OT: 작업치료, OTR: 작업치료사, R: 오른쪽, STG: 단기 목표, TAM: 총능동운동범위, UE: 팔, WNL: 정상 범위 내

UNIT 2

환자의 질환에 따른 보조기 적용

ORTHOSIS FOR CONDITIONS AND POPULATIONS

7 손목 보조기
Orthoses for the Wrist

8 엄지 고정 보조기
Thumb Immobilization Orthoses

9 손 고정 보조기
Hand Immobilization Orthoses

10 팔꿈치 및 아래팔 고정 보조기
Elbow and Forearm Immobilization Orthoses

11 어깨 보조기
Orthoses for the Shoulder

12 손가락 보조기
Orthotics for the Fingers

13 가동 보조기: 연속-정적, 동적 그리고 정적-점진적 보조기
Mobilization Orthoses: Serial-Static, Dynamic, and Static-Progressive Orthoses

14 신경 손상에 따른 보조기 중재
Orthotic Intervention for Nerve Injuries

15 강직 관리를 위한 보조기 제공
Orthotic Provision to Manage Spasticity

16 고령자를 위한 보조기 중재
Orthotic Intervention for Older Adults

17 아동을 위한 보조기
Orthoses for the Pediatric Population

7

손목 보조기

Orthoses for the Wrist

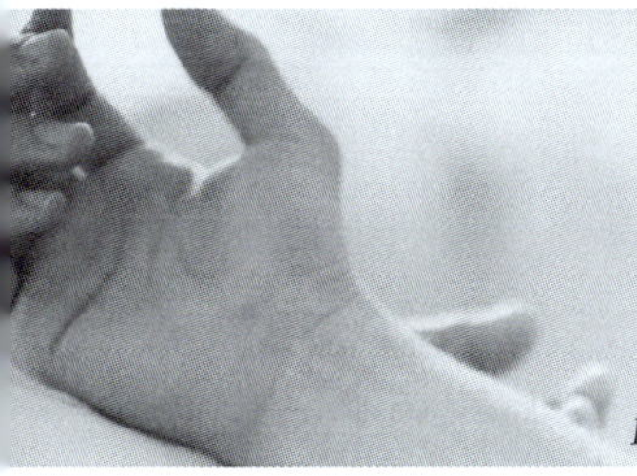

Helene L. Lohman

학습목표

1. 진단에 따른 손목 고정 보조기의 적응증에 대해 논의한다.
2. 손목 고정 보조기의 주요 특징을 이해한다.
3. 손바닥쪽 또는 손등쪽 손목 보조기의 제작과정을 알아본다.
4. 손목 고정 보조기의 적합한 맞춤 방법을 알아본다.
5. 손목 고정 보조기 중재에 대한 주의사항을 알아본다.
6. 임상 추론을 적용하여 문제가 있는 손목 고정 보조기를 평가한다.
7. 손목 고정 보조기의 적절한 착용감을 평가하기 위하여 임상 추론을 사용한다.
8. 손목 고정 보조기를 적용한 사례연구의 효과를 알아본다.
9. 손목 보조기 적용하는 경우 근거 중심 치료의 중요성을 이해한다.
10. 기성품 손목 보조기의 적절한 사용방법을 설명한다.

주요용어

손목굴증후군 Carpal tunnel syndrome (CTS)
원주형 Circumferential
복합부위통증증후군 Complex regional pain syndrome (CRPS)
손등쪽 Dorsal
아래팔 받침대 Forearm trough
새끼두덩 지지대 Hypothenar bar
손허리뼈 지지대 Metacarpal bar
노신경마비 Radial nerve injuries
류마티스관절염 Rheumatoid arthritis (RA)
건병증 Tendinopathy
힘줄염 Tendinosis
자뼈 Ulnar
손바닥쪽 Volar

Julia와 식사를 하던 중 그녀는 밤이 되면 오른쪽 손목, 엄지, 검지 및 중지에 통증이 나타나고, 통증은 핀과 바늘로 콕콕 찌르는 양상이 나타나며, 때때로 손가락 마비가 나타난 적도 있다고 말했다. 나는 그녀에게 무슨 일을 했는지 물어보았고, 그녀는 최근 타자를 반복적으로 치는 것과 시간이 날 때마다 잔디밭과 정원 가꾸기 일을 했다고 하였다. 그녀는 잡초 제거 시 반복적인 집기 동작을 수행하고, 잔디 깎는 기계를 사용할 때마다 지속적인 손목 굽힘과 쥐기 그리고 진동을 느꼈다고 하였다. 이 이야기를 들은 나는 그녀가 손목굴증후군(carpal tunnel syndrome, CTS)으로 겪고 있다고 의심하고 의사를 만나라고 조언하였다. 일주일이 지나 다시 만난 그녀는 병원에서 검사를 통해 CTS로 진단받았음을 말하면서 증상 완화에 도움이 될 수 있는 치료 방법을 나에게 물어보았다. 나는 근거 중심 치료를 기반으로 손목을 중립에 위치시키는 보조기를 착용하는 것이 CTS의 초기 단계에서 가장 효과적인 중재라고 조언하였다.

전체적인 관점에서 손목의 적절한 정렬 상태는 손의 형태를 유지하고 힘줄(tendon)과 같은 결합조직과 관련하여 손을 움직이는 데 중요하게 작용한다. 손목은 잡기와 쥐기 등의 기능 활동에서 폄된 자세를 취해야 하는데, 이러한 자세를 유지하기 위하여 임상에서는 O형 손목 고정 폄 보조기 또는 콕업(cock-up) 보조기를 많이 사용한다. 손목 고정 보조기는 진단과 상태에 따른 지침, 환자의 중재 목표에 따라 일반적으로 중립 또는 약간 폄된 자세를 위치시켜 손목 안정성을 제공하면서 손허리손가락관절(MCP)의 완전한 굽힘과 엄지손가락의 움직임이 가능하도록 제작한다. 이러한 형태는 손목의 안정성을 통해 손가락의 쥐기 및 잡기와 같은 기능적인 과제 활동을 가능하게 한다. 일반적으로 손동작의 기능 활동을 증진하기 위해 손목을 0~30°로 폄시킨 상태로 제작한다.

작업치료사는 손바닥쪽, 손등쪽, 자쪽, 아래팔 둘레, 손목, 손 그리고 노쪽을 지지하기 위한 손목 보조기를 제작한다(그림 7.1~7.4). 또한 치료사는 손목 고정 보조기를 기초로 한 가동 및 정적 진행형 보조기를 사용할 수 있다(13장 참고).

일부 기성품 손목 고정 보조기는 맞춤 제작 보조기와 같이 정확히 몸에 맞지 않아 환자의 진단 및 상태에 적절하게 적용하기가 어렵지만, 부드러운 재질로 제작된 보조기는 스포츠 환경이나 작업 활동을 할 때 편하게 사용할 수 있는 장점이 있다. 또한 기성품 보조기는 활동에 필요한 움직임을 제한하지 않으면서 기능적인 손 사용을 허용한다. 류마티스관절염(rheumatoid arthritis, RA) 환자에게는 통증 감소와 기능 활동에서 손목 안정성을 위해 부드러운 재질로 제작된 손목 스플린트가 도움이 된다.

이 장에서는 손목 고정 보조기의 개요, 유형, 기능 및 진단의 종류를 이해하고, 문제 해결을 위한 조언, 기성품 보조기의 사용으로 작업에 미치는 영향과 가동, 연속 고정 보조기의 적용 방법에 대해 다룰 것이다. 또한 손목 보조기 제공을 이해하기 위하여 최근 근거를 살펴볼 것이다.

손바닥쪽, 손등쪽, 자쪽 및 원주형, 다트 선수 손목 보조기

VOLAR, DORSAL, ULNAR, CIRCUMFERENTIAL, AND DART THROWER'S WRIST ORTHOSES

임상적인 환경에서 작업치료사는 손바닥쪽, 손등쪽, 자쪽과 원주형 손목 보조기의 제작과 각 보조기의 장 · 단점을 이해한다.

손바닥쪽 Volar

손바닥쪽 손목 고정 보조기(그림 7.1)는 손목과 손의 무게에 적절한 지지를 제공하기 위해 등쪽 손목 스트랩으로 손목을 고정시킨다. 하지만 손의 무게를 보조기로 받혀져야 하거나(이완성 마비), 손의 힘이 보조기를 잡아당기는 경우(강직성 마비) 보조기 스트랩이 적합하지 않을 수 있다. 그렇지만 적절하게 위치시킨 넓은 손목 스트랩과 함께 디자인된 손바닥쪽 손목 보조기는 이완된 손목을 지지하고, 손목 근육에 조절이 필요한 환자의 손목 고정과 안정적인 자세를 만들 때 가장 적합하다.

손바닥쪽 손목 보조기의 최대 단점은 손바닥의 촉각을 무디게 하여 물체 형태를 인식하는 능력을 상실시키는 것이다. 더 나아가 부종이 있는 경우에는 손등쪽에 착용된 스트랩이 림프와 정맥의 흐름을 방해할 수 있기 때문에 신중하게 적용해야 하지만, 부종 감소를 위해 전체 손을 먼쪽에서 몸쪽으로 부드럽게 감기는 연속형 스트랩으로 구성된 보조기로 수정할 수 있다.

손등쪽 Dorsal

몇몇 작업치료사는 손을 전체적으로 지지하는 큰 손바닥 지

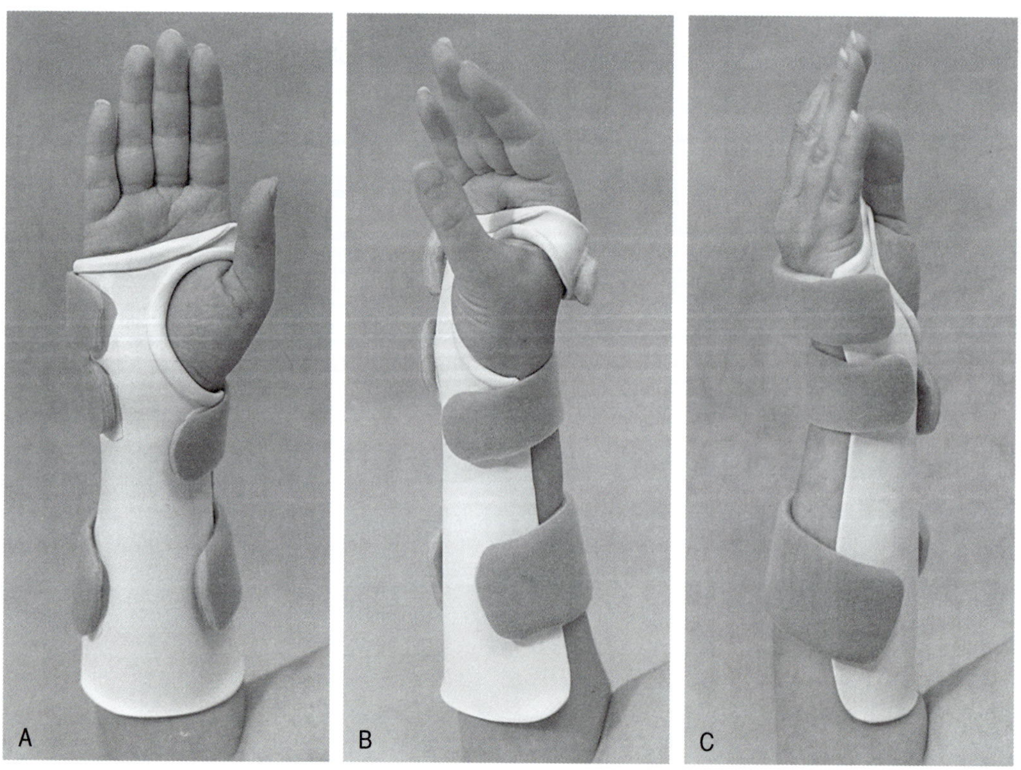

그림 7.1 손바닥쪽 손목 고정 보조기

지대를 갖춘 손등쪽 보조기를 제작하는데, 이러한 지지대는 압력을 고르게 분산시키고, 편안함과 기능에 있어서 필수적이다. 그리고 작은 손바닥 지지대로 만든 손등쪽 보조기가 큰 손바닥 지지대를 갖춘 손바닥쪽 보조기보다 손바닥 감각입력의 기능이 더 좋다(그림 7.2). 표준형 스트랩 형태로 디자인된 손등쪽 손목 보조기가 압력 분포로 인해 부종이 있는 경우에 더 적합하고, 손바닥쪽과 손등쪽 보조기 디자인은 모두 가동(동적) 보조기 중재를 위한 기본 틀로 사용될 수 있다. 그러나 이러한 디자인의 보조기는 잘 벗겨져 보통 차선책으로 선택된다.

자쪽 Ulnar

자쪽 손목 고정 보조기는 입고 벗기가 편리하여 스포츠 손상과 같은 손의 자쪽을 보호하는 경우 적용할 수 있고(그림 7.3), 손목굴증후군 또는 자쪽 손목에 통증이 있는 경우에도 사용한다. 자쪽 손목 고정 보조기의 기본 형태를 사용하여 가동 보조기로 디자인되기도 한다.

원주형 Circumferential

원주형 손목 고정 보조기는 가동 보조기를 기초로 할 때 특히 보조기가 제자리에서 벗어나는 것을 방지하는 데 도움이 된다. 원주형 손목 고정 보조기는 아래팔에 안정성 제공, 부종 조절, 고른 압력 분포와 가장자리의 압력을 제거한다. 간혹 원주형 손목 고정 보조기는 환자에게 심리적인 구속감을 줄 수 있지만, 작업치료사는 보조기 제작 시 바깥쪽 자뼈 면쪽에 압력이 가해지지 않도록 주의하면서 엄지와 손가락이 움직이는지를 고려한다(그림 7.4). 원주형 손목 고정 보조기는 두 개로 나눠는 원통(bivalve) 디자인과 지퍼가 달린 보조기 형태로 나뉜다. 먼저 두 개로 나눠는 원통 디자인은 손상된 부위를 단단하게 고정하고, 부종의 감소 여부에 따라 쉽게 수정이 가능하여 보조기를 새롭게 제작할 필요가 없다(그림 7.5A). 또 다른 하나인 지퍼가 달린 보조기는 구멍 난 열가소성 재료로 만들고, 안정성과 지지를 제공할 수 있으며 큰 변화가 없는 부종에도 적용 가능하다. 그리고 일부 지퍼 달린 보조기는 물에 강한 방수기능이 있고, 보조기에 스트랩이 없어 주변 물건에 걸리지 않는 장점이 있다(그림 7.5B).

다트 보조기 Dart Thrower's

연구자들에 따르면, 다트 던지기 동작은 일상생활활동 수행과 밀접하게 관련된 손목 동작의 움직임이라고 정의하였다. 이 동작은 "노쪽치우침과 폄"에서 "자쪽치우침과 굽힘"의 움직임을 일으킨다. 경첩 유형 손목 보조기를 일명 "다트 보조기"라고 하는데, 이는 다트 선수가 운동 시 나타나는 동작에서 기반된 용어이다. 이 보조기는 노손목 관절과 손배-반달

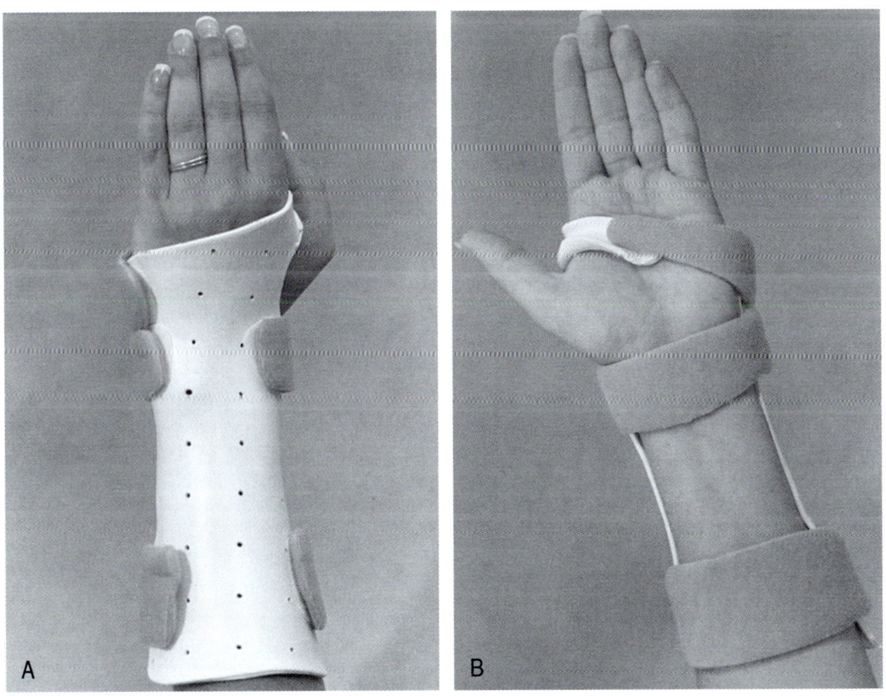

그림 7.2 손등쪽 손목 고정 보조기

뼈 인대 움직임의 제한을 향상시키는 데 도움을 제공한다. 초기에 다트 보조기를 착용하면 몸쪽 손목뼈 부위와 손목인대의 기능적 회복 속도를 높여준다는 연구 결과가 나타나 현재 새로운 중재적 접근방법으로 적용되고 있다. 하지만 이 보조기의 효과를 보여주는 추가적인 연구가 필요하다.

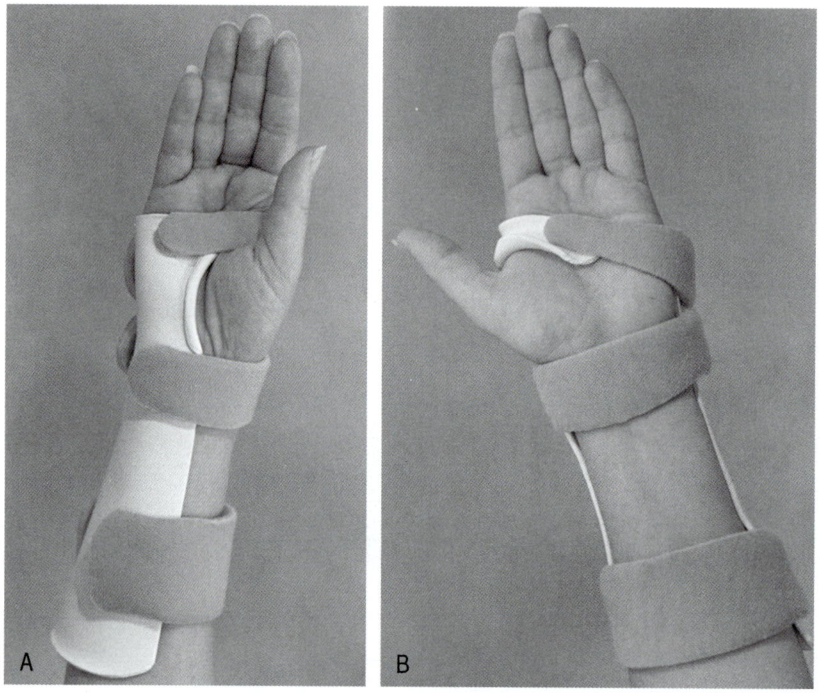

그림 7.3 자쪽 손목 고정 보조기

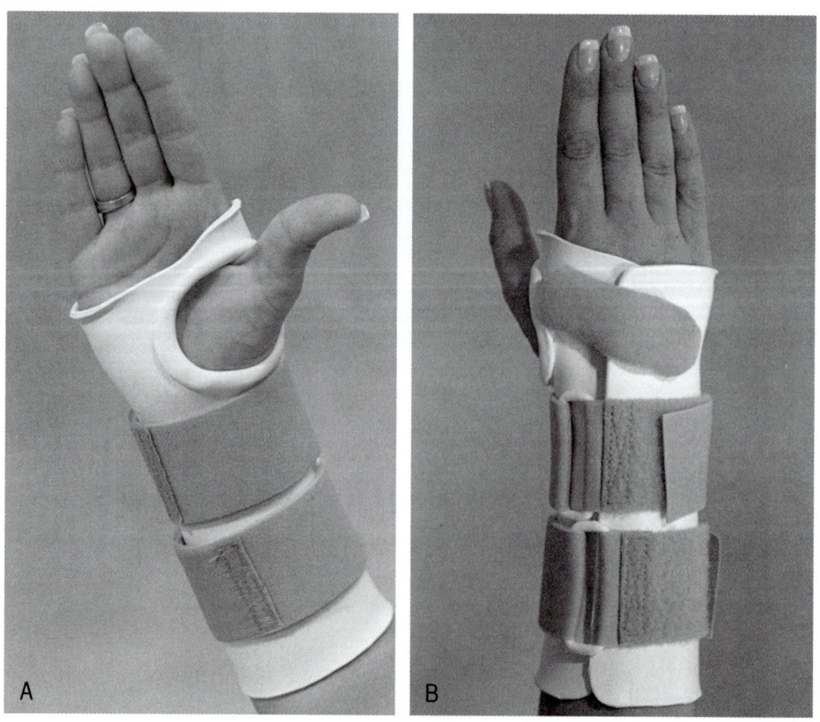

그림 7.4 원주형 손목 고정 보조기

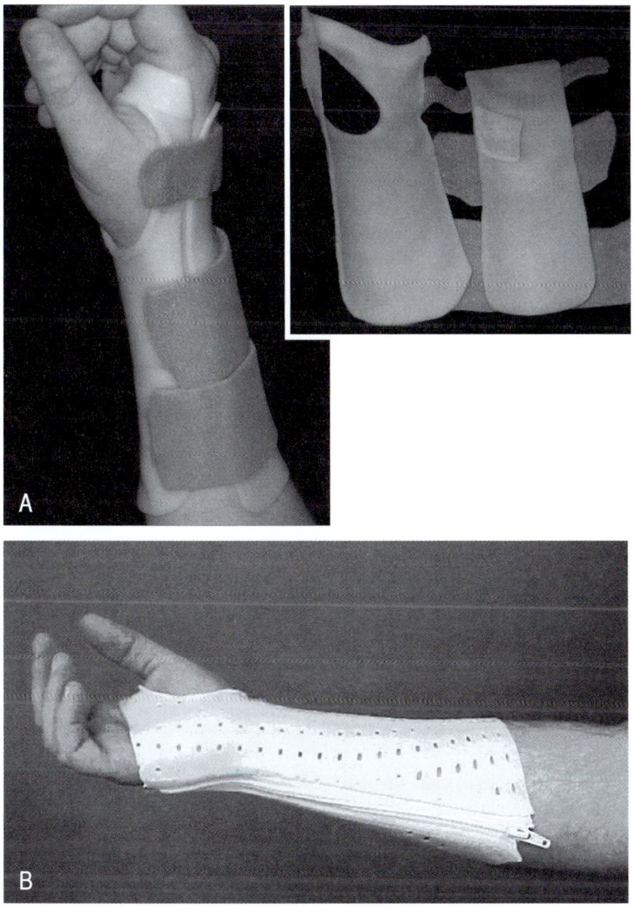

그림 7.5 A: 두 개로 나뉘는 원통 디자인, B: 지퍼형 보조기

출처: A courtesy Mojca Herman. B from Bednar, J. M., & Von Lersner-Benson, C. [2002]. Wrist reconstruction: Salvage procedures. In E. J. Mackin, A. D. Callahan, T. M. Shirven, et al. (Eds.), *Rehabilitation of the hand and upper extremity* [5th ed., p. 1200]. St. Louis, MO: Mosby.

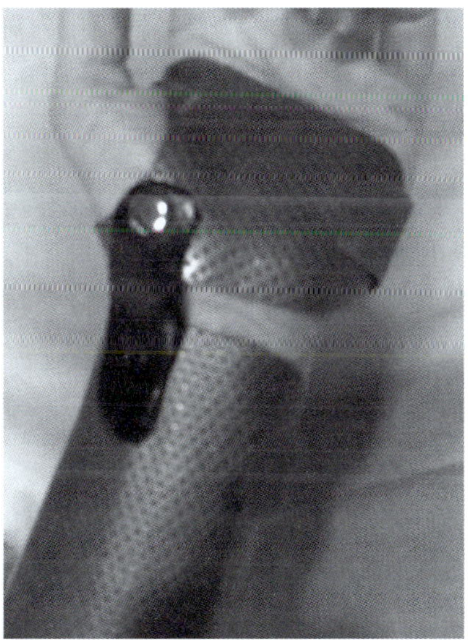

그림 7.6 다트 선수 보조기

출처: Schwartz, D. A. [2016]. An alternative fabrication method of the dart thrower's motion orthosis [also known as the dart orthosis]. *Journal of Hand Therapy*, 29[3], 339–47.

손목 고정 보조기의 특징

FEATURES OF THE WRIST IMMOBILIZATION ORTHOSIS

여러 가지 질환을 이해하면 손목 고정 보조기 적절한 보조기를 제작하는 데 도움이 된다. 그리고 작업치료사는 손바닥쪽, 손등쪽, 자쪽 및 원주형 보조기에 존재하는 아래팔 받침대(forearm trough), 손허리뼈 지지대(metacarpal bar)와 새끼두덩 지지대(hypotherar bar) 등과 같은 다양한 구성요소의 특정 기능을 이해해야 한다(그림 7.7, 7.8). 손바닥쪽 및 손등쪽 손목 고정 보조기의 경우 아래팔 받침대는 적절한 압력 분산을 위해 아래팔 길이의 2/3, 아래팔 둘레 전체의 1/2 이상을 덮어야 한다. 아래팔의 먼쪽 노뼈 근처 영역에 홈을 만들거나 끝을 매끄럽게 열처리를 통해 압박지점을 피해야 한다.

새끼두덩 지지대는 평상시 손의 자세가 자뼈 방향으로 기울어지지 않도록 좋은 정렬을 유지하고 소지와 약지의 동작을 방해하지 않도록 제작한다. 손허리뼈 지지대는 손허리뼈의 가로활(transverse arch)을 지지하여 손바닥쪽의 안정성을 제공하므로 손바닥쪽 받침대(palmar bar)로도 부른다. 작업치료사는 손바닥쪽 손목 고정 보조기에서 이 받침대를 먼쪽 손바닥쪽 주름과 먼쪽 자쪽 엄지두덩 주름에 가깝게 위치시켜 손허리뼈관절이 완전히 굽혀지도록 한다. 그리고 손의 자쪽에서는 새끼손가락 손허리뼈가 완전히 굽힘되도록 손허리뼈 지지대가 먼쪽 손바닥쪽 주름에 가깝게 위치시키는 것이 중요하다.

손의 노쪽에서 적절한 검지 및 중지의 손허리손가락 굽힘 및 엄지 움직임을 허용하기 위해 손허리뼈 지지대를 몸쪽에서 먼쪽 손바닥쪽 주름과 먼쪽 엄지두덩 주름에 가깝게 위치시켜야 한다. 또한 작업치료사는 등쪽 손목 고정 보조기에서 손바닥쪽으로 감싸 돌릴 때, 손등쪽 손허리손가락관절에 인접하게 하고 손바닥쪽 손목 고정 보조기에 적용된 원리와 동일하게 손허리뼈 지지대를 제공한다(몸쪽에서 먼쪽 손바닥쪽 주름, 자뼈 부위와 새끼두덩 주름의 먼쪽에 가깝도록).

손목 보조기에 스트랩을 적용할 때 보조기 제작자의 세심한 배려가 필요하다. 스트랩은 손허리뼈 지지대, 손목 그리고 보조기의 몸쪽 끝의 세 부위에 부착된다. 스트랩은 접착식 벨크로 고리로 부착되며, 치료사는 접착식 고리 벨크로가 클수록 열가소성 재료 사이의 경계면이 넓어져 벗겨지지 않도록 도와준다(그림 7.1, 7.7). 그리고 작업치료사는 보조기에 패딩을 적용하여 신체 부위에 발생할 수 있는 잠재적인 압박 또는 전단력(shear)의 문제점을 고려해야 한다.

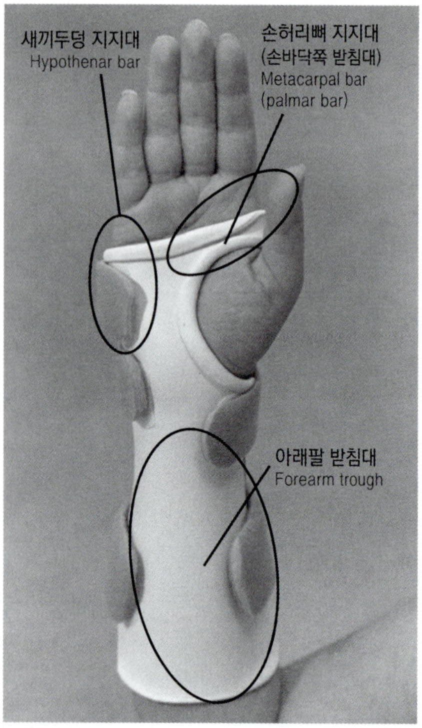

그림 7.7 손바닥쪽 손목 고정 보조기의 구성요소

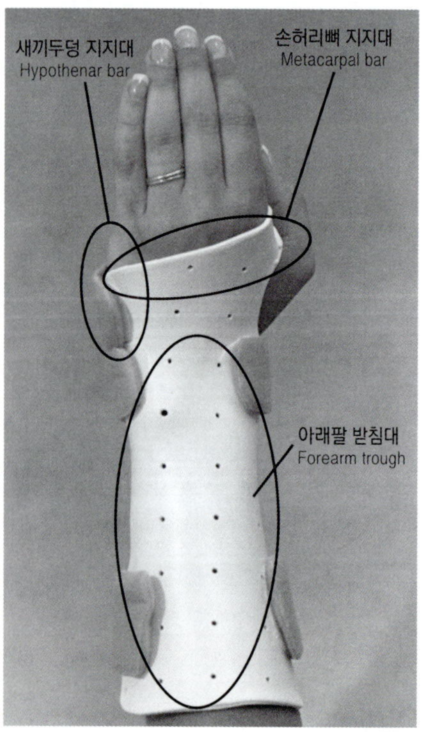

그림 7.8 손등쪽 손목 고정 보조기의 구성요소

진단에 따른 적응증 Diagnostic Indications

손목 고정 보조기의 임상적 적응증은 진단에 따라 다르다. 작업치료사는 손목을 고정시키는 팔 질환의 경우 손목 고정 보조기를 적용할 수 있다. 이러한 보조기의 적용은 환자의 중재 요구를 비롯한 다양한 목표가 포함되어 있다. 이 목표에는 손목 통증, 염증 감소, 손목 안정성 제공, 손가락 사용, 손목의 변형 및 예방, 정중신경에 가해지는 압박과 조직에 가해지는 긴장도 최소화가 있다.

연속 고정형 손목 가동 보조기는 점진적으로 수동 관절가동범위(PROM)를 증진시키는 데 사용된다. 손목 고정 보조기가 필요한 특정 진단 질환에는 힘줄염, 노뼈 및 자뼈 먼쪽 골절, 손목 염좌, 노신경마비, RA, 손목관절 치환술과 손목굴증후군이 있으나 이에 국한되지는 않는다. 복합부위통증증후군(complex regional pain syndrome, CRPS) 환자를 위해 손목 보조기를 적용할 수 있지만 무조건 보조기를 제공하는 것은 통증 주기를 상승시킬 수 있으므로 환자의 증상에 따라 착용 여부가 고려되어야 한다.

특정 손목 자세는 진단명, 손 치료 전문가 의뢰 및 환자의 중재 목표에 따라 다르다. 손목 고정 보조기를 착용하고 기능적인 손을 사용하고자 하는 경우 치료사는 과도한 손목 굽힘과 폄이 정상적인 기능 자세를 방해할 수 있음을 명심해야 한다. 오히려 과한 자세가 유발될 경우 CTS로 진행될 수 있다.

이와는 반대로 보조기의 목표가 PROM을 증가시킬 때 과한 자세가 적용되기도 한다. 하지만 이러한 극단적인 자세는 손의 기능을 방해할 수 있기 때문에 치료사는 보조기를 적용할 때 기능 상실이 있더라도 어떠한 자세로 고정하는 것이 환자에게 더 많은 장점이 되는지를 판단하여 적용한다. 또 다른 고려사항은 열가소성 재료의 두께를 선택하는 것인데, 일반적으로 이 장에서 다루는 대부분의 진단은 1/8인치 정도의 두께로 적절한 지지를 제공할 때 적용된다. 더 얇은 재료(예: 1/6인치)는 연약한 피부에 더 적합하고, 피부가 얇은 노인을 위한 CTS 보조기, 작은 손(예: 아동) 보조기 및 RA를 가진 사람을 위한 보조기를 제작할 때 도움이 된다.

작업치료사는 손목 고정 보조기를 제작하기에 앞서 환자의 손 기능 평가를 철저히 수행해야 하며 환자에게 보조기 착용 일정, 보조기 유지 관리, 주의사항에 대한 지침 및 필요에 따른 운동프로그램을 제공한다. 의사와 숙련된 작업치료사는 손의 위치, 착용 일정 등의 구체적인 특성이 환자마다 다르므로 보조기에 대한 안내서를 참고한다. 표 7.1은 일반적인 손

표 7.1 손목 고정 보조기 관련 질환 및 처방

손의 상태	바람직한 착용 일정	손목 위치와 보조기 형태
신경 압박		
손목굴증후군(CTS) (정중신경압박)	CTS에 대한 일반적인 안내서는 없다. 작업치료사는 환자의 활동이 무엇인가에 따라 보조기 착용 일정을 결정해야 한다. 예를 들면, 낮 활동 중에 통증이 발생하면 보조기를 착용해야 한다. 미국정형외과학회(American Academy of Orthopaedic Surgeons, AAOS)는 밤에는 보조기를 최소한으로 착용하고, 낮에는 증상을 악화시키는 활동을 할 때 착용할 것을 권고한다. 때때로 통증이 심한 급성기에는 4~6주 동안 위생 활동과 관절운동을 수행할 때를 제외하고는 보조기를 계속 착용하고 점차적으로 줄여 나간다.	손목 중립 자세의 손바닥쪽, 손등쪽 또는 자쪽 보조기. 최신 연구에서는 CTS 증상이 회복되지 않는 경우 MCP관절이 굽힘되지 않도록 방지하는 손바닥쪽 손목 보조기를 적용함
손목터널의 박리술 (surgical release)	CTS 박리술에 적용하는 일반적인 안내서는 없다. 의사에 따라 수술 전 또는 직후에 보조기를 제작하고 적용할 수도 있으며, 처방하지 않을 수도 있다. 의사는 수술 후 약 1주일 정도 회복기를 거친 후 보조기와 함께 착용 일정이 처방된다(회복기, 수면, 과도한 활동 포함). 유착형성이 예방되는 시기가 지난 후 보조기를 제거한다.	중립 또는 약간 폄된 상태로 고정한 손바닥쪽 고정 보조기
노신경마비	손목을 기능적인 자세에 위치시키고 노신경 손상을 보호하기 위하여 손목 고정 보조기를 추천한다. 이 보조기는 밤에 착용할 수 있으며, 다양한 종류의 보조기는 14장에서 설명되었다.	손바닥쪽 또는 손등쪽은 손목 폄이 30°에 가깝도록 제작한다. MCP관절 폄과 엄지의 MP 및 IP 관절 폄으로 구성된 휴식 손 보조기는 밤부터 낮까지 사용한다(9장 참조).
힘줄염/힘줄활막염		
손목 내에 있는 힘줄집의 변성과 염증	환자는 위생 활동과 관절운동 수행 시 벗는 것을 제외하고 통증이 유발되는 활동을 제한하기 위하여 지속적으로 고정 보조기를 착용한다. 단계적으로 보조기 착용 시간을 줄인다.	손목관절 20~30° 폄으로 고정한 손바닥쪽, 손등쪽 고정 보조기
손목 윤활막염	급성기가 재발할 수 있는 시기는 위생 활동 및 관절운동을 할 때만 제거하고, 계속해서 손목 고정 보조기를 착용한다.	손목관절 0~15° 폄으로 고정한 손바닥쪽 고정 보조기
류마티스관절염		
부종, 손목관절 아탈구 및 염증이 있는 기간	환자는 위생 활동 및 관절운동을 할 때를 제외하고 지속적으로 보조기 착용 일정을 준수한다. 만약 MCP관절이 자쪽으로 변형되어 있거나 IP관절에 침범되지 않았을 경우, 작업치료사는 MCP관절까지 포함되도록 손목 보조기를 제작한다.	환자가 편안함을 느끼는 범위에서 손목관절을 30°까지 최대한 폄시킨다. 자쪽 변형이 진행되는 급성기에는 보조기를 중립 자세로 고정한다.
손목 골절	작업치료사는 깁스 제거 및 골절이 치유되는 동안 손목 고정 보조기를 제작할 수 있지만, 기능적인 움직임을 제공하기 위하여 지속적인 보조기 착용은 권장되지 않는다. 때때로 기능적 손목 폄이 부족하다면 연속 보조기(serial orthoses)를 제작할 필요가 있다.	손등쪽, 손바닥쪽 또는 원주형(더 많은 지지가 필요한 경우) 보조기는 환자가 견딜 수 있는 범위에서 최대 30°까지 수동적으로 폄시켜 고정한다.
손목 염좌		
인대의 1단계 또는 2단계 파열	3~6주 동안 지속적으로 손목 고정 보조기를 착용한다. 의사는 환자 상태의 심각 정도에 따라 목욕 시 벗는 것을 허용할 수도 있다.	인대의 파열 위치에 따라 자세가 달라진다. 보조기는 인대에 가해지는 스트레스(장력)를 제거할 수 있어야 한다.
기타		
복합부위통증증후군 (CRPS)	환자가 기능적 활동을 수행할 때 통증이 발생했다면, 손목 고정 보조기를 착용하고 활동을 수행하면 통증을 감소시킬 수 있다. 또 다른 목적에는 혈액 순환과 조직의 영양공급을 촉진하고 손목의 기능적인 자세를 회복시키기 위함이다.	손바닥쪽 고정 보조기는 환자가 견딜 수 있는 범위에서 최대한 폄을 시킨다. 원주형 손목 보조기는 가장자리의 압박과 부종 감소를 위해 사용될 수 있다.

의 상태에 따라 필요한 손목 고정 보조기의 착용 계획 및 방법을 나열하였다.

손목굴증후군의 손목 고정 보조기

Wrist Orthotic Intervention for Carpal Tunnel Syndrome

CTS는 매우 좁은 손목굴을 통과하는 정중신경에 압박이 가해져 통증이 발생하는 손목과 손 질환을 총칭하는 질환이다. 압박을 완화하기 위한 손목 보조기의 제공은 보존적인 중재 방법으로 많은 연구에서도 보조기 사용을 지지한다. 최근에 미국정형외과학회가 제시한 CTS에 대한 최신 근거 중심 임상지침에 따르면 환자의 증상을 개선하기 위하여 손목 보조기를 제공해 보존하는 치료는 높은 근거를 갖춘 중재 방법이라고 하였다. 그리고 미국정형외과학회 보고서의 두 가지 연구 중 첫 번째 연구는 보조기 미착용에 비해 종일 또는 밤 시간 보조기를 착용한 결과, 통증 감소와 기능적인 능력 향상에 통계적으로 유의한 변화를 나타내었다. 손목굴증후군을 위한 질적 측정은 보존적인 치료로 보조기 중재를 권장하지만, 최근 Cochrane의 체계적 고찰에서는 손목 보조기의 효능성에 대한 추가적인 연구를 제안하였다.

두 번째 연구에 따르면, CTS에 적용한 보조기 중재의 경우 손목을 가능한 0°(중립)에 가깝게 제작하여 정중신경에 가해지는 압력을 없애주면 혈액 순환에도 도움이 될 수 있다고 하였다. 또한 최신 연구에서 새롭게 적용된 보조기에 중립 자세에서 벌레근을 안정시켜 제작하는 손허리손가락 고정 보조기를 포함시켰다.

일부 보조기는 손목을 20~30° 폄의 위치로 만들기 때문에 손목굴증후군을 위한 기성품 손목 보조기를 적용할 때 주의해야 한다. 따라서 보조기에서 손목 각도 조절이 가능하다면 중립 자세로 수정해야 한다. 기성품 보조기 중 일부는 금속이나 열가소성 삽입물이 부착된 부분을 통해 손목의 위치를 수정하여 사용할 수 있지만, 각도가 수정된 기성품 보조기는 맞춤 보조기보다 불안정하며 약하고 불편할 수 있다.

손목 고정 보조기를 제작할 때 고려해야 하는 또 다른 사항은 손가락 굽힘을 허용하는 정도이다. 연구에 따르면 손가락 굽힘이 손목터널 압력에 영향을 주며, 특히 손가락이 완전히 굽혀져 주먹을 쥔 모양이 되었을 때 손목굴 압박에 영향을 미치는데, 그 이유는 손가락을 구부릴 때 벌레근이 손목터널 속으로 지나가기 때문이다. 그러므로 CTS가 있는 환자에게 보조기를 제공할 때는 주먹을 완전히 쥐지 않고, 손가락 굽힘 범위를 75% 이내로 하도록 하는 등의 교육을 진행해야 한다. 그리고 작업치료사는 보조기를 제공할 때 환자의 손가락 위치를 확인해야 한다.

Ostermann 등(2002)은 CTS 증상이 호전되지 않는다면 손가락 굽힘을 감소시키기 위해 손허리뼈 또는 MCP관절을 차단하는 손바닥쪽 손목 보조기 제작을 권고한 결과(그림 7.9), 최근 연구에서 MCP관절 차단 손목 보조기의 긍정적인 결과를 밝혀냈다. 일부 연구에서는 MCP관절 차단 손목 보조기와 기존 손목 보조기를 비교하였다. Golriz 등(2016)의 연구에서는 24명의 환자에게 6주간 보조기를 착용시킨 결과 두 가지 보조기는 쥐기와 집기 강도에 대한 효과가 동일하다고 밝혔다. 그러나 손허리손가락관절 차단 손목 보조기에서 통증 감소와 기능 능력의 향상이 나타났다. Bulut(2015) 등은 54명의 환자에게 MCP관절 차단 보조기를 착용했을 때 통증 감소, 쥐기/집기 강도와 기능에서 상당한 개선이 있다는 것을 밝혀냈다. 이러한 연구들은 작업치료사가 CTS 맞춤 보조기를 제작할 때 MCP관절 차단 보조기에 관한 연구 결과를 고려해야 한다고 하였다.

작업치료사는 CTS 환자를 위하여 손목 고정 보조기를 제작할 때 가정 및 직장에서 작업 및 활동이 얼마나 되는지를 주의 깊게 고려하고 손을 전체적으로 사용할 때 손목이 어느 정도 기여하는지를 판단하여 제작하도록 한다. 만약 직장에서 손목 고정 보조기를 착용해야 한다면, 내구성뿐만 아니라 세척 편의성도 고려해야 한다. 또한 직장 환경이 깨끗하지 못한 일부 환자에게는 두 개의 보조기(하나는 직장용, 다른 하나는 가정용)를 제작한다. 대부분 컴퓨터를 다루는 직장인은 손목을 펴하거나 굽힘하여 고정하는 보조기를 사용하며, 직장 내에서 효과적인 컴퓨터 문서 작업을 위해서는 10~20° 정도 자뼈쪽으로 기울어지도록 하는 것이 도움이 된다. 맞춤

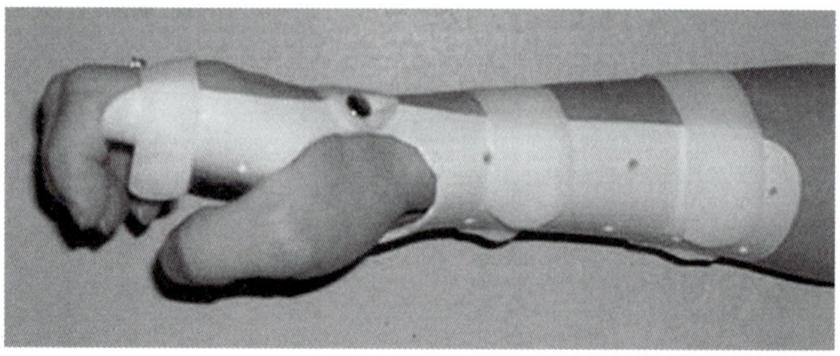

그림 7.9 손목과 MCP관절을 중립 자세로 제작한 손목 고정(벌레근 자세) 보조기

출처: Brininger, T. L., Rogers, J. C., Holm, M. B., et al. [2007]. Efficacy of fabricated customized splint and tendon and nerve gliding exercises for the treatment of carpal tunnel syndrome: A randomized controlled trial. *Archives of Physical Medicine and Rehabilitation*, 88[11], 1429–1436.

손목 보조기에서 손허리뼈 지지대를 약간 넓게 제작하면 손의 자뼈와 노뼈 부위의 작은 움직임이 가능하지만, 이러한 보조기를 사용할 때 환자는 주의사항에 대해 교육을 받아야 한다. 그리고 반복적인 활동은 팔의 생체역학적 변화로 인해 몸쪽 근육통이나 염증을 유발할 수 있다. 이런 경우 작업치료사는 통증이나 염증 증가 시 환자에게 컴퓨터 사용을 줄이라고 지시할 수 있으며, 환자는 보조기를 착용하기 전, 사세를 취하는 교육을 받아야 한다. 마지막으로 환자는 손목 고정 보조기를 착용한 상태에서 직업 및 가정에서 하는 활동을 연습하고 치료사는 이러한 활동의 기능적인 적합성 여부를 확인한다.

작업치료사는 환자가 보조기를 밤에만 착용할 것인지, 작업 활동 중에 지속적으로 착용할 것인지 아니면 두 가지를 결합해 계속 착용할 것인가에 대한 착용 일정을 계획해야 한다. 미국정형외과학회와 다른 연구자들은 밤 시간에만 착용하거나 많은 활동으로 증상이 악화될 수 있는 낮 시간에 착용하는 것을 권장한다. 잠자는 동안 심하게 손목을 구부리거나 펌자세가 발생되기 때문에 밤 시간에도 손목 고정 보조기 착용을 고려하는 것이 중요하다고 하였다. 그리고 밤에만 착용할 경우 스트랩을 너무 팽팽하게 당기지 않도록 주의해야 하며, 이러한 실수는 증상을 악화시킬 수 있다고 하였다. 또 다른 연구에서 피실험자들은 보조기를 종일 착용할 때 최대 효과를 보았다고 밝혔지만, 보조기 착용의 순응도에 대한 문제가 나타났다. 이처럼 보조기 착용 일정은 담당의가 처방할 수 있는데 일반적으로 보조기는 6~8주 착용하는 효과적이며 최대 1년까지 착용할 수 있다고 하였다.

연구자들은 보조기 제공 외에도 신경 활주 운동과 같은 다른 중재를 고려한다. CTS에 대한 신경 활주 운동의 효과를 평가하기 위해 임상시험 대상군에 충족하는 13건의 임상실험의 체계적 검토에서 신경 활주의 효과에 대한 근거가 밝혀졌다. 그리고 신경 활주 운동이 통증과 기능을 회복하기 위해 기존의 치료방식과 함께 보조적 중재로 적용될 수 있다고 제안했다.

벌레근 스트레칭과 MCP관절 차단 손목 보조기를 결합한 중재는 CTS의 보존적 관리를 위한 효과적인 선택이 될 수 있다. Baker 등(2012)은 경증에서 중등도의 CTS 환자의 경우, 벌레근 스트레칭과 MCP관절 차단 보조기의 맞춤 제작 손목 고정 보조기인 콕업 보조기가 일반적인 스트레칭을 결합한 MCP관절 차단 보조기보다 장기적인 효과가 있었다고 밝혔다. 더 나아가 벌레근 스트레칭과 MCP관절 차단 손목 보조기의 제공은 수술 빈도를 감소시킨다고 보고하였다.

CTS 환자를 위한 또 다른 효과적인 중재는 작업 활동을 수정하는 것이다(손목과 아래팔의 과도한 움직임, 특히 손목 굽힘을 하지 않도록 함). 또한 지속적으로 집기나 쥐기 활동을 피하고 가능한 한 모든 일상생활활동(ADL)에서 올바른 자세를 사용하는 것도 중요하다. CTS는 발생학적으로 연부 소직에 혈액공급이 감소되어 나타나는 질환이기 때문에 온도가 낮은 환경에서는 신경의 혈액 공급이 제한된다. 따라서 체온을 유지하는 것은 CTS 관리에 있어서 중요한 부분으로 보조기의 착용은 부분적으로나마 따뜻함을 제공한다. 마지막으로 보존적인 치료의 효과가 없는 경우 추가적인 코르티코스테로이드 주사 또는 수술을 염두 해야 한다.

손목굴증후군 수술 이후의 손목 보조기 중재

Wrist Orthotic Intervention Post Carpal Tunnel Surgery

일부 작업치료사와 의사는 고정으로 인한 관절 강직 및 근육 단축에 대한 우려로 수술 후 손목 고정 보조기를 권장하지 않는다. 최근 Cochrane에서는 1,521명이 참가한 22건의 임상실험의 손목굴증후군 박리술(surgical release) 이후 재활에 대한 체계적 고찰에서 보조기를 포함한 많은 수술 후 중재에 대한 근거가 제한적이거나 부족한 것으로 나타났다.

수술 후 손목 보조기의 제공이 가능한 이유는 밤 시간에 과도한 손목 자세(굽힘 및 폄)를 방지하고 염증을 관리하며 스트레스가 많은 활동을 하는 수행하는 동안에 손목을 보호하기 위함이다. 또 다른 이유는 운동으로부터 얻는 상태를 유지, 힘줄의 활시위 예방 및 치유단계 동안 휴식의 편안함을 제공하기 위함이다. 일부 작업치료사는 보조기가 더 이상 치료 목표를 충족하지 못하는 경우 뻣뻣함을 예방하고, 일상생활로 조기 복귀할 수 있도록 보조기 착용을 중단시킬 수 있다. 이 과정은 한 주 동안에 이루어지며 보조기 착용 시간을 점점 줄이면서 시행한다. CTS에 대한 보조기 중재를 조사하기 위해서 일련의 연구가 이루어졌다(표 7.2는 손목 보조기의 이점을 얻을 수 있는 CTS에 대한 몇 가지 연구 근거를 요약하였다). CTS를 위한 중재는 다른 분야에 비해 상대적으로 활발히 연구된 분야이므로 작업치료사는 중재 접근 방식에 영향을 미치는 근거에 대한 최신 정보를 알고 있어야 한다. 또한 치료사는 연구가 어떻게 수행되었으며 그 한계뿐만 아니라 누구에 의해 수행되었는지 비판적인 질문을 던져야 한

표 7.2 손목 보조기 중재에 대한 근거 중심 치료

저자 인용	설계	참가자	내용	결과	제한점
손목굴증후군					
Baker, N. A., Moehlingm, K. K., Rubinstein, E. N., et al. (2012). The comparative effectiveness of combined lumbrical muscle splints and stretches on symptoms and function in carpal tunnel syndrome. *Archives of Physical Medicine and Rehabilitation, 93*(1), 1–10	무작위 실험설계	경증 또는 중등도의 CTS가 있는 124명 자발적 참가자	피실험자들은 4주간 기성품 손목 콥업 보조기와 일반적인 보조기를 사용하였고, 매일 벌레근 스트레칭(일반적 또는 집중적)을 밤 시간에 시행하고, 보조기를 착용하는 중재에 참여하였다. 피실험자는 무작위로 4가지 군으로 나뉜다. 1. 벌레근 보조기/벌레근 스트레칭 군(집중적 벌레근 중재) 2. 벌레근 보조기/일반적 스트레칭 군 3. 일반적 보조기/벌레근 스트레칭 군 4. 일반적 보조기/일반적 스트레칭 군	피실험자는 CTQ 및 DASH 설문지로 평가되었다. 연구자들은 벌레근 스트레칭을 동반한 보조기를 단독으로 중재하는 것이 스트레칭만 적용하는 방법보다 더 효과적이라고 결론지었다. 연구자들은 CTS 증상을 해결하는 데 몇 개월이 걸릴 수 있으며 증상이 중단된 후에도 지속적인 기능 향상이 가능하다고 결론지었다. 피실험자는 4, 12, 24주에 추적 조사를 진행한 결과, 24주에 벌레근 스트레칭과 함께 일반 보조기 중재를 받은 그룹은 지속적인 기능 향상을 보여주었다. 이러한 보존적 중재 이후 수술받은 피실험자는 25.5%에 불과했다.	벌레근에 긴장을 가진 피실험자를 구체적으로 설명하지 않았고, CTS를 확인하기 위해 신경학적인 측정을 진행하지 않았다. 피실험자들은 연구 설계에 대한 준수 여부 등을 연구자에게 보고했다. 피실험자들은 연구가 진행된 4주 기간에만 처방된 치료를 받아 추후 진행된 연구 결과가 편향될 가능성이 있고, 대조군은 없었다.
Bulut, G. T., Caglar, N. S., Aytekin, E., et al. (2015). Comparison of static wrist splint with static wrist and metacarpophalangeal splint in carpal tunnel syndrome. *Journal of Back and Musculoskeletal Rehabilitation, 28*(4), 761–767.	무작위 실험설계	양쪽 상지에 CTS 증상을 보이는 54개의 손이 연구에 포함되었다.	한 그룹의 참가자는 0~5° 손목 폄과 중립 자세의 손목 고정 스플린트를 착용하였고, 손허리손가락관절, 손가락 및 팔꿈치는 움직일 수 있었다. 다른 그룹의 참가자들은 0~5° 손목 폄, MCP 관절 0~10° 굽힘 자세의 손허리손가락 스플린트를 착용하였고, 손가락과 팔꿈치는 움직일 수 있었다. 각 참가자는 4주간 밤 시간에 스플린트를 착용하도록 하였다. 선정 기준은 다음과 같다: a. 주관적 증상 및 생리적, 전기 생리학적 검사에 따른 CTS 진단을 받은 자 b. 18 세 이상인 자 c. 설문지를 이해하는 자	참가자들은 전기 생리학적 검사, ViAS, 쥐기 및 집기, CTS 설문지를 사용하여 초기와 4주에 평가되었다. 연구자들은 손목손허리손가락 스플린트를 4주간 밤 시간에 착용한 후 ViAS, 쥐기 및 집기, CTS 설문지에서 통계적으로 유의한 향상을 보였다. 두 그룹 비교 시, 손허리손가락 스플린트를 착용한 참가자는 CTS 설문지에서 통증, 쥐기 및 집기와 기능 상태 부분에서 큰 개선이 있었다. 그러나 전기 생리학적 측정에서 이 두 군에는 유의한 차이가 없었다. 따라서 연구에서 중립 자세의 손허리손가락 스플린트가 손목을 폄시킨 스플린트보다 통증과 증상을 줄이고 손목굴증후군 환자의 기능을 개선하는 데 더 효과적이라고 밝혔다. CTS 환자에게 스플린트를 처방할 때 MCP관절의 위치를 고려해야 한다.	의사가 그 내용을 모르게 실험을 진행하였지만, 결과 측정을 수행할 때 중재에 전혀 알지 못했는지 확실하지 않았다. 작은 표본 크기를 포함한 연구기 때문에 일반화가 어렵다. 연구자들은 스플린트 순응도에 대한 데이터를 수집하지 않았다. 그리고 서로 다른 스플린트의 장기적인 영향을 조사하지 않았다.

표 7.2 손목 보조기 중재에 대한 근거 중심 치료(계속)

저자 인용	설계	참가자	내용	결과	제한점
Golriz, B., Bani, M. A., Arazpour M., et al. (2016). Comparison of the efficacy of a neutral wrist splint and a wrist splint incorporating a lumbrical unit for the treatment of patients with carpal tunnel syndrome. *Prosthetics and Orthotics International, 40*(5), 617–623.	유사실험 설계	경증 또는 중등도의 CTS를 진단받은 24명의 참가자	실험군: 손목의 중립 자세와 MCP관절의 움직임(0~10° 굽힘)을 허용하는 맞춤 손목 스플린트 착용 대조군: 기성품 손목 스플린트 착용. 각 군의 참가자들은 6주 동안 밤 시간에 착용하고 가능하면 낮에도 스플린트를 착용하도록 지시했다. 포함 기준은 다음과 같다. a. 경증 또는 중등도 CTS 진단을 받은 자 b. 18세 이상인 자 c. 티넬 징후 또는 팔렌 검사에 양성을 보인 자 d. 지난 12개월 동안 야간 통, 무감각 및 저림을 보고한 자 연구자들은 무작위 배정을 통해 참가자들을 각 군에 포함시켰다.	연구자들은 ViAS로 통증을 평가하고 DASH 설문지를 사용하여 기능을 평가하고 쥐기 및 집기(측면)의 힘을 평가했다. 각 결과 측정은 초기와 6주에 실시하였다. 참가자들은 스플린트 사용을 연구자에게 각자 보고했다. 각 군에서 통증의 감소, 쥐기, 집기의 힘과 기능의 향상 항목에서 유의한 효과를 나타내었다. 손허리손가락의 움직임을 허용한 맞춤 손목 스플린트를 사용한 참가자는 통증과 DASH 점수의 유의하게 감소를 보였으며 기성품 손목 스플린트보다 더 나은 효과를 나타냈다. 쥐기 및 집기 강도에서는 두 군 간에 차이는 없었다.	이 연구는 단기간의 효과만을 확인했다. 게다가 이 실험은 상대적으로 작은 표본 크기를 포함했다. 그리고 평가자가 치료 중재의 내용을 몰랐는지 분명하지 않다.
Hall, B., Lee, H. C., Fitzgerald, H., et al. (2013). Investigating the effectiveness of full-time wrist splinting and education in the treatment of carpal tunnel syndrome: A randomized controlled trial, *American Journal of Occupational Therapy, 67*(4), 448–459.	무작위 실험설계	CTS를 가진 54명의 참가자 중 30명은 실험군, 24명은 대조군	실험군: 참가자들은 자기 관리 교육과 함께 손목 지지 스플린트를 종일 착용하여 8주간의 보존적 치료 프로그램을 완료했다. 스플린트는 중립 위치에서 손목을 지지했으며 손가락과 엄지 손가락을 완전히 움직일 수 있었다. 2명의 작업치료사는 임상 추론을 사용하여 4가지 유형의 손목 스플린트 중 하나(기성품 3개, 맞춤형 1개)를 선택했다. 교육의 경우 참가자들은 첫 주에 1회, 2~4주에 1회 추가로 총 2회 참석했다. 참가자들은 추적 조사를 위해 7주차에 전화로 조사하였다. 대조군: 참가자들은 평가를 받았지만, 중재는 받지 않았다. 포함 기준은 다음과 같다. a. 18세 이상인 자 b. 밤 또는 낮에 정중신경 분포 감각 이상을 가진 자 c. 서툴고, 쥐기 약화 또는 수면 장애를 겪고 있는 자 d. 의학적 중재를 받지 않은 자 e. 지난 6개월 동안 보존적 치료 관리를 받지 않은 자 f. 임신하지 않은 자 참가자들은 무작위로 각 군으로 나뉘었다.	참가자들은 손목굴 증상 심각도 평가를 위한 보스턴 설문지, ViAS, Jamar dynamometer, Purdue Pegboard, Semmes-Weinstein 모노필라멘트(SWM), Phalen 검사 및 만족도 설문지를 통해 평가받았다. 참가자들은 밤 시간 착용 순응도는 평균 89%, 낮 시간 착용 순응도는 81%를 나타냈다. 실험군은 자신의 질환을 관리하는 능력에 대한 이해와 자신감 항목이 향상되었다고 보고했다. 또한 증상의 심각성, 기능적 상태와 통증에 대한 인식 및 쥐기 강도에서 유의한 향상을 보였다. 그리고 증상의 심각성, 기능적 상태, 통증과 수술에 대한 욕구 사이에 양의 상관관계를 보여주었다. 연구자들은 8주 동안 손목 지지 스플린트를 종일 착용하고, 체계적인 교육 프로그램에 참여한 것이 CTS 증상의 치료 핵심 요소라고 결론지었다.	스플린트 착용에 대한 순응도를 어떻게 측정했는지 알 수 없다. 이 연구는 2명의 작업치료사가 실험군에 중재를 제공했으며, 참가자 이탈로 인해 대조군과 실험군의 수가 달랐다. 작업치료사가 참여자로부터 직접 정보를 받았기 때문에 편향적 영향이 있을 수 있다.

표 7.2 손목 보조기 중재에 대한 근거 중심 치료(계속)

저자 인용	설계	참가자	내용	결과	제한점
Huisstede, B. M., van den Brink, J., Randsdorp, M. S., et al. (2018). Effectiveness of surgical and postsurgical interventions for carpal tunnel syndrome—a systematic review. *Archives of Physical Medicine and Rehabilitation. 99*(8): 1660–1680. e21.	무작위 실험설계의 문헌고찰	CTS를 가진 참가자의 수술 및 수술 후 치료 효과에 대한 고찰은 연구별로 다양했다. 데이터 출처에는 Cochrane, PubMed, Embase, CINAHL 및 PEDro가 포함되었다.	포함 기준은 다음과 같다. a. CTS를 보이는 참가자 b. 급성 외상 또는 전신 질환의 원인이 아닌 CTS c. CTS으로 평가되고 중재를 적용한 연구 d. 통증, 기능 또는 회복에 대한 결과를 도출한 연구 두 명의 검토자가 4건의 Cochrane 리뷰와 포함 기준을 충족하는 33건의 무작위 대조시험 연구를 검토했고, 수술 시기 및 수술 기법과 같은 외과적 치료가 포함되었다. 스플린트, 스테로이드 주사, 약물치료, 손 치료, 도수 치료, 초음파 치료, 신경 및 힘줄 활주 운동, 레이저 요법 등의 비수술적 치료와 수술 후 치료가 포함되었다.	외과적인 중재가 스플린트보다 중장기적으로 효과적이지만, 단기적으로는 스플린트가 더 효과적이다. CTS에 대해 박리술 시행한 후 스플린트를 적용한 것과 부드럽고 부피가 큰 드레싱을 적용한 방법에는 유의한 차이가 없었다. 유럽 전문가들은 수술 후 스플린트 착용을 제안했지만, CTS에 대한 수술 후 중재에 대한 지속적인 연구가 필요하다.	연구자들은 다양한 연구의 이질성으로 인해 통계적으로 데이터를 통합할 수 없었다. 연구의 40%만이 방법론적으로 질이 높은 것을 확인하였고, 스플린트 중재를 포함하는 몇 가지 연구만 포함되었다. 따라서 이 고찰에서는 CTS를 경험하고 있는 환자에게 적용한 스플린트의 제한된 데이터를 제공한다.
Page, M. J., Massey-Westropp, N., O'Connor, D., et al. (2012). Splinting for carpal tunnel syndrome (review). *Cochrane Database Syst Rev. 11*;(7):CD010003.	무작위 실험설계의 문헌고찰	CTS에 대한 스플린트의 효과와 치료하지 않음, 위약 치료와 기타 비수술적 중재를 비교한 문헌을 검토했다. 데이터 출처에는 Cochrane, Neuromuscular Disease Group Specialized Register, CENTRAL, NHS EED, DARE, MEDLINE, Embase, CINAHL 및 AMED이 포함되었다.	2명의 검토자가 포함 기준에 따라 문헌을 검토하였다. a. 발표 및 미발표 무작위 또는 준 무작위 실험설계 b. 치료나 비수술적 중재를 스플린트와 비교하는 연구 또는 두 가지 유형의 스플린트를 비교한 연구 c. CTS로 진단받아 연구를 진행한 19건의 연구와 총 1,190명을 고찰하였음.	19건의 연구는 치료 기간, 유형 및 스플린트 착용 일정이 모두 다양했다. 스플린트 착용의 가장 일반적인 기간은 2~4주 사이였으며 가장 일반적으로 처방된 일정은 밤 시간에 착용하는 것이었다. 이 고찰 중 2건의 연구는 스플린트 적용 여부를 비교했으며, 5건의 연구는 서로 다른 스플린트 디자인의 효과를 조사했고, 7건의 연구는 다른 비수술적 중재와 비교하여 손목 스플린트의 사용을 조사했다. 마지막으로 5건의 연구는 비수술적 중재를 포함한 구성요소로 손목 스플린트를 연구했다. 연구자들은 밤 시간에 스플린트를 착용하는 것과 단기간에 스플린트를 착용하지 않은 것에 큰 차이가 나타나지 않았다고 하였다. 또한 비수술적 중재 중 하나인 특정 스플린트 디자인과 착용 일정에 대한 효과와 안정성에 대한 근거는 불충분했다. 검토한 연구 중 3건만이 CTS에 대한 손목 스플린트의 장기적 효과(3개월 이상)를 측정했다. 따라서 손목 스플린트의 장기적인 효과를 조사하는 더 많은 연구가 필요하다.	이 고찰에 포함된 연구는 이질적인 특성으로 연구자들은 메타 분석에서 비교를 위한 데이터를 모을 수 없었다. 참가자가 실제로 스플린트를 어떻게 착용했는지 보고한 연구는 단 1건뿐이었다. 3건의 연구만이 중재에 대한 장기적 효과를 연구했다. 그리고 2건의 연구만이 무작위 연속 할당 방법을 사용했다(편향의 위험이 낮음). 마지막으로 환자 맹검을 보고한 연구는 단 1건뿐이었다. 연구자들은 10건의 연구에서 편향을 의심했다.

표 7.2 손목 보조기 중재에 대한 근거 중심 치료(계속)

저자 인용	설계	참가자	내용	결과	제한점
Peters, S., Page, M. J., Coppieters, M. W., et al. (2016). Rehabilitation following carpal tunnel release (review). *Cochrane Database Syst Rev*.17;2:CD004158.	무작위 실험설계의 문헌고찰	수술 후 적용한 재활치료, 위약 중재 그리고 CTS 수술 후 재활의 효과와 안전성에 대한 문헌을 검토했다. 데이터 출처: Cochrane Neuromuscular Specialized Register, Cochrane Central Register of Controlled Trials, MEDLINE, Embase, CINAHL Plus, AMED, LILACS, PsycINFO, PEDro, World Health Organization International Clinical Trials Registry Platform, the UK Clinical Research Network Study Portfolio 및 ClinicalTrials.gov	2명의 검토자가 특정 포함 기준에 따라 검토할 논문을 선택했다. a. 수술 후 적용한 재활치료, 위약 또는 다른 재활 중재와 비교하는 무작위 방법을 사용하는 모든 발표 및 미발표 연구 b. CTS 수술을 받은 참가자가 포함된 연구 c. CTS에 대해 수술 후 중재에 대한 연구는 22건, 총 1,521명을 선정하였음.	2건의 무작위 실험설계는 고정 스플린트와 부피가 큰 드레싱의 효과를 비교했다. 4건의 무작위 실험설계에서 고정(다양한 유형의 손목 스플린트 사용)과 가동 스플린트의 효과를 비교했다. 1건의 무작위 실험설계는 중립 자세의 손목 스플린트와 가벼운 붕대를 비교했다. 전반적으로, 연구자들은 CTS 박리술 후 다양한 재활 중재는 매우 제한적으로 적용하여 매우 낮은 수준의 근거가 있다고 결론지었다. 한 연구는 수술 후 손목 보조기를 적용한 참가자의 손 기능과 초기 가동성이 큰 부피 드레싱을 비교한 결과, 통계적으로 유의한 차이가 없음을 발견했다. 또 다른 연구에서는 2주 동안 손목 보조기 착용과 CTS 박리술 후 큰 드레싱을 적용한 결과, 통계적으로 유의한 차이가 없음을 발견했다. 그리고 손목 고정 스플린트와 초기에 가동 스플린트 사용을 비교한 연구에서도 유의한 차이가 발견되지 않았다. 마지막으로 한 연구에서는 참가자의 80%가 스플린트 착용에 대한 불편함을 호소하였지만, 초기에 가동 스플린트를 적용한 군에서는 불편함을 호소하는 환자는 0명이었다(문헌 참조).	이 고찰에 포함된 연구는 이질적인 특성으로 연구자들은 메타분석에서 비교를 위한 데이터를 모을 수 없었다. 그리고 문헌을 검토한 결과, 연구의 질이 낮거나 매우 낮은 몇 가지 문헌이 있었다. 손목 고정 스플린트를 사용한 2건의 연구는 불완전한 데이터를 보고했고, 고정 스플린트의 착용일정을 비교한 2건의 연구도 불완전한 데이터를 보고했다. 손목 보조기에 대한 연구는 맹검법과 손목 보조기를 검사하는 일부 연구에서도 무작위 배정이 충분하지 않았다. 22건의 연구 중 4건만 검토 기준에 적합하였다.

표 7.2 손목 보조기 중재에 대한 근거 중심 치료(계속)

저자 인용	설계	참가자	내용	결과	제한점
먼쪽 노뼈 골절(콜레스 골절)					
Grle, M., Milijko, M., Grle, I., et al. (2017). Early results of the conservative treatment of distal radius fractures—immobilization of the wrist in dorsal versus palmar flexion. *Medicinski Glasnik 14*(2), 236–243.	전향적코호트연구	먼쪽 노뼈 골절 환자 122명 중 100명의 참가자, 각 군 50명씩	DF(손등쪽 굽힘) 군의 참가자는 손목을 약 20° 손등쪽 굽힘으로 고정하고 자쪽치우침을 최소화했다. PF(손바닥쪽 굽힘) 군의 참가자들은 약 20° 손바닥 굽힘과 최소한의 자쪽치우침으로 손목을 고정했다. 각 군은 4주 동안 석고 스플린트를 착용했다. 포함 기준은 다음과 같다. a. 먼쪽 노뼈 골절 진단을 받은 자 b. 25세 이상 무작위 배정	연구자들은 다음과 같은 결과를 측정하기 위해 부상 후 4주 및 2개월에 X-ray, 임상적(ROM 및 쥐기 강도), 기능적 지표, 손목 통증 및 기능에 대한 손목 평가 설문조사, SF-12 설문지(정신 및 신체 건강의 질)를 사용했다. DF 군의 참가자는 ROM이 훨씬 더 컸다. 두군 모두 X-ray 검사에서 긍정적인 결과를 보였으나 DF 군에서 더 긍정적인 효과가 나타났다. 손목 평가 조사에서는 두 군간에 차이가 없었고, DF 군의 참가자들은 SF-12 설문 조사에서 더 나은 신체 구성요소 결과를 보고했다. 연구자들은 손등굽힘으로 손목에 위치한 아래팔 스플린트를 등쪽으로 착용하는 것이 손바닥 굽힘으로 손목에 위치한 것보다 노뼈 골절에 대해 더 나은 조기 개선 결과를 보인다고 결론지었다.	중도 탈락률이 높았고(총 22명), 맹검 또는 무작위에 대한 설명이 없었다. 연구자들은 스플린트에 대한 데이터를 추적하지 않았고 착용 일정과 대조군에 대한 설명이 없었다.
노신경 손상					
Raquel, C.T., Miguel, G.M., Cristina, L.T. (2016). Effects on upper-limb function with dynamic and static orthosis use for radial nerve injury: A randomized trial. *Journal of Neurological Disorders, 4*(2), 2.	무작위 실험설계	18명의 참가자 중 9명의 참가자는 정적 스플린트 적용 군, 9명의 참가자는 동적 스플린트 적용 군	연구자들은 참가자들에게 낮에 스플린트를 착용하고 일상 활동 중에 벗지 않도록 지시하였고, 일주일에 한 번 확인했다. 정적 스플린트 적용 군은 손목을 30° 펴하고 엄지의 맞섬 자세를 만들어주는 정적 손바닥 보조기를 착용했다. 동적 스플린트 적용 군은 몸쪽 손가락뼈를 감싸주는 커프로 인해 엄지의 동적인 움직임을 보조하고, 손가락과 손목을 지지해주는 스플린트를 착용했다. 포함 기준은 다음과 같다. a. 위팔뼈 몸통의 골절 수술 후 우세 팔에 노신경 병변이 있는 성인 b. 수술 후 3~5주가 지난 참가자들은 프로그램을 통해 무작위 배정	참가자들은 스플린트 제작 전과 1개월 후 DASH 측정을 완료했다. 각 군의 참가자는 1, 2차 평가 사이에 DASH 점수가 향상되었지만, 정적 스플린트 군은 동적 스플린트 군보다 훨씬 더 좋은 점수를 보여주었다. 또한 정적 스플린트 군의 기능이 더욱 향상되었다.	연구는 작은 표본 크기와 하나의 결과를 측정하여 일반화하는 데 어려움이 있다. 이 연구에서 맹검에 대한 언급이 없었고, 스플린트 착용에 대한 순응도 부분이 명확하지 않다.

표 7.2 손목 보조기 중재에 대한 근거 중심 치료(계속)

저자 인용	설계	참가자	내용	결과	제한점
류마티스관절염(RA)					
Ramsey, L., Winder, R.J., & McVeigh, J. G. (2014). The effectiveness of working wrist splints in adults with rheumatoid arthritis: A mixed methods systematic review. *Journal of Rehabilitation Medicine*, *46*(6), 481–492.	혼합된 체계적 고찰	RA 환자의 손목 스플린트 치료 효과(기능, 힘, 통증 및 손의 기민성)를 고찰한 문헌을 검토했다. 검토자는 10개의 데이터베이스를 검색하고 체계적인 고찰 및 메타 분석 지침의 항목(Preferred Reporting Items for Systematic Reviews and Meta-Analyses guidelines, PRISMA)을 따랐다.	1명의 연구자는 적합한 연구를 선별하고 의견 일치를 위해 2명의 추가적인 연구자들과 논의 및 평가를 진행했다. 포함 기준에는 RA 환자와 손목 스플린트 치료의 효과를 영어로 출판된 정성적 · 정량적 연구, RA 환자와 치료사 및 보호자의 경험을 조사한 연구가 포함되었다. 총 23건의 연구와 1,492명의 참가자가 기준을 충족했다. 23건의 연구 중 9건은 무작위 실험설계에 포함되었다.	이 연구의 가장 일반적인 개선 항목은 손 기능, 쥐기 및 집기 힘, 통증 및 손의 기민성이었다. 연구자들은 손목 스플린트 치료가 환자의 통증을 줄이는 데 효과적이라는 근거가 있다는 결론을 도출하였다. 또한 손목 스플린트를 사용하면 쥐기 힘이 향상된다는 근거가 있다. 그러나 손의 기민성에는 영향이 없고, 환자의 기능 향상에는 효과적이라는 근거는 충분하지 않다. 문헌에서는 다양한 유형의 기성품 및 맞춤 스플린트에 대한 근거가 명확한 연구를 확인하였다.	이 고찰에 다양한 연구가 포함되어 메타 분석으로 분석하기 위한 데이터를 모을 수 없었다. 다양한 스플린트의 착용 빈도, 기간과 다양한 측정 방법에 대한 체계적 고찰이 포함되었으나, 많은 연구에서 적절한 맹검법, 무작위성 및 검정력이 부족했다.

Allied and Complementary Medicine Database, AMED, Carpal Tunnel Symptom Severity and Function Questionnaire, CTQ, carpal tunnel syndrome, CTS, Database of Abstracts of Reviews of Effects, DARE, Disabilities of the Arm, Shoulder and Hand, DASH, dorsal flexion, DF, metacarpophalangeal, MCP, NHS Economic Evaluation Database, NHS EED, palmar flexion, PF, rheumatoid arthritis, RA, range of motion, ROM, Short Form-12, SF-12, upper extremity, UE, Visual Analog Scale, VAS

다. 연구적 관점에서 진행성 마비에는 보조기의 효과가 부족하지만, 경도에서 중등도의 상태를 겪고 있는 환자에게는 빠른 보조기 중재가 필요하다는 것을 강조한다.

노신경 손상 환자의 손목 보조기 중재

Wrist Orthotic Intervention for Radial Nerve Injuries

노신경 손상은 대부분 위팔뼈 골절, 팔꿈치 골절 또는 탈구 및 신경압박으로 인해 가장 흔하게 발생한다. 또 다른 원인으로는 열상, 총상에 의한 상처, 파열 및 절단이 있다. 변형의 일반적인 모습은 손목과 손허리뼈 관절이 능동적으로 폄할 수 없는 손목처짐(wrist drop) 자세이다. 의사는 손목의 손상을 보다 기능적인 자세를 유지하기 위하여 손목 보조기를 처방할 수 있고, 정확한 손목 자세의 기능을 증진하는 폄 정도를 주관적으로 결정하는 것은 치료사와 환자의 몫이다.

일반적으로 30° 손목 폄을 기능적인 위치로 정하는데, 이는 최적의 쥐기와 집기가 가능하기 때문이다. 밤 시간에 착용하는 경우, MCP관절과 엄지 관절을 폄할 수 있도록 휴식 손 보조기 또는 손 고정 보조기로 제작한다(9장 참조). 손목 보조기는 노신경 손상에 대한 하나의 치료적 선택이지만 치료사가 신중하게 고려해야 할 다른 선택 사항들이 많이 존재한다. 여기에는 보조기의 위치(손바닥쪽 또는 손등쪽), 보조기의 유형[손목 고정, 힘줄고정(tenodesis) 또는 가동], 보조기를 하나 또는 두 개의 제작 여부가 포함된다. 노신경 손상에 대한 다른 여러 유형의 보조기 중재에 대한 더 자세한 내용은 14장에서 논의할 것이다.

건병증, 힘줄윤활막염, 힘줄염에 대한 손목 보조기 중재

Wrist Orthotic Intervention for Tendinopathy, Tenosynovitis, and Tendinosis

건병증(tendinopathy, 힘줄을 둘러싼 미세한 파열 및 콜라겐 변성으로 인한 힘줄의 손상)은 일반적으로 힘줄의 질환을 의미한다. 힘줄 질환을 추가적으로 설명하기 위해 두 가지의 용어가 만들어졌다. 힘줄윤활막염(tenosynovitis, 힘줄과 그 주변 윤활막의 염증)은 임상적으로 통증, 압통, 근력 약화 및 염증으로 나타난다. 그리고 힘줄염(tendinosis)은 비염증성으로 "노화에 따른 콜라겐 조직 변성"이라고 정의된다. 보통 몇 주 내로 완치될 수 있는 힘줄윤활막염과 달리 건병증은 호전되는데 몇 달이 걸릴 수도 있다.

건병증이라는 용어는 여러 힘줄 문제를 지칭하는 데 사용되며 아래팔의 바닥쪽(굽힘근), 등쪽(폄근) 표면에 있는 근육을 포함한다. 건병증의 일반적인 부위는 바깥쪽과 안쪽 팔꿈치, 팔의 회전근개 힘줄에 발생하며, 종종 보상적인 동작 패턴과 근육 불균형으로 이어진다. 이러한 상태는 업무활동, 가사일과 레저 활동 과정에서의 반복적이고 누적된 동작으로 인해 나타난다. 과사용 순환으로 인해 건병증이 발생할 수 있으며 마찰, 미세한 파열, 통증, 움직임 제한으로 시작되어 관련 부위의 미사용, 사용 회피로 약화가 발생한다. 그리고 활동을 다시 하게 되면 이러한 순환은 반복된다.

이러한 질환은 손목 보조기 중재를 포함한 보존적인 치료를 통해 효과를 볼 수 있으며, 보조기 적용으로 손목이 안정되면 근육-힘줄 단위의 긴장 완화에 도움이 된다. 건병증에 대한 보조기 중재는 힘줄의 움직임을 최소화하고 근육 부착부의 마찰을 줄이고 통증 유발을 감소시켜 활동을 제한하는 이점이 있다. 따라서 환자는 증상을 악화시키는 활동을 인식한 후 보조기를 착용할 때 근 긴장을 피하고 힘줄염이 손상되지 않기 위하여 보조기를 지속적으로 착용한다. 근육은 오히려 이완되어야 하며, 급성 발작이 나타나면 건병증 보조기를 통증을 감소시키기 위한 목적을 위해 착용한다. 통증을 피하기 위한 보조기 중재는 이점이 있지만, 통증이 없는 범위에서 지속적으로 착용하는 보조기는 움직여 나타나는 영양 공급을 막는 단점이 있다. 따라서 위생 및 통증이 없는 운동 범위의 목적을 성취하기 위한 보조기 제공은 단계적으로 종료되어야 한다.

일반적으로 노쪽손목굽힘근(flexor carpi radialis, FCR) 또는 자쪽손목굽힘근(flexor carpi ulnaris, FCU)에 발생하는 힘줄윤활막염을 위한 보조기를 제작할 때 환자의 손목을 중립 또는 10° 굽힘시켜 힘줄을 안정되게 하는 것이 좋다. 치료사는 FCR을 위해서는 손바닥쪽 손목 보조기를 제작하고, FCU를 위해서는 자쪽 홈(gutter) 손목 보조기를 제작한다. 손목 폄근 건병증은 짧은노쪽손목폄근(extensor carpi radialis brevis, ECRB) 또는 긴노쪽손목폄근(extensor carpi radialis longus, ECRL)을 포함시키고 20~30° 손목 폄을 시키는 이유는 이러한 안정적인 자세를 통해 굽힘근과 폄근 간의 균형을 제공하기 때문이다. 그리고 자쪽손목폄근(extensor carpi ulnaris, ECU) 건병증을 위해 치료사는 20~30° 손목 폄한 자쪽 홈 보조기를 제작할 수 있다.

류마티스관절염을 위한 손목 보조기 중재

Wrist Orthotic Intervention for Rheumatoid Arthritis

RA로 진단받은 환자를 위한 보조기 제공 목적에는 통증 조절, 부종 감소 및 기형 예방이 포함된다. RA 보조기는 역학적 관절 지지를 제공하여 기능을 향상시켜 때로는 수술 후 자세 설정을 위해서도 사용된다. RA 환자에게 보조기를 처방할 때는 하나의 보조기에 여러 목적이 부여될 수 있으므로 임상적 추론을 적용하면 보조기 제공 목적을 결정하는 데 도움이 된다.

RA 손목 고정 보조기는 일반적으로 0~30° 손목 폄을 유지한 기능적 위치로 제작하여 손목 폄과 손가락 굽힘의 협력 움직임(synergistic pattern)을 유발한다. 이러한 위치는 일상생활을 수행하기 위한 쥐기를 포함하여 가장 높은 수준의 기능을 가능하게 하며, 어려운 과제를 수행할 때 보조기 착용은 손목을 보호하는 데 도움이 된다. 노쪽손목 또는 손목뼈중간 관절염 가진 환자를 위한 손목 보조기로는 1/16인치 정도로 얇은 열가소성 재료로 제작된 것을 권장한다. 손목 전체 관절염 환자의 경우, 깁스를 제거한 후 약 6~8주간 손바닥쪽 손목 고정 보조기를 적용한다(보통 수술 후 약 6~8주 동안). 조직치유 및 환자의 요구에 따라 외과 의사는 보조기 착용 기간을 다르게 처방한다.

RA 환자를 위한 손목 보조기 중재는 질환이 있는 손목의 손목뼈 구조가 바닥쪽이나 자쪽으로 아탈구되기 쉽기 때문에 상당히 까다롭다. 또한 손목 보조기 중재는 바닥쪽 MCP관절의 아탈구 또는 뼈가 자쪽으로 기울어지는 것과 같은 손가락 변형을 일으킬 수 있다. 이러한 정렬 변화의 초기 단계에서는 환자가 견딜 수 있을 만큼의 정렬을 변화시켜 주어야 하는데, 손목관절이 노뼈 또는 자뼈 쪽으로 치우치지 않도록 수정하여 가능한 한 중립 자세가 유지되도록 한다. 이러한 수정된 자세는 차후에 지그재그 변형과 같은 손 관절의 변형을 막을 수 있다. 그러나 일부 전문가들은 보다 중립적인 MCP관절의 위치를 용이하게 하기 위해 손목을 약간 자쪽치우침되도록 할 것을 권장하고, 지속적인 치료를 시행하면 손목을 중립 자세로 변화시킬 수 있으며, 이는 지그재그 변형의 발생을 방지하는 데 도움이 된다. 지그재그 변형은 손목뼈가 자쪽으로 치우치고, 손허리뼈가 노뼈로 치우칠 때 발생하며 MCP관절의 자쪽치우침으로 악화된다(변형을 보여주는 사진은 그림 7.10A, 보조기 제안은 그림 7.10B). 치료사는 중립 자세를 취하면서 MCP관절이 포함된 보조기를 제작할 때에는(IP관절은 포함되지 않음) 먼쪽 손바닥 주름과 몸쪽 손가락뼈사이 주름이 MCP관절을 지지하는 것을 포함해야 한다. 또한 지그재그 변형이 있는 환자에게는 손 전체에 보조기를 제작하도록 권고한다(9장 참조). RA 환자를 위한 손목 보조기를 제작할 때 치료사는 높은 수준의 일치성과 감김성(drapability)을 가진 열가소성 재료를 사용하여 압박 부위를 예방해야 한다. 또는 많은 작업시간이 소요되는 고무 재질의 열가소성 재료를 이용하면 신체에 잘 맞으면서 미관상 보기 좋은 보조기를 제작하는 데 도움이 된다. 치료사는 손과 손목의 여러 작은 뼈에 압박되는 부위가 생기는지 주의 깊게 모니터링해야 한다(그림 7.11). RA 환자를 위한 보조기 제작 시 보조기 밑에 스토키네트(팔 양말)를 사용하거나 보조기 안쪽 부분에 패드를 덧대는 것을 고려해야 한다. 만약 환자가 장기간 스테로이드 치료를 받았다면 피부가 더 얇고 약해져서 보조기 중재 과정에서 화상을 입을 가능성이 높아진다. 그럼에도 불구하고 일부 환자는 기성품 보조기를 더 선호할 수 있는데, 그 이유는 환자에게 좀 더 적용하기 쉽고 부드러운 소재로 만들어져 맞춤 보조기보다 더 편안하다고 느낀다. 이 장의 뒷부분에 있는 추가 논의에서는 상업용 또는 기성품 손목 보조기의 기능적 의미를 다룬다.

마지막으로, RA 환자를 위한 손목 보조기에 대한 23건의 질적 연구(n=1492)의 최신 체계적 고찰은 보조기 사용에 대한 깊은 이해를 보여준다. 손목 보조기가 통증 감소에 높은 근거가 있고 쥐기 강도의 향상에 대해서는 중등도의 근거가 존재한다. 하지만 기능적 효과에 대한 근거는 불충분하다. 손목 보조기 착용으로 소근육 운동 과제와 함께 나타나는 손의 기민성 장애가 발생했지만, 무거운 물건 들기와 같이 근력이 필요한 일상적 과제에 도움이 되었다. Cochrane에서 체계적 고찰을 진행한 결과, 작업치료에서 사용되는 일반적인 보조기 중재가 RA 환자의 통증을 감소시킨다는 연구 결과를 확인했다.

골절을 위한 보조기 중재

Wrist Orthotic Intervention for Fractures

콜레스 골절(Colles' fracture)은 일반적으로 손을 뻗어서 넘어지면서 발생하는 먼쪽 노뼈 골절이다. 콜레스 골절용 보조기는 사람의 골격 및 연부조직 상태에 따라 달라진다. 먼쪽 노뼈 골절 이후 재활의 초기 목표는 손목 폄 기능을 회복하는 것이며, 이 목표를 달성하려면 손목이 약간 폄되도록 보조기를 제작한다. 골절 후 손목 보조기 중재는 보호, 통증 완화, 팔에 안정성을 제공한다. 기성품 보조기는 손가락과 엄지손가락의 ROM을 제한하여 환자에게 불편한 느낌을 줄 수 있기 때문에 맞춤 제작 보조기가 가장 좋다. 그리고 일부 골

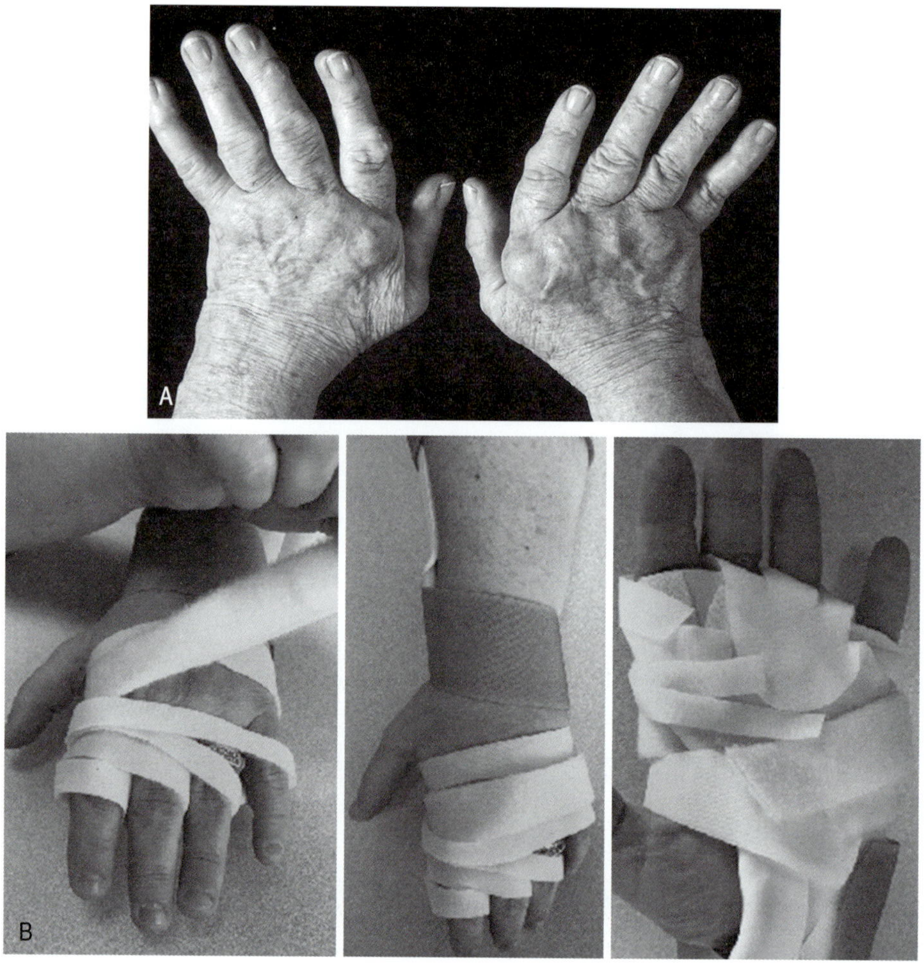

그림 7.10

A: RA로 인한 지그재그 변형, **B:** 열가소성 재료와 스트랩을 혼합하여 제작한 지그재그 변형을 위한 보조기. 이 보조기는 손가락이 노쪽에서 자쪽으로 치우치게 만들고, 손목은 자쪽에서 노쪽으로 치우치도록 재위치시키는 데 도움을 준다.

출처: A, Reprinted from the Clinical Slide Collection on the Rheumatic Diseases, copyright 1997. Used by permission of the American College of Rheumatology. From Cameron, M., & Monroe, L. [2007]. *Physical rehabilitation*, St. Louis: W.B. Saunders. B, Photos by Jeanine Beasley.

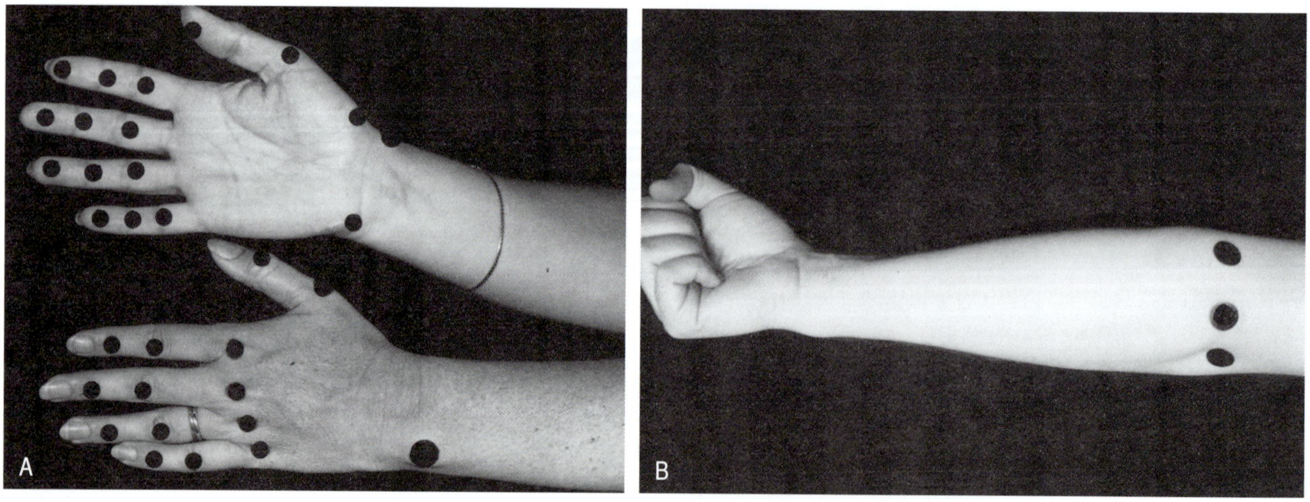

그림 7.11 손가락, 손, 손목 그리고 아래팔의 잠재적인 압박 영역.

A: 등쪽 MCP관절, 엄지 갈퀴막공간, 자뼈붓돌기, 노뼈붓돌기, 엄지 CMC관절, 손바닥쪽의 중심(특히 손목의 굽힘 구축인 경우), **B:** 보조기의 몸쪽 끝부분

출처: Fess, E. E., Gettle, K., Philips, C., et al. [2005]. *Hand and upper extremity splinting: Principles and methods* [3rd ed.]. St. Louis, MO: Mosby.

절 환자 상태에 따라 각도를 제공하는 연속 고정 손목 보조기 중재 접근 방식은 PROM 회복에 필요하다(연속 고정 손목 보조기 중재에 대한 자세한 내용은 이번 장 뒷부분의 논의와 13장 참조). 개방된 상처가 있는 경우 치료사는 상처 예방 조치와 의사 관리 지침에 따라야 한다(5장 참조). 치료사는 환자가 치료한 부위에 핀이나 금속 삽입물이 있는 상태에서 보조기를 제작 수문받으면 해당 부위를 피해서 보조기를 제작하거나 열린 상처와의 접촉을 없애기 위해 보조기에 반구형의 지붕을 만든다. 그리고 보조기의 안정성과 목적이 훼손되지 않도록 주의한다. 작업치료사는 콜레스 골절을 치료하기 위해 올바르게 디자인된 맞춤 손등쪽 또는 손바닥쪽 보조기를 제작한다. Moscony와 Shank(2014)는 약 1~2주 동안 깁스를 제거한 후 손목 보조기 착용을 권하는 반면, Laseter(2002)은 부종을 조절하고 손가락 관절의 기능적인 움직임을 가능하게 하기 때문에 골절 환자에게 손등쪽 손목 보조기를 제작할 것을 제안했다. 또한 원주형 보조기를 사용하는 것은 지지력을 높이고 편안함을 제공하지만, 손목 보조기 손바닥쪽이나 손등쪽 보조기보다 아래팔 회전이 제한된다. 환자는 어떠한 목적과 유형의 보조기라도 되도록 빨리 벗어야 한다. Weinstock(1999)은 환자의 기능 회복을 위하여 능동 폄이 30~45°에 도달할 때까지 손목 고정 보조기를 치료적 중재로 적용해야 한다고 하였다. 만약 손목/아래팔의 PROM이 약 6~8주 후에도 계속 제한된다면 의사와 가동 보조기 제공에 대해 논의할 수 있다고 하였다(13장 참조).

콜레스 골절 수술 후 사용되는 손목 보조기는 등쪽, 바닥쪽 금속판을 사용해 외부를 고정하는 방법이 존재한다. 외과적으로 등쪽, 바닥쪽 금속판이 삽입된 경우 손목 보조기는 움직임이 발생하는 동안 손목을 안정적으로 유지하는 역할을 한다. 치료사는 보조기를 의뢰한 의사와 협력하여 보조기 착용 일정을 세우며, 어떤 외과적 고정 수술이든 손목 폄의 점진적 향상을 위해 정적 진행형 보조기가 제공될 수 있다.

손목 염좌를 위한 손목 보조기 중재

Wrist Orthotic Intervention for Wrist Sprains

섬유조직에 작은 파열이 있으나 인대 파열이 확실히 없는 경우를 1급 염좌, 인대 파열이 있는 경우는 경증의 2급 염좌로 분류하며 이러한 1 또는 2급 염좌가 있는 경우 초기에 손목 고정 보조기를 착용하면 도움이 될 수 있다. 1급 염좌 손상 환자는 3주간 보조기를 착용할 가능성이 높고, 2급 염좌 손상 환자는 6주간 착용하도록 한다. 손목 고정 보조기는 급성기 치유단계에서 손을 안정시키는 데 도움이 되며, 힘줄의 치료과정에 불필요한 스트레스를 제거한다. 의사는 상태에 따라 목욕 중 보조기 제거를 허용할 수 있다.

복합부위통증증후군 1형을 위한 손목 보조기 중재 (반사성 교감신경 위축증)

Wrist Orthotic Intervention for Complex Regional Pain Syndrome Type I (Reflex Sympathetic Dystrophy)

CRPS는 팔 기능에 영향을 미치는 복합적인 증상 군을 나타내며, 장기간의 극심한 통증, 광범위한 부종, 관절경직, 피부의 영양상태 변화, 피부색의 변화 등을 특징으로 한다. CRPS 1과 2유형은 세계보건기구에서 새롭게 수정한 진단명으로 교감신경 매개 통증과 비교감신경 매개 통증으로 분류한다. CRPS 1형은 예상하는 것보다 오래 지속되고 점점 더 심해지는 통증 양상이 나타나며, 2유형은 신경 손상과 관련된 통증을 말한다. 증상은 두 가지 유형에서 모두 비슷하다.

보조기 중재는 CRPS 재활 프로그램의 한 부분이 될 수 있지만, 현재 상태의 중재적 접근방법은 환자가 기능적 움직임을 수행하면서 통증이 발생한 경우에 보조기를 제안한다. 손목 보조기는 일반적으로 기능적 폄을 허용하고, 치료사는 임상적 추론을 적용하여 다양한 치료 목표를 충족하는 보조기를 결정한다(9장에서 CRPS 질환에 제공하는 보조기에 대한 논의 참조). 통증 완화 외에 손목 고정 보조기를 제공하는 또 다른 목적에는 근육 경련 완화, 순환 및 조직 영향 촉진과 기능적으로 안정된 손목 자세의 회복이 있다. 기능적으로 안정된 손목 자세를 회복하는 것은 정상적인 손 동작과 근육 불균형으로 인한 변형을 방지하는 데 중요하다. 치료사는 환자의 손목 폄과 같은 기능적 자세를 만들기 위하여 연속 고정형 보조기를 제공해 환자의 손목 안정 자세를 위한 목표를 달성할 수 있다.

손목관절 구축: 손목 보조기를 이용한 연속 보조기 중재

WRIST JOINT CONTRACTURE: SERIAL ORTHOTIC INTERVENTION WITH A WRIST ORTHOSIS

손목관절이 완전하게 움직이지 않는 경우(예: 콜레스 골절로 깁스를 제거한 후), 치료사는 연속 고정 손목 보조기 중재를 고려할 수 있다. 연속 고정 손목 보조기 중재로 치료사는 손목 폄 범위를 증진하기 위해 간헐적으로 보조기를 제거한다(그림 7.12). 우선 연부조직 길이가 가능한 범위로 조절하고, 환자가 견딜 수 있는 최대 폄에 손목을 위치시킨 상태에서 착

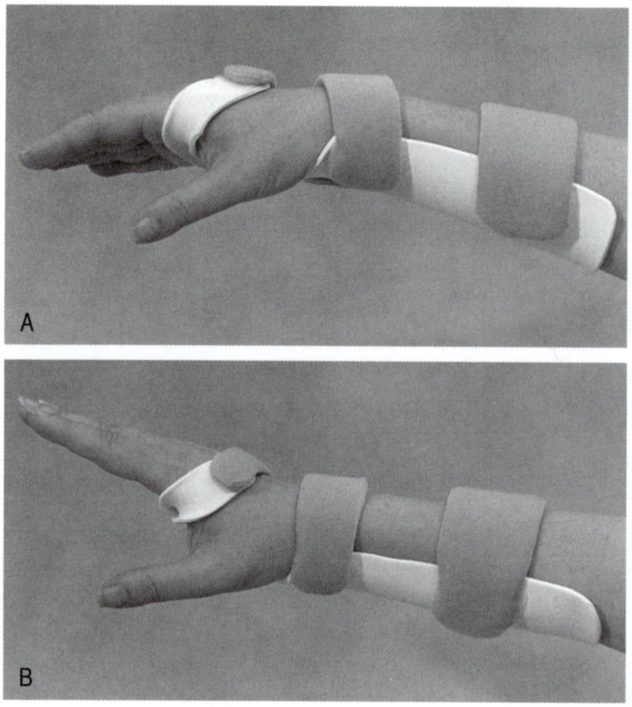

그림 7.12 연속 손목 보조기 중재

용하도록 한다. 이후 환자는 손목이 폄을 할 수 있는 범위 이상으로 움직일 수 있을 때까지 운동과 세척을 위해 보조기를 주기적으로 제거하도록 안내받는다.

보조기는 연부조직이 최대 길이에 위치하도록 계속해서 수정한다. 살아 있는 조직의 길이는 계속적으로 길이가 변화하는데, 이러한 길이 변화 과정을 통해 최적의 손목 폄이 회복될 때까지 반복한다. 따라서 연속 고정 손목 보조기 중재는 연부조직의 최대 길이나 그 주위까지 장기간의 낮은 부하 스트레스를 제공함으로 PROM 제한 방지에 도움이 됨과 동시에 손목의 PROM을 개선할 수 있는 방법 중 하나이다. 정적 연속 보조기 제작과 같은 다른 접근방법에 대해서는 13장을 참조한다.

손목 고정 보조기의 제작

FABRICATION OF A WRIST IMMOBILIZATION ORTHOSIS

환자의 손 평가 후에 진행되는 손목 고정 보조기 제작의 첫 단계는 보조기 패턴을 그리는 것이다. 모든 사람의 손 모양과 크기는 동일하지 않기 때문에 패턴 그리기는 맞춤 보조기 제작에 있어서 매우 중요하다. 보조기 패턴 제작 시간을 절약하고 재료 낭비를 최소화한다.

패턴을 그릴 때 경험이 적은 작업치료사들은 아래팔 모양을 실제적인 외형보다 작게 그리는 실수를 범한다. 특히 이러한 실수는 아래팔이 큰 사람에게 더욱 쉽게 발생한다. 만약 아래팔 받침대를 그릴 때 아래팔 둘레의 절반보다 적게 그리게 되면 충분한 지지를 제공할 수 없다. 또한 치료사는 손허리뼈 관절이 자연스럽게 움직이도록 패턴을 그려야 한다.

손바닥쪽 손목 고정 패턴은 다른 보조기 중재 방법을 제공하고(그림 7.13A) 엄지 구멍 손목 보조기라고도 불린다. 치료사는 가열된 열가소성 재료에 가죽 펀치로 구멍을 뚫고 엄지손가락을 구멍으로 밀어서 보조기를 만든다. 치료사는 엄지의 기능적 움직임을 방해하지 않고 손목에 적절한 안정성을 제공하며 엄지와 엄지두덩 부위를 움직일 수 있도록 보조기 재료를 말아 올린다(그림 7.13B). 한 연구에서 손등과 손바닥에 손허리뼈관절 지지대가 있는 엄지 구멍 손목 보조기는 손목 움직임을 가장 많이 제한하고, 손의 기민성을 감소시키는 것으로 밝혀졌다. 그림 7.14A는 손등쪽 손목 고정 보조기의 패턴을 나타내고, 그림 7.14B는 자쪽 손목 고정 보조기의 패턴을 나타내며, 그림 7.14C는 원주형 손목 고정 보조기의 패턴을 보여준다.

초보 치료사는 구체적인 서면 지시사항을 주의 깊게 읽고

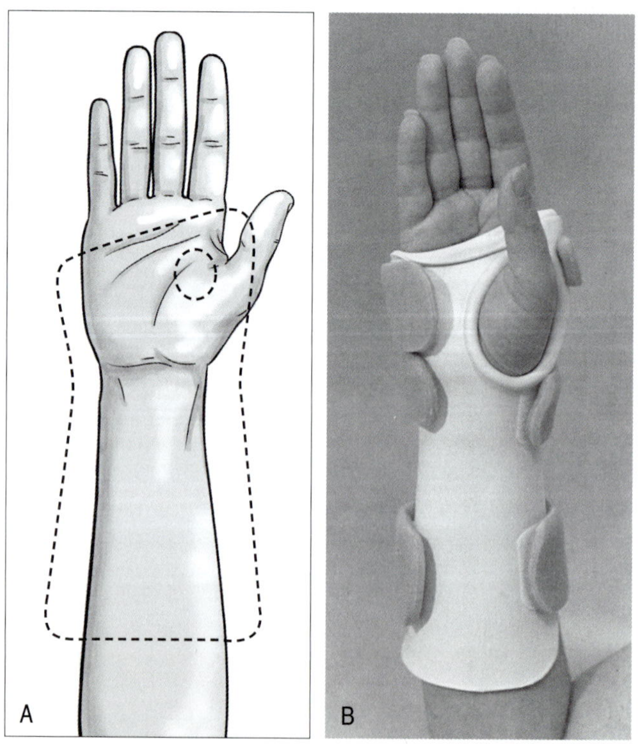

그림 7.13 A: 엄지 구멍 보조기를 위한 손바닥쪽 손목 고정 보조기 패턴, B: 손바닥쪽 손목 고정 엄지 구멍 보조기

패턴 그림을 자세히 보면서 보조기 패턴을 만드는 법을 배울 수 있다. 치료사가 경험을 쌓으면 그림에서 따라 그리지 않아도 쉽게 패턴을 그릴 수 있다(완성된 보조기 제품의 사진은 7.1~7.4). 다음 지침은 손바닥쪽 손목 고정 보조기(그림 7.15와 그림 7.7)의 지침이며 손등쪽 손목 고정 보조기(그림 7.8과 7.14A)와 유사하다. 표 7.3은 손목 보조기 제공에 대한 안전상 수의사항의 개요를 보여준나.

1. 환자의 손바닥쪽을 종이 위에 올려놓는다. 손목은 노쪽 및 자쪽 치우침을 고려하여 가능한 중립 자세로 있어야 한다. 손가락은 약간 벌려서 자연스럽게 안정된 자세(완전히 펴지 않음)로 둔다. 손과 아래팔에서 팔꿈치까지 윤곽을 그린다.
2. 환자의 손이 종이 위에 있는 동안 노뼈 붓돌기에 A 표시, 자뼈 붓돌기에 B 표시를 하고 두 번째와 다섯 번째 손허리뼈 미리에 각각 C와 D로 표시를 한다. 팔꿈치의 팔꿈치 머리돌기는 E로 표시한다. 패턴에서 손을 떼고 양쪽 아래

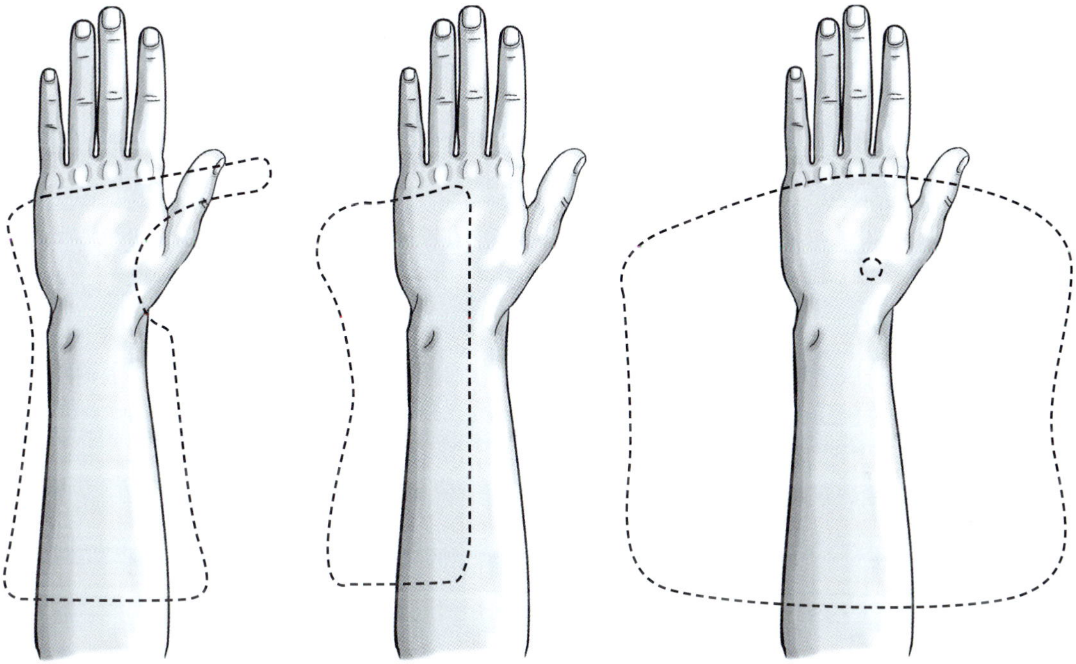

그림 7.14 A: 손등쪽 손목 고정 패턴, B: 자쪽 손목 고정 패턴, C: 원주형 손목 고정 패턴

표 7.3 손목 보조기 중재를 위한 환자의 안전 고려사항

보조기 제작	보조기 착용
▪ 노뼈와 자뼈의 붓돌기, 엄지 갈퀴막 공간과 손등쪽 손허리뼈 주위에 압력은 피한다. ▪ 치료사는 환자 손목에 보조기를 제작할 때, 열가소성 재료의 온도를 인지한다. 또한 스토키네트(팔 양말)로 보호하거나 차갑고 습기가 있는 수건을 사용해 제작한다. ▪ 보조기를 착용한 상태에서 열선총을 사용하지 않는다. ▪ 열가소성 재료가 냉각되는 동안 손목 위치를 유심히 관찰해야 한다. 그 이유는 보조기 제작 과정에 환자의 손목 위치가 변경될 수 있기 때문이다. ▪ 환자의 얇은 피부는 보조기 라이너(liner) 또는 패딩으로 압력을 감소시키고, 피부 자극은 스토키네트(팔 양말)로 낮춘다.	▪ 보조기를 착용한 부위의 피부가 빨간색으로 변하는가를 확인하고, 통증이 발생하는 경우 즉시 치료사에게 알리도록 안내한다. ▪ 환자에게 보조기 착용 일정의 중요성을 교육한다. ▪ 보조기를 안전하게 세척하고, 보관하는 방법을 환자에게 교육한다. ▪ 환자 스스로 보조기를 수정하지 않고, 치료사에게 불편한 정보를 제공해 보완될 수 있도록 한다.

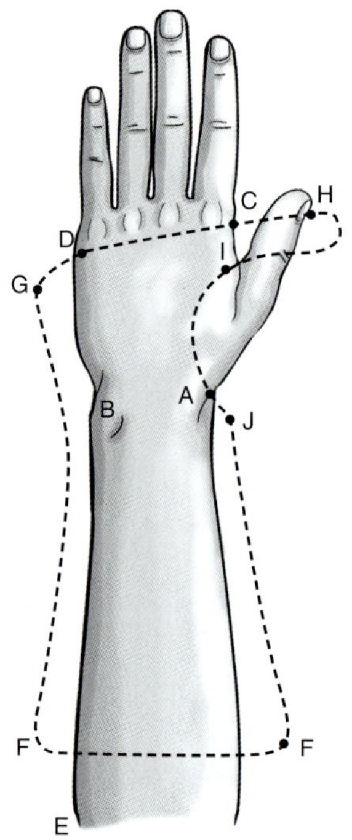

그림 7.15 손바닥쪽 손목 고정 보조기를 위한 구체적인 패턴

팔 길이의 2/3 지점에 X 표시를 한다. 양쪽 아래팔 길이의 2/3 지점에 X 표시가 되어 있는 지점으로부터 평행하게 1~ 1½인치 밖으로 선을 그어 또 다른 X 지점을 두고 F라고 한다. 이 표시는 아래팔 지지대를 위한 양끝 지점이다.

3. 두 번째, 다섯 번째 손허리뼈 머리(C~D)의 표시를 연결하여 사선을 그리는데, 이 선을 손의 자쪽에서부터 밖으로 약 1~1½인치 더 연장하여 G로 표시한다. 그리고 노뼈 방향으로 선을 약 2인치 직선으로 연장하여 H로 표시한다.
4. 보조기의 자쪽에서 G에서부터 손허리뼈 선을 보조기 패턴의 손과 아래팔까지 연장하여 패턴이 환자의 아래팔 근육 부피를 고려한다. 이 선은 F에서 종료된다.
5. 검지 손허리뼈 머리 표시(C)에서 아래로 약 3/4인치 지점을 I라고 표시한다. I에서부터 C와 H 사이까지 평행한 선을 그린다. 이 선이 H와 만나도록 곡선으로 연결한다. 이 지점은 손허리뼈 지지대가 확장된 것이며, C에서 반대편의 손허리뼈 지지대를 연결한 선보다 약 3/4인치 아래에 위치하도록 한다. 다음은 I에서 A까지 엄지두덩 주름과 유사한 곡선을 그린다. 이 선을 A를 지나 약 1인치 지점까지 연장하고 J로 표시한다.
6. J에서 아래팔의 노뼈 방향 아래로 선을 그어 아래팔이 넓어지는 모양을 반영하도록 한다. 보조기 디자인이 아래팔에 잘 맞도록 종 모양처럼 곡선으로 그린다. 길이가 2/3 되는 지점을 확인하고 F에서 선을 멈춘다.
7. 보조기 바닥에 양쪽 F 지점을 연결하는 직선을 그린다.
8. 압박이나 불편함을 방지하기 위해 H, G, J 그리고 양쪽 F가 곡선으로 패턴이 그려졌는지 확인한다.
9. 패턴을 잘라낸다.
10. 환자의 팔꿈치를 중립 자세로 책상 위의 패드(접힌 수건 또는 고무 쐐기)에 올려놓는다. 이때 아래팔을 엎침이나 뒤침이 되지 않도록 주의하고 그렇지 않으면 나중에 보조기가 제대로 맞지 않을 수 있다. 손가락을 편안하게 하고 엄지가 검지에 가볍게 닿는 자세를 만든다. 그림 7.16A에서와 같이 환자의 팔위에 손목 고정 패턴을 놓는다. 손목이 MCP관절에 인접하고 손목이 충분한 안정성을 받을 수 있는지 확인한다. 손등쪽 표면에서 자뼈 방향 위의 새끼두덩 지지대가 다섯 번째 손허리뼈 머리와 인접해서 끝나는지 확인한다. 노뼈 방향 위의 손허리뼈 지지대는 첫 번째 엄지 공간을 둘러싼 후에 세모뼈 혹은 자뼈 먼쪽을 향하고 있는지 확인한다. 패턴이 손목관절에 충분한 지지를 제공하는지 확인하기 위하여 엄지손가락 아래의 엄지 CMC관절을 확인하도록 한다. 아래팔 받침대가 아래팔 길이의 2/3, 폭의 1½인지 확인하고 패턴에 수정할 사항(삭제 또는 추가사항)을 표기한다.
11. 열가소성 재료 위에 패턴을 그린다.
12. 열가소성 재료를 가열한다.
13. 열가소성 재료에서 패턴을 잘라낸다.
14. 손목관절의 위치가 정확한지를 확인하기 위하여 관절 각도계를 사용하여 환자의 손목 위치를 측정한다. 치료사는 올바른 자세를 유지하도록 환자에게 교육하고 연습시켜야 한다(그림 7.16B).
15. 열가소성 재료를 재가열한다.
16. 환자의 손 위에서 모양을 만들고 보조기의 위치를 맞추기 위해 아래팔을 중립자세로 놓고 손가락은 편안한 상태로 만든 뒤, 엄지는 검지에 살짝 닿도록 한다(그림 7.16C). 이러한 방법을 적용하면 보조기를 만드는 동안 손목의 자세를 쉽게 관찰할 수 있다는 장점이 있다.
17. 열가소성 재료의 모양이 형성되는 동안 손목의 위치가 정확한지 확인하고, 손허리뼈 지지대가 먼쪽 손바닥쪽 주

름에 인접되도록 감아 주고 엄지두덩 주름 쪽으로 말아서 덮지 않도록 한다. 그리고 피부를 자극하지 않도록 보조기 말단부를 열처리로 매끄럽게 한다(그림 7.16D).

18. 보조기에서 불필요한 부분을 잘라 내거나 수정한다(그림 7.16E~F).
19. 손허리뼈 지지대는 타원형으로 1/2인치 크기의 벨크로를 자르고 아래팔에서는 $1\frac{1}{2}$인치의 벨크로를 자른다. 자가 접착제가 있는 벨크로의 접착력을 좋게 하기 위해 열선총 장비로 열을 가하여 접착력이 강해지도록 한다(그림 7.16G). 그리고 열가소성 재료 위에 솔벤트를 사용하여 비닐 코팅 부분 제거를 통해 벨크로의 접착력을 증가시킨다. 성인의 경우 아래팔에 2개의 2인치 스트랩을 사

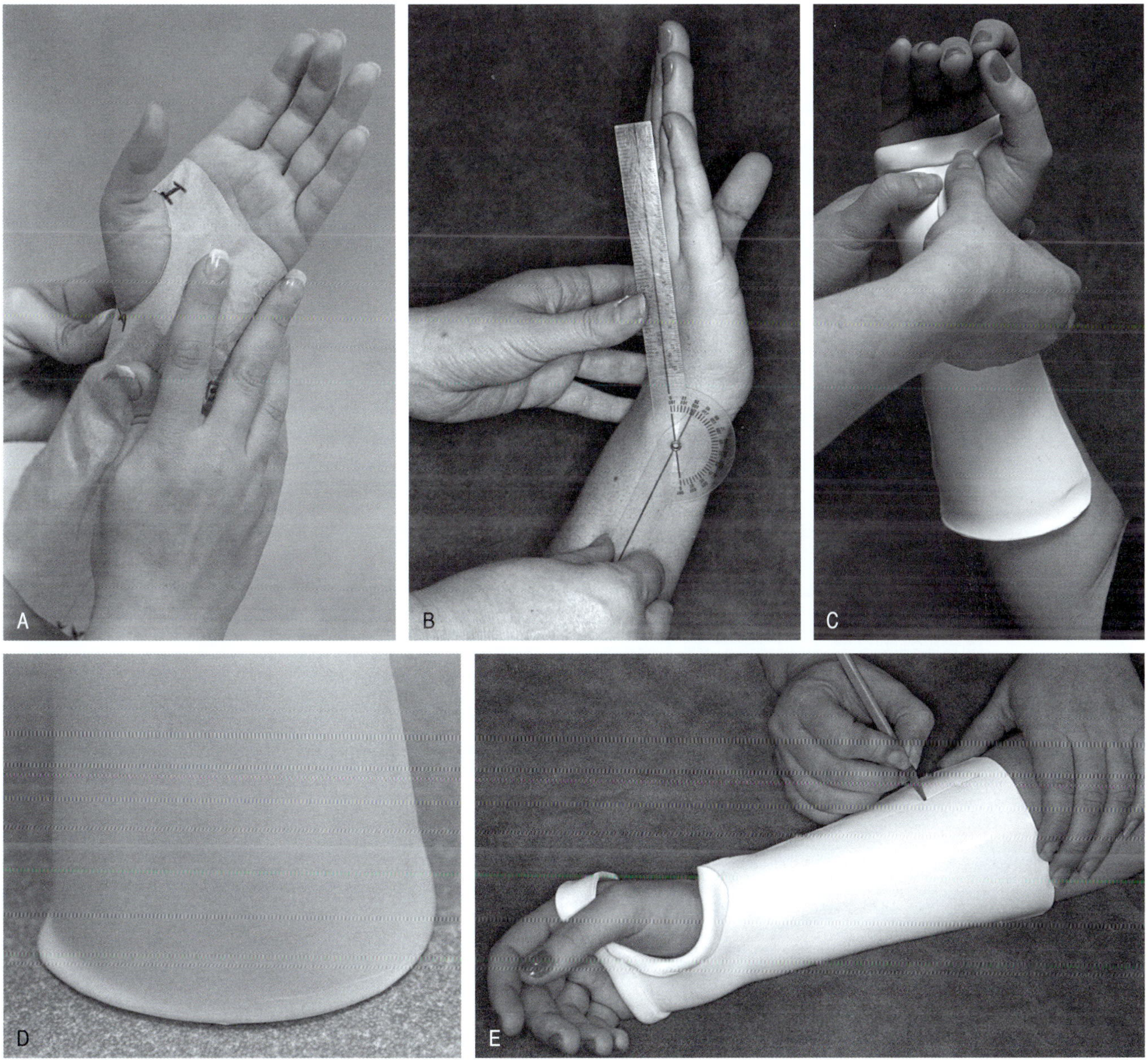

그림 7.16

A: 환자에게 손목 고정 패턴을 위치시킴, B: 보조기 모양을 만들기 전에 치료사는 올바른 폄 각도의 양을 적용하기 위해 각도계로 환자의 손목을 측정, C: 손목 고정 보조기의 모양을 만들기 위한 모습, D: 보조기의 먼쪽 끝 편평한 표면을 열처리함, E: 수정을 위해 보조기에 표시를 함, F: 수정하기 위해 여분의 열가소성 소재를 잘라냄, G: 보조기에 부착하기 좋게 벨크로 끝을 열선총으로 가열함, H: 치료사는 아래팔 받침대에는 손목 높이에 1개, 받침대 밑 약 2/3에 1개, 총 2개의 스트랩을 부착하고 그리고 손허리뼈 지지대를 새끼두덩 지지대에 연결시키기 위해 손등쪽 표면에 스트랩 1개를 부착함

출처: Reese, N. B., & Bandy, W. D. [2002]. Joint range of motion and muscle length testing. London: W.B. Saunders.

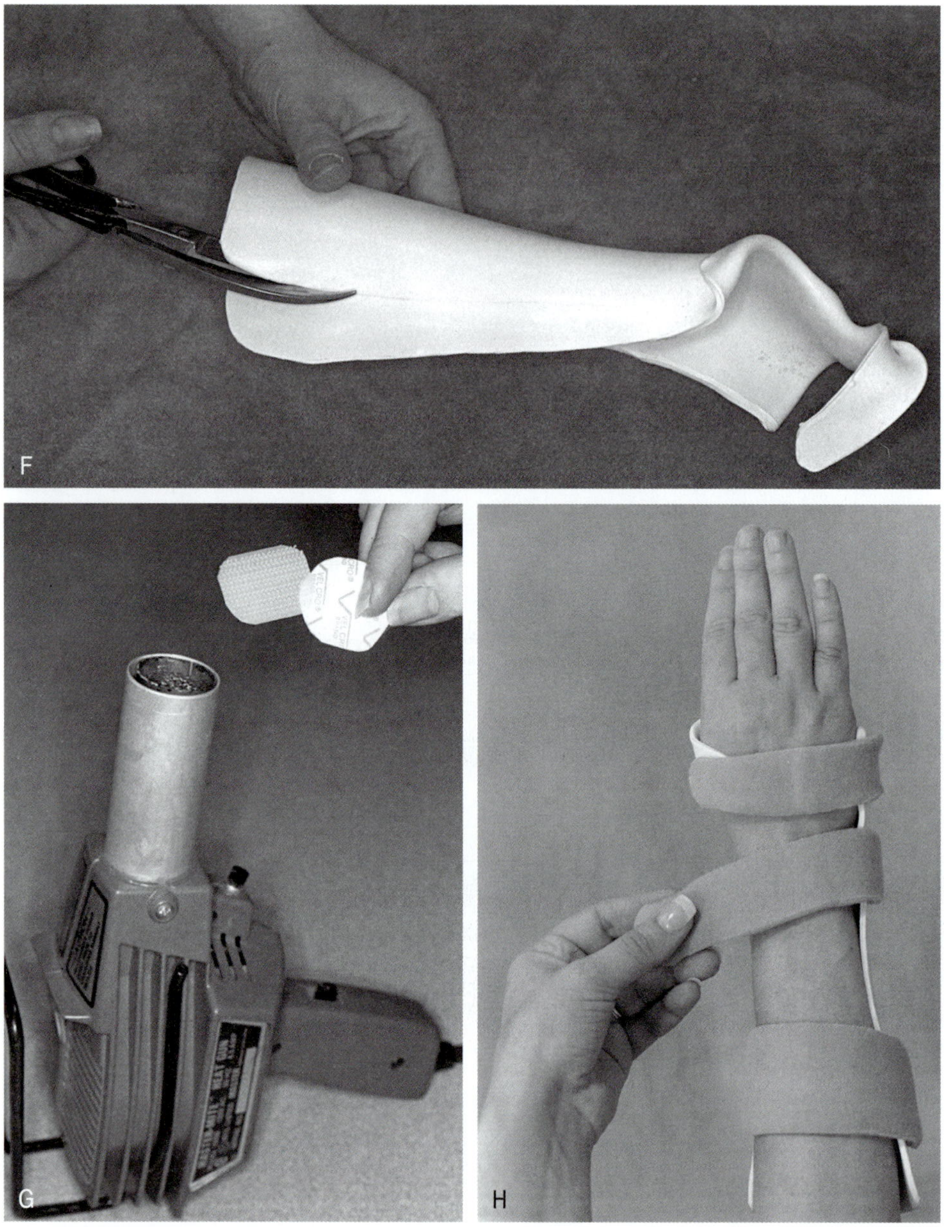

그림 7.16 (계속)

용하고 노뼈, 손허리뼈 받침대에서 자뼈 새끼두덩 지지대까지 1개의 벨크로를 연결한다. 아동은 성인보다 작은 스트랩을 필요하다. 손목 스트랩은 몸쪽이 아니라 손목관절에 정확히 위치하도록 하여 착용감을 높여야 한다(그림 7.16H).

높은 착용감을 위한 기술적 조언

Technical Tips for a Proper Fit

- 몸에 알맞게 맞고 보조기가 제자리에서 벗어나지 않도록 높은 수준의 일치성을 가진 열가소성 재료를 선택한다. 일부 치료사는 고무가 포함된 중등도의 감김성을 가진 열가소성 재료를 선호할 수도 있다.
- 쉽게 늘어나는 열가소성 재료를 패턴에 따라 절단 시 재료가 늘어나거나 보조기가 원래 패턴 모양에서 벗어나지 않도록 신축성 열가소성 재료를 테이블 위에 평평하게 두고 재료를 수평이 아닌 수직으로 팬에서 꺼낸다.
- 환자에게 자세를 위치시킬 때 한 가지 방법은 팔꿈치를 90°로 굽혀 아래팔이 중립 자세가 되도록 하여 수건을 팔꿈치 관절에 받치는 방법이 있고, 또 다른 방법은 테이블 위에 말아 올린 수건 위에 환자의 아래팔을 올려놓고 뒤침

자세를 취해서 손목이 폄되도록 한다. 첫 번째 자세는 손목 자세를 보다 주의 깊게 관찰할 수 있지만, 보조기 재료가 늘어날 수 있으므로 두 번째 방법이 환자에게 더 안정적이고 편안한 자세이다.

- 보조기를 순서대로 몰딩한다. 손바닥쪽 손목 고정 보조기의 경우 새끼두덩 지지대의 형태를 잡고(그림 7.17A), 손바닥쪽을 주위에 손등쪽 방향으로 손허리뼈 시지내를 감싼 다음(그림 7.17B), 손허리뼈 지지대를 감아서 내리고(그림 7.17C), 엄지두덩의 모양을 잡아 준다(그림 7.17D). 각 영역에 대한 조언은 이 장의 특정 부분의 설명을 참조한다.
- 보조기의 모양을 만들 때 자연스럽게 손의 세로활, 몸쪽과 먼쪽 활을 만들어야 한다. 검지를 엄지손가락에 가볍게 가져가면 손의 아치 모양에 맞게 보조기 모양을 만들기 쉽다(그림 7.16C). 열가소성 재료를 손바닥쪽의 중앙을 따라 자연스럽게 맞춘다. 손허리뼈의 구축을 예방하기 위하여 가로활이 편평해지지 않도록 주의한다. 하지만 가로 손목뼈 활을 지나치게 강조하면 손바닥쪽 중앙에 국소적인 압

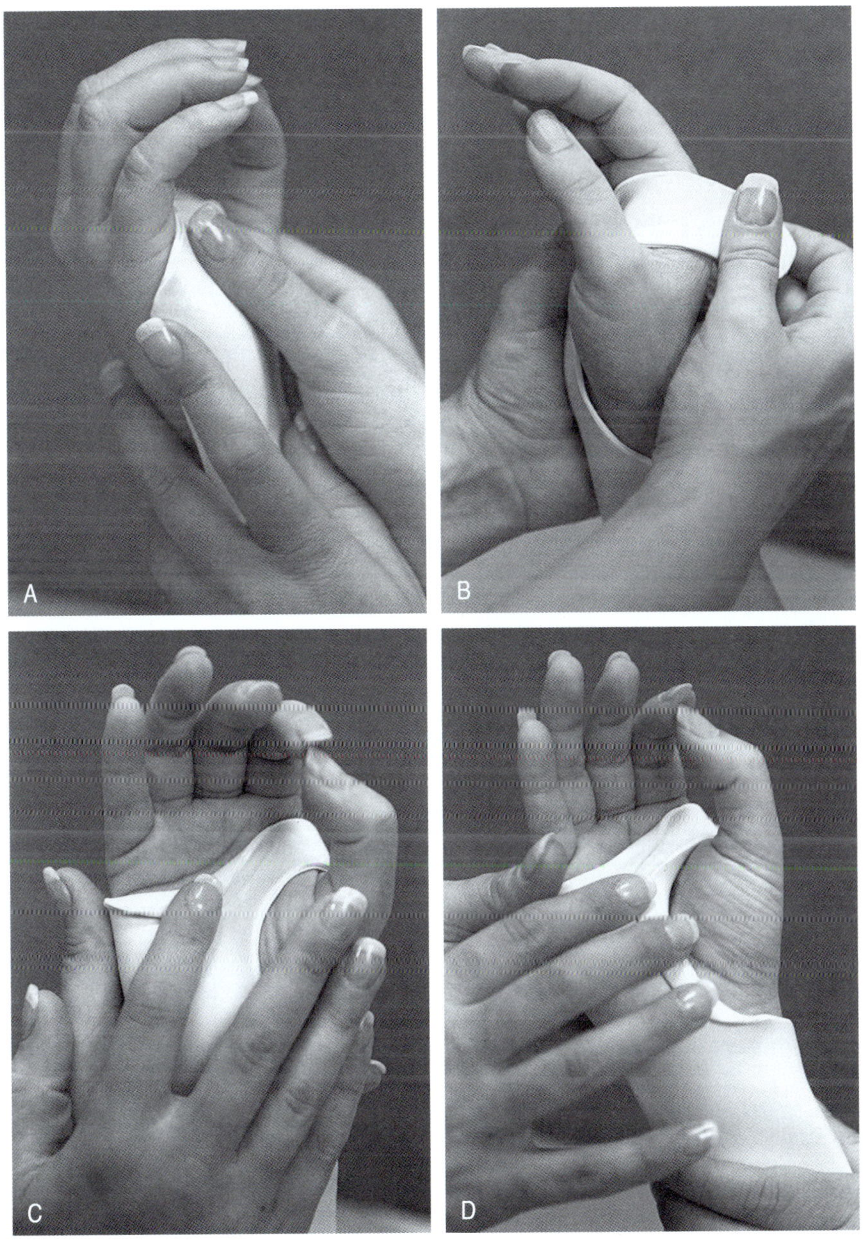

그림 7.17

A: 새끼두덩 지지대의 모양, B: 손허리뼈 지지대로 손바닥 부분을 감음, C: 손허리뼈 지지대를 말아 내림, D: 엄지두덩 영역의 모양을 잡음

박이 가해지므로 불편함을 겪을 수 있다.

- 손바닥쪽 손목 고정 보조기의 경우 먼쪽 손바닥쪽 주름에 근접한 손바닥쪽 표면에 손허리뼈 지지대를 부착한다. 이 위치는 적절한 손목 지지와 완전한 손허리손가락 굽힘을 가능하게 한다. 또한 손허리뼈 지지대가 먼쪽 가로활의 자연스러운 각도와 맞는지 확인한다(그림 7.17C). 손등쪽 표면에 손허리뼈 지지대를 손허리손가락 머리의 자연스러운 각도에 가깝게 위치시킨다. 올바르게 맞춰진 등쪽 손허리뼈 지지대는 손목을 바른 자세가 될 수 있도록 도움이 된다. 손허리뼈 지지대가 잘 맞지 않고 틈이 있으면 손목은 고정되지 않고 움직임이 발생할 수 있다. 또한 일부 환자는 손허리뼈가 더 짧고 손등쪽 손허리뼈가 돌출되어 있기 때문에 손등쪽 표면의 스트랩이 더 긴 것을 선호할 수 있다.
- 보조기를 착용할 때 환자에게 손허리손가락관절을 굽히게 하여 손가락이 완전히 구부러지는지 항상 확인해야 한다. 손허리뼈 지지대의 부분이 너무 높다면 치료사가 이를 수정해야 한다.
- 정상적인 안정 자세와 비교하여 손과 손목의 위치가 올바른지 확인한다. 손바닥쪽, 손등쪽 고정 보조기에서 손허리뼈 지지대(손의 노쪽으로 감싸는)와 새끼두덩 지지대(노쪽)는 손목의 위치를 잡고 고정하는 데 도움이 된다(그림 7.18). 양쪽이 적절하게 지지되지 않으면 손목이 잘못된 위치에 있을 수 있다.
- 빈번한 제작 실수는 손목이 노뼈 또는 자뼈 방향으로 치우쳐지는 것이다. 이러한 실수는 열가소성 재료가 굳을 때 손목 위치를 주의 깊게 관찰하지 않으면 발생할 수 있고, 손목이 굽혀지기 쉬워 중립 자세로 되어 있는지 자세히 관찰해야 한다. 열가소성 재료가 완전히 굳기 전에 빠르게 문제점을 확인함으로써 해결할 수 있다.
- 쉽게 늘어나는 보조기 재료에 실수가 발생하면, 손목 위치가 더 이상 벗어나지 않도록 수정하는 데 각별히 주의해야 한다. 복원력이 있는 열가소성 재료의 경우 재료가 열로 인해 휘어질 수 있으므로 손목 부위에 부분적인 열을 가해 교정하는 것보다는 보조기를 전체적으로 수정해야 한다. 복원력이 없는 재료로 만든 보조기도 완전하게 다 녹여서 전체를 수정하도록 한다.
- 보조기의 손목과 손바닥쪽 부위 모양을 잡은 후, 아래팔의 받침대 등 다른 부위의 모양을 잡는다. 열가소성 재료가 굳기 직전 아래팔 받침대가 뒤틀리는 경우가 있는데, 수정되지 않으면 보조기는 아래팔의 한쪽 가장자리가 다른 쪽보다 높아져 한쪽 끝이 올라가게 될 것이다(그림 7.19).

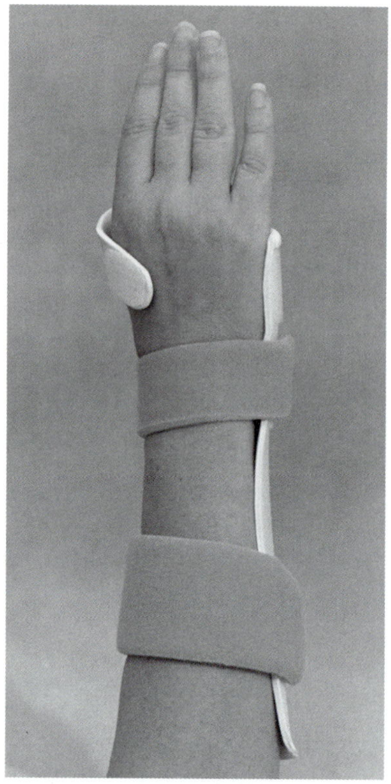

그림 7.18 손목의 자세와 유지를 돕기 위한 손허리뼈 지지대와 새끼두덩 지지대

- 열가소성 재료가 완전히 굳은 후 엄지가 다른 손가락에 대해 맞섬 동작을 할 수 있는지 점검하고, 엄지두덩은 움직임이 제한되거나 편평하지 않아야 한다. 손목의 각도를 유지하려면 손목 지지대가 적절하게 위치해 있어야 한다. 엄지융기 부위가 충분히 뒤로 잘 말아져 있는지 확인하려면, 엄지손가락이 새끼손가락과 맞섬할 수 있고 말린 부분을 확인하는 동안 그 동작을 유지할 수 있어야 한다. 또한 엄지손가락이 완전한 움직임을 허용하도록 엄지두덩 주름이 보이는지를 살펴본다. 엄지손가락이 완전히 움직일 수 있도록 수정하고, 만약 그렇지 않으면 갈퀴막공간에 압박 욕창이 생길 수 있기 때문에 엄지의 원활한 왕복운동을 위해 수정되어야 한다(그림 7.20).
- 열가소성 재료가 굳은 후 한번씩 아래팔의 받침대가 너무 꽉 껴서 압박 욕창을 유발할 수 있는 부위가 있는지 확인해야 한다. 이 문제를 쉽게 해결하기 위해 아래팔 받침대 양쪽을 잡고 늘려준다.

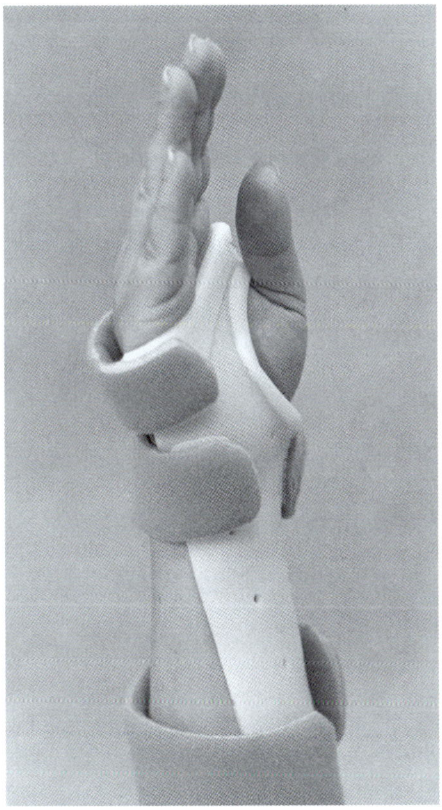

그림 7.19 뒤틀어진 아래팔 받침대

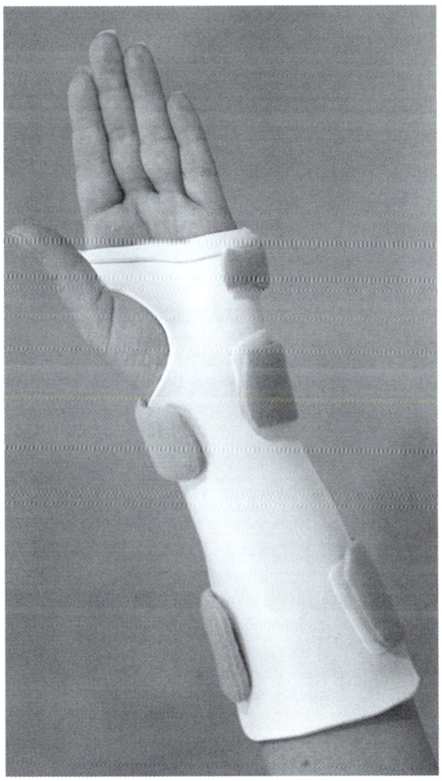

그림 7.20 엄지의 움직임을 허용하지 못한 엄지두덩 갈퀴막공간

손목 고정 보조기 문제 해결

Troubleshooting Wrist Immobilization Orthoses

치료사는 압박 부위 확인과 같은 예방 조치를 지속적으로 주의 깊게 고려해야 한다. 손목 고정 보조기를 제작하기 위한 주의 사항은 다음과 같다.

- 노뼈 및 자뼈 붓돌기, 엄지 손갈퀴 공간, 손등쪽 및 손허리의 등쪽 측면에 잠재적인 압박 부위를 확인하고 수정한다. 엄지의 갈퀴막공간은 매우 부드럽게 때문에 주요 피부 자극 영역이다. 일부 환자는 갈퀴막공간에 플라스틱이 닿는 것을 견딜 수 없는 경우 열가소성 재료를 잘라내고 부드러운 스트랩으로 교체해야 한다. 또 다른 환자의 경우 열가소성 재료를 얇게 만들거나 끝부분을 감아 부드럽게 하면 적응할 수 있다. 환자에게 피부가 붉어지는 부분이 있는지 관찰하고 발생하는 모든 자극에 대해 즉시 알리도록 교육한다.
- 손목 고정 보조기를 제공하기에 앞서 부종을 조절하도록 한다. 지속적인 부종이 있는 경우 수축성 손목 보조기를 적용해서는 안 된다. 대신 넓은 스트랩 재료와 아래팔 받침대를 제작한다. 부종이 있는 손에는 손등쪽 손목 고정 보조기가 더욱 효과적이다. 손에 부종이 발생할 가능성이 있는 환자는 주의 깊게 관찰하도록 하고 필요한 부위에 손목 고정 보조기를 수정하도록 한다. 앞서 언급했듯이 유연한 재질로 만든 연속적인 스트랩은 부종 관리에 도움이 될 수 있다.
- 피부조직이 약하거나 피부가 얇은 환자는 압력 부위를 주의 깊게 관찰해야 한다. 패드를 보조기 가장자리에 덧대는 것이 도움이 될 수 있지만 적절하게 몸에 맞추기 위해서는 몇 가지 수정이 필요할 수 있다. 때때로 두꺼운 재질로 된 보조기 liner, Quick cast liner 또는 스토키네트(팔 양말)를 착용하고 그 위에 보조기를 제작하면 제작 과정에서 생겨나는 피부 손상을 방지하는 데 도움이 된다.
- 보조기가 기능적인 활동에 적절한 도움을 주는지 확인한다.

기성품 보조기

PREFABRICATED ORTHOSES

기성품 보조기는 CTS와 RA 치료에 널리 사용된다. 다양한 종류의 기성품 손목 보조기가 적용 가능하며 그림 7.21에 나타나 있다.

앞서 논의한 바와 같이, CTS의 보존적 관리는 손목굴의 공간을 최대화하기 위해 손목을 가능한 중립에 가깝게 위치시키는 것이 포함되었다. 대부분의 기성품 손목 보조기는 금속이나 열가소성 재료로 만들어진 지지대가 있어 손목을 펴시킨다. 따라서 손목을 원하는 중립 자세에 위치시키기 위해서는 수정이 필요하지만, 보조기가 손에 적절하게 맞고 잘 지지하도록 수정할 때에는 주의를 기울여야 한다.

CTS용으로 판매되는 기성품 손목 보조기에는 몇 가지 구성요소가 존재한다. 작업 환경을 위한 요소에는 진동으로 인한 외상을 줄이기 위한 패딩, 내구성 강화를 위한 가죽, 손목을 위치시키는 역할을 하는 금속 삽입물이 포함된다. 기성품 손목 고정 보조기는 임신 중인 환자의 CTS 증상에도 효과적이다.

RA용 보조기는 빠른 시기에 제작하는 것이 가장 효과적이며, 자세 유지와 고정 및 부드러운 재질의 보조기일 경우 적정한 온기를 전달하고 편안함을 느끼는 데 도움이 된다. RA는 관절의 안정성을 감소시킴으로써 쥐기 힘의 감소와 손가락 변형을 발생시킨다. 환자가 손목 보조기를 착용하면 ADL을 수행하는 동안 통증 감소에 도움이 되며, 기성품 손목 보조기는 구입 후 즉시 착용이 가능하고 자쪽치우침을 감소시킨다. 일부 보조기는 손목관절뿐만 아니라 손가락 관절에 대한 교정 또는 보호를 제공한다.

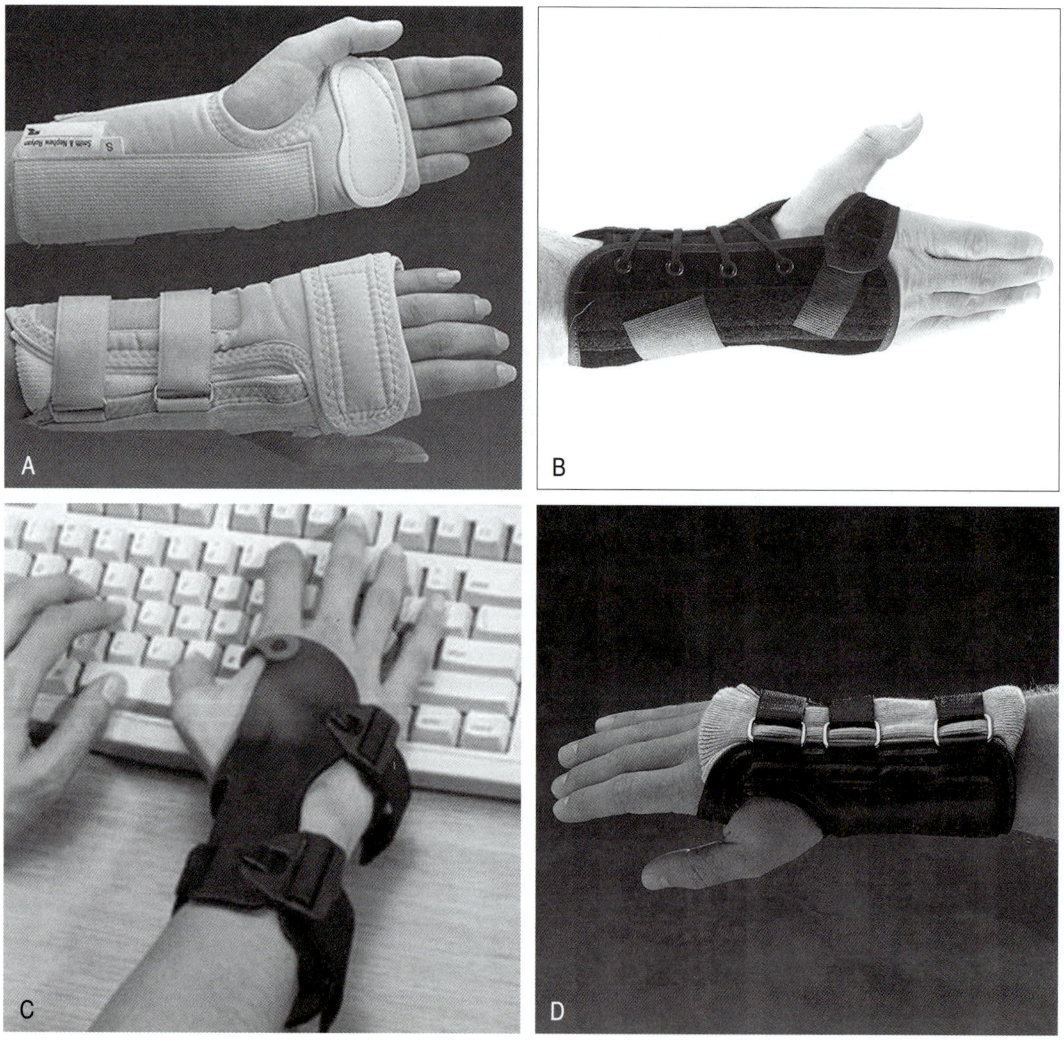

그림 7.21

A: D형 스트랩과 MCP관절의 고정한 보조기(Rolyan® D형 손목 보조기), B: 끈으로 된 손목 고정 보조기(Sammons Preston Rolyan® 끈 손목 지지), C: 손목굴과 다른 반복적인 손상 시 사용되는 경량 보조기(Sammons Preston 엑솔라이트 손목 보조기), D: 작업 지속력을 향상하기 위해 1/4인치 패딩과 부드럽고 유연한 가죽으로 만들어진 Rolyan® Workhard® D형 손목 보조기

치료사들은 맞춤 손목 보조기를 제작할지 아니면 기성품 손목 보조기를 적용할지 결정해야 한다. 기성품 또는 맞춤 보조기가 손의 기능에 미치는 영향, 통증 감소 및 손목 고정 보조기가 제공하는 고정의 강도 등과 같은 여러 요인을 고려해야 한다. 여러 연구를 참고하는 것은 환자에게 가장 적합한 보조기를 선택하는 데 도움이 된다. Collier와 Thomas(2002)의 연구에서는 세 가지 종류의 기성품과 맞춤 손바닥쪽 손목 고정 보조기의 고정 정도를 비교 연구했다. 그들은 맞춤 손목 고정 보조기가 기성품에 비해 "손바닥쪽 굽힘 감소와 손등쪽 굽힘에서 유의한 차이를 나타내었다."고 밝혔다. 따라서 맞춤 열가소성 보조기가 기성품 보조기보다 손목 움직임을 더 잘 통제한다고 하였다.

다른 연구에서는 시중의 기성품 보조기가 쥐기 및 손의 기민성과 몸쪽 근육군에 미치는 영향을 알아보았다. 연구 결과에 대한 자세한 내용은 표 7.2에서 확인할 수 있다. 특히 최신 보조기가 개발됨에 따라 기성품 보조기의 효과를 지속적으로 연구할 필요가 있다. Stern 등(1997)은 모든 환자에게 단일 유형의 손목 보조기를 적용하는 것은 적합하지 않고, 기성품 보조기에 대한 만족은 종종 치료적 이점, 편안함 및 유용성과 연관되어 있다고 하였다. 따라서 치료실에 다양한 종류의 기성품 보조기 구성요소를 갖추어 놓는 것은 치료사에게 도움이 되며, 환자에게 스스로 올바른 보조기를 구입할 수 있도록 정보를 제공해야 한다. 글상자 7.1은 기성품 손목 고정 보조기 또는 맞춤 손목 고정 보조기를 선택할 때 치료사가 고려해야 할 몇 가지 질문을 보여준다. 이러한 정보는 환자 스스로 올바른 기성품 보조기를 구매하고자 할 때 교육 자료로 사용할 수 있다.

작업에 미치는 영향

IMPACT ON OCCUPATIONS

이 장에서 진단을 받은 환자들은 손목을 지지한 상태에서 손가락과 엄지의 움직임이 가능하다면, 작업 활동을 계속할 수 있다고 하였다. 예를 들어, CTS가 있는 사람은 업무나 다른 작업 활동을 할 때 무리한 손목 자세를 피하기 위해 손목 보조기를 착용한다. 관절염이 있는 사람은 기능적 활동을 하는 동안 손목 보조기를 착용함으로써 지지와 통증 완화를 제공받는다. 콜레스 골절 후 뻣뻣함을 줄이기 위해 연속 보조기 중재를 받는 사람은 결과적으로 의미 있는 작업 활동을 더 잘 수행할 수 있다. 손목 보조기는 다양한 환자들의 기능적 능력을 유지하거나 궁극적으로 향상시키는 데 도움이 될 수 있다.

글상자 7.1 맞춤 제작과 기성품 보조기의 사용을 결정하는 질문

- 시간이 얼마나 걸리는가? (맞춤 보조기를 짧은 기간 내에 만들 수 있더라도 기성품 보조기 제공을 고려한다.)
- 비용이 얼마나 드는가? (맞춤과 기성품 보조기의 비용을 비교한다.)
- 보조기가 손에 잘 맞는지 고려했는가? (기성품 보조기가 엄지의 맞섬 동작을 방해하고, 손이 쓸리는 곳은 없는지 또는 CTS가 있는 환자가 중립 자세로 손을 유지하는 것과 같이 기능을 잘하고 있는지 고려한다.)
- 오직 손목 지지만이 필요한가? (기성품 또는 맞춤 보조기를 고려한다.)
- 동작을 방해하는 요인이 있는가? (맞춤 보조기를 고려한다.)
- 관절염과 같이 통증 감소만을 위해서 보조기가 필요한가? (패딩이 있는 기성품 보조기나 맞춤 제작형 보조기를 고려한다.)
- 스포츠 활동으로 인해 손상되었는가? (다른 사람에게 피해를 주지 않기 위해서 부드러운 재질로 된 기성품 보조기를 고려한다.)
- 손목과 손의 부종이 고려해야 할 요인인가? (부종을 고려하여 맞춤 손등쪽 손목 보조기를 제작할 것을 고려한다.)
- 보조기의 무게가 고려해야 할 요인인가? [경량 열가소성 재료(1/16인치)를 사용한 맞춤 제작형 보조기나 경량 기성품 보조기 사용을 고려한다.]
- 환자의 직업상 요구되는 것은 무엇인가? (중노동을 해야 하는 사람이라면 맞춤 제작형 보조기를, 가벼운 작업을 하는 사람이라면 기성품 보조기를 고려한다. 기성품 보조기의 재료를 고려한다. 가죽으로 된 기성품 보조기가 일에 필요한 내구성, 지지력, 보호와 편안함을 적절하게 제공할 수 있다.)
- 고려하고 있는 보조기에 대해 어떤 연구가 이루어졌는가?

셀프 퀴즈 7.1[a]

다음 질문을 읽고, 참/거짓에 ○표를 하세요.

1. 참/거짓 손목 고정 보조기는 손바닥쪽, 손등쪽, 자쪽 혹은 원주형으로 만들 수 있다.
2. 참/거짓 손목 보조기는 보통 손목의 통증이나 염증을 감소시켜 주고 지지력을 제공하며 손가락 기능을 강화시켜 주고 손목의 기형을 방지한다.
3. 참/거짓 대부분의 기성품 손목 보조기는 CTS 환자의 몸에 정확하게 맞도록 제작한다.
4. 참/거짓 일부 연구에서는 보조기와 함께 초기에 보존적인 중재를 적용하는 것이 효과가 있다고 주장한다.
5. 참/거짓 콜레스 골절을 위한 깁스를 제거한 후에 손목의 움직임이 제한되면, 치료사는 연속 보조기 중재를 고려할 수 있다.
6. 참/거짓 손목 보조기의 적용이 필요한 모든 진단에 대해서 치료사는 표준 치료 프로토콜을 정확히 지켜야 한다.
7. 참/거짓 손목 고정 보조기를 사용하는 경우 치료사는 보통 기능적인 움직임을 개선하기 위해서 손목의 최대 폄을 유지시킨다.
8. 참/거짓 손목 고정 보조기 위에 있는 새끼두덩 지지대는 과도한 자쪽 치우침을 방지함으로써 손이 중립적인 휴식 위치에 있도록 도와준다.
9. 참/거짓 치료사는 손바닥쪽 손목 고정 보조기의 끝이 먼쪽 손바닥쪽 주름선까지 위치하도록 해야 한다.
10. 참/거짓 만약 손바닥쪽 손목 고정 보조기의 제작에 있어 정확한 손목의 폄을 만드는 중에 실수가 일어나면 치료사는 수정을 위해서 손목 영역에 열로 표시를 해두어야 한다.
11. 참/거짓 CTS가 있는 환자는 손가락에 운동성을 허용하기 위하여 보조기를 착용한 상태에서 강한 손가락 굽힘을 수행하도록 권장해야 한다.

[a]정답은 부록 A를 참조

요약

이 장에서 설명했듯이 적절한 손목의 정렬은 기능적인 손을 유지하는 데 매우 중요하다. 잘 맞는 보조기는 여러 질환으로부터 회복하는 데 도움을 주는 핵심 요소가 될 수 있다. 그러므로 치료사는 손목 보조기 중재를 위한 진단 적응증, 유형, 및 적절한 제작 방법을 숙지해야 한다. 임상 실무에서는 언제나 각 사례마다 차이가 있을 수 있으므로 치료사는 임상추론을 통한 접근을 해야 한다. 마지막으로, 치료사는 환자의 작업 활동을 고려하여 손목 보조기를 제공해야 한다.

복습문제

1. 손목 고정 보조기 적용을 위한 세 가지 주요 적응증은 무엇인가?
2. RA 환자를 위한 손목 고정 보조기 제작 과정에서 영향을 미치는 일반적인 관절 변형에는 어떤 것이 있는가?
3. 치료사는 손목 고정 보조기와 함께 연속 보조기 중재의 적용을 언제 고려할 수 있는가?
4. 콜레스 골절을 위한 손목 보조기 중재 목표는 무엇인가?
5. 손바닥쪽 손목 고정 보조기의 장점은 무엇인가?
6. 손등쪽 손목 고정 보조기의 단점은 무엇인가?
7. 손목 고정 보조기에서 새끼두덩 지지대는 어떤 역할은 하는가?
8. 치료사가 정적 손목 보조기의 모양을 만드는 데 사용할 수 있는 두 가지 자세는 무엇이며 각각의 장점은 무엇인가?
9. 정적 손목 고정 보조기의 사용할 때 특히 주의해야 할 점은 무엇인가?
10. 치료사가 기성품 손목 보조기 또는 맞춤 손목 보조기를 결정할 때 고려할 수 있는 4가지 질문은 무엇인가?
11. CTS를 위한 손목 보조기 중재를 뒷받침하는 근거에는 어떠한 것들이 밝혀졌는가?

참고문헌

1. American Academy of Orthopaedic Surgeons: *Management of carpal tunnel syndrome evidence-based clinical practice guideline*. Retrieved from https://www.aaos.org/uploadedFiles/PreProduction/Quality/Guidelines_and_Reviews/guidelines/CTS%20 CPG_2.29.16.pdf, 2016.
2. American Academy of Orthopaedic Surgeons: *Carpal tunnel syndrome*. Retrieved from http://orthoinfo.aaos.org/topic. cfm?topic=receivable5, 2016.
3. Bailey J, Cannon N, Colditz J, et al.: *Splint classification system*, Chicago, 1992, American Society of Hand Therapy.
4. Apfel E, Johnson M, Abrams R: Comparison of range-of-motion constraints provided by prefabricated splints used in the treatment of carpal tunnel syndrome: a pilot study, *J Hand Ther* 15(3):226–233, 2002.
5. Ashe MC, McCauley T, Khan KM: Tendinopathies in the upper extremity: a paradigm shift, *J Hand Ther* 17(3):329–334, 2004.
6. Biundo JJ: Tendinitis and tenosynovitis, *Merck Manual Professional Version*. Retrieved October, 19, 2017, from https://www.merckmanuals.com/professional/musculoskeletal-andconnective-tissue-disorders/bursa,-muscle,-and-tendondisorders/tendinitis-and-tenosynovitis.
7. Baker NA, Moehlingm KK, Rubinstein EN, Wollstein R, Gustafsonk NP, Baratz M: The comparative effectiveness of combined lumbrical muscle splints and stretches on symptoms and function in carpal tunnel syndrome, *Arch Phys Med Rehabil* 93(1):1–10, 2012.
8. Ballestero-Pérez R, Plaza-Manzano G, Urraca Gesto A, et al.: Effectiveness of nerve gliding exercises on carpal tunnel syndrome: a systematic review, *J Manipulative Physiol Ther* 40(1):50–59, 2017.
9. Braidotti F, Atzei A, Fairplay T: Dart-splint: an innovative orthosis that can be integrated into a scapho-lunate and palmar midcarpal instability re-education protocol, *J Hand Ther* 28(3):329–335, 2015.
10. Bell-Krotoski JA, Breger-Stanton DE: Biomechanics and evaluation of the hand. In Mackin EJ, Callahan AD, Skirven TM, et al.: *Rehabilitation of the hand and upper extremity*, ed 5, St. Louis, 2002, Mosby, pp 240–262.
11. Biese J: Therapist's evaluation and conservative management of rheumatoid arthritis in the hand and wrist. In Mackin EJ, Callahan AD, Skirven TM, et al.: *Rehabilitation of the hand and upper extremity*, ed 5, St. Louis, 2002, Mosby, pp 1569–1582.
12. Bulut GT, Caglar NS, Aytekin E, et al.: Comparison of static wrist splint with static wrist and metacarpophalangeal splint in carpal tunnel syndrome, *J Back Musculoskelet Rehabil* 28(4):761–767, 2015.
13. Brininger TL, Rogers JC, Holm MB, et al.: Efficacy of fabricated customized splint and tendon and nerve gliding exercises for the treatment of carpal tunnel syndrome: a randomized controlled trial, *Arch Phys Med Rehabil* 88(11):1429–1436, 2007.
14. Bulthaup S, Cipriani DJ, Thomas JJ: An electromyography study of wrist extension orthoses and upper-extremity function, *Am J Occup Ther* 53(5):434–444, 1999.
15. Burke D, Burke MM, Steward GW, et al.: Splinting for carpal tunnel syndrome: in search of the optimal angle, *Arch Phys Med Rehabil* 75(11):1241–1244, 1994.
16. Burke FD, Ellis J, McKenna H, et al.: Primary care management of carpal tunnel syndrome, *Postgrad Med J* 79(934):433–437, 2003.
17. Burtner PA, Anderson JB, Marcum ML, et al.: A comparison of static and dynamic wrist splints using electromyography in individuals with rheumatoid arthritis, *J Hand Ther* 16(4):320–325, 2003.
18. Cannon NC, et al.: *Diagnosis and treatment manual for physicians and therapists*, ed 4, Indianapolis, 2013, Hand Rehabilitation Center of Indiana.
19. Cannon NM: *Manual of hand splinting*, New York, 1985, Churchill Livingstone.
20. Cobb TK, An KN, Cooney WP: Effect of lumbrical muscle incursion within the carpal tunnel on carpal tunnel pressure: a cadaveric study, *J Hand Surg Am* 20(2):186–192, 1995.
21. Colditz JC: Therapist's management of the stiff hand. In Mackin EJ, Callahan AD, Skirven TM, et al.: *Rehabilitation of the hand and upper extremity*, ed 5, St. Louis, 2002, Mosby, pp 1021–1049.
22. Collier SE, Thomas JJ: Range of motion at the wrist: a comparison study of four wrist extension orthoses and the free hand, *Am J Occup Ther* 56(2):180–184, 2002.
23. Cooper C: *Personal communication*, January 2012.
24. Courts RB: Splinting for symptoms of carpal tunnel syndrome during pregnancy, *J Hand Ther* 8:31–34, 1995.
25. de Almeida PH, Pontes TB, Matheus JP, Muniz LF, da Mota LM: Occupational therapy in rheumatoid arthritis: what rheumatologists need to know? *Rev Bras Reumatol* 55(3):272–280, 2015.
26. Dell PC, Dell RB: Management of rheumatoid arthritis of the wrist, *J Hand Ther* 9(2):157–164, 1996.
27. Egan M, Brosseau L, Farmer M, et al.: Splints and orthosis for treating rheumatoid arthritis, *Cochrane Database of Systematic Reviews* (4):Art. No.: CD004018, 2001. https://doi.org/10.1002/14651858.CD004018.
28. Fess EE, Gettle KS, Philips CA, et al.: *Hand and upper extremity splinting principles and methods*, ed 3, St. Louis, 2005, Elsevier Mosby.
29. Gelberman RH, Hergenroeder PT, Hargens AR, et al.: The carpal tunnel syndrome: a study of carpal canal pressures,, *J Bone Joint Surg Am* 63(3):380–383, 1981.
30. Golriz B, Ahmadi Bani M, Arazpour M, et al.: Comparison of the efficacy of a neutral wrist splint and a wrist splint incorporating a lumbrical unit for the treatment of patients with carpal tunnel syndrome, *Prosthet Orthot Int* 40(5):617–623, 2016.
31. Hall B, Lee HC, Fitzgerald H, Byrne B, Barton A, Lee AH: Investigating the effectiveness of full-time wrist splinting and education in the treatment of carpal tunnel syndrome: a randomized controlled trial, *Am J Occup Ther* 67(4):448–459, 2013.
32. Hayes EP, Carney K, Mariatis Wolf J, et al.: Carpal tunnel syndrome. In Mackin EJ, Callahan AD, Skirven TM, et al.: *Rehabilitation of the hand and upper extremity*, ed 5, St. Louis, 2002, Mosby, pp 643–659.
33. Huisstede BM, Hoofvliet P, Randsdorp MS, et al.: Carpal tunnel syndrome. Part I: effectiveness of nonsurgical treatments—a systematic review, *Arch Phys Med Rehabil* 91(7):981–1004, 2010.
34. Idler RS: Helping the patient who has wrist or hand tenosynovitis. Part 2: managing trigger finger, de Quervain's disease, *J Musculoskelet Med* 14(2):62–65, 68, 74–75, 1997.
35. Kasch MC: Therapist's evaluation and treatment of upper extremity cumulative-trauma disorders. In Mackin EJ, Callahan AD, Skirven TM, et al.: *Rehabilitation of the hand and upper extremity*, ed 5, St. Louis, 2002, Mosby, pp 1005–1018.
36. Keith MW, Masear V, Chung KC, et al.: American Academy of Orthopaedic Surgeons clinical practice guideline on the treatment of carpal tunnel syndrome, *J Bone Joint Surg Am* 92:218–219, 2010.
37. Khan KM, Cook JL, Taunton JE, et al.: Overuse tendinosis, not tendonitis part 1: a new paradigm for a difficult clinical problem, *Phys Sportsmed* 28(5):38–48, 2000.
38. Kozin SH, Michlovitz SL: Traumatic arthritis and osteoarthritis of the wrist, *J Hand Ther* 13(2):124–135, 2000.
39. Kuo MH, Leong CP, Cheng YF, et al.: Static wrist position associated with least median nerve compression: sonographic evaluation, *Am J Phys Med Rehabil* 80(4):256–260, 2001.
40. Laseter GF: Therapist's management of distal radius fractures. In Mackin EJ, Callahan AD, Skirven TM, et al.: *Rehabilitation of the hand and upper extremity*, ed 5, St. Louis, 2002, Mosby, pp 1136–1155.
41. Laseter GF, Carter PR: Management of distal radius fractures, *J Hand Ther* 9(2):114–128, 1996.
42. LaStayo P: Ulnar wrist pain and impairment: a therapist's algorithmic approach to the triangular fibrocartilage complex. In Mackin EJ, Callahan AD, Skirven TM, et al.: *Rehabilitation of the hand and upper extremity*, ed 5, St. Louis, 2002, Mosby, pp 1156–1170.

43. LaBlanc KE, Cestia W: Carpal tunnel syndrome, *Am Fam Physician* 83(8):952–958, 2011.
44. Manente G, Torrieri F, Di Blasio F, Staniscia T, Romano F, Uncini A: An innovative hand brace for carpal tunnel syndrome: a randomized controlled trial, *Muscle Nerve* 8(8):1020–1025, 2001.
45. McClure P: Evidence-based practice: an example related to the use of splinting in a patient with carpal tunnel syndrome, *J Hand Ther* 16(3):256–263, 2003.
46. Melvin JL: *Rheumatic disease in the adult and child: occupational therapy and rehabilitation*, ed 3, Philadelphia, 1989, FA Davis.
47. Messer RS, Bankers RM: Evaluating and treating common upper extremity nerve compression and tendonitis syndromes... without becoming cumulatively traumatized, *Nurse Pract Forum* 6(3):152–166, 1995.
48. Moritomo H, Apergis E, Herzberg G, et al.: 2007 IFSSH committee report of wrist biomechanics committee: biomechanics of the so-called dart-throwing motion of the wrist, *J Hand Surg Am* 32(9):1447–1453, 2007.
49. Moscony AMB, Shank T: Wrist fractures. In Cooper C, editor: *Fundamentals of hand therapy: clinical reasoning and treatment guidelines for common diagnoses of the upper extremity*, ed 2, St. Louis, 2014, Elsevier.
50. National Institute of Neurological Disorders and Stroke: *Complex regional pain syndrome fact sheet*. Retrieved October 25, 2017 from https://www.ninds.nih.gov/Disorders/Patient-Caregiver-Education/Fact-Sheets/Complex-Regional-Pain-Syndrome-Fact-Sheet.
51. Nordenskiold U: Elastic wrist orthoses: reduction of pain and increase in grip force for women with rheumatoid arthritis, *Arthritis Care Res* 3(3):158–162, 1990.
52. Nuckols T, Harber P, Sandin K, et al.: Quality measures for the diagnosis and non-operative management of carpal tunnel syndrome in occupational settings, *J Occup Rehabil* 21(1):100–119, 2011.
53. Ono S, Chapham PJ, Chung KC: Optimal management of carpal tunnel syndrome, *Int J Gen Med* 3:235–261, 2010.
54. Osterman AL, Whitman M, Porta LD: Nonoperative carpal tunnel syndrome treatment, *Hand Clin* 18(2):279–289, 2002.
55. Pagnotta A, Baron M, Korner-Bitensky N: The effect of a static wrist orthosis on hand function in individuals with rheumatoid arthritis, *J Rheumatol* 25(5):879–885, 1998.
56. Palmer AK, Werner FW, Murphy D, et al.: Functional wrist motion: a biomechanical study, *J Hand Surg Am* 10(1):39–46, 1985.
57. Peters S, Page MJ, Coppieters MW, Ross M, Johnston V: Rehabilitation following carpal tunnel release, *Cochrane Database Syst Rev* (2): CD004158, 2016. https://doi.org/10.1002/14651858.CD004158.pub3.
58. Philips CA: Therapist's management of patients with rheumatoid arthritis. In Hunter JM, Mackin EJ, Callahan AD, editors: *Rehabilitation of the hand: surgery and therapy*, ed 4, St. Louis, 1995, Mosby, pp 1345–1350.
59. Ramsey L, Winder RJ, McVeigh JG: The effectiveness of working wrist splints in adults with rheumatoid arthritis: a mixed methods systematic review, *J Rehabil Med* 46(6):481–492, 2014.
60. Reiss B: Therapist's management of distal radial fractures. In Hunter JM, Mackin EJ, Callahan AD, editors: *Rehabilitation of the hand: surgery and therapy*, ed 4, St. Louis, 1995, Mosby, pp 337–351.
61. Saidoff DC, McDonough AL: *Critical pathways in therapeutic intervention: upper extremity*, St. Louis, 1997, Mosby.
62. Sailer SM: The role of splinting and rehabilitation in the treatment of carpal and cubital tunnel syndromes,, *Hand Clin* 12(2):223–241, 1996.
63. Schultz-Johnson K: Splinting the wrist: mobilization and protection, *J Hand Ther* 9(2):165–176, 1996.
64. Schultz-Johnson K: *Personal communication*, April 2006.
65. Schultz-Johnson K: *Personal communication*, April 1999.
66. Schwartz DA: An alternative fabrication method of the dart thrower's motion orthosis (also known as the dart orthosis), *J Hand Ther* 29(3):339–347, 2016.
67. Siegel DB, Kuzma G, Eakins D: Anatomic investigation the role of the lumbrical muscles in carpal tunnel syndrome, *J Hand Surg Am* 20(5):860–863, 1995.
68. Skirven T: Nerve injuries. In Stanley BG, Tribuzi SM, editors: *Concepts in hand rehabilitation*, Philadelphia, 1992, FA Davis, pp 323–352.
69. Stein CM, Svoren B, Davis P, et al.: A prospective analysis of patients with rheumatic diseases attending referral hospitals in Harare, Zimbabwe, *J Rheumatol* 18(12):1841–1844, 1991.
70. Stern EB: Grip strength and finger dexterity across five styles of commercial wrist orthoses, *Am J Occup Ther* 50(1):32–38, 1996.
71. Stern EB, Sines B, Teague TR: Commercial wrist extensor orthoses: hand function, comfort, and interference across five styles, *J Hand Ther* 7(4):237–244, 1994.
72. Stern EB, Ytterberg SR, Krug HE, et al.: Commercial wrist extensor orthoses: a descriptive study of use and preference in patients with rheumatoid arthritis, *Arthritis Care Res* 10(1): 27–35, 1997.
73. Stern EB, Ytterberg SR, Krug HE, et al.: Finger dexterity and hand function: effect of three commercial wrist extensor orthoses on patients with rheumatoid arthritis, *Arthritis Care Res* 9(3):197–205, 1996.
74. Stern EB, Ytterberg SR, Krug HE, et al.: Immediate and shortterm effects of three commercial wrist extensor orthoses on grip strength and function in patients with rheumatoid arthritis, *Arthritis Care Res* 9(1):42–50, 1996.
75. Steultjens EEMJ, Dekker JJ, Bouter LM, Schaardenburg DD, Kuyk MAMAH, Van den Ende ECHM: Occupational therapy for rheumatoid arthritis, *Cochrane Database Syst Rev*(1): Art. No.: CD003114, 2004. https://doi.org/10.1002/14651858. CD003114.pub2.
76. Swan M: *A therapist's perspective on treating CRPS*. Retrieved from https://rsds.org/a-therapists-perspective-on-treatingcrps/, 2007.
77. Walker WC, Metzler M, Cifu DX, et al.: Neutral wrist splinting in carpal tunnel syndrome: a comparison of night-only versus full-time wear instructions, *Arch Phys Med Rehabil* 81(4): 424–429, 2000.
78. Walsh MT, Muntzer E: Therapist's management of complex regional pain syndrome (reflex sympathetic dystrophy). In Mackin EJ, Callahan AD, Skirven TM, et al.: *Rehabilitation of the hand and upper extremity*, ed 5, St. Louis, 2002, Mosby, pp 1707–1724.
79. Weinstock TB: Management of fractures of the distal radius: therapists commentary, *J Hand Ther* 12(2):99–102, 1999.
80. Weiss ND, Gordon L, Bloom T, et al.: Position of the wrist associated with the lowest carpal-tunnel pressure: implications for splint design, *J Bone Joint Surg Am* 77(11):1695–1699, 1995.

부록 7.1 사례연구

사례연구 7.1[a]

다음 사례를 읽고 이 장의 내용을 기반으로 임상추론기술을 사용하여 질문에 답한다.

Angela는 CTS 증상을 경험하기 시작한 주부로 정중신경 부위에 대한 무감각, 근력 약화와 감각 이상을 경험하기 시작했다. 그녀는 가정의학과 의사에게 치료를 받았지만, CTS에 대한 올바른 손목 위치에 익숙하지 않은 간호사는 그녀의 아래팔, 손목 및 손의 등쪽에 열가소성 물질로 된 재료를 올려놓고 기즈로 감쌌다. 얼마 후 열가소성 재료가 그녀의 손목을 지지하지 못해 칼로 고기를 자르는 것과 같은 활동을 하는 것이 어색하다고 불평했다. 결국 그녀는 한밤중에 일어나 손이 마비된 것을 느껴 다시 가정의학과 의사를 찾아가 신경과 전문의에게 의뢰했다. 전문의는 그녀에게 코르티손 주사를 놓고 작업치료사에게 작업치료와 맞춤 보조기 제작을 처방했다. 하지만 그녀는 맞춤 보조기와 기성품 보조기를 해야 하는 이유에 대한 의구심을 가지면서 불만스럽게 "그냥 수술을 하는 게 어때요!"라고 말했다.

1. 열가소성 재료가 최선의 선택이 아닌 두 가지 이유를 제시하라.

2. 치료사가 Angela를 위해 제작하는 맞춤 보조기의 올바른 위치를 설명한다.

3. 착용 일정은 어떻게 제시하고 있는가?

4. 보조기 착용 시 어떤 것이 중요한가?

5. 치료사는 맞춤 보조기 착용과 수술을 받는 것에 대한 Angela의 우려를 이떻게 해결해야 하는가? Angela에게 연구 근거를 제시하는 방법에 대해 답을 제시한다.

6. CTS용 기성품 보조기와 비교하여 맞춤 보조기를 사용할 때의 두 가지 장점을 설명하라.

[a]정답은 부록 A를 참조

사례연구 7.2[a]

다음 사례를 읽고 이 장의 내용을 기반으로 임상추론기술을 사용하여 질문에 답한다.

Diane은 52세 여성이며 해질 무렵 친구와 함께 밖을 걷고 있었다. 그녀는 문턱을 보지 않고 교차로에서 올라오다가 오른손을 앞으로 뻗은 채 넘어졌다. 그 후 그녀는 응급실을 방문하여 비개방교정술을 받고 비전위 콜레스 골절 깁스 치료를 받았다. 깁스를 제거한 후 의사는 부종 및 통증 조절, ROM과 오른쪽 팔에 대한 손목 보조기 제작과 같은 치료를 처방했다.

1. Diane은 오른쪽 손목이 15° 굽힘되도록 하여 치료를 받고 있다. 그녀의 손목은 수동으로 펴되어 중립 자세가 가능하다. 그녀의 오른손에 대한 보조기 위치와 위치에 대한 근거를 설명하라.

____

____

____

2. Diane의 ROM이 향상됨에 따라 치료사는 보조기의 위치를 어떻게 수정해야 하는가?

____

____

____

3. 치료사는 어느 시점에서 손목 보조기 중재를 중단해야 하는가?

____

____

____

[a]정답은 부록 A를 참조

부록 7.2 실험실 실습

실험실 실습 7.1

1. 다른 사람에게 손목 고정 보조기 패턴 만들기를 연습하기 위해 제공된 세부 지침을 사용하여 패턴을 그린다.
2. 왼손과 오른손의 외곽선을 사용하여 구체적인 지침 없이 손목 고정 패턴을 그린다.

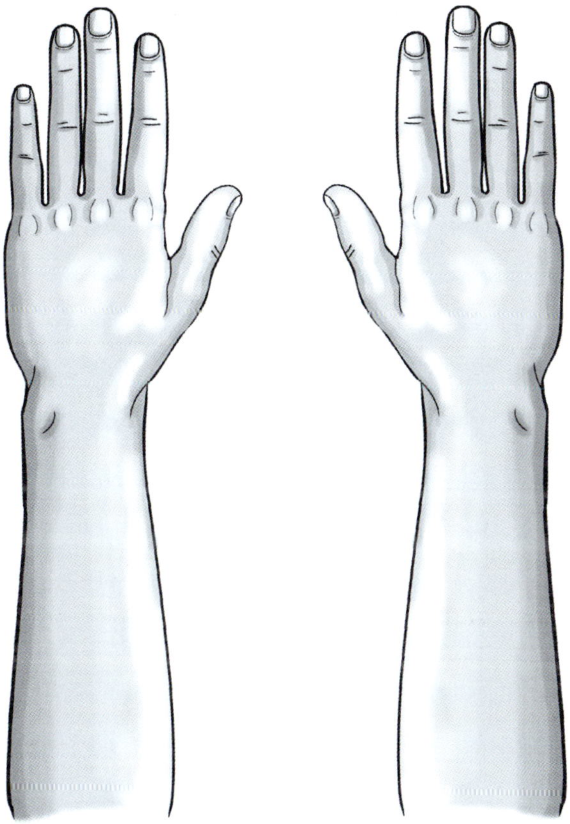

실험실 실습 7.2[a]

A 보조기

1. 이 보조기에서 확인할 수 있는 문제점은 무엇인가?
2. 지속적인 보조기 착용으로 발생할 수 있는 문제점은 무엇인가?

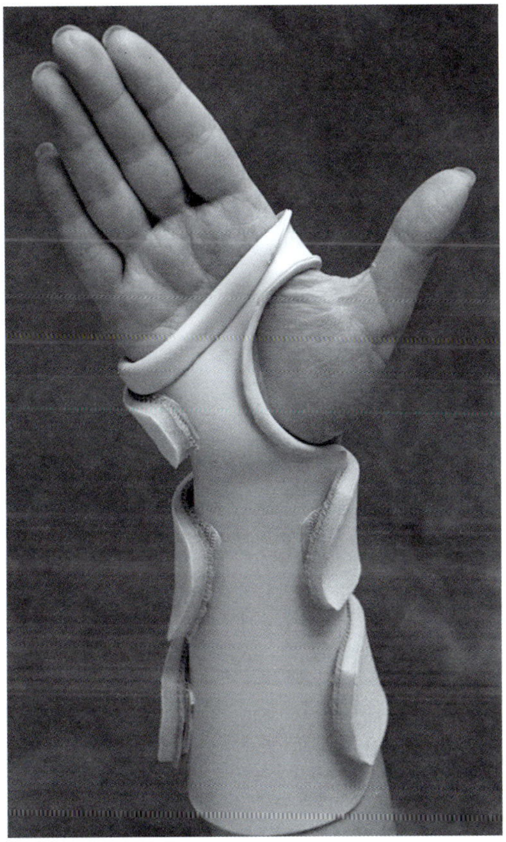

[a]정답은 부록 A를 참조

B 보조기

당신은 임상 실습을 진행하고 있는 학생에게 환자를 위해 실제로 보조기를 제작하기 전, 손목 고정 보조기를 만드는 연습을 지시하였다. 아래 그림은 학생이 만든 B 보조기이다.

1. 당신은 학생이 만든 보조기에서 확인할 수 있는 문제점은 무엇인가?

C 보조기

C 보조기는 학교 통학버스를 운전하는 54세 여성을 위해서 제작되었다. 이 환자는 직업병으로 손목 폄 건병증을 가지고 있다.

1. 이 보조기에서 확인할 수 있는 문제점은 무엇인가?
2. 지속적인 보조기 착용으로 발생할 수 있는 문제점은 무엇인가?

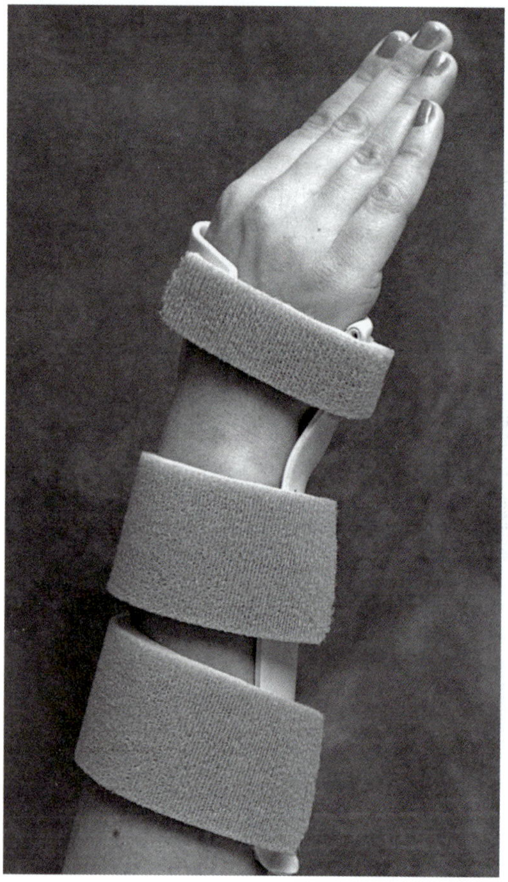

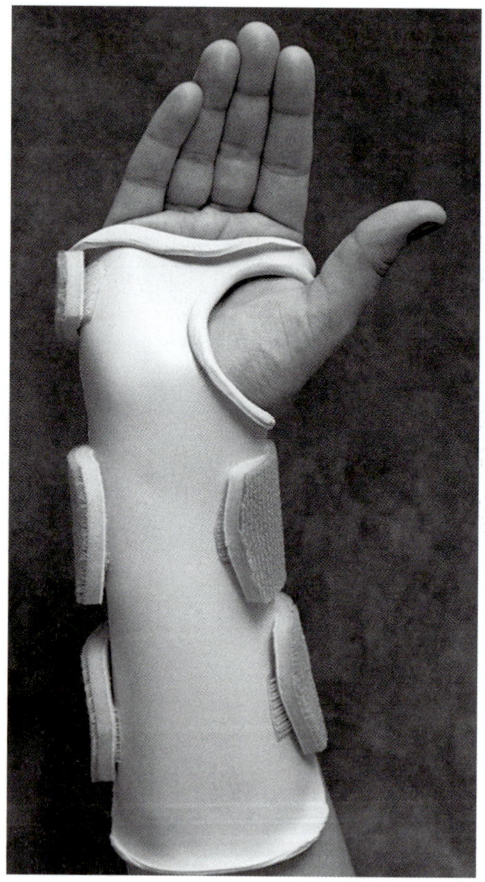

실험실 실습 7.3

동료와 함께 손목 고정 보조기 제작을 연습하고, 시작하기 전에 당신 동료의 올바른 손 자세를 결정하기 위해 각도계를 이용해 손목 폄 각도를 측정한다. 보조기를 몸에 맞추고 모든 수성을 마치기 전에 손목 고정 보조기의 자가 평가 양식을 작성한다. 점수표 7.1을 사용한다.

실험실 실습 7.4[a]

다음 그림은 손바닥쪽 기반 손목 고정 보조기이다. 보조기에 표시한 부분이 무엇인지 구분한다.

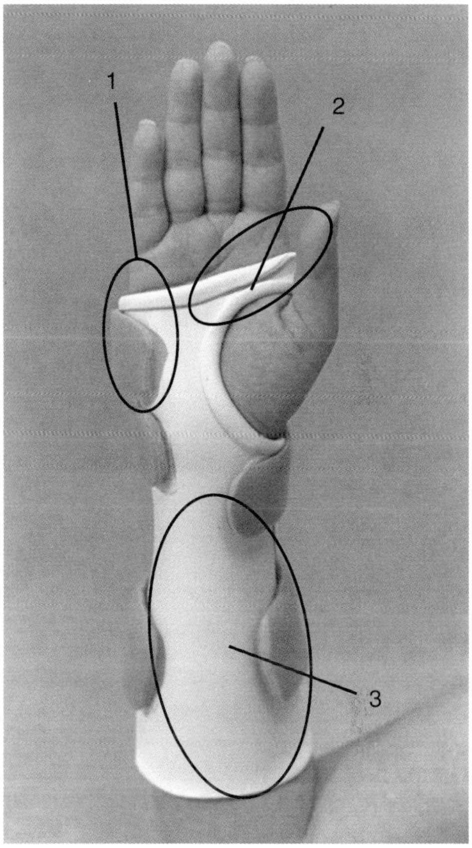

1. ______________________________

2. ______________________________

3. ______________________________

[a]정답은 부록 A를 참조

부록 7.3 양식 및 점수표

양식 7.1 손목 고정 보조기

<table>
<tr><td colspan="2"></td><td>이름: ____________
날짜: ____________</td></tr>
<tr><td colspan="2">손목과 손 보조기 유형</td><td rowspan="4"></td></tr>
<tr><td>손바닥쪽 ○</td><td>손등쪽 ○</td></tr>
<tr><td colspan="2">손목 자세:</td></tr>
<tr><td colspan="2">환자가 보조기를 착용하고 30분이 되면 다음의 질문에 대한 답을 한다
(해당되지 않는 경우는 "해당없음"에 표시한다).</td></tr>
</table>

평가 영역				의견
디자인				
1. 손목은 올바른 각도에 위치해 있는가?	네 ○	아니오 ○	해당없음 ○	
2. 손목은 적절하게 지지되는가?	네 ○	아니오 ○	해당없음 ○	
3. 엄지두덩과 새끼두덩은 올바른 위치에서 지지되는가?	네 ○	아니오 ○	해당없음 ○	
4. 엄지두덩과 새끼두덩은 제한받거나 편평한가?	네 ○	아니오 ○	해당없음 ○	
5. 보조기는 아래팔 길이의 2/3인가?	네 ○	아니오 ○	해당없음 ○	
6. 보조기는 아래팔 너비의 1/2인가?	네 ○	아니오 ○	해당없음 ○	
기능				
1. 보조기는 엄지의 완전한 움직임을 허용하는가?	네 ○	아니오 ○	해당없음 ○	
2. 보조기는 손가락의 MCP관절의 완전한 굽힘을 허용하는가?	네 ○	아니오 ○	해당없음 ○	
3. 보조기는 기능적 활동이 가능하도록 손목을 지지하는가?	네 ○	아니오 ○	해당없음 ○	
스트랩				
1. 스트랩은 안정적이고 둥글게 되어 있는가?	네 ○	아니오 ○	해당없음 ○	

편안함				
1. 보조기 끝은 매끄럽고 모서리가 둥글게 되어 있다.	네 ○	아니오 ○	해당없음 ○	
2. 몸쪽 끝부분은 열처리가 되어 있다.	네 ○	아니오 ○	해당없음 ○	
3. 보조기가 끼임이나 욕창을 발생시키지 않는다.	네 ○	아니오 ○	해당없음 ○	
4. 보조기가 뼈 돌출부를 자극하지 않는다.	네 ○	아니오 ○	해당없음 ○	
외관				
1. 보조기에 지문, 먼지, 연필과 펜 자국이 없는가?	네 ○	아니오 ○	해당없음 ○	
2. 열가소성 재료가 찌그러지지 않았다.	네 ○	아니오 ○	해당없음 ○	
치료적 요법				
1. 환자는 착용 일정에 대해 교육받았다.	네 ○	아니오 ○	해당없음 ○	
2. 환자는 보조기에 대한 주의사항을 제공받았다.	네 ○	아니오 ○	해당없음 ○	
3. 환자는 교육에 대해 이해하고 있다.	네 ○	아니오 ○	해당없음 ○	
4. 환자/보호자는 보조기를 어떻게 세척하는지 알고 있다.	네 ○	아니오 ○	해당없음 ○	
5. 환자는 압박과 끼임의 징후를 알아차릴 수 있다.	네 ○	아니오 ○	해당없음 ○	

자가 평가를 기반으로 보조기 수정 또는 변경 사항에 대해 논의하라(추후에는 어떻게 다르게 작업할 것인가?).

___

___

___

보조기를 제작할 때 임상적 안정성을 향상시킬 수 있는 부분에 대해 논의하라.

___

___

___

점수표 7.1 손목 고정 보조기

		이름: ______ 날짜: ______
손목 고정 보조기의 종류:		
손바닥쪽 ○	손등쪽 ○	
손목 자세:		
점수:		
1 = 개선이 어렵거나 적용할 수 없음 2 = 최대한의 개선이 필요 3 = 중간 정도의 개선이 필요 4 = 최소한의 개선이 필요 5 = 개선이 필요하지 않음		

평가 영역						의견
디자인						
1. 손목은 올바른 각도에 위치해 있는가?	1	2	3	4	5	
2. 손목은 적절하게 지지되는가?	1	2	3	4	5	
3. 엄지두덩과 새끼두덩은 올바른 위치에서 지지되는가?	1	2	3	4	5	
4. 엄지두덩과 새끼두덩은 제한받거나 편평한가?	1	2	3	4	5	
5. 보조기는 아래팔 길이의 2/3인가?	1	2	3	4	5	
6. 보조기는 아래팔 너비의 1/2인가?	1	2	3	4	5	
기능						
1. 보조기는 엄지의 완전한 움직임을 허용하는가?	1	2	3	4	5	
2. 보조기는 손가락의 MCP관절의 완전한 굽힘을 허용하는가?	1	2	3	4	5	
3. 보조기는 기능적 활동이 가능하도록 손목을 지지하는가?	1	2	3	4	5	

스트랩						
1. 스트랩은 안정적이고 둥글게 되어 있는가?	1	2	3	4	5	
편안함						
1. 보조기 끝은 매끄럽고 모서리가 둥글게 되어 있다.	1	2	3	4	5	
2. 몸쪽 끝부분은 열처리가 되어 있다.	1	2	3	4	5	
3. 보조기가 끼임이나 욕창을 발생시키지 않는다.	1	2	3	4	5	
4. 보조기가 뼈 돌출부를 자극하지 않는다.	1	2	3	4	5	
외관						
1. 보조기에 지문, 먼지, 연필과 펜 자국이 없는가?	1	2	3	4	5	
2. 열가소성 재료가 찌그러지지 않았다.	1	2	3	4	5	

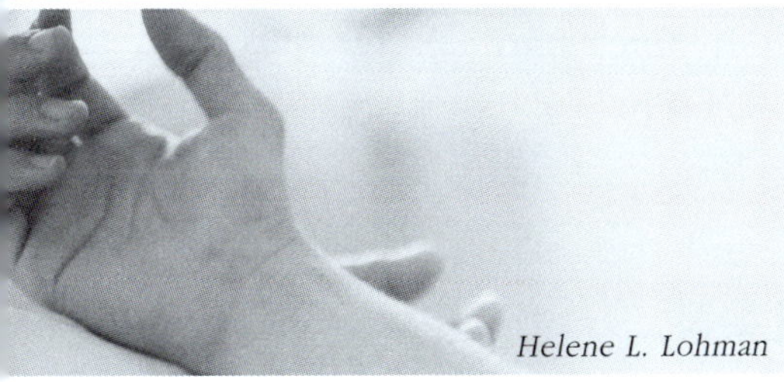

엄지 고정 보조기

Thumb Immobilization Orthoses

Helene L. Lohman

학습목표

1. 엄지 보조기 중재의 중요한 기능적 · 해부학적 구조물에 대하여 논의한다.
2. 엄지 고정 보조기에서 올바른 엄지와 손목 위치를 열거한다.
3. 엄지 고정 보조기의 세 가지 구성요소를 확인한다.
4. 엄지 관절을 지지하는 이유를 설명한다.
5. 진단에 따라 엄지 고정 보조기의 적응증에 대해 논의한다.
6. 엄지 고정 보조기의 패턴 및 제작 과정에 대해 논의한다.
7. 엄지 고정 보조기가 잘 맞게 하는 구성요소를 설명한다.
8. 환자에게 적용한 엄지 고정 보조기에 대한 일반적이고 구체적인 안전 예방조치를 설명한다.
9. 엄지 고정 보조기의 적합성을 평가하기 위한 임상적 추론을 사용한다.
10. 제작한 엄지 고정 보조기를 평가하기 위해 임상적 추론을 사용한다.
11. 엄지 고정 보조기 중재에 대한 지식을 사례연구에 적용한다.
12. 엄지 고정 보조기 제공에 대한 근거 중심 치료의 중요성을 이해한다.
13. 기성품 엄지 보조기의 적절한 사용법을 설명한다.

주요용어

드퀘르뱅 힘줄윤활막염 de Quervain's tenosynovitis
과긴장 Hypertonicity
골관절염 Osteoarthritis (OA)
류마티스관절염 Rheumatoid arthritis (RA)
손배뼈 골절 Scaphoid fracture
자쪽곁인대 손상(스키선수 엄지 또는 사냥터지기 엄지) Ulnar collateral ligament injury, UCL (skier's thumb/gamekeeper's thumb)

겨울 방학에 Jill은 가파른 경사면에서 스키를 타다가 넘어졌다. 그녀는 손을 쭉 뻗은 채 엄지로 몸을 보호하려고 했으나 엄지가 땅에 닿자 뒤로 구부러졌다. 슬로프 아래에서 도움을 받은 그녀는 스키선수 엄지(자쪽곁인대손상)를 진단받고 정형외과 의사에게 진료를 받았다. 의사는 그녀를 작업 치료실에 의뢰하여 손 기반 엄지 보조기를 처방하고, 추가적인 의사의 추적 관찰과 치료를 받을 것을 제안했다.

엄지에 자주 처방되는 것은 맞춤 또는 기성품 고정 보조기이다. 엄지 보조기의 목적은 고정, 보호, 휴식 그리고 다른 손가락들이 자유롭게 움직이는 동안 엄지 손목손허리(CMC), 손허리손가락(MCP) 및 손가락뼈사이(IP) 관절의 자세를 잡아주는 것이다. 엄지에 일반적으로 권장되는 보조기는 손바닥쪽 벌림 엄지 고정 보조기이며, 또 다른 이름은 엄지 스피카 보조기(thumb spica orthosis), 짧은/긴 맞섬 보조기, CMC–MCP관절 고정 보조기 또는 엄지 장갑 보조기(thumb gauntlet orthosis)이다.

엄지 고정 보조기는 (1) 아래팔 기반 (2) 손 기반의 두 가지 범주로 나눌 수 있는데 아래팔 기반 엄지 보조기는 손목과 엄지를 지지하고 안정시키는 것은 통증 감소에 도움이 된다. 손 기반 엄지 보조기는 손목의 움직임을 허용하면서 엄지 고정을 통해 안정시킨다. 아래팔 기반 또는 손 기반 엄지 고정 보조기는 엄지의 CMC, MCP, IP 관절에 영향을 미치는 다양한 질환을 관리하는 데 자주 사용된다.

아래팔 기반 보조기가 필요할 수 있는 엄지의 질환에는 드퀘르뱅 힘줄윤활막염(de Quervain tenosynovitis), 류마티스관절염(RA), 골관절염(osteoarthritis, OA), 손배뼈 골절 및 과긴장성이 포함되나 여기에 국한되지는 않는다. 예를 들어, 드퀘르뱅 힘줄윤활막염 환자의 경우, 아래팔 기반 엄지 보조기는 손목의 노뼈 방향에 있는 힘줄에 휴식을 주고 보호하여 안정성을 제공한다. 치료사는 관절 유합술(joint arthrodesis) 또는 관절 치환술(joint replacement)을 시행한 RA 환자의 경우 수술 전 엄지의 자세를 만들고, 수술 후 관절의 움직임을 조절하기 위하여 아래팔 기반 엄지 고정 보조기를 적용한다.

손 기반 보조기가 필요한 엄지 질환에는 염좌, MCP 또는 IP 관절 탈구, 정중신경 및 자쪽곁인대 손상(스키선수 엄지/사냥터지기 엄지), 노쪽곁인대를 포함한 외상성 엄지 MCP관절의 손상이 포함된다. 정중신경 손상으로 인해 근육이 불균형한 경우 치료사는 엄지 갈퀴막공간을 적절하게 벌려주기 위해 손 기반 엄지 고정 보조기를 적용할 수 있다. 과긴장인 경우, 종종 8자형 엄지겹침 또는 엄지 고리 보조기(그림 8.1)라고 불리우는 엄지 보조기는 엄지가 손바닥 안으로 굽은 자세 또는 손바닥 모음을 줄여 손의 사용을 용이하게 한다. 따라서 일반적으로 엄지 보조기가 처방되기 때문에 치료사가 제작에 익숙해지는 것이 중요하다.

엄지 보조기 중재를 위한 기능적·해부학적 고려사항

FUNCTIONAL AND ANATOMICAL CONSIDERATIONS FOR ORTHOTIC INTERVENTION OF THE THUMB

엄지는 쥐기, 집기 및 미세 조작을 하는 데 전반적으로 중요하기 때문에 손 기능에 있어서 필수적이다. 엄지의 뛰어난 이동성은 안장관절(CMC관절)의 독특한 모양, 인대 배열 및 내재근에서 비롯된다. 엄지는 쥐기와 집기 과정에서 안정성을 제공하고, 엄지의 미세조작을 위하여 다른 손가락들과 맞섬과 같은 움직임이 가능하다. 엄지 끝에 대한 감각 입력은 기능적 쥐기와 집기에서 중요한 기능을 담당한다.

작업치료사는 엄지 보조기를 제작하기 전 엄지의 해부학적 움직임과 기능적 움직임에 대해 충분히 이해해야 하며, 특히 엄지 고정 보조기의 CMC관절 위치의 이해가 매우 중요하다는 것을 고려해야 한다. 그리고 엄지기둥(그림 8.5)에 엄지를 위치시키면 기능적 쥐기(prehension)를 위한 손바닥쪽 벌림 및 약간의 맞섬이 가능해진다. 엄지의 해부학적 움직임과 기능적 움직임에 대한 논의는 4장을 참조한다.

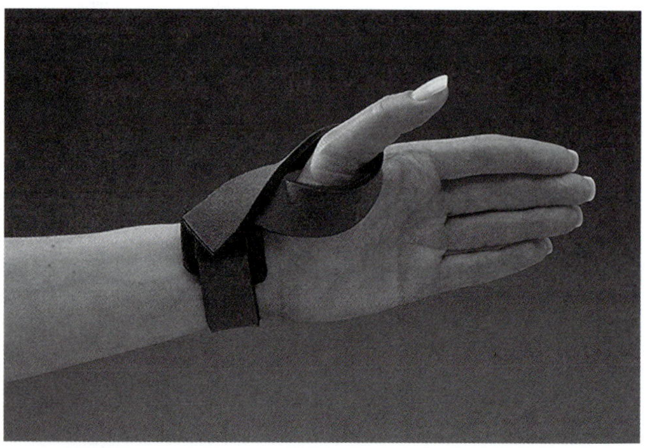

그림 8.1 과긴장성을 위한 엄지 보조기(Rolyan® 엄지 고리)

엄지 고정 보조기의 특징

FEATURES OF THE THUMB IMMOBILIZATION ORTHOSIS

엄지 고정 보조기는 엄지 관절에서 발생하는 여러 움직임을 제한한다. 엄지 보조기에는 손바닥쪽(그림 8.2), 손등쪽(그림 8.3)과 노뼈쪽(그림 8.4)의 디자인이 포함된다. 보조기는 환자의 진단, 해부학적 구조, 손목 통증에 따라 손 기반 또는 손목 기반이 될 수 있다. 만약 손목이 포함된다면 손목의 위치는 진단에 따라 달라지는데, 예를 들어 드퀘르뱅 힘줄윤활막염의 경우, 긴엄지벌림근과 짧은엄지폄근 힘줄의 압박을 제거하기 위하여 손목의 위치를 15° 폄시킨다.

최종적으로 제작되는 보조기의 구성요소는 보조기 제작에 포함된 엄지 관절에 따라 다양해진다. 엄지 고정 보조기는 환자의 치료 목표에 근거하여 제작하며, 작업치료사는 엄지 고정 보조기가 가지는 요소의 목적과 다양한 보조기의 제작과정을 잘 이해하여야 한다. 엄지 고정 보조기는 맞섬 지지대(opponens bar), C 지지대(C bar), 엄지기둥(thumb post)의 세 가지 구성요소를 포함한다(그림 8.5). 맞섬 지지대와 C 지지대는 엄지를 보통 손바닥쪽 벌림자세를 만든다. C 지지대의 연장인 엄지기둥은 MCP관절을 고정하거나 MCP관절과 IP관절 모두를 고정한다.

보조기에서 엄지의 위치는 환자의 진단에 따라 손바닥쪽 벌림에서 노쪽 벌림까지 다양하다. 관절염과 같은 일부 질환에서 치료사는 손바닥쪽 벌림과 맞섬을 위해 손목손허리관절을 안정화시킨다. 긴엄지폄근(extensor pollicis longus, EPL) 손상, 엄지폄근 힘줄이식, 엄지폄근 힘줄유착 박리술 등의 경우는 엄지를 노쪽 방향으로 벌리고 폄시켜 엄지의 위치를 조정할 필요가 있으며, 엄지 고정 보조기는 다음 중 하나를 적용할 수 있다.

- CMC관절을 안정화하는 경우
- CMC관절과 MCP관절을 포함하는 경우
- 세 가지 관절을 모두 포함하는 경우(CMC, MCP, IP 관절)

간혹 의사가 엄지 관절의 고정 범위를 구체적으로 정하는 처방을 하기도 하지만, 경우에 따라 어떤 보조기로 관절을 안정시킬 것인가에 대해 작업치료사가 결정을 하는 경우도 있

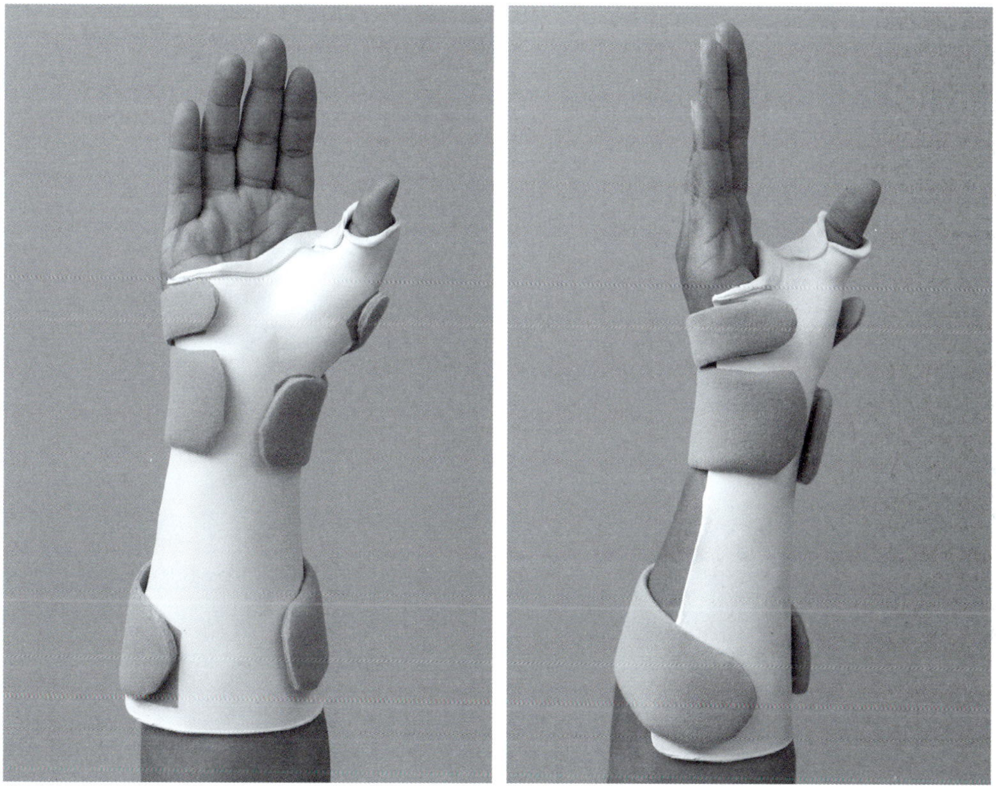

그림 8.2 손바닥쪽 엄지 고정 보조기

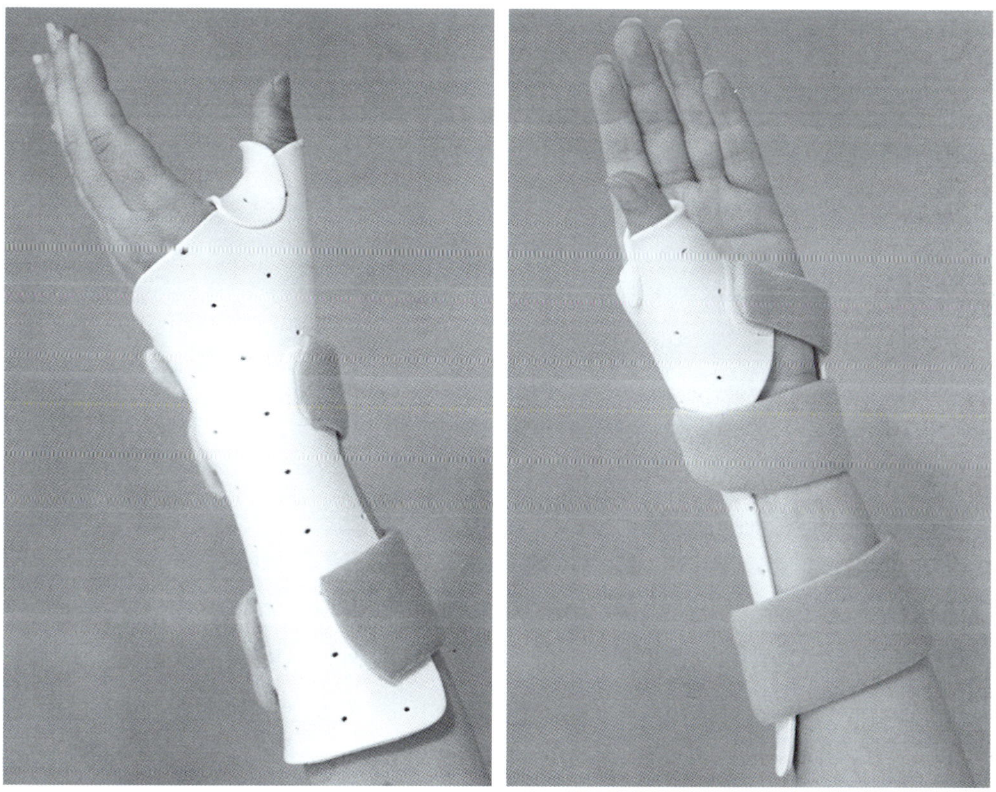

그림 8.3 손등쪽 엄지 고정 보조기

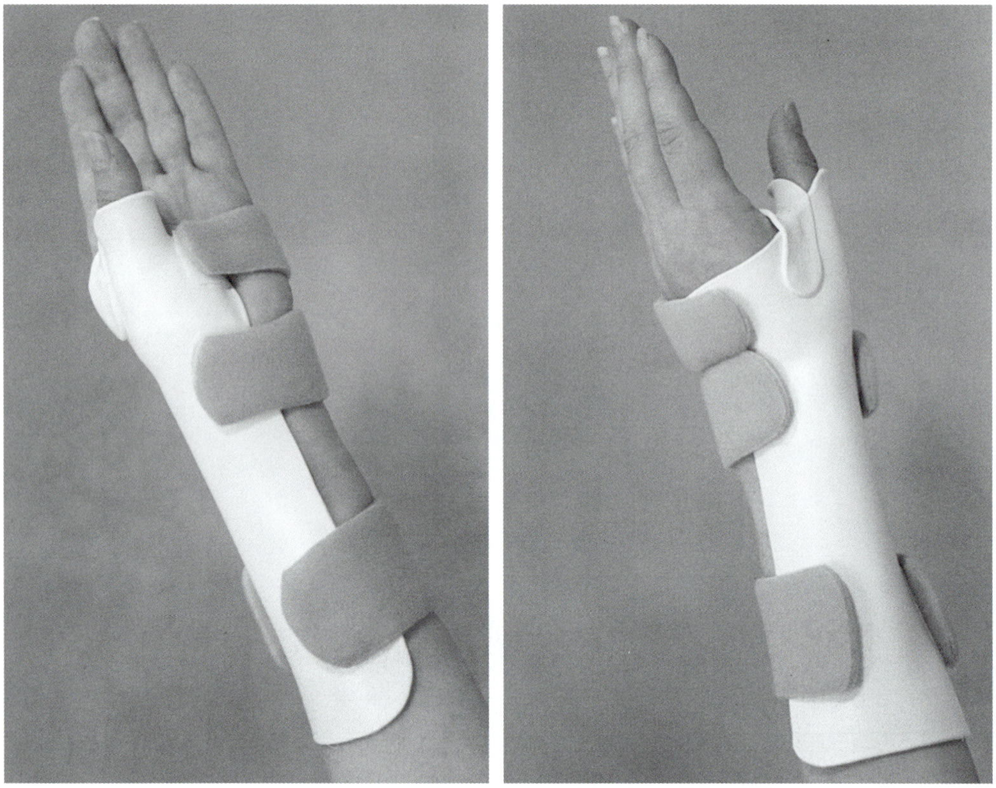

그림 8.4 노쪽 홈(gutter) 엄지 고정 보조기

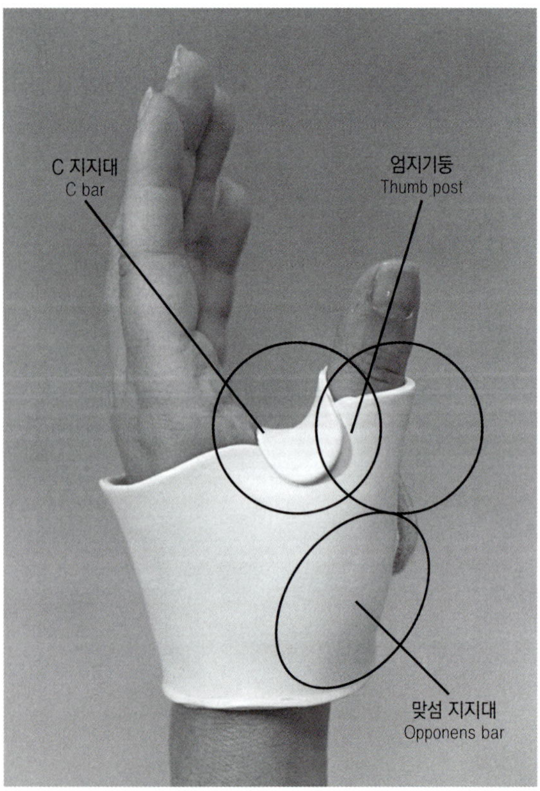

그림 8.5 엄지 고정 보조기는 C 지지대, 엄지기둥, 맞섬 지지대의 3가지로 구성되어 있다. 맞섬 지지대는 C 지지대와 엄지기둥을 이룬다.

다. 치료사는 진단적 지침, 해부학에 대한 지식과 통증에 대한 측정을 통해 결정을 내린다. 특정 진단의 지침(엄지 재접합, 힘줄이식, 힘줄재건)은 보조기 내 IP관절까지 고정해야 한다. 결론적으로 작업치료사는 안정성이 좋고, 움직임 제한을 최소화하는 엄지 고정 보조기를 제작해야 한다.

진단적 적응증

DIAGNOSTIC INDICATIONS

엄지 고정 보조기가 필요한 특정 진단의 조건에는 다음 질환을 포함한다.

- 외상 후 MCP 및 IP 관절의 주머니 구축
- 엄지의 선천성 모음 기형
- 드퀘르뱅 힘줄윤활막염
- 먼쪽 노뼈 골절
- 긴엄지폄근 재건
- 외재적 굽힘근 또는 폄근 구축
- 긴엄지굽힘근 재건
- 과긴장
- 정중신경 손상

- MCP관절 탈구
- OA
- 외상 후 모음 구축
- RA
- 노쪽곁인대 또는 자쪽곁인대 염좌
- MCP관절 곁인대 재건
- 손배뼈 골절[a]
- 첫째 손허리뼈의 첫마디뼈 단순골절
- 힘줄이식(tendon transfer)[a]

이러한 질환의 중재에는 숙련된 손 치료사의 전문 지식이 필요할 수 있다. 하지만 일반적으로 임상 작업치료사는 드퀘르뱅 힘줄윤활막염, RA, OA, 골절 및 인대 손상이 있는 사람을 치료한다. 표 8.1에 각 질환에 대한 엄지 고정 보조기의 사용 지침을 제시하였다. 경험이 부족한 치료사는 환자의 자세 유지 및 보조기 착용 일정에 대한 의사와 숙련된 치료사의 의견을 중시해야 하며, 일부 환자들에게서 엄지가 바닥으로 벌린 자세가 오히려 불편할 수 있음을 기억하고 불편함을 호소하는 경우 엄지의 노쪽 및 손바닥쪽 벌림의 중간에 위치시켜 불편을 최소화하도록 한다.

[a] 숙련된 손 치료사와 상담해야 할 수도 있다.

드퀘르뱅 힘줄윤활막염을 위한 보조기 중재

Orthotic Intervention for de Quervain Tenosynovitis

반복적인 엄지의 사용과 손목의 자쪽치우침으로 드퀘르뱅 힘줄윤활막염이 주로 긴엄지벌림근과 짧은엄지폄근에 발생한다. 반복적인 손목 치우침과 엄지 움직임(페인트칠 작업, 바닥 처리 작업, 벽지 및 망치 작업 등과 같은 건설업무)을 포함하는 작업을 수행하는 사람들에게 발생하고, 컴퓨터로 자판 치기와 같이 손목과 엄지를 악화시키는 반복적인 활동에서 발생하기 쉽다. 드퀘르뱅 힘줄윤활막염은 골프선수와 같은 운동선수에서 가장 흔히 진단되는 손목 힘줄염으로, 노뼈붓돌기 통증, 첫 번째 손등 구획의 부종, 핀켈스테인 검사

표 8.1 엄지 고정 보조기가 필요할 수 있는 질환들

손 질환	보조기 유형, 위치	착용 일정
연부조직의 염증		
드퀘르뱅 힘줄윤활막염	급성기 동안 치료사는 엄지 고정 보조기(손목 폄, 엄지 CMC관절 손바닥쪽 벌림 고정 보조기)를 제공한다. 보조기는 긴 아래팔 기반이 된 노쪽 홈 보조기일 수 있다. 보조기는 손목 15° 폄, 환자가 견딜 수 있는 정도에 따라 엄지 CMC관절 손바닥쪽 40~45° 또는 노쪽과 손바닥쪽 벌림 사이의 중간에 위치시키고, 엄지 MCP관절은 중립에 둔다. 다른 위치에 대한 설명은 이 장에서 논의된다.	환자는 통증을 피하고 힘줄의 안정을 위해 밤 시간에 보조기를 착용한다. 콜라겐을 재형성하고 영양을 공급하는 데 도움을 주기 위해 보조기는 낮 동안 통증이 없는 작업 수행 시 제거한다.
관절염		
RA: 엄지 관절에 통증과 염증이 있는 기간	치료사는 아래팔 기반 엄지 고정 보조기(손목 폄, 엄지 CMC관절 손바닥쪽 벌림, MCP관절 굽힘 고정 보조기)를 제공한다. 손목은 20~30° 폄, 엄지 CMC관절은 환자가 견딜 수 있는 정도에 따라 손바닥쪽 40~45° 또는 노쪽과 손바닥쪽 벌림 사이의 중간에 위치시키고, MCP관절은(만약 포함된다면) 5° 굽힌다. 다른 RA의 변형에 대한 특정 보조기는 이 장에서 논의된다.	환자는 운동 및 위생을 위해 제거하는 것 외에 통증과 염증이 발생하는 동안 지속적으로 보조기를 착용한다. 치료사는 환자의 통증과 염증 수준에 따라 착용 일정을 조정한다.
골관절염		
엄지 CMC관절	보조기 착용에 대한 명확한 권고사항이 없어 개별적으로 제공되는 방법이 다르다. 치료 방법은 지침에 따라 MCP관절이 고정되거나 움직임이 허용되는 손 기반 엄지 고정 보조기가 포함된다. 엄지 CMC관절은 환자가 견딜 수 있으면 손바닥쪽 벌림으로 위치시킨다. 그리고 엄지 MCP관절의 움직임과 폄을 허용하는 보조기는 첫 번째 CMC관절을 안정화시키는 손 기반 보조기이다.	손배큰마름뼈관절과 관련된 아래팔 기반 보조기는 밤 시간에 착용하고, 환자에게 더 많은 지지가 필요로 하는 경우 제공될 수 있다.

표 8.1 엄지 고정 보조기가 필요할 수 있는 질환들(계속)

손 질환	보조기 유형, 위치	착용 일정
엄지의 외상성 손상		
스키선수/사냥터지기 엄지(자쪽결인대 손상)	치료사는 손 기반 엄지 보조기(손허리손가락 노쪽 및 자쪽 치우침 제한 보조기)를 제공한다. MCP관절은 고정하고 엄지 CMC관절은 손바닥쪽으로 40° 벌림, MCP관절은 중립으로 둔다. 손 기반 보조기의 엄지기둥은 자쪽곁가지의 스트레스를 제거하기 위해 MCP관절을 약간 자쪽으로 치우치게 위치시킬 수 있다(엄지 CMC관절을 편안한 위치에 배치하는 것이 중요하며, 이는 제시된 각도와 정확히 일치하지 않을 수 있다).	• 1단계: 위생을 위해 제거하는 것 외에 3~4주 동안 보조기를 지속적으로 착용한다. • 2단계: 위생을 위한 제거를 제외하고 4~5주 동안 지속적으로 보조기를 착용한다. • 3단계: 석고붕대로 고정한 이후 엄지 고정 보조기를 제공하고 이전에 1단계에서 설명한 것과 동일한 지침을 따른다.
골프선수 엄지(노쪽곁인대 손상)	치료사는 손 기반 엄지 보조기(손허리손가락 노쪽 및 자쪽 치우침 제한 보조기)를 제공한다. 엄지 손허리손가락관절은 손바닥쪽으로 벌림, MCP관절은 중립으로 둔다. 손허리손가락관절의 자쪽 방향 스트레스를 줄이기 위해 주의를 기울인다.	착용 일정은 자쪽결인대 손상과 같으나 의사의 선호에 따른다.
손배뼈 골절(안정성 및 비전위성)	다양한 변형 보조기가 존재한다. 한 가지 방법은 치료사가 아래팔, 손바닥쪽, 손등쪽/손바닥쪽 엄지 고정 보조기를 제공하는 것이다(엄지 CMC관절의 손바닥쪽 벌림 및 MCP관절은 0~10° 굽힘, 손목은 중립).	착용 일정은 부상 후 시간, 뼈 상태, 의사 선호 및 손배뼈 골절 위치에 따라 크게 다르다. 환자가 장기간 석고붕대를 했고 의사가 골유합에 대해 우려하는 경우, 처음에는 위생 및 피부 확인을 위해서만 제거하고 그 외에는 지속적으로 착용하도록 보조기를 처방한다.
과긴장성	치료사는 열가소성 또는 부드러운 소재로 맞춤 제작할 수 있는 엄지 고리 보조기 또는 8자형 엄지 보조기를 제공한다. 기성품 보조기 중 네오프렌 보조기는 엄지 갈퀴막공간과 손을 감싸고 손목 폄과 노쪽 치우침을 만들어 손바닥쪽 벌림이 되도록 한다. 기성품 엄지 고리는 유아에서 성인까지 착용할 수 있는 크기로 제공된다.	착용 일정은 환자의 치료 요구 사항에 따라 다르다. 보조기를 제거하고 피부를 주기적으로 주의 깊게 모니터링해야 한다.

(Finkelstein test)에서 양성(그림 8.6)을 보인다. 핀켈스테인 검사(일명 Eichhoff test라고도 함)는 환자에게 주먹으로 엄지를 움켜쥐도록 하고 손목을 수동으로 자쪽치우침시키는 것인데, 이러한 움직임을 하는 동안 통증이 발생되면 양성으로 판정한다(그림 8.6).

급성기 드퀘르뱅 힘줄윤활막염의 보존적 치료 관리는 엄지와 손목을 고정하여 힘줄을 안정시키는 것이다. 이 보조기는 미국 손 치료사 협회(ASHT)에서 손목 폄, 엄지 손목손허리 바닥 벌림, 그리고 손허리손가락 굽힘시키는 고정 보조기로 분류했다. 이렇게 분류된 엄지 고정 보조기는 손등, 손바닥, 아래팔의 노뼈 방향과 손 모두를 덮을 수 있다. 치료사는 손목은 15° 폄, 손목의 중립, 엄지를 손바닥 방향으로 40~45° 벌림시키고, 엄지 MCP관절은 중립으로 둔다. 보통 IP관절의 경우, 기능 활동이 가능하도록 움직임이 허용되지만, 간혹 통증을 호소하는 경우에는 IP관절을 고정하여 움직이지 않도록 제작한다. 자세에 대한 또 다른 권장 사항에 대한 사례는 다음과 같다. Ilyas 등(2007)은 엄지 30° 벌림과 MCP관절의 30° 굽힘으로 위치시킨 자세는 환자의 증상을 가장 완화시킨다고 주장했다. 그리고 노쪽 홈 또는 아래팔 기반 엄지 보조기는 밤 동안 착용하지만, 통증을 피하고 힘줄 안정을 위해 낮에 기능적 동작을 수행할 때에는 아교질 재형성에 도움을 주기 위해 통증이 없는 작업을 수행할 때에는 보조기가 제거되어야 한다고 하였다. 기성품 보조기는 작업이나 스포츠 활동 동안 통증을 가라앉히거나 맞춤 보조기 착용을 원하지 않을 때 권장된다.

Menendez 등(2015)은 드퀘르뱅 힘줄윤활막염으로 진단받은 85명을 대상으로 엄지 보조기를 종일 착용과 필요에 따른 착용 일정을 비교했다. 연구자들은 종일 보조기 착용 군과 필요에 따라 착용한 군 간의 장애, 쥐기 힘, 통증과 치료 만족도를 측정한 결과, 통계적으로 유의한 차이가 없었다는 것을 밝혔다. 하지만 연구자들은 우울증과 불안과 같은 심리적 요인이 DASH(팔, 어깨 및 손 장애) 설문지의 장애 점수와 상관

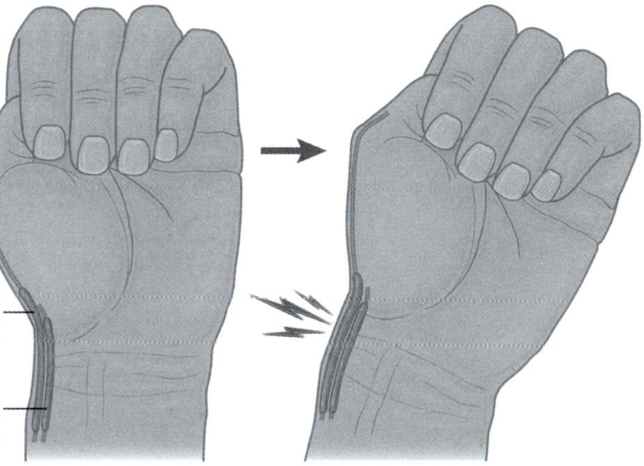

그림 8.6 핀켈스테인 검사는 드퀘르뱅 힘줄윤활막염의 유무를 평가하기 위해 사용된다.
출처: Waldman SD. *Atlas of pain management injection techniques*. Philadelphia: Saunders; 2000.

관계가 있음을 발견했다. 그러므로 드퀘르뱅 힘줄윤활막염에 대한 대부분의 중재는 보존적으로 수행되지만, 증상이 해결되지 않으면 수술이 필요하고 수술 후 보통 7~10일 동안 보조기 중재가 포함된다.

드퀘르뱅 힘줄윤활막염에 대한 연구 근거
Research Evidence for de Quervain Tenosynovitis

몇몇 연구에서 드퀘르뱅 힘줄윤활막염에 대한 엄지 보조기 중재 효과에 대한 다양한 결과를 보고하였다(표 8.2). 대부분의 연구는 보조기와 같은 보존적 중재와 비스테로이드 항염증제(nonsteroidal antiinflammatory drugs, NSAID) 또는 코르티코 스테로이드 주사와 같은 의료적 중재 접근법을 비교했다. 그리고 손 치료에 대한 체계적 고찰에 대해 논의했다. Cavaleri 등(2016)은 코르티코 스테로이드 주사와 손 치료를 비교하기 위해 6개의 연구에 대한 메타분석을 통한 체계적 고찰을 분석한 결과, 다른 접근법(예: 침술 및 일반적 손 치료)과 함께 보조기 및 코르티코 스테로이드 주사를 적용한 군에서 통증과 기능 개선을 보여 함께 병용하는 것이 가장 효과적이라는 것을 밝혔다.

Richie와 Briner(2003)는 드퀘르뱅 힘줄윤활막염에 대한 치료 요소의 근거를 평가하기 위해 연구를 분석한 결과, 대조군 없이 효과적인 치료법을 비교하는 7개의 연구(N=459개의 손목 포함)를 확인하였다. 연구자들은 주사기 중재가 단독으로 적용된 경우 83%의 가장 높은 성공률을 보였고, 그 다음으로 주사와 보조기를 병용했을 때 61%, 보조기 중재가 단독으로 적용된 경우 14%, 휴식 또는 비스테로이드 항염증제 복용의 경우 9% 순이었다. 연구자들은 주사와 보조기 착용의 복합중재가 주사기 중재의 실패율보다 더 높다고 결론 내렸다. 이 문헌에서는 검토한 연구의 제한점에 대해서는 논의하지 않았다.

최근 Nemati 등(2017)이 진행한 실험적 연구는 드퀘르뱅 힘줄윤활막염을 위한 새롭게 수정된 동적 유형의 보조기를 고려했다. 연구자들은 두 군(N=24)에 속한 피실험자에게 적용한 두 가지 유형의 보조기 중재를 비교했다. 한 군은 경첩으로 된 동적 손목 굽힘과 폄을 허용하고 손목 치우침을 차단하는 수정된 아래팔 기반 엄지 보조기를 착용했다. 또 다른 군은 전통적인 고정 아래팔 기반 보조기를 착용했다. 그 결과 집기 능력, 통증 및 기능에 대한 평가에서 두 보조기가 동일한 수치를 나타내는 것을 발견했다. 그리고 연구자들은 참여자들이 손목 굽힘과 폄을 허용하는 동적 보조기가 편안함을 느껴 더 만족한다는 것을 발견했다(그림 8.7). 드퀘르뱅 힘줄윤활막염에 대한 엄지 보조기 중재의 효과를 결정하기 위해

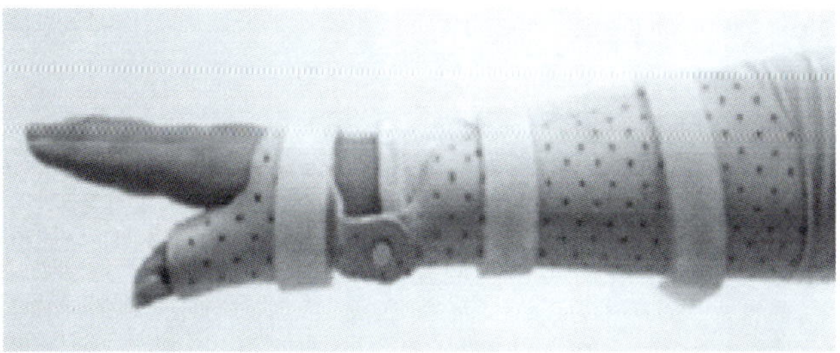

그림 8.7 드퀘르뱅 힘줄윤활막염 보조기는 힘줄이 악화되는 것을 막고 환자의 편안함을 높이기 위해 손목의 굽힘과 폄을 허용한다.
출처: Nemati, Z., Javanshir, M, A., Saeedi, H., et al. [2017]. The effect of a new dynamic splint in pinch strength in de Quervain syndrome: a comparative study. *Disability and Rehabilitation: Assistive Technology, 12*[5], 457–461.

표 8.2 엄지 보조기 중재에 대한 근거 중심 치료

저자 인용	설계	참가자	내용	결과	제한점
손목손허리관절염					
Aebischer, B., Elsig, S., & Taeymans, J. (2016). Effectiveness of physical and occupational therapy on pain, function and quality of life in patients with trapeziometacarpal osteoarthritis—a systematic review and meta-analysis. *Hand Therapy, 21*(1), 5-15.	체계적 고찰 및 메타 분석	연구자들은 큰마름손허리뼈 골관절염(TMC)에 대한 다양한 작업치료 및 물리치료 중재의 효과를 밝힌 여러 연구를 검토했다. 데이터 출처는 MEDLINE, CINAHL, OTseeker, Embase, PEDro, Cochrane Database of Systematic Reviews, CENTRAL이 포함되었다.	2명의 검토자가 문헌을 선택하고 검토했다. 특정 포함 기준: • 무작위 실험설계(RCT), 준무작위 실험설계, 체계적 고찰, 사례 대조, 관찰 및 실용적 연구 • 영어, 독일어, 프랑스어 및 네덜란드어로 작성 • 큰마름손허리뼈 골관절염(TMC)을 일차적으로 진단을 받은 성인을 포함하는 연구 • 물리치료 또는 작업치료로 표시된 중재 총 1,179명의 환자가 포함된 22건의 논문이 이 분석에 포함되었다.	연구자들은 통증, 기능 및 삶의 질에 대한 결과 측정에 관심을 두었고 42건의 중재 방법을 비교했다. 이 연구에 참여한 사람들은 하나의 중재만 제외하고 모두 통증 감소를 나타냈다. 스플린트 유형에 관계없이 참가자들은 긍정적인 통증 감소 결과를 나타냈다. 참가자들은 맞춤 열가소성 스플린트, 관절 보호 및 맞춤 열가소성 긴 스플린트 중재를 포함한 세 가지 연구를 제외하고 기능 평가에서 개선된 결과를 보였다. 스플린트를 착용하거나 하지 않은 상태에서 운동을 포함하는 중재에서도 개선된 결과를 보였다. 메타 분석에서 연구자들은 기성품과 맞춤 열가소성 스플린트 사이에 차이가 없음을 발견했다. 그리고 검색된 연구에서는 삶의 질을 측정하지 않았다. 전반적으로, 큰마름손허리뼈 OA 환자의 통증에 대한 물리치료 및 작업치료 중재의 긍정적 효과에 대한 중등도 수준에서 높은 수준의 근거가 존재하는 것을 확인했다. 그러나 기능 향상을 위한 중재에 대한 통계학적 근거는 없었다.	이 고찰에 포함된 각 연구는 신뢰할 수 없거나, 명확한 데이터를 제공하지 않은 연구가 하나 이상이었다. 27건의 연구 중 11건은 7개 기준에서 2개 이상 높은 위험성을 나타냈었다. 이 검토에 포함된 연구는 설계 및 결과 측정에서 유의한 차이를 보였지만, 데이터를 취합하는데 어려움이 있었다. 연구자들은 일부 연구에서 데이터가 누락되었거나 연구의 결론이 모순되었다고 보고했다. 마지막으로 연구자들은 메타 분석을 포함시키기 위한 결정을 하기 위해 주관적인 방법을 사용했다.

서는 더 많은 연구가 이루어져야 하며, 치료사는 중재 효과에 대한 정보를 환자에게 제공해야 하므로 이러한 연구들을 충분히 검토해야 한다.

류마티스관절염에 대한 보조기 중재
Orthotic Intervention for Rheumatoid Arthritis

RA는 반복적인 윤활막염과 힘줄윤활막염으로 관절에 대칭적으로 손상되는 자가면역질환이다. 이 질환은 엄지 관절, 특히 MCP와 CMC 관절에 자주 나타난다. RA에 대한 보조기 중재는 통증을 줄이고 변형을 늦추며 엄지 관절에 안정성을 제공한다. 이 질환은 진행에 따라 3단계로 나뉘는데, 각 단계에서 동일한 엄지 고정 보조기를 적용하더라도 각 단계에서 다른 치료적인 목표가 제시된다.

첫 번째 단계는 염증(inflammation) 반응 단계로 보조기 중재의 목적은 관절을 안정시키고 염증을 줄이는 것이다. 환자는 염증이 발생하는 동안 지속적으로 엄지 고정 보조기를 착용하고, 통증 조절을 위해 필요하다면 이후에도 주기적으로 보조기를 착용하도록 한다. 두 번째 단계는 질환이 진행되는 단계로 관절의 안정성이 떨어지고 사용 시 통증이 발생하기 때문에, 손에 기계적인 지지가 필요하다. 환자는 일상 활동에 참여하는 동안 기계적인 지지를 위해 엄지 고정 보조기를 착용하고 때때로 밤에도 통증 완화를 위해 착용한다. 세 번째 단계에서는 통증보다 관절이 심하게 변형되고 불안정한 상태가 중요한 요소가 된다. 외과수술을 통한 안정화 대신 엄지 고정 보조기를 적용하여 손 기능 개선에 도움을 줄 수 있다. 하지만 이 단계에서는 통증 감소를 위하여 밤에 보조기를 착용하는 것은 큰 도움이 되지 못한다. 또 다른 중재적 접근 방법으로는 관절염 환자에게 단단한 또는 부드러운 보조기를 제공하는 것인데, 이때 각 유형의 보조기 적용 이점과 활동에 대한 교육을 함께 제공해야 한다.

일반적으로 엄지손가락의 변형에는 단추구멍 변형(Boutonniere deformity 1형, MCP관절 굽힘 및 IP관절 폄)과 백조 목 변형(swan neck deformity 3형, MCP관절 폄 또는 과다폄, IP관절 굽힘)이 있다(Nalebuff, 1968; Colditz, 2002). 단추구멍 변형은 가장 흔한 엄지 기형으로 MCP관절 굽힘과 IP관절의 과다폄이 나타난다. 단추구멍 변형의 시작 단계에서는 부드러운 네오프렌 보조기를 적용하여 IP관절의 움직임을 허용하고 MCP관절의 주위를 지지하도록 한다.

백조 목 변형은 IP관절의 굽힘과 엄지의 MCP관절 과다폄이 나타난다. 백조 목 변형의 초기 단계에서는 맞춤 등쪽 열가소성 플라스틱 보조기를 제작하여 MCP관절의 과다폄을 예방한다. CMC관절에서 손등과 노뼈 방향의 아탈구는 손목손허리 벌림, 손허리손가락 과다폄 그리고 손가락뼈사이의 굽힘 때문에 발생한다. Colditz(2002)는 이러한 변형을 방지하기 위하여 손허리손가락의 과다폄을 방지하는 손 기반 엄지 고정 보조기를 제작할 것을 제안하였다(그림 8.8). RA와 함께 자쪽곁인대의 불안정성은 IP와 MCP 관절에도 발생할 수 있는데, 그림 8.9에서 볼 수 있는 기능적 보조기는 RA 또는 OA에 함께 사용할 수 있다. 그리고 단추구멍 및 백조 목 변형에는 기성품 보조기도 선택 가능하다.

엄지 고정 보조기를 적용하는 다른 접근법은 아래팔을 포함하여 엄지 고정 보조기를 적용하는 것인데, 환자가 참을 수 있다면 20~30°로 펴하고, CMC관절을 최대 45°까지 손바닥쪽 벌림하며 MCP관절은 중립으로 둔다. 이 보조기는 ASHT에서 손목 폄, 엄지 손목손허리바닥 벌림과 손허리손가락을 폄시키는 고정 보조기로 분류하였다. 이러한 자세로 손을 안정시키면 염증 감소와 엄지의 CMC관절에 많은 도움을 줄 수 있다. 만약 환자가 손목에 통증이 있거나 관절염이 발생하였

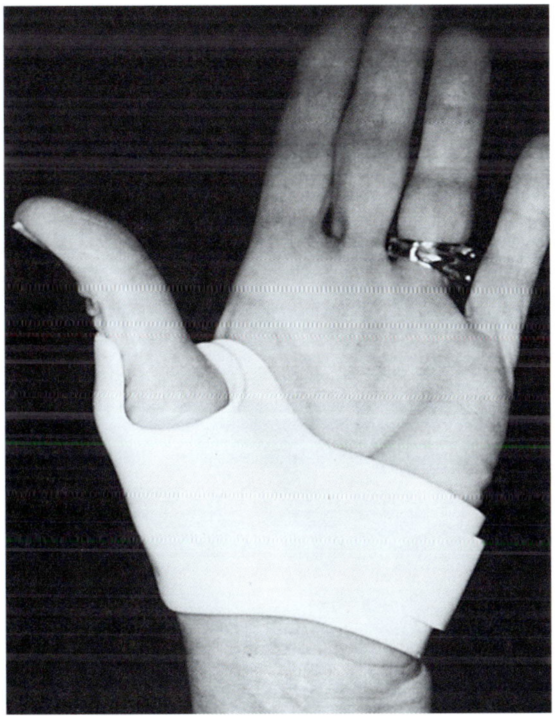

그림 8.8 진행되고 있는 백조 목 변형에 적용하여 손허리손가락의 과다폄을 막아 주는 보조기

출처: Colditz, J. C. [2002]. Anatomic considerations for splinting the thumb. In E. J. Mackin, A. D. Callahan, T. M. Skirven, et al. [Eds.], *Rehabilitation of the hand and upper extremity* [5th ed., pp. 1858-1874]. St. Louis: Mosby.

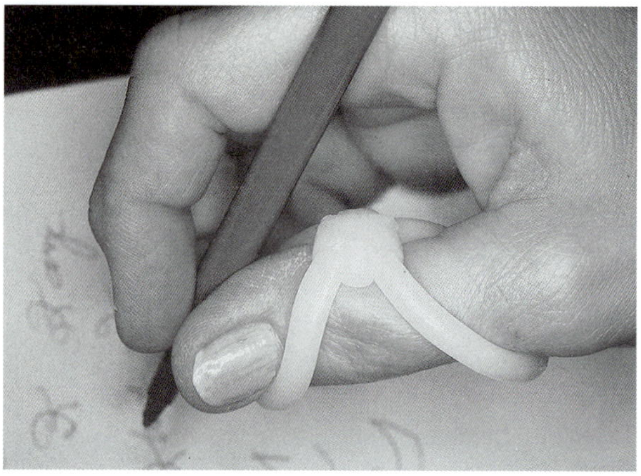

그림 8.9 엄지 IP관절의 바깥쪽 불안정성이 있는 관절염 환자에게 적용하는 보조기

출처: Colditz, J. C. [2002]. Anatomic considerations for splinting the thumb. In E. J. Mackin, A. D. Callahan, T. M. Skirven, et al. [Eds.], *Rehabilitation of the hand and upper extremity* [5th ed., pp. 1858–1874]. St. Louis: Mosby.

다면 아래팔을 포함한 엄지 고정 보조기를 적용하도록 한다.

RA 환자를 위한 보조기를 제작할 때 피부가 약할 수 있다는 점에 유의해야 한다. 자뼈 머리, 리스트 결절(Lister's tubercle), 노뼈붓돌기, 엄지 CMC관절 그리고 손목의 바닥쪽에 있는 손배뼈와 콩알뼈를 포함한 잠재적인 피부 손상 부위를 모두 관찰해야 하며, 피부 자극을 예방하기 위해 보조기의 편안함이 요구된다.

선택된 보조기 재료는 질병이 진행됨에 따라 부종 및 자세 변화를 적용할 수 있도록 쉽게 조정할 수 있어야 한다. 그리고 환자의 부종이 어떻게 나타나는지를 파악하는 것이 중요한데, 그 이유는 밤 시간에 보조기의 착용 여부에 대한 판단 때문이다. 두께가 1/8인치 미만인 열가소성 소재는 작은 손 보조기에 가장 적합하고, 더 무겁고 두꺼운 열가소성 소재로 제작된 보조기는 다른 큰 관절을 지지할 가능성이 높다. 치료사는 보조기로 인해 다른 관절에 가해지는 잠재적인 스트레스를 주의 깊게 평가하고, 낮과 밤 동안 그리고 스트레스가 많은 일상 활동 중에 보조기를 착용하도록 지시해야 한다. 그러나 치료사는 항상 각 개인의 치료 요구에 맞게 보조기 착용 방법을 수정 및 보완해야 한다.

손목손허리관절 골관절염을 위한 보조기

Orthoses for Carpometacarpal Osteoarthritis

손목손허리 관절염은 OA 또는 RA로 발생할 수 있는데, OA로 인한 CMC관절 관절염은 40세 이상의 남성과 여성의 20%에 발생되는 일반적인 엄지 질환이다. 이 관절염으로 인한 통증은 엄지 바닥쪽 움직임 또는 엄지 맞섬을 가능케 하는 관절인 안장 모양의 CMC관절에서 발생한다. 엄지의 기능을 위해 CMC관절은 가장 중요한 관절이기 때문에 CMC관절의 통증은 정상적인 기능 활동에 참여하는 능력을 방해한다. 발생 인자에는 과운동성, 해부학적 요인, 반복적인 파악, 집기, 진동 기계의 사용, 폐경기 이후와 가족력이 포함된다.

손목손허리 관절염은 큰마름손허리뼈관절(바닥 관절)과 때때로 손배큰마름뼈관절에서 발생한다. 두 관절 모두 엄지의 이동성에 관여하는데, 시간이 지남에 따라 CMC관절의 등쪽 측면은 반복적인 집기와 엄지 모음근과 엄지 내재근의 강한 근육 당김으로 인한 스트레스를 받아 첫 번째 CMC관절의 등쪽 및 노쪽으로 아탈구를 유발할 수 있다. 이러한 아탈구는 일반적으로 첫 번째 손허리뼈의 폄을 상실시켜 모음되고, MCP관절은 과다폄 자세를 보인다.

류마티스 학문을 연구하는 대학에서 보조기는 환자의 기능을 향상시키고, 손목손허리 관절염의 보존적 관리를 위한 일반적인 중재 방법으로 권장된다. 또한 보조기는 손목손허리 관절염 환자의 통증 관리, 갈퀴막공간 보존, 관절 보호와 관절주머니 구조의 안전성을 제공하는 데 도움이 된다. 손목손허리 관절염의 초기 단계에서 보조기는 정상적인 손의 자세를 만들어 엄지 손허리뼈 머리의 모음 변형과 "큰마름뼈에서 손허리뼈 바닥의 등쪽노쪽 아탈구"를 방지한다. 또한 보조기는 관절염을 앓고 있는 환자가 작업을 수행할 수 있도록 엄지를 안정시킨다. 그러나 정적 보조기는 과도한 운동성 또는 불안정한 관절에 권장되며, 안정된 관절에는 권장되지 않는다.

엄지 CMC관절에 OA가 있는 사람들을 위한 많은 보조기가 존재한다. 종류에는 아래팔 보조기(손바닥쪽, 노쪽 홈 또는 등쪽이 포함된 CMC관절 및 MCP관절)에서 손 기반 보조기(CMC와 MCP관절 포함 또는 CMC관절만 포함)까지 다양하다. 손목손허리 관절염을 조사한 연구에서, 연구자들은 손목손허리 OA에 대한 가장 일반적인 보조기를 손 기반 보조기라고 하였고, 다음은 팔꿈치 보조기라고 하였다. Colditz(2002)가 디자인한 손목손허리 OA 맞춤 제작 보조기 중 하나는 엄지 MCP관절의 자유로운 움직임을 허용하고 CMC관절을 안정화시켜 통증을 관리하는 손 기반 보조기이다(그림 8.10). 보조기 설계에서 기능적인 손목 동작을 허용하기 위해 손목은 덮지 않는다(그림 8.11). 치료사가 손 기반 보조기를 제작할 시에는 CMC관절 굽힘이 발생할 때마다 MCP관절에 지속적인 스트레스가 가해지므로 MCP관절이 정상적인 손에만 제작되어야 한다. 치료사는 MCP관절에 보조기를 착용하는 것에 주의를 기울여야 한다고 하였는데, Colditz(2002)는 2~3주 세척을 위해 벗는 것 외 초기에 종일 착용하고, 그 후에는 통증을 유발하는 기능적 활동 중에 보조기를 착용해야 한다고 하였다. Cantero-Tellez 등(2017)이 설계한 또 다른 보조기는 등쪽 표면에 최소한의 열가소성 재료를 사용하여 엄지의 CMC, MCP 관절을 지지하도록 제작하였고, 엄지 인대 부상과 같은 다른 진단에 사용할 수 있다고 하였다(그림 8.12). 또한 Melvin(1989)은 통증과 염증을 감소시키기 위해 일차 치료 목표로 엄지 관절의 이동성을 제

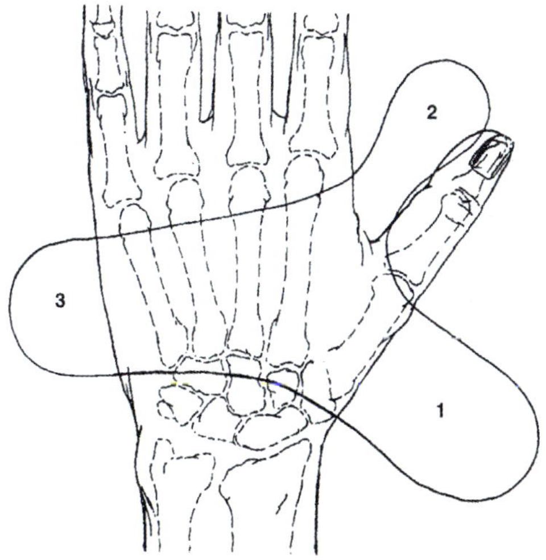

그림 8.11 엄지 CMC관절 고정 보조기 패턴

출처: Colditz, J. C. [2000]. The biomechanics of a thumb carpometacarpal immobilization splint: Design and fitting. *Journal of Hand Therapy, 13*[3], 228–235.

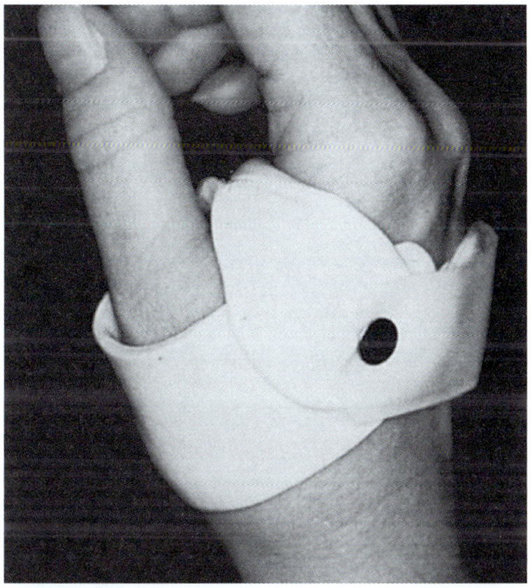

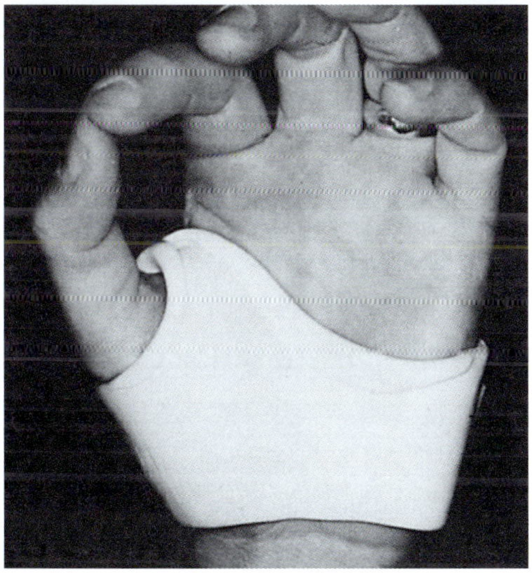

그림 8.10 CMC관절만을 안정화시키는 RA 또는 OA 보조기

출처: Colditz, J. C. [2002]. Anatomic considerations for splinting the thumb. In E. J. Mackin, A. D. Callahan, T. M. Skirven, et al. [Eds.], *Rehabilitation of the hand and upper extremity* [5th ed., pp. 1858–1874]. St. Louis: Mosby.

한하는 등쪽 손 기반 엄지 고정 보조기(엄지 CMC관절의 손바닥쪽 벌림 고정 보조기)(그림 8.13) 제작을 제안하였다. 이 보조기는 환자에게 편안함을 제공하기 위하여 손바닥쪽을 최대로 벌림하여 CMC와 MCP 관절을 안정화시키며, 기능적인 집기가 가능하도록 제작되었다. 더 나아가 이 보조기의 중재는 손허리손가락의 안정성이 엄지기둥의 안정화와 CMC관절의 벌림을 만들어 주는 것이며, 보조기를 착용한 후에도 편안하게 글쓰기와 같은 기능적 작업을 계속해서 수행할 수 있도록 한다. 이런 다양한 엄지 고정 보조기는 얇은 피부를 가진 사람을 위해 얇은 열가소성 플라스틱 재료(1/16인치 또는 3/32인치)로 제작할 수 있다.

손목손허리 OA를 위해 선택된 디자인에 대한 또 다른 고려 사항은 엄지가 일반적으로 손바닥쪽 벌림에 위치한다는 것이다. 사례연구에 따르면, 엄지 MCP관절이 30° 굽힘을 보이는 사람들은 근마름손허리뼈관절의 비닥쪽에 압박이 감소되어 그 부위가 퇴행되기 쉬울 수 있다고 하였다. 또 Poole과 Pellegrini(2000)는 엄지를 손바닥쪽 벌림과 MCP관절의 30° 굽힘에 위치시킬 것을 권장하였다. 연구자들은 MCP관절의 30° 굽힘이 큰마름손허리뼈관절을 정상적인 위치에 놓이게 하여 질병의 초기 단계(1기 및 2기)에 있는 사람들의 관절 운동성을 증가시킬 수 있다고 하였다. 이처럼 손목손허리뼈 OA 보조기는 너무 많은 종류가 존재하기 때문에 치료사는 보조기의 디자인 선택과 함께 연구 근거를 고려해야 한다. 체계적 고찰 결과에 따르면 어떤 보조기가 다른 보조기의 접근 방식보다 효과가 뛰어난 것이 없다는 것을 보여준다. 그러

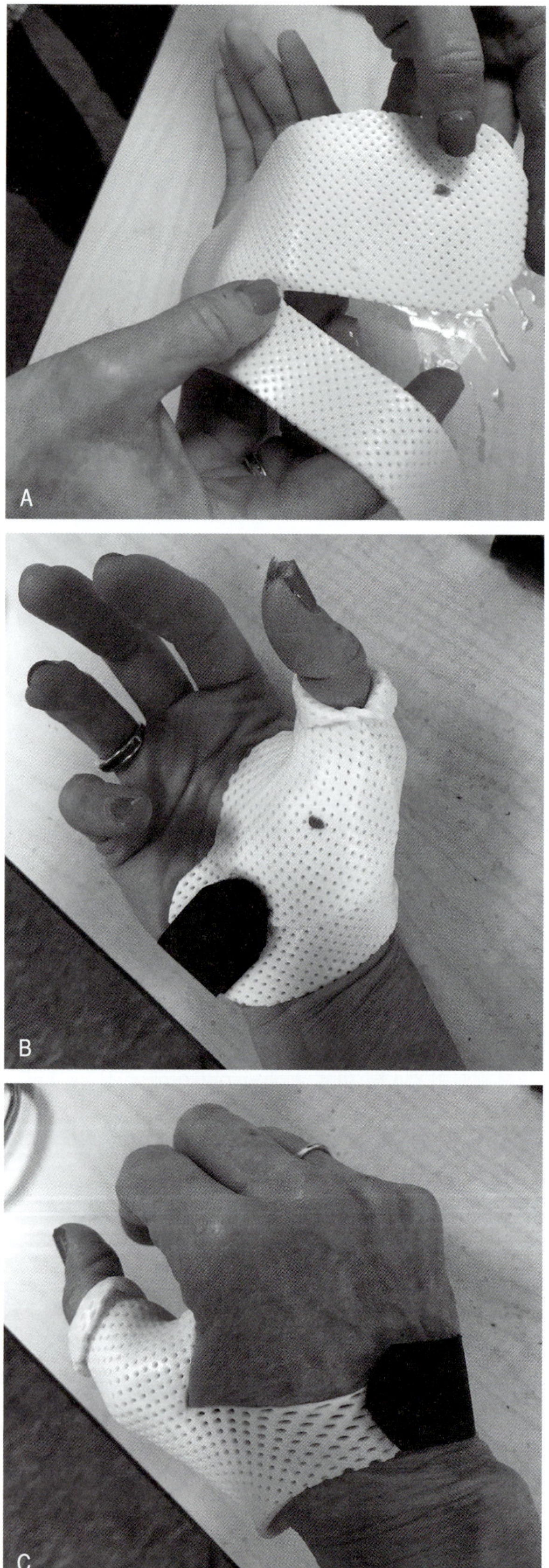

그림 8.12 손목손허리 관절염 환자를 위해 손등쪽 표면에 최소한의 열가소성 재료를 사용한 엄지 CMC 및 MCP 관절 보조기

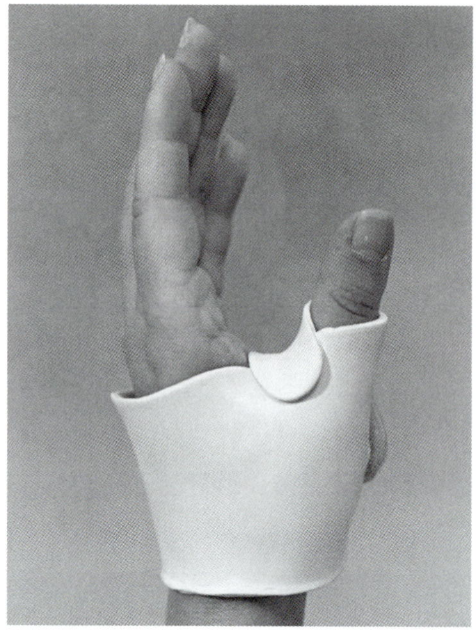

그림 8.13 손등쪽 손 기반 엄지 고정 보조기(엄지 CMC관절 손바닥쪽 벌림 고정 보조기)

나 학술지의 범위를 지정하고 검토한 결과에 따르면, 일부 연구에서는 짧은 손 기반 보조기가 통증 감소와 기능 개선에 효과적이라는 것을 보고하였고, 맞춤 및 기성품 보조기가 통증을 감소시킨다는 것이 밝혀졌다. 그리고 연구자들은 작업 수행, 일상생활활동(ADL) 및 수면 활동을 위한 부드러운 보조기와 같이 필요에 따라 달라질 수 있다고 제안하였다. 전반적으로 이러한 고찰은 손목손허리 OA에 보조기를 적용하면 통증이 감소하고 기능이 향상된다는 근거를 제공한다.

어떠한 경우에는 손목손허리 OA에 기성품 보조기 사용을 고려하지만, 일부 기성품 보조기는 주의해서 사용해야 한다. 왜냐하면 보조기 내에서 엄지 벌림은 CMC관절 폄을 증가시켜 변형을 악화시킬 수 있기 때문이다. 손 기반으로 한 아래팔 및 엄지 기반 연성(부드러운) 보조기는 OA 환자에게 적용한다. 기성품 엄지 보조기와 네오프렌 소재의 열가소성 재료로 제작된 하이브리드 엄지 보조기를 비교한 연구에서는 하이브리드 엄지 보조기가 기성품 엄지 보조기보다 통증을 유의미한 수준으로 감소시켰다. 기성품 엄지 보조기와 맞춤 엄지 보조기를 비교한 또 다른 연구에서 두 가지 보조기 모두 기능 및 쥐기 힘을 향상시키는 것으로 나타났지만, 맞춤 보조기에서 통증을 더 많이 감소시킨다고 하였다. 그리고 Hamann 등(2014)은 손목손허리 OA를 가진 18명의 피실험자(2 및 3단계)에게 손목손허리 OA 기성품 보조기의 안정화에 대한 효율성과 기능을 알아보기 위한 연구를 설계하였다. 구체적으로, 연구자들은 4가지 보조기(BSN medical 보조기, Push Metagrip, PUSH 보조기, Sporlastic, SPOR 보조기, Medi, MEDI 보조기)에 대해 연구를 진행하였다. 연구자들은 MEDI와 BSN medical 보조기가 MCP관절의 안정성과 움직임 제한을 제공하였고, PUSH 보조기는 MCP관절의 안정화 능력이 가장 낮았다. 이러한 결과를 보인 이유는 MEDI 및 BSN medical 보조기는 MCP관절을 포함하고 PUSH 보조기는 CMC관절만을 포함한 설계를 바탕으로 연구를 진행했기 때문이다. 그러나 SPOR 보조기는 CMC와 MCP 관절이 모두 포함되었고 두 관절 모두에서 더 높은 관절가동범위(ROM)를 나타내었으나 두 가지 관절에서 감소되었다. PUSH 보조기는 CMC관절만 안정화를 나타내었으며, 잡기/집기와 관련된 가장 기능적인 움직임을 허용하였고, MEDI 보조기는 CMC와 MCP 관절을 안정시키고 최소한의 기능적 움직임을 허용했다. 이처럼 환자마다 안정성과 기능에 대한 요구 사항이 달랐는데, 이러한 연구 결과를 적용하면 치료사와 의사 결정에 도움이 될 수 있을 것이다. Grenier 등(2016)은 기능적 집기 강도를 고려한 3개의 보조기에 대해 후향적 연구(N=48)를 완료했다. 세 가지 보조기 중 하나는 기성품 네오프렌 컴포트 쿨(Neoprene comfort cool) 보조기이며, 다른 두 개의 엄지 보조기는 CMC와 MCP 관절을 고정시키는 맞춤 노쪽 아래팔 기반 엄지 스피카 보조기(그림 8.4와 유사)와 CMC관절을 고정시키는 Colditz 디자인(그림 8.10)이었다. 이 연구에서는 Colditz 디자인과 네오프렌 컴포트 쿨 보조기 결과만을 밝혔는데, 그 이유는 아래팔 엄지 스피카 보조기의 표본크기가 너무 작았기 때문이다. 연구자들은 맞춤 Colditz 디자인과 기성품 네오프렌 컴포트 쿨보조기 간에는 통계적인 차이는 없었지만, 집기 강도가 향상된다는 사실을 발견했다. 이에 연구자들은 기능에 미치는 영향과 관련된 손목손허리 OA에 대한 보조기 효과를 연구하기 위해서는 많은 표본을 대상으로 한 연구가 필요하다고 제안하였다. 하지만 치료사는 맞춤 보조기 제작 또는 합리적인 가격의 기성품 보조기 제작 중 하나를 선택해야 할 때, 이 연구의 결과를 참고할 수 있다.

또한 적용 가능한 다양한 보조기를 고려할 때, 치료사는 제공할 보조기(아래팔 기반, 손 기반, 손등쪽 또는 손바닥쪽)와 고정할 엄지 관절(CMC관절 또는 CMC와 MCP 관절)을 비판적으로 분석해야 한다. 비판적 사고의 고려사항에는 통증의 존재, 안정성에 대한 필요성, 작업 및 기능적 요구가 포함된다. 치료사는 다양한 디자인에 대한 연구 결과를 고려하고, 궁극적으로 보조기는 환자의 요구에 적합해야 하며, 환자 중심 접근 방식이 가장 적절할 수 있다. Shankland 등(2017)은 엄지 손목손허리 OA를 가진 환자 60명을 대상으로 환자 중심 접근 방식의 중재를 적용하였다. 캐나다 작업 수행 측정(COPM)의 항목에 따라 연구자들은 참가자의 자가 요구 사항에 대한 중재에 중점을 두었다. 연구진들은 의미 있는 활동을 동반한 다른 접근법과 보조기 제공을 포함한 통증 치료를 위한 환자 중심 접근법이 모든 연구의 측정[COPM, DASH 설문지, 총 능동운동범위(TAROM), 가쪽 집기 강도 및 시각적 통증 사상 척도]방법에서 향상을 나타내었지만, 이 연구에서 대조군이 없었다.

마지막으로 치료사는 밤 시간 또는 낮 시간의 착용에 따라 제공되는 손목손허리 OA 보조기 유형을 고려할 수 있다. 손목손허리 OA에 대한 작업 치료 중재의 영향을 연구한 지침에서 Kjeken 등(2016)은 열가소성 맞춤 손 기반 보조기와 움직임을 허용하는 기성품 PUSH Brace 보조기를 낮에 적용하고 밤에는 엄지 관절의 아탈구 방지와 벌림을 지지해주는 보조기를 선택할 것을 제안하였다.

손목손허리관절 류마티스관절염을 위한 보조기

Orthoses for Carpometacarpal Joint Rheumatoid Arthritis

CMC관절에 RA가 있는 일부 환자는 그림 8.13에 표시된 것처럼 손 기반 엄지 보조기(엄지 CMC관절 손바닥쪽 벌림 고정 보조기)를 착용한다. 환자가 견딜 수 있다면, 기능적 활동을 위해 엄지를 충분히 손바닥쪽 벌림 위치에 둔다. 손 기반 엄지 고정 보조기를 사용하면서 IP관절에 통증 및 염증이 있는 경우 IP관절을 보조기에 포함시킨다. 그러나 엄지 패드 위에 재료(특히 플라스틱)를 감싸면 엄지와 손의 기능이 사실상 상실된다. 환자는 이 보조기를 최소 2~3주 동안 지속적으로 착용하고 세척 및 운동을 위해 벗어야 하며, 착용 일정은 사람의 통증과 염증 수준에 따라 조정된다. 연구자들은 RA 및 손목손허리 OA가 있는 사람들의 경우 보조기가 쥐기 힘을 향상시키지 않고, 건강한 성인에 준하는 근력으로 회복하기 위해서는 보조기의 유무와 상관없이 더 높은 근육 부하가 필요하다는 것을 밝혀냈다. 따라서 치료사는 RA 환자에게 손목손허리뼈 보조기를 제공할 때 보조기의 착용 목적을 신중하게 고려해야 한다.

다른 한편으로, 일부 치료사는 적절하게 성형되고 위치가 잡힌 짧은 손 보조기(그림 8.10, 8.11)를 사용하여 엄지 CMC관절만 고정한다. 이 보조기는 첫 번째 MCP관절의 모음을 초래하는 CMC관절 아탈구 환자와 보조기의 착용을 견딜 수 있는 손목손허리관절염 환자에게 효과적이며, 손목손허리뼈 OA에도 사용할 수 있다. 의사는 이미 변형이 발생한 RA 환자를 위해 보조기 중재를 종종 의뢰한다. 치료사는 환자의 관절을 40~45° 손바닥쪽으로 벌림된 이상적인 위치에 두면 관절에 과도한 스트레스가 발생할 수 있으므로 관절염 환자를 위해 기성품 보조기를 제작할 시에는 편안한 자세에서 제작해야 한다.

자쪽곁인대 손상을 위한 보조기

Orthoses for Ulnar Collateral Ligament Injury

사냥터지기 엄지 또는 스키선수 엄지(skier's thumb)로도 알려진 자쪽곁인대손상(ulnar collateral ligament injury)은 엄지의 MCP관절에서 흔하게 일어날 수 있는 손상이다. 사냥터지기 엄지라는 이름은 사냥터지기가 새의 목을 비틀어 죽일 때, 이 관절에 힘이 가해져 생겨나는 손상이라는 데서 처음 유래되었다.

자쪽곁인대는 노뼈 방향으로 힘이 가해지는 것을 덜어 줌으로써 엄지의 안정을 돕는데, 엄지가 과도하게 벌림되고 폄이 될 때 손상될 수 있다. 이 인대의 손상은 스키를 타는 동안 과도하게 손이나 엄지를 벌린 상태로 넘어지는 경우 발생하며, 농구, 체조, 럭비, 배구, 하키, 축구 등의 스포츠 활동에서도 발생할 수 있다.

치료 과정은 손상 정도에 따라 달라지는데, 외과수술 후 즉시 움직임을 회복시킬 수 있는 지침이 존재한다. 외과수술 후 석고붕대 및 보조기 제작 기간의 범위는 매우 다양하다. 의사는 손상을 크게 1, 2, 3단계로 분류하고, 각 손상단계에서 적용되는 엄지 고정 보조기 중재 지침은 다음과 같으며 보조기 적용 절차는 손 치료와 함께 진행된다.

1단계 손상은 인대 본래의 특성은 손상이 없으나, 미세한 찢어짐과 같은 손상단계로 손을 포함하는 약 40° 손바닥쪽 벌림(또는 가장한 편안한 정도의 손바닥쪽 벌림)에서 엄지의 CMC관절과 함께 손 기반 엄지 고정 보조기를 적용한다. 일부 치료사는 자쪽곁인대의 스트레스를 제거하기 위해 손허리손가락관절이 약간 자쪽치우침되도록 엄지기둥을 배치한다. 이러한 보조기를 엄지 손허리손가락의 노쪽 및 자쪽 치우침 제한 보조기라고도 한다. 목적은 치료 단계에서 안정과 보호를 제공하는 것이며, 환자는 세척을 위해 보조기를 벗는 것 외에 2~3주 동안 보조기를 계속 착용한다.

2단계 손상은 인대의 본래 특성은 정상이지만 부분적으로 찢어짐이 있는 손상단계로 엄지 고정 보조기를 장기간(4~5주) 착용한다는 점을 제외하고는 1단계 손상과 유사하다.

3단계 손상은 완전히 인대가 끊어진 경우로 일반적으로 외과적인 수술이 필요하다. 스테너 병변(Stener lesion, 인대가 찢긴 상태)은 자쪽곁인대의 끝이 엄지모음근 아래에 끼어들어간 상태를 3단계 자쪽곁인대 손상이라고 하며 수술로 재건이 가능하다. 손상부위에 석고붕대를 적용한 이후 엄지 고정 보조기로 대체되며 1단계 손상과 동일한 치료 방법이 적용된다. 일반적으로 파열된 자쪽곁인대(3단계)에 수술을 진행한 후 환자에게 석고붕대 또는 맞춤 손 기반 엄지 보조기를 통해 수술 부위를 고정시킨다. Rocchi 등(2014)은 30명 환자의 자쪽곁인대를 보호하기 위하여 MCP관절 굽힘 및 폄 동작을 조기에 조절할 수 있는 수정된 손 기반 보조기를 개발하였다. 이 보조기에는 MCP관절의 손바닥쪽과 손등쪽에 개방된 부분이 있으며 MCP관절의 노쪽 및 자쪽 측면에 이중으로 된 열가소성 보강재도 포함했다. 연구자는 참가자들에게 표준화된 손 기반 엄지 보조기를 착용한 대조군과 수정된 손 기반 보조기를 착용한 실험군으로 나누었고, 대조군의 참가자들은 수술 후 IP관절 움직임을 수행하고, 실험군의 참가자들은 수술 후 하루에 한번씩 IP관절 및 MCP관절 운동을 수행했다. 그 결과 두 군 모두 수술 후 통증이 감소한 것으로 나타났지만, 수정된 손 기반 보조기를 착용한 실험군은 수술 후 6개월 동안 시각적 통증 사상 척도(visual analog scale, ViAS)에서 통증이 2점 감소되었다고 보고했다. 그러나 수술 후 12개월 되었을 때 통증 점수는 각 군에서 동일했다. 수정된 보조기를 착용한 참가자들은 대조군보다 기능 점수, MCP관절의 운동범위 그리고 치료 회기와 작업 시간 단축을 나타내었다. 대조군과 실험군 모두 MCP관절에서 동일한 안정성과 집기 강도를 보였다. 연구자들은 수정된 손 기반 보조기를 초기에 통제된 동작과 함께 적용하면 기능을 더 빨리 회복시킬 수 있으며 치료사는 실제로 이에 대한 사용을 고려할 수 있다고 하였다.

'하이브리드(hybrid)' 보조기는 스포츠 활동 중 자쪽곁인대 부상을 입은 선수를 보호하기 위하여 디자인되었다. 이 보조기 디자인은 열가소성 재료를 사용하여 MCP관절을 감싸고 네오프렌을 사용하여 띠 형태를 겹쳐 엄지를 고정시켰는데, 이러한 디자인의 장점에는 열가소성 보조기를 통하여 손허리 손가락에 안정성을 제공하고, 늘어나는 성질을 가진 네오프렌이 다른 관절의 움직임을 허용하여 통증을 조절하며, 쥐거나 집기와 관련된 기능적 활동에 유리하다는 점이 있다(그림 8.14). 치료사는 이 보조기의 두 부분을 모두 제작하거나 원주형 보조기를 제작하고 기성품 네오프렌 엄지 보소기를 구입할 수 있다. 자쪽곁인대 부상 이후 바로 스키를 타야 하는 사람들을 위해 연구자들은 스키 장갑 안에 테이프로 고정할 수 있는 작은 열가소성 보조기 제작을 제안하였다. 마지막으로 치료중재의 성공은 주의 깊은 치료계획이나 뛰어난 수술 기술 등과 관련되는데, Zeman 등(1998)은 자쪽곁인대가 3단계 완전 파열 손상을 입은 58세 환자를 대상으로 새로운 봉합기술과 보조기를 적용하여 수술 전보다 후에 일상생활 수행을 98%까지 해결할 수 있었다고 보고하였다.

노쪽곁인대 손상(골프선수 엄지, golfer's thumb)은 자쪽곁인대 손상보다 드물게 발생하며, 노쪽곁인대 손상을 위해 손 기반 엄지 고정 보조기가 필요하다. 이 보조기는 인대를 보호하기 위해 손바닥쪽 벌림 부위에 엄지가 위치하는 자쪽곁인대 손상용 보조기와 거의 동일하다. 그리고 자쪽 스트레스로부터 노쪽곁인대를 보호하고 치유 중인 인대에 대한 압박을 완화시킨다. 만약 노쪽곁인대 손상이 있는 선수가 다시 경기에 복귀하기를 원할 경우, 딱딱한 재질의 보조기를 착용하고 경기에 참여하기는 어렵기 때문에 적어도 부상 후 최소 1년 정도는 스스로 엄지의 테이핑을 하는 방법을 배우거나 부드러운 재질의 기성품 보조기를 구입하도록 한다.

손배뼈 골절을 위한 보조기 중재

Orthotic Interventions for Scaphoid Fractures

손배뼈 골절은 손목 골절 중 두 번째로 흔한 골절이다. 이 골절은 콜레스 골절(Colles' fracture)과 같이 손을 벌린 상태로 넘어지면서 손목을 90° 이상으로 폄하게 되고, 그 결과 손목에 강한 충격이 가해져 손상이 발생한다. 손배뼈 골절은 농구, 럭비, 축구와 같이 손목에 강한 충격이 가해지는 스포츠 과정에서 발생한다. 임상적으로 손배뼈 골절은 손목을 움직일 때 통증이 발생하고, 긴엄지폄근과 짧은엄지폄근 사이의 코담배갑(anatomical snuffbox)을 촉진할 경우에도 압통을 동반한다.

손 치료 전문가는 골절 후에 일차적으로 석고붕대를 제작하고 고정 단계 후에는 엄지 고정 보조기를 적용할 수 있다. 엄지 고정 보조기에는 다양한 보조기가 존재하는데, 그 중 하나는 손바닥쪽 아래팔 기반 엄지 고정 보조기와 손등쪽/손바닥쪽 아래팔 엄지 고정 보조기이다. 이 보조기의 엄지 CMC 관절은 손바닥쪽 벌림되고, MCP관절은 0~10° 굽힘되며, 손목은 중립 자세로 위치시킨다.

(비접촉 스포츠를 진행하는 경우) 일부 환자는 추가적인

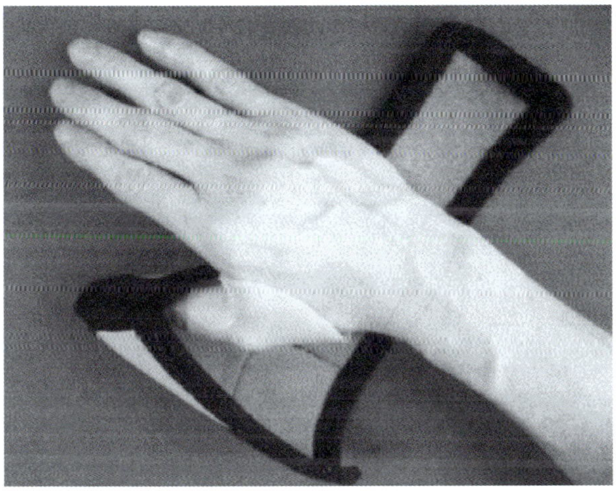

그림 8.14 자쪽곁인대 손상을 보호기 위한 보조기는 MCP관절을 감싸는 맞춤식 원주형 열가소성 보조기에 기성품 네오프렌 보조기를 추가하였다.

출처: Ford, M., McKee, P., & Szilagyi, M. [2004]. A hybrid thermoplastic and Neoprene thumb metacarpophalangeal joint orthosis. *Journal of Hand Therapy, 17*[1], 64–68.

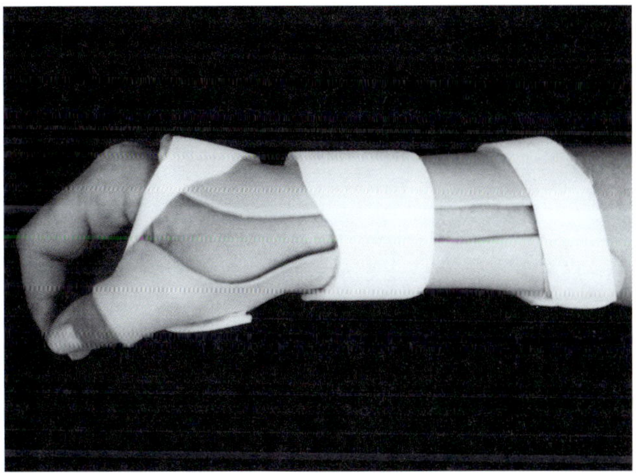

그림 8.15 손배뼈의 골절 회복을 위해 안정성을 제공하는 손바닥쪽과 손등쪽 복합 보조기

출처: Fess, E. E., Gettle, K. S., Philips, C. A. , et al. [2005]. *Hand and upper extremity splinting: Principles and methods* [3rd ed.]. St. Louis: Elsevier Mosby.

안정성, 보호, 부종 조절을 위해 손등과 손바닥 엄지 보조기를 혼합하여 사용한다(그림 8.15). 그리고 몸쪽 손배뼈 골절은 관절 내 혈액순환이 어려워 치료가 지연되고 때로는 몇 달간 치료가 지속될 수 있음을 환자에게 알려야 한다. 손배뼈 골절에서 회복 중이지만 운동 경기를 해야 하는 선수를 위하여 부드러운 재질로 제작된 기성품 엄지 고정 보조기를 추천할 수 있다.

엄지 고정 보조기의 제작

FABRICATION OF A THUMB IMMOBILIZATION ORTHOSIS

엄지 고정 보조기의 제작에는 다양한 방법이 있는데, 그림 8.16은 손등쪽과 손바닥쪽에서 모두 사용할 수 있는 엄지 고정 보조기 패턴을 보여준다. 엄지 고정 보조기의 노쪽 디자인은 엄지와 노뼈의 안정성을 제공한다. 이러한 디자인은 손목 굽힘과 폄을 약간 허용하지만 치우침은 제한한다. 치료사는 일반적으로 엄지와 검지가 닿을 수 있도록 엄지를 손바닥쪽 벌림 자세로 두고 기능성을 위하여 IP관절의 움직임을 허용하지만, IP관절의 안정성이 더 필요할 경우 IP관절까지 엄지 고정 보조기를 적용하도록 한다. 환자가 엄지를 기능적 위치에 놓지 못하거나 의사가 엄지에 스트레스를 가하지 않기를 원하는 경우, 엄지를 (즉, 기능적 면에서 벗어난) 편안한 위치에 두고 제작한다.

그림 8.17은 IP관절을 제외한 노쪽 홈 엄지 고정 패턴을 보여준다(완성된 보조기 제품의 사진은 그림 8.4를 참조).

1. 종이 위에 아래팔과 손바닥을 올려놓는다. 손가락은 편안하게 안정된 자세로 살짝 벌림되어야 한다. 손목은 치우침에 중립 자세를 취한다. 손과 아래팔, 팔꿈치까지 윤곽선을 그린다. 숙련된 치료사는 전체 윤곽을 그리지 않고 패턴의 핵심 포인트 파악할 수 있다.
2. 종이 위에 손이 있는 동안 노뼈붓돌기에는 A를, 자뼈붓돌기에는 B를 표시하고 두 번째, 다섯번째 손허리뼈머리에는 C와 D를 표시한다. 그리고 엄지의 손가락뼈사이관절에 E를 표시한다. 팔꿈치머리돌기(olecranon process)에 F를 표시한 후 종이에서 손을 뗀다.
3. 아래팔의 2/3 지점의 각 측면에 X를 두고, 보조기의 적절한 너비를 위해 패턴의 각 면에 X를 1~1½인치 바깥쪽에 두고 두 X표시를 평행하게 위치시킨다. 이 때 두 X를 H로 표시한다.
4. 두 번째 및 다섯 번째 손허리뼈머리(C에서 D)를 연결하

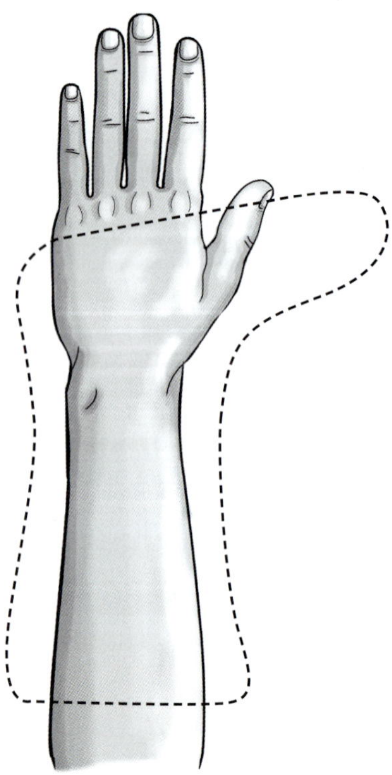

그림 8.16 손바닥쪽 또는 손등쪽 엄지 고정 보조기 패턴

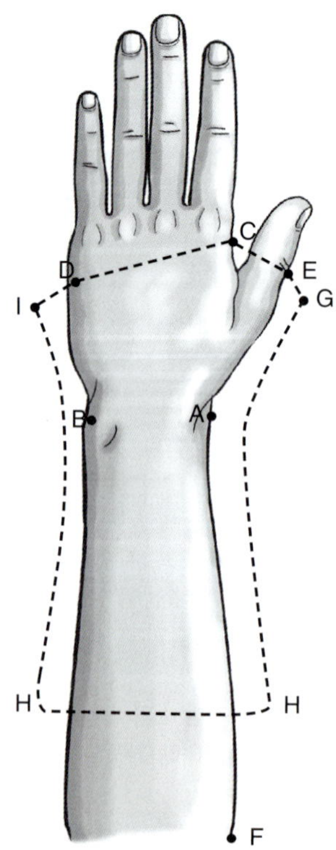

그림 8.17 노쪽 홈 엄지 고정 보조기를 위한 구체적 패턴

는 각진 선을 그린다. 이 선을 손의 자쪽으로 약 1~1½ 인치 연장하고 I로 표시한다.

5. C를 E에 연결한다. 이 선을 약 1/2에서 1인치 연장하고 선의 끝을 G로 표시한다.
6. G에서 아래팔의 노쪽 아래로 선을 그어 선이 점점 증가하는 아래팔의 크기를 반영하도록 한다. 보조기가 팔뚝 길이의 2/3가 되도록 선을 H까지 긋는다.
7. I에서 선을 시작하여 아래팔의 자쪽 아래로 연장하여 선이 점점 증가하는 아래팔의 크기를 반영하도록 한다. H까지 선을 긋는다.
8. 보조기의 몸쪽 가장자리에는 양쪽 H를 연결하는 직선을 그린다.
9. 부상이나 불편함을 방지하기 위해 보조기 패턴의 선이 G, I 및 양쪽 H가 둥글게 연결되었는지 확인한다.
10. 패턴을 잘라낸다.
11. 환자에게 패턴을 적용한다(그림 8.18). 보조기의 가장자리가 사람의 손과 아래팔의 바닥쪽과 등쪽 표면의 아래팔 중간에서 끝나도록 하며, 보조기가 팔뚝 길이의 2/3이고 팔뚝 둘레의 절반인지 확인한다. 엄지의 위치를 확인하고 패턴에 필요한 수정(예: 추가, 삭제)을 수행한다.
12. 열가소성 재료 위에 엄지 고정 패턴을 연필로 조심스럽게 따라 그린다.
13. 열가소성 재료를 가열한다.
14. 열가소성 재료에서 패턴을 잘라낸다.
15. 재료를 재가열하고 형태를 사람의 손에 맞게 성형한 다음 필요한 수정을 한다. 엄지 끝이 검지 또는 중지의 끝에 가볍게 닿도록 재료가 단단해지면서 엄지가 올바르게 위치되었는지 확인한다. 또 다른 방법은 엄지 MCP관절이 손바닥쪽 벌림에 위치하도록 열가소성 재료에 가벼운 압력을 가하는 것이다(그림 8.19, 8.20).
16. 새끼 두덩 지지대를 손허리뼈 지지대와 연결하기 위해 2인치 스트랩(손목 관절, 아래팔 받침대의 몸쪽 끝, 손등쪽 측면)을 추가한다.

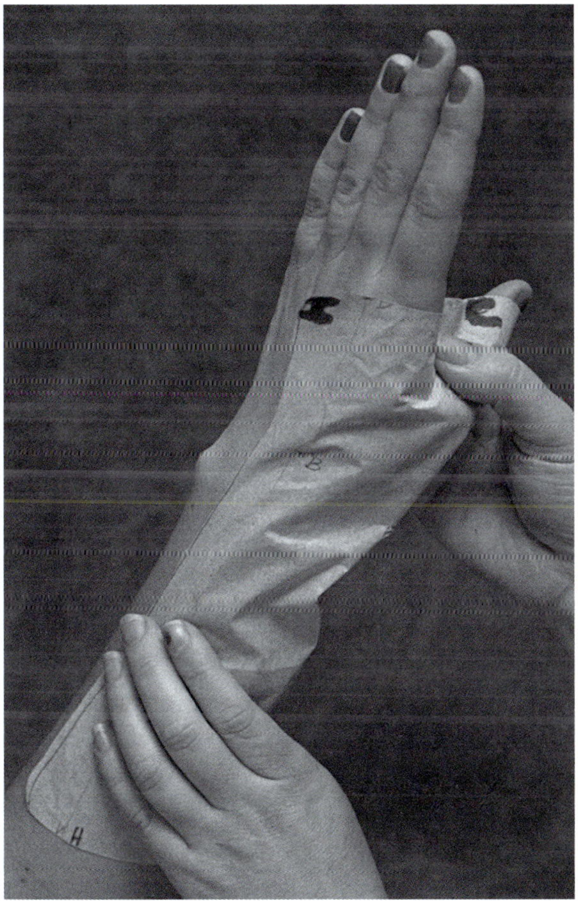

그림 8.18 적절하게 몸에 맞추기 위해 종이 패턴은 환자에게 적용한다.

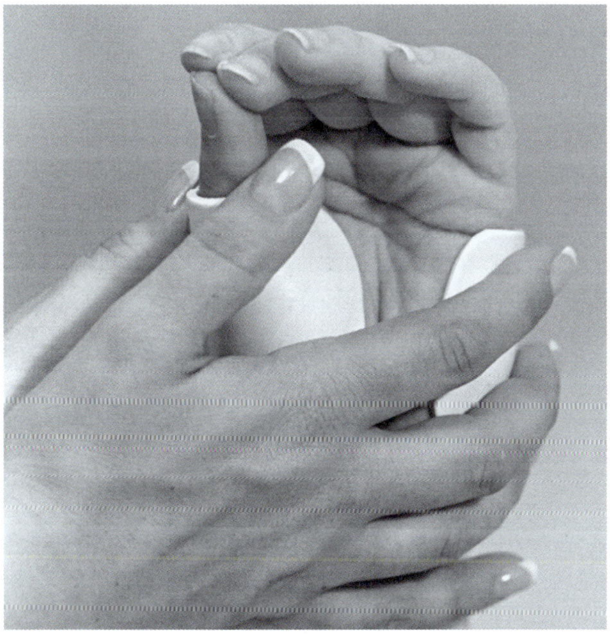

그림 8.19 엄지의 손바닥쪽 벌림 자세를 위해 환자의 검지와 중지 끝이 엄지 끝에 닿도록 한다.

손등쪽 손 기반 엄지 고정 보조기 제작

FABRICATION OF A DORSAL HAND-BASED THUMB IMMOBILIZATION ORTHOSIS

손을 포함한 엄지 고정 보조기는 정중신경 손상, MCP관절의 자쪽 또는 노쪽곁인대 손상, OA, 첫 번째 손갈퀴 구축과 같

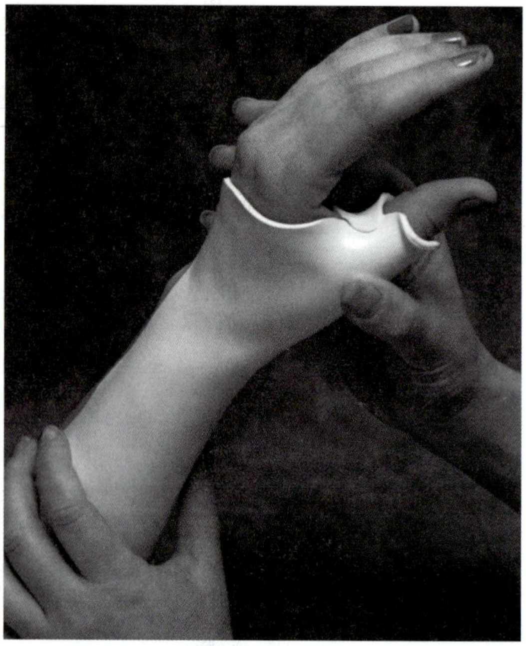

그림 8.20 엄지의 손바닥 벌림을 바로 위치시키기 위해 엄지의 MCP관절에 가벼운 압박을 제공하지만, 실제적인 움직임은 CMC관절에서 발생한다.

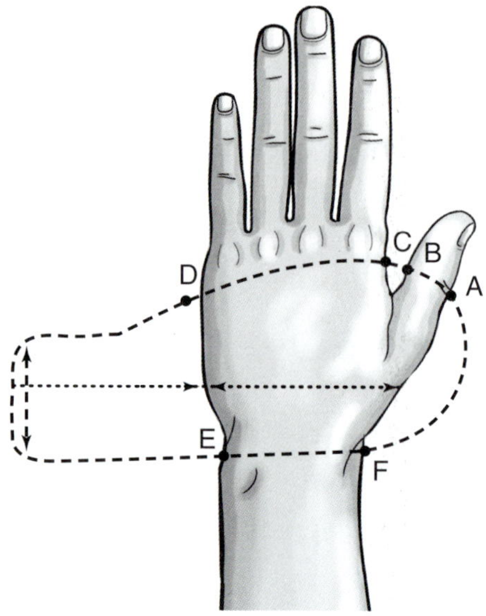

그림 8.21 손 기반 엄지 고정 보조기의 구체적인 패턴

은 진단에서 적용된다. 각각의 진단에 적용되는 지침과 환자의 편안함에 따라 다른 정도로 벌림이 되도록 엄지기둥을 배치해야 될 수도 있다. 이 보조기에 IP관절의 극심한 통증을 유발시키지 않고, 기능적인 움직임이 가능하도록 제작할 수 있지만(특히 격렬한 활동을 하는 동안) 압박에 취약할 수도 있다. 이러한 손 기반 보조기 디자인은 손목손허리의 위치와 무관하기 때문에 MCP관절을 안정화하는 데 가장 적합하다. 마지막으로, 이러한 손 기반 보조기 디자인은 손등쪽 표면을 덮기 때문에 치료사는 손등쪽 피부에 패딩을 추가하는데, 그 이유는 손등쪽 피부에는 얇은 피하층이 있어 손등뼈가 피부를 상하게 할 수도 있기 때문이다.

그림 8.21은 손 기반 등쪽 엄지 고정 보조기의 패턴을 보여준다(완성된 보조기 제품은 그림 8.13을 참조).

1. 종이 위에 아래팔과 손바닥을 올려놓고 환자의 엄지는 노쪽으로 벌림되도록 한다. 손가락은 자연스럽게 안정 자세로 약간 벌림되도록 한다. 손목과 아래팔의 일부분을 포함하여 손의 윤곽을 그린다.
2. 환자의 손을 종이 위에 올려놓은 동안, 엄지 손가락뼈사이관절의 양쪽에 각각(엄지의 노뼈쪽) A와 (엄지의 자뼈쪽) B를 표시한다. 두 번째와 다섯 번째 손허리뼈머리 부분에 각각 C와 D로 표시한다. 손목관절의 자쪽은 E로, 노쪽은 F로 표시한다. 패턴에서 손을 제거한다.
3. 갈퀴막공간에서 시작한다. 두 번째와 다섯 번째 손허리뼈머리(C에서 D)를 연결하는 선을 그린다. 그런 다음 C와 B, B와 A를 선으로 연결한다. A와 F를 둥근 선으로 연결한다. F와 E를 연결한 후, E에서부터 손바닥 넓이만큼 밖으로 선을 연장한다. 그 선(손바닥 넓이만큼 연장한 선)과 수직으로 선을 연결한 후, D의 연장선상에 위치한 선을 연결한다. 선을 연결할 때는 끝부분을 모두 둥글게 연결한다. 수직으로 올라가서 선을 D와 연결한다. 이 패턴의 가장자리가 곡선이 되도록 한다.
4. 패턴을 자르고 몸에 잘 맞는지 확인하여 수정한다. 패턴에 엄지기둥이 잘 맞도록 충분한 공간이 확보됐는지 확인한다.
5. 환자의 팔꿈치를 책상 위에 안정적으로 올려놓고 아래팔이 중립 자세로 위치되었는지 확인한다.
6. 열가소성 플라스틱 재료 위에 패턴을 따라 그린다.
7. 열가소성 플라스틱 재료에 열을 가한다.
8. 열가소성 플라스틱 재료에 그린 패턴을 잘라낸다.
9. 작은 각도계로 CMC관절 위치에 정확히 맞추었는지 측정한다.
10. 열가소성 재료를 재가열한다.
11. 환자의 손 위에 보조기 모양을 만든다. 먼저 엄지두덩 영역 주위에 엄지기둥을 만들고, 재료가 딱딱해지면 엄지가 올바른 위치에 있는지 확인한다. 환자가 엄지를 움직일 수 있도록 엄지기둥의 둘레에 여유가 있어야 한다. 그

이유는 열가소성 재료가 줄어들거나 복원력이 있는 열가소성 재료로 보조기를 제작할 때 특히 중요하다. 적절한 손가락뼈사이 굽힘이 가능하도록 엄지 IP관절 주름에 근접한 엄지기둥의 바닥쪽 부분을 말아 올린다. 그런 다음 엄지 손가락(노쪽)에서 자쪽까지 손등쪽으로 가로질러 만든다. 자뼈 측면 주변을 말아 올리면서 열가소성 재료를 몸쪽에서 먼쪽으로 손의 바닥쪽에 위치한 손바닥 주름에 맞춘다. 엄지기둥 사이에는 충분한 공간이 확보되어야 하고 손바닥에서 가로질러 스트랩을 보조기 끝에서 자뼈 측면에 추가한다. 그리고 보조기의 몸쪽 끝이 피부를 상하게 하지 않도록 열처리를 한다.

12. 열가소성 재료가 굳은 후에는 IP관절이 엄지기둥과 부딪히지 않고 굽힘이 가능한지와 모든 손목 움직임이 가능한지 확인해야 하며 필요에 따라 수정해야 한다.
13. 손바닥에 스트랩 하나를 더 추가한다.

손바닥쪽 아래팔 기반 보조기, 노쪽 홈 그리고 손등쪽 손 기반 엄지 고정 보조기를 위한 보조기 중재 패턴

Orthotic Intervention Pattern for Volar Forearm-Based Orthosis, Radial Gutter, and/or a Dorsal Hand-Based Thumb Immobilization Orthosis

이 보조기 패턴은 세 가지 엄지 보조기(손바닥쪽, 노쪽, 손등쪽 기반)의 제작에 사용될 수 있기 때문에 다용도로 쓰인다(그림 8.22). 적절한 착용감을 위해 손바닥쪽 기반 엄지 고정 보조기에 패턴이 먼쪽 손바닥 주름에 근접하고 팔뚝의 곡선과 일치하는지 확인한다. 손 기반 엄지 고정 보조기의 경우 패턴의 점선은 보조기의 몸쪽 끝을 나타내며 손목관절의 먼쪽에 위치된다. 손 기반 엄지 고정 보조기를 사용하면 손의 자쪽 측면에 평행하게 연장되는 보조기 패턴의 부분을 손의 손바닥쪽 측면에 맞게 늘려야 될 수도 있다. 노쪽 홈 엄지 고정 보조기의 경우, 중간 아래팔에 패턴을 맞춘다. 노쪽 홈 및 손등쪽 손 기반 엄지 고정 보조기의 제작에 대한 일반적인 고려사항은 이 장 앞부분의 지침을 참조한다. 세 가지 유형의 엄지 보조기 모두 열가소성 재료를 절단하기 전에 패턴을 환자에게 잘 맞는지 주의 깊게 확인해야 한다. 엄지 두덩을 덮는 패턴 부분은 환자의 손에 맞게 연장해야 할 수도 있다. 또한 엄지기둥을 맞추기 위해 첫 번째 갈퀴막공간 위에 "별"이 그려진 부분과 삼각형이 있는 부분을 만나도록 손의 손바닥쪽(바닥쪽)으로 당긴다.

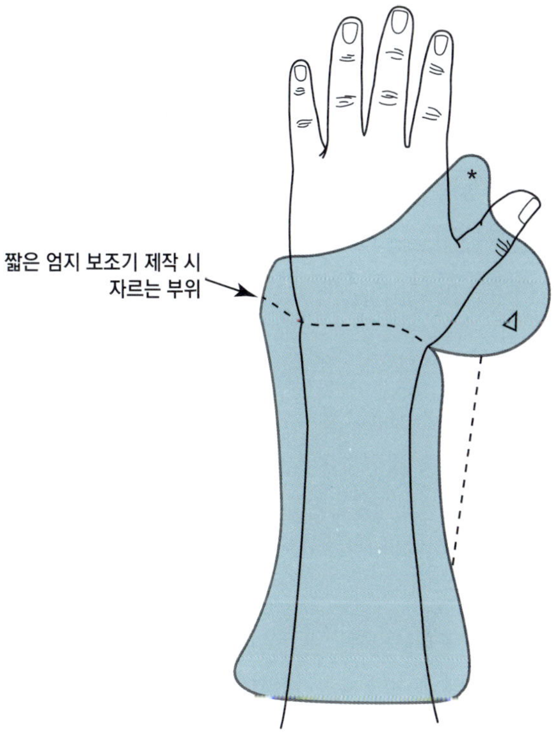

그림 8.22 손바닥쪽 아래팔 기반, 노쪽 홈 그리고 손등쪽 손 기반 엄지 보조기의 패턴이다. 노쪽 측면의 점선은 아래팔 기반 보조기에 잘 맞도록 손 기반 보조기 부분을 연결시킨다.

적절하게 몸에 맞추기 위한 기술적 조언

Technical Tips for Proper Fit

1. 엄지 고정 보조기를 제작하기 전에, 환자의 팔꿈치를 90° 굽힘시켜 작업 테이블 위에 올리고 아래팔은 중립 자세, 엄지와 손목은 진단의 적응증에 맞게 위치시킨다.
2. 보조기를 제작하는 동안 계속해서 관절의 위치를 확인한다. 일반적으로 엄지를 바닥에 벌린 자세를 취하는데 제작 후 노뼈 방향으로 치우쳐져 엄지가 손바닥쪽 벌림 된 경우가 많다. 바닥 벌림 자세로 위치하는 가장 좋은 방법은 엄지 고정 보조기 제작 시 엄지와 검지 또는 중지 끝이 살짝 만나도록 안내하는 것이다. 하지만 일부 환자(예: RA 환자)의 경우 노쪽과 손바닥쪽 사이 벌림 자세로 인해 엄지기둥을 더 편하게 느낄 수 있다.
3. 손의 세로활, 몸쪽과 먼쪽 가로활을 따라 자연스러운 곡선을 만든다. 보조기가 엄지두덩을 덮도록 신경 써야 한다. 특히 검지가 완전 굽힘이 되는지 확인해야 하는데, 그 이유는 검지가 맞섬 지지대, C 지지대 및 엄지기둥에 가장 가깝기 때문이다. 필요한 경우 몸쪽 손바닥쪽 주름에 근접한 부위를 조심스럽게 말아 올린다.

4. 손바닥쪽 아래팔 보조기에서 보조기의 몸쪽 끝이 먼쪽 손바닥 주름에 근접하고 손가락 굽힘을 방해하지 않는지 확인한다. 또한 보조기의 아래팔 부분이 아래팔 둘레의 절반인지 확인해야 한다.
5. 노쪽 홈 보조기의 경우 아래팔 받침대가 아래팔 중간에 올바르게 위치해 있는지 확인한다(즉, 각도계의 축은 손목 중앙에 둔다. 각도계의 한쪽 팔은 세 번째와 네 번째 손가락 사이, 다른 팔은 아래팔 중간에 둔다).
6. 엄지기둥의 모양을 만들 때 열가소성 재료가 엄지의 갈퀴막공간에 겹친다(그림 8.23). 성형 중에 엄지 IP관절이 펴되어 있는지 확인하고 나중에 보조기 착용 및 제거를 용이하도록 한다. 엄지기둥을 열선총으로 수정할 때 매우 주의해야 하고, 그렇지 않으면 적절하게 보조기가 몸에 맞지 않을 수 있다.
7. 열가소성 재료를 굳힐 때, 엄지의 모양이 원주형이므로 보조기에 쉽게 적용하고 제거할 수 있도록 공간적인 여유를 두어야 한다. 엄지기둥이 엄지를 지지해야 하며, 엄지가 과도하게 움직여지면 안 된다. 엄지기둥의 크기를 딱 맞게 맞추기 위해서는 몇 가지 방법이 있다. 하나는 열가소성 재료가 굳을 때 환자의 엄지에 원을 그려 약간의 여유 공간을 확보한다. 또 다른 방법은 좁은 연필 또는 아이스크림 막대로 엄지두덩의 가장자리를 매끄럽게 하는 것이다. 엄지 관절이 더 큰 사람들의 경우 열가소성 재료의 조각이 겹치는 부분 사이에 종이 타월을 놓아 열가소성 재료가 들러붙지 않도록 해서 보조기를 더 쉽게 벗을 수 있게 한다.
8. 보조기가 완전히 식기 전, 엄지에서 보조기를 제거하여 보조기를 쉽게 착용하고 벗도록 한다.
9. 엄지기둥은 접착되지 않는 중첩 재료로 제작할 수 있으며, 이 디자인 방법을 사용하면 엄지기둥을 고정하는 벨크로와 스트랩으로 연장하거나 축소할 수 있다.
10. IP관절의 움직임을 허용하는 엄지 고정 보조기의 경우, 손바닥쪽 표면에 있는 엄지기둥의 말단이 IP관절의 완전 굽힘을 허용하도록 말려 올렸지만, 완전한 지지를 위해 엄지기둥의 높이가 충분한지 확인해야 한다(그림 8.24). 엄지기둥을 제작할 때 열가소성 재료를 IP관절 위에 두고 엄지 MCP관절을 안정화하는 동안 환자는 IP관절을 천천히 굽히도록 한다. 전체 IP관절의 움직임이 가능하도록 엄지기둥 말단을 손바닥쪽으로 말아 올린다. 이 기술은 IP관절의 움직임을 방해하지 않으면서 적절한 지지를 위해 적절한 높이의 엄지기둥을 만들기 위함이다.

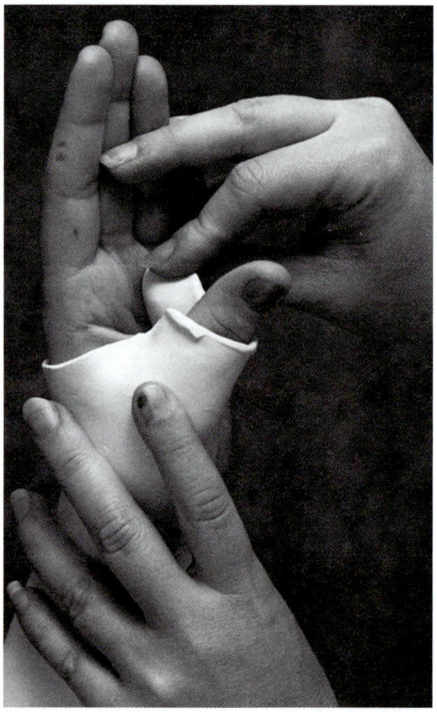

그림 8.23 엄지 갈퀴막공간에 추가적인 열가소성 재료를 덮는다.

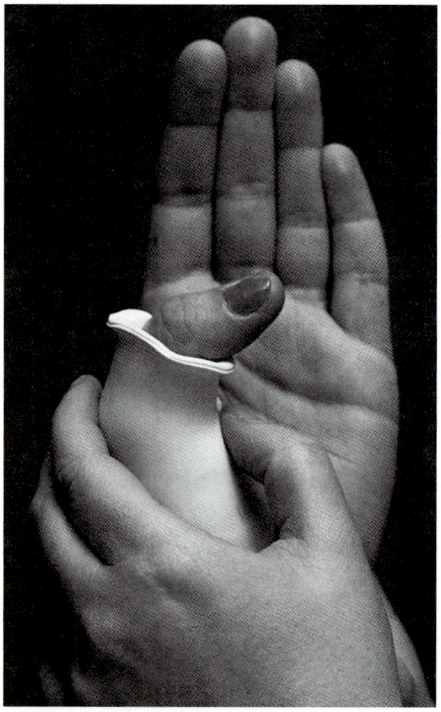

그림 8.24 IP관절의 완전 굽힘을 허용하기 위해 엄지기둥의 먼쪽 말단부를 말아 올린다.

11. 엄지기둥의 말단부가 IP관절의 몸쪽에 있고 더 아래쪽으로 이동하지 않았는지 확인한다. 보조기가 손의 기능적 움직임을 방해하는지 확인해야 한다.

엄지 고정 보조기 제작의 주의사항

Patient Safety Tips and Precautions for Fabrication of Thumb Orthoses

치료사는 먼쪽 자뼈, 노뼈붓돌기에서 노신경의 얕은 가지 그리고 엄지 MCP관절의 손바닥 및 손등의 피부가 눌린 부분이 없는지 주의 깊게 확인한다. 보조기 성형 시 특히 주의할 사항은 다음과 같다.

- 엄지기둥이 IP관절의 손바닥쪽 측면에서 먼쪽으로 연장되어 있으면 IP관절의 굽힘이 제한되며 이로 인하여 피부를 자극할 수 있다.
- 맞섬 지지대, C 지지대, 엄지기둥이 서로 가까이 위치하기 때문에 노쪽 기반의 첫 번째 손허리뼈와 갈퀴막공간의 피부가 민감해질 수 있다.
- 노쪽 홈 엄지 보조기에서 아래팔 정중선의 바닥쪽과 등쪽 표면에 눌린 부위를 관찰한다. 너무 조이면 아래팔 받침대의 양쪽을 당겨야 한다.
- 엄지관절을 지지하기 위해 주의해서 보조기를 만들어야 하며 너무 조여서는 안 된다. 치료적 목표를 달성하기 위해 보조기가 충분한 지지를 제공할 수 있도록 한다. 과도한 압박은 혈액순환을 저하하고 피부를 손상시킬 수 있다. 특히 엄지기둥은 부종에 대비하여 약간 여유 있게 제작하도록 한다.
- 복원력이 있는 열가소성 재료를 사용하는 경우 재료가 냉각될 때 크기가 약간 줄어드는 성질을 주의해야 한다. 따라서 엄지기둥은 조금 크게 제작하여 보조기 착용이 편하고 벗기 좋게 한다. 그리고 엄지기둥 제작을 위한 제안 사항은 기술 조언을 참고하면 된다.

작업에 대한 영향

IMPACT ON OCCUPATIONS

쥐기나 집기가 가능한 엄지는 기능적 활동에 있어서 매우 중요한 역할을 한다. 여러 연구는 엄지의 기능적 중요성을 뒷받침한다. Swigart 등(1999)은 손목손허리 OA 환자가 특히 공예 및 스포츠 활동 참여가 감소한다고 하였다. 그리고 사냥터지기 엄지가 있는 경우 엄지 두덩 주변 근력이 약화되며, 병을 열거나 병마개를 돌리는 등의 적절한 집기 동작에 영향을 끼칠 수 있다고 하였다. 이처럼 엄지 고정 보조기로 엄지를 안정화하더라도 의미 있는 작업 활동을 수행하기가 어려울 수 있다고 하였다. Weiss 등(2002)의 연구에서는 25명 참가자에게 긴 엄지 고정 보조기가 기능을 방해하고 치료 목표를 달성하는 데 어려움이 있다는 것을 발견했다. 결과적으로 엄지 고정 보조기의 목적은 의미 있는 활동을 위한 기능 향상으로 보조기 착용과 치료 프로그램을 통해 환자가 원하고 의미 있는 활동으로 복귀할 수 있도록 도움을 주는 것이라고 하였다.

기성품 보조기

PREFABRICATED ORTHOSES

환자에게 기성품 엄지 보조기를 제공하기 위해서는 신중한 고려가 필요하다. 치료사는 보조기가 제공되는 상태, 보조기가 만들어지는 재료, 보조기의 디자인 및 착용감 등을 비판적인 시각으로 고려해야 한다. 그리고 기성품 엄지 보조기가 대중을 위해 만들어진 것이기 때문에 엄지의 위치는 종종 노쪽 벌림 되어 있으며, 이러한 자세는 환자에게 올바른 위치일 수도 있고 아닐 수도 있다. 그러므로 작업치료사는 맞춤 엄지 보조기와 기성품 엄지 보조기를 적용하는 결정을 위해 문헌을 검토해야 한다.

질환 Conditions

기성품 엄지 보조기는 관절염, 엄지의 손허리손가락 곁인대 손상, 드퀘르뱅 힘줄윤활막염, 경직 등을 포함한 다양한 질환을 위해 만들어진다. 이러한 질환에 대한 보조기의 유형과 자세는 이 장에서 논의하였다(표 8.1).

재료 Materials

치료사는 기성품 엄지 보조기에 사용할 수 있는 다양한 재료의 특성을 알고 있어야 한다. 부드러운 것부터 단단한 것까지 매우 다양한 재료가 존재한다. 부드러운 재료는 적용하기 더 쉬우며 강한 재질의 보조기보다 IP관절에 통증과 부종을 가진 환자가 더 편안함을 느낄 수 있기 때문에 엄지 보조기 중재에서 자주 사용된다. 네오프렌은 기성품 보조기에서 일반적으로 사용되는 연성 소재이다. 이것은 기능을 위한 유연성과 지지력을 제공하는 장점이 있지만, 피부를 습하게 하여 피부를 상하게 할 가능성을 높인다는 단점도 있다. 보조기에 사용되는 또 다른 연성 재료에는 가죽이 있는데, 땀 흡수가 잘 되고 유연하지만 간혹 냄새가 나고 지저분해지는 것이 단점이다. 이러한 문제를 해결하기 위해 일부 보조기는 습기를 흡수하는 재료로 되어 있거나 구멍이 뚫린 재료로 제작된다. 강한 재료로 만든 기성품 보조기의 예로는 열가소성, 비닐 또는 폴리프로필렌으로 만든 보조기가 있다.

보조기의 기능, 사용할 질환, 환자의 작업적 요구에 따른 인식은 치료사가 어느 정도 단단한 보조기를 선택할지에 도움을 준다. 강한 재료로 만든 기성품 보조기는 스포츠나 중노동을 하는 환자에게 매우 적합하다. 마지막으로 라텍스에 대

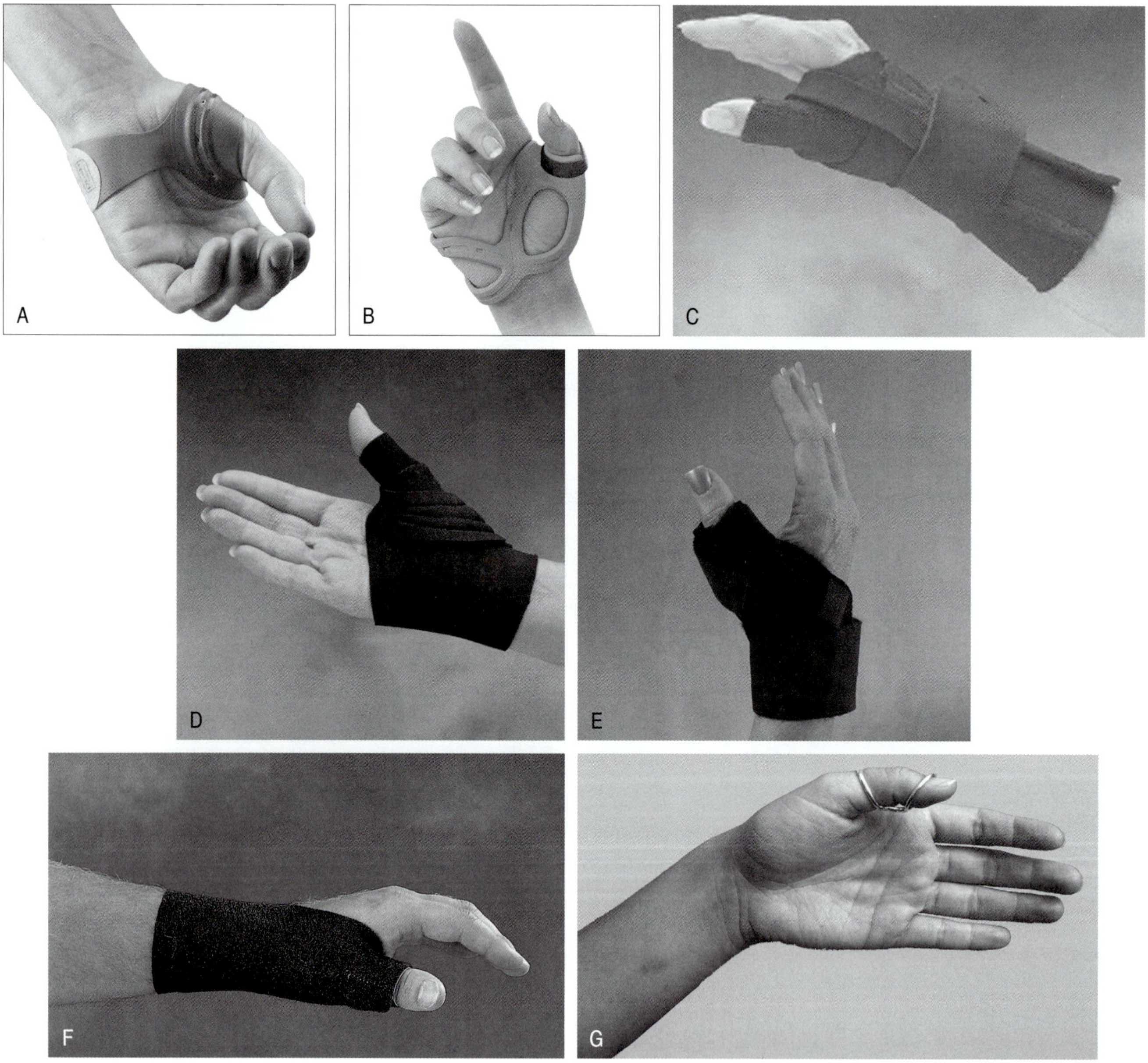

그림 8.25

A: Push MetaGrip 보조기는 엄지 OA를 가진 CMC관절을 지지한다. 보조기의 맞춤을 수정할 수 있고 세탁기로 세척이 가능하다. **B:** Actimove® Rhizo Forte보조기는 엄지의 CMC 및 MCP 관절을 지지한다. 이 보조기는 맞춤을 조절할 수 있으며 방진 방수 소재로 되어 있다. **C:** Comfort Cool® Wrist and Thumb CMC Restriction 보조기는 네오프렌 기성품 보조기이며 시원함을 유지시킨다. 추가적인 스트랩은 손목에 지지를 제공한다. **D:** The Rolyan®Fabrifoam® Ultra CarpalGard™ 보조기는 압박을 조절할 수 있도록 CMC관절에 강한 지지력을 제공한다. **E:** Sammons Preston Universal Thumb 보조기는 엄지의 필요한 지지를 제공하는 연성 및 강한 지지대를 상호교체할 수 있다. **F:** Rolyan® TakeOff® Thumb Support 보조기는 매우 편안하고, 높은 통기성을 가지며 잘 벗겨지지 않으며 따뜻함이 유지된다. **G:** SIRIS boutonniere 보조기는 IP관절의 자세를 잡는 데 도움을 준다.

한 알레르기 반응을 보이는 환자에게는 라텍스 성분이 없는 재료로 만든 보조기가 필요하다.

디자인과 편안함 Design and Comfort

맞춤 엄지 보조기와 유사한 기성품 보조기도 손 또는 아래팔 기반이다. 손 기반 엄지 고정 디자인은 원주형 엄지기둥 부속품을 통해 엄지 관절을 지지하고, 긴 지렛대 팔로 지지를 제공한다. 기성품 아래팔 기반 보조기는 환자에게 어떻게 사용할 것인가를 비판적으로 고려해야 하는 특징들을 가지고 있다. 이러한 기능의 예로는 최적의 지지와 안정된 착용감을 제공하기 위해 수정 가능한 추가 스트랩과 엄지 받침대를 들 수 있다. 아래팔 및 손 기반 보조기의 일부 디자인은 하이브리드 디자인이다. 이러한 보조기는 바깥쪽은 벗기 좋은 연성이지만, 안쪽은 맞춤 제작을 위해 수정 가능한 열가소성 재료로 만들어졌다.

기성품 엄지 보조기의 또 다른 고려사항으로는 편안함이다. 이를 위해 고려해야 할 보조기 선택 요소는 수정 가능성, 온도, 부피, 패딩이며, 보조기를 수정할 때 치료사는 스트랩의 위치, 개수 그리고 적절한 착용감을 얻기 위해 스트랩의 종류와 재질 등을 고려해야 한다. 예를 들면, 긴 엄지 보조기를 사용하는 경우 치료사는 손목 스트랩이 적절한가에 대한 여부를 고려해야 한다. 온도와 관련하여 기성품 보조기에 사용되는 열가소성 재료가 다른 재료보다 통기성 더 높은지 잘 살펴야한다. 네오프렌 또는 기타 부드러운 재료로 만든 엄지 보조기는 일반적으로 강한 열가소성 재료보다 통기성이 더 뛰어나나. 통기성 재료로 만든 기성품 보조기는 더운 환경에서 생활하거나 작업하는 환자에게 고려될 수 있다. 관절염 환자에게는 따뜻한 온도를 유지하는 엄지 보조기를 더 선호할 수 있다. 패딩은 피부가 약한 경향이 있는 환자에게 필수적인 고려사항이 될 수 있다. 갈퀴막공간이 엄지 고정 보조기에 의해 쓸릴 수 있기 때문에 치료사는 보조기가 몸에 잘 맞는지 관찰하고 패딩을 적용하여 손상을 최소화한다. 일부 기성품 엄지 고정 디자인에는 흉터 관리를 위한 젤 패드 또는 내구성을 더하기 위한 가죽을 추가할 수 있다. 그림 8.25는 기성품 엄지 보조기 종류를 설명한다.

요약

엄지 고정 보조기는 임상에서 흔히 사용된다. 비판적 분석 접근법의 적용은 최상의 엄지 보조기 중재를 결정하는 데 도움을 준다. 치료사는 특정 질환이나 작업 필요성이 있는 환자에게 제공할 다양한 보조기에 대해 알고 있어야 한다.

복습문제

1. 엄지 고정 보조기를 제공하는 일반적인 이유는 무엇인가?
2. 엄지 고정 보조기가 필요한 세 가지 일반적인 질환은 무엇인가?
3. 엄지 고정 보조기에 엄지 IP관절을 포함하는 임상적 징후는 무엇인가?
4. 엄지 고정 보조기를 착용하는 RA 환자의 적절한 보조기 착용 일정은 어떻게 되는가?
5. 손목손허리 관절염이 있는 환자에게 권장되는 엄지 보조기의 위치는 어디인가? 어떤 관절을 안정시켜야 하며 그 이유는 무엇인가?
6. 통증 및 기능적인 효과와 관련하여 손목손허리 관절염에 대한 보조기의 적용에 대한 연구 근거는 무엇인가?
7. 드퀘르뱅 힘줄윤활막염 환자를 위해 어떠한 유형의 엄지 보조기를 제작해야 하는가?
8. 드퀘르뱅 힘줄윤활막염의 보조기 중재에 대한 연구 근거는 무엇인가?
9. 엄지 자쪽곁인대 손상에는 어떤 형태의 엄지 고정 보조기를 제작해야 하는가?
10. 자쪽곁인대 손상 단계에 따른 보조기 착용 일정은 어떻게 되는가?

셀프 퀴즈 8.1[a]

다음 질문을 읽고, 참/거짓에 ○표를 하세요.

1. 참/거짓 엄지 고정 보조기의 목적 중 하나는 엄지손가락을 보호하는 것이다.
2. 참/거짓 많은 연구들은 드퀘르뱅 힘줄윤활막염에 대한 보조기의 효능을 고려해 왔다.
3. 참/거짓 치료사는 드퀘르뱅 힘줄윤활막염의 만성기 동안에만 엄지 고정 보조기를 적용해야 한다.
4. 참/거짓 긴 아래팔 엄지 고정 보조기 또는 노쪽 홈 엄지 고정 보조기 중 하나를 제작하는 것은 드퀘르뱅 힘줄윤활막염이 있는 사람에게 가장 좋다.
5. 참/거짓 두께가 1/8인치 이상인 열가소성 재료는 RA 환자의 보조기에 가장 잘 사용되는데, 이는 지지력이 좋기 때문이다.
6. 참/거짓 만약 RA 환자가 손목 통증이 있다면, 치료사는 엄지 고정 보조기에 손목도 포함시킨다.
7. 참/거짓 자쪽곁인대손상을 위한 보조기 중재는 위생을 위해서만 제거하도록 하고, 2~3주 동안은 계속해서 착용하도록 해야 한다.
8. 참/거짓 자쪽곁인대손상을 위한 보조기 중재의 주된 목적은 갈퀴막공간을 유지하는 것이다.
9. 참/거짓 손배뼈 골절은 손 기반 엄지 고정 보조기같은 보조기 중재를 필요로 한다.

[a]정답은 부록 A를 참조

참고문헌

1. Aebischer B, Elsig S, Taeymans J: Effectiveness of physical and occupational therapy on pain, function and quality of life in patients with trapeziometacarpal osteoarthritis—A systematic review and meta-analysis, *Hand Ther* 21(1):5–15, 2016.
2. Alexy C, De Carlo M: Rehabilitation and use of protective devices in hand and wrist injuries, *Clin Sports Med* 17(3):635–655, 1998.
3. American Society of Hand Therapists: *Splint classification system*, Garner, NC, 1992, American Society of Hand Therapists.
4. Andréu J, Otón T, Silva-Fernández L, et al.: Hand pain other than carpal tunnel syndrome (CTS): the role of occupational factors, *Best Pract Res Clin Rheumatol* 25(1):31–42, 2011.
5. Bani MA, Arazpour M, Kashani RV, et al.: Comparison of custom-made and prefabricated neoprene splinting in patients with first carpometacarpal joint osteoarthritis, *Disabil Rehabil Assist Technol* 8(3), 2013. 323–237.
6. Belkin J, English C: Hand splinting: principles, practice, and decision making. In Pedretti LW, editor: *Occupational therapy: practice skills for physical dysfunction*, ed 4, St. Louis, 1996, Mosby, pp 319–343.
7. Biese J: Short splints: indications and techniques. In Mackin EJ, Callahan AD, Skirven TM, et al.: *Rehabilitation of the hand and upper extremity*, ed 5, St. Louis, 2002, Mosby, pp 1846–1857.
8. Cailliet R: *Hand pain and impairment*, Philadelphia, 1994, FA Davis.
9. Campbell PJ, Wilson RL: Management of joint injuries and intraarticular fractures. In Mackin EJ, Callahan AD, Skirven TM, et al.: *Rehabilitation of the hand and upper extremity*, ed 5, St. Louis, 2002, Mosby, pp 396–411.
10. Cannon NM: *Diagnosis and treatment manual for physicians and therapists*, ed 4, Indianapolis, 2001, The Hand Rehabilitation Center of Indiana.
11. Cannon NM: *Fundamentals of hand therapy: clinical reasoning and treatment guidelines for common diagnoses of the upper extremity*, Philadelphia, 2007, Elsevier.
    11a. Cantero-Tellez R, Schwartz DA, Villafane JH, et al.: Short opponens orthosis: a whale of a design, *J Hand Ther* 30(1): 116–120, 2017.
12. Cavaleri R, Schabrun SM, Te, M, et al.: Hand therapy versus corticosteroid injections in the treatment of de Quervain's disease: a systematic review and meta-analysis, *J Hand Ther* 29:3–11, 2016.
13. Chaisson C, McAlindon TS: Osteoarthritis of the hand: clinical features and management, *J Musculoskelet Med* 14:66–68, 1997. 71–74, 77.
14. Chien-Hsiou L, Kai-Shun Y, Shih-Chen F: Optimal grasp distance and muscle loads for people with rheumatoid arthritis using carpometacarpal and metacarpophalangeal immobilization orthoses, *Am J Occup Ther* 71(1):1–9, 2017.
15. Colditz JC: Anatomic considerations for splinting the thumb. In Mackin EJ, Callahan AD, Skirven TM, et al.: *Rehabilitation of the hand and upper extremity*, ed 5, St. Louis, 2002, Mosby, pp 1858–1874.
16. Colditz JC: Arthritis. In Malick MH, Kasch MC, editors: *Manual on management of specific hand problems*, Pittsburgh, 1984, AREN Publications, pp 112–136.
17. Colditz JC: The biomechanics of a thumb carpometacarpal immobilization splint: design and fitting, *J Hand Ther* 13(3): 228–235, 2000.
18. Colditz JC: *Personal communication*, April 1995.
19. Cooney III WP: Scaphoid fractures: current treatments and techniques, *Instructional Course Lectures* 52:197–208, 2003.
20. Cooper C: *Personal communication*, June 2012.
21. Dell PC, Dell RB: Management of rheumatoid arthritis of the wrist, *J Hand Ther* 9(2):157–164, 1996.
22. Eaton RG, Littler W: Ligament reconstruction for the painful thumb carpometacarpal joint, *J Bone Joint Surg Am* 55:1655–1666, 1973.
23. Egan MY, Brousseau L: Splinting for osteoarthritis of the carpometacarpal joint: a review of the evidence, *Am J Occup Ther* 61:70–78, 2007.
24. Fess EE, Gettle KS, Philips CA, et al.: *Hand splinting principles and methods*, ed 3, St. Louis, 2005, Elsevier/Mosby.
25. Ford M, McKee P, Szilagyi M: A hybrid thermoplastic and neoprene thumb metacarpophalangeal joint orthosis, *J Hand Ther* 17(1):64–68, 2004.
26. Geisser RW: Splinting the rheumatoid arthritic hand. In Ziegler EM, editor: *Current concepts in orthosis*, Germantown, WI, 1984, Rolyan Medical Products, pp 29–49.
27. Geissler WB: Carpal fractures in athletes, *Clin Sports Med* 20(1):167–188, 2001.
28. Grenier ML, Mendonca R, Dallely P: The effectiveness of orthoses in the conservative management of thumb CMC joint osteoarthritis: an analysis of functional pinch strength, *J Hand Ther* 29(3):307–313, 2016.
29. Hamann N, Heidermann J, Heinrich K, et al.: Stabilization effectiveness and functionality of different thumb orthoses in female patients with first carpometacarpal joint osteoarthritis, *Clin Biomech* 29(10):1180–1176, 2014.
30. Hochberg MC, Altman RD, April KT, et al.: American college of Rehmatology 2012 recommendations for the use of nonpharmacolopgic and pharmacologic therapies in osteoarthris of the hand, hip and knee, *Arthritis Care Res* 4(64):465–474, 2012.
31. Idler RS: Helping the patient who has wrist or hand tenosynovitis. Part 2: managing trigger finger and de Quervain's disease, *J Musculoskelet Med* 14:62–65, 1997. 68, 74–75.

32. Ilyas AM, Ast M, Schaffer A, et al.: De Quervain tenosynovitis of the wrist, *J Am Acad Orthop Surg* 15(12):757–764, 2007.
33. Kjeken I, Smedslund G, Moe RH, et al.: Systematic review of design and effects of splints and exercise programs in hand osteoarthritis, *Arthritis Care Res* 63(6):834–848, 2011.
34. Kjeken I, Eide REM, Klokkeide A, et al.: Does occupational therapy reduce the need for surgery in carpometacarpal osteoarthritis? Protocol for a randomized controlled trial, BMC *Musculoskeletal Disorders* 17:1–15, 2016.
35. Kloppenburg M: Hand osteoarthritis-nonpharmacological and pharmacological treatments, *Nat Rev Rheumatol* 10(4), 2014. 242–241.
36. Lee MP, Nasser-Sharif S, Zelouf DS: Surgeon's and therapist's management of tendonopathies in the hand and wrist. In Mackin EJ, Callahan AD, Skirven TM, et al.: *Rehabilitation of the hand and upper extremity*, ed 5, St. Louis, 2002, Mosby, pp 931–953.
37. Mahajan M, Rhemrev SJ: Rupture of the ulnar collateral ligament of the thumb-a review, *Int J Emerg Med* 6–31, 2013.
38. Marx H: Rheumatoid arthritis. In Stanley BG, Tribuzi SM, editors: *Concepts in hand rehabilitation*, Philadelphia, 1992, FA Davis, pp 395–418.
39. McCarroll JR: Overuse injuries of the upper extremity in golf, *Clin Sports Med* 20(3):469–479, 2001.
40. McKee P, Morgan L: *Orthotics and rehabilitation: splinting the hand and body*, Philadelphia, 1998, FA Davis.
41. Melvin JL: *Rheumatic disease in the adult and child*, ed 3, Philadelphia, 1989, FA Davis.
42. Melvin JL: Therapist's management of osteoarthritis in the hand. In Mackin EJ, Callahan AD, Skirven TM, et al.: *Rehabilitation of the hand and upper extremity*, ed 5, St. Louis, Mosby, 2002, pp 1646–1663.
43. Menendez ME, Thornton E, Kent S, et al.: A prospective randomized clinical trial of prescription of full-time versus as-desired splint wear for de Quervain tendinopathy, *Int Orthop* 39(8):1563–1569, 2015.
44. Moulton MJ, Parentis MA, Kelly MJ, et al.: Influence of metacarpophalangeal joint position on basal joint-loading in the thumb, *J Bone Joint Surg Am* 83(5):709–716, 2001.
45. Nalebuff EA: Diagnosis, classification and management of rheumatoid thumb deformities, *Bull Hosp Joint Dis* 29(2):119–137, 1968.
46. Nemati Z, Javanshir MA, Saeedi H, et al.: The effect of a new dynamic splint in pinch strength in De Quervain syndrome: a comparative study, *Disabil Rehabil Assist Technol* 12(5):457–461, 2017.
47. Neumann DA, Bielefeld T: The carpometacarpal joint of the thumb: stability, deformity, and therapeutic intervention, *J Orthop Sports Phys Ther* 33(7):386–399, 2003.
48. O'Brien VH, McGaha JL: Current practice patterns in conservative thumb CMC joint care: survey results, *J Hand Therapy* 27(1):14–22, 2013.
49. Ouellette E: The rheumatoid hand: orthotics as preventive, *Semin Arthritis Rheum* 21(2):65–72, 1991.
50. Poole JU, Pellegrini VD Jr : Arthritis of the thumb basal joint complex, *J Hand Ther* 13(2):91–107, 2000.
51. Rettig AC: Wrist and hand overuse syndromes, *Clin Sports Med* 20(3): 591–611, 2001.
52. Rettig ME, Dassa GL, Raskin KB, et al.: Wrist fractures in the athlete: distal radius and carpal fractures, *Clin Sports Med* 17(3):469–489, 1998.
53. Richie CA 3rd, Briner WW Jr.: Cortisosteroid infection for treatment of de Quervain's tenosynovities: a pooled quantitative literature evaluation, *J Am Board Fam Pract* 16(2):102–106, 2003.
54. Riester JN, Baker BE, Mosher JF, et al.: A review of scaphoid fracture healing in competitive athletes, *Am J Sports Med* 13(3):159–161, 1985.
55. Rocchi L, Merolli A, Morini G, et al.: A modified spica-splint in postoperative early motion management of skier's thumb lesion: a randomized clinical trial, *Eur J Phys Rehabil Med* 50: 49–47, 2014.
56. Schultz-Johnson K: *Personal communication*, June 2006.
57. Shankland B, Beaton D, Ahemed S, et al.: Effects of client-centered multimodual treatment on impairment, function, and satisfaction of people with thumb carpometacarpal osteoarthritis, *J Hand Ther* 30(3):307–313, 2017.
58. Sillem H, Backman CL, Miller WC, et al.: Comparison of two carpometacarpal stabilizing splints for individuals with osteoarthritis, *J Hand Ther* 24(3):216–226, 2011.
59. Skirven T, Osterman A, Fedorczyk J, et al.: *Rehabilitation of the hand and upper extremity*, ed 6, Philadelphia, 2011, Elsevier Mosby.
59a. Swigart CR, Eaton RG, Glickel SZ, et al.: Splinting in the treatment of arthritis of the first caropmetacarpal joint, *J Hand Surg Am* 24(1):86–91, 1999.
60. Tang P: Collateral ligament injuries of the thumb metacarpophalangeal joint, *J Am Acad Orthop Surg* 19(5):287–296, 2011.
61. Tenney CG, Lisak JM: *Atlas of hand splinting*, Boston/Toronto, 1986, Little, Brown & Co.
62. TQ de Almeida PH, MacDermid J, Pontes TB, et al.: Differences in orthotic design for thumb osteoarthritis and its impact on functional outcomes: a scoping review, *Prosthet Orthot Int* 41(4):323–335, 2017.
63. Valdes K, Marik T: A systematic review of conservative interventions for osteoarthritis of the hand, *J Hand Ther* 23(4):334–351, 2010.
64. Valdes K, Naughton N, Algar L: Linking ICF components to outcome measures for orthotic intervention for CMC OA: a systematic review, *J Hand Ther* 29(4):396–404, 2016.
65. Van Heest AE, Kallemeier P: Thumb carpal metacarpal arthritis, *J Am Acad Orthop Surg* 16(31):140–151, 2008.
66. Weiss S, LaStayo P, Mills A, et al.: Prospective analysis of splinting the first carpometacarpal joint: an objective, subjective and radiographic assessment, *J Hand Ther* 13(3):218–226, 2000.
67. Werner SL, Plancher KD: Biomechanics of wrist injuries in sports, *Clin Sports Med* 17(3):407–420, 1998.
68. Wilton JC: *Hand splinting: principles of design and fabrication*, London, 1997, WB Saunders.
69. Winzeler S, Rosenstein BD: Occupational injury and illness of the thumb, *AAOHN J* 44(10):487–492, 1996.
70. Wright HH, Rettig AC: Management of common sports injuries. In Hunter JM, Mackin EJ, Callahan AD, editors: *Rehabilitation of the hand*, ed4, St. Louis, 1995, Mosby, pp 1809–1838.
71. Yao J, Park M: Early treatment of degenerative arthritis of the thumb carpometacarpal joint, *Hand Clin* 24(3):251–261, 2008.
72. Zelouf DS, Posner MA: Hand and wrist disorders: how to manage pain and improve function, *Geriatrics* 50(3), 1995. 22–26, 29–31.
73. Zeman C, Hunter RE, Freeman JR, et al.: Acute skier's thumb repaired with a proximal phalanx suture anchor, *Am J Sports Med* 26(5):644–650, 1998.

부록 8.1 사례연구

사례연구 8.1[a]

다음 사례를 읽고 이 장의 내용을 기반으로 임상추론기술을 사용하여 질문에 답한다.

10세 남자아이인 Jack은 가족과 함께 휴가 동안 스키를 탔다. 스키장 언덕을 지나가는 순간 그는 나무 옆 눈밭에 우세손인 오른손 엄지가 벌어지고, 팔을 쭉 뻗은 상태로 넘어졌다. 엄지손가락은 부어올랐고 통증이 느껴졌다. 의사는 자쪽 곁인대의 부분 파열(2단계)을 진단하였고, 그는 아래팔, 손목, 엄지에 석고붕대를 했다. 석고붕대를 종료한 후 엄지 보조기 처방이 내려졌다.

1. 어떤 유형의 보조기를 선택해야 하는가? 그리고 엄지의 위치는 어떻게 할 것인가?

2. 이 보조기의 목적은 무엇인가?

3. 이 엄지 고정 보조기를 만들 때 알아야 하는 환자 주의사항 3가지를 나열하시오.

4. 환자의 나이를 생각할 때, 고려해야 하는 사항은 무엇인가?

5. 어떤 착용 일정이 권고될 것인가?

6. 의사는 Jack에게 4~5주가 지난 후 스키를 탈 수 있다고 했지만, Jack이 다시 스키타기를 원해서 의사는 잭이 스키를 타는 동안 착용할 수 있는 보조기를 처방하였다. 치료사는 어떤 보조기를 제작해야 하는가?

[a]정답은 부록 A를 참조

사례연구 8.2[a]

다음 사례를 읽고 이 장의 내용을 기반으로 임상추론기술을 사용하여 질문에 답한다.

58세 여성 Margaret은 도서관에서 사서로 일하면서 엄지 CMC관절의 통증을 느꼈고, 통증이 발생한 것은 1년밖에 되지 않았다. 그녀는 책을 관리하고 들어 올리고 운반하는 일을 할 때 통증이 특히 심해졌다고 했다. 그리고 집에서 ADL을 수행할 때 통증이 발생하였고, 유독 뜨개질과 바느질을 하는데 어려움이 있다고 했다. 임상적 검사결과 손목, 손가락 그리고 엄지의 다른 관절에서는 추가적인 통증이 나타나지 않았지만, 그녀는 손목손허리 OA로 진단받았다. 의사는 엄지 보조기 처방을 내렸으나 보조기 유형에 대해서는 구체적으로 명시하지 않았다.

1. 어떤 유형의 보조기를 적용할 것인가? 그리고 어떤 엄지 관절을 안정화시킬 것인가?

2. 이 보조기의 목적은 무엇인가?

3. 어떤 착용 일정이 권고될 것인가?

[a]정답은 부록 A를 참조

4. 맞춤 또는 기성품 보조기를 결정할 때 고려할 요소에는 어떤 것이 있는가?

____

____

____

5. Margaret은 치료를 중단하고 3년 후 그녀의 지속적인 바느질 취미 활동과 직장 생활로 인해 증상은 더욱 악화되었다. 현재 손목과 엄지 MCP관절에 OA의 진행으로 인한 통증을 겪고 있다. 치료사가 제작할 수 있는 보조기에 대해 설명하시오.

____

____

____

6. 치료사는 엄지기둥에 엄지를 어떤 자세로 두어야 하는가?

____

____

____

부록 8.2 실험실 실습

실험실 실습 8.1[a]

아래 사진에 표시한 요소는 다양한 엄지 고정 보조기에 존재한다. 콕업 보조기와 휴식손 보조기에도 이러한 요소가 있다. 각 요소에 이름을 붙이시오.

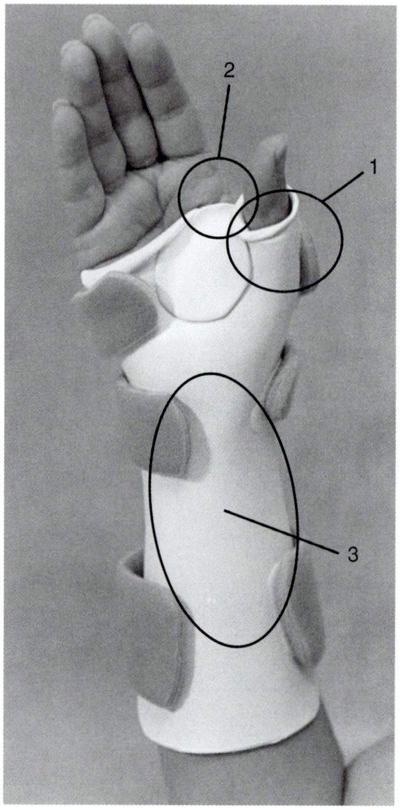

1. ______________________________

____

2. ______________________________

____

3. ______________________________

____

실험실 실습 8.2[a]

1. 다른 사람의 손 위에 노쪽 홈 엄지 고정 보조기 패턴 그리기를 실습한다. 패턴을 그리기 방법은 앞의 설명을 보고 참조한다. 패턴을 자른 후 손에 대 보고 조절이 필요하면 수정한다.
2. 구체적인 지침이 없는 상태에서 손의 윤곽에 따라 노쪽 홈 엄지 고정 보조기의 패턴을 그리기를 실습하고, 경계선에 부호를 붙여 본다.

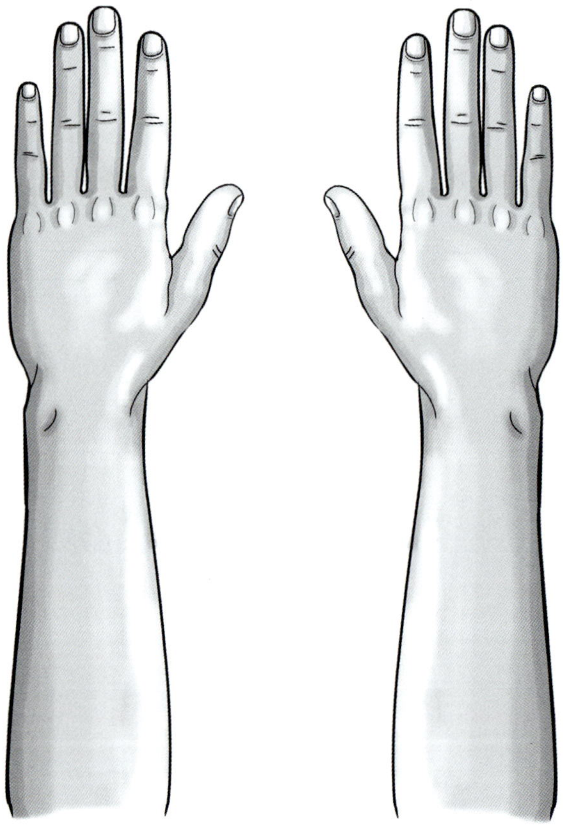

[a]정답은 부록 A를 참조

실험실 실습 8.3[a]

아래 그림은 행정보조(비서)로 일하고 있는 35세 여성의 엄지 고정 보조기를 보여준다. 이 여성은 오랫동안 RA를 앓고 있다. 의사는 그녀가 엄지 MCP관절의 통증과 염증을 호소한 이후 엄지 고정 보조기를 처방하였다. 엄지 고정 보조기 중재를 위한 진단 지침을 고려하여 두 가지 문제를 해결한다.

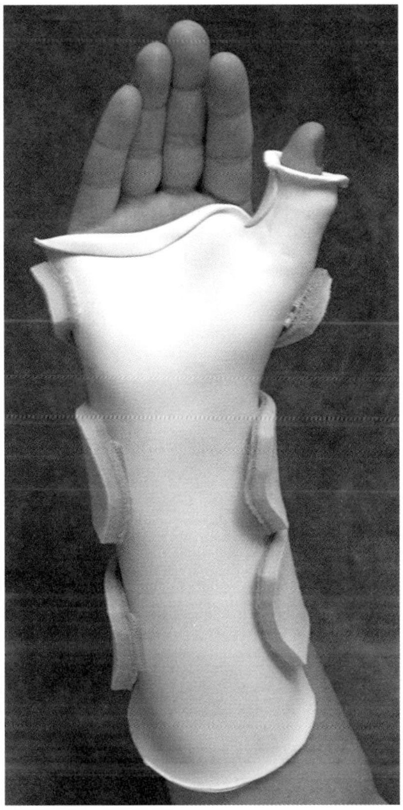

1. 이 보조기의 두 가지 문제를 나열한다.
   a. ______________________________
   ____
   b. ______________________________
   ____

2. 이러한 보조기를 지속적으로 착용할 경우 발생할 수 있는 문제는 무엇인가?
   ____
   ____
   ____

[a]정답은 부록 A를 참조

실험실 실습 8.4

다른 사람을 대상으로 엄지 IP관절이 고정되지 않는 노쪽 홈 또는 손바닥쪽 아래팔 기반 엄지 고정 보조기를 제작하는 것을 실습한다. 시작하기 전 각도계를 사용하여 손목 15° 폄, 엄지 CMC관절 45° 손바닥쪽 벌림, 엄지 MCP관절 5~10° 굽힘을 정확히 확인한다. 보조기를 몸에 맞춘 다음 손가락과 엄지 IP관절의 완전 굽힘이 가능한지 확인하고 보조기를 수정한다. 엄지 고정 보조기가 제대로 만들어졌는지 확인하기 위하여 보조기 제작 후 양식 8.1과 점수표 8.1을 사용하여 점검한다.

부록 8.3 양식 및 점수표

양식 8.1 엄지 고정 보조기

				이름: ______ 날짜: ______
엄지 고정 보조기의 종류:				
손바닥쪽 ○	손등쪽 ○	노쪽 홈 ○	손 기반 ○	
엄지 관절 자세:				
환자가 보조기를 착용하고 30분이 되면 다음의 질문에 대한 답을 한다 (해당되지 않는 경우는 "해당없음"에 표시한다).				

평가 영역				의견
디자인				
1. 손목의 각도가 정확하다.	네 ○	아니오 ○	해당없음 ○	
2. 엄지의 각도가 정확하다.	네 ○	아니오 ○	해당없음 ○	
3. 엄지두덩과 새끼두덩은 제한되거나 편평하지 않다.	네 ○	아니오 ○	해당없음 ○	
4. 엄지기둥을 정확하게 지지하고 압박하지 않는다.	네 ○	아니오 ○	해당없음 ○	
5. 보조기는 아래팔 길이의 2/3이다.	네 ○	아니오 ○	해당없음 ○	
6. 보조기는 아래팔 너비의 1/2이다.	네 ○	아니오 ○	해당없음 ○	
기능				
1. 보조기는 엄지 IP관절의 완전 굽힘을 허용한다.	네 ○	아니오 ○	해당없음 ○	
2. 보조기는 MCP관절의 완전 굽힘을 허용한다.	네 ○	아니오 ○	해당없음 ○	
3. 보조기는 기능적 활동이 가능하도록 손목을 지지한다.	네 ○	아니오 ○	해당없음 ○	
스트랩				
1. 스트랩은 뼈 돌출부를 피한다.	네 ○	아니오 ○	해당없음 ○	
2. 스트랩은 안정적이고 둥글게 되어 있다.	네 ○	아니오 ○	해당없음 ○	

편안함				
1. 보조기 끝은 매끄럽고 모서리가 둥글게 되어 있다.	네 ○	아니오 ○	해당없음 ○	
2. 몸쪽 말단부는 열처리가 되어 있다.	네 ○	아니오 ○	해당없음 ○	
3. 보조기가 끼임이나 욕창을 발생시키지 않는다.	네 ○	아니오 ○	해당없음 ○	
외관				
1. 보조기에 지문, 먼지, 연필과 펜 자국이 없다.	네 ○	아니오 ○	해당없음 ○	
2. 열가소성 재료가 찌그러지지 않았다.	네 ○	아니오 ○	해당없음 ○	
치료적 요법				
1. 환자는 착용 일정에 대해 교육받았다.	네 ○	아니오 ○	해당없음 ○	
2. 환자는 보조기에 대한 주의사항을 제공받았다.	네 ○	아니오 ○	해당없음 ○	
3. 환자에게 이해하기 쉽도록 교육했다.	네 ○	아니오 ○	해당없음 ○	
4. 환자와 보호자는 보조기를 세척하는 법을 알고 있다.	네 ○	아니오 ○	해당없음 ○	

자가 평가를 기반으로 보조기 수정 또는 변경 사항에 대해 논의하라(추후에는 어떻게 다르게 작업할 것인가?).

____

보조기를 제작할 때 임상적 안정성을 향상시킬 수 있는 부분에 대해 논의하라.

____

점수표 8.1 엄지 고정 보조기

<table>
<tr><td colspan="4"></td><td rowspan="1">이름: ________________
날짜: ________________</td></tr>
<tr><td colspan="4">엄지 고정 보조기의 종류:</td><td rowspan="5"></td></tr>
<tr><td>손바닥쪽 ○</td><td>손등쪽 ○</td><td>노쪽 홈 ○</td><td>손 기반 ○</td></tr>
<tr><td colspan="4">엄지 관절 자세:</td></tr>
<tr><td colspan="4">점수:</td></tr>
<tr><td colspan="4">1 = 개선이 어렵거나 적용할 수 없음
2 = 최대한의 개선이 필요
3 = 중간 정도의 개선이 필요
4 = 최소한의 개선이 필요
5 = 개선이 필요하지 않음</td></tr>
</table>

평가 영역						의견
디자인						
1. 손목의 각도가 정확하다.	1	2	3	4	5	
2. 엄지의 각도가 정확하다.	1	2	3	4	5	
3. 엄지두덩과 새끼두덩은 제한한 받거나 편평하다.	1	2	3	4	5	
4. 엄지기둥을 정확하게 지지하고 압박하지 않는다.	1	2	3	4	5	
5. 보조기는 아래팔 길이의 2/3이다.	1	2	3	4	5	
6. 보조기는 아래팔 너비의 1/2이다.	1	2	3	4	5	
기능						
1. 보조기는 엄지 IP관절의 완전 굽힘을 허용한다.	1	2	3	4	5	
2. 보조기는 MCP관절의 완전 굽힘을 허용한다.	1	2	3	4	5	
3. 보조기는 기능적 활동이 가능하도록 손목을 지지한다.	1	2	3	4	5	

스트랩						
1. 스트랩은 뼈 돌출부를 피한다.	1	2	3	4	5	
2. 스트랩은 안전하고 둥글게 되어 있다.	1	2	3	4	5	
편안함						
1. 보조기 끝은 매끄럽고 모서리가 둥글게 되어 있다.	1	2	3	4	5	
2. 몸쪽 말단부는 열처리가 되어 있다.	1	2	3	4	5	
3. 보조기가 끼임이나 욕창을 발생시키지 않는다.	1	2	3	4	5	
외관						
1. 보조기에 지문, 먼지, 연필과 펜 자국이 없다.	1	2	3	4	5	
2. 열가소성 재료가 찌그러지지 않았다.	1	2	3	4	5	

Comments:

9

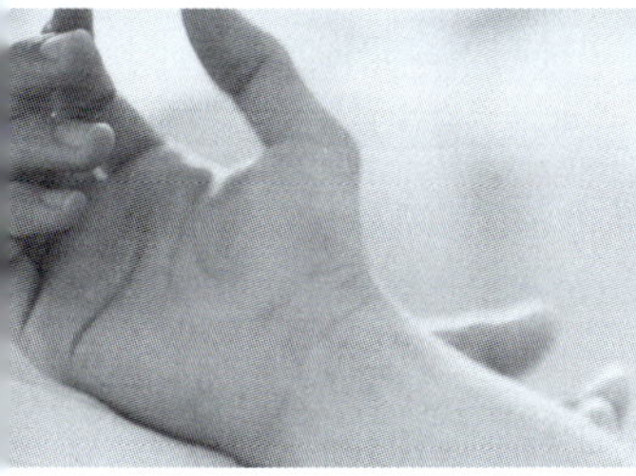

손 고정 보조기

Hand Immobilization Orthoses

Brenda M. Coppard

학습목표

1. 안정 손 보조기 사용에 도움이 되는 진단(질환)은 무엇이 있는지 나열한다.
2. 손목, 엄지 및 손가락의 기능적 자세 또는 중간관절 자세에 대해 설명한다.
3. 손목, 엄지 및 손가락의 변형 방지 또는 내재근 양성 자세를 설명한다.
4. 안정 손 보조기(손 고정 보조기)의 목적에 대해 설명한다.
5. 안정 손 보조기(손 고정 보조기)의 구성요소를 확인한다.
6. 안정 손 보조기(손 고정 보조기)를 제작할 때 고려해야 할 주의사항을 설명한다.
7. 진단에 의한 적응증에 대해 안정 손 보조기의 착용 일정을 결정한다.
8. 감염관리와 관련하여 보조기의 세척 기술에 대해 설명한다.
9. 사례연구에서 안정 손 보조기의 적용에 대한 지식을 적용한다.
10. 제작한 안정 손 보조기(손 고정 보조기)를 평가하는 데 임상적 판단을 적용한다.

주요용어

변형 방지 자세 Antideformity position
복합부위통증증후군 Complex regional pain syndrome, CRPS
뒤퓌트랑구축 Dupuytren's contracture
기능적 자세 Functional position

Ruth는 류마티스관절염을 가진 53세 여성이다. 최근에 그녀는 상태가 악화되는 것을 경험했다. 그녀는 통증과 뻣뻣함으로 인해 승무원으로서의 직업활동과 가정 및 일상생활활동을 해내기가 어려웠다. 의뢰받은 치료실에 방문했을 때 Ruth는 안정 손 보조기를 착용한 적이 있는지 질문을 받았다.

손 보조기는 광범위한 범주의 보조기 제공이다. 이 장에서는 일반적인 의료진을 위한 가장 흔한 유형의 손 고정 보조기를 전체적으로 살펴보며 기성 및 맞춤 손 고정 보조기에 대해서도 설명할 것이다. 류마티스관절염(RA), 손 화상, 뒤퓌드랑 질환 및 복합부위통증증후군(CRPS)과 같은 일반적인 질환에 대해 손 고정 보조기가 사용되는 목적, 구성 부품 및 자세도 설명할 것이다.

일반적으로 의사들은 손 고정 보조기(hand immobilization orthoses)라 불리는 안정 손 보조기 또는 안정 팬 보조기(resting pan orthoses)를 처방한다. 안정 손 보조기는 손가락과 손목을 고정하는 고정 보조기로 엄지손가락을 함께 고정하거나 엄지손가락 부위를 따로 분리해서 제작하기도 한다. 치료사는 환자에게 안정 손 보조기를 직접 제작해 주기도 하고 기성품을 제공하기도 한다. 기성품으로 판매되는 안정 손 보조기는 사전에 제작되어 있거나, 제작이 쉽도록 패턴이 미리 준비되어 있다. 일반적으로 일부 시중에서 판매되는 안정 손 보조기 중 일부는 미리 제작되고 모양이 만들어져 있어 바로 착용할 수 있다. 표 9.1은 손목과 손을 위한 조립식 보조기를 요약한 것이다. 다른 제품은 패턴으로 잘라져 있는 열가소성 재료와 스트랩 장치가 포함된 세트 형태로 판매된다. 이러한 제품에는 각각 나름의 장단점이 있다.

손 보조기의 사전 제작

PREFORMED HAND ORTHOSES

치료사는 오른손 또는 왼손 그리고 손의 크기(소, 중, 대, 특대)에 따라 미리 성형한 기성 보조기를 주문하는데, 이러한 제품의 장점 중 하나는 클라이언트에게 빠르게 적용할 수 있다(보통 스트랩만 수정 필요함). 또 다른 장점은 재료에 구멍이 뚫려 있는데 보조기 몸통에만 구멍이 있다. 그러나 구멍이 미리 뚫린 보조기의 구멍을 다듬어야 될 경우 구멍의 일부가 잘려 날카로워져 환자를 불편하게 하거나 다른 문제를 일으킬 수 있다. 거친 가장자리는 덧대어 패딩하거나 매끄럽게 처리해야 한다.

상업적으로 만든 기성품의 또 다른 단점은 클라이언트마다 적합한 크기를 제공하기가 어렵다는 것이다. 기성품을 사용할 경우, 미리 손의 각도가 정해진 상태로 만들어져 있어 치료해야 하는 필요한 관절의 위치가 어긋날 수 있다. 보조기는 오른쪽 또는 왼쪽 팔에 적용하기 위해 주문해야 하며 적절한 크기를 고려해야 한다. 현장에 사용 가능한 재고가 없는 한, 적절한 피팅을 보장하기 위해 종종 두 가지 크기를 주문해야 하므로 추가 비용과 시간 지연이 발생한다.

표 9.1 손목/손 보조기의 예

치료적 목표	설명	
안정 손 보조기는 안정을 제공하고 염증을 감소시키기 위해 손목, 엄지 그리고 손허리손가락(MCP)관절을 고정한다. 몸쪽 손가락뼈사이(PIP)와 먼쪽 손가락뼈사이(DIP) 관절은 기능적 과제를 위한 움직임을 허용한다.	안정 손 보조기 디자인과 유사하게 보조기는 손목, 엄지 그리고 MCP관절의 안정을 제공한다(그림 9.1). 패딩과 스트랩핑은 손목과 MCP관절의 치우침을 조절할 수 있다. 보조기는 좌우 손의 다른 크기에 따라 맞출 수 있다.	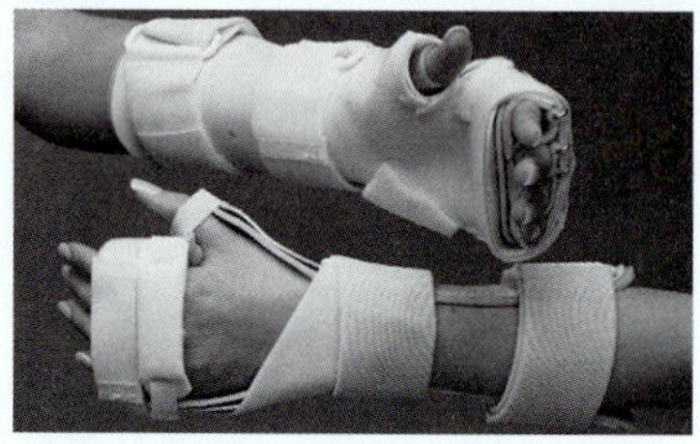 **그림 9.1** 이 보조기는 안정 손 디자인을 기반으로 하고 종종 RA 환자에게 사용하기도 한다(롤리언 관절염 미트 스플린트, Rolyan arthritis mitt splint).
화상 이후 내재근 손의 양성 자세를 취하기 위해 최상으로 디자인되었다.	화상 안정 손 보조기는 보통 손목 20~30° 폄, MCP관절 60~80° 굽힘, PIP 및 DIP 관절의 완전 폄 그리고 엄지를 노쪽 및 손바닥쪽 사이 벌림의 중간에 둔다(그림 9.2).	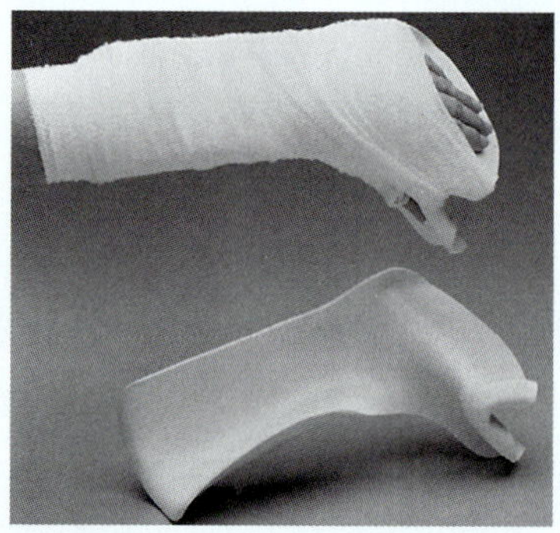 **그림 9.2** 안정 손 보조기는 화상을 입은 환자에게 변형 방지 자세로 손을 위치시킨다(롤리언 화상 스플린트, Rolyan burn splint)
몇몇의 보조기는 강직 관리를 위해 디자인되었다.	볼 보조기는 손목은 중립(약간 폄) 그리고 손가락은 폄과 벌림으로 위치시켜 반사-억제 자세를 적용하였다. 콘 보조기는 손목을 중립으로 유지, 긴손가락굽힘근을 억제, 갈퀴막 공간을 확보하기 위해 콘과 아래팔 받침대를 결합했다(그림 9.3).	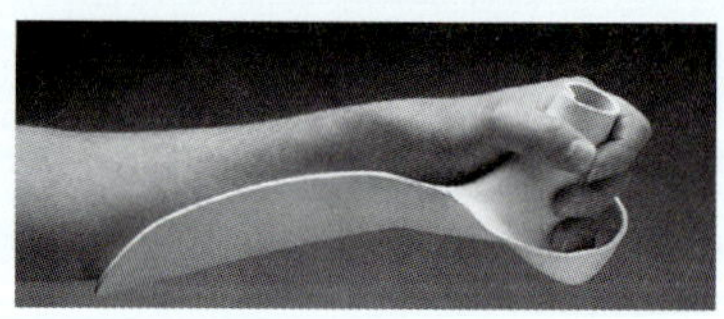 **그림 9.3** 콘 보조기는 비정상적인 근긴장을 조절하는 데 종종 도움을 준다(사전 성형된 강직방지 손 스플린트, preformed anti-spasticity hand splint). 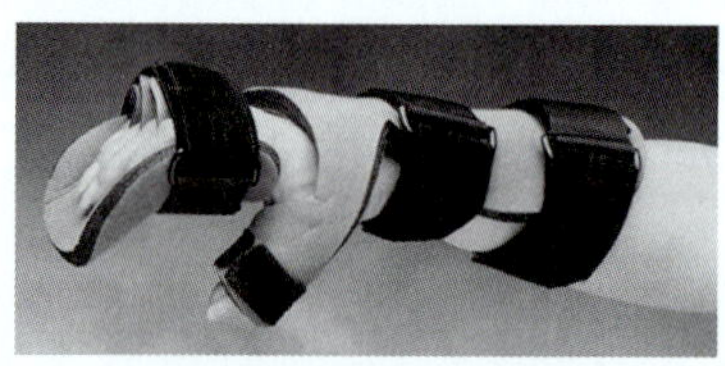 **그림 9.4** 안정 손 보조기는 연성 재료로 만들어져 있고 손등쪽 아래팔 기반 디자인을 포함하였다(진행성 등쪽 강직 방지 보조기, progress dorsal anti-spasticity orthosis).

사전 절단 보조기 세트

PRECUT ORTHOTIC KITS

사전 절단 손 고정 보조기 세트에는 일반적인 스트랩과 패턴 플라스틱 재료가 들어 있으며, 손의 크기(소, 중, 대, 특대)에 따라 이용할 수 있다. 사전 절단 손 고정 보조기 세트를 사용할 경우 장점은 패턴을 만들고 자르는 시간을 단축하여 시간을 절약할 수 있다. 사전 성형 기성 보조기와 유사하게 사전 절단 구멍 뚫린 재료도 몸통에만 구멍이 있다. 사전 절단 보조기 세트는 좌우 팔에 상호 호환된다. 치료사는 관절의 위치를 조절할 수 있다. 단점은 패턴이 각 개인에 맞춰지지 않아서 적절하게 몸에 맞추기 위해 많은 수정이 필요할 수 있다.

맞춤 보조기

CUSTOMIZED ORTHOSES

치료사는 패턴을 만들고 열가소성 플라스틱 재료를 이용하여 손 고정 보조기를 맞춤 제작할 수 있다. 이러한 보조기는 개인에게 꼭 맞는 보조기를 제작하여 지지력과 편안함을 높일 수 있는 장점이 있다. 치료사는 또한 관절의 위치를 조절할 수 있다. 또한 손의 모양이 변하면 (예: 부기, 축소) 치료사는 추가 비용을 들이지 않고 기본 보조기를 능숙하게 수정할 수 있다. 반면 맞춤을 위해 치료사가 보조기를 완성하기 위해 많은 시간과 노력, 비용이 든다는 단점이 있다. 또한 구멍이 뚫린 열가소성 재료로 안정 손 보조기 패턴을 절단할 경우 구멍을 통해 절단해야 될 수 있기 때문에 (거친 가장자리를 발생시킴) 부드러운 가장자리를 만들기 어려울 수 있다. 아쿠아플라스트 재료로 만든 보조기에 부드러운 가장자리 보강재를 만들기 위해 끝부분을 시판되고 있는 제품 중 롤리안 아쿠아플라스트 울트라씬 에징(Rolyan Aquaplast Ultra Thin Edging) 재료를 적용할 수 있다.

치료사는 보조기 제작 또는 구매 여부에 대해 정보에 입각한 결정을 내려야한다. 많은 제품이 시간을 절약하고 효과적이라고 광고하지만, 비슷한 경력의 치료사가 사용하는 보조기 재료를 비교하는 연구는 거의 없다. Lau는 안정 손 보조기를 제작하는 것과 사전 절단된 보조기를 사용하는 것을 비교했다. 그는 퀵캐스트(QuickCast, 유리섬유 재료)를 이지폼(Ezeform) 열가소성 소재와 비교했다. 이 연구는 작업치료학과 2학년을 보조기 제작자로, 1학년을 클라이언트로 참여시켰다.

클라이언트는 편안함, 무게, 외형에 대한 질문에 답하였으며, 제작자 역할을 한 학생들 또한 정확한 치수, 가장자리, 스트랩의 위치 및 적용, 외형성, 안전성, 착용자세의 편안함 등에 대해 대답하였다. 비록 시간이 제한된 연구였지만 사전 절단 퀵캐스트로 제작하는 것과 이지폼 열가소성 재료로 제작하는 것 간의 유의한 차이가 없다고 밝혀졌다. 열가소성 재료는 유리섬유 재료보다 더 안전한 것으로 평가되었다. 하지만 이러한 결과는 표본이 적기 때문에 신중하게 해석되어야 하며 추가 연구가 필요하다.

안정 손 보조기의 목적

PURPOSE OF THE RESTING HAND ORTHOSIS

안정 손 보조기는 고정, 기능적인 정렬자세 및 추가적 변형 방지라는 세 가지 목적을 가지고 있다. 손의 염증, 통증, 관절과 주위 조직의 부종이 발생하는 경우 이로 인해 손의 자세가 부적절해질 수 있다. 고정을 통한 안정은 증상을 감소시킨다. 치료사는 관절을 중간 위치에 놓고 손을 편안한 중립 위치에 두어 손의 자쪽 편위된 관절염 초기 징후가 있는 환자에게 보조기를 제공할 수 있다. 안정 손 보조기는 추가적인 변형을 지연시킬 수 있다. 적절한 위치에 있는 관절은 최적의 관절가동범위(ROM)를 유지할 수 있다.

안정 손 보조기의 구성요소

COMPONENTS OF THE RESTING HAND ORTHOSIS

작업치료사는 정확한 손 고정 보조기를 제작하기 위하여 일차적으로 보조기의 구성요소를 이해하도록 한다. 안정 손 보조기는 크게 아래팔 받침대(forearm trough), 팬(pan), 엄지 받침대(thumb trough), C 지지대(C bar) 등 네 가지 요소로 구성된다(그림 9.5).

아래팔 받침대는 아래팔의 손바닥이나 손등에 적용하는데, 손바닥에 적용되는 아래팔 받침대는 아래팔 전체의 무게를 지원하도록 위치하고, 손등에 적용되는 아래팔 받침대는 팔의 위쪽에 위치하여 안정성을 제공한다. 치료사는 손에 가해지는 압력과 손목의 굴곡을 조절하기 위하여 아래팔 전체 길이의 약 2/3를 지지하는 생역학 원리를 사용하고 아래팔 둘레의 절반 이상을 감싸 주어야 한다. 받침대 몸쪽 끝부분은 약간 벌리거나 말아서 피부가 눌려 생기는 문제를 최소화한다.

또한 아래팔에 안정성이 필요하다면, 바닥을 지원하는 아래팔 받침대로 디자인하는 것이 좋다(그림 9.6). 만약 봉합, 상처, 발진, 정맥주사 등으로 인하여 손바닥 적용이 어려우

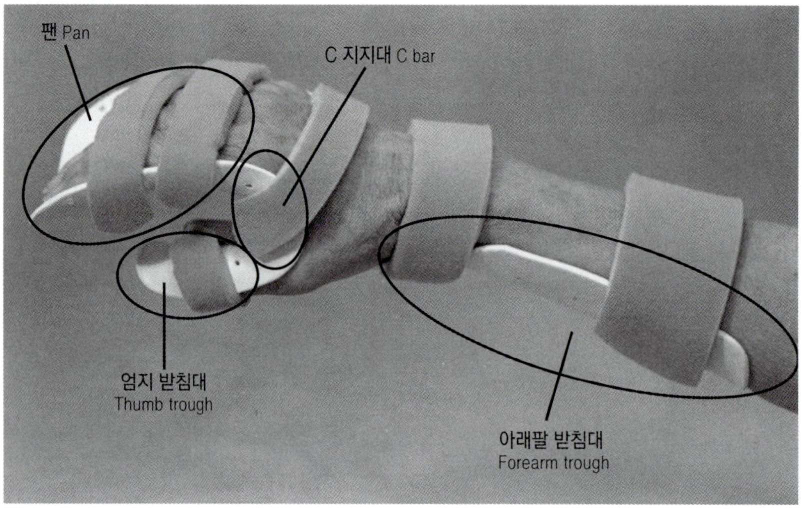

그림 9.5 안정 손 보조기의 구성요소로 아래팔 받침대, 팬, 엄지 받침대 그리고 C 지지대

면 손등쪽 아래팔 받침대 디자인이 자주 사용된다(그림 9.7). 손등쪽 기반 받침대는 과긴장성이 있는 클라이언트에게 안정 손 보조기를 적용할 때 이점이 있다. 아래팔 받침대는 손가락과 손목의 폄 과정에 지렛대의 역할을 제공한다.

보조기의 팬은 손가락과 손바닥을 지지한다. 치료사는 팬을 손의 활에 맞추므로 잡기 및 컵 쥐기와 같은 손 기능을 유지하는 데 도움이 된다. 팬은 검지, 중지, 약지, 소지에서 약간 벌림된 위치에 있을 때 너비가 충분히 넓어야 한다. 팬의 측면은 높이가 약 1/2인치가 되도록 구부러져야 한다. 구부러진 면은 팬에 힘을 더하고 손가락이 팬의 측면에서 노쪽 또는 자쪽으로 미끄러지지 않도록 한다. 그러나 팬의 가장자리가 너무 높으면 위치 스트랩이 손가락 위로 연결되어 제대로 고정되지 않는다.

엄지 받침대는 엄지를 지지하며 엄지 끝에서 약 1/2인치 정도 폄되어야 한다. 이러한 폄은 엄지 전체가 받침대에 놓일 수 있게 한다. 엄지기둥의 너비와 깊이는 엄지 손가락 둘레의 절반이 되어야 하며 일반적으로 손바닥쪽으로 벌림된 위치에 있어야 한다. 치료사는 손목손허리(CMC)관절의 40~50° 손바닥쪽 벌림, 엄지 IP관절과 손허리뼈관절이 폄되도록 해야 한다.

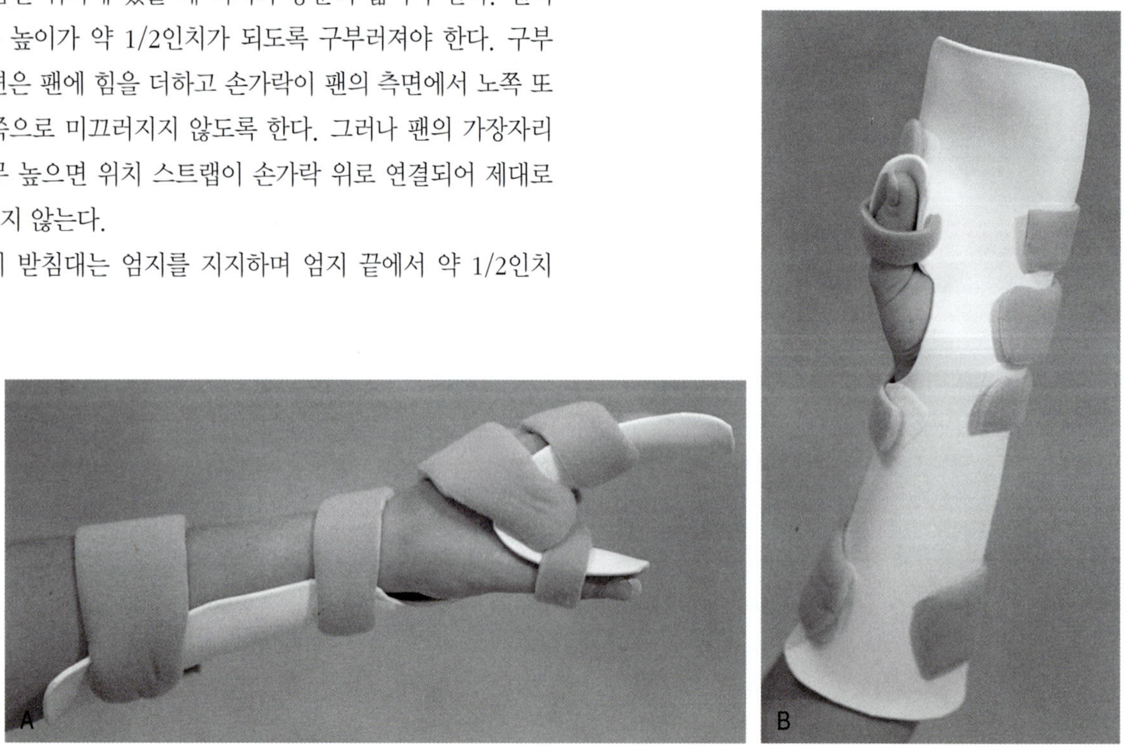

그림 9.6 손바닥쪽을 기반으로 한 안정 손 보조기. A: 옆쪽 모습, B: 손바닥쪽 모습

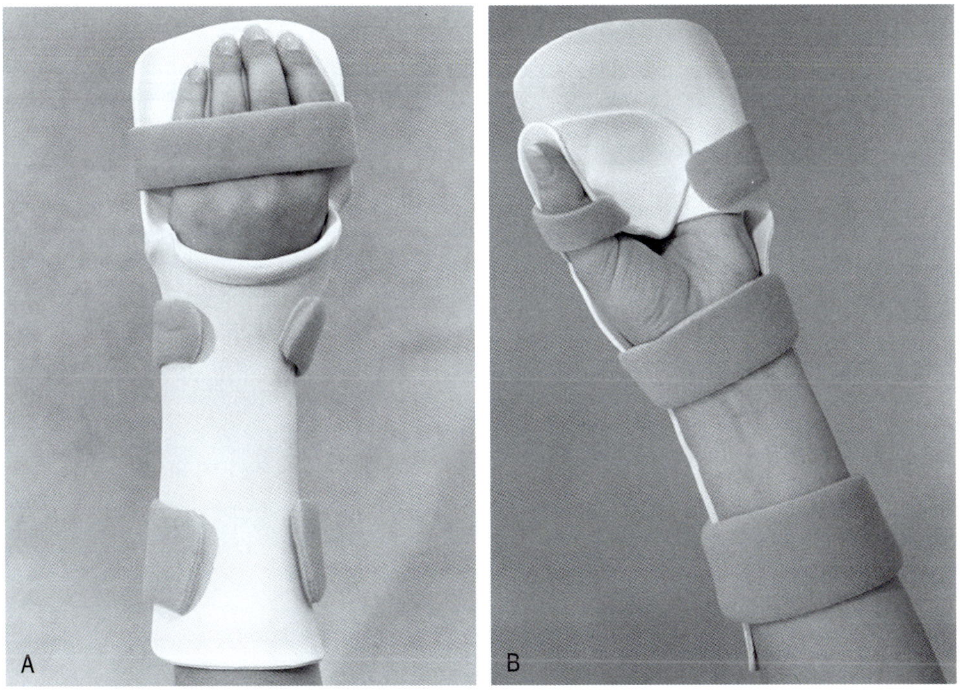

그림 9.7 손등쪽을 기반으로 한 안정 손 보조기. A: 손등쪽 모습, B: 손바닥쪽 모습

C 지지대는 손바닥을 벌림하여 엄지와 두 번째 손가락 사이의 갈퀴막공간이 적절히 유지되도록 제작한다. 만약 갈퀴막공간이 좁으면 원통형의 물건을 쥐기가 어렵고, 다른 손가락과의 대립 자세가 어려워진다. 따라서 손 고정 보조기의 노뼈 방향에 존재하는 엄지, 갈퀴막공간과 손가락은 C 모양의 형태를 유지해야 한다(그림 9.6).

안정 손 보조기의 자세

RESTING HAND ORTHOSIS POSITIONS

일반적으로 안정 손 보조기의 자세는 착용목적에 따라 중립관절 자세를 취하는 기능적(중간관절) 자세와 변형 방지(내재근 양성) 자세 두 가지로 나눈다. 그리고 진단의 적응증에 따라 일반적으로 사용되는 위치가 결정된다.

기능적 자세 Functional Position

안정 손 보조기는 손목과 손가락 관절에 가해지는 스트레스를 줄이고 안정성을 제공하기 위하여 기능 또는 중립관절 자세를 위치하도록 한다(그림 9.8). "안정 손 보조기의 특정 기능적 위치와 권장되는 관절 위치에 대한 자세는 다양하다." 일반적으로 손의 기능적 자세 중 하나는 손목 20~30° 폄, 엄지 45° 벌림, 손허리손가락(MCP)관절 45° 굽힘, 모든 PIP 및 DIP 관절의 약간 굽힘이다.

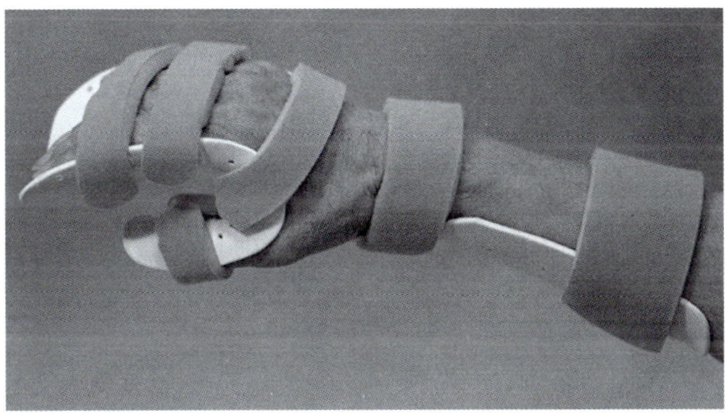

그림 9.8 기능적(중간관절) 자세를 한 안정 손 보조기

변형 방지 자세 Antideformity Position

변형 방지 자세(보호 또는 안전이라고도 함)는 구축의 예방, 손기능 촉진을 위하여 해부학적 구조의 긴장과 신장을 유지하는 방식으로 손을 위치시킨다. 변형 방지 자세는 손목 15~20° 폄, 노쪽과 손바닥쪽 벌림 사이 중간에 엄지를 두고, 엄지 IP관절은 완전 폄, MCP관절은 50~80° 굽힘 그리고 PIP 및 DIP 관절은 완전히 폄한 것이다(그림 9.9).

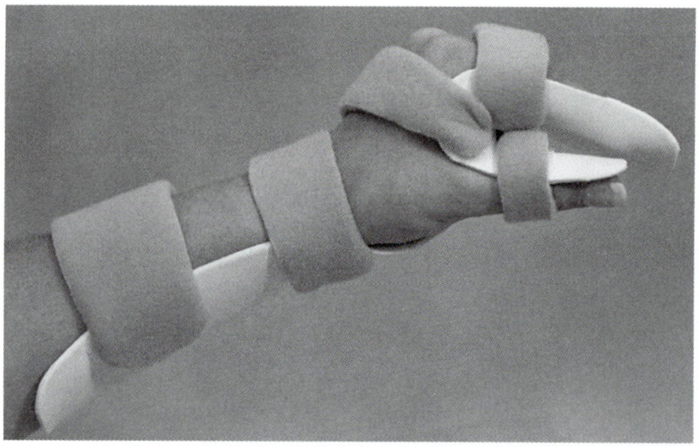

그림 9.9 변형 방지(내재근 양성) 자세를 한 안정 손 보조기

진단적 적응증

DIAGNOSTIC INDICATIONS

몇 가지 진단의 범주는 안정 손 보조기 제공의 효과를 보증할 수 있다. 안정 손 보조기는 보통 관절염, 뒤퓌트랑구축 박리술 이후, 손 화상, 염증성 질환, 편마비된 손, 뇌손상, 과긴장성 손과 손목, 힘줄활막염이 있는 환자에게 필요하다. 표 9.2는 다양한 진단적 질환과 관련된 손 보조기의 근거를 나열하였다. 안정 손 보조기는 외재근 및 내재근의 균형을 유지하기 위하여 손의 기능적 자세 및 변형 방지 자세를 유지하고 손목과 엄지, 손가락 주위 조직의 안정성을 위해 제공한다. 일반적으로 다양한 질환에 손 고정 보조기가 적용되지만, 효과를 입증하는 연구는 미비하다. 따라서 앞으로 연구가 필요한 영역이다. 치료사는 부족한 근거에도 불구하고 안정 손 보조기를 적절한 질환에 합법적인 중재를 할 수 있도록 고려해야 한다.

류마티스관절염 Rheumatoid Arthritis (RA)

치료사는 RA 환자가 통증과 염증이 있는 급성기 동안 기능활동을 수행할 때, 이를 제한하거나 손의 안정성을 위해 움직임을 제한하고자 할 때, 안정 손 보조기를 사용한다. 급성 염증이 있는 관절에 대한 손 고정 보조기는 생역학 원리를 적용하여 압력과 근경련을 완화하여 통증을 감소시킨다. 하지만 이러한 생역학 적용은 계속되는 관절의 변형을 막는 데 한계가 있다.

RA 환자를 위한 손 고정 보조기의 일반적 자세는 손목 10° 폄, 엄지의 손바닥쪽 벌림, MCP관절 35~45° 굽힘, 모든 PIP 및 DIP 관절의 약간 굽힘을 취하는 것이다. 변형이 심한 관절염 환자의 안정 손 보조기 자세는 손목의 중립자세 또는 약간 폄, 자쪽치우침 10~15°가 되도록 한다. 엄지는 편안함을 높이기 위해 노쪽과 손바닥쪽 사이의 중간 범위에 두게 한다. 치료사는 임상적 판단을 사용하여 어떤 관절 각도가 보조기 중재를 위해 편안한 위치인지 결정한다.

손목의 폄 범위는 30°까지 매우 다양한 폄 각도로 유지할 수 있는데, 손목이 약간 폄되면 손목의 손목굴이 넓게 되고 손목 폄이 30°가 되면 오히려 손목굴이 좁아진다. 손가락 공간벌리기(finger spacer)를 팬에 사용하면 편안함을 제공하고 보조기에서 손가락이 미끄러지는 것을 방지할 수 있다. 손가락 공간벌리기는 압박의 위험 때문에 손으로 자뼈 변형을 교정할 때 사용하지 않도록 해야 한다. 부가적으로 보조기가 제거되었을 때 보조기 착용으로 인해 변형이 정상적으로 바뀌었다는 근거는 없다. 그렇지만 추가적인 변형은 예방할 수 있다.

급성 류마티스관절염 Acute Rheumatoid Arthritis

통증과 염증이 있는 RA 환자에게 손의 자세안정을 이유로 손 고정 보조기를 적용하는 것은 논쟁의 대상이 될 수 있다. 안정기(3주 또는 3주 이전)에는 손 고정 보조기의 착용이 도움이 되지만, 장기간의 보조기 착용은 오히려 움직임의 손실을 유발할 수 있다. 급성기 환자에게는 짧은 시간의 가벼운 관절운동과 위생을 제외하고는 종일 보조기를 착용하도록 한다. Biese는 저녁 시간과 하루 중 일정 시간만 보조기를 착용하는 것이 도움이 된다고 권장했다. 또한 급성 염증이 줄어든 후 몇 주간 야간에 보조기를 착용하는 것이 많은 도움을 줄 수 있다고 하였다.

만성 류마티스관절염 Chronic Rheumatoid Arthritis

만성 RA 환자의 손 고정 보조기 착용은 생역학 특성에 기반을 둘 수 있는데, "이론적으로 보조기는 관절활동에 손상이 되는 내 · 외적인 힘을 재배열, 재분배하여 관절의 변형을 예방함으로써 팔의 사용과 관절 기능에 도움을 줄 수 있다." 치료사는 안정 손 보조기의 사용이 오히려 만성 RA 환자에게 손상을 발생시키는지 고려해야 한다. 동물실험에 의하면 관절의 고정은 뼈밀도와 강도를 감소시키고 연골변성과 관절연골의 유착을 증가시키며, 힘줄/인대의 강도가 약해지거나 근위축 등과 같은 문제를 발생시킨다고 하였다.

보조기 중재 외에도 RA 환자는 염증관리, 관절 보호와 관련된 환자교육, 근력, 운동범위의 유지, 통증감소의 조합으로 혜택을 받을 수 있다. 골격조직의 손상과 변형의 문제가 있는 후기 RA 환자의 경우, 과제를 수행할 때 밤 시간에 보

표 9.2 손목 손 보조기와 관련된 근거 중심 치료

저자 인용	설계	참가자 수	설명	결과	한계
관절염					
Adams, J., Burridge, J., Mullee, M., et al. (2008). The clinical effectiveness of static resting splints in early rheumatoid arthritis: A randomized controlled trial. *Rheumatology, 47,* 1548–1553.	전향적 무작위 대조 시험	80	이 연구의 목적은 RA 초기 단계인 환자에게 정적 휴식 보조기를 적용하여 얻는 효과를 확인하는 것이었다. 모든 참가자는 관절 보호 및 손 및 손목 운동 교육을 포함하여 RA 증상에 대한 작업치료를 받았다. 보조기 군은 또한 활동을 하지 않는 기간 동안 착용할 수 있는 내재근 양성 자세로 손을 위치시키는 안정 손 보조기를 제공받았다.	쥐기 힘, MCP관절의 자쪽치우침 또는 통증 수준에서 유의한 차이는 발견되지 않았다. 한 가지 주요한 차이점은 환자가 보고한 아침 강직이었는데 보조기 군은 아침 강직을 보고하는 환자 수가 유의하게 적었다.	이 연구의 한계는 RA 초기 단계의 상태가 제대로 통제되지 않았다는 가능성으로 인해 중재의 효과를 설정하는 데 어려움이 있다는 점을 포함한다. 두 번째 한계는 효과를 위해 약물 치료가 고려되었는데 이러한 약물이 각 군간의 질환 관리에 중요한 역할을 할 수 있다는 점이다. 연구 기간이 충분히 길지 않았다. 마지막으로, 중재를 위해 더 나은 보조기를 사용할 수 있었다.
Feinberg, J., & Brandt, K. D. (1981). Use of resting splints by patients with rheumatoid arthritis. *American Journal of Occupational Therapy, 35*(3), 173–178.	후향적 연구	50	이전에 보조기를 사용한 적이 있는 RA 환자 50명을 추적 방문을 통해 확인하였다. 환자들은 50% 이상 보조기를 착용했음을 의미하는 "순응성" 또는 50% 미만의 시간 동안 보조기를 착용했음을 나타내는 "비순응성"으로 확인되었다. 이 연구에서 다루어진 요인으로는 보조기 착용 일정 준수에 대한 보조기의 효과와 통증, 아침 강직 및 ROM이 포함되었다.	50명의 참가자 중 31명은 치료사가 권장하는 시간의 50% 이상 보조기를 착용하고 준수하는 것으로 간주되었다. 가장 높은 순응도는 40세에서 70세 사이의 환자와 2년 이하 동안 RA 진단을 받은 경우에서 발견되었다. 전반적으로 대부분의 환자는 특히 보조기 사용 초기 단계에서 보조기 착용으로 인해 약간의 이점을 느꼈다. 통증 관리를 위한 보조기의 장기간 사용은 환자의 RA 증상에 따라 다양했다.	이 연구의 한계에는 보조기가 단일한 디자인이 아니라는 점이 포함된다. 보조기는 각 환자의 편의를 위해 수정되었다. 또한 보조기의 초기 피팅부터 차후 방문까지 광범위한 기간이 존재했다(3개월에서 34개월 사이). 이 연구의 결과에 영향을 미칠 수 있는 마지막 한계는 환자가 RA를 진단받은 이후 광범위한 시간이 존재한다는 점이다.

표 9.2 손목 손 보조기와 관련된 근거 중심 치료(계속)

저자 인용	설계	참가자 수	설명	결과	한계
손 화상					
Whitehead, C., & Serghiou, M. (2009). A 12-year comparison of common therapeutic interventions in the burn unit. *Journal of Burn Care & Research, 30*(2), 281–287.	미국과 캐나다의 100개 화상 치료 시설에 대한 조사. 수집된 데이터에는 중재[평가, 자세 만들기, 보조기, 능동관절운동(AROM), 수동 관절운동(PROM), 보행 및 치료사의 교차 훈련]가 포함되었다.	52개의 화상 센터가 설문 조사에 응답했다.	화상 센터를 대상으로 한 설문 조사에는 작업 치료사 61명과 물리 치료사 75명이 응답했다. 설문 조사의 범주에는 평가, 자세 만들기, 보조기, AROM, PROM, 보행 및 치료사의 교차 훈련이 포함되었다.	보조기 중재와 관련하여 그 결과는 센터의 95%가 입원 후 24시간 이내에 화상 환자의 자세를 만드는 것으로 나타났다. 보조기 신청은 61%의 센터에서 입원 후 24시간 이내에 완료되었다. 73%는 수술실에서 보조기를 제작하고 적용한다고 보고했다.	응답자들은 일반적인 사례에 대한 질문에는 답하기가 어렵다고 말했다. 보조기의 특정 유형이나 자세에 대한 데이터는 수집되지 않았다.
뒤퓌트랑구축					
Jerosch-Herold, C., Shepstone, L., Choinowski, A. J., et al. (2011). Night-time splinting after fasciectomy or dermofasciectomy for Dupuytren's contracture: A pragmatic, multi-centre, randomized controlled trial, *BMC Musculoskeletal Disorders, 12*, 136–144.	전향적 연구	154	이 연구의 목적은 야간 보조기의 기능, 손가락 폄 및 환자 만족도에 대한 효과를 평가하는 것이다. 5개 지역 병원의 환자들은 무작위로 손 치료만 받거나 또는 손 치료와 더불어 야간 보조기를 사용하여 손 치료를 받도록 배정되었다.	이 연구는 야간에 사용하기 위해 보조기를 적용받은 환자와 손 치료만을 받은 환자의 회복에 통계적으로 유의한 차이가 없음을 발견했다.	이 연구의 한계에는 결과의 1차 측정이 환자보고를 기반으로 했으며 2차 결과를 평가하는 환자나 검사자의 자료는 포함되지 않았다.
근긴장도 감소					
McPherson, J. J., Kreimeyer, D., Aalderks, M., et al. (1982). A comparison of dorsal and volar resting hand splints in the reduction of hypertonus. *American Journal of Occupational Therapy, 36*(10), 664–670.	전향적 연구	10	이 연구의 목적은 비정상적인 근긴장도 감소에 대한 손등쪽 및 손바닥쪽 기반 안정 손 보조기의 효과를 비교하는 것이다. 모든 참가자는 뇌혈관 사고, 외상성 뇌손상 또는 뇌성마비로 인한 후유증으로 손목 굴곡근의 과긴장성을 가졌다.	이 연구는 손등쪽 및 손바닥쪽 기반 안정 손 보조기 모두 과긴장성의 정도를 줄이는 데 효과적이라는 것을 발견했다. 손등 보조기를 착용한 군은 당기는 힘이 7.25파운드로 과긴장성의 감소를 보였고, 손바닥쪽 기반 보조기는 당기는 힘이 7.0파운드로 과긴장성의 감소를 보였다. 과긴장 감소에 대한 이러한 차이는 통계적으로 유의하지 않았다.	이 연구의 한계에는 작은 표본 크기와 "신경근 방추의 과반사 상태를 측정"하지 않는 측정 기술의 사용이 포함된다(p. 668).

표 9.2 손목 손 보조기와 관련된 근거 중심 치료(계속)

저자 인용	설계	참가자 수	설명	결과	한계
강제유도 운동치료(Constraint-Induced Movement Therapy, CIMT)					
Uswatte, G., Taub, E., Morris, D., et al. (2006). Contribution of the shaping and restraint components of constraint-induced movement therapy to treatment outcome. *NeuroRehabilitation, 21*(2), 147-156.	전향적 연구	17	이 연구의 목적은 다양한 유형의 훈련(과제 연습)과 억제(팔걸이, 반장갑, 억제 없음)가 작업 치료 결과에 어떤 영향을 미치는지 조사하는 것이었다. 참가자들은 네 군으로 나뉘었다(팔걸이 및 과제 연습, 팔걸이 및 행동형성, 반장갑 및 행동형성, 행동형성만). 팔걸이 그룹의 참가자는 깨어 있는 시간 동안 건측 팔에 안정 손 보조기/팔걸이를 착용했다.	모든 그룹의 참가자가 과제 훈련 및 제한 중재의 결과로 환측팔 사용의 개선과 양손 과제 완료 시간이 감소된 결과를 보였다. 치료 직후, 4개 그룹 간에 평가 결과에는 유의한 차이가 발견되지 않았다. 치료 2년 후, 팔걸이와 과제 그룹의 참가자는 나머지 그룹에 비해 평가 결과에서 더 큰 점수를 얻었다.	치료 평가 후, 팔걸이와 행동형성 그룹과 다른 훈련 강도가 반장갑과 행동형성 그룹에 제공되었다. 이로 인해 2년 추적 평가 결과가 변경되었을 수 있다. 두 번째 한계는 과제 연습에 행동형성의 몇 가지 중요한 측면이 포함되어 있다는 것이다. 세 번째 한계는 억제용 보조기 착용에 대한 순응도가 참가자의 자체보고에 의해 측정되었다는 것이다. 마지막으로, 이 연구의 그룹은 작은 크기의 표본을 가졌다.
후천성 뇌 손상-과긴장성(강직 및 경직)					
Copley, J., Kuipers, K., Fleming, J., et al. (2013). Individualised resting hand splints for adults with acquired brain injury: A randomized, single blinded, single case design. *NeuroRehabilitation, 32*, 885-898.	무작위, 단일 맹검, 단일 사례 설계	10 연령대 18~80세	대조군 5명은 보조기를 적용 받지 않았고, 실험군 5명은 개별 맞춤 안정 손 보조기를 받았다. 측정에는 (1) 손목 및 손가락의 PROM, (2) 수정된 애쉬어스 근강직 척도(Modified Ashworth Scale of muscle spasticity)를 사용한 손목 및 손가락 굽힘근 강직, (3) 수정된 타듀 근강직 척도(Modified Tardieu Scale of muscle spasticity)를 사용한 손목 및 손가락 굽힘근 강직이 포함되었다.	중등도의 과긴장성 및 구축 없음을 가진 사람들에게 제공되는 개별 맞춤 안정 손 보조기는 PROM, 근육 경직 및 강직에 긍정적인 영향을 미쳤다.	작은 표본 크기

조기를 착용하여 도움을 받을 수 있다. 예를 들어, 손목 또는 엄지 보조기는 주간 활동 중에 착용하는 것이 도움이 될 수 있고 안정 손 보조기는 야간에 착용하는 것이 도움이 될 수 있다.

RA 환자의 안정 손 보조기의 착용 순응도는 최고 50% 정도로 추정된다. 환자의 보조기 착용 일정 준수 정도가 질병의 결과에 영향을 미치는 정도는 알려져 있지 않다. 하지만 연구에 따르면 증상이 악화될 때만 보조기를 착용한 일부 RA 환자는 ROM이나 변형에 있어서 부정적인 결과를 나타내지 않았다고 하였다.

표 9.3 안정 손 보조기가 필요한 질환

진단	권고되는 착용 일정	위치
류마티스관절염		
급성 악화[a]	악화가 끝날 때까지 가능한 한 기능적(중간관절) 위치에 가깝게 유지하도록 보조기를 맞춘다. 위생 및 운동 목적으로 제거하고 필요에 따라 밤낮으로 착용한다. 손가락 변형이 있는 경우 이를 신중하게 고려해야 한다.	▪ 손목: 환자가 견딜 수 있으면 중립 또는 20~30° 폄, MCP관절 15~20° 굽힘, 모든 PIP 및 DIP 관절 약간 굽힘, 5~10° 자쪽치우침 ▪ 엄지: 노쪽 및 손바닥쪽 벌림 사이에 편안한 자세
손 화상		
손등쪽 또는 손바닥쪽 손 화상[a]	일반적으로 화상 직후에 착용한다. 치유가 시작될 때까지 계속 착용하고 드레싱 교체, 위생 및 운동을 위해 제거한다.	▪ 손목: 손바닥쪽 또는 윤상 화상(15~30° 폄), 손등 화상(0°=중립) ▪ MCP관절: 50~80° 굽힘 ▪ PIP 및 DIP 관절: 완전 폄 ▪ 엄지: 손바닥쪽 벌림 및 폄
급성기	처음에는 치료를 제외하고 항상 착용한다. 붕대의 부피와 부종 변동을 모니터링한다. ROM이 개선되면, 활동 참여를 위해 착용 시간을 줄인다.	가능한 한 이전에 취했던 자세에 가깝게 위치시킨다.
피부이식기	피부이식 후 의사의 제거지시가 있을때까지 혹은 이식 후 5일 동안은 계속해서 착용한다.	가능한 한 변형 방지 자세에 가깝게 위치시킨다.
재활 시기	ROM 유지를 위해 밤 시간 동안 보조기를 변형 방지 자세를 유지한다. 착용함 활동의 참여를 위해 낮 시간 동안은 보조기의 착용을 제한한다.	변형되는 힘에 대항하기 위한 관절을 위치시킨다.
뒤퓌트랑병 구축[a]	수술 이후 착용하고 위생 및 운동을 위해 제거한다. 밤 시간에 착용한다.	▪ 손목: 중립 또는 약간 폄 ▪ MCP관절, PIP 및 DIP 관절: 완전 폄
외상		
손의 으깸손상	부상 후 통증과 부종을 줄이고 중요한 조직의 단축 및 구축 형성을 방지하기 위해 보조기를 맞춘다. 야간에 착용하고 통증이 있는 기간 동안 필요에 따라 착용할 수 있다.	▪ 손목: 0~30° 폄 ▪ MCP관절: 60~80° 폄 ▪ PIP 및 DIP 관절: 완전 폄 ▪ 엄지: 손바닥쪽 벌림 및 폄
복합부위통증 증후군 (CRPS)	보조기는 항상 착용하며 처음에는 치료, 위생 및 ADL(가능한 경우)을 위해 제거한다. 환자는 통증 감소 및 움직임 개선 후에 보조기를 제거해야 한다.	이상적인 자세로 편안한 자세를 조정한다(보조기가 더 많은 통증을 유발해서는 안 됨): ▪ 손목: 20° 폄, 엄지의 손바닥쪽 벌림 ▪ MCP관절: 70° 굽힘 ▪ PIP관절: 0~10° 폄
후천성 뇌 손상	낮 동안 2~4시간, 클라이언트가 침상에 있는 동안 손목이나 손가락의 구축 또는 잘못된 자세를 보고하는 경우 야간에 착용한다. 3개월 후 사용을 중단해야 한다.	과긴장성 군은 저부하, 장기간의 신장을 위해 개별화된 자세를 취해야 한다. 일반적으로 손목은 20° 폄한다. 10°의 굽힘과 20°의 손목 굽힘 사이의 더 보존적인 자세는 보조기에서 손목이 굽혀지고, 보조기 내에서 칼퀴손이 되며, 손톱이 창백해짐, MCP관절 또는 IP관절의 과다폄과 같은 징후를 보일 때 사용될 수 있다.

[a]진단에서 보조기 중재의 추가적인 유형이 필요할 수 있다.

안정 손 보조기의 착용 일정은 진단된 질환, 보조기 목적 및 의사 지시에 따라 다르다(표 9.3). RA를 가진 사람은 종종 밤에 안정 손 보조기를 착용한다. RA가 있는 사람은 추가적인 안정을 위해 낮 동안 안정 손 보조기를 착용할 수도 있지만 위생 및 적절한 관절운동을 위해 적어도 하루에 한 번 보조기를 제거해야 한다. 양측 손 보조기를 착용하는 경우 밤마다 대체 보조기를 착용하도록 결정할 수 있다.

손의 화상 Hand Burns

화상 치료에는 팀 접근이 필요한데 작업 및 물리 치료사는 보조기 및 운동 중재를 제공한다. 손은 전체 신체 표면에서 작은 비율을 차지하지만 기능에 있어서 치명적인 영향을 미칠 수 있다. 손 화상을 입은 모든 사람이 보조기를 필요로 하는 것은 아니다. 보조기 제공은 화상의 깊은 정도와 보조기 및 전반적인 치료에 대한 환자의 수용(tolerance) 정도에 따라 다르다. 초기 평가는 일반적으로 화상전문치료센터 및/또는 병원에 입원한 후 처음부터 72시간 이내에 수행되며, 화상에 대한 보조기 중재 시기는 중요하다. 흉터 조직의 수축성 때문에 예방적 보조기 중재가 필요한지 고려해야 한다. 문헌에 따르면 대부분의 치료사들은 화상을 입은 손과 손목에 대해 처음 24시간 이내에 보조기 중재를 시작한다. 종종 첫 번째 보조기 중재는 수술실에서 제공된다.

치료사는 손 화상 환자의 보조기를 일반적으로 기능적 자세가 아닌 내재근 양성 자세나 변형 방지 자세로 제작한다(그림 9.9). 문헌에서 손등에 화상을 입은 손 관절에 적용한 43개의 사례를 인용하였는데 손등 화상을 위한 다양한 보조기 디자인이 있지만 급성 손 화상에는 변형 방지 자세를 적용하는 것이 일반적이다.

화상을 입은 손의 표면에 따라 보조기의 위치는 달라진다. 일반적으로 변형 방지 자세로 제작되는 보조기의 제공 목적은 연부조직의 단축으로부터 길이를 확보하여 움직임을 유지하여 변형을 방지하는 것이다. 이러한 구조에는 자세 유지를 통하여 MCP관절의 곁인대와 IP관절의 바닥판, 손목의 관절주머니 및 인대가 있다. 손등 피부의 변형 방지 자세에서 길이를 유지한다. 또한 엄지 갈퀴막공간은 염증이 있거나 구조적 장력이 없는 경우 단축된 상태로 변형되기 쉽다.

손 재활 전문가들은 손바닥 또는 윤상 화상(circumferential burn)의 경우 변형 방지 자세는 손목 15~30° 폄, 손등 화상인 경우는 손목 0°(중립자세) 폄으로 위치하는 것이 도움이 된다. 손등과 손바닥의 화상은 MCP관절을 50~80° 굽힘하고 PIP 및 DIP 관절을 완전히 벌리고 엄지는 노쪽 및 손바닥쪽 사이 벌림 중간에 둔다. 엄지 갈퀴막공간은 모음 구축이 발생할 위험이 있다. 따라서 가능하다면 엄지를 노쪽 및 손바닥쪽 사이 벌림 중간에 두는 자세를 선택할 수 있다.

엄지와 검지 사이 갈퀴막공간이 구축된 경우 Z-성형술을 할 수 있다(그림 9.10). 이러한 관절 각도는 이상적이다. 화상을 입은 일부 사람들은 처음에는 이러한 관절 위치를 견디지 못할 수 있으며, 손을 완전한 내재근 양성 자세를 강요해서는 안 된다. 견딜 수 있는 경우, 손 화상을 위한 안정 손 보조기는 이상적인 위치에 더 가깝게 조정할 수 있다. 회복이 진행됨에 따라 손의 손바닥 활을 유지하기 위해 보조기를 수정한다. 보조기 중재와 함께 화상 회복 단계를 고려해야 한다. 회복 단계에는 응급, 급성, 피부 이식 및 재활이 포함된다.

응급시기 Emergent Phase

응급시기는 화상 후 24~72시간 사이를 말한다. 화상 후 8~12시간이 지나면 손등 부종이 일어나고, 손목 굽힘, MCP 관절의 과다폄 그리고 IP관절의 굽힘이 일어난다. 부종은 화상 부상 후 36시간까지 최고조에 달하며 1~2일 후에 사라

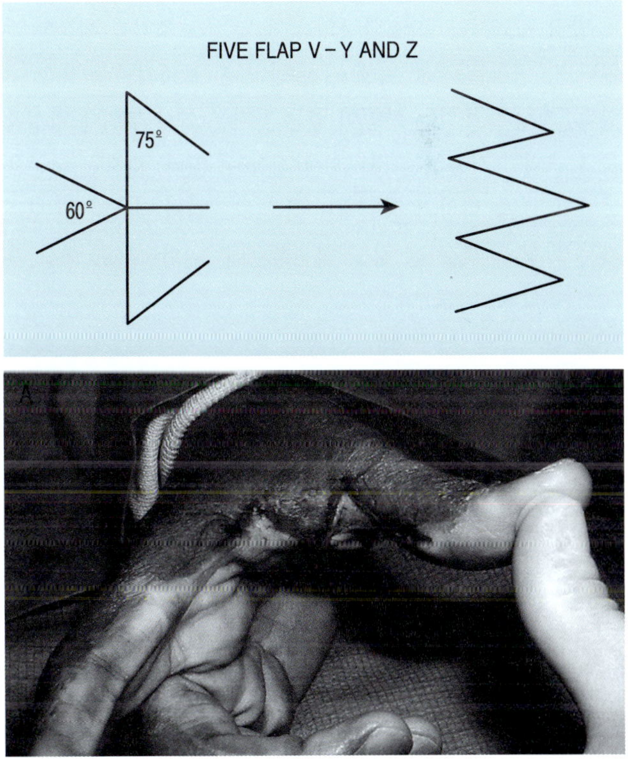

그림 9.10 Z-성형술은 갈퀴막공간 길이 구축을 위해 실시

출처: Simpson, R. L. [2011]. Management of burns of the upper extremity. In T. M. Skirven, A. L. Osterman, & J. M. Fedorczyk, et al. [Eds.], *Rehabilitation of the hand and upper extremity* [6th ed., p. 312]. St. Louis: Mosby.

지기 시작한다. 일반적으로 부종은 부상 후 7~10일 이내에 회복된다. 그러나 손등쪽 정맥 또는 림프관의 파괴는 만성 부종을 초래할 수 있다. 손을 지지하고 취약한 구조의 길이를 유지하기 위해 응급 단계에서 정적 보조기 중재가 시작된다. 부종을 예방하는 자세는 15~20°의 손목 폄, MCP관절의 70~90° 굽힘, PIP 및 DIP 관절의 완전한 폄 그리고 엄지를 노쪽 및 손바닥쪽 사이 벌림 중간에 두고, 엄지의 IP관절은 약간 굽힘시킨다. 자세는 응급 단계 동안 중요하다. 심장 수준 위로 팔을 올리면 손으로의 동맥혈 공급을 감소시킬 수 있다. 또한 팔꿈치 머리에 대한 과도한 체중부하는 피해서 자신경에 과도한 스트레스를 방지한다. 아래팔을 안정시키는 폼 웨지는 손의 부종을 조절하는 데 도움이 된다(그림 9.11).

어린이는 불, 증기, 트레드밀에 손을 대거나, 전면 유리 벽난로 등 여러 가지 이유로 손 화상을 입을 수 있다. 손등 화상을 당한 아동의 경우, MCP관절을 60~70°까지 크게 굽힐 필요가 없다. 3세 미만의 아동은 손목 지지가 필요한 경우를 제외하고는 보조기를 제공할 필요가 없다. 만약 3세 또는 그 이상의 아동인 경우, 보조기 착용을 고려해 보아야 하지만 화상 부위의 적절한 소독을 위해 되도록 보조기를 적용하지 않는 것이 바람직하다.

만약 치료사가 즉시 환자의 손에 맞는 보조기를 제작할 수 없다면, 변형 방지를 위해 기성 안정 손 보조기를 적용할 수 있다. 기성 보조기는 부종이 있는 가벼운 화상 부위에 기성품을 3~5일간 착용하는 것이 바람직할 수 있다. 과도한 부종을 동반한 전 층 화상의 경우에는 맞춤 보조기가 필요하다. 보조기는 화상 후 72시간 정도 적용하는데, 일반적으로 화상 후

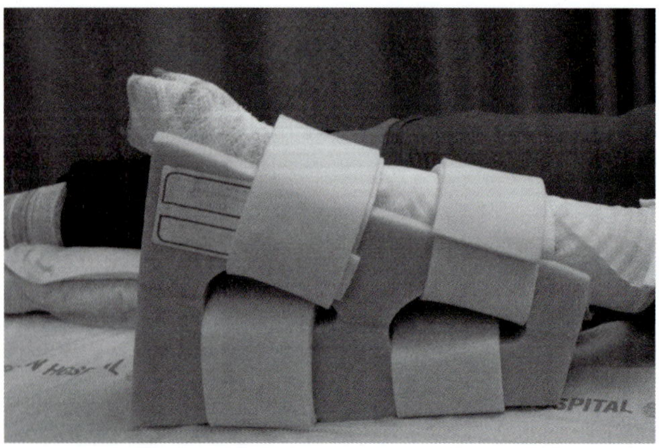

그림 9.11 부종 관리를 위한 폼 웨지 자세

출처: Tufaro, P. A., & Bondoc, S. L. [2011]. Therapist's management of the burned hand. In T. M. Skirven, A. L. Osterman, & J. M. Fedorczyk, et al. [Eds.], *Rehabilitation of the hand and upper extremity* [6th ed., p. 320]. St. Louis: Mosby.

에 나타나는 부종으로 인하여 보조기 착용시간 중 2시간 정도는 보조기를 착용하지 않도록 한다.

담당 치료사는 정확한 보조기 착용을 위하여 환자를 꼼꼼하게 관찰해야 하는데, 심한 부종을 동반한 환자에 대한 보조기 적용은 최적의 손 자세를 통해 손목, 손 관절에 가해지는 힘과 손상된 모세혈관의 허혈의 위험을 감소시킨다. 부종의 감소에 있어 연속 고정 보조기는 최적의 ROM을 보장하는 데 필수적이다. 화상 환자의 손 고정 보조기의 경우 사람이 보조기에 맞추는 것이 아니라 보조기를 손에 맞추어야 한다.

손에 화상을 입은 사람은 붕대로 화상 부위를 덮는다. "손 주위의 붕대 층이 증가함에 따라, 붕대 두께 증가에 대한 조절은 (보조기) 디자인에 올바르게 맞추기 위해 고려해야 한다." 붕대 두께를 수정하기 위해 팬 내의 MCP관절 굽힘에 상응하는 보조기의 굽힘은 더 몸쪽에 만든다. 따라서 치료사의 시간적 제약으로 인해 시중에서 판매되는 보조기가 처음 사용되는 경우 손의 부종과 붕대 두께를 적용하기 위해 아래팔 받침대를 너비를 넓혀야 할 것이다. 의식이 있는 사람에게는 붕대 교체와 보조기 교체가 고통스러울 수 있다. 텔레비전을 보거나 가상현실 및 게임을 사용하여 환자의 주의를 분산시키는 것을 고려해야 한다.

화상 환자의 초기 보조기는 스트랩보다는 얇은 천의 보호 거즈로 대신하는데 거즈는 혈액순환 장애의 위험을 감소시키기 때문이다. 오염된 거즈는 보조기를 착용하고 벗는 동안 폐기되고 감염관리를 위해 새 거즈로 교체된다. 성인용 손 고정 보조기는 관절운동, 청결, 위생관리 및 기능과제를 수행할 때는 제거하도록 하며, 아동의 경우, 관절운동, 위생, 청결활동 및 놀이 활동을 위해 제거한다.

급성기 Acute Phase

급성기는 응급시기 이후부터 상처가 치유된 이후까지 계속된다. 일단 부종이 감소되면 보조기를 연속해서 수정하도록 한다. 따라서 복원력을 가진 열가소성 재료를 사용하는 것이 유리하다. 치료사는 급성기 동안 변형되는 힘의 방향을 관찰하고, 상처치유 초기 과정의 콜라겐 섬유의 생성과 관절의 정렬유지를 위해 보조기를 수정하거나 다시 디자인하여 제작한다.

상처 회복을 관찰하고 보조기를 정확하게 착용하고 벗을 수 있는지, 적합하게 착용하는지를 평가하도록 한다. 관절운동범위가 회복되면 보조기의 낮 시간 동안 착용을 줄이는데, 만약 환자 자기 관리 및 관찰 활동에 참여하는 것을 꺼리고

비협조적인 경우 구축 방지를 위해 보조기를 계속 착용하도록 한다. 밤 시간에 보조기를 착용하는 것도 중요하다.

피부이식기 Skin Graft Phase

피부를 이식하기 전에 관절의 완전한 ROM을 확보하는 것이 매우 중요하다. 피부이식 수술 후에는 약 3~5일 정도 이식 부위 고정이 필요하다. 일반적으로 변형 방지 자세 안정 손 보조기가 적절하다. 보조기는 종종 수술실 또는 병상에서 이식 부위를 고정하기 위해 적용된다.

재활 시기 Rehabilitation Phase

재활 시기는 상처의 봉합 이후 또는 피부이식 후 흉터가 안정될 때까지이다. 이 시기에서 보조기 제공의 중재 목표는 구축 방지이다. 손바닥 화상으로 인한 구축은 손목 굽힘, MP와 IP 관절의 굽힘, 엄지의 모음이다. 손등 화상으로 인한 구축은 손목 폄 또는 굽힘, MP와 IP 관절의 폄, 엄지의 모음이다. 화상 후 환자의 재활 시기 동안 압박 의복을 착용한 팔에 보조기를 적용한다. 보조기는 실리콘 젤이나 엘라스토머(elastomer)/엘라스토머 접착제(putty) 삽입물을 포함한 흉터 형성을 관리하는 재료와 함께 사용될 수 있다. 재활 시기 동안 정적(고정) 보조기와 동적(가동) 보조기 중재가 필요할 수 있다. 석고 또는 합성 재료로 만든 석고붕대도 고려할 수 있다.

사람들은 일반적으로 화상의 치유 단계에서 안정 손 보조기를 착용한다. 상처가 치유된 후, 사람들은 ROM을 증가시키고 흉터를 제어하기 위해 압박 의복이나 엘라스토머 몰드가 있는 주간 보조기를 착용할 수 있다. 주간 보조기 외에도 야간용 안정 손 보조기를 착용하여 회복 중인 피부의 최대 신장을 유지하고 안정 및 기능적 정렬을 제공하는 것이 중요하다.

뒤퓌트랑병 Dupuytren's Disease

뒤퓌트랑병(Dupuytren's disease)의 특징은 손바닥 근막이 두꺼워져 손가락 굽힘 구축의 발생을 특징으로 하는 양성 섬유종이다. 손으로 만져지는 결절은 보통 손가락과 일직선에 있는 먼쪽 손바닥 주름에서 처음 발생한다. 이 질환이 악화될수록 힘줄과 쉽게 구별되는 세로줄이 발달한다(그림 9.12). 주요 증상으로는 통증 및 ROM 감소이고 이는 종종 기능 저하로 이어진다. 뒤퓌트랑 구축은 북유럽인에게 매우 흔하며 다양한 형태로 나타나지만 다른 대부분의 인종에게도 나타난다. 뒤퓌트랑 특이 체질을 가진 사람(질병이 보다 급진적임)

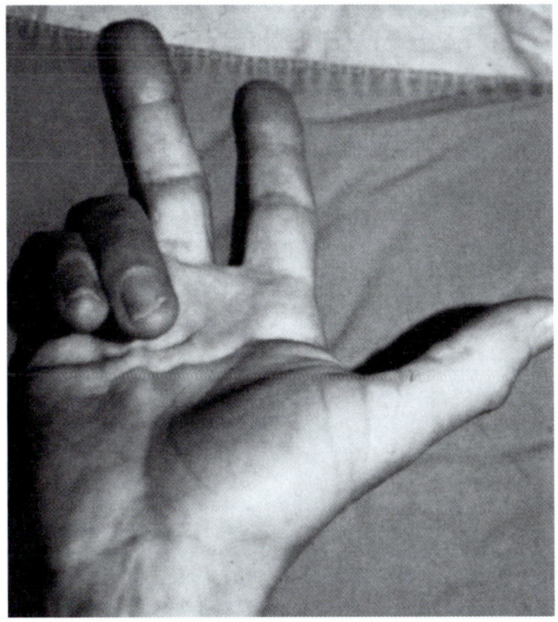

그림 9.12 손바닥과 새끼손가락의 뒤퓌트랑 구축. 결절 및 다발에 주목

출처: Hurst L. [2011]. Dupuytren's disease: surgical management. In T. M. Skirven, A. L. Osterman, & J. M. Fedorczyk, et al. [Eds.], *Rehabilitation of the hand and upper extremity* [6th ed., p. 267]. St. Louis: Mosby.

은 종종 남성이며 질병에 대한 가족력이 있으며, 양쪽 침범 및 병변(발바닥섬유종증)을 가지고 발병은 보통 50세 미만에 나타난다.

뒤퓌트랑 구축이 나타나면, 스트레칭을 하거나 관절을 폄시키는 보조기를 사용해도 구축의 진행을 지연시키지 못한다. 그러나 최근 연구에 따르면 아교질분해효소 클로스트리듐히톨리티쿰(collagenase clostridium histolyticum, CCH) 주사는 뒤퓌트랑병의 결절을 줄이는 데 효과적이고 안전한 중재이다. 일부 연구에 따르면 CCH 주사는 손바닥 결절 크기와 딱딱한 정도를 감소시킨다.

심각한 뒤퓌트랑 구축은 이를 완화시키기 위해 외과수술이 시행된다. 외과수술을 통해 완전하게 치료가 되지 않더라도, 통증을 일으키는 결절을 비롯하여 계속되는 불편한 상태(딱딱함)를 해결하거나 MCP관절과 PIP 및 DIP 관절 구축에 도움을 줄 수 있다. 뒤퓌트랑병의 외과수술로는 근막절제, 일부 근막절제, 피부근막절제술 등이 있다. 근막절제술의 선택사항에는 개방, 폐쇄, 바늘 그리고 효소(enzymatic)가 있다. 뒤퓌트랑 근막절제술에는 4가지 절개 패턴이 사용된다(그림 9.13). 절개 패턴에는 지그재그, 리틀러-브루너(Littler-Bruner), Z-성형술 그리고 가로 절개가 포함된다. 대부분의 뒤퓌트랑 박리술은 외래 또는 통원 수술실에서 완

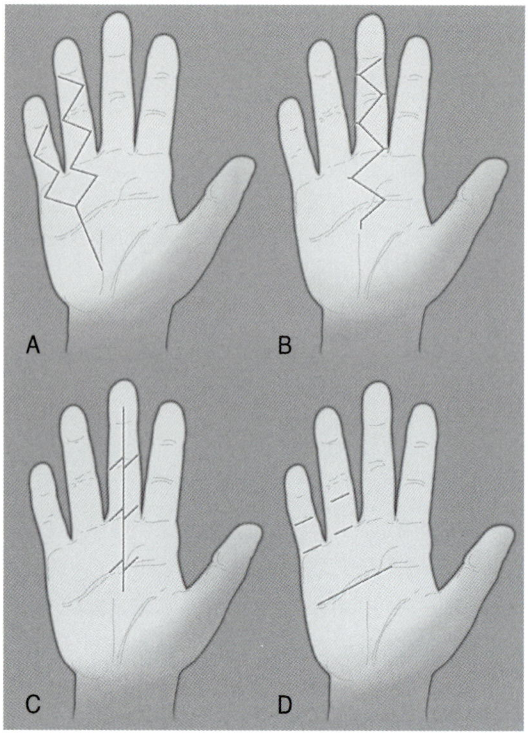

그림 9.13 뒤퓌트랑 근막제거술을 위한 네 가지의 기본 피부 절개.
A: 지그재그, B: 리틀러-브루너, C: 세로, D: 가로(손바닥 개방 기술)

출처: Hurst L. [2011]. Dupuytren's disease: surgical management. In T. M. Skirven, A. L. Osterman, & J. M. Fedorczyk, et al. [Eds.], *Rehabilitation of the hand and upper extremity* [6th ed., p. 273]. St. Louis: Mosby.

료된다.

종단 추적 연구에서 수술 후 재발은 100%라고 보고했다. 수술의 중간 결과는 관절의 손상 정도에 따라 매우 다양하게 나타난다. 한 예로 하나의 근막조직을 가지고 있는 MCP관절은 이완하기가 매우 쉬우나, PIP관절은 네 개의 근막조직을 가지고 있어 이완시키기가 매우 어렵다. 또한 PIP관절 주위의 연부조직이 수축하여 관절을 굽힘시켜 당기면 폄 기전에 대한 구성요소가 주변 구조에 들어붙을 수 있다. 새끼손가락의 PIP관절은 교정하기가 가장 어렵다. DIP관절의 굽힘 구축은 일반적이지 않지만 PIP관절과 같은 이유로 교정하기가 어렵다. 갈퀴막공간 구축이 나타나면, 인접한 손가락의 움직임에 제한이 생기고 손가락 사이가 비위생적인 채로 방치되는 결과를 초래한다.

치료 및 보조기 중재는 수술 후 24시간에 시작된다. 수술 후 보조기 중재에는 손등쪽 정적 보호 보조기 제작이 포함될 수 있다(그림 9.14). 등쪽 정적 보호 보조기는 손목의 중립 자세, MCP관절 35~45° 굽힘, IP관절은 이완된 폄 자세로 위치시킨다. 박리술을 받는 손가락은 보조기에 유일하게 포함

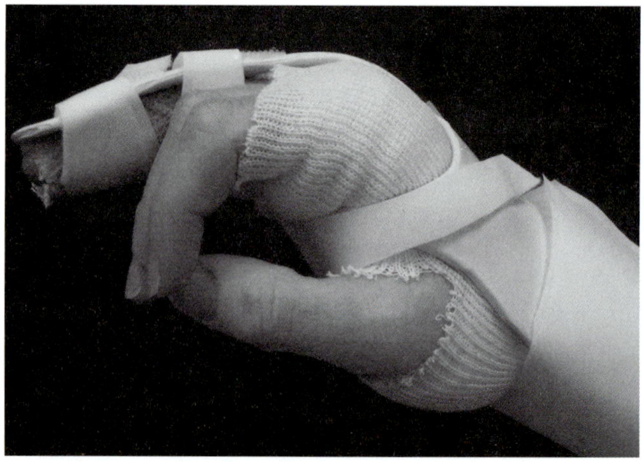

그림 9.14 근막제거술 이후 즉각적인 등쪽 정적 보호 보조기 착용. 이 디자인은 굽힘을 허용하지만 MCP관절 폄은 제외하며 신경혈관 및 상처 장력의 예방 정도를 조절한다. 환자는 운동을 하는 동안 보조기를 착용하며 IP관절을 등쪽 덮개로 고정

출처: Evans, R. B. [2011]. Therapeutic management of Dupuytren's contracture. In T. M. Skirven, A. L. Osterman, & J. M. Fedorczyk, et al. [Eds.], *Rehabilitation of the hand and upper extremity* [6th ed.]. St. Louis: Mosby.

시켜야 한다. 첫 번째 갈퀴막공간이 수술 부위인 경우 엄지는 약간 벌림 위치에 있어야 한다. 일부 치료사 및 의사는 뒤퓌트랑 박리술 후 안정 손 보조기를 선호한다. 이 보조기에서 손목은 중립이거나 약간 굽힘 자세로 있고 MCP관절과 PIP 및 DIP 관절은 완전히 벌어져 있다. 엄지가 손상되었다면 보조기에 포함시킨다. 그러나 일반적으로 손상되지 않은 엄지는 보조기로 고정할 필요가 없다. 따라서 보조기에는 엄지 받침대가 포함되어 있지 않다(그림 9.15). 엄지는 특히 인접 검지가 구축에서 박리되었을 때 보조기에 통합될 수 있다. 손등쪽 정적 보호 보조기는 보조기 중재에 대한 무장력(no-tension) 접근 방식이다. 보호 보조기는 3주 동안 착용한다. 주간 착용을 종료한 다음 폄을 유지하거나 개선하기 위해 MCP관절 및 PIP관절 위에 스트랩이 있는 손바닥쪽 손 기반 폄 보조기(그림 9.16)를 제공하며, 환자는 이 보조기를 야간에 착용한다.

전통적으로 뒤퓌트랑 구축의 외과적 박리 후, 환자는 위생과 운동을 위한 제거와 함께 낮과 밤 동안 지속적으로 보조기를 초기에 착용한다. 보조기는 상처가 완전히 치유될 때까지 착용한다. PIP관절 구축 박리술을 한 경우 더 오래 보조기를 착용한다. ROM을 상실할 위험이 사라지면 보조기 사용을 중단할 수 있다. 연구진들은 "수술 후 일상적으로 스플린트를 했던 환자군과 손 치료를 받고 구축이 발생한 경우에만 스플린트를 썼던 환자군 간에 팔 장애 또는 AROM에서 차이가 없

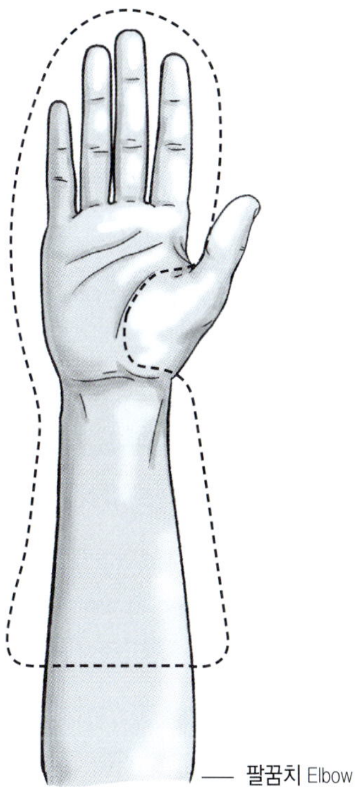

그림 9.15 뒤퓌트랑 구축의 박리술 이후 안정 손 보조기를 위한 패턴

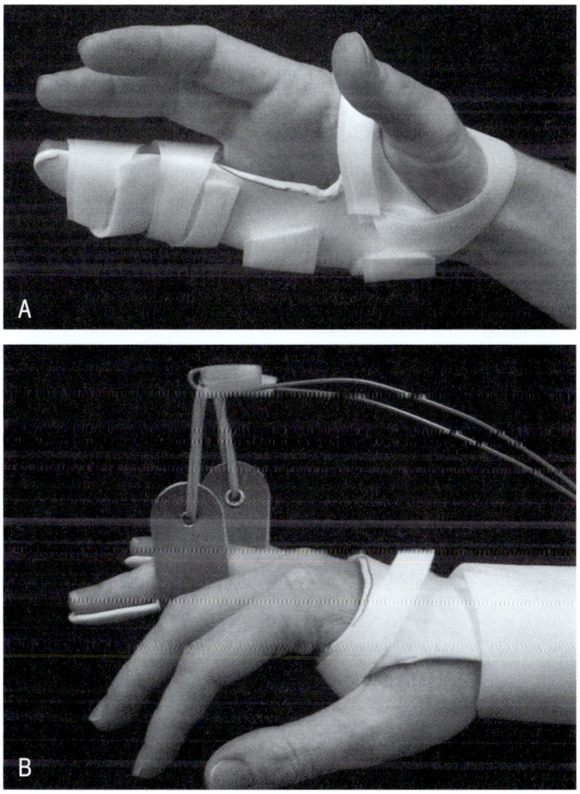

그림 9.16 A: 동적 폄 보조기는 심각한 경우에는 2~4주 동안 낮에 착용할 수 있다, B: MCP관절 및 PIP관절 스트랩으로 고정한 손바닥쪽 손 기반 폄 보조기는 폄의 유지 및 개선을 위해 착용할 수 있다.

출처: Evans, R. B. [2011]. Therapeutic management of Dupuytren's contracture. In T. M. Skirven, A. L. Osterman, & J. M. Fedorczyk, et al. [Eds.], *Rehabilitation of the hand and upper extremity* [6th ed.]. St. Louis: Mosby.

었고 치료사의 시간 소요, 열가소성 재료 및 장치를 착용해야 하는 환자의 잠재적 불편함을 감안할 때, 근막절제술 또는 피부근막절제술 후 모든 환자에게 야간 보조기를 추가하는 것은 폄 손상이 발생하는 경우를 제외하고는 권장되지 않는다." 라고 밝혔다. 마지막으로, 가벼운 수술 절차를 거친 환자들을 위해 손바닥쪽 또는 손등쪽 손 기반 보조기와 같은 안정 손 보조기와 다른 보조기가 적절할 수 있다.

뒤퓌트랑 박리술을 받은 환자를 치료하는 치료사는 가능한 한 합병증에 대해 알고 있어야 한다. 합병증으로는 심한 염증, 상처 부위의 감염, 비정상적인 상처 형성, 관절의 구축, 경직, 통증, CRPS가 포함된다. 중증 합병증의 경우 MCP관절 및 PIP관절 폄이 불만족스럽고 여러 손가락 고정 보조기를 환자 스스로 착용할 수 없을 수 있다.

복합부위통증증후군(반사교감신경이상증)
Complex Regional Pain Syndrome (Reflex Sympathetic Dystrophy)

CRPS는 "부석설한 사동운동 및 손상된 팔 기능"이라고 설명된다. 일반적 증상은 다음과 같다.

- 통증: 부분적인 긴장에서 부상까지 다양함, 타는 듯한 느낌, 피부민감도 상승
- 피부색의 변화: 얼룩짐, 진홍색, 창백함, 빨간색
- 피부온도의 변화: 반대쪽과 비교하여 너무 차거나 뜨거움
- 피부의 변화: 피부가 얇거나 윤이 남, 때때로 많은 땀 배출
- 부종과 뻣뻣함
- 손상 부위의 움직임 저하

CRPS는 크게 두 종류로 나눈다. 1형 CRPS는 보통 조직손상으로 시작되는데, 위의 증상이 모든 환자에게 적용된다. 하지만 말초신경손상은 포함되지 않는다. 2형 CRPS는 말초신경손상에서 나타나는 증상과 연관된다.

CRPS 환자의 재활목표는 통증, 특이 체질(diathesis), 비정상적 교감신경반사와 같은 세 가지 병인 요소를 제거하는 것이다. ROM과 근력 손실의 예방, 부종관리 및 통증관리를 통하여 독립적인 일상생활활동보다는 환자가 원하는 일상생활에 중점을 두어 훈련하고 기능적 활동을 최대화하도록 한다. 의사는 약물과 신경차단술을 통해 도움을 줄 수 있다.

CRPS를 위하여 종합적인 치료 요법은 안정 보조기는 초기 환자의 손 자세를 유지시켜 통증을 감소시키고 근연축을 완화한다. CRPS가 있는 동안 보조기 중재는 통증이 악화되지 않거나 피부가 자극되지 않을 정도의 작은 힘이 가하도록 제

작한다. Walsh와 Muntzer에 의하면 안정 손 보조기의 자세는 손목 폄 20°, 엄지의 손바닥 벌림, MCP관절 굽힘은 70°, PIP관절 폄은 0~10° 위치를 권장한다. 이러한 자세가 이상적이지만 CRPS를 가진 환자의 경우 이러한 자세를 견딜 수 없을 수 있다. 따라서 CRPS 환자의 치료과정에서 통증의 원인이 되는 모든 요소를 피하고 편안한 자세로 손 고정 보조기를 제공하도록 한다. 안정 손 보조기 외의 다른 종류의 보조기 적용은 질환의 특성에 맞게 처방해야 한다(CRPS를 위한 손목 보조기에 대해서는 7장 참조).

CRPS를 가진 환자에게 제공되는 안정 손 보조기는 초기에 치료, 위생, (가능한 경우) ADL에 의해 제거되고 그 외에는 종일 착용한다. 통증 감소 및 움직임 개선이 나타나면 보조기 착용 시간을 줄인다.

손의 다발성 손상 Hand Crush Injury

다발성 손상을 입은 손의 경우, 보조기 자세는 손목이 0~30° 폄, MCP관절은 60~80° 굽힘, PIP 및 DIP 관절은 폄하고 엄지손가락은 손바닥 벌림과 폄이 되도록 한다. 다발성 손상 손에 적용되는 보조기 자세는 손상된 조직에 안정시키고 통증, 부종, 염증을 감소시킨다.

그 밖의 질환

안정 손 보조기는 힘줄, 관절, 관절주머니와 인대 등의 구조물을 보호하기에 적절하다. 이러한 진단과 관련된 질환은 일반적으로 숙련된 치료사들의 전문적 기술이 중요하며, 주간용 보조기와 야간용 안정 손 보조기를 다르게 적용해야 할 수 있다.

간혹 치료사는 강직(spasticity)으로 인한 구축을 예방하고자 뇌졸중 환자에게 안정 손 보조기를 사용한다(과긴장 및 강직을 동반한 환자의 팔 보조기 적용에 대한 내용은 15장 참조). 표 9.3에는 손 고정 보조기가 필요한 질환과 자세, 보조기의 착용 일정에 관한 정보를 정리하였다. 초보 치료사는 일반적인 치료와 관련된 지침을 기억하고, 의사 및 숙련된 치료사는 보조기에 대한 자세와 착용에 대한 나름의 특별한 방법과 절차를 가질 수 있다.

안정 손 보조기의 제작

FABRICATION OF A RESTING HAND ORTHOSIS

초보 보조기 제작자는 자세한 서면 지침을 따르거나, 보조기 패턴 사진을 보거나, 기성품 샘플을 보고 보조기 패턴을 제작하는 방법을 배울 수 있다. 초보자가 더 많은 경험을 쌓을수록 자세한 지침이나 그림을 따르지 않고도 쉽게 보조기 패턴을 그릴 수 있다. 안정 손 보조기를 제작하는 단계는 다음 절차에서 찾을 수 있다. 치료사는 또한 삼출물이 있는 개방형 상처가 있는 환자 또는 보호자에게 보조기 세척법을 가르쳐야 한다(글상자 9.1).

안정 손 보조기에 대한 주의사항

PRECUATIONS FOR A RESTING HAND ORTHOSIS

치료사는 사람에게 보조기를 적용할 때 예방 조치를 취해야 한다. 진단이 허용되는 경우 치료사는 경직을 예방하고 부종을 조절하기 위해 관절운동 일정에서 보조기를 제거하도록 환자에게 지시해야 한다.

- 치료사는 보조기의 압력 부위를 모니터링한다. 화상 및 기타 상태로 인한 개방형 상처의 경우 치료사는 붕대 부피가 변화함에 따라 보조기를 자주 조정한다.
- 감염을 예방하기 위해 치료사는 삼출물이 있는 개방형 상

글상자 9.1 감염을 조절하기 위한 보조기 세척법

보조기를 제작하는 동안

1. 열가소성 플라스틱 재료에서 보조기 패턴을 자른 후에, 뜨거운 물에 플라스틱을 집어넣는다.
2. 제4기 암모니아 청결제를 스프레이로 뿌리거나 제거한다.
3. 재료를 손으로 다룰 때 미세한 오염균을 감소시키고 열을 유지하기 위해 깨끗한 천에 패턴을 놓는다.
4. 보조기를 만들 때 장갑을 착용하는데, 이때 라텍스 장갑 사용을 고려해 본다. 비닐장갑은 플라스틱 재료에 달라붙는다.

수술실에서의 보조기 착용

위의 1~4단계를 따른다.

- 환자의 정확한 착용을 위한 평가를 완전히 수행한 후, 보조기를 깨끗하게 하고 운반하는 동안 깨끗한 천에 올려놓는다.
- 수술실에서 환자가 보조기를 받을 때 보조기만 이동한다.
- 수술실에서 보조기가 필요할 때까지 깨끗한 천에 보조기를 감싸서 보관한다. 천에 덮인 보조기는 수술실의 멸균 천에서 떨어져 있어야 한다.
- 환자가 수술실에서 나오면 보조기를 환자와 함께 적절한 회복실로 가져가도록 한다.

출처: Wright, M. P., Taddonio, T. E., Prasad, J. K., et al. The microbiology and cleaning of thermoplastic splints in burn care. *Journal of Burn Care & Rehabilitation*, *10*(1), 79–83, 1989.

처가 있을 때 환자 또는 보호자에게 보조기를 세척하도록 한다. 보조기를 제거한 후 환자나 간병인은 따뜻한 비눗물, 과산화수소 또는 소독용 알코올로 보조기를 닦고 깨끗한 천으로 물기를 말린다(금상자 9.1). 소독용 알코올은 피부 세포, 땀, 먼지 및 삼출물을 제거하는 데 가장 효과적일 수 있다.

- 중환자실(ICU)에 있는 사람을 위한 안정 손 보조기의 경우 용품과 도구는 가능한 한 멸균 상태로 유지해야 한다. 중환자실에 들어가기 전에 공급할 사항에 대해 신중하게 계획하면 자주 드나드는 것을 방지하는 데 도움이 된다. 보조기 제작 과정을 도울 보조 또는 치료사를 구한다. 무균 환경에서 일하는 치료사는 보편적 예방 조치 및 신체 물질 처리 절차에 대한 시설의 지침을 따른다. 사전 포장된 멸균 장비는 보조기 제공에 사용할 수 있다. 또는 가압멸균처리기의 열을 견딜 수 있는 모든 장비를 사용할 수 있다.
- 시설 규정에 따라 최적의 착용 및 보조기 관리를 위해 다양한 조치를 취할 수 있다. 치료사는 병실에 적절한 착용 일정을 게시하는 것을 고려해야 한다. 이 예방 조치는 다른 사람이 보조기를 착용하고 벗도록 도울 때 특히 유용하다. 병실에 보조기를 착용한 사람의 사진이나 환자의 관리 계획 차트를 게시하면 보조기를 바르게 적용하는 데 도움이 될 수 있다. 치료사는 간호사에게 착용 일정 및 관리 지침을 알린다.

안정 손 보조기의 제작 절차

안정 손 보조기 제작의 첫 번째 단계는 그림 9.17A와 같이 패턴을 그리는 것이다.

1. 손바닥을 아래로 하여 손가락을 살짝 벌린 후 종이 위에 손을 올려놓는다. 팔꿈치 한쪽에서 시작하여 손과 팔의 윤곽을 그린다.
2. 종이 위에 손을 올려 다음 부위를 표시한다: (1) A는 노뼈붓돌기, B는 자뼈붓돌기, (2) C는 엄지 CMC관절, (3) D는 갈퀴막공간의 꼭지, (4) E는 두 번째와 세 번째 손가락 사이의 손갈퀴막 공간, (5) F는 팔꿈치의 팔꿈치머리돌기
3. 손을 뗀 후에 아래팔의 2/3 길이에 가로선을 그린다. 이 선은 G라고 표시한다. 이후 팔의 윤곽선 양옆으로 G점을 1~1.5인치 확장시킨다. A의 노쪽면 윤곽으로부터 약 1인치 밖을 표시한다. I는 B의 자쪽 외곽선에서 약 1인치 밖에 표시한다.
4. 검지와 중지의 갈퀴 부위(E)에서 수직으로 손바닥 아래쪽, 2~3인치 부위에 점을 그린다. 엄지 갈퀴막공간으로부터(D) 손의 자뼈 방향으로 평행하게 가서 E점의 수직연장선에 점을 그린다. J점은 두 점선의 교차점이다. N점은 D점의 노뼈 외곽선으로부터 약 1인치 밖에 그린다.
5. J점으로부터 손목을 향해 수직으로 신을 그리고 나서 이 신이 패딘의 C점과 만나도록 그린다(그림 9.17A). 이 부분의 패턴은 엄지손가락 부분이 될 것이다. C점에 도달한 후에 곡선은 N점과 D점의 사이에 도달할 때까지 위로 그린다.
6. K점은 PIP관절에서 노뼈 방향으로 1인치 바깥쪽에 표시한다. L점은 검지 끝으로부터 1인치 위에 표시한다. M점은 새끼손가락의 PIP관절에서 자뼈 방향으로 1인치 옆에 표시한다.
7. N점과 K점을 통과하고 위쪽으로 L점까지 주위를 둘러 그린다. L점부터 M점을 지나서 I점까지 둥글게 연결하여 그린다. 계속해서 G점의 끝부분까지 연결하여 그린다. 이어서 G점의 노뼈 끝부분을 지나서 H점까지 연결한다. H점부터 C점을 향하여 확장하여 그린다. C점에서 구부러진 선과 연결된다(그림 9.17A).
8. 바깥선을 자른다. 그리고 엄지의 실선을 자른다. D점과 J점 사이, E점과 J점 사이의 점선은 자르지 않는다.
9. 사람에 따라 적당한 관절 배치를 감안하여 본을 뜬다. 엄지와 아래팔과 팬 부분의 길이를 확인한다. 갈퀴막공간의 C 지지대가 잘 되었는지 평가한다. 필요한 부분은 늘리거나 줄여서 형태를 조절한다.
10. 열가소성 플라스틱 재료 위에 패턴을 그린다.
11. 열가소성 재료에 열을 가한다.
12. 열가소성 재료에서 패턴을 잘라 내고 다시 가열한다. 클라이언트에게 재료를 적용하기 전에 성형 과정에서 사용할 전략에 대해 생각하라.
13. 탁자 위에 팔꿈치를 편하게 놓도록 교육한다. 팔꿈치가 수직 자세에 있도록 하고 손은 이완하도록 한다. 보조기를 조정하는 과정 중에 재료가 늘어날 수 있으나 이 자세가 손목을 조절하기가 좋다. 환자의 손에 재료를 올려놓고 필요한 부분을 조정하면서 제작한다. 차가운 물 또는 냉각제를 분사할 때는 냉각시간이 빨라지므로 제작을 서둘러야 한다. 하지만 화상이나 아물지 않은 상처가 있을 경우에는 사용하지 않는다.
14. 팬 부분과 엄지손가락, 아래팔에 스트랩을 만든다(그림 9.17B). 스트랩 중 하나는 PIP관절 몸쪽부에 위치하도록 한다. 엄지는 MCP관절 가까이 교차하도록 한다. 아래팔에는 스트랩 2개가 붙는데, 하나는 손목에 붙이고 또 하나는 아래팔 받침대에 걸쳐서 붙인다(실험실 연습 9.1 참조).

맞춤 제작에 필요한 기술 조언

- 클라이언트의 아래팔 부위가 살이 쪄 큰 경우, 보조기의 패턴을 1인치 크게 하며, 아래팔의 위치 범위를 측정하는 데 있어 오차 없이 정확히게 측정한다.
- 팬 부분, 엄지 받침대와 아래팔 받침대의 길이, C 지지대가 일치하는지 패턴을 꼼꼼히 확인한다. 종이 타월 패턴이나 호일 패턴에 물기를 적시면 패턴 적합성을 자세히 평가할 수 있다.
- 견고하거나 단단한 가소성 재료를 선택하고 너무 많이 늘어나는 특성을

안정 손 보조기의 제작 절차(계속)

가진 재료는 피하도록 한다. 가소성 재료는 손과 손목, 아래팔 부위를 지지해 줄 정도로 해야 한다. 복원력이 있는 보조기 재료는 여러 번 재가열할 수 있다. 만약 보조기를 여러 번 수정해야 할 경우 원상태로 복귀되는 재질을 사용한다. 가벼운 보조기를 만들기 위해서는 재료에 구멍이 있는 것을 선택하고 RA와 같은 질환인 경우 보조기를 적용할 때 1/8인치보다 얇은 재료를 선택한다.

- 보조기를 제작할 때는 손목 부위를 잘 지지할 수 있도록 만든다. 엄지 받침대, 노뼈붓돌기 부위까지 감싸 제작하면 손목의 안정성이 좋아진다.
- 보조기를 만들기 전에 정확한 자세로 만들어질 수 있도록 관절각도계를 사용하여 관절을 측정한다. 자뼈 또는 노뼈 방향으로 손목이 치우치지 않도록 주의한다.
- 보조기에 스트랩을 할 때 손과 아래팔 부분이 보조기에 정확하게 맞는지 확인한다. 최대한 관절을 고정하기 위해 PIP관절, 엄지의 IP관절, 손바닥, 손목, 아래팔의 몸쪽을 가로질러 스트랩을 두도록 하며, 만약 환자의 긴장이 과도하다면 추가적인 스트랩을 이용하여 자세 유지에 도움을 준다. 스트랩이 적절하지 않은 경우 거즈 또는 탄력 붕대를 사용하여 보조기를 고정하는 것이 좋다.
- 손의 활을 유지하기 위해 보조기 앞의 넓은 부분에 윤곽을 넣어주며 보조기 팬 부분은 편안하게 검지, 중지, 약지, 새끼 손가락이 지지될 수 있도록 넓게 만들어 준다.
- C 지지대는 엄지의 갈퀴막공간과 보조기 모양이 동일하도록 만든다(그림 9.17C). C 지지대 끝부분이 벌어질 수 있도록 하고 그런 다음 갈퀴막 공간이 충분하게 모양이 되도록 정확하게 만든다. C 지지대에 남아 있는 부위는 깨끗하게 잘라 낸다.
- 엄지 받침대는 충분하게 길고 넓게 만든다. 필요하다면 엄지 받침대를 늘리고 잘 다듬어야 한다.
- 손등 기반 안정 손 보조기를 제작하기 위해서는 앞부분의 MCP관절 위치에서 옆으로 길게 잘라 패턴이 동일하게 남도록 하여야 한다. 그림 9.17D 처럼 길게 잘릴 부위는 자뼈와 노뼈에서 시작과 끝부분을 약 1인치 남겨 놓고 시작하고 끝나야 한다. 제작하려는 보조기를 클라이언트의 손에 적용하면 손가락이 보조기 팬 부분에 편안하게 올려질 수 있게 옆으로 잘린 곳으로 손을 넣어 위치시키고 아래팔 받침대는 아래팔 위에 놓이도록 한다. 손등에 길게 잘려진 끝부분은 압박 부위가 생겨나지 않도록 피부 표면에서 약간 떨어져 있거나 말려지도록 제작한다. 또한 엄지 받침대는 분리해서 제작하는데, 이는 보조기의 손목 부위나 손바닥을 지지해 주는 부위에 붙인다. 열을 가했을 때 붙는 성질을 가진 재료를 사용하는 것이 좋다(실험실 연습 9.2 참조).

복습문제

1. 치료사가 중재를 위해 안정 손 보조기를 제공할 수 있는 네 가지의 일반적인 질환은 무엇인가?
2. 기능적 안정 손 보조기를 제작할 때 치료사는 손목, MCP관절 그리고 엄지를 어떤 위치에 두어야 하는가?
3. 안정 손 보조기가 필요한 RA 환자의 경우 관절은 어떻게 위치시켜야 하는가?
4. 치료사는 언제 손바닥 기반 보조기보다는 손등 기반 안정 손 보조기를 사용할 수 있는가?
5. 치료사는 변형 방지 안정 손 보조기를 위해 손목, MCP관절 그리고 엄지의 위치는 어떻게 두어야 하는가?
6. 안정 손 보조기의 세 가지 사용목적은 무엇인가?
7. 안정 손 보조기의 네 가지 구성요소는 무엇인가?
8. 화상집중치료실 내 안정 손 보조기를 만들려면 어떤 장비가 멸균되어야 하는가?

참고문헌

1. American Society of Hand Therapists: *Splint classification system*, Garner, NC, 1992, American Society of Hand Therapists.
2. Beasley J: Therapist's examination and conservative management of arthritis of the upper extremity. In Skirven TM, Osterman AL, Fedorczyk JM, et al.: *Rehabilitation of the hand and upper extremity*, ed 6, Philadelphia, PA, 2011, Mosby.
3. Biese J: Therapist's evaluation and conservative management of rheumatoid arthritis in the hand and wrist. In Mackin EJ, Callahan AD, Skirven TM, et al.: *Rehabilitation of the hand: surgery and therapy*, ed 5, St. Louis, 2002, Mosby.
4. Boozer J: Splinting the arthritic hand, *J Hand Ther* 6(1):46, 1993.
5. Callinan NJ, Mathiowetz V: Soft versus hard resting hand splints in rheumatoid arthritis: pain relief, preference and compliance, *Am J Occup Ther* 50:347–353, 1996.
6. Colditz: *Personal communication*, 1995.
7. Copley J, Kuipers K, Fleming J, Rassafiani M: Individualised resting hand splints for adults with acquired brain injury: a randomized, single blinded, single case design, *NeuroRehabilitation* 32:885–898, 2013.
8. Costas B, Coleman S, Kaufman G, James R, Cohen B, Gaston RG: Efficacy and safety of collagenase clostridium histolyticum for Dupuytren disease nodules: a randomized controlled trial, BMC Musculoskelet Disord 18(1):374, 2017.
9. deLinde LG, Knothe B: Therapist's management of the burned hand. In Mackin EJ, Callahan AD, Skirven TM, et al.: *Rehabilitation of the hand: surgery and therapy*, ed 5, St. Louis, 2002, Mosby.
10. deLinde LG, Miles WK: Remodeling of scar tissue in the burned hand. In Hunter JM, Mackin EJ, Callahan AD, editors: *Rehabilitation of the hand: surgery and therapy*, ed 4, St. Louis, 1995, Mosby.
11. Deshaies L: Burns. In Cooper C, editor: *Fundamentals of hand therapy*, ed 2, St. Louis, 2014, Elsevier.

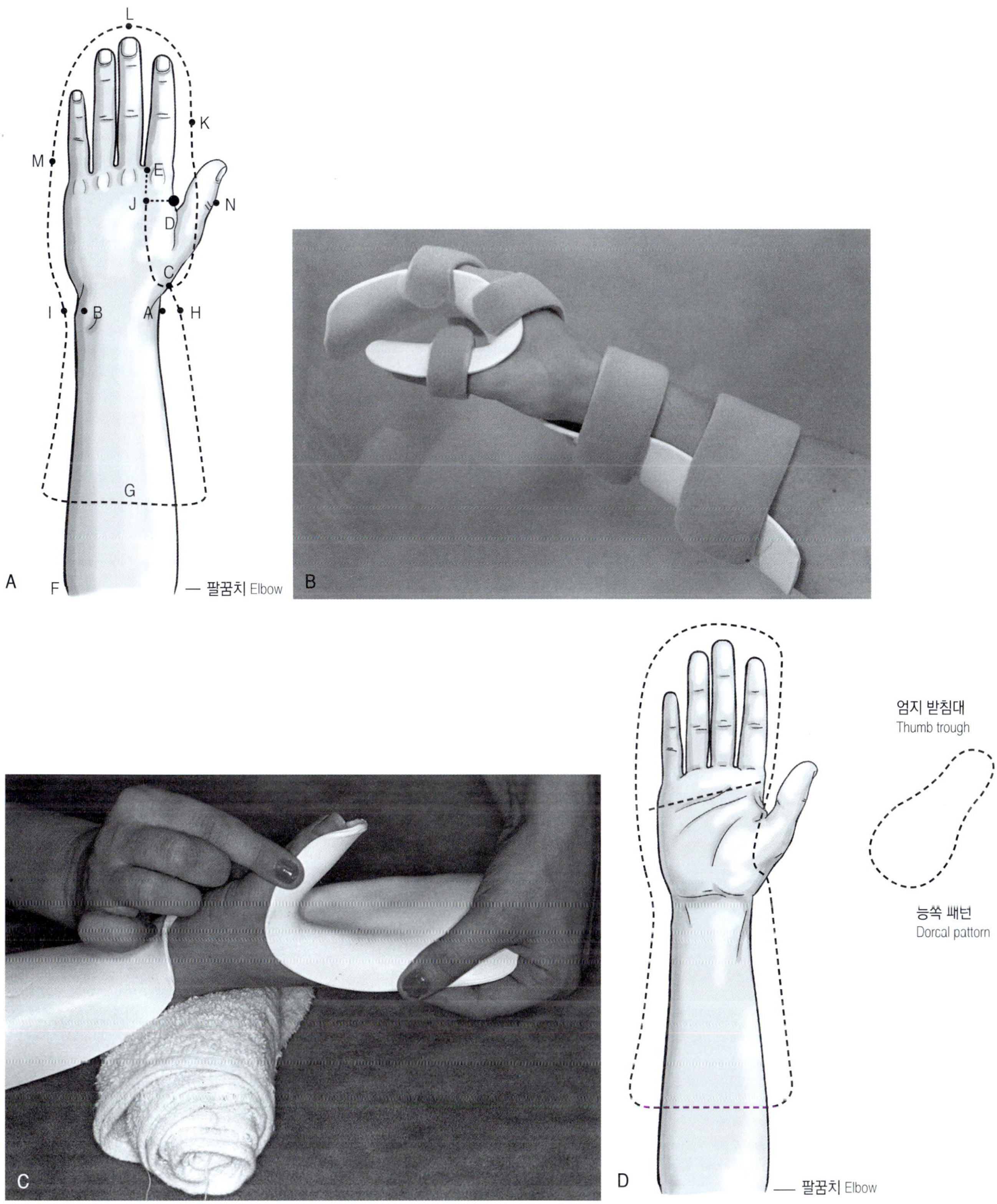

그림 9.17 안정 손 보조기의 제작

A: 구체적인 패턴, **B:** 스트랩의 위치, **C:** C 지지대를 안정 손 보조기에서의 엄지 갈퀴막공간과 일치시킴, **D:** 손등 기반 안정 손 보조기의 패턴

12. Egan M, Brosseau L, Farmer M, et al.: Splints/orthoses in the treatment of rheumatoid arthritis, *Cochrane Database Syst Rev* (1) CD004018, 2003.
13. Evans RB: Therapeutic management of Dupuytren's contracture. In Skirven TM, Osterman AL, Fedorczyk JM, et al.: *Rehabilitation of the hand and upper extremity*, ed 6, Philadelphia, PA, 2011, Mosby.
14. Falconer J: Hand splinting in rheumatoid arthritis, *J Hand Ther* 4(2):81–86, 1991.
15. Feinberg J: Effect of the arthritis health professional on compliance with use of resting hand splints by persons with rheumatoid arthritis, *J Hand Ther* 5(1):17–23, 1992.
16. Fess EE, Philips CA: *Hand splinting principles and methods*, ed 2, St. Louis, 1987, Mosby.
17. Geisser RW: Splinting the rheumatoid arthritic hand. In Ziegler EM, editor: *Current concepts in orthotics: a diagnosis-related approach to splinting*, Germantown, WI, 1984, Rolyan Medical Products.
18. Hindocha S, Stanley JK, Watson SJ, et al.: Dupuytren's diathesis revisited: evaluation of prognostic indicators for risk of disease recurrence, *J Hand Surg* 31(10):1626–1634, 2006.
19. Hurst L: Dupuytren's disease: surgical management. In Skirven TM, Osterman AL, Fedorczyk JM, et al.: *Rehabilitation of the hand and upper extremity*, ed 6, Philadelphia, PA, 2011, Mosby.
20. Jerosch-Herold C, Shepstone L, Chojnowski AJ, Larson D, Barrett E, Vaughn SP: Night-time splinting after fasciectomy or dermo-fasciectomy for Dupuytren's contracture: a pragmatic, multi-centre, randomized controlled trial, *BMC Musculoskelet Disord* 12:136, 2011.
21. Kaye R: Watching for and managing musculoskeletal problems in diabetes, *J Musculoskelet Med* 11(9):25–37, 1994.
22. Koman LA, Li Z, Smith BP, et al.: Complex regional pain syndrome: types I and II. In Mackin EJ, Callahan AD, Skirven TM, et al.: *Rehabilitation of the hand: surgery and therapy*, ed 5, St. Louis, 2011, Mosby.
23. Lankford LL: Reflex sympathetic dystrophy. In Hunter JM, Mackin EJ, Callahan AD, editors: *Rehabilitation of the hand: surgery and therapy*, ed 4, St. Louis, 1995, Mosby.
24. Lau C: Comparison study of QuickCast versus a traditional thermoplastic in the fabrication of a resting hand splint, *J Hand Ther* 11:45–48, 1998.
25. Leonard J: Joint protection for inflammatory disorders. In Hunter JM, Schneider LH, Mackin EJ, et al.: *Rehabilitation of the hand: surgery and therapy*, ed 3, St. Louis, 1990, Mosby.
26. Lonie S, Baker P, Teixeira R: Steam vaporizers: a danger for paediatric burns, *Burns* 421850–1853, 2016.
27. Lucas B: Supporting the older person with wrist and hand problems, *Nurs Resident Care* 15(2):88–91, 2013.
28. Malick MH: *Manual on static hand splinting*, Pittsburgh, 1972, Hamarville Rehabilitation Center.
29. Marx H: Rheumatoid arthritis. In Stanley BG, Tribuzi SM, editors: *Concepts in hand rehabilitation*, Philadelphia, 1992, FA Davis.
30. McFarlane RM: The current status of Dupuytren's disease, *J Hand Ther* 8(3):181–184, 1995.
31. McFarlane RM, MacDermid JC: Dupuytren's disease. In Mackin EJ, Callahan AD, Skirven TM, et al.: *Rehabilitation of the hand: surgery and therapy*, ed 5, St. Louis, 2002, Mosby.
32. McGrouther D: Dupuytren's contracture. In Green D, Hotchkiss R, Pederson W, et al.: *Green's operative hand surgery*, ed 5, Edinburgh, 2005, Churchill-Livingstone, pp 159–185.
33. McPherson JJ, Kreimeyer D, Aalderks M, et al.: A comparison of dorsal and volar resting hand splints in the reduction of hypertonus, *Am J Occup Ther* 36(10):664–670, 1982.
34. Melvin JL: *Rheumatic disease: occupational therapy and rehabilitation*, ed 2, Philadelphia, 1982, FA Davis.
35. Melvin JL: *Rheumatic disease in the adult and child: occupational therapy and rehabilitation*, Philadelphia, 1989, FA Davis.
36. Noffsinger DL, Johnson SR, Wheeler K, Shi J, Xiang H, Groner JI: Exercise treadmills: a cause of significant hand burns in young children, *J Burn Care Res* 38(4):215–219, 2016.
37. Ouellette EA: The rheumatoid hand: orthotics as preventative, *Semin Arthritis Rheum* 21:65–71, 1991.
38. Philips CA: Therapist's management of persons with rheumatoid arthritis. In Hunter JM, Mackin EJ, Callahan AD, editors: *Rehabilitation of the hand: surgery and therapy*, ed 4, St. Louis, 1995, Mosby.
39. Pitbladdo K, Taggart L: The neurological hand. In Cooper C, editor: *Fundamentals of hand therapy*, ed 2, St. Louis, 2014, Elsevier.
40. Pizzi A, Carlucci G, Falsini C, et al.: Application of a volar static splint in poststroke spasticity of the upper limb, *Arch Phys Med Rehabil* 86:1855–1859, 2005.
41. Prosser R, Conolly WB: Complications following surgical treatment for Dupuytren's contracture, *J Hand Ther* 9(4):344–348, 1996.
42. Richard R, Schall S, Staley M, et al.: Hand burn splint fabrication: correction for bandage thickness, *J Burn Care Rehabil* 15(4):369–371, 1994.
43. Richard R, Staley M, Daugherty MB, et al.: The wide variety of designs for dorsal hand burn splints, *J Burn Care Rehabil* 15(3):275–280, 1994.
44. Salisbury RE, Reeves SU, Wright P: Acute care and rehabilitation of the burned hand. In Hunter JM, Schneider LH, Mackin EJ, et al.: *Rehabilitation of the hand: surgery and therapy*, ed 3, St. Louis, 1990, Mosby, pp 831–840.
45. Sanjuan-Cervero R, Carrera-Hueso FJ, Oliver-Mengual S, Ramon-Barrios MA, Peimer CA, Fikri-Behbrahim N: Skin laceration in collagenase *Clostridium histolyticum* treatment for Dupuytren's contracture, *Orthop Nurs* 37(2):144–153, 2018.
46. Simón-Pérez C, Alía-Ortega J, García-Medrano B, et al.: Factors influencing recurrence and progression of Dupuytren's disease treated by collagenase *Clostridium histolyticum*, *Int Orthop* 42:859–866, 2018.
47. Sammons Preston Rolyan: *Hand rehab catalog*, Bolingbrook, IL, 2005, Sammons Preston Rolyan.
48. Simpson RL: Management of burns of the upper extremity. In Skirven TM, Osterman AL, Fedorczyk J, et al.: *Rehabilitation of the hand and upper extremity*, ed 6, Philadelphia, PA, 2011, Mosby.
49. Skirven TM, Osterman AL, Fedorczyk JM, et al.: *Rehabilitation of the hand and upper extremity*, ed 6, Philadelphia, PA, 2011, Mosby.
50. Stanley BG, Tribuzi SM: *Concepts in hand rehabilitation*, Philadelphia, 1992, FA Davis.
51. Swedler WI, Baak S, Lazarevic MB, et al.: Rheumatic changes in diabetes: shoulder, arm, and hand, *J Musculoskelet Med* 12(8):45–52, 1995.
52. Tenney CG, Lisak JM: *Atlas of hand splinting*, Boston, 1986, Little, Brown & Co.
53. Torres-Gray D, Johnson J, Mlakar J: Rehabilitation of the burned hand: questionnaire results, *J Burn Care Rehabil* 17(2):161–168, 1996.
54. Toor J, Crain J, Kelly C, Verchere C, Fish J: Pediatric burns from glass-fronted fireplaces in Canada: a growing issue over the past 20 years, *J Burn Care Res* 37(5):c483–c488, 2016.
55. Tufaro PA, Bondoc SL: Therapist's management of the burned hand. In Skirven TM, Osterman AL, Fedorczyk J, et al.: *Rehabilitation of the hand and upper extremity*, ed 6, Philadelphia, PA, 2011, Mosby.
56. Walsh MT, Muntzer E: Therapist's management of complex regional pain syndrome (reflex sympathetic dystrophy). In Mackin EJ, Callahan AD, Skirven TM, et al.: *Rehabilitation of the hand: surgery and therapy*, ed 5, St. Louis, 2002, Mosby.
57. Walsh MT: Therapist's management of complex regional pain syndrome. In Skirven TM, Osterman AL, Fedorczyk J, et al.: *Rehabilitation of the hand and upper extremity*, ed 6, Philadelphia, PA, 2011, Mosby.
58. Whitehead C, Serghiou M: A 12-year comparison of common therapeutic interventions in the burn unit, *J Burn Care Res* 30(2):281–287, 2009.
59. Ziegler EM: *Current concepts in orthotics: a diagnostic-related approach to splinting*, Germantown, WI, 1984, Rolyan Medical Products.

부록 9.1 사례연구

사례연구 9.1[a]

다음 사례를 읽고 이 장의 내용을 기반으로 임상추론기술을 사용하여 질문에 답하시오.

39세 남성인 Juan은 양쪽 손등에 화상을 입었다. 환자는 중환자실에 입원하였으며 토치 폭발로 손등 부위에 2~3°의 화상을 입었다. 환자는 정맥주사를 통해 진통제를 투여받고 있으며 의식 또한 명료하지 않다. 입원한 지 대략 14시간이 지났으며 현재 양손에 보조기 제작을 의뢰받은 상태이다.

1. 손등의 화상에 적합한 보조기는 어떤 종류인가?
   a. 손의 기능적(중간관절) 자세를 포함하는 양손 안정 손 보조기
   b. 변형 방지(내재근 양성) 자세를 포함하는 양손 안정 손 보조기
   c. 양손의 콕업 보조기
2. 손목의 적절한 자세는 무엇인가?
   a. 중립
   b. 15~30° 굽힘
   c. 15~30° 폄
3. MCP관절의 적절한 관절자세는 무엇인가?
   a. 50~80° 폄
   b. 50~80° 굽힘
   c. 완전 폄
4. 적절한 엄지의 자세는 무엇인가?
   a. 노쪽 벌림
   b. 손바닥쪽 벌림
   c. 손바닥쪽과 노쪽 사이 벌림 중간
5. 위의 보조기 제작과정 시나리오 중 잘못된 점은 무엇인가?
   a. 모든 재료를 살균해야 한다.
   b. 붕대로 감는 보조기를 만들 때 과하게 신장되는 재료가 필요하다.
   c. 치료사는 중환자실 간호사에게 치료일정을 포함하여 보조기의 착용 일정표를 알려주어야 한다.

[a]정답은 부록 A를 참조

사례연구 9.2[a]

다음 사례를 읽고 이 장의 내용을 기반으로 임상추론기술을 사용하여 질문에 답하시오.

오른손을 우세 손으로 사용하는 45세 남성인 Ken은 당뇨와 뒤퓌트랑병을 앓고 있으며, 오른손의 약지, 소지의 PIP관절의 굽힘 구축을 이완하기 위해 외과수술을 받았다. 외과의사는 Z-성형술과 손바닥 부위의 개방형 수술기법을 사용하였다. Ken은 수술실에서 돌아와서 "평가, 치료 및 보조기 제공" 처방을 받았다. Ken은 16세의 아들을 둔 회계사이다.

1. Ken의 과거병력에서 뒤퓌트랑병과 관련 있는 질환은 무엇인가?
2. Ken의 상태에 적절한 보조기 디자인은 무엇인가?
3. 보조기 디자인에 적용되는 치료적 자세는 무엇인가?
4. Ken에게 적용되는 보조기 착용 일정은 어떠한가?
5. 당신은 Ken의 붕대 두께가 상당하다는 것을 알게 되었다. 두꺼워진 붕대를 감안할 때 어떠한 보조기 디자인이 권고되는가? 그리고 어떠한 종류의 열가소성 재료를 선택해야 하는가?
6. Ken은 얼마나 자주 치료를 받아야 하는가?
7. 수술 후 재활과정에서 필요한 지원 서비스는 무엇인가?

[a]정답은 부록 A를 참조

부록 9.2 실험실 실습

실험실 실습 9.1 손 보조기 패턴 만들기

1. 다른 사람을 위해 안정 손 보조기 패턴을 만드는 것을 연습하라. 패턴을 그리기 위해 제공 받은 구체적인 지침을 사용하라. 패턴을 자르고 필요한 수정을 하라.
2. 구체적인 지침 없이 안정 손 보조기 패턴을 그리기 위해 다음 손 윤곽을 사용하라.

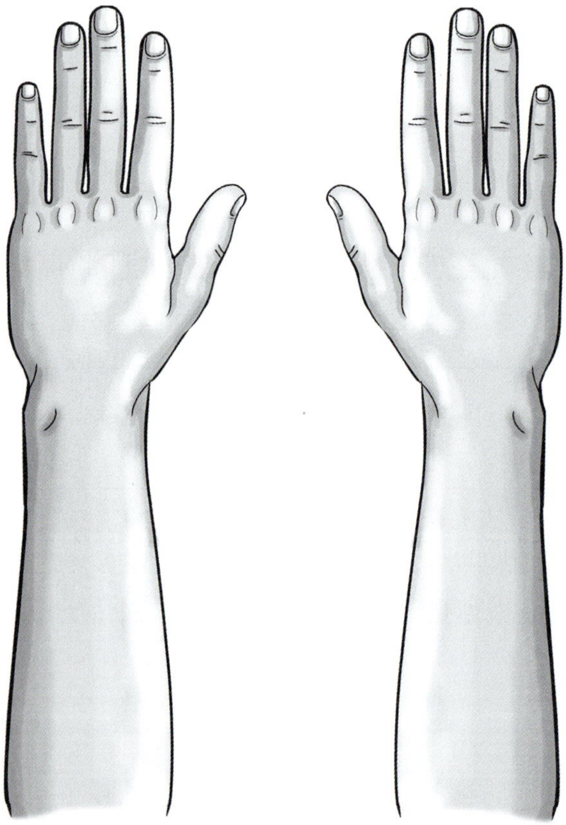

실험실 실습 9.2[a] 보조기가 가진 문제 확인하기

손에 화상을 입은 3명의 환자가 있다. 그들의 상처는 치유되었고, 구축을 방지하기 위해 야간에 보조기를 착용해야 한다. 치료사는 다음과 같은 보조기를 제작하였다. 각각의 그림을 보고 그에 대한 문제를 확인하라.

1. 이 보조기가 가진 문제는 무엇인가?[a]

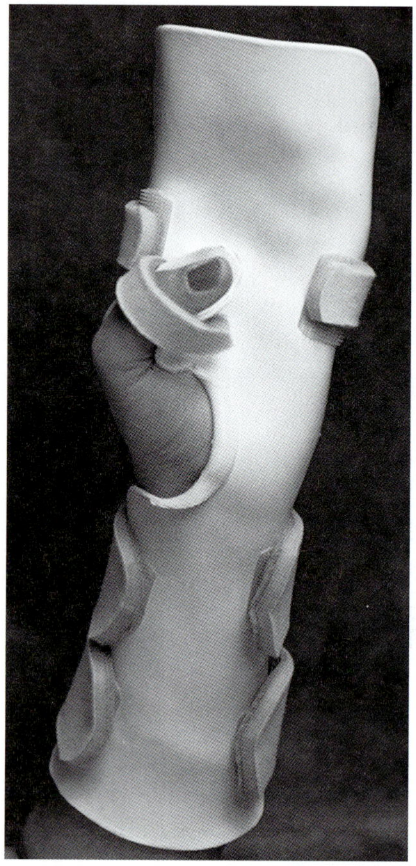

[a]정답은 부록 A를 참조

2. 이 보조기가 가진 문제는 무엇인가?

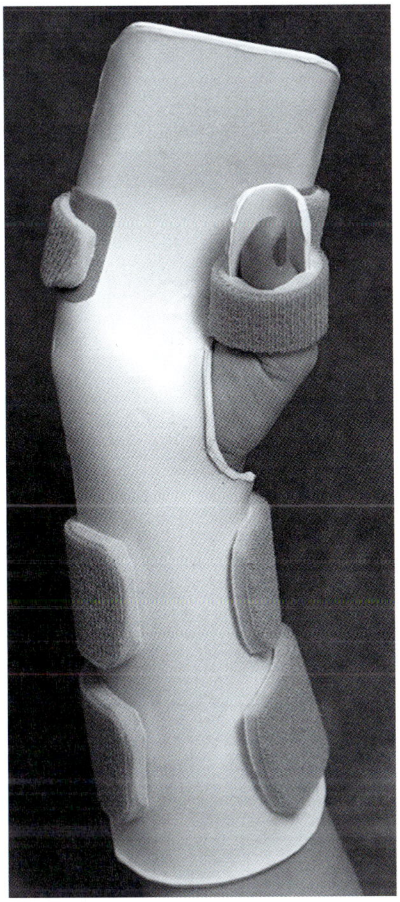

3. 이 보조기가 가진 문제는 무엇인가?

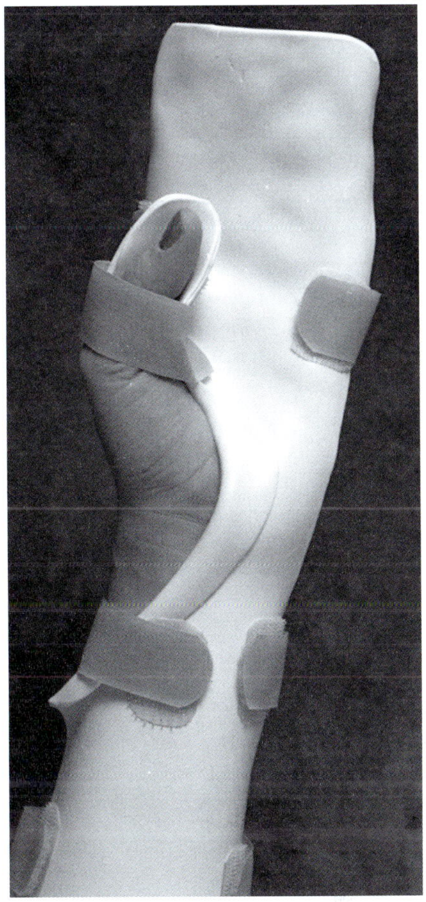

실험실 실습 9.3 손 보조기 만들기

짝을 위한 안정 손 보조기 제작을 연습하라. 시작하기 전에, 짝의 손에 적용할 손의 위치를 결정해야 한다. 손목 폄, MCP 관절 굽힘, 엄지의 손바닥쪽 벌림의 올바른 자세에 대한 각도는 각도계를 사용하여 측정하라. 보조기 피팅 이후에 모든 수정을 마무리한다. 양식 9.1을 자가 평가, 점검표로 사용하라. 점수표 9.1을 반 점수표로 사용하라(점수표 9.1은 자가 평가표로도 사용할 수 있다).

부록 9.3 양식 및 점수표

양식 9.1 안정 손 보조기

		이름: ______ 날짜: ______
안정 손 보조기의 자세:		
기능적 자세(중간관절) ○	변형 방지 자세(내재근 양성) ○	
손목 자세:		
클라이언트가 보조기를 착용하고 30분이 되면 다음의 질문에 대한 답을 한다. (해당되지 않는 경우는 "해당없음"에 표시한다).		

평가 영역				의견
디자인				
1. 손목은 올바른 각도에 위치해 있는가?	네 ○	아니오 ○	해당없음 ○	
2. MCP관절은 올바른 각도에 위치해 있는가?	네 ○	아니오 ○	해당없음 ○	
3. 엄지는 적절한 위치에 있는가?	네 ○	아니오 ○	해당없음 ○	
4. 손목에 적절한 지지가 제공되었는가?	네 ○	아니오 ○	해당없음 ○	
5. 팬은 모든 손가락에 적용할 만큼 충분히 넓은가?	네 ○	아니오 ○	해당없음 ○	
6. 팬과 엄지 받침대는 길이가 적절한가?	네 ○	아니오 ○	해당없음 ○	
7. 보조기는 아래팔에 2/3의 길이인가?	네 ○	아니오 ○	해당없음 ○	
8. 보조기는 아래팔의 너비의 반인가?	네 ○	아니오 ○	해당없음 ○	
9. 손의 활이 지지되고 유지되고 있는가?	네 ○	아니오 ○	해당없음 ○	
기능				
1. 보조기는 손목, 손가락 그리고 엄지를 완전히 고정하는가?	네 ○	아니오 ○	해당없음 ○	
2. 보조기는 쉽게 착용하고 제거할 수 있는가?	네 ○	아니오 ○	해당없음 ○	

스트랩				
1. 스트랩은 둥글게 되어 있는가?	네 ○	아니오 ○	해당없음 ○	
2. 스트랩은 보조기에 손/팔을 적절하게 안정시키도록 위치되었는가?	네 ○	아니오 ○	해당없음 ○	
편안함				
1. 보조기 끝은 매끄럽고 모서리가 둥글게 되어 있다.	네 ○	아니오 ○	해당없음 ○	
2. 몸쪽 말단부는 벌려져 있다.	네 ○	아니오 ○	해당없음 ○	
3. 보조기가 끼임이나 욕창을 발생시키지 않는다.	네 ○	아니오 ○	해당없음 ○	
외관				
1. 보조기에 지문, 먼지, 연필과 펜 자국이 없는가?	네 ○	아니오 ○	해당없음 ○	
2. 열가소성 재료가 찌그러지지 않았다.	네 ○	아니오 ○	해당없음 ○	
치료적 요법				
1. 클라이언트는 착용 일정에 대해 교육받았다.	네 ○	아니오 ○	해당없음 ○	
2. 클라이언트는 보조기에 대한 주의사항을 제공받았다.	네 ○	아니오 ○	해당없음 ○	
3. 클라이언트는 교육에 대해 이해했음을 알렸다.	네 ○	아니오 ○	해당없음 ○	
4. 클라이언트/보호자는 보조기를 어떻게 세척하는지 알고 있다.	네 ○	아니오 ○	해당없음 ○	

자가 평가를 기반으로 보조기 수정 또는 변경 사항에 대해 논의하라(추후에는 어떻게 다르게 작업할 것인가?).

____

____

____

보조기를 제작할 때 임상적 안정성을 향상시킬 수 있는 부분에 대해 논의하라.

____

____

____

점수표 9.1 안정 손 보조기

	이름: ______ 날짜: ______
안정 손 보조기의 자세:	
기능적 자세(중간관절) ○ / 변형 방지 자세(내재근 양성) ○	
점수:	
1 = 개선이 어렵거나 적용할 수 없음 2 = 최대한의 개선이 필요 3 = 중간 정도의 개선이 필요 4 = 최소한의 개선이 필요 5 = 개선이 필요하지 않음	

평가 영역						의견
디자인						
1. 손목은 올바른 각도에 위치해 있는가?	1	2	3	4	5	
2. MCP관절은 올바른 각도에 위치해 있는가?	1	2	3	4	5	
3. 엄지는 적절한 위치에 있는가?	1	2	3	4	5	
4. 손목에 적절한 지지가 제공되었는가?	1	2	3	4	5	
5. 팬은 모든 손가락에 적용할 만큼 충분히 넓은가?	1	2	3	4	5	
6. 팬과 엄지 받침대는 길이가 적절한가?	1	2	3	4	5	
7. 보조기는 아래팔에 2/3의 길이인가?	1	2	3	4	5	
8. 보조기는 아래팔의 너비의 반인가?	1	2	3	4	5	
9. 손의 활이 지지되고 유지되고 있는가?	1	2	3	4	5	
기능						
1. 보조기는 손목, 손가락 그리고 엄지를 완전히 고정하는가?	1	2	3	4	5	
2. 보조기는 쉽게 착용하고 제거할 수 있는가?	1	2	3	4	5	

스트랩						
1. 스트랩은 둥글게 되어 있는가?	1	2	3	4	5	
2. 스트랩은 보조기에 손/팔을 적절하게 안정시키도록 위치되었는가?	1	2	3	4	5	
편안함						
1. 보조기 끝은 매끄럽고 모서리가 둥글게 되어 있다.	1	2	3	4	5	
2. 몸쪽 말단부는 벌려져 있다.	1	2	3	4	5	
3. 보조기가 끼임이나 욕창을 발생시키지 않는다.	1	2	3	4	5	
외관						
1. 보조기에 지문, 먼지, 연필과 펜 자국이 없는가?	1	2	3	4	5	
2. 열가소성 재료가 찌그러지지 않았다.	1	2	3	4	5	

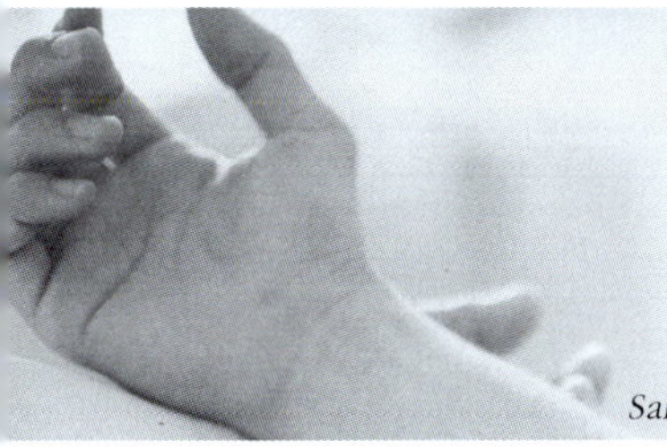

팔꿈치 및 아래팔 고정 보조기

Elbow and Forearm Immobilization Orthoses

Salvador Bondoc, John Jackson

학습목표

1. 팔꿈치 및 아래팔 보조기 중재를 위한 해부학적 및 생체역학적 고려사항을 정의한다.
2. 팔꿈치 및 아래팔 고정 보조기에 대한 임상/진단의 적응증을 논의한다.
3. 팔꿈치 고정 보조기의 구성요소를 확인한다.
4. 앞쪽 및 뒤쪽 팔꿈치 보조기의 제작 과정을 기술한다.
5. 팔꿈치와 아래팔 고정 보조기의 주의사항을 검토한다.
6. 팔꿈치 또는 아래팔 고정 보조기의 문제점을 파악하기 위해 임상추론을 사용한다.
7. 완성된 팔꿈치 또는 아래팔 고정 보조기의 평가를 위해 임상추론을 사용한다.
8. 팔꿈치 또는 아래팔 고정 보조기의 적용에 대한 지식을 사례연구에 응용한다.

주요용어

앞쪽 팔꿈치 고정 보조기 anterior elbow immobilization orthosis
앞쪽 자리바꿈 anterior transposition
수반 손상 concomitant injury
팔굽굴증후군 cubital tunnel syndrome
먼쪽 위팔뼈 distal humerus
팔꿈치의 불안정성 elbow instability
에섹스-로프레스티 골절 Essex-Lopresti fracture
안쪽 및 가쪽 위관절융기 medial and lateral epicondyles
몬테지아 골절 Monteggia fracture
팔꿈치머리 돌기 olecranon process
개방정복고정술 open reduction internal fixation (ORIF)
뒤쪽 팔꿈치 고정 보조기 posterior elbow immobilization orthosis
노뼈 머리 radial head
피부밑 subcutaneous
근육밑 submuscular
"불행 삼징후" 손상 "terrible triad" injury
건증 tendinosis
테니스 엘보 tennis elbow
바깥 굽은(외반의) valgus
안쪽 굽은(내반의) varus

Devon은 취미로 농구 경기를 하다가 손을 뻗으면서 넘어졌다. 응급실에 있을 때 그는 위팔자관절(humeroulnar joint) 탈구 진단을 받았다. 의사는 위팔자관절이 팔꿈치를 안정시키는 데 중요한 역할을 한다고 데본에게 설명했다. 그의 팔은 나중에 석고붕대로 고정되었다. 석고붕대를 제거한 후 Devon은 팔꿈치의 통증과 굳음으로 인해 뻗기 동작을 하기가 어려웠다. 이러한 어려움은 그가 일상생활활동, 일 및 농구를 하는데 많은 능력을 제한했다. 데본의 의사는 그가 작업치료를 받도록 의뢰했다. 그의 첫 번째 치료 시간 동안 작업치료사는 팔꿈치 굳음이 팔꿈치 석고붕대 제거 후 흔한 합병증이라고 설명했다. 치료사와 데본은 데본이 본래의 움직임을 되찾고 통증을 완화하며 가장 중요한 일상생활활동을 재개하고 직장으로 복귀하여 농구를 다시 할 수 있도록 하는 것을 우선순위 목표로 두고 함께 협력했다.

해부학적 및 생체역학적 고려사항

ANATOMICAL AND BIOMECHANICAL CONSIDERATIONS

팔꿈치관절의 기전은 경첩과 유사하다. 하지만 시상면의 굽힘 및 폄은 위팔자관절 및 위팔노관절이라는 각각 다른 관절 운동학적 요소 포함하는 두 가지 관절(articulation)에 의해 만들어진다. 위팔자관절은 몸쪽 자뼈의 도르래패임(trochlear notch)과 먼쪽 위팔뼈의 도르래(trochlea)로 구성된다.

위팔노관절(humeroradial articulation)은 몸쪽 노뼈의 오목(fovea)과 먼쪽 위팔뼈의 작은머리(capitulum)로 구성된다. 이러한 관절 구조는 몸쪽 노자관절(proximal radioulnar joint)과 함께 단일 관절주머니를 공유하며 형태가 매우 일치한다. 몸쪽 노자관절은 해부학적으로 위팔노관절과 위팔자관절에 연결되어 있지만 만들어지는 동작은 기능적으로 구별된다. 손목에서의 먼쪽 노자관절과 함께 몸쪽 노자관절은 아래팔의 엎침(pronation) 및 뒤침(supination)을 제공하는 단일 세로축을 형성한다. 관절 표면의 높은 일치성으로 인해 관절 표면에 영향을 미치는 골절 또는 탈구는 폄-굽힘과 뒤침-엎침 중 하나 또는 둘 모두에서 사용 가능한 운동 범위를 상실하게 할 수 있다. 또한, 팔꿈치 관절 복합체의 단일 관절주머니 구조를 고려할 때, 장기간 고정은 세 개의 팔꿈치 관절 모두의 운동 범위의 손실 또는 제한을 더욱 악화시킬 수 있다.

관절가동범위(ROM) 평가에서 정상적인 팔꿈치 굽힘은 연부조직과 아래팔 및 팔의 바닥쪽 표면의 접촉이 부드러운 끝 느낌(soft end feel)이 나도록 한다. 한편, 팔꿈치 폄은 자뼈의 팔꿈치돌기가 먼쪽 위팔뼈의 팔꿈치오목과 접촉함에 따라 단단한 끝 느낌(hard end feel)이 나도록 한다. 아래팔은 팔꿈치를 펴는 동안 아래팔이 뒤침될 때 가쪽으로 치우치는 경향이 있다. 운반각(carrying angle)이라고도 하는 팔꿈치의 바깥 굽은 각(valgus angulation)은 위팔뼈의 세로축에서 10~15°이며 도르래의 안쪽 측면에서 먼쪽으로 연장하면 나타난다. 이러한 바깥 굽은 각도는 팔꿈치 폄 고정 또는 가동 보조기를 적용할 때 반드시 고려해야 한다. 외상이나 기저 병리가 없는 경우 과도한 바깥 굽은 자세의 팔꿈치(일반적으로 팔꿈치 폄 및 아래팔 뒤침에서 장기간의 체중 부하가 관찰됨)는 안쪽곁인대의 파열 또는 이완으로 이어질 수 있다.

팔꿈치 굽힘 및 폄의 범위에서 안쪽 및 가쪽 곁인대 복합체는 또한 팔꿈치 관절의 안정성에 기여한다. 안쪽곁인대 복합체의 구성요소는 최대 폄에서 120° 굽힘까지 바깥 굽음(안쪽) 제한을 만든다. 한편 가쪽(자쪽)곁인대 복합체는 운동범위 전체에서 팽팽한 상태를 유지하며 팔꿈치가 안쪽 굽은(varus) 스트레스를 받을 때 더욱 두드러진다. 곁인대 복합체가 팔꿈치 안정성에 기여하는 경우, 한쪽 또는 양쪽 인대의 부상은 팔꿈치 정렬과 운동 범위를 변화시킬 수도 있다.

팔꿈치의 바닥쪽 표면은 연부조직으로 채워져 있으며 사람의 근육량과 팔꿈치 관절 복합 이완에 따라 팔꿈치가 완전히 펴질 때 편평하거나 오목한 표면에 놓일 수 있는 가로 주름이 있다. 이 바닥쪽 부위는 위팔두갈래근 위쪽, 위팔노근의 힘살, 일반적으로 손의 가쪽 폄근과 손의 안쪽 굽힘근 경계에 있다. 등쪽 팔꿈치 표면은 뼈가 두드러진다. 팔꿈치가 90° 굽힘되면 팔꿈치돌기의 중심점과 안쪽 및 가쪽 위관절융기가 삼각형 형상을 보인다. 이러한 뼈 돌출부는 잠재적인 자극의 원인이 되며 보조기 제작 및 적용하는 동안 보호되어야 한다.

임상적 증상과 일반적 진단

CLINICAL INDICATIONS AND COMMON DIAGNOSES

팔꿈치 및 아래팔 고정 보조기는 일반적으로 뼈, 근육, 인대 및 관련 연부조직의 외상성 손상 후 치유 중인 구조를 보호하고 지지하기 위해 제작된다. 이러한 질환은 보존적 또는 외과적으로 관리된다. 보존적 관리는 고정하기 전에 조작 또는 폐쇄 정복을 포함할 수 있으며 종종 단순 골절 시 시행된다. 외과적 중재는 클라이언트의 표현과 목표, 의사의 선택, 얻을 수 있는 정보에 따라 다르다. 일반적인 수술 고정 절차에는 판과 나사 및 선을 사용한 내부 고정을 통한 개방 정복이 포함된다. 팔꿈치에 사용되는 다른 수술 절차에는 경첩식 외부 고정, 관절성형술(관절치환술) 및 신경 전위가 포함된다. 외부 고정의 경우 추가적인 팔꿈치 고정 보조기가 필요하지 않을 수 있다.

팔꿈치 고정 보조기는 통증을 관리하고 불안정한 구조(예: 관절염)를 지지하고, 움직임을 제한하고 안정을 제공(예: 자신경 죄임)하거나, 움직임 상실을 방지하거나 움직임을 개선하기 위해(예: 팔꿈치 경직 및 구축) 처방될 수 있다. 점진적 적용을 통해, 고정을 목적으로 하는 팔꿈치 보조기는 시중에 사전 제작되거나 맞춤 제작될 수 있다. 적절한 보조기 선택은 임상적 적응증과 외과 의사, 치료사 및 클라이언트의 선호도에 따라 다르다. 표 10.1은 팔꿈치 고정 보조기가 처방된 질환에 대한 개요 및 비교를 제공한다.

팔꿈치 골절 및 탈구

Elbow Fractures and Dislocation

팔꿈치의 외상성 골절은 먼쪽 위팔뼈, 몸쪽 자뼈, 몸쪽 노뼈 또는 이들의 조합으로 발생할 수 있다. 팔꿈치 골절의 발생률은 앞서 언급한 먼쪽 위팔뼈와 몸쪽 자뼈를 포함하여 더 흔하고, 골절은 앞서 언급한 구조에 거의 고르게 분포되어 있다. 골절은 종종 주변 연부조직, 혈관 또는 신경에 수반되는 손상

표 10.1 팔꿈치 고정 보조기가 필요한 질환

질환	권고되는 착용 일정	보조기의 유형 및 자세
팔꿈치 골절	수술 후 드레싱이 제거된 후, 치료사는 팔꿈치 고정 보조기를 제작한다. 보조기는 종일 착용하고 운동과 위생을 위해서는 상담 후에 제거할 수 있다.	먼쪽 위팔뼈 골절: 뒤쪽 팔꿈치 보조기는 팔꿈치 90° 굽힘과 아래팔 중립 자세를 취하게 한다. 몸쪽 자뼈 골절: 뒤쪽 팔꿈치 보조기는 팔꿈치 90° 굽힘과 아래팔 중립 자세를 취하게 하여 안정과 보호를 제공한다. 몸쪽 자뼈 골절: 팔꿈치를 받히거나 팔꿈치를 등쪽으로 30~45° 굽힘시켜 위팔세갈래군의 수동 장력을 최소화시킨다.
팔꿈치 관절성형술	수술 후 드레싱을 제거하면 치료사는 팔꿈치 고정 보조기 또는 클라이언트에게 맞는 교정기를 제작한다. 보조기는 종일 착용하고 관절이 안정될 때까지 관절범위 운동을 할 때 제거한다.	팔꿈치를 90° 굽힘시키는 뒤쪽 팔꿈치 보조기 또는 기성 보조기(Bledsoe-type 교정기 또는 Myao 팔꿈치 교정기)
팔꿈치의 불안정성	수술 후 드레싱을 제거한 이후 팔꿈치를 120° 굽힘시키는 뒤쪽 팔꿈치 고정 보조기가 제공된다.	뒤쪽 팔꿈치 보조기는 100~120° 굽힘시키고 교정기는 110~120°로 팔꿈치를 고정시킨다. 만약 뒤가쪽 회전 불안정성이 있다면 아래팔을 엎침시키고 그렇지 않으면 중립으로 둔다. 어떤 경우에도 손목을 편안하게 지지하기 위해 보조기를 손목까지 연장시킨다.
위팔두갈래근/위팔세갈래근 재건		위팔두갈래근 파열: 보존적인 관리로 부분적 파열에는 뒤쪽 고정 보조기를 사용한다. 이 보조기는 팔꿈치를 90° 굽힘시키고 아래팔은 뒤침으로 중립 자세로 둔다. 완전 파열인 경우 수술 후 교정기 또는 보조기 제공은 아래팔을 뒤침으로 중립 상태로 둔다. 뒤침 자세는 위팔두갈래근의 기계적 부딪힘을 최소화한다. 뒤쪽 위치는 팔꿈치를 안정시키고 위팔두갈래근의 움직임을 최소화하기 위해 필요하다. 위팔세갈래근 봉합: 부분적 파열에는 보존적 관리로 팔꿈치 교정기 또는 고정 보조기를 적용한다. 이 보조기는 팔꿈치를 90° 굽힘시키고 아래팔은 중립으로 둔다. 수술 후 교정기 또는 보조기의 중재는 완전 파열에 적용되고 아래팔을 중립 자세로 둔다.
팔꿉굴증후군	야간 착용	보존적: 앞쪽 팔꿈치 폄 보조기는 팔꿈치를 30° 폄시킨다. 뒤쪽 팔꿈치 보조기는 팔꿈치를 30° 폄시키고 팔꿈치머리와 안쪽위관절융기에 패드를 붙이는데, 이는 보조기와 팔꿉굴 영역에 공간을 만들기 위함이다. 수술 후: 뒤쪽 긴 팔 보조기는 팔꿈치를 70~90° 굽힘시키고 피부 밑 전위를 위해 아래팔을 중립 자세로 두고 근육 밑 전위를 위해 아래팔을 엎침으로 둔다
테니스 엘보	주간 착용	대응력 교정기와 손목 고정 보조기의 결합하여 손목을 20~30° 폄시킨다.

으로 인해 복잡해진다. 더 복잡한 형태의 팔꿈치 골절은 관절 표면을 포함하며 관절 탈구를 포함할 수 있다. 그러나 관절 탈구는 골절 없이 연부조직의 지지부분의 파열로 인해 발생할 수 있다. 복합 팔꿈치 부상은 적절하게 치료하지 않으면 반복적인 불안정성, 뻣뻣함 및 통증으로 예후가 좋지 않다.

먼쪽 위팔뼈 골절 Distal Humerus Fractures

먼쪽 위팔뼈 골절은 모든 팔꿈치 골절의 약 1/3을 구성한다. 관절 내 골절은 자뼈 또는 노뼈와 관절을 이루고 팔꿈치를 가로 지르는 압력으로 인해 한쪽 또는 양쪽 관절융기에 발생할 수 있다. 관절 외 골절은 일반적으로 관절융기위 또는 관절융기 가로에서 발생한다. 이러한 골절은 일반적으로 손을 뻗어 넘어질 때 발생한다. 보존적으로 간단하게 치료된 비전위 골절 또는 더 복잡한 수술 후 팔꿈치 고정술, 불안정한 골절은 긴팔 석고붕대나 뒤쪽 팔꿈치 보조기로 고정된다. 뒤쪽 팔꿈치 보조기(그림 10.1)는 팔꿈치를 90° 구부리고 아래팔을 중립에 두도록 설계되었다. 보조기 사용 기간은 뼈 및 연부조직 치유 속도에 따라 달라질 수 있다. 많은 사례에서 치유를 위한 고정 보조기 연부조직의 구축을 방지 또는 관리를 위한 가동 보조기를 동시에 사용하였다. 치료사는 적시에 중재할 수 있도록 클라이언트의 주치의와 협력해야 한다.

몸쪽 노뼈 골절 Proximal Radius Fractures

몸쪽 노뼈 골절은 모든 팔꿈치 골절 중에서 가장 흔하다. 보통 총 팔꿈치 골절의 최소 1/3이 노뼈 머리와 목에서 발생한다. 이러한 팔꿈치 골절은 팔꿈치 20° 이상의 굽힘에서 엎침된 아래팔에 축 부하가 가해져서 발생한다. 골절의 심각성과 클라이언트의 상황에 따라 중재가 결정된다. 기계적 차단이 없는 단순하거나 최소한으로 전위된 노쪽 골절은 종종 뒤쪽 팔꿈치 고정 보조기를 사용하여 회복 기간 초기에 부드러운 능동 움직임을 치료한다(그림 10.1). 이 보조기는 안정과 보호를 위해 팔꿈치를 90° 구부리고 아래팔을 중립에 둔다. 전위된 노뼈 골절은 기계적 차단의 존재와 골절 분절의 수에 따라 외과적으로 치료할 수 있다. 외과의는 개방정복고정술(open reduction internal fixation, ORIF) 또는 노뼈 머리 치환을 할 수 있다. 두 경우 모두 클라이언트는 수술 직후 석고붕대 또는 시중에서 판매되는 보조기로 팔을 고정해야 한다. 고정 보조기 제공은 클라이언트의 상태(예: 치유 속도, 관절 안정성, 수반되는 곁인대 손상 유무) 및 외과 의사의 선호도에 따라 석고붕대 제거 후에도 계속 될 수 있다. ORIF를 한 클라이언트의 경우, 치료목표는 팔꿈치를 중립 또는 엎침 자세에서 90° 이상의 굽힘으로 팔꿈치를 고정하여 노뼈 고정의 안정성을 유지하는 것이다(그림 10.2). 클라이언트의 상태가 호전됨에 따라 팔꿈치 각도는 폄에 따라 조정될 수 있다. 노뼈 머리 관절 성형술을 받은 클라이언트의 경우 고정에 대한 선택은 지지 인대와 관절주머니의 온전함(integrity)에 따라 크게 좌우된다. 일부 외과의는 블레드소(Bledsoe) 교정기(그림 10.3)와 같이 시중에서 구매 가능한 가변 보조기를 선택하거나 치료사가 모든 굽힘 및 폄 방향을 조정하고 차단할 수 있는 맞춤형 경첩형 팔꿈치 보조기를 제작할 수 있다.

몸쪽 자뼈 골절 Proximal Ulnar Fractures

대부분의 몸쪽 자뼈 골절은 팔꿈치머리 또는 갈고리돌기(coronoid process)에서 발생한다. 팔꿈치머리 골절은 일반

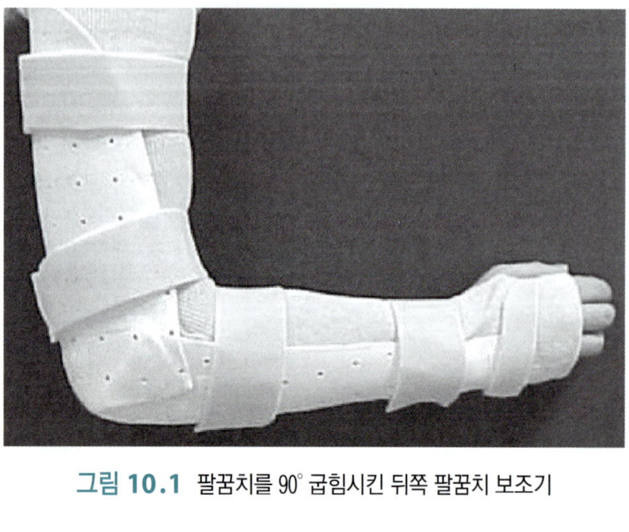

그림 10.1 팔꿈치를 90° 굽힘시킨 뒤쪽 팔꿈치 보조기

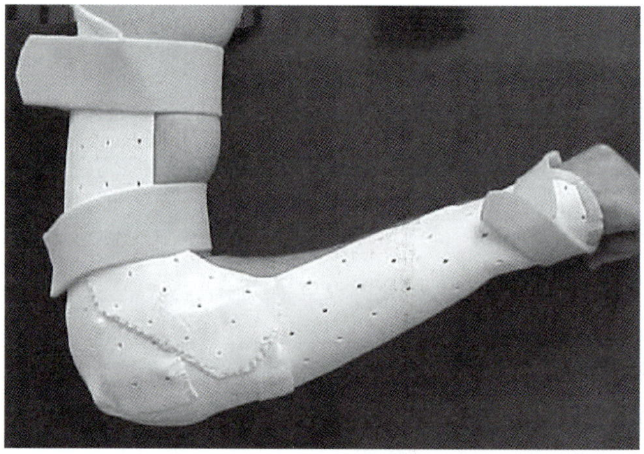

그림 10.2 팔꿈치를 120° 굽힘시킨 뒤쪽 팔꿈치 보조기

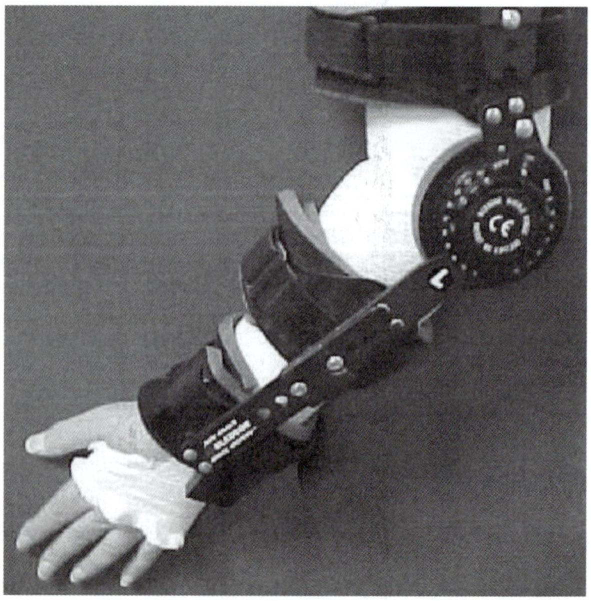

그림 10.3 블레드소 교정기

적으로 직접적인 충격이나 과도하게 펴는 힘에 의해 발생한다. 외과적 또는 보존적(닫힌 정복)의 급성 관리 후, 위팔세갈래군의 수동 근긴장을 최소화하기 위해 팔꿈치를 지지하거나 등쪽으로 30~45° 굽힘으로 위치시킨다. 갈고리돌기의 골절은 더 복잡하고 상당한 불안정성과 관련이 있다(이 주제는 추후에 설명된다). 관리에 대한 접근 방식은 다양하며 보다 보존적인 석고붕대 고정 또는 몇 주 동안 점진적인 외부 경첩 고정을 포함한다. 이러한 경우 재활 보조기 제공의 목적은 석고붕대 제거 이후 뻣뻣해진 관절에 대한 관절 가동범위를 증진하는 데 있다.

아래팔 골절 Forearm Fractures

몸쪽 노뼈 및 자뼈에 영향을 미치는 여러 복합 팔꿈치 골절은 몸쪽 및 먼쪽 노자관절의 파열을 초래한다. 노뼈 머리 골절과 관련된 뼈사이막의 파괴와 먼쪽 노자관절의 탈구(dislocation)는 에섹스-로프레스티(Essex-Lopresti) 골절이라고 한다. 몸쪽 노자관절에서 노뼈 머리의 탈구와 함께 몸쪽 자뼈 골절은 몬테지아(Monteggia) 골절로도 알려져 있다. 이러한 골절을 관리하는 목적은 팔꿈치와 아래팔 움직임을 위한 관절 연결과 운동을 회복시키는 것이다. 관리의 초기 목표는 회전을 제한하여 아래팔을 안정시키는 것이다. 제한은 팔의 몸쪽에서 팔꿈치까지 손목의 먼쪽 전체에 걸쳐 펌시키는 교정기, 보조기 또는 석고붕대를 통해 가능하다. 아래팔과 손목을 고정하고 팔꿈치를 제한하는 데 사용되는 보조기의 예로는 도수정복(sugar tong) 보조기(그림 10.4)와 뮌스터(Muenster) 보조기가 있다. 두 예 모두 일반적으로 시상 운동으로 30~130°의 기능적 범위 내에서 어느 정도의 팔꿈치 운동을 가능하게 한다.

팔꿈치 탈구 Elbow Dislocations

팔꿈치 탈구는 흔히며 골절 유무에 관계없이 발생할 수 있다. 골절이 없는 탈구는 단순한 것으로 여겨지는 반면, 골절이 있는 탈구(일반적으로 인대의 찢김 유형)는 복잡한 것으로 여겨진다. 단순하고 복합적인 거의 대부부의 팔꿈치 탈구는 뒤쪽 또는 뒤가쪽 방향으로 발생하여 관절 불안정성을 초래한다. 복합 팔꿈치 불안정성의 일반적인 패턴은 위팔뼈자관절의 탈구와 팔꿈치 및 노뼈 머리의 안쪽굽은 및 바깥굽은 안정성의 손상으로 인해 발생한다. 이 손상은 손을 뻗으면서 넘어져서 발생한다. 원뿔 갈고리돌기 찢김 골절과 관련 있는 경우를 "불행 삼징후" 손상("terrible triad" injury)이라고 한다.

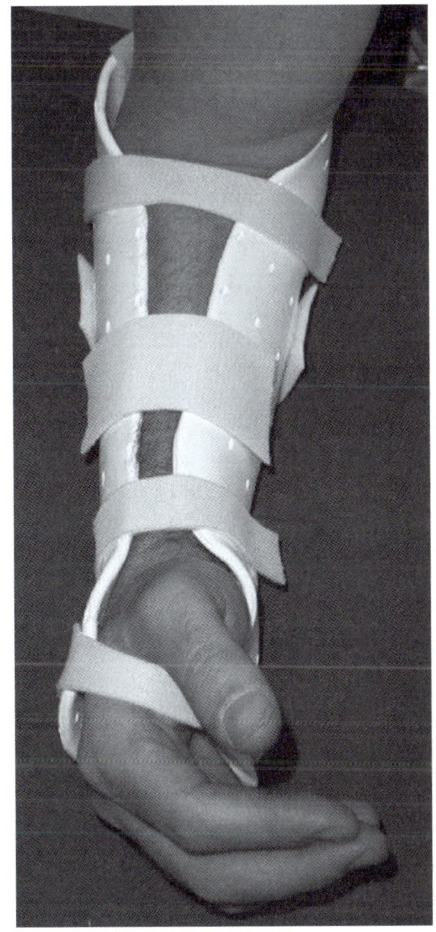

그림 10.4 도수정복 유형 아래팔 고정 보조기

불안정성을 방지하기 위해 다음 옵션 중 하나 이상을 적용하여 단순 탈구를 관리한다: (1) 석고붕대 고정 (2) 파열된 곁인대의 외과적 복구 (3) 정복술 또는 재건 수술 이후 조기 가동. 인대 재건을 했거나 하지 않은 조기 가동 프로그램을 받는 클라이언트는 안정 기간 동안 지지용 보조기를 제공받아야 한다. Wolff와 Hotchkiss는 정복술 이후 통증 및 보조기 제공의 한계 내에서 능동적 움직임을 사용하여 가쪽 불안정성을 예방하기 위해 팔꿈치 탈구를 관리하는 보존적 접근 방식을 설명했다. 고정 보조기는 팔꿈치를 100~120°의 팔꿈치 굽힘 상태로 위치시키고, 아래팔은 완전히 엎침된 위치에서 중립으로 둔다. 대안은 휴식 중에 팔꿈치를 안정화시키고 운동 중에 조정할 수 있는 시중에서 판매되는 경첩 보조기를 적용하는 것이다.

위팔두갈래근 파열 Biceps Rupture

먼쪽 위팔두갈래근 힘줄 파열은 흔하지 않으며 어깨 내의 긴

머리 가지(long head branch)와 중년 남성에서 자주 발생한다. 부상의 전형적인 기전은 팔꿈치가 굽힘 자세로 있는 동안 위팔 두갈래근의 편심성 부하이다. 팔꿈치 교정기 또는 고정 보조기를 사용하여 부분 파열에 대해 보존적 관리가 종종 사용된다. 이 보조기는 팔꿈치를 90° 굽히고 팔뚝을 엎침에서 중립에 둔다. 수술 후 교정기 또는 보조기 제공은 아래팔 뒤침에서 완전한 파열일 때 적용된다. 먼쪽 위팔두갈래근의 기계적 충돌을 최소화하기 위해 뒤침 자세가 필요하다. Seiler와 동료들은 아래팔 엎침이 될 때 몸쪽 노자관절 공간의 85%가 위팔두갈래근 힘줄이 차지하는 것으로 관찰됐다. 그들은 반복적인 엎침이 기계적 전단(물체의 표면이 서로 반대 방향으로 힘이 작용해 어긋남) 및 혈액순환 저하를 야기하여 병태생리학적으로 먼쪽 위팔두갈래근 파열의 원인이 된다는 이론을 정립했다. 클라이언트의 팔꿈치를 보존적 또는 외과적으로 관리하든, 교정기나 보조기는 4~8주간 일반적인 힘줄 치유 과정에 걸쳐 부드러운 관절운동을 적용하고 업그레이드하여 점차 폄 동작을 조정한다.

위팔세갈래근 재건 Triceps Repair

팔꿈치 교정기 또는 고정 보조기를 적용한 부분 파열의 경우 위팔세갈래근 재건을 위한 보존적 관리가 종종 필요하다. 이 보조기는 팔꿈치를 중립에 놓고 팔꿈치를 90° 굽히게 한다. 수술 이후 교정기 또는 보조기 중재는 완전 파열된 아래팔을 중립 자세에서 적용한다. 뒤침 자세는 먼쪽 위팔두갈래근의 기계적 충돌을 최소화하는 데 필요하다.

팔꿉굴증후군 Cubital Tunnel Syndrome

팔꿉굴증후군은 팔에서 두 번째로 흔한 신경 압박 부위이다. 해부학적으로 자신경은 위팔뼈의 안쪽위관절융기와 팔꿈치 머리 사이에 얕게 위치하여 이차적인 팔꿈치 손상에 취약하다. 신경 손상은 외상 또는 시간이 지남에 따라 장시간 신경을 압박하거나 지속적인 움직임의 결과로 발생할 수 있다. 외상에 따른 자신경 죄임은 부종이나 유착이 상처가 있는 부위의 신경을 죄임에 따라 즉시 또는 점진적으로 발생할 수 있다. 증상으로는 손의 네 번째와 다섯 번째 손가락에 통증과 감각 이상(무감각, 저림)이 있다. 진행형 단계에서는 새끼두덩근과 엄지 모음근의 약화와 위축이 나타날 수 있다(14장 참조).

보존적 관리는 증상을 악화시키는 자세와 위치를 피하는 데 중점을 둔다. 클라이언트는 반복적이거나 지속적인 팔꿈치 굽힘을 피하도록 한다. 앞쪽 팔꿈치 폄 보조기는 팔꿈치를 30~45°의 굽힘으로 위치시킨 상태에서 제작된다(그림 10.5). 팔꿉굴 부위가 계속 자극을 받으면 팔꿈치의 뒤안쪽에 "belly gutter"가 있는 뒤쪽 팔꿈치 보조기를 선택할 수 있다. 시중에서 판매되는 연성 보조기에는 Pil-O-Splint(North Coast Medical, Gilroy, CA)(그림 10.6) 및 Comfort Cool 자쪽 보호대(North Coast Medical)(그림 10.7) 등이 있는데, 열가소성 보조기 장치를 클라이언트가 견디지 못할 경우 대안으로 사용할 수 있다. Apfel과 Sigafoos가 시행한 시신 연구에서 세 가지 유형의 보조기와 교정기는 모두 90° 미만의 팔꿈치 굽힘을 예방하는 데 성공했다. 이들은 Pil-O-Splint, Hely Weber 팔꿉 교정기, 접힌 타월 스플린트가 적용되었다. 효과적인 보조기 디자인을 사용하는 것 외에도, 팔꿉굴증후군의 관리는 과도한 팔꿈치 굽힘을 최소화하고 굽힘된 팔꿈치에 대한 체중 부하를 최소화하여 자신경의 압력이나 견인을 줄이는 등 클라이

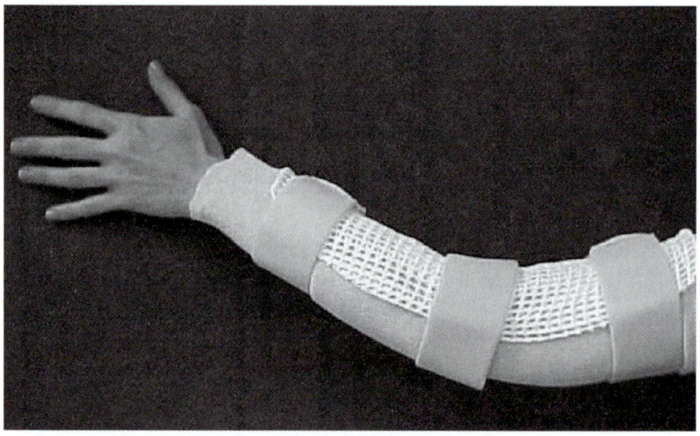

그림 10.5 팔꿈치를 -30° 폄시킨 앞쪽 팔꿈치 보조기

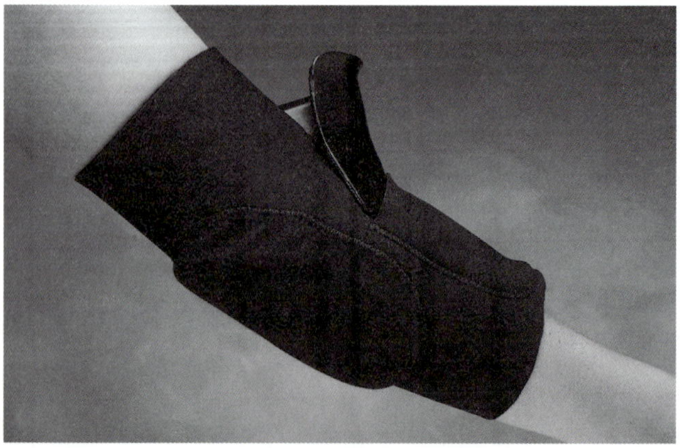

그림 10.6 Pil-O-Splint

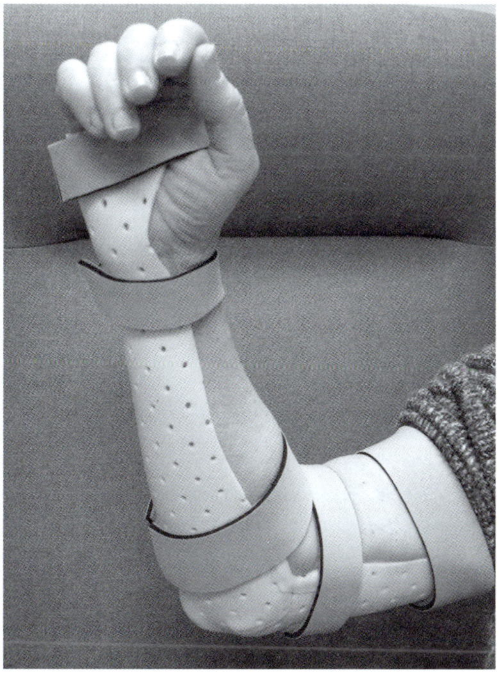

그림 10.7 Comfort Cool 자쪽 보호대

언트의 행동 교정이 더해져야 한다. 경성 야간 보조기 착용 및 활동 수정은 팔꿉굴증후군의 성공적인 치료법으로 밝혀졌다.

중증 자신경 손상에 대한 외과적 감압술

Surgical Decompression of High Ulnar Nerve Injury

팔꿉굴증후군의 보존적 관리가 성공하지 못하거나 자신경의 압박이 너무 심하여 클라이언트의 먼쪽 근육 약화와 견딜 수 없는 불편한 감각이 유발되는 경우 수술이 필요할 수 있다. 이 수술 방법에는 자신경의 전방 전위가 포함된다. 이 수술 방법을 수행하는 두 가지 주요 방법은 피부밑 또는 근육밑의 전위술(transposition)이다. 피부밑 방법은 자신경을 앞쪽 안쪽에서 정중신경 쪽으로 이동하고 아래팔의 피부밑 근막 아래로 이동하는 것을 포함한다. 팔꿈치가 70~90° 굽힘되고 아래팔이 중립 자세인 뒤쪽 긴 팔 보조기가 적용된다. 근육밑 방법은 자신경을 앞쪽으로 이동시키고 가장 일반적으로 굽힘근-엎침근 기원인 근육층에 배치하는 것을 포함한다. 팔꿈치가 70~90° 굽힘되고 아래팔이 약간 엎침되는 뒤쪽 긴 팔 보조기가 일반적으로 사용된다.

팔꿈치 굳음 Elbow Stiffness

굳음은 보존적 또는 외과적으로 관리하든 팔꿈치 관절 복합체에 대한 외상의 일반적인 결과이다. 팔꿈치 굳음은 골관절염 환자에게 흔하게 나타날 수 있다. 팔꿈치 굳음은 내인성 또는 외인성으로 분류 될 수 있다. 내인성 팔꿈치 굳음은 부분 관절 고정 또는 연골 내벽의 손실(예: OA)과 같은 관절 내 병리를 가지고 있을 수 있으며, 골절 또는 탈구 후 부정확한 정복 및 고정으로 인한 관절 일치성 상실로 인한 것일 수 있다. 내재적 굳음의 관절가동범위 끝 부분에 대한 평가는 종종 "뼈와 뼈가 맞닿는 느낌(bone-on-bone)", 즉 끝 느낌으로 알 수 있다. 반면에, 외인성 팔꿈치 굳음은 피부, 근육 및 힘줄을 포함하여 주변의 관절주머니, 인대 및 인접 연부조직 구조에 대한 구축의 결과이다. 종종 팔꿈치는 부상 후 중간 굽힘으로 유지된다. 신체가 치유 단계(즉, 재건 및 재형성에 대한 염증 반응)를 거치면서 심한 부종, 상처, 흉터, 통증 및 고정화는 팔꿈치의 연부조직이 구축되는 데 영향을 미친다. 이 문제를 해결하기 위해, 조절된 능동 움직임, 저부하 및 장기간 신장을 제공하는 보조기 제공 또는 교정을 통한 조기 중재를 실시한다.

팔꿈치 굳음을 해결하기 위해 저부하 및 장기간 신장을 포함하는 보조기 제공에 대한 두 가지 일반적인 접근 방법이 있다: (1) 정적 점진적 또는 연속 정적 보조기(그림 10.8) 및 (2) 동적 보조기. 정적 점진적 또는 연속 정적 보조기는 스트레스 완화 기전을 기반으로 한다(즉, 조직이 늘어나면 늘어난 상태를 유지하는 데 필요한 부하가 감소하고 더 잘 견디게 된다). 동적 보조기 제공의 기전은 크리이프(시간과 함께 진행하는 변형)이며, 부하가 지속적으로 적용되어 조직의 점성탄력성 특성이 바뀐다. Veltman과 동료들의 체계적 고찰에서, 정적 점진적 보조기 착용은 160명의 환자에서 평균 36°의 변화를 가져 왔고, 동적 보조기는 72명의 환자에서 평균 37°의 변화를 가져 왔다. 팔꿈치 굳음을 위한 보조기를 사용하는 재활

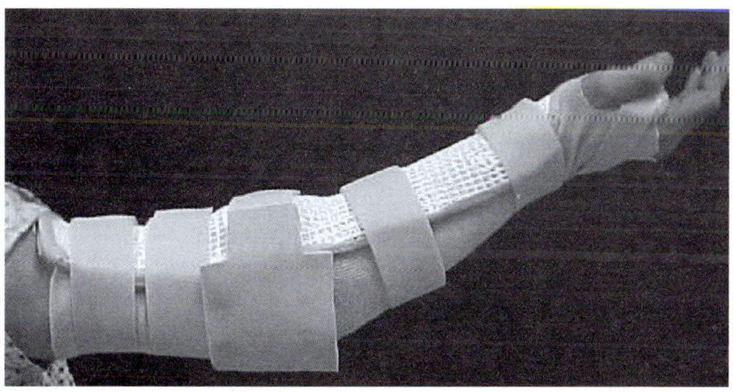

그림 10.8 연속 정적 팔꿈치 폄 보조기

관리는 효과적이지만 시간이 많이 걸리며 성공하기 위해서는 보조기 착용 일정과 홈 프로그램의 움직임 범위 및 스트레칭 운동에 대한 지속적인 클라이언트 모니터링이 필요하다. 두 가지 보조기 접근법은 모두 근거에 의해 잘 뒷받침되지만 치료사는 착용 내성과 순응도를 더 잘 달성하기 위해 클라이언트의 선호도와 후속 조치 능력에 잘 대응해야 한다.

상당한 섬유증과 흉터의 성숙이 존재하는 외인성 구축의 경우 보조기 제공 또는 교정이 맞지 않을 수 있으며 개방 또는 관절경적 절제술이 필요할 수 있다. 내재적 구축은 해부학적으로 가능한 경우에만 재활 관리가 효과적일 수 있다. 팔꿈치의 완전한 ROM을 달성하려면 조직 이완법 및 관절 성형술이 필요할 수 있다.

테니스 엘보 Tennis Elbow

테니스 엘보 또는 가쪽위관절융기염은 테니스 선수(그리고 라켓 경기를 하는 운동선수)뿐만 아니라 반복적인 손목 움직임 및 쥐기 손 움직임을 수행하는 일반인들에게도 매우 흔하다. 아래팔 폄근의 과도한 사용은 공통 폄근 중에서도 특히 짧은노쪽손목폄근의 삠과 미세파열을 발생시킨다. 그 결과 클라이언트는 가쪽위관절융기 또는 공통 폄근 힘줄 부위에 압통과 통증을 호소한다. 클라이언트는 또한 저항받은 뒤침으로 인해 악력 감소와 뒤가쪽 통증을 경험할 수 있다. 조기에 진단받지 않으면 고정 및 활동교정을 통해 적절하게 치료해도 미세파열이 충분히 치유되지 않거나 악화되어 근육 힘줄의 만성 흉터 또는 건병증으로 이어질 수 있다.

가쪽위관절융기염의 급성 치료를 위해서는 두 가지 일반적인 보조기 접근 방법을 적용할 수 있다. 손목을 20~30° 폄하는 콕업 보조기(7장 참조)나 대응력(counterforce) 교정기(그림 10.9)는 모두 슈퍼마켓이나 약국에서 쉽게 구입할 수 있다. 두 보조기를 비교하는 연구는 상충되는 결과를 도출하였다. 한 연구에서는 대응력 교정기 또는 슬리브(sleeve)를 사용하는 것이 손목 보조기보다 쥐기로 인한 통증을 줄이는 데 더 효과적이라는 결론을 내렸다. 참가자 42명을 대상으로 한 또 다른 연구에서는 손목 고정이 아래팔 대응력 교정기보다 통증 완화에 더 효과적이라는 것을 보여주었다. 두 연구 모두 장기적인 효과를 조사하지 않았다. 가쪽위관절융기염은 재발이 쉬운 질환으로 알려져 있기 때문에 장기적 효과는 매우 중요하다.

한 연구에서는 나선형 아래팔-손목 디자인을 통해 아래팔 뒤침을 제한하는 대응력 교정과 손목 고정을 동시에 시행하면 테니스 엘보의 증상에 긍정적인 영향을 미치는 새로운 보조기 디자인을 보고했다. 이 연구에서 새로운 나선형 보조기는 총 4주 동안 착용되었다. 이 연구는 작은 표본을 가지고 있었지만, 피험자들은 쥐기 힘, 손의 기능적 사용 및 통증 감소에서 유의한 증가를 보여주었다.

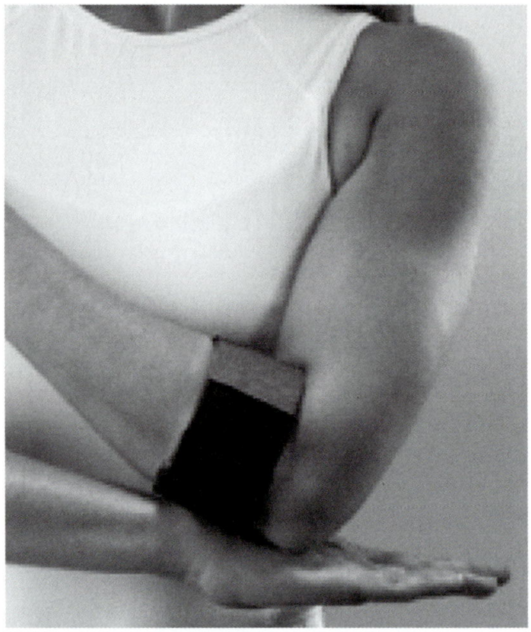

그림 10.9 대응력 교정기

출처: Rizzone, K., Gregory, A (2013). Using casts, splints and braces in the emergency department. *Clinical Pediatric Emergency, 14*(4), 340-348.

팔꿈치 및 아래팔 보조기의 특징

FEATURES OF ELBOW AND FOREARM ORTHOSES

뒤쪽 팔꿈치 보조기 Posterior Elbow Orthosis

뒤쪽 팔꿈치 보조기(그림 10.10)는 여러 급성 외상 후 및 수술 후 팔꿈치를 70~120° 굽힘시키기 위해 일반적으로 선택하는 보조기이다. 보조기는 쉽게 착용하고 통증과 치유되는 과정에서 휴식과 보호를 제공한다. 팔꿈치 뒤쪽 뼈 돌출부로 인한 압박을 피하거나 완화하기 위한 조치가 보조기 디자인에 포함되어야 한다. 팔꿈치 부상 및 수술의 일반적인 결과인 부종도 보조기 디자인에 반영하고 압박 슬리브를 통해 관리해야 한다. 슬리브는 보조기로 덮인 피부를 건조하게 유지시킨다.

앞쪽 팔꿈치 보조기 Anterior Elbow Orthosis

앞쪽 팔꿈치 보조기는 뒤쪽 압박이나 접촉을 견딜 수 없는 뒤

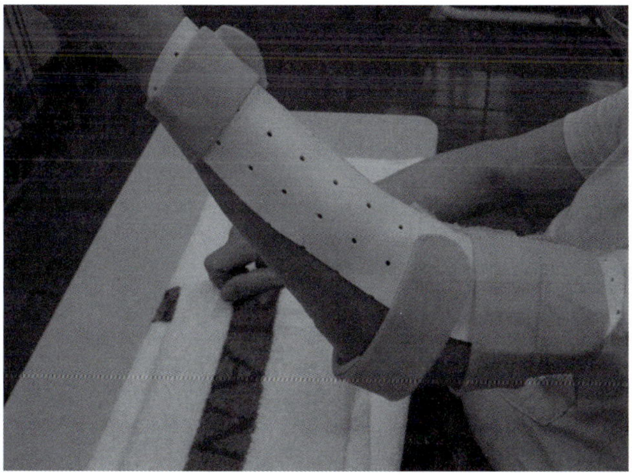

그림 10.10 뒤쪽 팔꿈치 보조기

쪽 상처가 있는 경우에 적용한다. 팔꿈치를 70° 미만 굽힘으로 위치시키는 경우 앞쪽 보조기를 고려할 수 있다. 앞쪽 팔꿈치 보조기는 팔꿈치 굽힘 구축을 예방하거나 교정하는데도 사용된다. 굳은 팔꿈치의 구축이 이완된 후, 앞쪽 팔꿈치 보조기는 연속 정적 보조기를 적용하여 매주 폄 간격을 증가시킨 보조기를 재형성하여 시간이 지남에 따라 점진적으로 팔꿈치 폄을 확보한다. 또한 앞쪽 디자인은 자신경 압박 신경병증과 같은 팔꿈치 굽힘을 차단하는 데 효과적이다.

35~30° 폄 구축의 경우, 클라이언트가 휴식 시 사용하기 위한 앞쪽 팔꿈치 폄 보조기가 제작된다(그림 10.11). 편안한 자세로 있는 경우 팔꿈치가 굽혀지는 경향이 있기 때문에 클라이언트가 팔꿈치를 펴는 데 익숙해질 수 있도록 착용 일정을 점차적으로 늘리는 것이 좋다. 제작 과정에서 보조기는 팔오금(cubital fossa) 근처에 작은 공간을 만들기 위해 성형될 수 있다. 적용하는 동안 클라이언트는 보조기에 대해 팔오금을 완전히 근접하게 위치시켜 팔꿈치에 추가적인 신장을 적용 할 수 있다. 필요한 경우 팔꿉 창을 만드는 디자인 수정을 통해 클라이언트에게 시각적 안내를 제공할 수 있다(그림 10.12). 클라이언트의 팔꿈치 폄이 증가함에 따라 앞쪽 팔꿈치 보조기를 재성형하여 목표를 달성할 때까지 정적인 신장을 제공할 수 있다.

정적 점진적 팔꿈치 폄

Static Progressive Elbow Extension

35° 이상의 굽힘 구축의 경우 정적 진행 팔꿈치 보조기를 제작하거나 제공된다. 정적 점진적 팔꿈치 폄 보조기를 위한 효과적인 디자인은 맞춤형 턴버클(turnbuckle) 보조기이다(그림 10.13). 이 보조기는 먼쪽으로 긴 노쪽 거터, 몸쪽으로 앞쪽 팔 받침대, 한 쌍의 경첩 및 턴버클을 포함하는 것이 특징이다. 턴버클 막대의 연장 가능한 조정은 점진적인 신장을 제공한다. 이 정적 진행 보조기 제작에는 경험, 전문성 및 시간이 필요하다는 점에 유의해야 한다. 턴버클 보소기보다 너 간단한 대안 보조기는 메이요(Mayo) 팔꿈치 범용 교정기(그림 10.14) 및 제이스(JAS) 팔꿈치 보조기(그림 10.15)를 포함하여 시중에서 판매되고 있다. 두 교정기 모두 원하는 범위와 신장 정도를 조정할 수 있다.

정적 점진적 팔꿈치 굽힘 Static Progressive Elbow Flexion

클라이언트가 90° 이상의 굽힘을 못하게 되는 굽힘 구축이 있을 경우, 맞춤 정적 점진적 팔꿈치 굽힘 보조기를 적용한다(그림 10.16). 이 보조기는 "동행(come-along)" 보조기라고 한다. 이 보조기는 먼쪽으로 자쪽 거터, 몸쪽으로 등쪽 팔

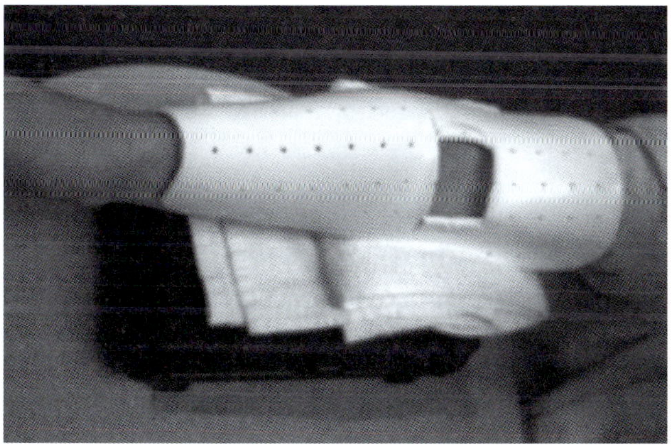

그림 10.11 앞쪽 팔꿈치 고정 보조기

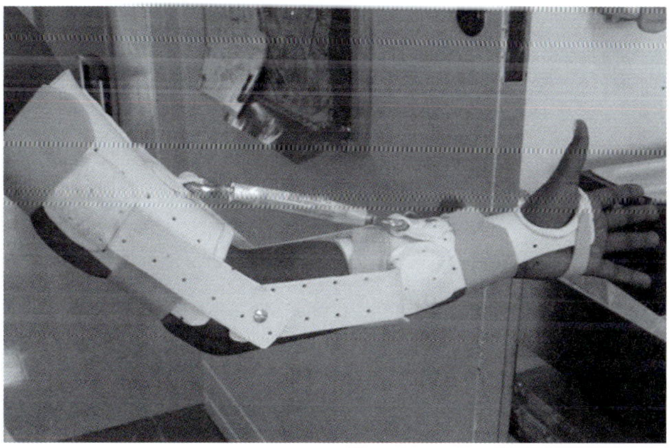

그림 10.12 팔꿉 창을 포함한 앞쪽 팔꿈치 고정 보조기

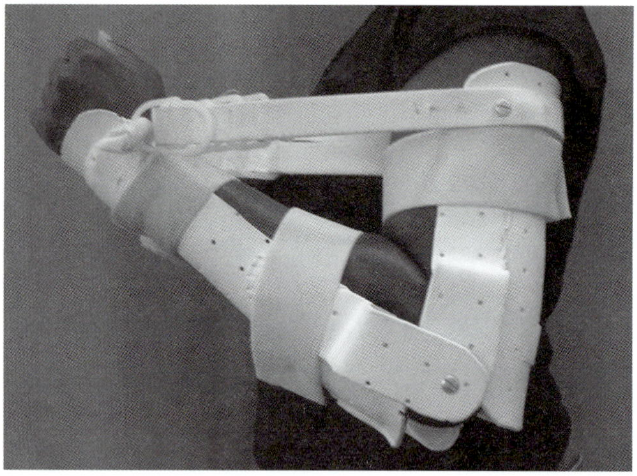

그림 10.13 턴버클을 포함한 정적 점진적 팔꿈치 폄

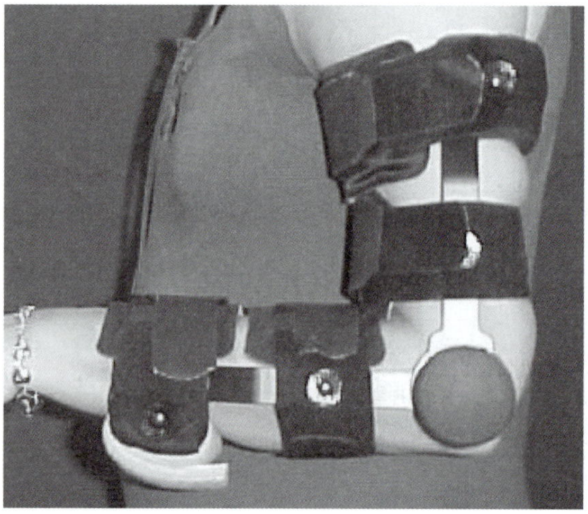

그림 10.14 메이요 팔꿈치 범용 교정기

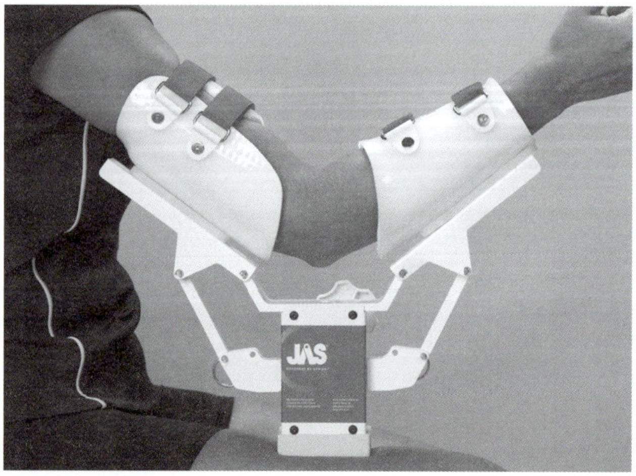

그림 10.15 제이스 팔꿈치 보조기

지지대, 한 쌍의 경첩, 내장된 일련의 D자 고리 스트랩을 포함한 것이 특징이다. D자 고리가 있는 스트랩은 필요한 굽힘 신장을 제공하기 위해 점진적으로 증가시킬 수 있다. 치료사는 장시간 팔꿈치 굽힘으로 자신경 손상 징후(예: 손과 안쪽 아래팔의 자쪽 측면을 따라 마비 및 저림을 호소함)를 평가해야 한다. 이러한 증상이 발생하면 치료사는 자신경 활주를 제한할 수 있는 흉터 유착 및 부종을 포함하여 잠재적인 원인을 검사하고 해결한다. D자 스트랩 대신 사용할 수 있는 것은 번지 코드(bungee cords)이다(그림 10.17). 그러나 번지 코드를 사용하면 치료 기전이 정적 진행 스트레스 완화에서 동적 보조기에서 제공되는 크리프로 바뀐다(13장 참조).

굽힘 구축으로 인한 팔꿈치의 최소 굽힘 움직임(<90°)을 예방하기 위해서는 "홀스터-앤-커프(holster-and-cuff)" 디자인이 권장된다(그림 10.18). 이 보조기와 정적 점진적 "동행" 보조기 사이의 주요 생체역학적 차이는 몸쪽 모멘

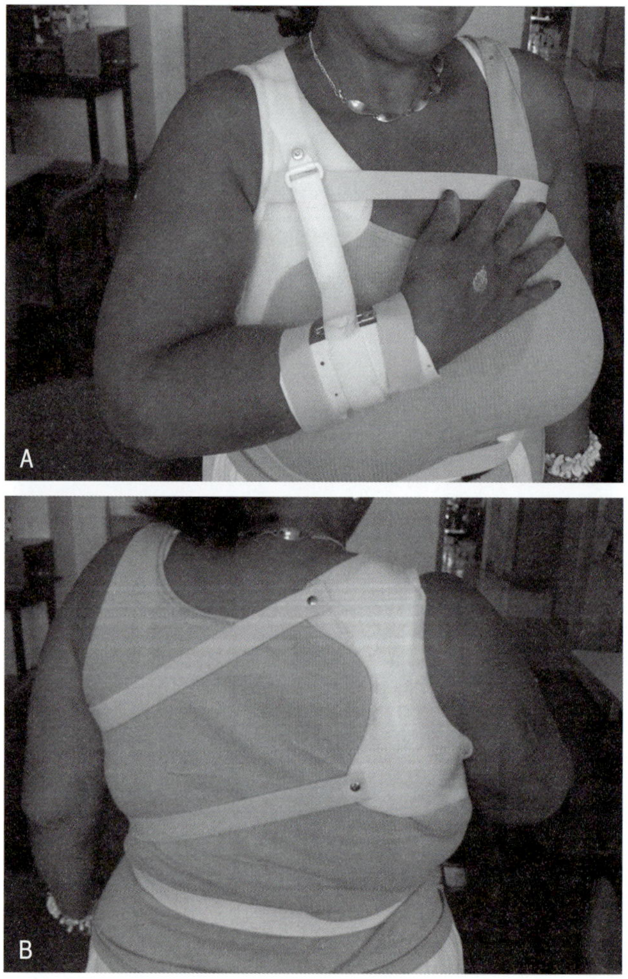

그림 10.16 맞춤 정적 점진적 팔꿈치 굽힘 보조기. A: 앞면, B: 뒷면

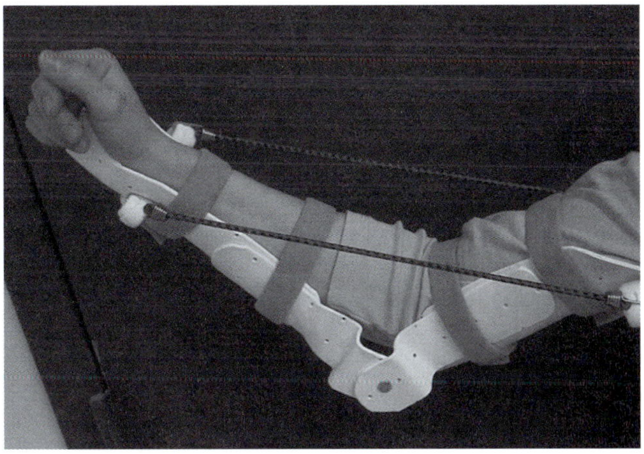

그림 10.17 번지 코드를 사용한 진행 팔꿈치 굽힘 보조기

트 팔의 길이이다. 축 또는 지지점이 힘과 무게의 중심에 있는 1형 지렛대 팔에서 기계적 이점은 더 긴 모멘트 팔(그림 10.19)의 힘에 유리하다. 다시 말하자면, 이러한 정적 점진적 굽힘 보조기를 제작하려면 경험, 전문성 및 시간이 필요하다.

다방향성 제한일 경우 각 제한에 대응하는 여러 정적 보조기를 제작해야 할 수 있다. 치료사는 어떤 방향의 움직임을 강조해야 하는지 우선순위를 정할 때 깊이 있는 추론을 해야 한다. 주요 고려사항에는 클라이언트의 목표, 장애의 심각도, 운동, 도수치료 및 치료적 활동과 같은 적극적인 중재에 대한 반응이 포함된다. 구축된 조직에서 진정한 생리적 변화가 일어나기 위해서는 클라이언트가 착용 방법을 준수해야 한다는 점에 유의해야 한다. 처음에는 클라이언트에게 매일 총 6~8시간 동안 2시간 간격으로 보조기를 착용하도록 지시한다. 처음에는 짧은 간격으로만 견딜 수 있다. 목표는 더 긴 간격에 대한 내성을 키우는 것이다. 클라이언트는 허용 가능한 움직임을 증가시킬 수 있도록 장력을 조정하도록 지시받을 수도 있다. 두 개 이상의 보조기가 필요한 경우, 클라이언트는 낮 동안 보조기를 착용하거나 하나의 보조기는 낮 동안 착용하고 다른 하나의 보조기는 잘 때 밤에 착용할 수 있다. 보조기 요법은 각 클라이언트의 특정 요구와 한계를 충족하도록 고도로 개별화되고 맞춤화된다. 시중의 기성 정적 점진적 굽힘/폄 보조기가 현재 사용 가능하며 여러 사례에서 효과를 보였다. 클라이언트의 팔 모양, 관절 굳음 정도 및 관절 끝느낌의 딱딱함은 상업용 보조기의 적합도와 효과에 영향을 미친다.

아래팔 제한 Forearm Restriction

팔꿈치의 몸통 골절 또는 팔꿈치 또는 손목의 골절-탈구가 있는 경우 아래팔 돌림 제한이 필요하다. 먼쪽 위팔뼈의 둘레 방향으로 위치되고 손목을 포함하도록 먼쪽으로 연장되는 보조기는 아래팔을 고정시킨다. 두 가지 일반적인 디자인은 설탕 집게(그림 10.4)와 뮌스터 유형 보조기이다. 두 보조기 모두 아래팔을 등쪽과 배쪽으로 길게 덮는다. 이러한 보조기

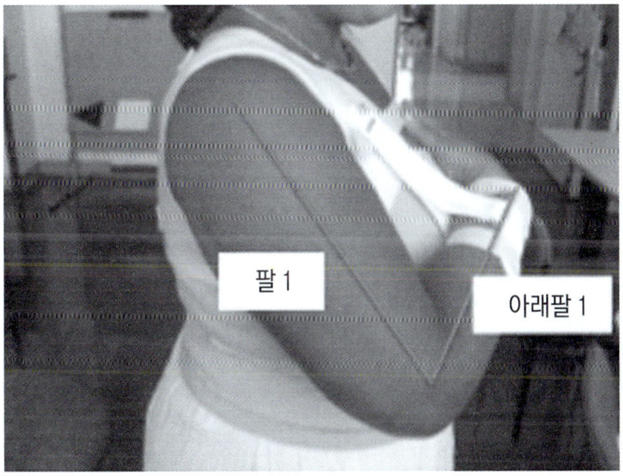

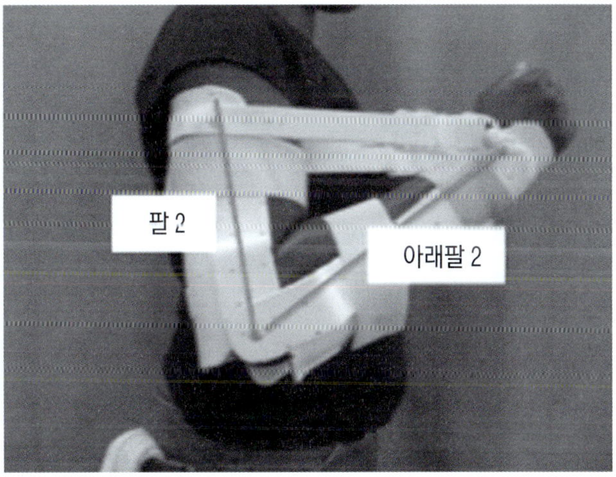

기계적인 이점(Mechanical Advantate, MA)
MA = 팔 1/아래팔 1
MA > 1, 팔 1이 있는 곳 > 아래팔 1

기계적인 이점(Mechanical Advantate, MA)
MA = 팔 2/아래팔 2
MA > 1, 팔 2가 있는 곳 > 아래팔 2

그림 10.18 홀스터-앤-커프 디자인 보조기

를 사용하면 손목이 중립 또는 거의 중립에 위치하며 시상면 움직임이 제한된다. 팔꿈치는 시상면에서 부분적으로 제한된다.

뒤쪽 팔꿈치 고정 보조기의 제작

FABRICATION OF A POSTERIOR ELBOW IMMOBILIZATION ORTHOSIS

팔꿈치 고정 보조기 제작의 초기 단계는 패턴을 그리는 것이다. 팔꿈치 보조기 패턴은 클라이언트의 팔, 팔꿈치, 아래팔, 손목 및 손을 측정하고 기록한다는 점에서 손 패턴과 다르다. 기록한 측정값을 기반으로 패턴을 그린다. 보조기를 제작하는 데 필요한 도구 및 재료는 다음과 같다.

- 적당한 탄성, 일치성 및 결합력을 가지며 1/8인치에서 3/16인치 구멍이 뚫린 열가소성 재료
- 1/8인치 폴리쿠션 패딩
- 1~2인치 스트랩
- 2인치 또는 3인치 스토키네트
- 줄자
- 마커
- 가위

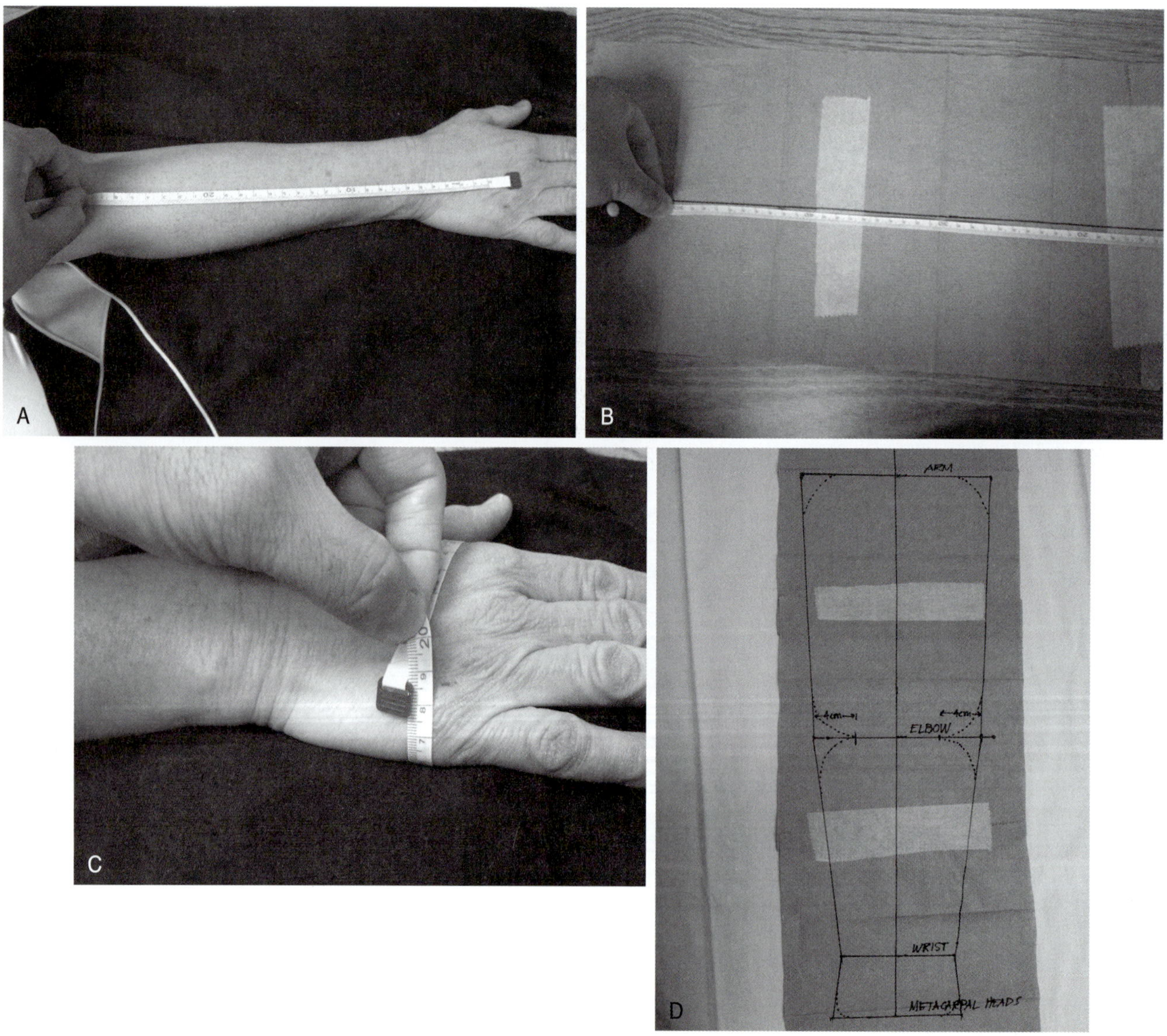

그림 10.19 정적 점진적 "동행" 보조기. A: 먼쪽 손바닥 주름으로부터 겨드랑이 접힘에서 2cm 먼쪽까지의 길이 측정, B: 해부학적 지점에 따라 선을 그림, C: 먼쪽 손바닥 주름에서 수직선을 그림, D: 해부학적 기준점에 측정이 이루어짐

뒤쪽 팔꿈치 고정 보조기 제작을 위한 과정

다음 단계로 90° 굽힘 뒤쪽 팔꿈치 고정 보조기의 제작 과정을 설명한다. 보조기의 각도는 보호해야 하는 구조에 따라 다르게 결정된다.

1. 다음 단계에 따라 패턴을 만든다.
   a. 줄자를 사용하여 먼쪽 손바닥 주름(distal palmar crease, DPC)에서 자뼈를 따라 겨드랑이의 최대 약 2cm까지 팔의 길이를 측정한다(그림 10.19A). DPC, 자뼈붓돌기, 팔꿈치머리 및 몸쪽 팔에 해당하는 지점을 기록해 둔다.
   b. 앞에서 결정한 길이로 종이에 직선을 그린다(그림 10.19B). 앞서 언급한 해부학적 지점을 직선을 따라 표시한다.
   c. 손바닥 주름에서 손 둘레의 2/3를 측정한다(그림 10.19C). 1-b 단계의 직선으로 DPC 점에 수직선을 그린다. 이 직선은 수직선을 이등분해야 한다.
   d. 나머지 측정 지점에서 1-c 단계를 반복한다. 측정 지점: 손목 주위에서 자뼈붓돌기까지, 팔꿈치 주위에서 팔꿈치머리까지, 위팔두갈래 위의 팔 주위(그림 10.19D).
   e. 팔꿈치머리의 양쪽 약 1/3 너비 선을 따라 슬릿을 자른다.
2. 종이에서 종이 패턴을 자르고, 보조기 위치를 정정하여 클라이언트의 그것을 측정한다. 패턴이 DPC에서 몸쪽 팔까지 길이가 맞는지 확인한다. 1-a 단계에서 확인한 해부학적 지점에서 둘레가 맞는지 확인한다. 패턴이 만족스러우면 열가소성 재료에 패턴을 따라 그리고 재료를 자른다(그림 10.20). 재료가 너무 단단하여 절단할 수 없는 경우 재료를 가위로 절단할 수 있을 정도로 가볍게 가열할 수 있다. 재료를 반복적으로 가열하면 강성 또는 내구성이 저하될 수 있다.
3. 보조기 제공을 위해 클라이언트에게 자세를 잡게 한다. 이상적인 자세는 클라이언트가 어깨와 팔꿈치를 90°로 굽힌 상태에서 등을 대고 바로 눕게 하는 것이다(그림 10.21). 이 자세는 중력을 이용하여 열가소성 재료가 더 쉽고 정확하게 드레이핑 되도록 한다. 또는 클라이언트는 어깨를 90도로 벌리고 아래팔은 치료 매트/침대의 가장자리에 내놓고 배를 깔고 엎드려 누워 있을 수 있다.
4. 폴리쿠션에서 잘라낸 원판을 사용하여 다음과 같은 뼈 돌출부: 팔꿈치머리, 가쪽 및 안쪽 위관절융기 그리고 손목의 자뼈 머리에 따라 패드를 댄다(그림 10.22).
5. 패딩이 열가소성 재료에 달라붙지 않도록 스토키네트로 패딩을 덮는다. 클라이언트의 피부가 연약하거나 민감한(예: 접착제에 대한 알레르기 반응) 경우 폴리쿠션 패드를 뼈 돌출부에 붙이기 전에 추가로 스톡키네트를 적용할 수 있다.
6. 재료는 제조업체가 권고한 시간에 따라 가열된다. 재료를 제거하고 두드려서 건조한다.
7. 3단계에서 설명한 적절한 위치에서 팔 위에 재료를 조심스럽게 올려놓는다. 다듬질하기 전에 재료를 클라이언트의 팔에 적용한다(그림 10.23).
8. 팔과 아래팔 사이에 겹친 받침대를 먼저 집어서 다듬질을 한다(그림 10.24). 그런 다음 나머지 팔의 분절에 올려서 적절하게 덮도록 한다. 일반적인 실수는 클라이언트가 성형 과정에서 팔꿈치를 약간 폄해서 굽힘 각도를 상실하는 것이다. 건측 손을 사용하여 클라이언트는 손목으로 팔을 지지한다.
9. 재료가 냉각되면 패딩과 스토키네트를 제거한다.
10. 팔꿈치 솔기를 매끄럽게 하고 가장자리를 벌리며 재료를 부드럽게 밀어내어 뼈 돌출부 위의 압박 완화 공간을 더 깊게 만든다(그림 10.25).
11. 동일한 두께를 사용하는 내체 패딩을 보조기 내부에 다시 삽입할 수 있다.
12. 몸에 잘 맞는지 여부를 확인하고 필요에 따라 조정한다.
13. 다음 지점에 스트랩을 적용한다: 몸쪽 팔, 먼쪽 팔, 팔꿈치에서 몸쪽, 몸쪽 아래팔, 손목과 손허리손가락뼈(그림 10.26).
14. 보조기를 다시 적용하고 착용감을 다시 확인한다(그림 10.27). 팔꿈치에 추가적 보강이 필요한 경우 작은 열가소성 스트립을 절단하고 가열하여 팔꿈치의 말단 모서리를 따라 적용할 수 있다.
15. 적절한 착용/제거, 피부 확인 및 예방 조치, 착용 일정, 보조기 관리를 클라이언트에게 교육한다.

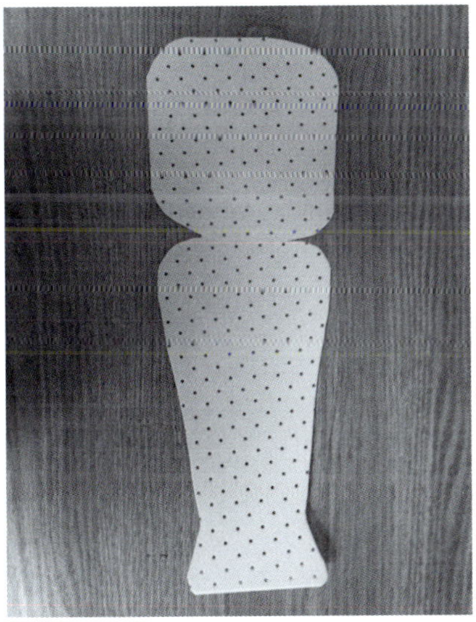

그림 10.20 추적(trace) 패턴과 절단

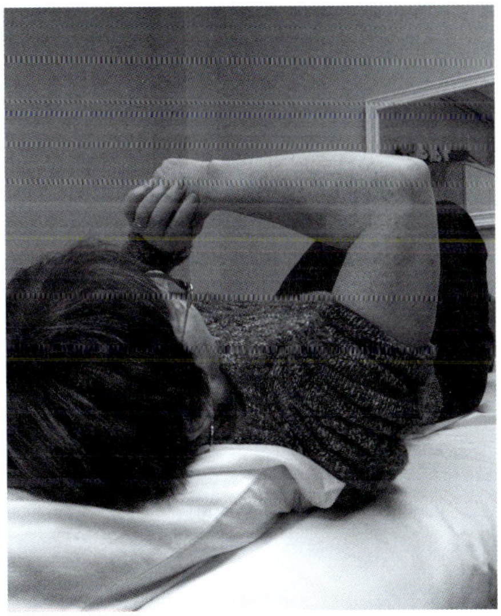

그림 10.21 보조기 제공을 위한 클라이언트의 바로 누운 자세

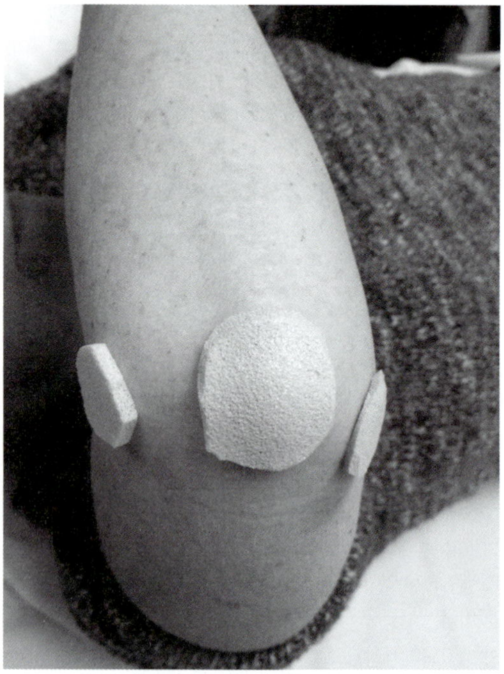

그림 10.22 뼈 돌출부에 패드를 덧댐

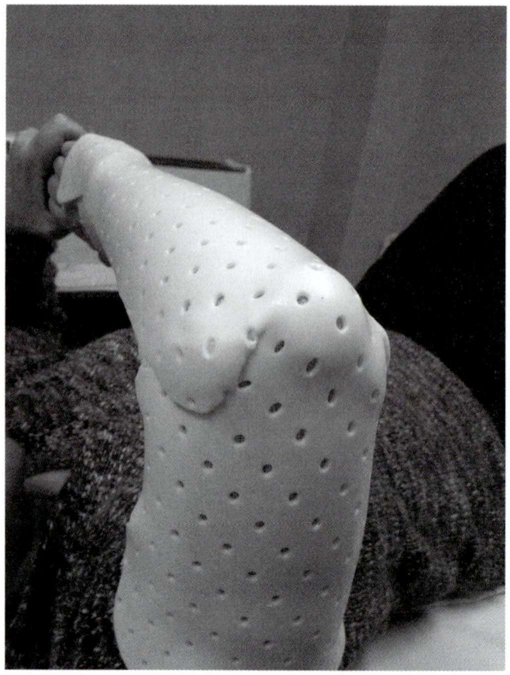

그림 10.24 팔과 아래팔 지지대를 감쌈

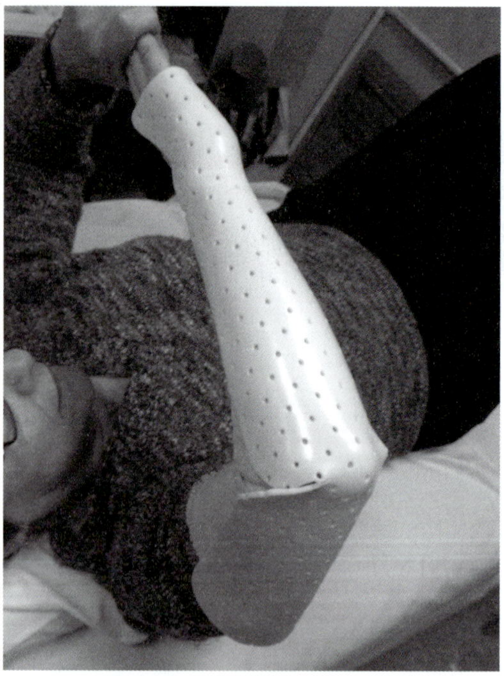

그림 10.23 팔 위에 재료를 드레이핑 함

적절한 피팅을 위한 기술적 조언

TECHNICAL TIPS FOR A PROPER FIT

- 팔꿈치를 지지하기에 충분히 견고하면서도 팔과 관절에 편안함을 제공하는 열가소성 재료를 선택한다.
- 팔에 따라 열가소성 재료를 정렬하고 성형하기 전에 재료를 올바르게 위치시킨다.
- 탄성 랩을 사용하여 재료를 제자리에 위치하도록 고정하고, 올바른 위치에 팔을 지지하여 치료사의 손을 자유롭게 할 수 있다. 받침대 전체에 압력이 균일한지 확인한다. 성형하기 좋은 재료를 사용하는 경우 랩은 보조기 전체에 보기 흉한 자국을 남길 수 있다.
- 클라이언트에게 여러 방향으로 움직여 보도록 하여 보조기를 착용할 때 클라이언트가 어깨와 손의 전 범위를 움직일 수 있는지 확인한다.
- 재료가 식기 전에 고니오메터로 관절 각도를 확인하여 성형 과정 동안 팔꿈치, 팔뚝 및 손목 관절이 올바른 각도에 있는지 확인한다.
- 보조기가 가능한 한 겨드랑이 몸쪽, 특히 가쪽으로 연장할 수 있는지 확인한다. 이 자세는 팔꿈치를 적절하게 고정하기 위해 적절한 지지와 지렛대를 제공한다. 자극을 방지하기 위해 몸쪽 부분의 안쪽이 겨드랑이를 침범하지 않는지 확인한다.
- 실수가 발생하면 가열할 부분을 찾아내고 한 부위만을 고치는 것보다 전체 보조기를 재성형하는 것이 낫다.
- 재료가 충분히 단단하지 않으면 복원력이 낮은 재료로 보조기를 보강한다. 지지대(strut)나 바깥뼈대(exoskeleton)

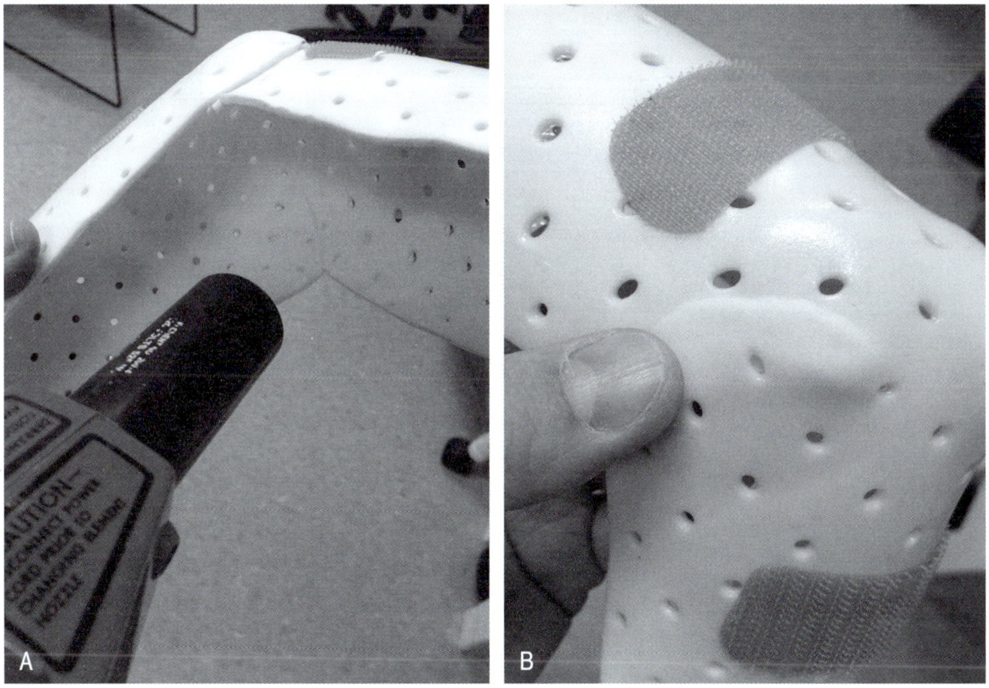

그림 10.25 A: 이음매를 매끈하게 함, B: 말단부가 튀어나옴

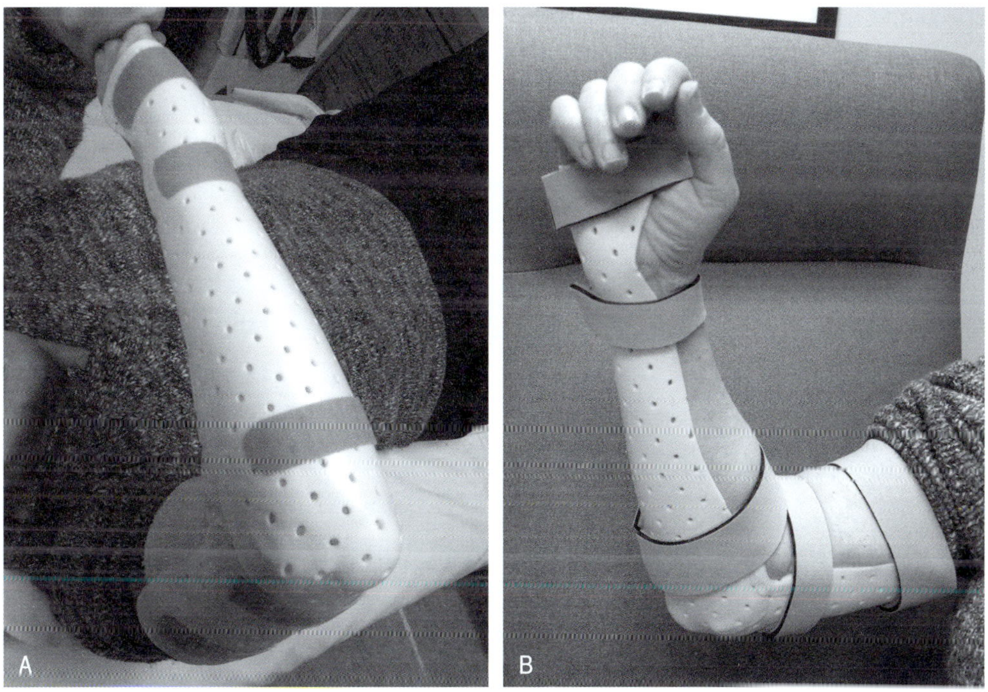

그림 10.26 스트랩 적용

와 같은 보강재를 추가할 때 실제로 클라이언트가 보조기를 착용하였지 확인한다.

- 클라이언트가 착용 일정을 지키지 않으면 보조기가 안쪽으로 말리는 경향이 있다(둘레의 열림 감소).
- 넓은 스트랩을 사용하여 보조기에서 팔과 팔뚝을 적절하게 고정한다. 팔 둘레가 큰 클라이언트에게는 8자형 스트랩을 사용하는 것이 좋다.

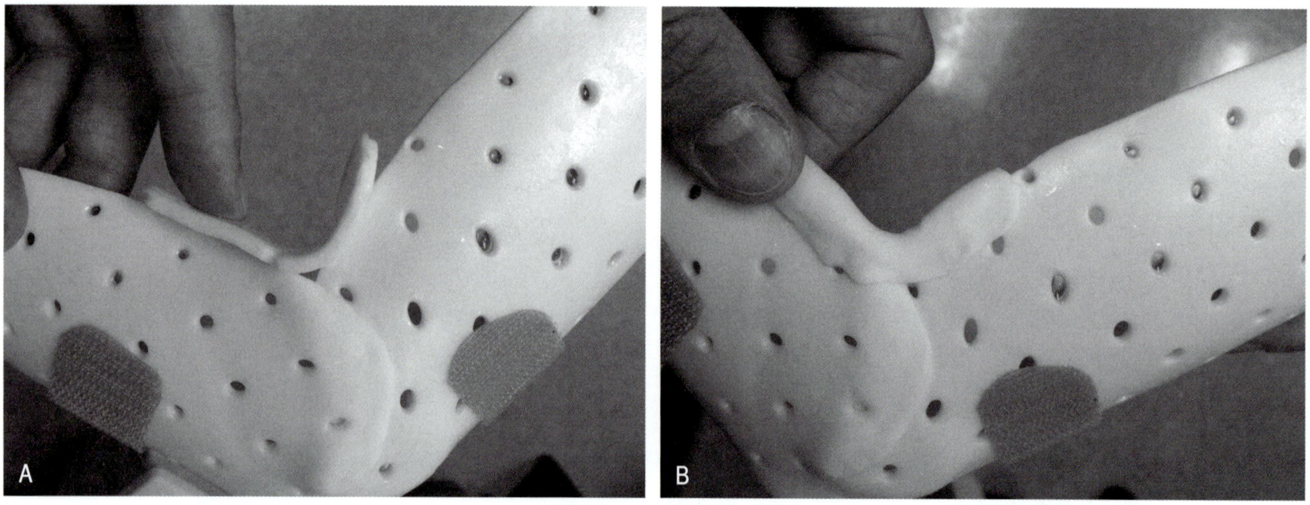

그림 10.27 A: 강화재가 필요한지 다시 한 번 측정하며 확인한다. B: 보조기에 강화재를 덧댄다.

팔꿈치 고정 보조기 제작의 주의사항

PRECAUTIONS FOR ELBOW IMMOBILIZATION ORTHOSES

- 모든 뼈 돌출부에 패드를 댄다.
- 모든 가장자리를 매끄럽게 하거나 벌린다. 민감한 피부를 가진 클라이언트의 경우 필요에 따라 두더지 가죽(moleskin) 또는 얇은 패딩을 추가한다. 안감에 때, 먼지 및 얼룩이 있는지 모니터링해야 한다.
- 팔꿈치 부종은 부상이나 수술 후에 흔하게 나타난다. 클라이언트가 부종의 변화에 대응할 수 있도록 보조기를 조정하기 위해 며칠 이내에 사후 방문하도록 예약하게 한다.
- 아직 완전히 아물지 않은 절개 부위에 보조기를 적용할 때, 붙지 않는 드레싱으로 그 부위를 덮는다. 이 보호 드레싱은 보조기가 있는 자리에 물기가 닿는 것을 방지한다.
- 개방, 배액 또는 감염된 상처는 공기가 통하게 하고 압박을 피하기 위해 보조기로 덮어서는 안 된다. 대체 보조기를 찾아야 한다.

셀프 퀴즈 10.1[a]

다음 질문을 읽고, 참/거짓에 ○표를 하세요.

1. 참/거짓 팔꿈치 고정 보조기는 뒤쪽이나 앞쪽에 할 수 있다.
2. 참/거짓 더욱 기능적인 움직임을 위해 팔꿈치 보조기에서는 손목을 제한하지 않는 것이 좋다.
3. 참/거짓 얇고 구멍이 뚫린 재료는 수술 후 팔꿈치 보조기가 편안함과 시원함을 제공하는 데 도움이 된다.
4. 참/거짓 몸쪽 노뼈 골절 이후, 팔꿈치는 교정기 또는 뒤쪽 팔꿈치 보조기에 고정될 수 있다.
5. 참/거짓 뒤쪽 팔꿈치 보조기는 폄을 증가시키기 위해 선호된다.
6. 참/거짓 팔꿈치 고정 각도는 환자의 편안함에 따라 결정된다.
7. 참/거짓 팔꿈치머리 골절의 경우 팔꿈치를 90° 굽힘시킨다.
8. 참/거짓 앞쪽 팔꿈치 보조기는 팔꿈치 구축 예방 및 팔꿈치 굽힘을 차단하는 데 적합하다.
9. 참/거짓 30° 이상의 팔꿈치 폄 구축에 가장 적합한 보조기는 연속 정적 팔꿈치 폄 보조기이다.
10. 참/거짓 일반적으로 두갈래근 힘줄 복구 시 팔꿈치를 완전 폄 상태로 고정한다.
11. 참/거짓 팔굽굴의 수술 이후 치료에는 팔꿈치를 30~45° 굽힘 자세가 포함된다.

[a]정답은 부록 A를 참조

복습문제

1. 팔꿈치 고정 보조기의 주요 적응증은 무엇인가?
2. 팔꿈치 고정 보조기 제공 시 주의사항은 무엇인가?
3. 치료사는 언제 팔꿈치 고정 보조기에서 연속 보조기 제공을 고려할 수 있는가?
4. 팔꿈치 고정 보조기 제공의 목적은 무엇인가?
5. 기성 보조기와 비교할 때 맞춤 보조기의 장단점은 무엇인가?
6. 앞쪽 팔꿈치 고정 보조기를 제공할 수 있는 적응증은 무엇인가?
7. 뒤쪽 팔꿈치 고정 보조기 성형을 위한 최적의 자세는 무엇인가?

참고문헌

1. Blackmore S: Therapist's management of ulnar nerve compression at the elbow. In Mackin EJ, Callahan AD, Skirven TM, et al.: *Rehabilitation of the hand and upper extremity*, ed 5, St. Louis, 2000, Mosby.
2. Budoff JE: Coronoid fractures, *J Hand Surg Am* 37(11):2418–2423, 2012.
3. Cabanela MF, Morrey BF: Fractures of the olecranon. In Morrey BF, editor: *The elbow and its disorders*, ed 3, Philadelphia, 2000, Saunders, pp 365–379.
4. Charalambos CP, Morrey BF: Posttraumatic elbow stiffness, *J Bone Joint Surg* 94A:1428–1437.
5. de Haan J, den Hartog D, Tuinebreijer WE, et al.: Functional treatment versus plaster for simple elbow dislocations, *BMC Musc Dis* 11:263–270, 2010.
6. Edwards SG, Cohen MS, Lattanza LL, et al.: Surgeon perceptions and outcomes regarding proximal ulna fixation: a multicenter experience, *J Should Elb Surg* 12:1637–1643, 2012.
7. Fess E, Gettle K, Philips C, et al.: Splinting for work, sports and the performing arts. In Fess E, Gettle K, Philips C, et al.: *Hand and upper extremity splinting: principles and methods*, ed 3, St. Louis, 2005, Mosby, pp 470–471.
8. Flowers KR, LaStayo P: Effect of total end range time on improving passive range of motion, *J Hand Ther* 7(3):150–157, 1994.
9. Gelinas JJ, Faber KJ, Patterson SD, et al.: The effectiveness for turnbuckle splinting for elbow contractures, *J Bone Joint Surg Br* 82(1):74–78, 2000.
10. Hoisington SA, Murthy VL: Forearm fractures. In Hoppenfeld S, Murthy VL, editors: *Treatment and rehabilitation of fractures*, Philadelphia, 2000, Lippincott Williams and Williams, pp 169–190.
11. Hotchkiss R: Fractures and dislocations of the elbow. In Green DP, editor: *Rockwood and Green's fractures in adults*, ed 4, Philadelphia, 1996, Lippincott-Raven.
12. Liu HH, Wu K, Chang CH. Treatment of complex elbow injuries with a postoperative custom-made progressive stretching static elbow splint, *J Orthop Trauma* 20(6):400–404, 2006.
13. McKee RC, McKee MD: Complex fractures of the proximal ulna: the critical importance of the coronoid fragment, *Inst Course Lect* 61:227–233, 2012.
14. Morrey BF: Anatomy of the elbow joint. In Morrey BF, editor: *The elbow and its disorders*, ed 3, Philadelphia, 2000, Saunders, pp 13–42.
15. Neumann DA: The elbow and forearm complex. In Kisner C, Colby LA: *Therapeutic exercise foundations and techniques*, ed 6, Philadelphia, FA Davis.
16. Oatis CA: *Kinesiology: the mechanics and pathomechanics of human movement*, Philadelphia, 2004, Lippincott Williams and Williams.
17. Pike JM, Athwal GS, Faber KJ, et al.: Radial head fractures—an update, *J Hand Surg Am* 34(3):557–565, 2009.
18. Quach T, Jazayeri R, Sherman OH, et al.: Distal biceps tendon injuries—current treatment options, *Bull NYU Hosp Jt Dis* 68(2):103–111, 2010.
19. Rayan G: Ulnar nerve compression, *Hand Clinics* 8:325, 1992.
20. Ruch DS, Papadonikolakis A: Elbow instability and arthroscopy. In Trumble TE, Budoff JE, Cornwall R, editors: *Hand, elbow and shoulder: core knowledge in orthopedics*, St. Louis, 2004, Mosby, pp 510–521.
21. Seiler 3rd JG, Parker LM, Chamberland PD, et al.: The distal biceps tendon: two potential mechanisms involved in its rupture: arterial supply and mechanical impingement, *J Shoulder Elbow Surg* 4(3):149–156, 1995.
22. Smith LK, Weiss EL, Lehmkuhl LD: *Brunnstrom's clinical kinesiology*, ed 5, Philadelphia, 1996, FA Davis.
23. Wolff AL, Hotchkiss RN: Lateral elbow instability: nonoperative, operative, and postoperative management, *J Hand Ther* 19(2):238–243, 2006.
24. Yoon A, Athwal GS, Faber KJ, et al.: Radial head fractures, *J Hand Surg Am* 37(12):2626–2634, 2012.
25. Moscony A: Peripheral nerve problems. In Cooper C, editor: *Fundamentals of hand therapy*, ed 2, St. Louis, 2014, Elsevier Mosby, pp 299–300.
26. Apfel E, Sigafoos GT: Comparison of range-of-motion constraints provided by splints used in the treatment of cubital tunnel syndrome—a pilot study, *J Hand Ther* 19(4):384–392, 2006.
27. Veltman ES, Doornberg JN, Eygendaal D, van den Bekerom MPJ: Static progressive versus dynamic splinting for posttraumatic elbow stiffness: a systematic review of 232 patients, *Arch Orthop Trauma Surg* 135:613–617, 2015.
28. Shah CM, Calfee RP, Gelberman RH, Goldfarb CA: Outcomes of rigid night splinting and activity modification in the treatment of cubital tunnel syndrome, *J Hand Surg* 38A.1125–1130, 2013.
29. Jafarian FS, Demneh ES, Tyson SF: The immediate effect of orthotic management on grip strength of patients with lateral epicondylosis, *J Orthop Sports Phys Therapy* 39(6):484–490, 2009.
30. Najafi M, Arazpour M, Aminian G, Curran S, Madani SP, Hutchins SW: Effect of a new hand-forearm splint on grip strength, pain, and function in patients with tennis elbow, *Prosthet Orthot Int* 40(3):363–368, 2016.
31. Garg R, Adamson GJ, Dawson PA, Shankwiler JA, Pink MM: A prospective randomized study comparing a forearm strap brace versus a wrist splint for the treatment of lateral epicondylitis, *Hand (New York)* 19(4):508–512, 2010.

부록 10.1 사례연구

사례연구 10.1[a]

다음 사례를 읽고 이 장의 내용을 기반으로 임상추론기술을 사용하여 질문에 답하시오.

Laura는 47세의 변호사로 얼음판 위에서 넘어져 왼쪽 팔꿈치의 골절과 탈구 진단을 받았다. 그녀는 지역병원 응급실에 가서 응급치료를 받고 석고로 팔을 고정시켰다. 일주일 뒤 그녀는 정형외과 의사에게 수술을 받았다. 의사는 노뼈머리를 안쪽으로 고정(ORIF)하여 골절을 교정하였다. 수술 후 이틀째에 팔꿈치 굽힘 110~120° 상태로 후방 팔꿈치 보조기를 처방받고 치료실로 보내졌다. 그녀는 지금 반려견 두 마리와 함께 살고 있다.

1. 환자에게 제공할 적절한 보조기를 기술하라. 이 보조기에 포함될 관절을 모두 나열하라.
2. 이 보조기를 만들기 위해 환자에게 어떤 자세를 취하게 할 것인가?
3. 이 보조기에 추가적으로 보호해야 할 뼈 돌출부가 있는가? 이것을 어떻게 해결할 것인가?
4. 환자에게 어떤 보조기 착용 일정을 제공할 것인가?

사례연구 10.2

다음 사례를 읽고 이 장의 내용을 기반으로 임상추론기술을 사용하여 질문에 답하시오.

Marissa는 42세의 사무원이며 왼손 자신경병증을 진단 받고 치료를 의뢰받았다. 그녀는 한밤중에 자쪽 아래팔과 손에 저림 증상을 호소했고 이는 10~15분 지속되었다. 왼손에는 손 내재근의 위축은 없었다. 하지만 양손의 쥐기와 집기 힘은 상당한 차이가 있었다. 추가적인 검사로 팔꿈치 굽힘을 지속했을 때 저림 증상이 있었고 팔꿉굴 부위에 자신경 티넬 징후의 양성 반응을 보였다.

Frank는 55세의 공장 노동자로 10일 전에 자신경 앞쪽 근육밑 전위술을 받았다. 환자는 방금 실밥을 제거했고, 외과의사는 Frank가 작업 치료를 받을 수 있게 의뢰했으며, 치료사에게 팔꿈치 보조기의 평가와 치료 및 제작을 요청했다.

Bob은 37세의 택시 운전사로, 업무와 관련이 없이 발생한 교통사고로 오른쪽 팔꿈치의 심한 삼중후 손상을 입었다. 그는 먼쪽 위팔뼈, 갈고리돌기 및 몸쪽 노뼈의 ORIF를 받았고 경첩이 달린 외부 고정 장치를 11~12주 동안 착용했다. 그는 운동 범위를 개선하고 빠른 직장 복귀를 위해 치료를 받았으며, 보조기나 교정기 없이 외부 고정 장치를 제거한 후 2주 동안 치료를 받았다. 그의 팔꿈치 ROM은 현재 50/120이다. Bob은 자기관리 활동을 독립적으로 수행하지만 택시를 다시 운전하는 것을 가장 원한다.

1. 각 클라이언트에게 가장 적합한 보조기 또는 교정기는 무엇인가?
2. 각 클라이언트에게 어떤 착용 일정 및 지침을 제공해야 하는가?

부록 10.2 실험실 실습

실험실 실습 10.1 팔꿈치 편대(shell) 패턴 만들기

1. 다른 사람을 대상으로 뒤쪽 팔꿈치 편대 패턴을 만드는 연습을 한다. 길이를 측정하고 패턴을 그리기 위한 지시사항을 확인한다.
2. 패턴을 자르고 팔에 적절하게 맞는지 확인한다.

실험실 실습 10.2 팔꿈치 보조기 제작

짝과 함께 팔꿈치 고정 보조기 만들기를 연습한다. 시작하기 전에 파트너의 팔꿈치 위치를 바르게 정렬한다. 정확한 팔꿈치 위치를 위해 각도계로 팔꿈치의 굽힘/폄 각도를 측정한다. 보조기가 잘 맞도록 여러 번 조절한 후에 양식 10.1을 사용하여 자가 평가를 하고, 점수표 10.1을 이용하여 평가해 본다.

---

[a]정답은 부록 A를 참조

부록 10.3 양식 및 점수표

양식 10.1 팔꿈치 고정 보조기

		이름: ____ 날짜: ____
팔꿈치 고정 보조기의 유형:		
뒤쪽 ○	앞쪽 ○	
팔꿈치 자세:		
클라이언트가 보조기를 착용하고 30분이 되면 다음의 질문에 대한 답을 한다 (해당되지 않는 경우는 "해당없음"에 표시한다).		

평가 영역				의견
디자인				
1. 팔꿈치가 정확한 각도로 위치해 있다.	네 ○	아니오 ○	해당없음 ○	
2. 팔꿈치의 안쪽과 가쪽이 적절하게 지지되고 있다 (팔꿈치의 2/3가 보조기로 둘러져 있다).	네 ○	아니오 ○	해당없음 ○	
3. 보조기는 몸쪽/바깥쪽에 충분한 지지를 제공하고 있다 (겨드랑이 주름에서 1인치 공간의 여유가 있다).	네 ○	아니오 ○	해당없음 ○	
4. 위팔의 2/3가 보조기로 감싸져 있다.	네 ○	아니오 ○	해당없음 ○	
5. 보조기가 먼쪽 손바닥 주름까지 이어진다.	네 ○	아니오 ○	해당없음 ○	
6. 아래팔 2/3가 보조기로 감싸져 있다.	네 ○	아니오 ○	해당없음 ○	
기능				
1. 엄지와 손가락이 방해받지 않고 움직일 수 있다.	네 ○	아니오 ○	해당없음 ○	
2. 어깨가 방해받지 않고 움직일 수 있다.	네 ○	아니오 ○	해당없음 ○	
3. 보조기가 팔꿈치를 안전하게 지지하고 움직이지 않도록 한다.	네 ○	아니오 ○	해당없음 ○	
스트랩				
1. 스트랩이 안전하게 잘 감싸져 있다.	네 ○	아니오 ○	해당없음 ○	
2. 스트랩의 길이가 적절하다.	네 ○	아니오 ○	해당없음 ○	

편안함				
1. 보조기 가장자리가 거칠지 않고 둥글게 처리되어 있다.	네 ○	아니오 ○	해당없음 ○	
2. 보조기 몸쪽 부위 끝이 약간 밖으로 벌어진다.	네 ○	아니오 ○	해당없음 ○	
3. 보조기에 피부가 집히지 않고 압박으로 인한 통증이 없다.	네 ○	아니오 ○	해당없음 ○	
4. 보조기가 뼈 돌출부를 압박하지 않는다.	네 ○	아니오 ○	해당없음 ○	
외관				
1. 보조기에 지문이나 펜 자국이 없고 깔끔하다.	네 ○	아니오 ○	해당없음 ○	
2. 보조기 재료에 뒤틀림이 없다.	네 ○	아니오 ○	해당없음 ○	
치료적 관리				
1. 착용 일정에 대해서 알려 준다.	네 ○	아니오 ○	해당없음 ○	
2. 주의사항에 대해서 알려 준다.	네 ○	아니오 ○	해당없음 ○	
3. 클라이언트는 교육받은 내용을 재현할 수 있다.	네 ○	아니오 ○	해당없음 ○	
4. 클라이언트/보호자가 보조기 세척 방법을 알고 있다.	네 ○	아니오 ○	해당없음 ○	

자가 평가를 기반으로 보조기 수정 또는 변경 사항에 대해 논의하라(추후에는 어떻게 다르게 작업할 것인가?).

보조기를 제작할 때 임상적 안정성을 향상시킬 수 있는 부분에 대해 논의하라.

점수표 10.1 팔꿈치 고정 보조기

	이름: ______ 날짜: ______
팔꿈치 고정 보조기의 자세: 뒤쪽 ○ 앞쪽 ○	
팔꿈치 자세:	
등급: 1 = 개선이 어렵거나 적용할 수 없음 2 = 최대한의 개선이 필요 3 = 중간 정도의 개선이 필요 4 = 최소한의 개선이 필요 5 = 개선이 필요하지 않음	

평가 영역						의견
디자인						
1. 팔꿈치가 정확한 각도로 위치해 있다.	1	2	3	4	5	
2. 팔꿈치의 안쪽과 가쪽이 적절하게 지지되고 있다 (팔꿈치의 2/3가 보조기로 감싸져 있다).	1	2	3	4	5	
3. 보조기는 몸쪽/바깥쪽에 충분한 지지를 제공하고 있다 (겨드랑이 주름에서 1인치 공간의 여유가 있다).	1	2	3	4	5	
4. 위팔의 2/3가 보조기로 감싸져 있다.	1	2	3	4	5	
5. 보조기가 먼쪽 손바닥 주름까지 이어진다.	1	2	3	4	5	
6. 아래팔 2/3가 보조기로 감싸져 있다.	1	2	3	4	5	
기능						
1. 엄지와 손가락이 방해받지 않고 움직일 수 있다.	1	2	3	4	5	
2. 어깨가 방해받지 않고 움직일 수 있다.	1	2	3	4	5	
3. 보조기가 팔꿈치를 안전하게 지지하고 움직이지 않도록 한다.	1	2	3	4	5	

스트랩						
1. 스트랩이 안전하게 잘 둘러져 있다.	1	2	3	4	5	
2. 스트랩의 길이가 적절한가?	1	2	3	4	5	
편안함						
1. 보조기 가장자리가 거칠지 않고 둥글게 처리되어 있다.	1	2	3	4	5	
2. 보조기 몸쪽 부위 끝이 약간 밖으로 벌어진다.	1	2	3	4	5	
3. 보조기에 피부가 집히지 않고 압박으로 인한 통증이 없다.	1	2	3	4	5	
4. 보조기가 뼈 돌출부를 압박하지 않는다.	1	2	3	4	5	
외관						
1. 보조기에 지문이나 펜 자국이 없고 깔끔하다.	1	2	3	4	5	
2. 보조기 재료에 뒤틀림이 없다.	1	2	3	4	5	

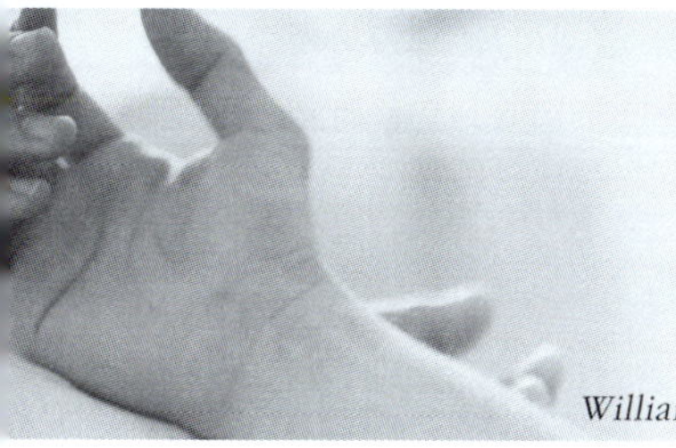

11

어깨 보조기

Orthoses for the Shoulder

William P. Finley

학습목표

1. 고정화를 위한 일반적인 어깨 해부학 및 생체역학적 고려사항을 검토한다.
2. 어깨 고정 보조기(orthoses), 슬링(sling) 및 교정기(brace)를 구분한다.
3. 고정이 필요한 일반적인 어깨 진단에 대해 논의한다.
4. 어깨 고정을 위한 주의 사항을 검토한다.
5. 보조기, 슬링 및 교정기 적용에 생체역학적 고려사항을 적용한다.
6. 어깨 고정 장치 제공에 대한 임상적 판단을 연습한다.
7. 사례 연구에 어깨 고정 장치에 대한 지식을 적용한다.
8. 몸쪽 위팔뼈 캡 보조기를 제작한다.

주요용어

어깨뼈봉우리 acromion

비외상성, 다방향 불안정성, 양측성, 재활, 아래쪽 관절주머니 이동 Atraumatic, Multidirectional instability, Bilateral, Rehabilitation, Inferior capsule shift (AMBRI)

팔다리뼈대 appendicular skeleton

몸통뼈대 axial skeleton

방카르트 병변 Bankart lesion

방카르트 재건술 Bankart repair

빗장관절면 clavicular facet

부리위팔인대 coracohumeral ligament

8자 보조기 figure-eight orthosis

접시오목 glenoid fossa

개방정복고정술 open reduction internal fixation (ORIF)

뼈엉성증 골절 osteoporotic fracture

아탈구 subluxation

앞쪽에서 뒤쪽으로의 위쪽 접시테두리 파열 superior labrum tear from anterior to posterior (SLAP)

위팔가로인대 transverse humeral ligament

외상성 병인, 한 방향성 불안정성, 방카르트 병변, 수술 Traumatic etiology, Unidirectional instability, Bankart lesion, whereby Surgery (TUBS)

Smith 씨는 도시의 복잡한 거리를 아내와 함께 걷다가 팔 옆쪽으로 쓰러졌다. 그는 즉시 응급실로 이송되었고 위팔뼈 골절 진단을 받았으며 수술이 권고되었다. Smith 씨는 최근에 은퇴했고 다양한 질병을 가지고 있었기 때문에 당장 수술을 받을 수 없었다. 따라서 그는 비수술적 관리를 진행하기로 결정했다. Smith 씨는 몸쪽 위팔뼈 캡 보조기 제작하고, 가벼운 수동 관절가동범위(PROM) 운동을 받기 위해 슬링을 착용하고 작업치료를 받았다.

해부학적 및 생체역학적 고려사항

ANATOMICAL AND BIOMECHANICAL CONSIDERATIONS

어깨 복합체는 인체의 다른 구조와 다르다. 어깨는 4개의 관절로 구성되어 있으며, 넓은 관절가동범위(ROM) 내에서 상당한 강력한 힘을 가지고 협응 및 복잡한 운동 패턴을 수행한다. 어깨의 뼈 해부학은 흉골, 쇄골, 견갑골 및 상완골로 구성된다. 어깨의 네 가지 관절은 복장빗장관절(sternoclavicular joint), 봉우리빗장관절(acromioclavicular joint, AC), 어깨가슴관절(scapulothoracic joint) 그리고 오목위팔관절(glenohumeral joint)이다(그림 11-1).

AC관절은 본래 몸통뼈대와 팔다리뼈대 사이의 연결 고리이며 빗장뼈의 안쪽 끝, 복장의 빗장관절면 및 첫 번째 갈비뼈의 연골이 위쪽 경계로 구성된다. 이 작은 관절의 움직임은 올림(elevation) 그리고 내림(depression), 내밈(protraction)과 뒤당김(retraction)과 축 회전(axial rotation)이다. 이 관절은 관절 디스크와 조밀한 조직으로 안정화되어 직접적인 부상이나 탈구가 거의 발생되지 않지만, 이 관절의 움직임 저하는 어깨 굽힘과 벌림의 관절끝범위의 운동 상실을 초래할 수 있다.

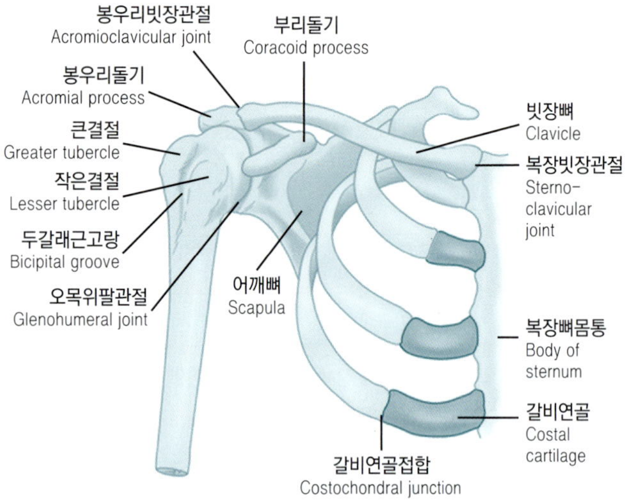

그림 11.1 어깨 복합체의 해부학

출처: Phelps, K., & Hassed, C. (2011). General practice: The integrative approach. Sydney: Churchill Livingstone/Elsevier.

빗장의 가쪽 끝과 어깨뼈봉우리 사이의 관절은 AC관절을 형성한다. 이 관절의 작은 움직임은 위쪽 및 아래쪽 돌림, 수평면 회전 및 시상면 돌림을 포함한다. 이 작은 관절은 골관절염(OA)에 매우 취약하며 운동선수들 사이에서 탈구 위험이 높다.

어깨가슴관절은 어깨뼈의 앞면과 가슴의 뒤가쪽 벽 사이에 형성되기 때문에 진정한 관절로 여겨지지 않는다. 이 관절은 본래 몸통뼈대와 팔다리뼈대 사이의 연결 고리는 아니지만 더 큰 코어 근육과 팔 사이의 힘 전달 및 움직임의 토대가 된다. 어깨가슴관절은 안정화를 위해 주변 근육군에 의존한다. 운동학은 올림과 내림, 내밈과 뒤당김, 위/아래 돌림(upward/downward rotation)으로 구성된다. 많은 양의 근육 손상으로 인한 어깨 운동장애는 많은 어깨 부상과 통증 병리에서 중요한 원인이 된다.

어깨 복합체의 마지막 관절인 오목위팔관절은 위팔뼈의 머리와 접시오목의 오목한 부분으로 형성된다. 이러한 동적 관절의 기본적인 해부학적 동작에는 벌림 및 모음, 굽힘 및 폄, 안쪽 및 바깥쪽 돌림이 포함된다. 이 관절에서 구르기(roll), 축돌기(spin), 미끄러짐(glide)과 같은 상당한 부속 움직임(accessory motions)들이 발생한다. 이 관절의 가동성 때문에 조직 안정화가 가장 중요하다. 오목위팔관절은 관절주머니인대, 부리위팔인대, 위팔가로인대, 접시테두리 그리고 주변의 근육군에 의해 안정화된다. 이러한 동적 관절의 특성으로 탈구되는 경향이 있으며 주변 조직은 다양한 외상 및 비외상성 부상에 취약하다.

어깨 고정은 재활 과정을 상당히 방해하는 유착관절낭염(adhesive capsulitis, 굳은어깨증후군) 및 어깨뼈 운동장애(scapular dyskinesis 어깨뼈의 정적 및/또는 동적 위치 변경)의 가능성으로 인해 신체의 다른 부분보다 더 많은 문제를 가진다. 어깨를 고정할 때 적절한 착용감, 위치, 착용 시간 및 클라이언트 교육의 구성 요소가 필요하다. 부정확하거나 지속적인 고정은 장기적으로 유해한 영향을 미친다. 따라서 어깨를 고정할 때 치료사는 여러 변수를 고려하여 클라이언트의 재활에 최소한의 영향을 미치도록 한다.

일반적인 진단

COMMON DIAGNOSES

몇 가지 진단에는 종종 어깨 보조기 중재가 필요하다(표 11.1). 이러한 진단에는 몸쪽 위팔뼈 골절, 어깨 아탈구 및 불안정 증후군, 회전근개(rotator cuff, RTC) 재건술, 앞쪽에서 뒤쪽으로의 위쪽 접시테두리 파열(superior labrum anterior to posterior, SLAP) 및 방카르트 재건술, AC관절 탈구, 빗장뼈 골절 및 겨드랑이 구축이 포함된다.

몸쪽 위팔뼈 골절

Proximal Humerus Fractures

몸쪽 위팔뼈 골절은 일반적인 정형외과적 손상으로, 일반적으로 고령자에게 발생하며 모든 기능 활동에 상당한 영향을 미칠 수 있다. 몸쪽 위팔뼈 골절은 일반적으로 뼈엉성증 골절이라고 하며 극심한 통증과 높은 수준의 기형을 유발할 수 있다. 발생 빈도는 연간 100,000명당 105~342명으로 다양하다. 몸쪽 위팔뼈 골절은 심각도가 다양하며 1부분, 2부분, 3부분 또는 4부분으로 등급을 매긴다. 일반적으로 몸쪽 위팔뼈의 1부분과 2부분 골절은 보존적으로 관리된다. 몸쪽 위팔뼈의 3부분과 4부분 골절은 외과적으로 관리된다. 1부분과 2부분 골절에 대한 고정 및 재활 효과에 대한 현재의 연구 근거는 매우 긍정적이며 ROM을 기준으로 환자의 77~88%가 양호하거나 우수한 결과를 보였다. 대조적으로, 연구진들은 몸쪽 위팔뼈 3부분 골절의 비수술적 관리와 수술적 관리를 비교할 때, 비수술적 관리를 했을 때 삶의 질이 현저히 감소했다고 보고했다. 4부분 몸쪽 위팔뼈 골절은 위팔뼈머리, 작은결절, 위팔뼈 몸통을 따라 골절이 생긴 것이고, 3/4부분은 4부분으로 바꾸며 수술이 거의 항상 시행된다.

골절의 심각성은 외과적 중재, 보조기 제공 및/또는 고정

표 11.1 어깨 고정 보조기에 대한 근거 중심 치료

저자 인용	설계	참가자 수	설명	결과	제한점
겨드랑이 화상으로 인한 손상					
Jang, K. U., Choi, J. S., Mun, J. H., et al. (2015). Multi-axis shoulder abduction splint in acute burn rehabilitation: A randomized controlled pilot trial. *Clinical Rehabilitation, 29*(5), 439–446. https://doi.org/10.1177/0269215514547653	무작위 대조 시험	30일 동안 어깨 화상을 입은 화상 센터의 입원 환자 24명을 무작위로 두 그룹으로 나누었다.	스플린트 군: 환자는 위생 관리를 받거나 의료 시술을 받지 않는 한 항상 어깨를 90도 외전 각도에 최대한 가깝게 위치시켜 다중-축 어깨 벌림 스플린트를 착용했다. 비스플린트 군: 환자는 스플린트를 제공받지 않았다. 두 그룹 모두 비슷한 치료와 운동을 받았다(능동/수동 운동 및 하루 2회 30분 스트레칭). 어깨 ROM은 기초 측정 이후 4주 동안 매주 측정되었다.	스플린트 군은 비스플린트 군에 비해 어깨 벌림 각도에서 상당한 개선을 나타냈다. 군간에 어깨 굽힘이나 바깥돌림 각도의 차이는 없었다.	이 연구의 한계에는 표본의 크기가 작으며 ROM이 유일한 연구 결과였다. 기능적 결과는 아직 알려지지 않았다. 스플린트의 장기적인 영향은 조사되지 않았다.
Kolmus, A. M., Holland, A. E., Byrne, M. J., et al. (2012). The effects of splinting on shoulder function in adult burns. *Burns, 38*(2012), 638–644. https://doi.org/10.1016/j.burns.2012.01.010	무작위 대조 시험	겨드랑이 화상을 입은 52명의 성인 환자를 무작위로 스플린트 군 또는 대조군으로 분류했다.	스플린트 군: 환자는 어깨 스플린트를 착용하여 위생, 옷 갈아입기, 운동 참여를 제외하고 6주 동안 항상 어깨를 90도 벌림 위치에 두었다. 추가 6주 동안 참가자들은 야간에만 스플린트를 착용했다. 환자들은 또한 스트레칭, 근력강화 및 기능적 팔 훈련을 포함하는 일일 운동 프로그램에 참여했다. 대조군: 환자들은 12주 동안 매일 운동 프로그램에 참여했다. 결과 측정: 어깨 벌림 및 굽힘, 삶의 질(화상 특정 건강 척도-간략, Burn Specific Health Scale-Brief), 팔 기능(팔기능척도 및 식료품 선반 정리하기 과제) 및 순응도(설문지)	어느 시점에서도 ROM, 삶의 질 또는 기능에 대한 그룹간에 통계적으로 유의한 차이가 없었다. 12주차 결과 측정에서 군 간에서 임상적으로 유의한 차이가 없었다. 스플린트 순응도는 일반적으로 좋지 않았으며 12주차에는 16%만 순응도가 좋았다. 1주차, 3주차 또는 12주차에는 그룹간에 운동 순응도에서 차이가 없었다. 그러나 스플린트 군은 대조군에 비해 6주차에 운동에 대한 순응도가 더 좋은 경향이 있었다. 궁극적으로, 운동 프로그램에 어깨 스플린트를 추가해도 참가자의 임상 결과가 개선되지 않았다.	이 연구는 겨드랑이 화상이 있는 환자의 일일 운동 프로그램과 함께 어깨 스플린트의 영향을 조사한 최초의 무작위 대조시험이었다. 스플린트의 순응도가 좋지 않아 스플린트의 효과에 대한 확실한 결론을 내리기가 어렵다.

표 11.1 어깨 고정 보조기에 대한 근거 중심 치료(계속)

저자 인용	설계	참가자 수	설명	결과	제한점
빗장뼈 골절					
Tamaoki, M.J., Matsunaga, F.T., Ferreira da Costa, A.R., et al. (2017). Treatment of displaced midshaft clavicle fractures: Figure-of-eight harness versus anterior plate osteosynthesis. *Journal of Bone and Joint Surgery, 99*(14), 1159–1165.	무작위 대조시험	비수술 군 또는 수술 군으로 무작위 배정된 전위된 중간 빗장뼈 골절이 있는 성인 117명	비수술 군: 참가자는 8자형 하네스를 착용하고 피부 관리, 보조기 관리 및 환측 팔을 최대한 사용하는 방법에 대해 교육을 받았다. 수술 군: 참가자들은 개방 정복 및 금속판 고정술을 받았다. 수술 후, 그들은 능동 관절 운동(AROM)을 시작하기 전 7~10일 동안 슬링을 통해 고정 상태를 유지했다. 두 그룹 모두 첫날부터 팔꿈치/손목/손 AROM, 7일 후에 PROM, 견딜 수 있는 만큼의 어깨 AROM을 포함하는 동일한 재활 프로그램에 참여했다. 결과 측정: 6개월 후 팔 기능[팔, 어깨, 손 기능 장애(DASH)], 통증, 직장 복귀 시간 또는 이전 활동, 외관에 대한 환자 만족도, 방사선 검사 결과 및 합병증의 존재	두 군간에 팔기능, 통증 또는 직업 복귀에 걸리는 평균 시간에는 차이가 없었다. 두 군 모두 최종 평가에서 어깨 ROM에는 제한이 없었다. 부정유합으로 인한 뼈 단축의 평균 양은 수술 군보다 비수술 군에서 더 컸다(P<.001). 수술 군의 모든 골절은 치유된 반면 비수술 군의 7명은 골절에서 불유합이 발생했다(P =.004). 수술 군의 7명의 환자는 비수술군의 1명의 환자와 비교하여 감각 이상을 경험했다(P=.036). 외관 또는 어깨 처짐에 대한 불만족과 관련하여 통계적으로 유의한 차이는 두 군 간에 발견되지 않았습니다. 비수술 군의 많은 환자에게서 어깨 위치 이상, 짧아짐 및 뼈 돌출이 보고되었다(P=.020, P 〈.001, P 〈.001).	이 연구에서는 기능적 결과가 하나만 평가되었다. 특히 단축과 부정유합이 발견된 경우에는 장기간의 후속 조치로 결과가 바뀔 수도 있다. 저자들은 이 시험에서 골절 유형에 대한 비용 효율적인 분석 및 층화 또는 블록 무작위 추출이 수행되지 않았다고 지적했다.
Woltz, S., Stegeman, S.A., Krijnen, P., et al (2017). Plate fixation compared with nonoperative treatment for displaced midshaft clavicular fractures: A multicenter randomized controlled trial. *Journal of Bone and Joint Surgery, 99-A*(2), 106–112.	무작위 대조시험	전위된 중간 빗장뼈 골절을 가진 160명의 환자를 무작위로 비수술적 치료군 또는 수술적 치료군으로 배정했다.	비수술적 치료군: 처음 2주 동안 환자는 슬링을 착용하고 진자운동을 수행하도록 지시 받은 후 수평면까지 AROM을 수행했다. 6주에 환자는 완전 ROM 및 근력강화 운동에 참여할 수 있었다. 수술적 치료군: 개인은 부상 후 3주 이내에 외과적 중재를 받았으며 비수술 치료군과 동일한 수술 후 운동 지침을 따랐다. 주요 결과: 불유합, 부작용 및 이차 수술, 통증, 팔 기능, 외관에 대한 만족도, 일반적인 건강 상태	콘스탄트 점수(Constant score)와 DASH 점수로 측정한 팔 기능은 1년이 된 시점에 두 치료 군에서 유사했다. 일반적인 건강 상태와 관련하여 약식-36(SF-36) 신체 구성 요소 점수는 6주에 비수술적 군에서 다소 낮았다(P=.03). 6주 때 통증 점수는 비수술 군에서 더 높았다(P=.04). 수술적 치료군의 5%와 비수술적 군의 18%가 외관상 결과에 불만족을 호소했다. 1년이 된 시점에 수술적 치료군 환자의 2.4%와 비수술적 치료군 환자 23.1%에서 불유합이 발생했다(P<.0001). 부작용으로 인한 2차 수술률은 군 간에 유의한 차이가 없었다(비수술적 치료군 15.7%, 수술 군 10.7%). 수술적 치료군 환자의 19.2%는 수술 1년 후 수술 부위 주변의 피부에 지속적인 무감각을 경험했다.	저자들은 두 군 간에 참여자 수에서 불균형이 있었다는 점에 주목했다(수술 그룹 내에서 n=86, 비수술 치료 그룹 내에서 n=74). 일부 환자가 추적 연구에서 탈락되었는데, 이는 편견에 기여하고 기능적 결과를 수집한 데이터와 관련된 검정력을 감소시킬 수 있다. 외과적 치료 지침은 병원마다 달랐다. 방사선 사진은 외과의가 판독했으며, 이는 편견을 유발할 수 있었다.

표 11.1 어깨 고정 보조기에 대한 근거 중심 치료(계속)

저자 인용	설계	참가자 수	설명	결과	제한점
어깨 아탈구/탈구					
Nadler, M., & Pauls, M. M. H. (2017). Shoulder orthoses for the prevention and reduction of hemiplegic shoulder pain and subluxation: Systematic review. *Clinical Rehabilitation, 31*(4), 444–453. https://doi.org/10.1177/0269215516648753	체계적 고찰	총 186명의 참가자로 구성된 8건의 연구(무작위 대조 시험 1건, 준 무작위 대조 시험 1건, 전/후 대조 연구 1건, 관찰 연구 5건) 포함 기준: 수직 아탈구 및 어깨 통증에 대한 어깨 보조기의 영향을 평가한 뇌졸중 성인으로 구성된 영어권 연구	저자들은 보조기가 수직 아탈구 및 편마비성 어깨 통증을 예방 또는 감소시키는지, 다른 유형의 보조기가 동일하게 효과적인지, 어깨 보조기 착용과 관련된 부작용이 있는지, 이러한 치료를 잘 견디는지 여부를 조사했다. 포함 기준을 충족하는 연구의 데이터를 수집하여 서술했다. 주요 결과: 위팔뼈 머리의 즉각적인 재위치, 장기간 착용 후 아탈구 감소, 통증 감소, ROM 감소, 강직의 시작/증가, 손 부종 증가, 환자 만족도 및 보조기에 대한 내성	어떤 연구에서도 어깨 보조기가 아탈구 발생을 예방할 수 있는지 여부를 조사하지 않았다. 세 가지 연구 결과는 어깨 보조기를 장기간 착용한 후 아탈구를 개선하거나 역 아탈구시킬 수 있다는 최소한의 근거를 제공했다. 몸쪽 팔만 지지하는 보조기는 효과가 가장 적었지만, 팔 전체 또는 몸쪽 및 몸쪽 지지를 제공하는 보조기는 아탈구를 최소화하는 데 더 효과적이었다. 3건의 연구에서 어깨 보조기를 착용한 대부분의 환자에게 통증 측정이 약간 개선되었다고 제시했다. 2건의 연구는 우수한 환자 내성과 어깨 보조기 착용에 대해 어느정도 높은 순응도를 시사하는 근거를 제시했다. 3건의 연구 결과에 따르면 보조기 착용 후 어깨 구축은 증가하지 않았다. 한 시험에서는 편마비에 어깨 보조기를 사용한 후 강직이 증가하지 않았으며 다른 시험에서는 부종이 현저하게 개선된 것으로 나타났다.	데이터가 이질적이고 메타 분석에 적합하지 않기 때문에 서술이 필요했다. 이 고찰에서 단 하나의 무작위 대조 시험만이 포함되었다. 저자들은 포함된 관찰 연구에서 모집, 중재 및 평가 방법에 약간의 주관성과 편견이 있을 수 있다고 주장한다. 향후 연구는 참가자 모집 및 배정을 위해 맹검된 평가자(blinded assessors) 및 무작위 배정과 함께 큰 표본 크기로 통합해야 한다. 어깨 보조기의 조기 적용, 착용 기간 및 장기적인 영향에 대한 더 많은 연구가 필요하다.

표 11.1 어깨 고정 보조기에 대한 근거 중심 치료(계속)

저자 인용	설계	참가자 수	설명	결과	제한점
위팔 골절					
Matsunaga, F.T., Tamaoki, M.J., Matsumoto, M.H., et al. (2017). Minimally invasive osteosynthesis with a bridge plate versus a functional brace for humeral shaft fractures. *Journal of Bone and Joint Surgery, 99-A*(7), 583–592.	무작위 대조시험	110명의 환자가 수술 군(교각 금속판) 또는 비수술 군(기능성 보조기)으로 무작위 배정됨	비수술적 치료 군: 참가자들은 먼저 겨드랑이에서 팔꿈치까지 U자 스플린트와 함께 폐쇄 정복 및 고정을 받았다. 2주 후에 기능성 보조기를 적용하여 어깨와 팔꿈치 ROM을 허용하고 뼈가 완전히 붙은 것이 확인될 때까지 착용했다. 수술 군: 전방-접근 교각 금속판 고정술을 받을 준비가 될 때까지 팔을 접합부목을 통해 고정했다. 수술 후, 환자들은 첫 평가 때까지 슬링을 착용했다. 두 그룹 모두 초기에 견딜 수 있을 만큼 팔꿈치 및 진자 운동과 같은 AROM, PROM과 관련된 유사한 재활 프로그램을 받았다. 안쪽돌림 및 바깥돌림 중재 후 6주에 허용되었다. 결과 측정: DASH 점수, SF-36 삶의 질 설문지 점수, 치료 합병증, 어깨, 통증 및 방사선 촬영 결과에 대한 콘스탄트-멀리 점수(Constant-Murley score).	수술 군에서 6개월 시점에 훨씬 더 높은 DASH 점수를 얻었다(P=.046). SF-36, 콘스탄트-멀리 점수 또는 통증 시각상사척도와 같은 결과 측정에서는 통계적으로 유의한 차이가 나타나지 않았다. 수술 군의 0명에 비해 비수술적 치료군의 10명(23%)에서 심각한 합병증이 나타났다. 비수술 그룹의 15%는 불유합을 경험했다. 수술 군 중 7명은 추가적인 중재가 필요하지 않은 합병증을 경험했고, 수술을 받지 않은 군의 5명은 보조기에서 접촉성 피부염이 발생했다. 기능성 보조기를 착용한 사람들은 수술(2.0°)을 받은 사람들과 비교했을 때 앞쪽과 뒤쪽 방사선 사진(10.5°)에서 훨씬 더 큰 최종 전위 각도를 보였다.	추적 연구 도중에 16명의 환자가 탈락했다. 불유합은 일부 결과에 대한 점수를 낮추는 데 기여할 수 있다. 예를 들어, 불유합이 있는 환자는 교정 수술에서 여전히 회복 중이기 때문에 더 낮은 DASH 점수를 받았다. 저자들은 또한 연구가 한 센터에서 이루어졌기 때문에 외부 타당성이 떨어진다고 지적했다.

기간의 필요성을 결정하는 데 중요한 역할을 한다. 위팔뼈 골절은 고령자에서 흔히 발생하는 부상이므로 중재를 계획하기 위해서는 사전에 기능과 동반 질환을 고려해야 한다. 중재와 별도로 고령자는 어깨 복합체를 고정해 줄 것이 필요하다. 권장 고정 기간은 골절의 정도에 따라 1주에서 7주까지 다양하다. 위팔뼈 골절에 대한 가장 일반적인 고정은 팔을 모음 및 안쪽돌림 자세로 두고 전통적인 슬링의 적용 및/또는 몸쪽 위팔뼈 캡 보조기의 적용이다(그림 11.2, 11.3).

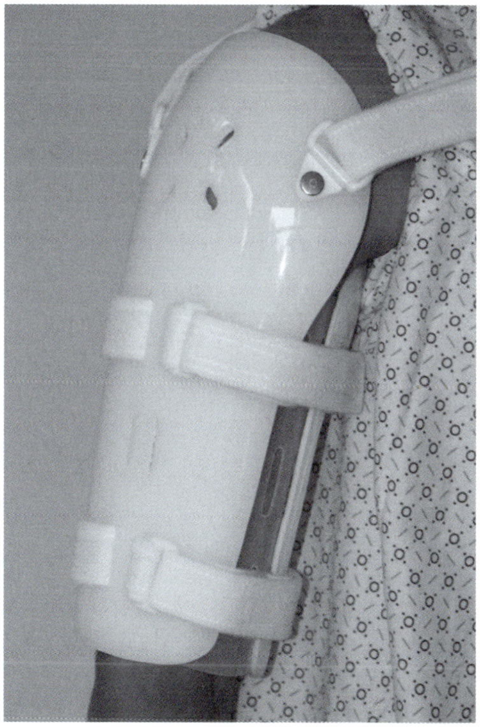

그림 11.3 크로스 바디(cross-body) 스트랩을 포함한 사미엔토(Sarmiento) 몸쪽 위팔뼈 캡 보조기

어깨 아탈구 및 불안정 증후군
Shoulder Subluxation and Instability Syndrome

어깨 불안정 증후군은 또 다른 일반적인 정형외과 질환이며 고정이 필요할 수도 있고 그렇지 않을 수도 있다. 경증에서 중등도의 불안정 증후군이 있는 많은 사람들은 통증이나 장애 없이 기능이 가능하다. 불안정 증후군은 아탈구로 이어질 때 문제가 된다. 어깨 불안정성/아탈구에 대한 분류에는 TUBS(외상성 병인, 한 방향성 불안정성, 방카르트 병변, 수술)와 AMBRI(비외상성, 다방향 불안정성, 양측성, 재활, 아래쪽 관절주머니 이동)와 같이 두 가지 주요 유형이 있으며 이에 따라 선택적 재활치료를 한다.

TUBS 부상은 본질적으로 외상을 입을 가능성이 높으며 종종 최대 6주의 고정이 필요한 방카르트 재건술을 요한다. 이러한 질환을 가진 클라이언트는 다양한 벌림 및 돌림 각도에 따라 고정 자세를 취한다. 최근 연구에서는 기존의 안쪽돌림보다 중립에서 바깥돌림하는 자세를 권장한다.

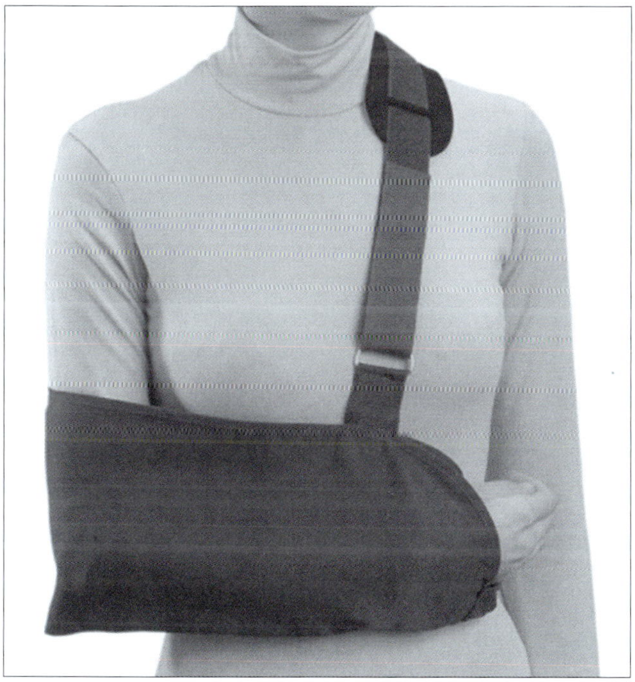

그림 11.2 전통적인 어깨 슬링(모음 및 안쪽돌림)

AMBRI 분류의 질환을 가진 클라이언트는 일반적으로 작거나 편평한 접시오목, 관절주머니 조직 이동(capsular tissue migration), 약한 RTC 근육, 잘못 위치된 위팔뼈머리 및/또는 신경근 및 고유 수용성 감각 결손을 가지고 있다. 부상 기전 및 과거 잦은 아탈구와 같은 여러 요인이 고정 위치 및 길이 결정에 영향을 미친다. 최근 연구는 기존의 모음 및 안쪽돌림 슬링 위치와 모순되지만 안쪽돌림은 이깨를 안정시키기 위해 가장 자주 사용되는 자세이다(그림 11.2). 일반적으로 첫 번째 탈구의 경우 클라이언트는 약간 더 긴 기간 동안 고정되지만 일반적으로 4주를 넘지 않는다. 탈구가 클라이언트에게 반복되는 경우, 전형적으로 모음된 안쪽돌림 슬링 위치에서 훨씬 더 짧은 기간 동안 고정하는 것이 권고된다. 이러한 경우 클라이언트는 일주일 미만 동안 슬링을 착용할 수 있는데, 이는 추가적인 앞쪽 관절주머니 이완 및 뒤쪽 관절주머니 굳음을 방지하기 위해 권장된다.

회전근개 재건술 Rotator Cuff Repairs

RTC 병리학은 어깨 통증 장애의 최대 70%를 나타내며, 매년 약 250,000건의 재건술이 시행되어 가장 일반적인 정형외과 시술 중 하나이다. 비 운동선수의 경우에서 RTC 재건술은 일반적으로 중간, 크거나 거대한/전층 RTC 파열이 있는 경우에 권장된다. 일부 층 또는 작은 RTC 파열을 수술할 수 있지만 일반적으로 젊거나 머리 위로 팔을 쓰는 운동선수인 경우에는 보류한다.

RTC 복구 후 고정화는 급성기의 다양한 수준의 활동과 재활과 함께 2~6주 동안 필요하다. 어깨 고정은 다양한 요소를 가지지만 RTC 재건술에는 외과적으로 고쳐진 힘줄에 가해지는 긴장의 정도를 주로 신경 쓴다. 재건술을 한 RTC에 대한 긴장의 증가는 수술의 실패율을 높인다. 사체 연구를 통해 연구진들은 RTC 복구 후 어깨의 최적 자세는 21~45°의 올림과 18~23°의 안쪽돌림이라고 보고했다. 벌림 및 바깥돌림 자세에 대한 통증 및 기능에 대한 효과를 뒷받침하는 근거는 제한적이지만, 이 근거는 전통적인 슬링 디자인을 변경해야 한다는 의견을 뒷받침한다. 따라서 고정 자세는 상당히 다양하다.

여러 연구에서 RTC 재건술 후 다양한 어깨 고정 자세를 비교했다. 안쪽돌림 및 모음 자세는 위쪽 및 아래쪽 RTC의 긴장이 증가시키기 때문에 RTC 재건술에서는 권장되지 않는다. 현재 RTC 재건술 후 어깨 고정을 위한 합의된 최적의 자세는 없는데 클라이언트마다 상당한 해부학적 차이를 가지고 있기 때문이다. RTC 재건을 한 클라이언트에게 약간의 벌림 및 중립에서 약간의 바깥돌림 자세로 고정시키는 것이 권고된다(그림 11.4).

앞쪽에서 뒤쪽으로의 위쪽 접시테두리 파열(SLAP) 및 방카르트 재건술

Superior Labrum Tear From Anterior to Posterior and Bankart Repairs

SLAP 및 방카르트 병변은 RTC 장애만큼 흔하지는 않다. 그러나 이 질환은 어깨 통증으로 치료를 받는 사람들 중 6~12%를 차지하며 머리 위로 팔을 쓰는 운동선수, 군인 및/또는 익스트림 운동선수인 젊은 남성에서 더 흔하다. SLAP 및 방카르트 파열은 일반적으로 특히 위팔두갈래근 힘줄과 관련 있을 때 외과적으로 관리된다. 작은, 부분적 또는 1형 파열은 비수술적 옵션이 가능하지만, 2형, 3형 및 4형은 테두리가 접시오목으로부터 분리되어 원래 자리에서 회복되지 않기 때문에 수술로 관리해야 한다.

SLAP과 방카르트 재건술은 접시테두리에 광범위한 손상이 있는 경우 필요하다. 접시테두리는 혈관분포가 좋지 않기 때문에 일반적으로 외과적 개입이 필요하다. 이러한 손상은 다중 탈구 또는 종종 장기간에 걸쳐 발생하는 부상 및 외상성 부상의 결과로 발생된다. 이러한 손상은 일반적으로 스포츠, 낙상 및 큰 외상성 사건(예: 자동차 또는 자전거 사고)과 관련이 있다.

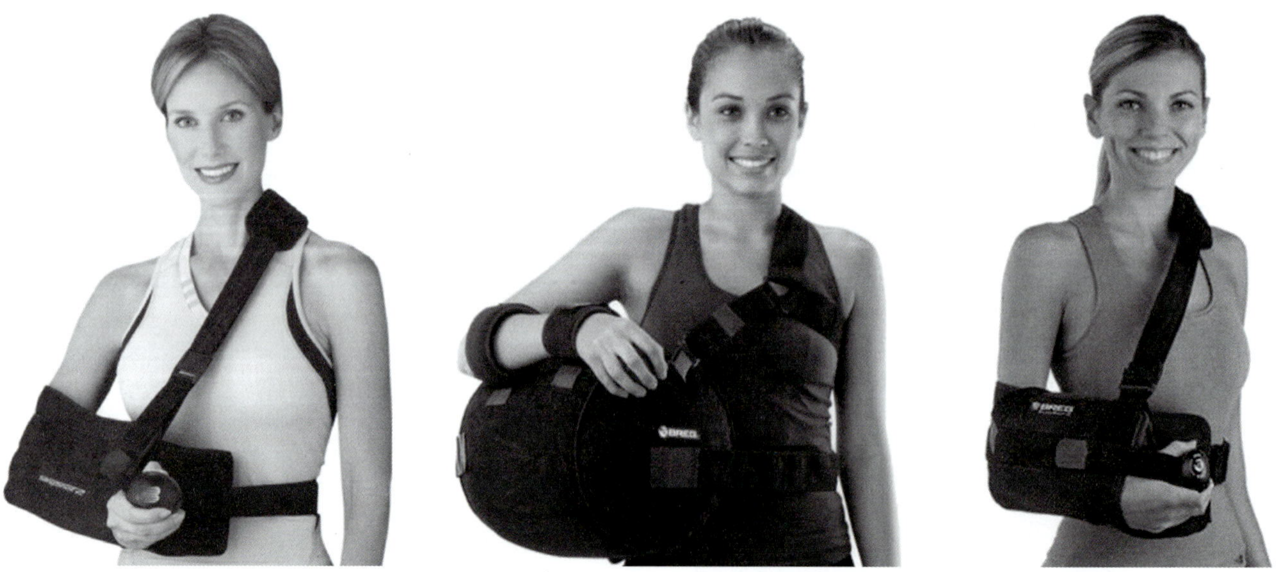

그림 11.4 브레그(breg) 교정기, 다양한 각도의 어깨 벌림 및 바깥돌림을 보여준다.

테두리 재건술 이후 점진적 재활과 함께 4~6주 동안 고정하는 것이 권장된다. SLAP 및 방카르트 재건술에 따른 자세는 다양하다. 이러한 수술 후에는 취하는 보편적인 자세는 없다. RTC 재건과 마찬가지로 현재 기존의 모음 및 안쪽돌림 슬링에서 벌림 및 바깥돌림으로 자세가 바뀌었다(그림 11.4). 일부 연구는 벌림 및 바깥돌림 자세를 지지하지만 보편적으로 받아들여지지는 않았다.

봉우리빗장관절(AC) 탈구 및 빗장뼈 골절
Acromioclavicular Dislocations and Clavicle Fractures

AC관절과 빗장뼈의 손상은 젊은 운동선수에게 흔하게 발생하는 문제이다. 빗장 골절은 모든 골절의 2.6~4%를 차지한다. AC관절은 특히 팔이 모음 자세로 낙상할 때 탈구되기 쉽다. 또한 뻗은 손으로 떨어질 때 AC관절과 빗장에 부상을 입을 위험이 있다. AC관절은 종종 자동차 또는 자전거 사고 및 스포츠 부상으로 손상될 수 있다. 이러한 손상은 탈구 유형이나 골절군에 따라 외과적 또는 비수술적으로 관리된다.

AC관절 탈구에 대한 고정은 4~8주이며 다양한 장치를 포함한다. 가장 일반적으로 사용되는 장치는 8자형 어깨 고정 장치이다(그림 11.5). AC관절 또는 빗장뼈 손상 이후 몸쪽 빗장뼈의 위쪽 이동되기 때문에 8자 고정 장치가 필요하다. 8자형 장치는 빗장뼈 및/또는 AC관절을 적절한 해부학적 정렬로 위치시켜 조직 치유를 가능하게 한다. 8자형 장치는 기존의 어깨 슬링 및/또는 조절 스트랩과 함께 사용할 수 있다(그림 11.6). 먼쪽 조절 스트랩은 추가적인 아래쪽 압력을 제공하며 일반적으로 더 심각한 AC관절 탈구에 사용된다.

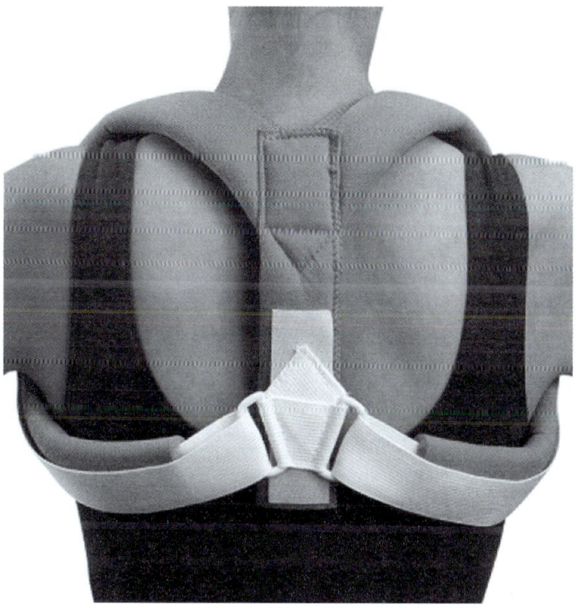

그림 11.5 8자 어깨 보조기

출처: Rizzone, K., Gregory, A (2013). Using casts, splints and braces in the emergency department. *Clinical Pediatric Emergency*, 14(4), 340-348.

비수술적 치료는 일반적으로 AC관절 및 빗장뼈 손상을 치료할 때 선호되지만 고정화 기술과 지침은 다양하다. 연구에 따르면 미국 외과의의 94%가 단순한 슬링을 선호하는 반면 독일 외과의의 88%는 8자형 스트랩을 선호했다. 이러한 고정화 기술을 조사하는 체계적 고찰에서는 특히 중앙의 1/3 빗장뼈 골절의 경우 불명확하다고 보고하고 있다. 정확한 고정화 기술과 관계없이 적절한 해부학적 정렬은 조직 치유 및 추가적인 변형 방지의 핵심이다.

겨드랑이 구축 Axilla Contractures

겨드랑이 구축은 상지 화상의 재활에 있어서 매우 어려운 문제이다. 겨드랑이 구축은 심각도와 조직 침범에 따라 분류된다. 분류와 관계없이 향후 구축 진행을 방지하고, 특히 어깨 벌림의 기능적 움직임을 증가시키기 위해 일부 유형의 보조기 제공이 필요하다.

비행기 보조기(airplane orthosis)는 겨드랑이 구축 예방에 가장 자주 사용된다. 비행기 보조기는 기성 보조기로 시중에서 구매하거나 임상가가 제작할 수 있다. 비행기 보조기의 목적은 오목위팔관절 벌림 각도 및 조직 탄력을 증가시키고, 추가적인 구축을 방지하는 것이다. 구성 및 적용은 클라이언트의 목표에 따라 크게 다르다. 클라이언트는 일반적으로 겨드랑이 구축이 생긴 후 3~6개월 동안 비행기 보조기가 필요하다(그림 11.7). 맞춤형 비행기 보조기는 제작하기가 어렵다. 제작에는 여러 소재 및 재료가 필요하다. 이 제작 과정 동안 적어도 두 명의 임상가가 필요하다. 따라서 기성 비행기

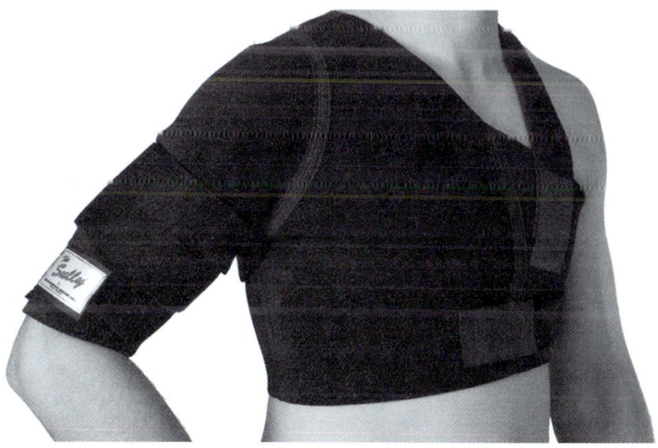

그림 11.6 AC관절 분리 스트랩

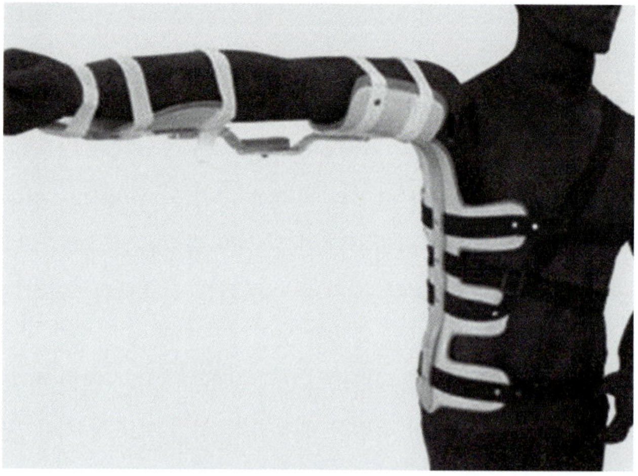

그림 11.7 비행기 보조기의 예시

출처: Alok Su Rahul Ranjan et al: Peripheral Nerve Injuries. In *Textbook of orthopedics*, ed 1, 2018, Elsevier.

보조기가 일반적으로 권장된다.

비행기 보조기는 크기 때문에 착용 일정을 준수하는 것에 신경을 써야 한다. 클라이언트는 특히 지역사회 내에서 활동하는 동안 불편함과 기능 저하를 호소한다. 낮은 순응도는 회복 과정에 악영향을 끼치며, 그 결과 추가 구축이 진행되고 추가적인 수술이 필요하다. 비행기 보조기의 편안함을 높여 착용 일정 준수를 개선하기 위한 많은 시도가 있어 왔다. 변경 사항에는 기성 경량 장치와 작업적 요구에 따라 기능적 조정을 허용하는 변형이 포함된다. 비행기 보조기는 특히 지역사회에 복귀하는 클라이언트의 경우 착용/벗기 그리고 사용법을 준수하기가 어렵다. 임상가는 (1) 클라이언트에게 순응도의 중요성을 교육하고 (2) 비행기 보조기를 디자인할 때 일상생활의 모든 활동을 고려해야 한다.

어깨 보조기

SHOULDER ORTHOSES

몸쪽 위팔뼈 캡 보조기

Proximal Humerus Cap Orthoses

몸쪽 위팔뼈 캡 보조기는 몸쪽 위팔뼈 몸통 및/또는 몸쪽 중간 위팔뼈 골절의 개방정복고정술(ORIF) 이후에 사용된다. 몸쪽 위팔뼈 캡 보조기의 목적은 중력이 뼈 정렬을 돕도록 허용하면서 주변에 압박을 제공하는 것이다. 보조기는 또한 클라이언트가 작업 및/또는 지역사회에서 활동하는 동안 골절 또는 손상 부위를 보호한다. 이 보조기는 팔꿈치, 팔뚝 및 손목의 전체 ROM을 허용한다. 따라서 클라이언트는 먼쪽 팔의 움직임을 위한 치료적 운동을 지시받는다. 먼쪽 관절운동범위를 허용함으로써, 몸쪽 위팔뼈 캡 보조기는 기능적 사용을 증가시키고 먼쪽 팔의 부종을 감소시킨다. 몸쪽 위팔뼈 캡 보조기는 보조기 재료와 기성 장치들이 더 강하고 가볍고 편안해짐에 따라 계속해서 발전하고 있다. 여러 공급 업체들이 사전에 제작된 몸쪽 위팔뼈 캡 보조기를 제공한다. 임상가는 다양한 자세에서 팔을 측정하여 보조기의 적절한 크기를 결정해야 한다. 맞춤 몸쪽 위팔뼈 캡 보조기를 제작하는 경우 압박 소매 또는 의복을 제공하여 주변부의 지지력을 높인다. 임상가는 교차 가슴 끈이 적절한지 확인한다(그림 11.8, 11.3).

비행기 보조기

AIRPLANE ORTHOSES

비행기 보조기는 종종 겨드랑이 구축을 예방하기 위해 화상 재활에 사용된다. 클라이언트는 벌림 자세를 취한다(그림 11.7). 비행기 보조기는 일반적으로 동적 또는 정적 진행형 디자인이며, 임상가는 클라이언트가 재활을 진행함에 따라 벌림 각도를 계속 증가시킨다.

맞춤형 비행기 보조기는 복잡하고 제작하는 데 시간/노력이 많이 든다. 기성 보조기 디자인의 발전으로 대부분의 클라이언트에게 기성 보조기를 크기 측정하고 구매하는 것이 추천된다. 여러 회사(예: Breg, Ability, Rehabmart)는 다양한 디자인과 기능을 갖춘 비행기 보조기를 판매한다. 임상가는 편안함을 높이기 위해 이러한 제품을 약간 수정해야 할 수도 있다.

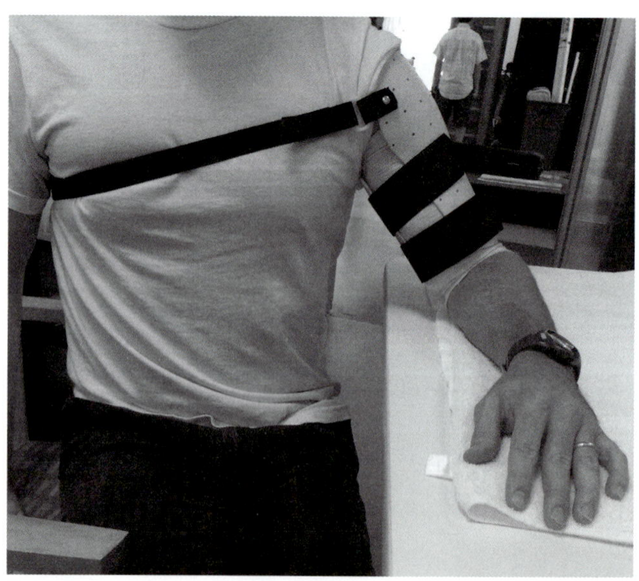

그림 11.8 크로스 바디 스트랩을 포함한 위팔뼈 캡 보조기

모음 및 안쪽돌림 슬링

ADDUCTION AND INTERNAL ROTATION SLING

모음 및 안쪽돌림 슬링 또는 표준 팔 슬링은 가장 자주 사용되는 어깨 고정 장치이다(그림 11.2). 슬링은 클라이언트의 어깨가 모음 및 안쪽돌림되도록 아래팔과 복부를 가로 질러 위치한다. 슬링은 다양한 종류 및 크기로 시중에 판매된다. 슬링은 수술을 받은 클라이언트 관리 및 아탈구, 골절, 근육 파열 및 충돌을 포함한 비수술적 관리로 적용된다. 대부분의 클라이언트는 표준 어깨 슬링을 착용한 상태로 응급실 또는 진료실 밖을 나간다. 일부 디자인은 크로스 가슴 스트랩과 같은 추가적 지지 스트랩을 제공한다.

저렴한 비용과 사용의 용이성으로 인해 기성 모음 및 안쪽돌림 슬링을 구매하는 것이 추천된다. 임상가는 슬링을 클라이언트에게 적절하게 조정하고 착용시킬 책임이 있다. 피팅에는 양측 어깨뼈와 어깨 위치에 대한 이해가 필요하다. 오목위팔관절에 약간의 압박 및 인정이 제공되는 동안 팔꿈치는 안정되고 슬링의 지지를 받아야 한다. 과도한 압박은 종종 위등세모근의 과도한 활성화, 충돌 및/또는 어깨뼈 운동장애로 이어진다. 반대쪽 어깨를 써서 보상하는 것은 추가적인 어깨 및 자세 문제를 발생시키기 때문에 반대쪽을 인식하도록 권장된다. 슬링을 한 클라이언트를 볼 때 어깨는 많이 올라가지 않게 정렬되어야 하며 어깨뼈의 두 아래각(inferior angle)이 가슴과 같은 높이에 척추와 동일한 거리로 정렬되어야 한다.

벌림 및/또는 바깥돌림 슬링

ABDUCTION AND/OR EXTERNAL ROTATION SLING

벌림 및/또는 바깥돌림 슬링은 최근 몇 년 동안 인기가 높아지고 있다(그림 11.4). 몇몇 연구는 난기 및 장기 기능 개선과 함께 오목위팔관절 위치 및 회복을 개선하기 위해 벌림 및/또는 바깥돌림 자세를 지지한다. 이 보조기(때때로 총잡이 보조기라고도 함)는 다양한 정도의 벌림 및/또는 바깥돌림으로 어깨를 지지한다. 벌림 및/또는 바깥돌림 보조기는 다양한 어깨 수술, 특히 테두리 재건술 이후 적용된다. 벌림 및/또는 바깥돌림 보조기는 기존의 팔 슬링보다 훨씬 크고 복잡하다.

디자인, 지지 및 스트래핑의 복잡한 특성으로 인해 시중의 기성 벌림 및/또는 바깥돌림 보조기가 권장된다. 이러한 보조기는 기존 슬링과 비교할 때 훨씬 더 비싼 경향이 있다.

어깨 지원 그림-팔 근육

SHOULDER SUPPORT FIGURE-EIGHTORTHOSIS

8자형 보조기 또는 스트랩이라고도 하는 8자형 보조기는 몸쪽 또는 빗장뼈 중간 골절 이후에 처방된다(그림 11.5). 먼쪽 빗장뼈 골절 및/또는 AC관절 탈구의 경우, 8자형 보조기는 먼쪽 빗장뼈 및 AC관절에 추가 지지를 제공하기 위해 안정성 조절 스트랩을 추가하여 사용된다(그림 11.6). 8자형 보조기는 적절한 해부학적 정렬로 빗장뼈 및/또는 AC관절의 회복을 돕고 몸쪽 빗장뼈의 위쪽 이동을 방지한다. 이 교정기는 빗장뼈 및 AC관절 부상의 비수술적 및 수술 후 관리에 사용된다.

8자형 보조기 역시 시중 기성 보조기가 권장되는 장치 중 하나이다. 다양한 회사(예: BraceAbility, Ossur, Orthotic Shop)에서 8자형 보조기를 비교적 저렴한 가격에 판매한다. 일부 교정기는 한 가지 크기로 제공되며, 다른 교정기는 임상가가 클라이언트에게 맞는 적절한 크기를 측정해야 한다. 일반적으로 모든 교정기는 몸에 잘 맞고 스트랩은 크고 패딩 처리되어 있다. 추가적인 조절 스트랩은 종종 더 탄성이 크고 더 큰 압박을 가하기 때문에 클라이언트에게 적절한 장력을 교육해야 한다. 조절 스트랩은 몸쪽 빗장 및/또는 AC관절을 안정시키기에 충분한 압박을 제공해야 하지만 어깨 정렬은 반대쪽과 동일하게 유지되어야 한다.

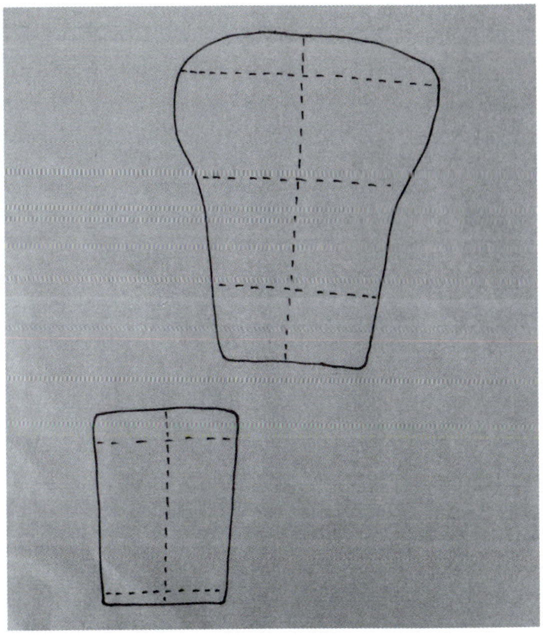

그림 11.9 몸쪽 위팔뼈 캡 보조기의 패턴을 디자인한다.

몸쪽 위팔뼈 캡 보조기의 제작 과정

1. 책상에 팔꿈치를 약간 벌림해서 올려놓은 상태로 클라이언트에게 압박 소매(탄성 관형 붕대)를 적용한다.
2. 다음 측정을 수행하여 패턴을 디자인한다(그림 11.9).
   a. 첫 번째 부분
      1) 줄자를 사용하여 뒤쪽 AC관절에서 위쪽 가쪽위관절융기까지의 거리를 측정한다. 패턴을 디자인할 때 약 2인치를 뺀다.
      2) 이전 측정에서의 길이를 사용하여 종이에 수직선을 그린다.
      3) 앞쪽에서 뒤쪽 겨드랑이까지의 거리를 측정한다. 패턴을 디자인할 때 약 2인치를 뺀다.
      4) 이전에 측정한 너비를 사용하여 용지에 선을 그린다. 이는 보조기의 위쪽 측면이 될 것이다.
      5) 위쪽 위팔두갈래근의 둘레를 측정한다. 패턴을 디자인할 때 이등분한다.
      6) 이전 선보다 아래쪽으로 용지에 선을 그린다. 이는 보조기 중간이 될 것이다.
      7) 아래쪽 위팔두갈래의 둘레를 측정한다. 패턴을 디자인할 때 이등분한다.
      8) 이전 선보다 아래쪽으로 용지에 선을 그린다. 이는 보조기의 아래쪽 경계가 될 것이다.
   b. 두 번째 부분
      1) 겨드랑이에서 안쪽위관절융기의 거리를 측정한다. 패턴을 디자인할 때 약 2~4인치를 뺀다.
      2) 이전 측정에서의 길이를 사용하여 수직선을 그린다.
      3) 위쪽 위팔두갈래근의 둘레를 측정한다. 패턴을 디자인할 때 이등분한다.
      4) 이전 측정값을 사용하여 수평선을 그린다. 이는 보조기의 위쪽 측면이 될 것이다.
      5) 아래쪽 위팔두갈래근의 둘레를 측정한다. 패턴을 디자인할 때 이등분한다.
      6) 이전 측정값을 사용하여 수평선을 그린다. 이는 보조기의 아래쪽 측면이 될 것이다.
3. 가장자리를 둥글게 말아올리고 위쪽으로 약간 둥글게 공간을 만든다.
4. 종이에서 패턴을 자른다(그림 11.10).
5. 대략적인 크기/피팅을 맞추기 위해 고객에게 종이 패턴을 적용한다.
6. 디자인을 종이에서 구멍 뚫린 경량 열가소성 재료로 옮겨 그린다(그림 11.11).
7. 첫 번째 부분의 열가소성 재료를 가열한다. 재료를 적용하기에 안전한지 확인하고 재료의 드레이핑성을 이용하여 클라이언트에게 맞게 성형한다. 재료를 식힌 다음 클라이언트로부터 재료를 제거한다.
8. 두 번째 부분의 열가소성 재료를 가열한다. 재료를 적용하기에 안전한지 확인하고 재료의 드레이핑성을 이용하여 고객에게 맞게 성형한다(그림 11.12).
9. 클라이언트에게 첫 번째 부분과 두 번째 부분을 적용한다(적용하기 전에 재료를 아주 조금 늘린다). 앞쪽 및 뒤쪽 삼각근, 위쪽 위팔두갈래근 및 위팔세갈래근, 아래쪽 위팔두갈래근 및 위팔세갈래근으로 스트랩을 대략적으로 위치시킨다(그림 11.12, 11.13).
10. 크로스 바디 스트랩을 뒤쪽 스트랩과 앞쪽 턴버클에 리벳으로 고정시킨다.
    a. 1인치 플라스틱 버클 주위에 약 4인치의 스트래핑 재료를 접어 턴버클을 만든다(그림 11.14).
    b. 리벳 공구를 사용하여(그림 11.15)를 사용하여 겹치는 스트랩과 스플린트 재료에 구멍을 뚫는다(그림 11.16).
    c. 리벳 공구로 구멍을 낸 스트랩과 스플린트 재료로부터의 작은 원형 조각을 제거한다.
    d. 리벳의 평평한 끝을 스플린트 안쪽에 놓고 다른 끝은 스트랩과 스플린트 재료를 통해 밀어 넣는다.
    e. 납작한 펜치를 사용하여 금속 리벳을 동시에 민다(그림 11.17, 11.18).
11. 보조기 안쪽에 있는 리벳의 금속 표면을 덮는다(그림 11.19, 11.20).
12. 두 번째 부분의 해당 표면에 후크를 둔다(그림 11.8).
13. 클라이언트에게 맞게 조정한다. 보조기의 첫 번째 부분과 두 번째 사이에 1인치의 공간을 두고 몸에 잘 맞는지 확인한다.
14. 팔꿈치의 완전 관절가동범위를 확인하고 겨드랑이 또는 가슴에 자극이 없는지 확인한다.
15. 자극의 징후가 보이면 아래쪽 경계선에 패딩을 추가한다.
16. 클라이언트에게 어깨 움직임 예방 조치를 준수하면서 보조기를 착용하고 벗는 연습을 하도록 요청한다.

적절한 피팅을 위한 기술적 조언

- 압축 의복을 사용한다.
- 클라이언트에게 적용하기 전에 재료를 약간 늘린다. 이렇게 하면 재료가 약간 반동한 다음 클라이언트의 몸에 윤곽이 잡힌다.
- 보조기 안쪽에 있는 리벳의 금속 표면을 덧댄다.
- 클라이언트에게 자극 징후가 보이면 첫 번째 부분과 두 번째 부분의 아래쪽 테두리에 패드를 덧댄다.
- 클라이언트와의 치료 시간 전에 모든 재료를 준비한다. 턴버클을 자르고 리벳을 붙일 준비를 한다. 리벳을 준비해두고 두더지 가죽을 자른다(그림 11.21). 모든 스트래핑 재료와 턴버클을 준비한다(아직 보조기가 완성되지 않은 경우).
- 보조기를 제작하는 동안 클라이언트의 팔꿈치/아래팔을 약간 벌림시켜 테이블 위에 올려 둔다. 이는 보조기를 제작하는 동안 위팔뼈머리를 약간 벌림시킨 상태로 고정시킨다(그림 11.12).

어깨 캡 보조기에 대한 주의 사항

- 보조기 접촉으로 인한 어깨와 가슴의 자극 징후를 평가한다.
- 추가 바디 스트랩을 사용하는 경우 반대쪽에 자극이 있는지 평가한다.
- 클라이언트가 보조기와 닿지 않고, 특히 팔꿈치 굽힘의 끝 범위까지 가능한지 전체 팔꿈치 관절가동범위를 확인한다.
- 클라이언트가 주의 사항을 인지하고 보조기를 착용/제거하는 동안 주의 사항을 따를 수 있는지 확인한다.
- 보조기 양쪽의 첫 번째 부분과 두 번째 부분 사이에 최소 1인치의 공간이 있는지 확인한다. 이를 통해 클라이언트는 보조 보조기를 만들 필요 없이 부종의 변화에 따라 보조기를 조이거나 느슨하게 할 수 있다.
- 클라이언트와 함께 보조기의 조이거나 느슨한 정도를 검토하여 착용 준수 여부를 확인한다.

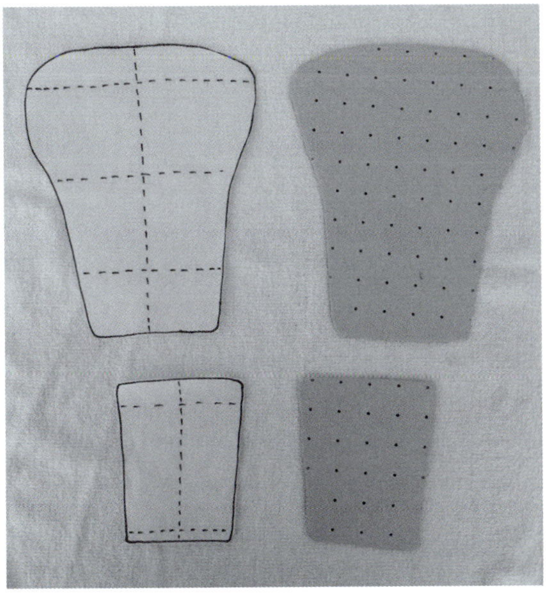

그림 11.10 종이로부터 패턴을 자른다.

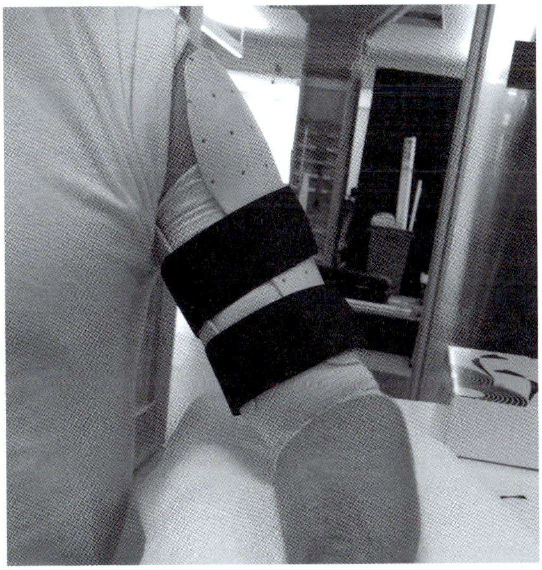

그림 11.13 몸쪽 위팔뼈 캡 보조기의 첫 번째 부분과 두 번째 부분에 스트랩을 적용했다.

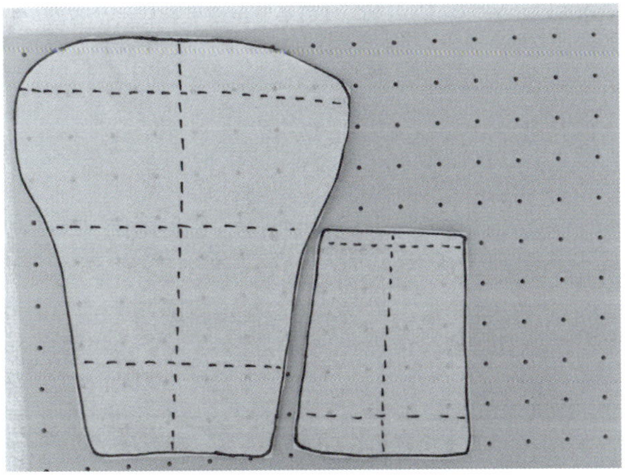

그림 11.11 열가소성 재료 위에 패턴을 따라 그린다.

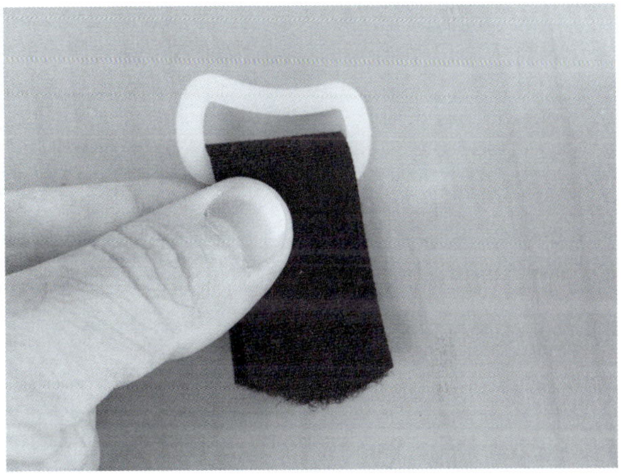

그림 11.14 턴버클

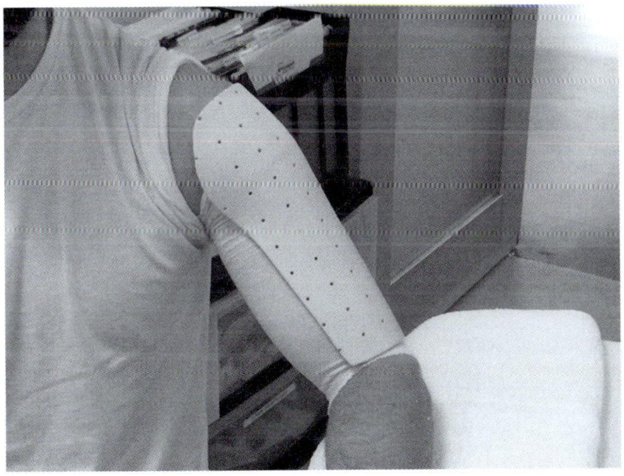

그림 11.12 재료의 드레이핑성을 이용하여 고객의 몸에 맞게 성형한다(몸쪽 위팔뼈 보조기의 두 번째 부분).

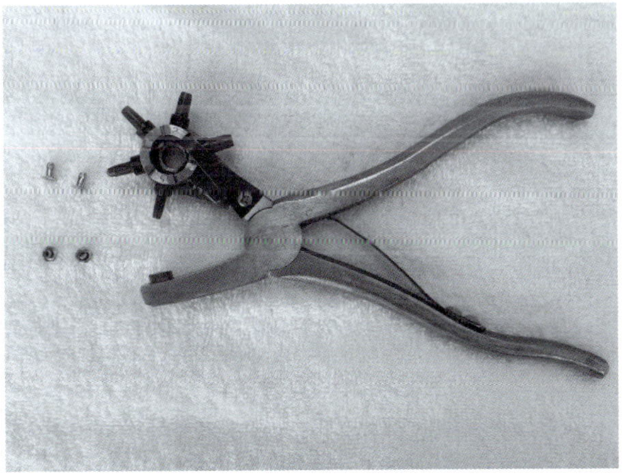

그림 11.15 리벳 공구와 리벳

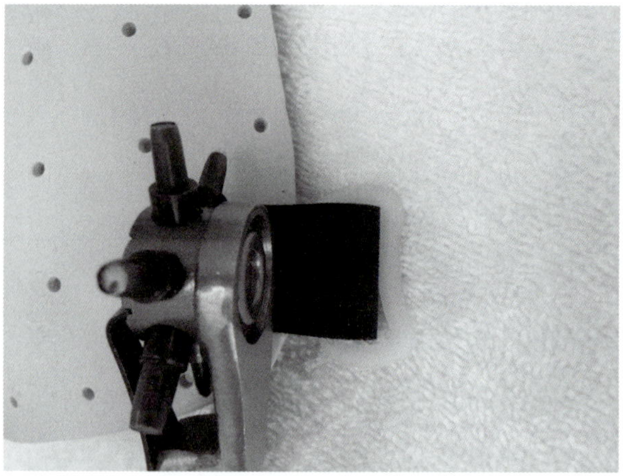

그림 11.16 스플린트 재료에 턴버클을 정렬하여 리벳 구멍을 뚫는다.

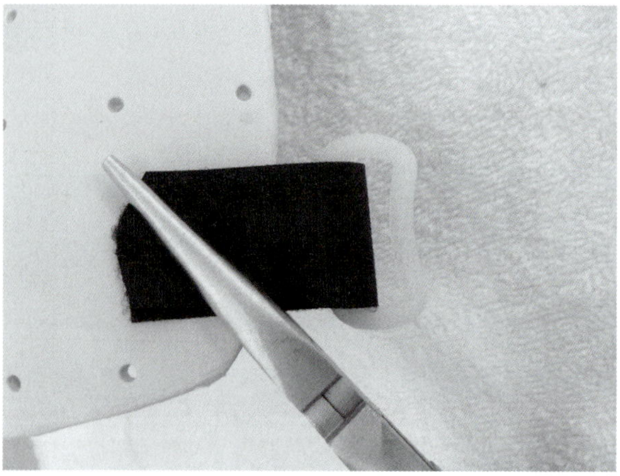

그림 11.17 핀셋으로 리벳을 민다.

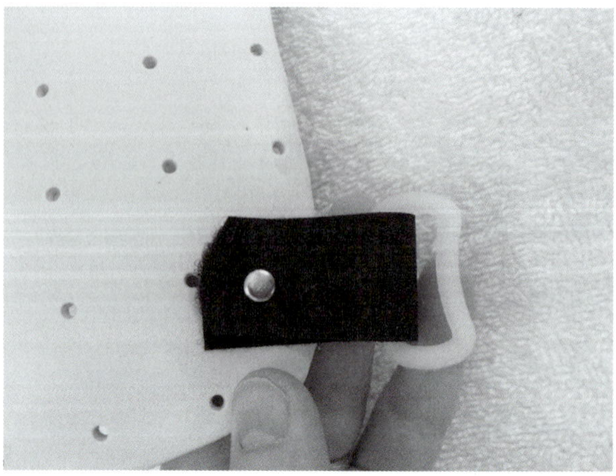

그림 11.18 리벳을 위치시킨다.

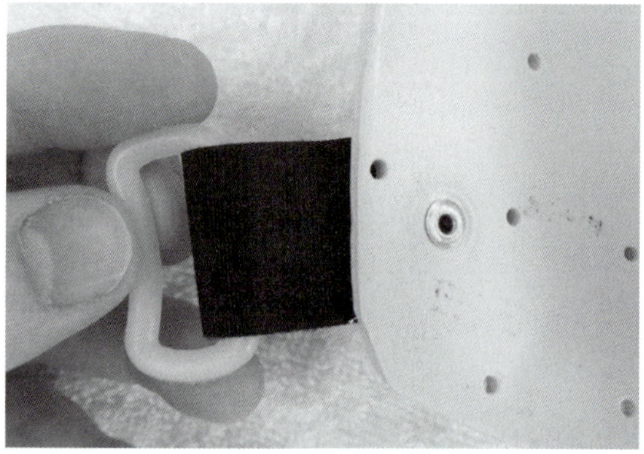

그림 11.19 리벳의 아래쪽 표면(패팅을 하기 전에 고객에게 접촉됨)

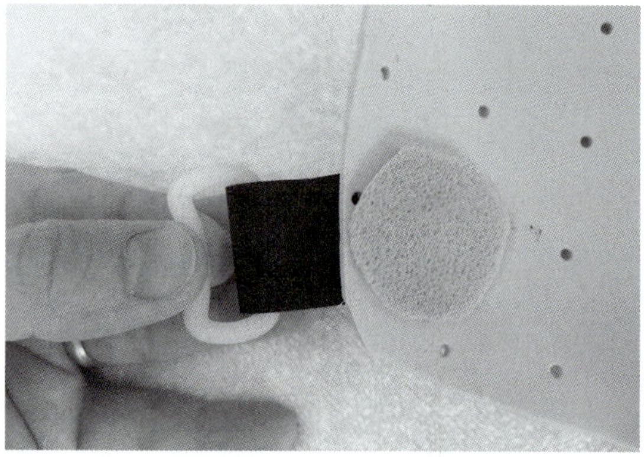

그림 11.20 리벳의 아래쪽 표면의 모든 금속 부분에 패드를 부착한다.

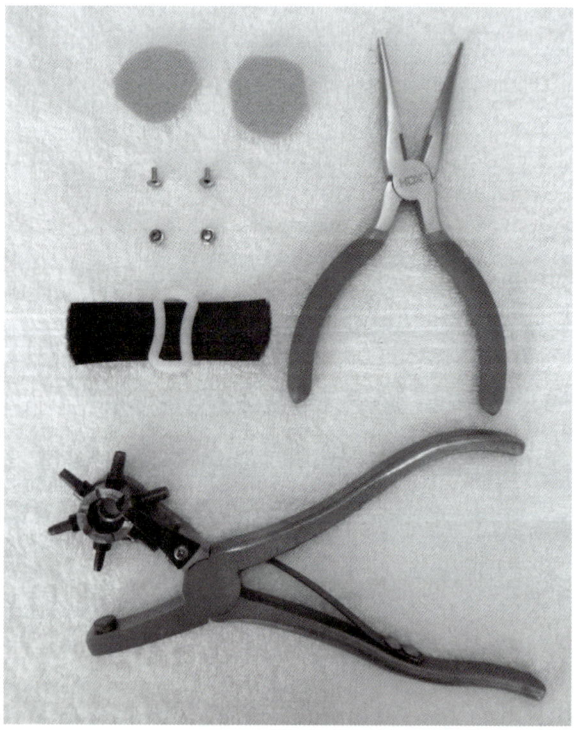

그림 11.21 필요한 리벳 공구 및 다른 도구들을 준비한다.

셀프 퀴즈 11.1[a]

다음 질문을 읽고, 참/거짓에 ○표를 하세요.

1. 참/거짓 어깨 복합체는 5개의 관절로 구성되어 있다.
2. 참/거짓 어깨가슴관절은 실제 관절로 여겨지지 않는다.
3. 참/거짓 1~4급 몸쪽 위팔뼈 골절은 외과적 개입이 필요하다.
4. 참/거짓 어깨 아탈구 후 클라이언트의 어깨는 4주 이하 동안 고정되어야 한다.
5. 참/거짓 테두리 재건술 이후 선호되는 고정 위치는 모음 및 안쪽돌림이다.
6. 참/거짓 임상의는 어깨를 고정할 때 굳은 어깨 증후군과 어깨뼈 운동장애 사실을 인지하고 있어야 한다.
7. 참/거짓 착용 준수 문제는 비행기 보조기의 큰 부피 및 사용 시의 기능 저하로 인해 매우 흔하다.
8. 참/거짓 8자형 보조기에는 가늘고 단단한 스트랩이 있어야 한다.
9. 참/거짓 안쪽돌림/모음 슬링을 사용하면 위팔뼈머리를 압박하여 어깨가 들어 올려질 수 있다.
10. 참/거짓 비수술적으로 AC관절 분리를 관리할 때 추가적인 지지 스트랩이 필요하다.

[a]정답은 부록 A를 참조

복습문제

1. 어깨 복합체를 구성하는 네 가지 관절은 무엇인가?
2. 어깨 고정 보조기의 주요 적응증은 무엇인가?
3. 장기간 또는 잘못된 어깨 고정의 두 가지 악영향에는 무엇이 있는가?
4. 어깨 고정을 위해 기성 보조기를 제공하면 어떤 이점이 있는가?
5. 어깨 고정을 위한 맞춤 보조기의 장점은 무엇인가?
6. 위팔뼈 캡 보조기가 필요한 진단은 무엇인가?
7. SLAP 재건술 이후 클라이언트는 어떤 어깨 자세를 취해야 하는가?
8. 클라이언트는 첫 어깨가 탈구가 있은 후 대략 얼마 동안 고정해야 하는가?

참고문헌

1. Belangero PS, Ejnisman B: *Arce: a review of rotator cuff classifications in current use. Shoulder concepts 2013: consensus and concerns*, 2013, pp 5–13.
2. Burkart KJ, Dietz SO, Bastian L, et al.: The treatment of proximal humeral fracture in adults, *Dtsch Arzebl Int* 110:591–597, 2013.
3. Cavanaugh JT, Rodeo SA: Nonoperative rehabilitation for shoulder instability, *Tech Shoulder Elbow Surg* 15(1):18–24, 2014.
4. Conti M, Garofalo R, Castagna A: Does a brace influence clinical outcomes after arthroscopic rotator cuff repair?, *Musculoskelet Surg* 3136(99), 2015. RTC 3.
5. Handoll H, Brealey S, Rangan A, et al.: The ProFHER (PROximal Fracture of the Humerus: Evaluation by Randomisation) trial – a pragmatic multicentre randomised controlled trial evaluating the clinical effectiveness and cost-effectiveness of surgical compared with non-surgical treatment for proximal fracture of the humerus in adults, *Health Technol Assess* 19(24):1–280, 2015.
6. Heuer HJ, Boykin RE, Petit CJ, et al.: Decision-making in the treatment of diaphyseal clavicle fractures: is there agreement among surgeons? Results of a survey on surgeons' treatment preferences, *J Shoulder Elbow Surg* 23(2), 2014.
7. Hollman F, Wolterbeek N, Zijl JA, et al.: Abduction brace versus antirotation sling after arthroscopic cuff repair: the effects on pain and function, *Arthroscopy*(17)749–806, 2017. - RTC.
8. Ibrahim-Walash AM, Kishk TF, Ghareeb FM: Treatment of postburn axillary contracture, *Menoutia Med J*(27)278–283, 2014.
9. Jang KU, Choi JS, Hyeon J, et al.: Multi-axis shoulder abduction splint in acute burn rehabilitation: a randomized controlled pilot trial, *Clin Res* 29(5):439–446, 2015.
10. Jordan RW, Modi CS: A review of management options for proximal humeral fractures, *Open Orthop J* 8(1):148–156, 2014.
11. Kibler WB, Ludewig PM, Mcclure PW, et al.: Clinical implications of scapular dyskinesis in shoulder injury: the 2013 consensus statement from the 'scapular summit', *Br J Sports Med* 47(14):877–885, 2013.
12. Kibler WB, Mcmullen J, Uhl T: Shoulder rehabilitation strategies, guidelines, and practice, *Oper Tech Sports Med* 20(1):103–112, 2012.
13. Lenza M, Belloti JC, Andriolo RB, et al.: Conservative interventions for treating middle third clavicle fractures in adolescents and adults, *Cochrane Database Syst Rev*, 2014.
14. Lenza M, Presente-Tanihuch LF: Ferretti, M: Figure-of-eight bandage versus arm sling for treating middle-third clavicle fractures in adults: study protocol for a randomized controlled trial, *BioMed Central* 22(17), 2016.
15. Mather RC, Koenig L, Acevedo D, et al.: The societal and economic value of rotator cuff repair, *J Bone Joint Surg Am* (95):1993–2000, 2013.
16. Martetschlager F, Warth RJ, Millett PJ: Instability and degenerative arthritis of the sternoclavicular joint, *Am J Sports Med* 42(4):999–1008, 2013.
17. McElvany MD, McGoldrick E, Gee AO, et al.: Rotator cuff repair: published evidence on factors associated with repair integrity and clinical outcome, *Am J Sports Med* 43(2):491–500, 2014.

18. Nassiri M, Egan C, Mullet H: Compliance with sling-wearing after rotator cuff repair and anterior shoulder stabilization, *Shoulder Elbow* 3(3):188–192, 2011.
19. Neumann DA: *Shoulder complex in neumann DA: kinesiology of the musculoskeletal system foundations for physical rehabilitation*, 2002, pp 91–132. St. Louis.
20. Neviaser A, Stupay K: Management of adhesive capsulitis, *ORR Orthope Res Rev* 83, 2015.
21. Nordqvist A, Petersson C. The incidence of fractures of the clavicle. *Clin Orthop Relat Res* (300):127–132, 1994. Cited by: Lenza M, Taniguchi LF, Ferretti M. Figure-of-eight bandage versus arm sling for treating middle-third clavicle fractures in adults: study protocol for a randomised controlled trial. Trials. 2016;17(1):229.
22. Noreski MA, Cohen SB: Epidemiology of shoulder injuries in overhead athletes, *Sports Injur Shoulder Elbow*23–34, 2015.
23. Olerud P, Ahrengart L, Ponzer S, et al.: Internal fixation versus nonoperative treatment of displaced 3-part proximal humeral fractures in elderly patients: a randomized controlled trial, *J Shoulder Elbow Surg* 20(5):747–755, 2011.
24. Oliva F, Osti L, Padulo J, Maffulli N: Epidemiology of the rotator cuff tears: a new incidence related to thyroid disease, *Muscles Ligaments Tendons J* 3(3):309–314, 2014.
25. Omid R: A SLAP tear epidemic? *J Bone Joint Surg Am Orthop Highlight Shoulder Elbow* 2(12), 2012.
26. Pieske O, Dang M, Zaspel J, Beyer B, Löffler T, Piltz, S: Midshaft clavicle fractures–classification and therapy. Results of a survey at German trauma departments, *Der Unfallchirurg* 111(6):387–394, 2008. https://doi.org/10.1007/s00113-008-1430-z. Cited by: Heuer, H. D., Boykin, R. E., Petit, C. J., Hardt, J., & Millett, P. J. (2014). Decision-making in the treatment of diaphyseal clavicle fractures: is there agreement among surgeons? Results of a survey on surgeons' treatment preferences. J Shoulder Elbow Surg 23(2): e23–e33. https://doi. org/10.1016/j.jse.2013.04.016.
27. Postacchini F, Gumina S, De Santis P, Albo F. Epidemiology of clavicle fractures. *J Shoulder Elbow Surg* 11(5):452–456, 2002 Sep 1. Cited by: Lenza M, Taniguchi LF, Ferretti M. Figureof-eight bandage versus arm sling for treating middle-third clavicle fractures in adults: study protocol for a randomised controlled trial. *Trials*. 2016;17(1):229.
28. Rossy W, Sanchez G, Sanchez A, et al.: Superior labral anterior-posterior (SLAP) tears in the military: a clinical review of incidence, diagnosis, and treatment compared with the civilian population, *Orthop Surg* 8(6):503–508, 2016. – SLAP 1.
29. Severini G, Ricciardi A, Cacchio A: Principles of shoulder rehabilitation, *Shoulder Arthroscopy*73–82, 2013.
30. Shin S, Rao N, Seo MJ: Is SLAP repair necessary? Clinical outcomes of symptomatic SLAP lesion in non-athletic patients with conservative treatment, *J Shoulder Elbow Surg* 24(4), 2015.
31. Smith BI, Bliven KC, Morway GR, et al.: Management of primary anterior shoulder dislocations using immobilization, *J Athl Train* 50(5):550–552, 2015.
32. Sugaya H: Multidirectional instability and loose shoulder in athletes, *Sports Injur Shoulder Elbow*237–250, 2015.
33. Wilk KE, Macrina LC, Reinold MM: Nonoperative rehabilitation for traumatic and atraumatic glenohumeral instability, *In Shoulder Instability: A Comprehensive Approach* 108–112, 2012.
34. Williams T, Berenz T: Postburn upper extremity occupational therapy, *Hand Clin* 22(2):293–304, 2017.
35. Yin B, Levy D, Meadows M, et al.: How does external rotation bracing influence motion and functional scores after arthroscopic shoulder stabilization? *Clin Orthop Rel Res* 2389–2396, 2013.

부록 11.1 사례연구

사례연구 11.1[a]

다음 사례를 읽고 이 장의 내용을 기반으로 임상추론기술을 사용하여 질문에 답하시오.

Lauren은 마케팅 회사에서 일하는 27세 여성이다. 그녀는 평생 춤을 추었으며 최근 주말에 작은 규모의 댄스 대회에 출전한다. 일주일 전 그녀는 파트너와 함께 연습하는 동안 오른쪽 어깨가 탈구되는 것을 느꼈다. 지난 10년 동안 이런 일이 적어도 5번 정도 일어났기 때문에 그녀는 스스로 이겨내 보고, 그 주가 끝날 때 즈음 의사에게 후속 조치를 받았다. 그녀의 의사는 그녀가 접시테두리를 손상시킨 것에 대해 우려했다. Lauren은 작업치료를 받기로 하고 연말에 수술을 받을 것을 고려하였다.

그녀는 보조기 없이 작업치료를 받으러 왔고 머리 위로 팔을 들거나 등 뒤로 팔을 보내는 춤동작을 하는 것이 두렵다고 호소했다. 재탈구에 대한 두려움 이에도 약간의 통증도 있었다. 그녀는 일상생활활동(ADL) 및 수단적 일상생활활동(IADL)의 모든 활동을 완료하고 수정된 독립성을 가지고 일을 할 수 있었다. 그녀는 춤을 다시 추지는 못하지만 댄서로 복귀하는 것이 그녀의 치료 목표이다.

1. Lauren에게 가장 적합한 보조기는 무엇인가?
2. Lauren의 보조기 착용 일정은 어떻게 되는가?
3. 이러한 유형의 고정 보조기에는 어떤 우려사항이 있는가?
4. 이 보조기에 대해 Lauren은 어떤 교육을 받아야 하는가?

[a]정답은 부록 A를 참조

부록 11.2 실험실 실습

실험실 실습 11.1 맞춤 몸쪽 위팔뼈 캡 보조기 제작 실습

몸쪽 위팔뼈 캡 보조기 제작을 연습한다. 자세, 필요한 재료 및 측정에 대해 설명한 지침을 따른다. 제작 이후:

- 편안함을 확인한다.
- 독립적으로 착탈할 수 있는지 확인한다.
- 팔꿈치 ROM을 평가한다.
- 진자 운동을 수행하는 클라이언트의 수행 능력을 평가한다.
- 양식 11.1을 사용하여 자가 평가를 수행한다. 점수표 11.1을 참조한다.

부록 11.3 양식 및 점수표

양식 11.1 몸쪽 위팔뼈 캡 보조기

	이름: ______ 날짜: ______
몸쪽 위팔뼈 캡 보조기:	
클라이언트가 보조기를 착용하고 30분이 되면 다음의 질문에 대한 답을 한다(해당되지 않는 경우는 "해당없음"에 표시한다).	

평가 영역				의견
디자인				
1. 어깨가 정확한 각도로 위치해 있다.	네 ○	아니오 ○	해당없음 ○	
2. 몸쪽 팔의 2/3를 둘러싸고 있다.	네 ○	아니오 ○	해당없음 ○	
3. 보조기가 압박을 제공한다.	네 ○	아니오 ○	해당없음 ○	
4. 보조기가 몸쪽에서 위관절융기까지 이어진다.	네 ○	아니오 ○	해당없음 ○	
5. AC관절을 자극하지 않는다.	네 ○	아니오 ○	해당없음 ○	
기능				
1. 보조기가 진자 운동을 허용한다.	네 ○	아니오 ○	해당없음 ○	
2. 보조기가 팔꿈치의 완전한 ROM을 허용한다.	네 ○	아니오 ○	해당없음 ○	
3. 보조기가 지지와 압박을 제공한다.	네 ○	아니오 ○	해당없음 ○	
4. 클라이언트는 독립적으로 보조기를 탈착할 수 있다.	네 ○	아니오 ○	해당없음 ○	
스트랩				
1. 스트랩이 안전하게 부착되어 있다.	네 ○	아니오 ○	해당없음 ○	
2. 스트랩이 가슴 주위를 자극하지 않는다.	네 ○	아니오 ○	해당없음 ○	

편안함				
1. 가장자리가 매끄럽고 피부를 자극하지 않는다.	네 ○	아니오 ○	해당없음 ○	
2. 압박궤양이 없다.	네 ○	아니오 ○	해당없음 ○	
3. 안쪽 경계가 가슴 부위를 자극하지 않는다.	네 ○	아니오 ○	해당없음 ○	
4. 뼈 돌출부가 보조기에 닿지 않는다.	네 ○	아니오 ○	해당없음 ○	
외관				
1. 모든 표시가 제거되었다.	네 ○	아니오 ○	해당없음 ○	
2. 지문이나 눌린 자국이 없다.	네 ○	아니오 ○	해당없음 ○	
치료적 관리				
1. 클라이언트는 착용 일정을 알고 있다.	네 ○	아니오 ○	해당없음 ○	
2. 클라이언트는 예방조치에 대해 교육받는다.	네 ○	아니오 ○	해당없음 ○	
3. 클라이언트는 교육받은 내용을 재현할 수 있다.	네 ○	아니오 ○	해당없음 ○	
4. 클라이언트는 적절하게 탈착 능력을 보여준다.	네 ○	아니오 ○	해당없음 ○	
5. 클라이언트는 보조기를 세척하고 유지하는 방법을 알고 있다.	네 ○	아니오 ○	해당없음 ○	

자가 평가를 기반으로 보조기 수정 또는 변경 사항에 대해 논의하라(추후에는 어떻게 다르게 작업할 것인가?).

____

____

____

보조기를 제작할 때 임상적 안정성을 향상시킬 수 있는 부분에 대해 논의하라.

____

____

____

점수표 11.1 몸쪽 위팔뼈 캡 보조기

	이름: ____________ 날짜: ____________
몸쪽 위팔뼈 캡 보조기:	
등급: 1 = 개선이 어렵거나 적용할 수 없음 2 = 최대한의 개선이 필요 3 = 중간 정도의 개선이 필요 4 = 최소한의 개선이 필요 5 = 개선이 필요하지 않음	

평가 영역						의견
디자인						
1. 어깨가 정확한 각도로 위치해 있다.	1	2	3	4	5	
2. 몸쪽 팔의 2/3를 둘러싸고 있다.	1	2	3	4	5	
3. 보조기가 압박을 제공한다.	1	2	3	4	5	
4. 보조기가 몸쪽에서 위관절융기까지 이어진다.	1	2	3	4	5	
5. AC관절을 자극하지 않는다.	1	2	3	4	5	
기능						
1. 보조기가 진자 운동을 허용한다.	1	2	3	4	5	
2. 보조기가 팔꿈치의 완전한 ROM을 허용한다.	1	2	3	4	5	
3. 보조기가 지지와 압박을 제공한다.	1	2	3	4	5	
4. 클라이언트는 독립적으로 보조기를 탈착할 수 있다.	1	2	3	4	5	

스트랩						
1. 스트랩이 안전하게 부착되어 있다.	1	2	3	4	5	
2. 스트랩이 가슴 주위를 자극하지 않는다.	1	2	3	4	5	
편안함						
1. 가장자리가 매끄럽고 피부를 자극하지 않는다.	1	2	3	4	5	
2. 압박궤양이 없다.	1	2	3	4	5	
3. 안쪽 경계가 가슴 부위를 자극하지 않는다.	1	2	3	4	5	
4. 뼈 돌출부가 보조기에 닿지 않는다.	1	2	3	4	5	
외관						
1. 모든 표시가 제거되었다.	1	2	3	4	5	
2. 지문이나 눌린 자국이 없다.	1	2	3	4	5	
치료적 관리						
1. 클라이언트는 착용 일정을 알고 있다.	1	2	3	4	5	
2. 클라이언트는 예방조치에 대해 교육받는다.	1	2	3	4	5	
3. 클라이언트는 교육받은 내용을 재현할 수 있다.	1	2	3	4	5	
4. 클라이언트는 적절히게 탈착 능력을 보여준다.	1	2	3	4	5	
5. 클라이언트는 보조기를 세척하고 유지하는 방법을 알고 있다.	1	2	3	4	5	

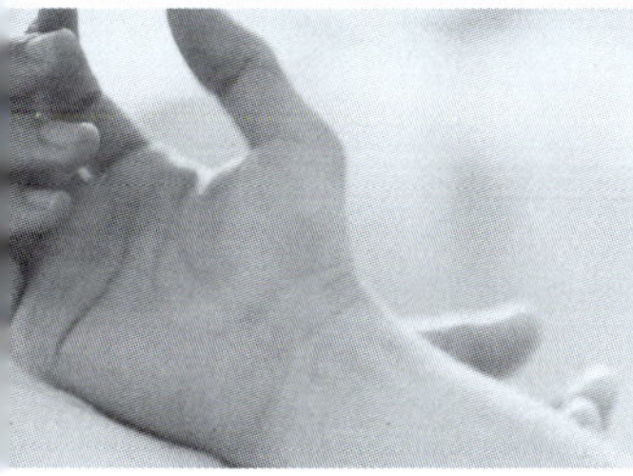

손가락 보조기

Orthotics for the Fingers

Kristin Valdes

학습목표

1. 손가락 보조기에 대한 기능적 · 해부학적 지식을 설명한다.
2. 손가락 보조기 사용을 위한 진단 및 적응증을 확인한다.
3. 망치손가락(mallet finger)에 대하여 설명한다.
4. 단추구멍 변형(boutonniere deformity)에 대하여 설명한다.
5. 백조 목 변형(swan-neck deformity)에 대하여 설명한다.
6. 몸쪽 손가락뼈사이관절 안정을 위해 지지를 제공하는 세 가지 구조물의 이름을 말한다.
7. 버디 스트랩(buddy straps)이 무엇인지 설명한다.
8. 임상 추론을 적용하여 사용할 재료, 스트랩 유형 및 위치, 적합성 측면에 따라 손가락 보조기를 평가한다.
9. 망치손가락 보조기, 거터 보조기, 몸쪽 손가락뼈사이관절 과다폄 차단 보조기, 삼점압 몸쪽 손가락뼈사이관절 폄 보조기, 방아쇠손가락 보조기 및 먼쪽 손가락뼈사이관절 안정화 보조기를 만드는 과정에 대해 논의한다.

주요용어

단추구멍 변형 Boutonnière deformities
버디 스트랩 Buddy straps
중앙힘줄막 Central slip
곁인대 Collateral ligaments
폄근 지연 Extensor lag
손가락 염좌 Finger sprain
굽힘 구축 Flexion contracture
방추형 부종 Fusiform swelling
가쪽띠 Lateral bands
망치손가락 Mallet finger
빗지지띠 인대 Oblique retinacular ligament (ORL)
골관절염 Osteoarthritis
백조 목 변형 Swan-neck deformities
종말폄근 힘줄 Terminal extensor tendon
방아쇠손가락 Tigger finger
가로지지띠 인대 Transverse retinacular ligament
바닥판 Volar plate (VP)

Marge는 오른손이 우세손인 74세 여성이며, 직장에서 은퇴하였고 코바늘질과 뜨개질을 좋아한다. 그녀는 검지와 새끼손가락의 먼쪽 손가락뼈사이(DIP)관절에 통증과 부종을 가지고 있다. 그녀의 의사는 손가락뼈 관절염 진단을 내렸고 평가와 치료를 위해 그녀에게 작업치료를 받도록 하였다. 그녀는 초기 평가에서 밤에 DIP관절 통증으로 인해 수면이 방해된다고 호소하였으며, 의사가 왜 치료를 보냈는지 이해하지 못했고 자신 스스로 "고통과 함께 살아야 한다."고만 생각하였다. 그녀는 DIP 보조기가 DIP관절의 통증을 완화한다는 근거 사실을 알게 되어 감사해했지만, 과연 도움이 될지 의구심을 가졌다.

진단에 따라 손가락 질환은 손과 손목을 가로지르는 보조기로 도움을 받을 수 있거나 더 작은 보조기로 치료할 수 있다. 이 장에서는 손가락을 기반으로 한 몸쪽 손가락뼈사이(PIP)관절 및 DIP관절을 가로지르는 보조기와 손허리손가락(MCP)관절의 움직임을 허용하는 작은 보조기에 대해 설명할 것이다.

손가락 보조기를 위한 기능 및 해부학적 고려사항

FUNCTIONAL AND ANATOMICAL CONSIDERATIONS OF ORTHOTICS FOR THE FINGERS

PIP 및 DIP관절은 경첩관절로 양쪽의 곁인대(collateral ligaments)는 관절의 좌우 움직임에 안정성을 제공하고 반대 방향으로의 기울어짐을 방지하는 기능을 한다. 노쪽곁인대는 자쪽치우침을 방지하고 자쪽곁인대는 노쪽 치우침을 방지한다. 손바닥(palmar 또는 volar) 밑에는 바닥판(volar plate, VP)이라는 섬유연골구조(fibrocartilaginous structure)가 존재하는데, 이는 손가락의 과다폄을 방지한다. 손가락 폄 기전이 PIP관절을 가로 지름에 따라 세 가지 띠로 나누어지는데,

중앙힘줄막(central slip)과 두 개의 가쪽띠로 나누게 된다. 중앙힘줄막은 중간 손가락뼈에 부착되고 가쪽띠는 먼쪽 손가락뼈에 부착된다. 중앙힘줄막은 PIP관절을 등쪽으로 교차하며 PIP관절 등쪽 관절주머니낭의 일부가 되며 손가락의 단추구멍 변형과 관련이 있다. 가쪽띠(lateral bands)는 내재근과 연결되고 가로지지띠 인대(transverse retinacular ligament)는 PIP관절에서 폄에 주는 구조물로 단추구멍 변형, 백조 목 변형과 관련이 있다. 종말폄근 힘줄은 끝마디 뼈에 부착되어 있으며 망치손가락 손상과 관련이 있다.

모든 손가락 손상 및 수술 후 중재를 할 경우, 부종으로 인한 섬유증과 해부학적 구조 간의 유착을 방지하기 위해 부종 관리를 우선순위에 두는 것이 항상 중요하다. 부종치료는 보조기를 제작하는 과정에 포함될 수 있다. 이에 대한 예로는 보조기 안에 자체 부착식 압박랩(self-adherent compressive wrap), 손가락 압박 소매를 적용하거나 손가락에 보조기가 잘 밀착하도록 자체 부착식 압박랩으로 고정하는 것이 있다. 하루 24시간을 착용해야 하는 경우가 있지만, 손가락 씻기를 해야 하는 경우에는 샤워용 보조기와 나머지 하루 동안 착용할 보조기를 분리하여 제작하는 것이 적절할 수 있다. 일반적으로 더 얇은 저온 가소성(LTT)(1/16인치 또는 더 얇음) 재료는 부피는 작지만 상대적으로 작은 신체 부위를 지지하거나 보호할 수 있을 만큼 충분히 강하기 때문에 일반적으로 손가락에 사용된다. 손 힘이 강한 사람이나 손이 큰 사람은 1/16인치 두께보다 3/32인치 재료를 사용하는 것이 더 좋을 수 있다. 구멍 유무에 따른 보조기 재료의 선택은 개인적인 취향이지만, 구멍이 있는 재료는 가장자리 부위가 거칠기 때문에 치료사는 이를 사용할 때 주의해야 한다. 특히 부종이 있는 경우 피부 문제 또는 불규칙한 압박이 증가할 수 있다. 사용 가능한 또 다른 재료로는 올피캐스트(orficast) 열가소성 테이프가 있다. 이 테이프는 직물과 같은 독특한 열 성형 테이핑 소재로 되어 있다. 이 제품은 매우 편리하고 사용하기도 매우 쉬우며, 니트 재질에 성형이 가능한 하이브리드 직물은 손가락 및 엄지 보조기와 같이 모든 손가락 보조기를 만드는 데 매우 유용하게 사용된다.

손가락 보조기는 너무 작기 때문에 수면 또는 활동 시간 동안 벗겨질 수 있어 테이프나 벨크로 스트랩을 이용하여 고정할 수 있도록 만들어야 한다. 치료사와 환자는 테이프가 주변 피부조직에 둘러싸여 상처가 발생되지 않도록 주의해야 하며, 압박띠 효과(tourniquet effect)가 발생하지 않도록 해야 한다. 손가락이 아닌 손이나 손목에 보조기를 고정하기 위해서 긴 벨크로 스트랩을 이용할 수 있다.

진단적 적응증

DIAGNOSTIC INDICATIONS

일반적으로 손가락 보조기를 필요로 하는 진단에는 망치손가락, 단추구멍 변형, 백조 목 변형, 방아쇠손가락, DIP관절의 통증성 골관절염(OA), PIP 굽힘 구축 및 손가락 염좌가 있다. 이러한 진단은 착용 일정 및 제작 조언에 대해서는 보조기의 적응증 측면에서 별도로 논의할 것이며 기성 보조기 옵션도 다룰 것이다.

망치손가락 Mallet Finger

망치손가락은 DIP관절이 처진(droop) 손가락으로 나타난다(그림 12.1). 이 자세는 종종 DIP관절이 폄된 자세에서 부하 또는 손가락 끝에 대한 갑작스러운 굽힘 힘에 의해 발생한다. DIP관절은 말단 힘줄이 찢어지거나 뼈 조각으로 찢어져 처지게 된다. 손가락의 찢김(laceration)은 말단 힘줄을 파열시킬 수 있다.

망치손가락 변형이 일어나면 DIP관절 수동 폄은 가능하지만 능동 폄은 불가능하다. 이를 DIP관절 폄근 지연(DIP extensor lag)이라 한다. 만약 DIP관절의 완전 수동 폄이 불가능하면, DIP관절의 굽힘 구축되었다고 할 수 있다. DIP관절이 초기에 굽힘 구축으로 발전할 가능성은 낮지만 장기간 지속되는 경우 나타날 수 있다.

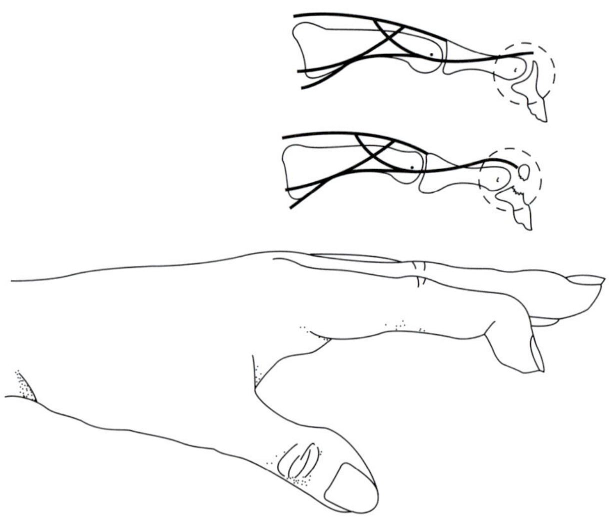

그림 12.1 망치손가락 변형

출처: American Society for Surgery of the Hand. [1983]. *The hand: Examination and diagnosis* [2nd ed.]. Edinburgh, Scotland: Churchill Livingstone.

망치손가락 보조기 Orthoses for Mallet Finger

망치손가락 보조기의 목표는 DIP 굽힘을 방지하는 것이다. 일부 의사들은 폄근 지연을 방지하기 위해 지지된 약간의 과다폄 DIP관절을 선호하는 반면, 다른 의사들은 DIP관절의 중립 위치를 선호한다. 치료사는 의사와 함께 의뢰한 DIP관절의 위치를 명확히 해야 한다. 과다폄이 필요한 경우 관절을 과도하게 펴지지 않도록 주의해야 한다. 이는 해당 부위로의 혈류를 방해할 수 있기 때문이다. 어떠한 손가락 위치이든 간에 DIP관절 굽힘을 방해하도록 하여, 백조 목 변형과 같은 이차적인 변형으로 발전되지 않도록 주의하는 것이 중요하다. 어느 쪽으로든, 이차적인 백조 목 변형과 같이 PIP관절의 이동성을 제한할 수 있는 특정 문제가 없는 한 보조기는 PIP 굽힘을 방해하지 않도록 하는 것이 중요하다. 이와 관련하여 손가락이 매우 짧고 손가락과 필요한 접촉을 유지하는 데 실용적이지 않은 경우 PIP관절을 보조기에 포함시켜야 할 수도 있다.

DIP관절은 종말힘줄이 치유될 수 있도록 약 6~8주간 하루 24시간 일주일에 7일 동안 지지되어야 한다. 이 6주 기간 동안 관절을 지지하지 않은 채로 두거나 한 순간이라도 구부려서는 안 된다. 피부 관리의 필요성 때문에 이러한 지속적인 DIP 지지를 달성하기가 어려울 수 있다. 때때로 두 개의 보조기를 제공하면 환자는 샤워 동안 사용한 습식 보조기를 미리 제작한 건식 보조기로 바꾸어서 착용할 수 있으므로 순응도가 향상된다. 환자와 함께 보조기 착용을 연습하여 피부 위생을 수행하는 동안 DIP관절을 지지하는 기술과 보조기를 착용 및 제거할 때 사용하는 기술을 습득하고 이해할 수 있도록 해야 한다. 치료사는 망치손가락 석고붕대를 고려할 수도 있습니다. Tocco 등은 30개의 망치손가락 중에 손상이 21일 미만인 경우 6주 동안 퀵캐스트(QuickCast)를 적용하고 만성 부상의 경우 8주 동안 적용하였다. Tocco 등은 퀵캐스트를 사용하여 I형 망치손가락을 종일 고정하는 것이 피부 위생을 위해 가정용 스플린트 제거를 환자에게 지시하는 전통적인 접근 방식보다 더 효과적이라는 것을 발견했다. 석고붕대에 대한 자세한 내용은 19장을 참조한다.

약 6~8주간의 보조기 착용과 의료적으로 의사의 보조기 제거 승인 이후 환자는 보조기를 제거할 수 있다. 보조기는 대개 몇 주 동안은 밤에 착용해야 하며, 이때 DIP관절 폄근 지연의 발생을 관찰하는 것이 중요하다. 이것이 발견되면 보조기 사용을 다시 재개하고 의사와 상담해야 한다. 표 12.1은 망치손가락에 대한 2단계 보조기 치료 효과에 대한 연구를 보여준다.

단추구멍 변형 Boutonnière Deformity

단추구멍 변형은 PIP 굽힘과 DIP 과다폄의 형태로 나타난다(그림 12.2). 이 변형은 축에 가해지는 부하, 힘줄의 찢김, 화상 또는 관절염 등으로 생길 수 있다. 중앙건막이 파열되면 가쪽띠가 바닥쪽으로 이탈되면서 폄근의 불균형이 발생한다. 이러한 문제를 바로 해결하지 않으면 PIP관절의 폄근을 사용하지 못해 굽힘 구축이 발생할 수 있다. 또한 DIP관절은 랜드스미어의 인대(ligament of Landsmeer)라고도 하는 빗지지띠 인대(oblique retinacular ligament, OTL)의 단축으로 굽힘이 상실될 수 있다.

표 12.1 실버링 보조기에 대한 근거 중심 치료

저자 인용	설계	참가자 수	설명	결과	한계
위팔 골절					
Saito, K. & Kihara, H. (2016). A randomized control trial of the effect of 2-step orthosis treatment for a mallet finger of tendinous origin. *Journal of Hand Therapy, 29*, 433–439.	무작위 대조시험	54명이 피험자	피험자들은 2단계 또는 8자형 보조기를 착용한 그룹으로 무작위 배정되었다. 2단계 보조기 그룹은 3주 동안 PIP관절 굽힘과 DIP관절의 약간 과다폄 보조기를 사용하였으며, 초기 고정 치료를 받았다. 3주 후 2단계 군은 약간의 과다폄으로 DIP관절만 고정시키는 보존적 장치만 착용했다.	2단계 군의 폄근 지연은 대조군에 비해 관절 가동범위가 평균 8.9 더 향상됨을 보였다. 이 결과는 통계적으로 유의미했다.	연구에는 힘줄 손상과 관련된 망치손가락의 사례만 포함되어 있으며, 뼈 손상과 관련된 망치손가락에 대한 영향은 포함되지 않았다. 표본의 크기가 작아 일반화하기 어렵다.

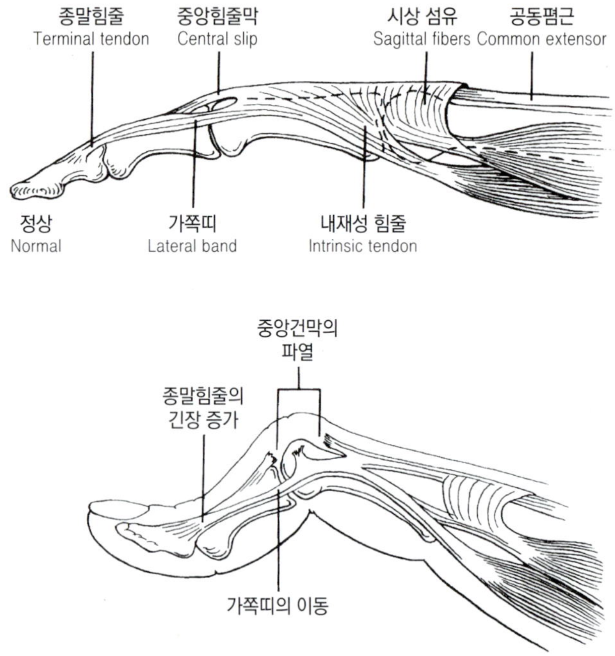

그림 12.2 정상적인 해부학적 모습 및 단추구멍 변형의 해부학적 모습

출처: Burke, S. L., Higgins, J., McClinton, M. A., et al. [2006]. *Hand and upper extremity rehabilitation: A practical guide* [3rd ed.]. St. Louis, MO: Churchill Livingstone.

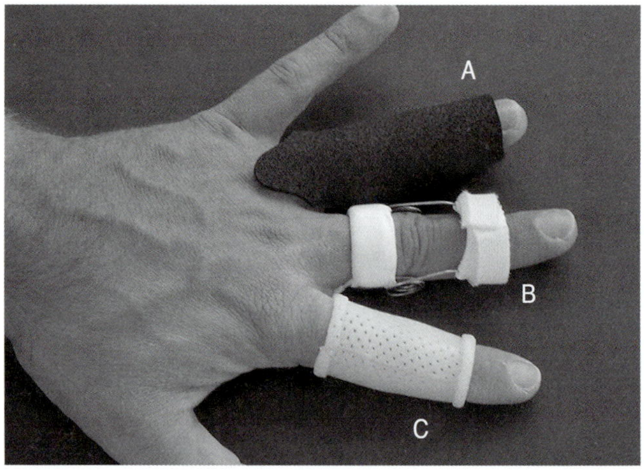

그림 12.3 폄 보조기. A: 튜브, B: 카페너(capener), C: 맞춤

출처: Burke, S. L., Higgins, J., McClinton, M. A., et al. [2006]. *Hand and upper extremity rehabilitation: A practical guide* [3rd ed.]. St. Louis, MO: Churchill Livingstone.

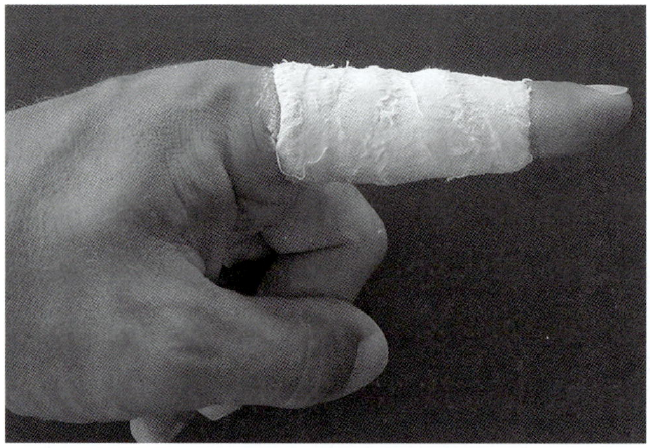

그림 12.4 연속 석고붕대

출처: Burke, S. L., Higgins, J., McClinton, M. A., et al. [2006]. *Hand and upper extremity rehabilitation: A practical guide* [3rd ed.]. St. Louis, MO: Churchill Livingstone.

단추구멍 변형을 위한 보조기

Orthotics for Boutonnière Deformity

단추구멍 변형을 위한 손가락 보조기의 목적은 6~8주간 MCP 및 DIP관절의 자유도를 유지하면서 PIP관절의 폄을 유지하도록 하는 것이다. PIP관절의 굽힘 구축이 있으면 동적인 삼접압 폄 보조기 또는 PIP관절의 수동 완전 굽힘을 달성하기 위해 정적 보조기를 적용해 연속적으로 조정할 수 있다. 여러 유형의 보조기로는 단순한 손바닥 거터 보조기(volar gutter orthoses) 또는 드로얄 LMB 동적 와이어폼 스프링 폄 지지대(DeRoyal LMB Dynamic Wire-Foam Spring Extension Assist) 등이 있다. 그림 12.3은 DIP관절의 움직임을 자유롭게 허용하면서 PIP관절을 폄시키는 몇 가지 일반적인 보조기 옵션을 보여준다. 어떤 경우에는 기계적 이점을 이용해 보조기에 DIP관절의 움직임을 포함하는 것이 선호될 수 있다. ORL이 긴장되지 않은 경우 일반적으로 이를 적용할 수 있다.

연속 석고붕대도 선택하여 사용할 수 있다(그림 12.4). 석고 붕대 재료를 사용할 경우 환자는 사용 전에 교육과 연습을 해야 한다. 올피캐스트 열가소성 테이프는 재료를 물 속 가열하고 손가락 주위에 쉽게 감아 사용할 수 있으므로 적용하기가 더 쉽다(그림 12.5). 6~8주간의 고정하고 의료적 승인을

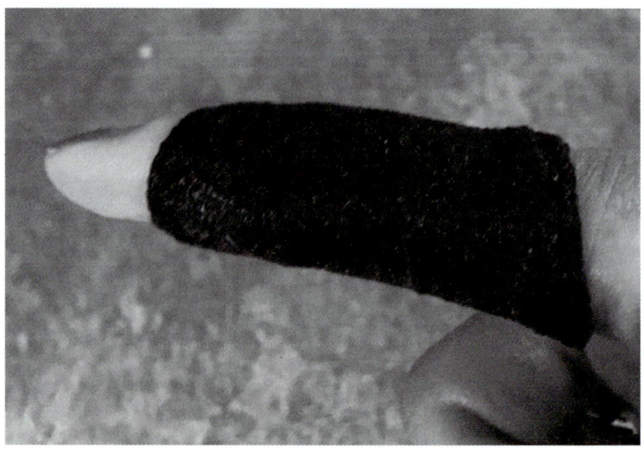

그림 12.5 올피캐스트로 만든 연속 보조기

받은 이후 환자는 보조기 사용을 중단할 수 있다. 이때 PIP 폄 상실을 관찰하는 것이 중요하며, 만약 이것이 나타나면 그에 따라 보조기 사용법을 조정해야 한다.

백조 목 변형 Swan Neck Deformity

백조 목 변형은 PIP관절의 과다폄과 DIP관절 굽힘 형태로 나타난다(그림 12.6). PIP 및 DIP관절에서 백조 목 변형은 단추구멍 변형과 반대로 나타난다. PIP 및 DIP관절을 수동적으로 조정하거나 변형된 위치에서 고정할 수도 있다. MCP, PIP 그리고 DIP관절 수준에서 발생할 수 있는 백조 목 변형은 여러 요인으로 발생할 수 있다. 단추구멍 변형과 마찬가지로 폄근의 불균형으로 발생하지만, 백조 목 변형은 손가락의 가쪽띠를 등쪽으로 치우치게 한다. 기타 외상 및 류마티스관절염(RA)과 같은 질환에서도 흔하게 발생된다.

백조 목 변형 보조기 Orthoses for Swan Neck Deformity

백조 목 변형에 대한 보조기의 목표는 PIP 굽힘을 제한하지 않으면서 PIP 과다폄을 방지하고 DIP 폄을 촉진하는 것이다. 삼점압 보조기 및 실버링 보조기(silver ring orthoses)는 그림 12.7에 나와 있다. 이 보조기는 PIP 과다폄을 방지하지만 PIP 굽힘은 허용한다. 맞춤 또는 기성 보조기로도 만들 수 있다.

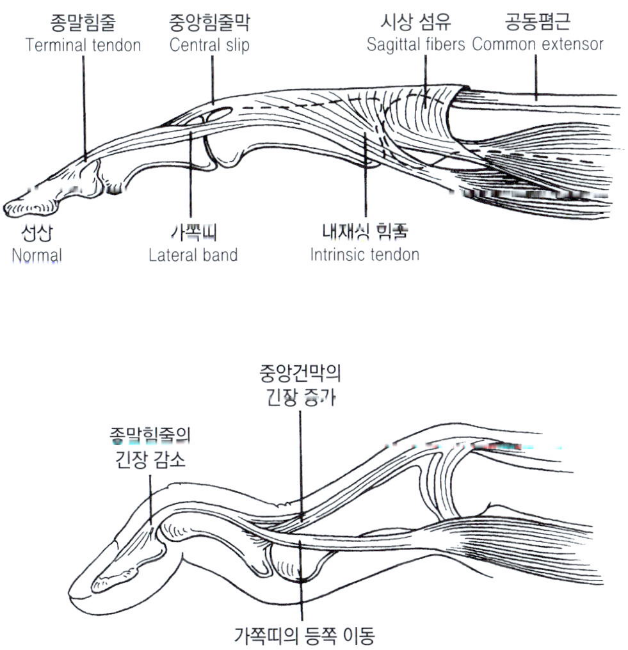

그림 12.6 정상적인 해부학적 모습 및 백조 목 변형의 해부학적 모습

출처: Burke, S. L., Higgins, J., McClinton, M. A., et al. [2006]. *Hand and upper extremity rehabilitation: A practical guide* [3rd ed.] St. Louis, MO: Churchill Livingstone.

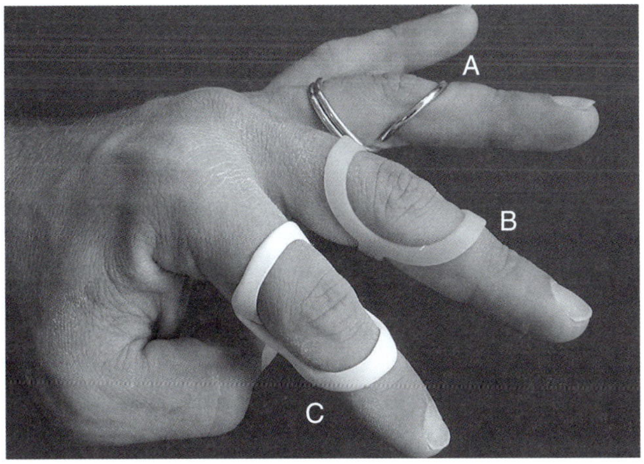

그림 12.7 PIP관절 과다폄 차단(백조 목) 보조기.
A: 맞춤 실버링 보조기, B: 기성 타원 8자형 보조기, C: 맞춤 저감 열가소성 보조기

출처: Burke, S. L., Higgins, J., McClinton, M. A., et al. [2006]. *Hand and upper extremity rehabilitation: A practical guide* [3rd ed.]. St. Louis, MO: Churchill Livingstone.

방아쇠손가락 Trigger Finger

굽힘 힘줄은 보통 건막과 손가락 도르래 아래로 쉽게 미끄러진다. 힘줄에 염증이 생기고 부어오르면 사유롭게 미끄러지는 능력이 제한되며, 주먹을 쥐었다가 펴려고 하면 손가락이 움직이지 않을 수 있다. 손가락이나 엄지를 구부리면 딸깍 소리가 나거나 힘줄이 튈 수 있다. RA, 통풍 및 당뇨병도 방아쇠손가락의 원인이 될 수 있다. 일생 동안 방아쇠손가락이 발생할 위험은 2%에서 3% 사이이지만 당뇨병 환자에서는 최대 10%까지 증가한다.

방아쇠손가락용 손가락 보조기 Finger Orthosis for Trigger Finger

Valdes는 손가락 기반 보조기 장치를 사용하여 방아쇠손가락을 관리했다고 보고되고 있다(그림 12.8). 한 손가락(sin-

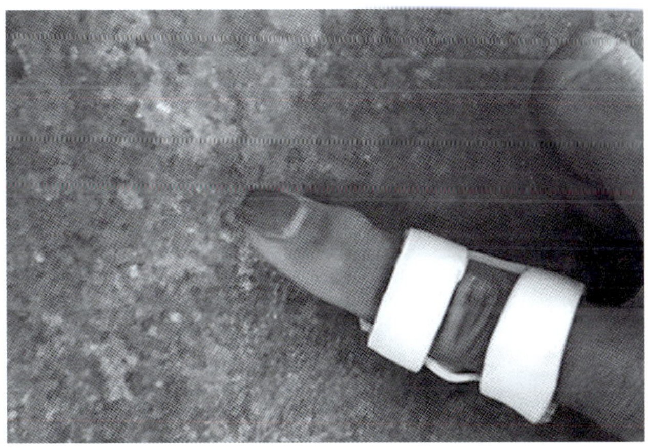

그림 12.8 방아쇠손가락을 위한 PIP관절 굽힘 차단 보조기

gle-digit) 보조기는 PIP 굽힘을 차단하면 손바닥의 움직임을 제한하지 않고 손상된 A1 손가락 도르래를 통해 움직이는 굽힘 힘줄을 제한시킬 수 있다는 생체역학적 원리를 기반으로 만들어졌다. 엄지 기반 보조기는 손가락뼈사이(IP)관절을 고정시킬 수 있지만 엄지 끝을 가능한 한 자유롭게 움직일 수 있도록 하여 정교한 잡기(prehension) 및 촉각을 이용해 물건을 식별할 수 있도록 해준다. 보조기는 열가소성 소재를 사용하여 맞춤 제작된다.

먼쪽 손가락뼈사이관절의 골관절염

Osteoarthritis of Distal Interphalangeal Joint

OA는 DIP관절에서 흔히 발생하며 변형과 통증을 유발할 수 있다. 관절의 노쪽 또는 자쪽 치우침, 완전 폄 상실(신장지연)이 일반적으로 나타난다. DIP관절에 질환을 가지고 있는 사람들은 손의 기능적 결손과 동시에 삶의 질이 저하된다는 기록들이 보고되고 있다. 손 OA로 인해 발생하는 손가락의 변형의 외관상 문제가 질환을 가진 사람들의 심리적 괴로움을 유발하며, 이는 삶의 질 저하와 연관되어 진다.

먼쪽 손가락뼈사이관절의 골관절염 보조기

Orthoses for Osteoarthritis of Distal Interphalangeal Joint

두 가지 연구에서는 맞춤 거터 DIP 보조기 착용과 통증에 대한 영향을 조사했다. 연구에 따르면 맞춤 DIP 보조기를 착용하면 통증이 현저하게 감소된다고 보고하였다. 이 장치는 올피캐스트 테이프로도 제작할 수 있으며 환자가 쉽게 탈부착할 수 있다. Ikeda와 동료들의 연구에서는 DIP 보조기를 착용한 후 통증을 크게 감소시키는 효과가 있다고 보고하였다. Watt와 동료들의 연구에서는 단기적으로 사용한 야간 DIP관절 스플린트가 DIP관절 통증을 줄이고 손가락의 폄을 개선시킬 수 있는 치료 방식이며, 뻣뻣함을 증가시키거나 관절 제한을 유발하지 않는다고 보고하였다.

몸쪽 손가락뼈사이관절 굽힘 구축

Proximal Interphalangeal Flexion Contracture

PIP관절은 손에서 가장 큰 움직임 범위를 생성하는 구조로, 손가락 쥐기 능력의 약 85%를 차지한다. PIP관절 구축은 관절 탈구, 아탈구, 윤활막염, 인대 손상, 연부조직 손상 또는 손의 장기간 부종으로 나타나는 일반적인 손가락 손상이다.

몸쪽 손가락뼈사이관절 굽힘 구축을 위한 보조기

Orthoses for Proximal Interphalangeal Flexion Contracture

보조기 중재의 목적은 다양하지만 주로 손가락의 기능 향상, 변형 방지, 변형 교정, 회복 중인 구조물의 보호, 움직임 제한, 조직 회복 및 재형성, 움직임 허용 등의 중재 목적이 포함된다. LMB 스프링 와이어(LMB spring wire), 역 너클 벤더(reverse knuckle bender), 조인트 잭(Joint Jack), 카페너 스플린트(Capener splint) 및 다이너 스플린트(Dynasplint)는 PIP 폄을 도와주는 기성품(prefabricated) 형태의 가동 보조기이다. 치료사는 얇은 형태의(low profile) 보조기 및 연속 석고붕대 형태의 보조기를 선택적으로 사용할 수 있다. 8~17주 동안 카페너 장치를 이용하여 최소 6시간 착용하도록 한 최근 연구에서는 PIP관절의 폄 장애에서 가장 큰 효과를 보였다고 보고하였다. 위 연구에서는 평균적으로 증가한 손가락 폄 움직임의 각도는 21°였다. 보조기의 힘은 사용자가 긴장을 느낄 수 있지만 통증은 느끼지 않을 만큼 충분히 낮아야 한다. 보조기 착용자의 피부조직 손상을 방지하기 위해 손가락 관절운동범위(ROM) 운동을 위해 간헐적으로 장치를 제거하도록 조언해야 한다. 보조기가 너무 많은 힘이 가하고 있다는 것을 보여주는 부기, 청색증 또는 저림을 사용자가 잘 관찰할 수 있도록 교육해야 한다.

몸쪽 손가락뼈사이관절 염좌

Finger Proximal Interphalangeal Sprains

손가락 염좌는 가벼운 손상으로 여겨 무시할 수 있지만, 때론 고통이 심하고 만성부종과 뻣뻣해짐으로 인해 기능이 저하되고 오랜 치료 기간을 필요로 할 수 있다. 그리고 손상받지 않은 다른 손가락에 움직임과 기능을 상실시킬 수 있어 문제를 더욱 악화시키기도 한다. 따라서 환자의 예후와 사회 복귀에 도움을 주기 위해서는 되도록 치료를 빨리 해야 한다.

PIP관절의 염좌는 심각도에 따라 1~3등급으로 분류된다. 표 12.2는 심각도에 따른 등급을 설명하고 있으며, 적절한 치료 방법을 제시하고 있다. PIP관절의 탈구는 관절 탈구의 방향(등쪽, 가쪽 또는 바닥쪽)에 따라 설명할 수 있으며, PIP관절의 염좌는 방추형 부종과 관련되어져 있어, 부종으로 인해 PIP관절이 부풀고 몸쪽과 먼쪽으로 갈수록 점점 가늘어진다. 진단에 있어 부종 관리는 매우 중요하다.

몸쪽 손가락사이관절 염좌를 위한 보조기

Orthoses for Finger Proximal Interphalangeal Sprains

손가락 PIP 염좌 보조기의 목표는 PIP관절을 지지하고 회복과 안정성을 촉진하는 것이다. 폄 제한을 가진 PIP관절 손상에 대한 보조기 옵션은 단추구멍 변형에 사용되는 옵션과 유사하다. PIP 굽힘 구축이 있을 경우 가동 또는 연속 고정 폄

표 12.2 힘줄 염좌 손상의 등급

등급	설명	치료
가벼운 1급 염좌	능동 관절운동(AROM) 또는 수동 관절운동(PROM)으로 불안정해지지 않는다. 미세한 파열이 육안으로 지속적으로 관찰된다. 인대는 손상되지 않았지만 개별 섬유가 손상되었다.	불편하지 않고 가능하다면 관절을 완전 폄시켜서 고정해야 한다. 그렇지 않으면 관절을 약간의 굽혀서 고정한다. 통증이 가라앉으면 AROM을 시작하고 버디 테이핑 또는 버디 스트래핑으로 보호한다.
2급 염좌	스트레스로 인한 비정상적인 이완; 곁인대가 파열되었다. AROM은 안정적이지만 수동에서 불안정함을 나타낸다.	2~4주 동안 관절을 완전 폄하여 고정한다. 의사는 초기 관절운동을 권장할 수 있지만 가쪽 스트레스는 피한다.
3급 염좌	등쪽 관절주머니와 바닥판의 손상에 따른 곁인대의 완전한 파열. 손가락은 손상으로 인해 변형되었다.	초기 수술적 중재가 종종 권고된다.

손가락 보조기와 연속 정적 석고붕대를 고려할 수 있다. 바닥판이 손상되면 PIP관절 약 20~30° 폄을 차단하도록 등쪽 거터를 제작한다(그림 12.9).

버디 스트랩(그림 12.10)은 손상된 손가락을 고정하여 움직임을 증진시키고자 할 때 적용되며, 형태는 여러 가지 다양한 종류를 선택할 수 있다. 때로 새끼손가락이 손상된 경우 약지와의 길이 차이로 인하여 다른 형태의 버디 스트랩이 필요할 수 있다.

의사는 손상과 관절의 안정성에 따라 어떤 움직임(arc of motion)이 안전한지 알려줘야 한다. 이때 손상된 피부조직의 가쪽에 스트레스를 가하지 않는 것이 중요하다. 예를 들어, 노쪽곁인대에 손상이 있는 검지는 자쪽에 스트레스를 받지 않도록 한다. 이 경우 가쪽 집기(lateral pinch)도 문제가 될 수 있다. 따라서 가쪽 자세를 수정하는 PIP 거터(PIP gutter)를 제작해야 한다. 그림 12.11은 가쪽 고정을 지원하는 손가락 보조기를 보여준다. 실버링 보조기는 관절의 이동성을 방해하지 않고 관절에 대한 가쪽 스트레스를 방지하기 위해 사용할 수 있다.

PIP 손가락 염좌는 굳어질 위험이 있으며, 굽힘 구축이 발생하기 쉽다. 이러한 이유로 야간 PIP 폄 보조기를 사용하는 것이 적절하다. 그러나 이러한 유형의 손상은 또한 PIP/DIP 굽힘하는데 문제가 될 수 있다. 이 경우, 굽힘 수동 관절운동 범위(PROM)를 확보하기 위해 운동과 함께 보조기를 제공할 수 있다. 굽힘 보조기의 예는 그림 12.12에 나와 있다. 장치가 가하는 힘은 환자가 인지할 수 있지만 통증을 느끼지 않을 만큼 충분히 낮아야 하며 조직 내성을 주의 깊게 관찰해야 한다.

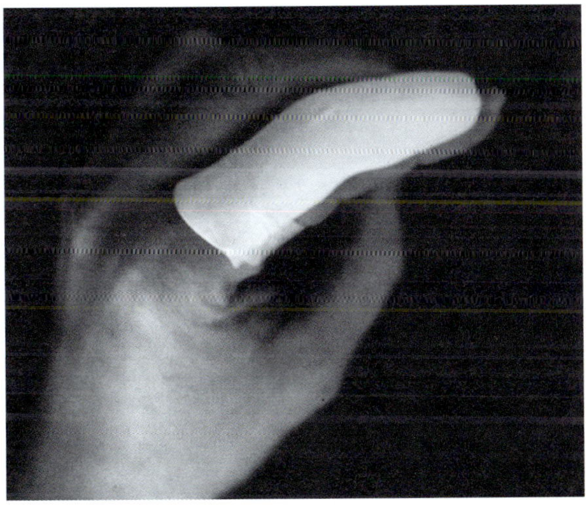

그림 12.9 PIP의 대략 20~30° 폄을 차단시키는 등쪽 거터 보조기

출처: Fess, E. E., Gettle, K., Philips, C., et al. [2005]. *Hand and upper extremity splinting: Principles and methods* [3rd ed.]. St. Louis, MO: Mosby.

손가락 보조기에 대한 주의사항

PRECAUTIONS FOR FINGER ORTHOTICS

- 환측 손가락과 보조기와 접촉하는 다른 손가락 모두에 짓무름 및/또는 압박의 징후가 있는지 모니터링한다.
- 주입의 징후가 있는지 보조기의 가장자리와 스트랩 확인한다.
- 환자가 보조기 치료 지침을 따르고 보조기를 올바르게 사용하도록 서면 지침을 제공하고 환자와 함께 이를 연습한다.
- 보조기가 원주형인 경우 모세혈관충전을 측정하기 위해 손가락에 압력을 가해서 혈액순환을 평가해야 한다.

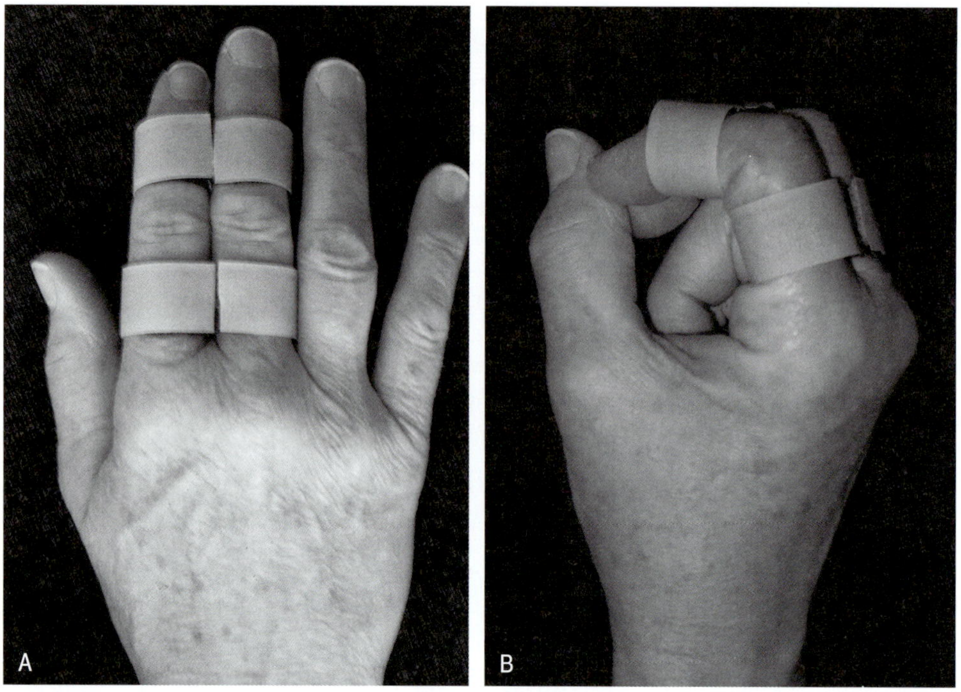

그림 12.10 몸쪽 손가락뼈사이 곁인대 손상을 위해 버디 스트랩의 예시

출처: Fess, E. E., Gettle, K., Philips, C., et al. [2005]. *Hand and upper extremity splinting: Principles and methods* [3rd ed.]. St. Louis, MO: Mosby.

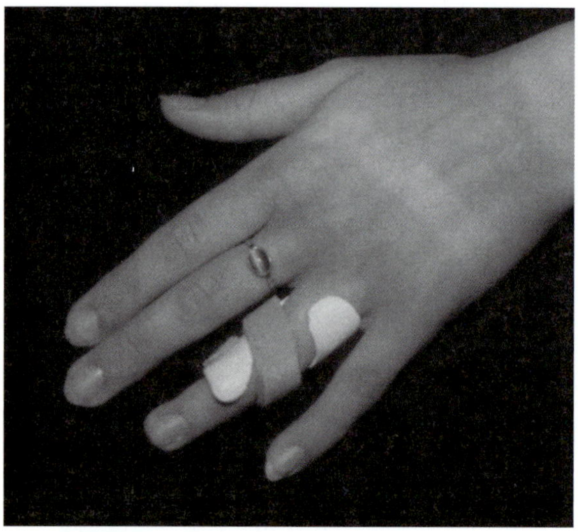

그림 12.11 가쪽 지지를 포함한 몸쪽 손가락뼈사이 폄 보조기

출처: Fess, E. E., Gettle, K., Philips, C., et al. [2005]. *Hand and upper extremity splinting: Principles and methods* [3rd ed.]. St. Louis, MO: Mosby.

작업 기반 보조기

OCCUPATION-BASED ORTHOTICS

일부 손가락 보조기는 통증을 줄이고 안정성을 제공하여 손 기능에 도움이 될 수 있다. 그러나 대부분에 손가락 보조기는 일상적인 손 사용을 방해할 수 있다. 당연히 보조기 착용자는 자신이 즐기는 활동에 참여하기 위해 보조기를 제거하고 싶을 수 있다. 이런 일이 발생하지 않도록 치료사는 작업 기반 접근 방식을 통합해야 한다.

작업 활동에 사용하는 손가락 보조기의 예

Examples of Occupation-Based Finger Orthoses

은퇴한 고령 남성은 목공예 활동을 좋아하지만 관절염으로 인한 통증과 검지 PIP관절 불안정성으로 인하여 목공 도구를 편하게 사용할 수 없었다. 그는 자신의 도구를 사용할 수 있도록 PIP관절 보호 보조기에 대해 관심을 보였다. PIP관절 보조기의 최상의 위치를 결정하기 위해 자신의 목공구를 가져와 필요한 손가락 자세를 만들어주었고 과제를 수행하는데 도움을 주는 보조기를 만들 수 있었다.

망치손가락 변형 환자는 손가락 보조기의 장기간 착용으로 인해 피부가 짓물러져서 병원을 찾았다. 그는 보조기를 샤워할 때도 벗지 않고 하루 종일 젖은 상태인 보조기를 착용한다고 했다. 환자는 피부 관리에 대한 교육을 받았고, 안전한 보조기의 착용방법을 배웠으며, 목욕할 동안 착용할 수 있는 다른 종류의 손가락 보조기를 받았다. 이후 더 이상의 피부 짓무름이 발생하지 않았다.

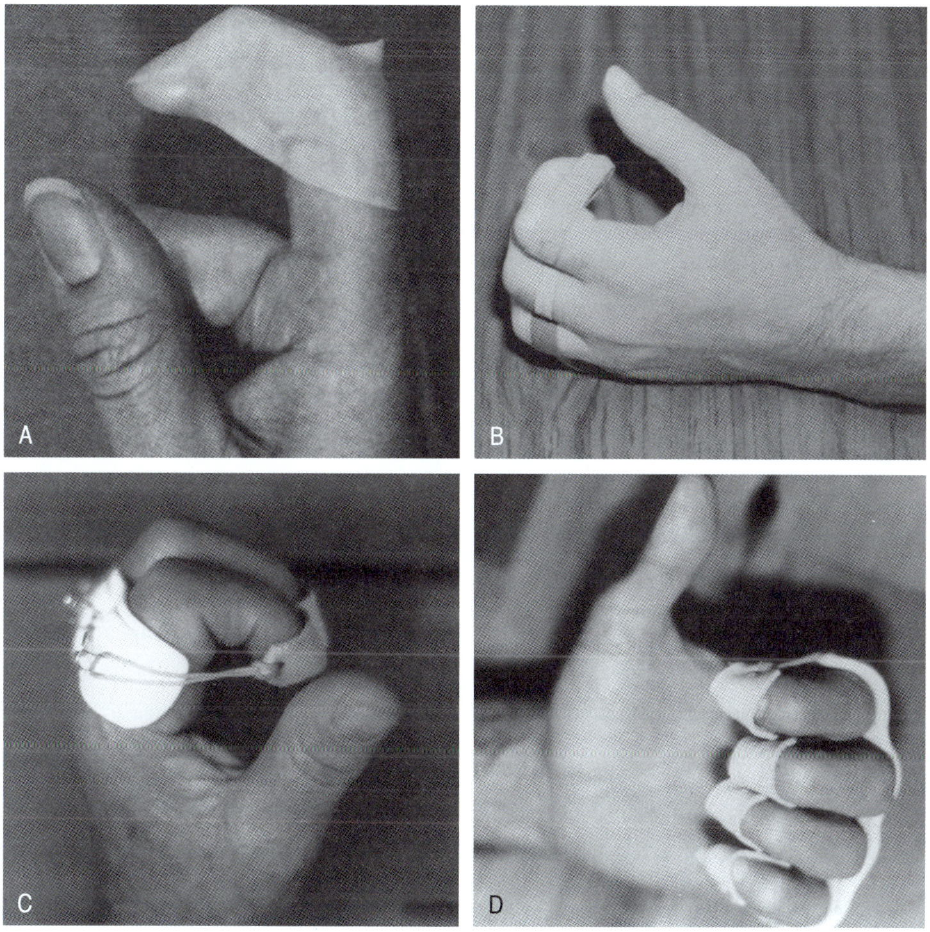

그림 12.12 PIP/DIP 관절 굽힘 보조기

출처: Fess, E. E., Gettle, K., Philips, C., et al. [2005]. *Hand and upper extremity splinting: Principles and methods* [3rd ed.]. St. Louis, MO: Mosby.

셀프 퀴즈 12.1[a]

다음 질문을 읽고, 참/거짓에 ○표를 하세요.

1. 참/거짓 PIP관절은 경첩 관절이다.
2. 참/거짓 망치손가락은 PIP관절 폄이 상실되었을 때 나타난다.
3. 참/거짓 폄근 지연은 관절이 수동 폄을 상실했을 때 나타난다.
4. 참/거짓 PIP의 손가락 염좌는 항상 경미한 손상이다.
5. 참/거짓 버디 스트랩은 손상된 손가락의 움직임 및 지지를 촉진한다.

[a]정답은 부록 A를 참조

등쪽-바닥쪽 망치손가락 보조기

FABRICATION OF A DORSAL-VOLAR MALLET ORTHOSIS

등쪽-바닥쪽 망치손가락 보조기는 망치손가락 손상으로 처방된다. 그림 12.13A는 모든 손가락에 사용할 수 있는 상세한 패턴을 보여준다. 그림 12.13B는 완성된 보조기를 보여준다. 이 보조기는 부종의 변화에 따라 모형을 약간 수정할 수 있다는 장점이 있다. 구멍이 없는 3/32인치 두께 재료는 이 보조기에 적합하다. 대체 보조기 디자인으로는 DIP 거터(DIP gutter) 보조기가 있다. 그림 12.13C는 이 대체 보조기에 대한 자세한 패턴을 보여준다.

1. PIP관절에서 손끝까지 손가락 길이를 표시한다.
2. 손가락 너비를 표시한다.
3. 패턴을 잘라 네 군데 모서리를 둥글게 만든다.
4. 열가소성 재료 시트에 패턴을 그린다.
5. 열가소성 재료를 약간 따뜻하게 하여 패턴을 더 쉽게 자르도록 한다.
6. 열가소성 재료를 가열한다.
7. 환자의 손가락에 재료를 적용하여 바닥쪽 PIP관절 주름을 제거한다. 보통 재료가 매우 부드럽기 때문에 등쪽 DIP관절에 대한 손의 압력의 양을 줄인다.

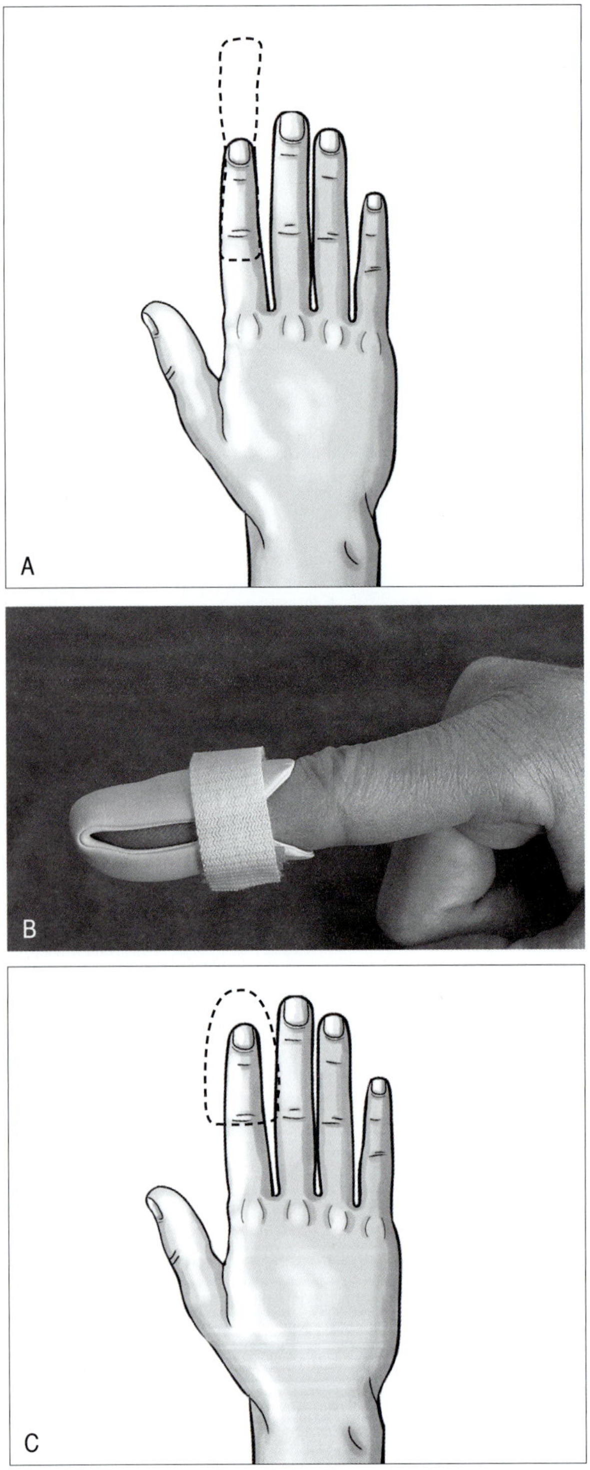

그림 12.13 A: 등쪽-바닥쪽 망치손가락 보조기 패턴, B: 완성된 등쪽-바닥쪽 망치손가락 보조기, C: DIP 거터 보조기 패턴

8. 의사의 지시에 따라 DIP관절을 펴시키거나 약간 과다폄이 유지되도록 한다.
9. 보조기를 손에서 제거하기 전까지 재료를 완전히 식힌다.
10. 보조기가 제대로 몸에 잘 맞는지 확인한다. 보조기는 얇은 1/2인치 벨크로 스트랩으로 단단히 고정되어야 한다.
11. 필요에 따라 가장자리를 잘 다듬는다.
12. 모든 가장자리를 완전히 매끈하게 한다.

망치손가락 보조기의 적절한 피팅을 위한 기술 조언
Technical Tips for Proper Fit of Mallet Orthoses

1. 손가락 보조기는 매우 작기 때문에 쉽게 만들 수 있을 것처럼 보이지만 정밀하게 만들기 위해서는 많은 시간이 소요된다. 섬세하게 수정하는 데 많은 시간이 소요될 수 있음을 명심해야 한다.
2. 일반적인 벨크로 고리 스트랩은 손가락 보조기에 적용하기에 너무 부피가 클 수 있어 폭이 1/2인치이고 부피가 작은 얇은 스트랩 재료가 손가락 보조기를 만드는 데 효과적일 수 있다.
3. 보조기가 벗겨지는 경우 벨크로 스트랩 대신 종이테이프를 사용하여 장치를 손가락과 함께 자체 접착 탄성 랩으로 붙이는 것이 좋다.

망치손가락 보조기를 위한 안전상 조언
Safety Tips for Mallet Orthoses

1. 피부 짓무름을 방지하기 위해 환자는 손을 씻기 전에 장치를 제거해야 한다.
2. 만약 환자가 망치손가락 뼈를 핀으로 고정했다면 핀과의 충돌을 방지하기 위한 캡으로 핀을 보호한다.

기성 망치손가락 보조기
PREFABRICATED MALLET ORTHOSES

수술을 받은 환자의 피부에 핀이 있는 경우 핀을 고려하여 보조기를 제작해야 한다. DIP 보조기로는 바닥쪽 거터(volar gutter) 보조기, 등쪽-바닥쪽 보조기 또는 스택(stack) 보조기가 있다. 기성 앨루머폼(AlumaFoam) 보조기를 사용하는 경우도 있지만 고정할 때 사용하는 접착 테이프와 관련된 불편함과 피부 문제가 발생할 수 있다. 기성품 또는 맞춤 제작된 스택 보조기는 손상과 관련된 압통과 부종이 발생하기 쉽기 때문에 등쪽 말단 가장자리에서 간격이 있는지 모니터링해야 한다(그림 12.14).

작업에 영향을 미치는 망치손가락
Mallet Finger Impact on Occupation

망치손가락 변형으로 인하여 손의 사용이 어려워지고 다른

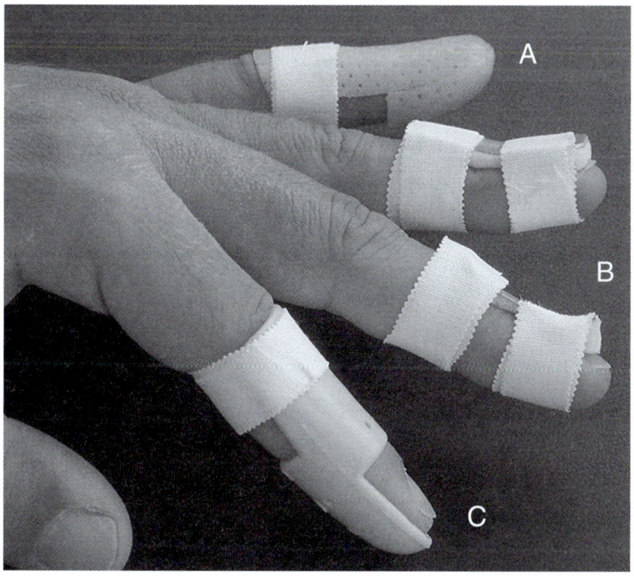

그림 12.14 망치손가락 보조기. A: 맞춤 열가소성, B: 앨루머폼, C: 스택

출처: Burke, S. L., Higgins, J., McClinton, M. A., et al. [2006]. *Hand and upper extremity rehabilitation: A practical guide* [3rd ed.]. St. Louis, MO: Churchill Livingstone.

손가락의 굽힘에도 문제가 발생하는데 PIP관절의 능동적인 움직임을 유지하고 손의 감각 인식력을 유지하기 위하여 손상되지 않은 다른 손가락 끝을 사용하는 보상 기술을 가르쳐야 한다.

몸쪽 손가락뼈사이관절 거터 보조기의 제작

FABRICATION OF A PROXIMAL INTERPHALANGEAL GUTTER ORTHOSIS

PIP 염좌 부상에는 PIP 거터 보조기가 처방된다. 그림 12.15A는 모든 손가락에 사용할 수 있는 상세한 패턴을 보여준다. 그림 12.15B는 완성된 보조기를 보여준다. 구멍이 뚫려 있지 않은 3/32인치 재료가 이 보조기에 적합하다.

1. 갈퀴막공간에서부터 DIP관절까지의 손가락의 길이를 표시한다.
2. 손가락 크기에 따라 대략 1/4에서 1/2인치 정도 추가하여 손가락 너비를 표시한다.
3. 패턴을 자르고 모서리 부분을 둥글게 한다.
4. 열가소성 플라스틱 재료 위에 패턴을 그린다.
5. 열가소성 플라스틱 재료에서 패턴을 쉽게 자르기 위해 재료를 약간 따뜻하게 가열한다.
6. 열가소성 재료를 가열한다.
7. 재료를 드레이핑(drape)하도록 환자의 손바닥이 위로 향하게 한다.

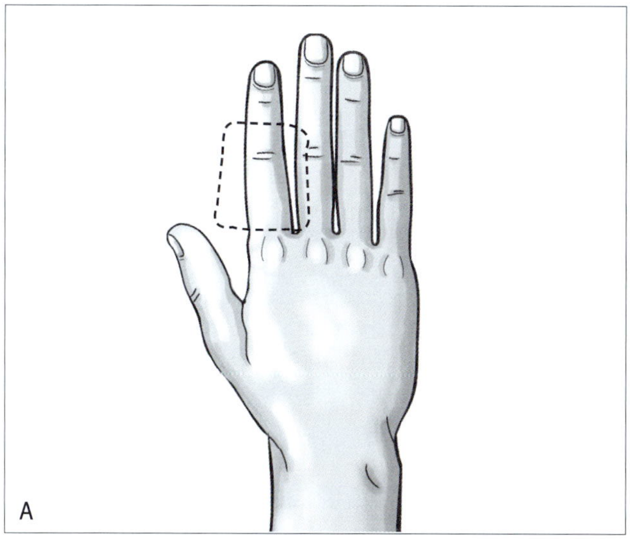

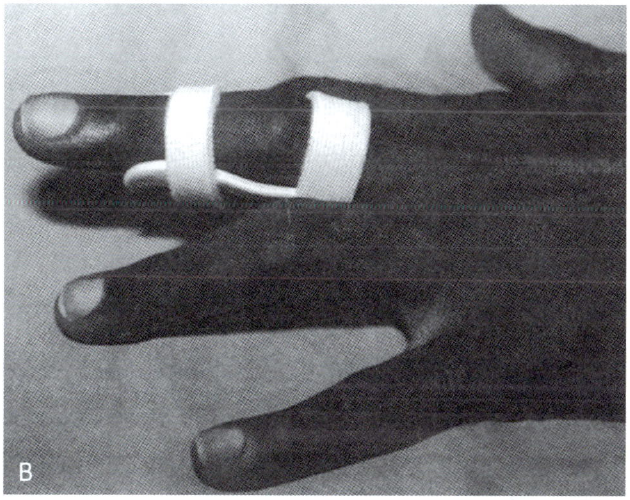

그림 12.15 A: PIP관절 거터 보조기 제작을 위한 패턴, B: 완성된 보조기

출처: Clark, G. L. [1998]. *Hand rehabilitation: A practical guide* [2nd ed.]. New York, NY: Churchill Livingstone.

8. 재료를 환자의 손가락에 적용하여 MCP 및 DIP 주름을 제시하고 PIP관절을 원하는 위치에 둔다(이는 일반적으로 사용 가능한 수동 폄이다). PIP관절과 관절 측면에 가하는 손의 압력의 양에 주의한다.
9. MCP 및 DIP관절 운동이 분명하고 편안하도록 필요에 따라 보조기의 가장자리를 말아 올린다.
10. 제작한 보조기를 제거하기 앞서 완전히 열을 식힌다.
11. 보조기가 몸에 잘 맞게 제작되었는지 확인한다.
12. 필요에 따라 가장자리를 다듬는다.
13. 모든 가장자리를 완전히 매끈하게 한다.

몸쪽 손가락뼈사이관절 거터 보조기의 적절한 피팅을 위한 기술적 조언
Technical Tips for Proper Fit of a Proximal Interphalangeal Gutter Orthosis

1. 스트랩은 단단히 고정될 수 있도록 충분히 밀착되어야 한다. 더 나은 착용감을 위해 손가락 주위를 두세 번 감싸는 하나의 긴 벨크로 스트랩을 사용하는 것이 좋다.
2. 스트랩이 피부에 닿을 수 있도록 손가락 보조기 가장자리의 높이를 수정한다. 가장자리가 너무 높으면 스트랩에 효과가 없다.
3. 목표가 PIP관절 완전 폄을 달성하는 것이라면 PIP관절 바로 위에 스트랩을 배치하는 것을 고려하되 피부가 견딜 수 있는지 면밀히 모니터링해야 한다.

몸쪽 손가락뼈사이관절 보조기를 위한 안정상 조언
Safety Tip for Proximal Interphalangeal Orthosis

1. 스트랩이 너무 꽉 조여서 부종을 발생시켜서는 안된다.

기성품 몸쪽 손가락뼈사이관절 보조기
Prefabricated Proximal Interphalangeal Orthoses

그림 12.16은 기성품(prefabricated) PIP 확장 보조기의 예를 보여준다. 기성품 보조기가 항상 잘 맞거나 부종에 적합한 것은 아니다. 또한 압력 분포, 피부 내성 및 과도한 관절 힘에 문제가 있을 수 있다.

작업에 몸쪽 손가락뼈사이관절 손상이 미치는 영향
Impact of Proximal Interphalangeal Injuries on Occupations

PIP관절 손상은 손 전체의 유연성과 기능을 제한할 수 있다. 주머니로 손을 뻗거나 도구를 잡는 데 방해가 될 수 있다. 통증은 단순하지만 사회적으로 중요한 작업인 악수와 같이 움직임을 수행하는 데 방해가 될 수 있다. 반지 착용은 손상된 관절에 더 이상 맞지 않을 수 있다. 적절한 조기 치료는 환자의 이러한 기능을 회복하는 데 도움을 줄 수 있다.

몸쪽 손가락뼈사이관절 과다폄 차단 보조기(백조 목 보조기)의 제작
FABRICATION OF A PROXIMAL INTERPHALANGEAL HYPEREXTENSION BLOCK (SWAN NECK ORTHOSIS)

PIP 과다폄 차단 보조기는 유연한 백조 목 변형이 있는 손가락에 처방된다. 그림 12.17A는 모든 손가락에 사용할 수 있

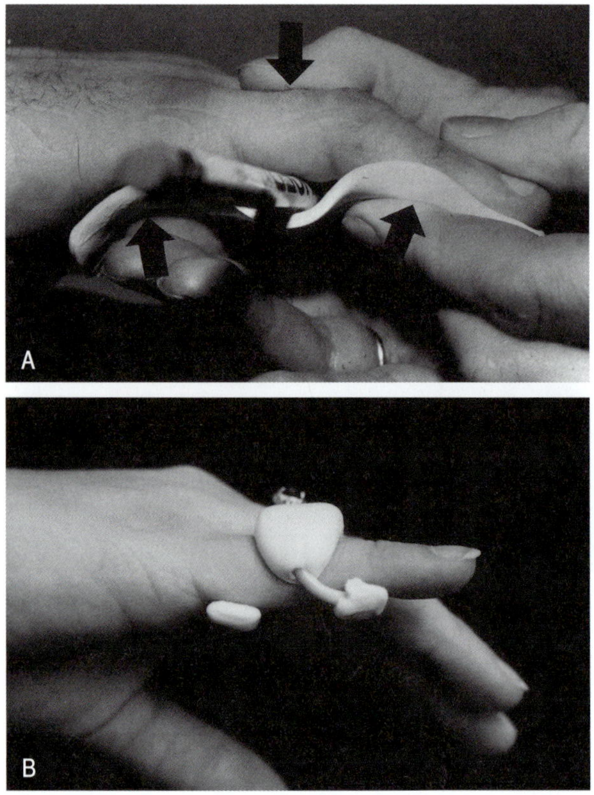

그림 12.16 **A:** DIP관절을 가로지르는 기성품 PIP 폄 보조기, **B:** DIP관절의 움직임을 허용하는 기성품 PIP 폄 보조기

출처: Fess, E. E., Gettle, K., Philips, C., et al. [2005]. *Hand and upper extremity splinting: Principles and methods* [3rd ed.]. St. Louis, MO: Mosby.

는 상세한 패턴을 보여준다. 그림 12.17B는 완성된 보조기를 보여준다. 대체 교정 디자인은 열가소성 재료의 얇은 판이나 튜브를 나선형으로 감싸는 것이다(그림 12.17C).

잘 맞추어진 보조기는 손가락이 능동 펴될 때 PIP관절의 약간 굽힘을 효과적으로 차단하고 능동 PIP 굽힘은 허용할 수 있다. 1/16인치의 열가소성 재료(올피트 또는 아쿠아플라스트)를 사용하는 것이 효과적이며, 여러 손가락에 보조기를 적용할 경우 부피를 최소화하는 것이 중요하다. 보조기끼리 서로 충돌되지 않도록 해야 한다.

1. 갈퀴막공간에서부터 DIP관절까지 손가락 길이를 표시한다.
2. 손가락의 너비를 각 면에 약 1/4인치 정도 더 크게 표시한다.
3. 패턴을 자르고 모서리를 둥글게 한다.
4. 열가소성 플라스틱 재료에 보조기 패턴을 그린다.
5. 열가소성 재료를 패턴을 따라 자르는데 재료가 얇기 때문에 열을 가할 필요는 없다.

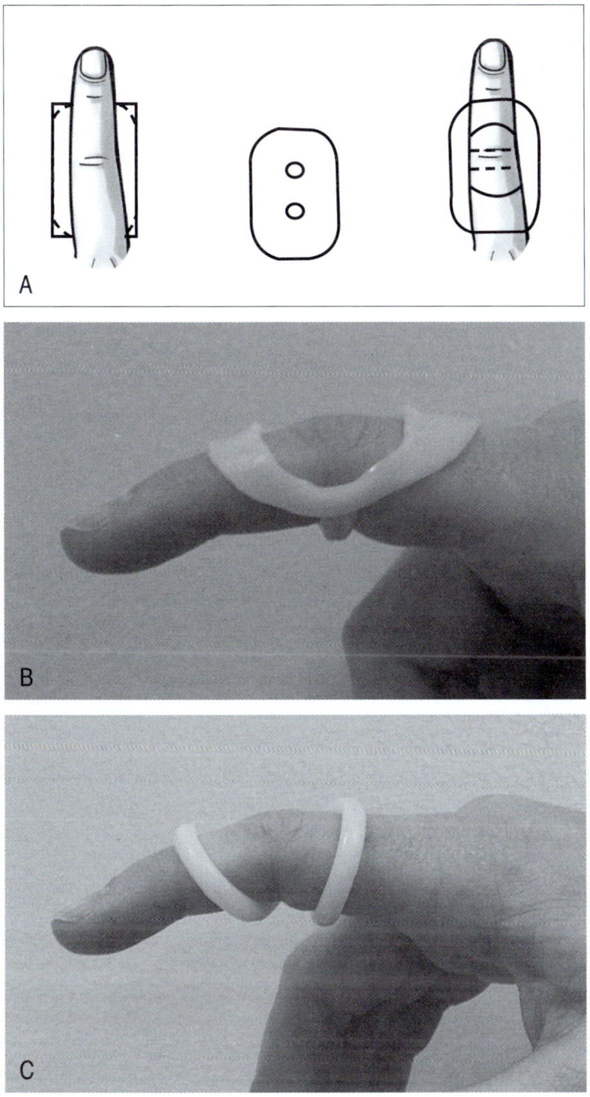

그림 12.17 A: PIP 과다폄 차단 보조기의 패턴, B: 완성된 PIP 과다폄 차단 보조기, C: PIP 과다폄 차단 보조기의 나선형 디자인

6. 구멍의 위치를 표시하고 보조기 중앙에서 약 1/4~1/2인치에 지지대를 둔다.
7. 구멍을 뚫는다.
8. 재료가 손가락 위로 쉽게 미끄러지도록 손가락에 로션을 바른다.
9. 열가소성 재료를 가열한다.
10. 구멍을 약간 늘려 손가락이 충분히 들어갈 수 있게 한다. 이때 너무 구멍이 커져 늘어나지 않도록 주의한다.
11. 재료를 손가락 위로 밀어서 손가락을 몸쪽 구멍을 통해 위로 그리고 먼쪽 구멍을 통해 아래로 엮는다.
12. PIP관절의 바로 아래쪽에 바닥쪽 열가소성 지지대를 중앙을 위치시키고, 등쪽에서 먼쪽 및 몸쪽 끝의 보조기를 중간 및 몸쪽 손가락뼈에 위치시킨다.
13. 손가락에 위에 보조기 모양을 만들면 PIP를 약간 굽힌다(약 20~25°).
14. PIP관절 굽힘의 제한이 없도록 바닥쪽 열가소성 지지대의 가장자리를 말아 올린다.
15. 보조기의 가쪽 면을 바닥쪽으로 접고 손가락에 맞춰 윤곽을 만든다.
16. 손가락에서 보조기를 제거하기 전에 재료의 열을 완전히 식힌다.
17. 보조기가 손가락에 잘 맞는지 확인한다. 보조기는 PIP관절 위로 미끄러질 만큼 느슨해야 하지만 손가락에서 벗어나거나 비틀리지 않도록 충분히 맞아야 한다. 보조기는 PIP 완전 굽힘을 허용하고 효과적으로 PIP가 과다 폄되는 것을 방지해야 한다.
18. 필요에 따라 가장자리를 잘 다듬는다.
19. 모든 가장자리를 완전히 매끈하게 한다.

과다폄 차단 보조기(백조 목 보조기)의 적절한 피팅을 위한 기술적 조언

Technical Tips for Proper Fit of the Hyperextension Block (Swan Neck Orthosis)

1. 가장 흔한 실수 중 하나는 PIP를 폄시키는 것인데, 보조기를 제작할 때 PIP의 위치를 면밀히 관찰하여 제작 과정에서 약간 굽힌 상태를 유지하는지 확인해야 한다.
2. PIP관절의 부종으로 인해 커지면 보조기를 손가락에서 제거할 때 어려울 수 있다. 이를 위해 재료가 완전히 굳기 전에 보조기를 PIP관절에서 앞뒤로 부드럽게 밀어서 제거할 수 있다.
3. 이 보조기가 기능 수행을 가능하게 하도록 보조기의 가장자리가 물건을 잡을 때 방해가 되지 않게 바닥쪽 PIP 지지대와 가쪽 가장자리를 최대한 평편하게 하여 보조기의 부피를 최소화한다.

과다폄 차단 보조기를 위한 안전상 조언

Safety Tip for Hyperextension Block Orthosis

1. 과도한 부종이 발생하면 보조기를 제거하기 어려울 수 있으므로 장치가 너무 조이지 않도록 한다.

백조 목 보조기는 시중에서 구입할 수 있으며 맞춤 제작된 열가소성 보조기보다 여러 장점이 있다. 기성품 과다폄 차단 보조기는 더 내구성이 좋고 부피가 작으며 종종 환자에게 외관상 더 만족을 준다. 치료사는 반지 크기 측정기를 사용하여 각 손가락에 맞는 크기를 결정한다. 은 또는 금으로 만든 맞춤 반지 보조기(그림 12.18)는 보기 좋고, 눈에 거슬리지 않으며, 관절 부종의 변동에 맞게 조정할 수 있을 만큼 유연하지만 비용이 많이 든다. 폴리프로필렌으로 만든 기성품 보조기(그림 12.19)는 내구성과 유선형 착용감을 제공하는 저렴한 대체제품이다. 열선총(heat gun)을 사용하면 치료사가 이러한 보조기의 착용감을 약간 수정할 수 있지만 환자의 관절 부종의 변화에 따른 조정은 할 수 없다.

백조 목 변형이 작업에 미치는 영향

IMPACT OF SWAN NECK DEFORMITIES ON OCCUPATIONS

종종 백조 목 변형은 손으로 쥘 때 방해요인이 되는데 PIP관절의 힘줄과 인대는 걸릴 수 있고 PIP관절이 과다폄에서 시작하기 때문에 굽힘 동작 초반에 긴손가락굽힘근의 기계적 이점을 취할 수 없다. 따라서 PIP 과다폄 차단 보조기는 PIP를 쉽게 굽힐 수 있게 하고 환자의 손 기능을 향상시켜 물건을 잡는 능력을 제공할 수 있다.

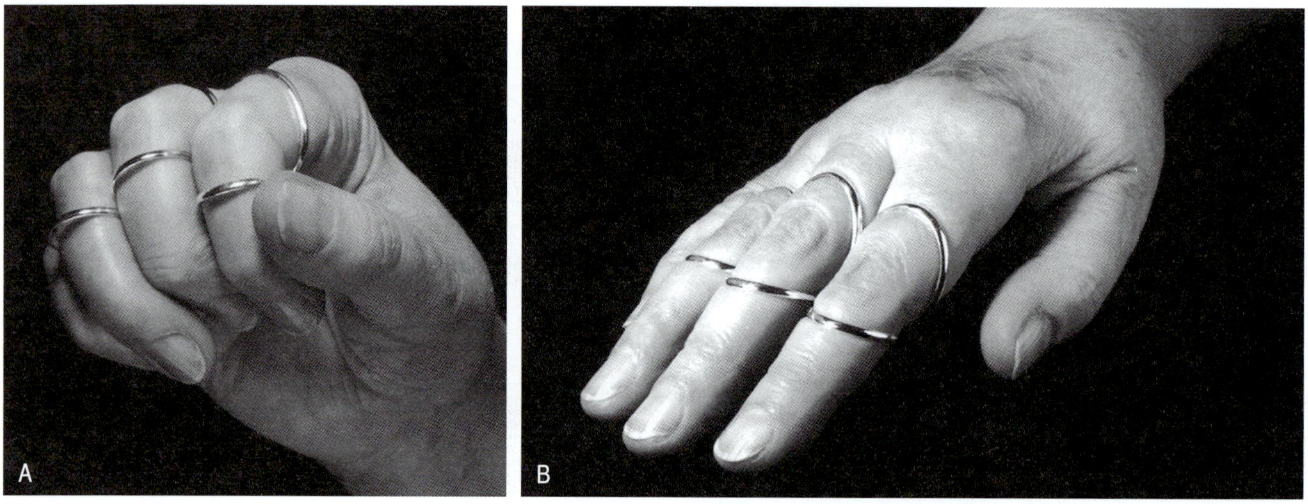

그림 12.18 맞춤 제작 PIP 과다폄 차단 보조기

출처: Skirven, T. M., Callahan, A. D., Osterman, A. L., et al. [2002]. *Hunter, Mackin & Callahan's rehabilitation of the hand and upper extremity* [5th ed.]. St. Louis, MO: Mosby.

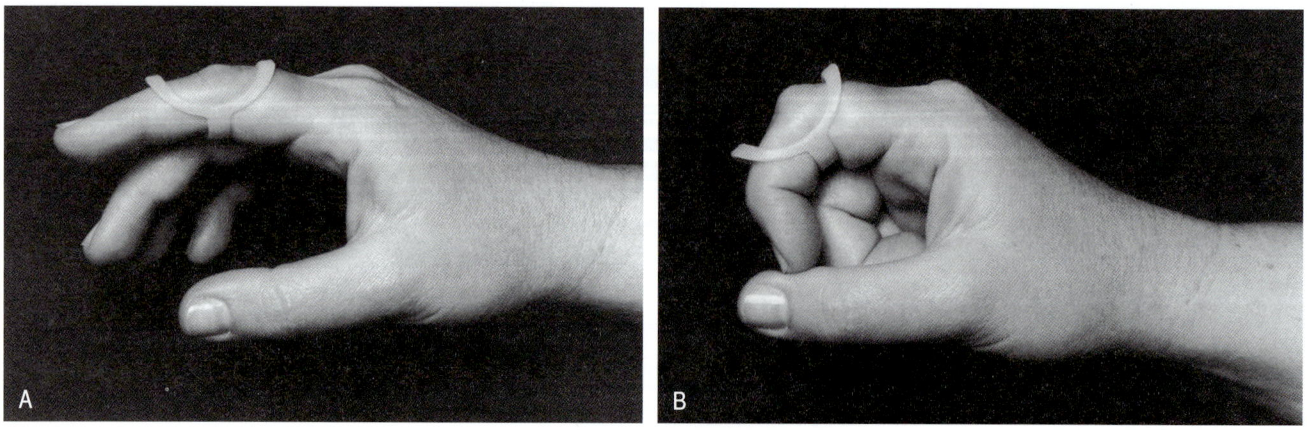

그림 12.19 기성품 PIP 과다폄 차단 보조기

출처: Skirven, T. M., Callahan, A. D., Osterman, A. L., et al. [2002]. *Hunter, Mackin & Callahan's rehabilitation of the hand and upper extremity* [5th ed.]. St. Louis, MO: Mosby.

삼점압 몸쪽 손가락뼈사이관절 폄 차단 저감 보조기의 제작

FABRICATION OF A THREE-POINT PROXIMAL INTERPHALANGEAL EXTENSION LOW-PROFILE ORTHOSIS

Boccolari와 Tocco는 한 손가락의 PIP관절 굽힘 구축에 적합한 보조기 제작 지침을 제공했으며, 완전 폄에서부터 70°의 심한 구축에까지 적용할 수 있도록 하였다. 이 장치는 동일한 압력 분포를 제공하며, 두께는 얇다(low profile).

재료 Materials

1. 몸쪽 판(예: 1.6mm 아쿠아플라스트 또는 2.0mm 올핏 클래식)을 위한 5×5cm 얇은 탄성 열가소성 소재, 손바닥 먼쪽 주름에서 약간 먼쪽에서 끝난다.
2. 먼쪽 커프 용으로 유사한 열가소성 소재의 3×3cm T자형 조각
3. 40cm 길이 1.6mm 구리 코팅 강철 막대
4. 끝이 둥근 펜치 또는 90° 전선 구부리기(wire bender)
5. 선 절단기
6. 1×2cm 접착 후크 벨크로
7. 1×15cm 비접착 고리 벨크로

제작 절차*

Fabrication Procedure

1. 펜치나 전선 구부리기 공구를 구리선의 중간 지점에 두고 선을 90°로 구부린다(그림 12.20A).
2. 구부러진 선의 가장자리를 PIP 주름의 측면에 놓고(그림 12.20B) 틀과 손가락 사이에 0.5cm의 간격을 두어 틀의 너비를 측정한다(그림 12.20C). 틀의 너비를 작게 측정하여 나중에 몸쪽 커프를 틀에 조립하는 데 어려움을 겪지 않도록 DIP 주름을 사용하여 측정하지 않는다.
3. 선을 90° 각도로 구부려 역 U자 모양을 만든다.
4. 이 구부러진 지점(양쪽)에서 0.5cm 떨어진 지점에 U자형 부분을 시상면에서 전방으로 90° 기울인다(그림 12.20D). 이렇게 하면 PIP관절 수동 완전 폄을 달성한 후 중립 위치를 넘어서는 PIP관절의 과다폄을 방지할 수 있다. 관절이 완전 폄이 되면 틀의 세로 부분이 손가락의 양쪽 중간에 놓이게 된다.
5. 양측 90° 전방 경사를 틀에 적용하기 이전에 틀의 길이를 측정하기 위해 DIP 주름의 몸쪽에 U자형 부분을 위치시킨다(4단계와 유사). 틀은 손가락의 갈퀴막공간에서 먼쪽으로 경사져 있어야 한다(그림 12.20E, F).
6. 선을 기존에 굽힌 지점의 각 측면에서 0.5cm 반대 방향으로 90° 구부려 몸쪽 막대의 방향을 손목 쪽으로 방향을 전환한다(그림 12.20G).
7. 두 개의 몸쪽 끝이 마주보게 몸쪽 손바닥 주름에서 먼쪽 손바닥 주름(또는 검지를 스플린트로 고정할 때의 몸쪽 주름)까지 구부린다(그림 12.20H).
8. 틀의 몸쪽 부분 주위에 5×5cm 정사각형의 열가소성 재료를 감싸고 틀 주위의 여분의 재료를 자른다(그림 12.20I).
9. 역 T자형 열가소성 조각을 DIP 주름 위에 둔다(그림 12.20J). 단단해지기 전에 틀의 몸쪽 부분을 DIP 주름에 근접한 T자형 조각 위에 둔다. T자형 조각의 먼 쪽 부분을 받침 막대 위로 뒤집는다(그림 12.20K). 커프는 구리선에 고정되어 있지 않고 그 주위에 형태가 만들어져 있다. 이 기술은 몸쪽 커프가 막대를 중심으로 회전할 수 있게 하여 수동 폄이 개선됨에 따라 중간 손가락뼈에 최대 압력이 분포되도록 한다.
10. PIP관절 옆의 자쪽 막대 주위에 접착 고리 벨크로를 감고 양쪽 날개를 서로 붙여서 손가락의 등쪽에 둔다(그림 12.20L).
11. 후크 벨크로의 내부에 고리 벨크로를 부착한다(그림 12.20M). PIP관절 위로 고리 밸크로를 통과시키고 손가락과 노쪽 막대 사이에 밀어 넣는다. 막대를 감싸고 다시 PIP관절 위로 통과시켜 후크 벨크로의 바깥쪽으로 부착을 완료한다(그림 12.20N). PIP관절에 적절한 장력을 가하여 중간 손가락뼈의 폄을 조정한다(그림 12.20O).

삼점압 폄 보조기의 적절한 피팅을 위한 기술적 소견

Technical Tips for Proper Fit of the Three-Point Extension Orthosis

1. 첫 방문 이후 2~3일 안에 추후 방문을 예약하도록 한다. 피부가 붉어지는 경우 네오프렌 또는 기타 패딩을 벨크로 스트랩 밑 PIP관절 위로 덧대어 피부를 보호할 수 있다.
2. 즉, 부드러운 장력으로 시작하여 조직이 허용하는 범위에 따라 점진적으로 장력을 높이는 것이 좋다.

---

*Boccolari, P.& Tocco, S. [2009]. Alternative splinting approach for proximal interphalangeal joint flexion contractures: No-profile static progressive splinting and cylinder splint combo. *Journal of Hand Therapy 22*[3]. 290–292.

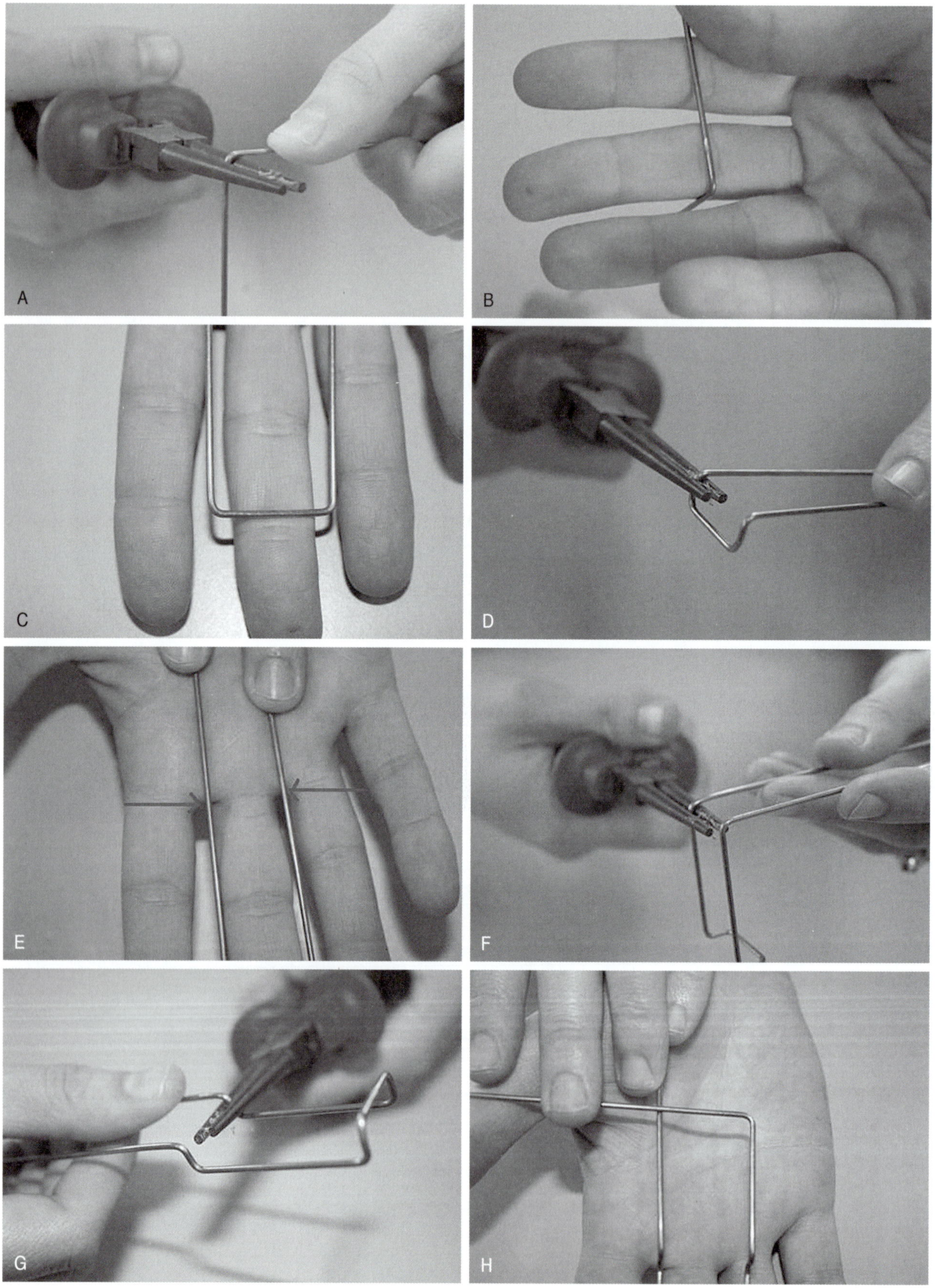

그림 12.20 삼점압 폄 보조기의 제작 단계

출처: Boccolari, P., & Tocco, S. [2009]. Alternative splinting approach for proximal interphalangeal joint flexion contractures: No profile static progressive splinting and cylinder splint combo. *Journal of Hand Therapy 22*[3], 289–293.

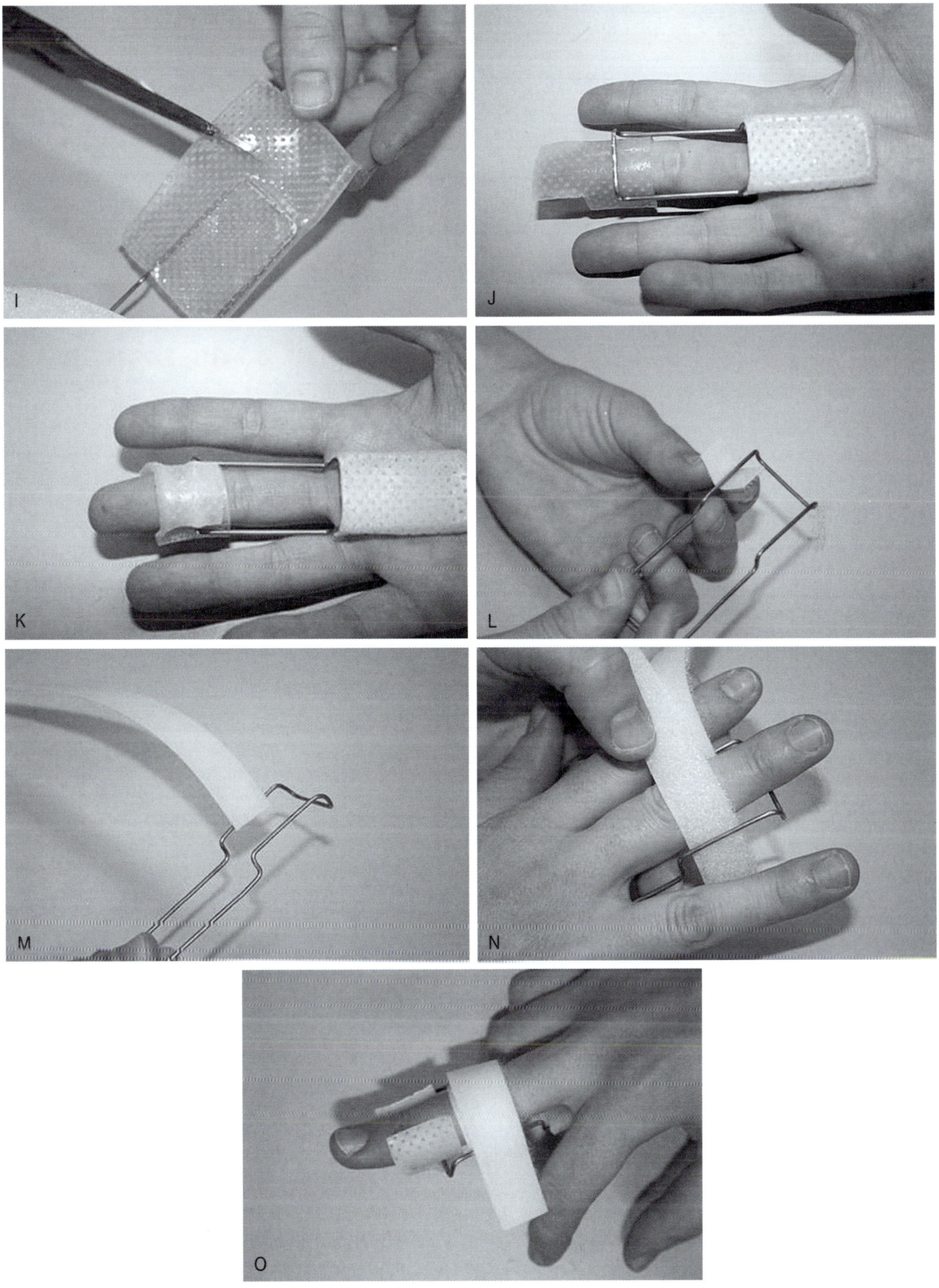

그림 12.20 삼점압 폄 보조기의 제작 단계(계속)

3. 스플린트는 약 3~5일 동안 계속 착용해야 한다. 이 시점에서 관절의 완전한 운동범위를 얻지 못한 경우, 환자는 피부 홍조가 없으면 추가로 2~3일 동안 보조기를 착용하도록 지시받는다.

기성 몸쪽 손가락뼈사이관절 폄 보조기

PREFABRICATED PROXIMAL INTERPHALANGEAL EXTENSION ORTHOSES

LMB 스프링 와이어, 역 너클 벤더, 조인트 잭, 카페너 스플린트, 다이너 스플린트는 PIP 폄을 도와주는 기성 가동 보조기이다. 기성 보조기는 항상 몸에 잘 맞고 부종에 적합하지 않다는 점을 기억해야 한다. 또한 이들 보조기는 압박, 피부 내성 그리고 관절에 과도하게 가해지는 힘과 같은 문제를 발생시킬 수 있다.

삼접압 몸쪽 손가락뼈사이관절 폄 보조기의 안정상 조언

Safety Tips for Three-Point Proximal Interphalangeal Extension Orthosis

1. 스트랩이 너무 조여서 혈액순환을 방해하지 않도록 환자에게 알린다.

몸쪽 손가락뼈사이관절 굽힘 구축이 작업에 미치는 영향

IMPACT OF PROXIMAL INTERPHALANGEAL FLEXION CONTRACTURES ON OCCUPATIONS

PIP 굽힘 구축은 종종 손가락 펴기를 어렵게 한다. 환자는 좁은 공간에서 손을 뻗는 데 어려움을 겪고 관절이 삐걱거리는 것을 호소할 수 있다. PIP 폄 보조기는 PIP관절을 완전 폄시켜 손가락을 완전히 펼 수 있도록 하여 환자의 손 기능을 향상시킨다.

손가락 기반 방아쇠손가락 보조기의 제작

FABRICATION OF A FINGER-BASED TRIGGER FINGER ORTHOSIS

1. 갈퀴막공간에서 DIP관절까지의 손가락 길이를 표시한다.
2. 손가락 둘레를 측정하고 약 1/2인치를 거기에 더한다.
3. 손가락의 너비를 표시하고 각 면에 약 1/4인치를 추가한다.
4. 패턴을 잘라 내고 네 모서리를 둥글게 만든다(그림 12.21A).
5. 열가소성 재료 시트에서 패턴을 따라 그린다.
6. 열가소성 재료에서 패턴을 잘라낸다. 얇은 재료를 절단하기 때문에 미리 플라스틱을 가열할 필요는 없다.
7. 재료가 손가락 위로 쉽게 미끄러지도록 손가락에 약간의 로션을 바른다.
8. 열가소성 재료를 가열한다.
9. 손가락의 바닥 쪽에 재료를 놓고 손가락 주위의 '꼬리'를 완전히 감싸고 장치의 뒷면에 붙인다(그림 12.21B, C).
10. PIP관절의 등쪽 면은 제한이 없어야 한다(그림 12.21D).
11. 손가락에 보조기의 모양을 만들도록 PIP를 계속 폄한다.
12. DIP 및 MP 굽힘의 제한이 없도록 필요에 따라 바닥쪽 열가소성 막대의 가장자리를 말아 올린다.
13. 보조기를 제거하기 전에 재료를 완전히 식힌다.
14. 보조기가 제대로 몸에 맞는지 확인한다. 보조기는 PIP관절 위로 미끄러질 수 있을 만큼 느슨해야 하지만 손가락에서 벗어나거나 비틀리지 않도록 충분히 꼭 맞아야 한다.
15. 필요에 따라 가장자리를 다듬는다.
16. 모든 가장자리를 완전히 매끈하게 한다.

방아쇠손가락 보조기의 적절한 피팅을 위한 기술적 조언

Technical Tips for Proper Fit of the Trigger Finger Orthosis

1. PIP관절이 커지거나 부어 오면 손가락에서 보조기를 밀어내기가 매우 어려울 수 있다. 따라서 열가소성 재료가 완전히 식기 전에 보조기를 PIP관절에 앞뒤로 부드럽게 밀어서 이러한 상황을 방지해야 한다.
2. 이 보조기는 기능 수행을 가능하게 하도록 보조기 재료를 가능한 편평하게 만들어 장치가 손가락에 부피를 너무 많이 차지하여 인접한 손가락을 긁지 않도록 보조기 부피를 최소화해야 한다.

방아쇠손가락 보조기를 위한 안전상 조언

Safety Tip for a Trigger Finger Orthosis

1. 장치가 너무 조이지 않고 잘 미끄러지는지 그리고 혈액순환에 방해가 되지 않았는지 확인해야 한다.

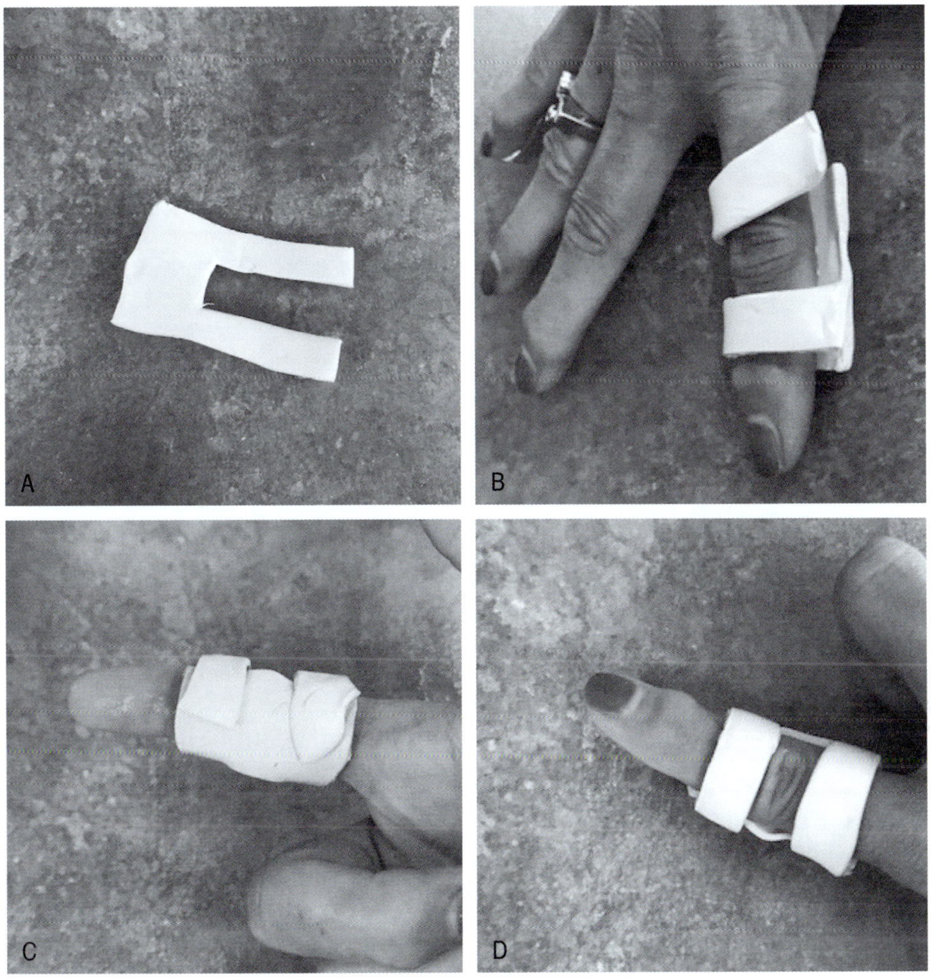

그림 12.21 방아쇠손가락 보조기의 제작 단계

기성품 방아쇠손가락 보조기

PREFABRICATED TRIGGER FINGER ORTHOSIS

백조 목 보조기를 PIP관절에 '거꾸로'(손가락 바닥쪽 표면의 두 개의 띠) 착용하는 경우 사용이 가능하다. 이 보조기는 시중에서 구입할 수 있다.

방아쇠손가락이 작업에 미치는 영향

IMPACT OF TRIGGER FINGER ON OCCUPATIONS

방아쇠손가락은 종종 미세한 물체를 잡고 조작하는 데 어려움을 겪게 한다. 손가락 굽힘 손상 후 손가락은 굽힌 상태에서 고정(lock)될 수 있다. 손가락 기반 보조기는 손바닥의 움직임을 자유롭게 하고 하나의 관절만 고정시켜 환자의 손 기능을 향상시킨다.

먼쪽 손가락뼈사이관절 안정화 보조기의 제작

FABRICATION OF THE DISTAL INTERPHALANGEAL STABILIZATION ORTHOSIS

1. 1인치 파란색 올피캐스트 테이프를 6인치 조각으로 자른다(그림 12.22A).
2. 재료를 가열한다.
3. DIP관절 주위에 재료를 감는다(그림 12.22B, C).
4. 손가락에 보조기의 모양을 만들 때 PIP를 약간 굽히거나 편다.
5. 보조기를 제거하기 전에 재료를 완전히 식힌다.
6. 보조기가 제대로 몸에 맞는지 확인한다. 보조기는 DIP관절 위로 미끄러질 수 있을 만큼 느슨해야 하지만 손가락에서 벗어나거나 비틀리지 않도록 충분히 꼭 맞아야 한다.
7. 필요에 따라 가장자리를 다듬는다.

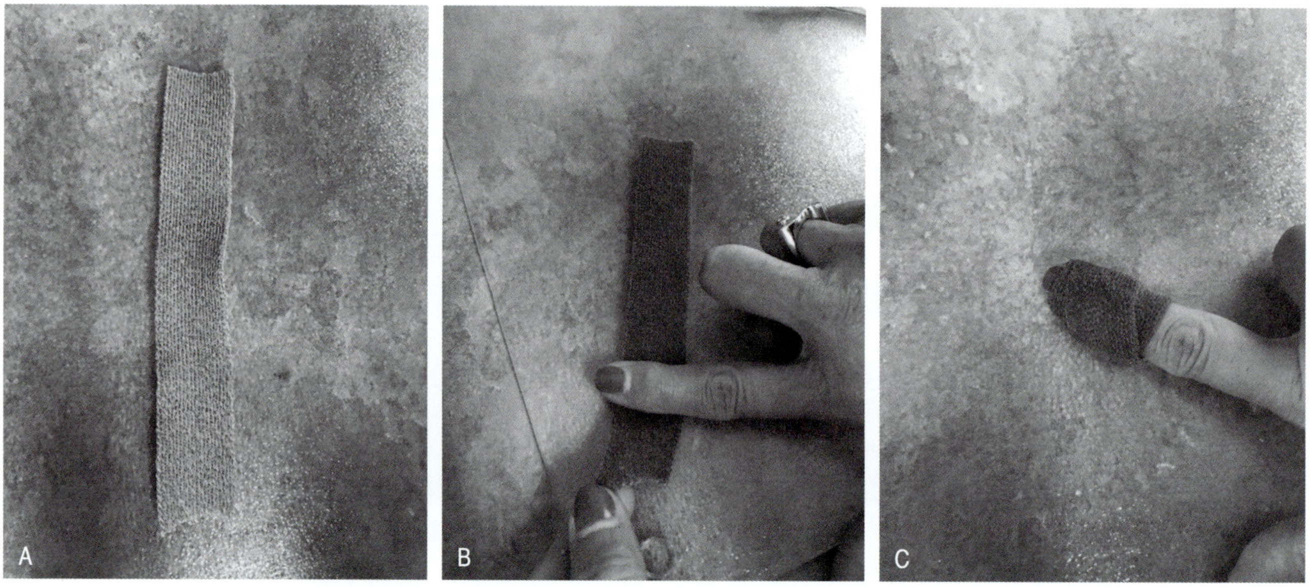

그림 12.22 PIP관절 안정화 보조기의 제작 단계

먼쪽 손가락뼈사이관절 안정화 보조기의 적절한 피팅을 위한 기술적 조언

Technical Tips for Proper Fit of the Distal Interphalangeal Stabilization Orthosis

1. 장치가 손가락에 너무 부피가 차지하지 않도록 보조기 재료를 최대한 편평하게 하여 보조기 부피를 최소화한다.
2. 환자가 장치를 손가락에서 제거할 수 있는지 확인한다.

먼쪽 손가락뼈사이관절 안정화 보조기를 위한 안전상 조언

Safety Tip for a Distal Interphalangeal Stabilization Orthosis

1. 장치가 너무 조이지 않고 미끄러져 빠질 수 있는지 그리고 혈액순환에 문제가 없는지 확인한다.

기성품 먼쪽 손가락뼈사이관절 안정화 보조기

PREFABRICATED DISTAL INTERPHALANGEAL STABILIZATION ORTHOSIS

백조 목 보조기를 PIP관절에 '거꾸로'(손가락 바닥쪽 표면의 두 개의 띠) 착용 경우 사용이 가능하다. 이 보조기는 시중에서 구매가 가능하다. 관절이 가쪽으로 치우치면 장치를 손가락 '측면'에 놓고 두 개의 띠를 손가락과 동일한 측면에 적용할 수 있다. 손가락이 심하게 치우치면 기성품 장치를 사용하면 안 된다.

먼쪽 손가락뼈사이관절의 골관절염이 작업에 미치는 영향

IMPACT OF DISTAL INTERPHALANGEAL OSTEOARTHRITIS ON OCCUPATIONS

통증, 관절 변형 및 폄 지연 상실은 OA 환자의 기능 및 미관상 문제로 이어진다. 환자는 통증으로 인해 잠을 못 잘 수도 있다. 일부 환자는 변형된 관절의 모양에 대해 고민한다. DIP 고정 보조기는 DIP관절의 통증을 줄이고 관절 폄을 개선하는 안전하고 저렴한 중재 방법이다.

결론

CONCLUSION

손가락 질환을 치료하기 위해 손가락 보조기를 사용하는 것에 대한 새로운 연구들과 강력한 임상적 근거들이 존재한다. 손가락의 생체역학은 매우 복잡하다. 더불어 선택할 수 있는 맞춤 및 기성품 보조기는 다양하다. 이러한 점은 특히 초보 치료사가 의사 결정을 하는 데 혼란을 야기할 수 있다. 이 장이 치료사가 올바른 임상 추론을 사용하여 클라이언트와 협력하는 데 도움이 되기를 바란다. 임상적 추론을 적용하면 각 클라이언트의 임상적 요구와 작업적 요구에 따라 최상의 보조기를 선택할 수 있다.

셀프 퀴즈 12.2[a]

보조기의 종류	이 보조기의 이점을 얻을 수 있는 진단명과 손상을 나열하시오.
1. 실버링 보조기	
2. PIP관절을 20~30° 굽힘시킨 등쪽 PIP 보조기	
3. PIP 굽힘만 차단한 손가락 보조기	
4. 버디 스트랩	

[a]정답은 부록 A를 참조

복습문제

1. 망치손가락 변형이란 무엇인가?
2. 단추구멍 변형에서 나타나는 손가락 자세는 무엇인가?
3. 백조 목 변형에서 나타나는 손가락 자세는 무엇인가?
4. 방추형 부종은 무엇인가?
5. PIP관절의 치우침에 대하여 관절의 안정성을 제공하는 구조는 무엇이라 하는가?
6. 펌근 지연과 굽힘 구축의 차이점은 무엇인가?
7. 백조 목 변형에 일반적으로 사용되는 손가락 보조기는 무엇인가?
8. 망치손가락 보조기를 제공할 때 DIP관절의 위치는 어떻게 되는가?
9. 단추구멍 변형에 대한 보조기를 제공할 때 PIP관절의 위치는 어떻게 되는가?
10. 백조 목 변형에 대한 보조기를 제공할 때 PIP관절의 위치는 어떻게 되는가?

참고문헌

1. Boccolari P, Tocco S: Alternative splinting approach for proximal interphalangeal joint flexion contractures; no-profile static progressive splinting and cylinder splint combo, *J Hand Ther* 22(3):289–293, 2009.
2. Cantero-Téllez R, Cuesta-Vargas A, Cuadros-Romero M: Treatment of proximal interphalangeal joint flexion contracture: combined static and dynamic orthotic intervention compared with other therapy intervention: a randomized controlled trial, *J Hand Surg* 40(5):951–955, 2015.
3. Glasgow C, Fleming J, Tooth LR, Peters S: Randomized control trial of daily total end range time (TERT) for capener splinting of the stiff proximal interphalangeal joint, *Am J Occup Ther* 66(2):243–248, 2012.
4. Glasgow C, Fleming J, Tooth L, Hockey R: The long-term relationship between duration of treatment and contracture resolution using dynamic orthotic devices for the stiff proximal interphalangeal joint: a prospective cohort study, *J Hand Ther* 25(1):38–47, 2011.
5. Hodkinson B, Maheu E, Michon M, et al.: Assessment and determinants of aesthetic discomfort in hand osteoarthritis, *Ann Rheum Dis* 71(1):45–49, 2012.
6. Ikeda M, Ishii T, Kobayashi Y, Mochida J, Saito I, Oka Y: Custom-made splint treatment for osteoarthritis of the distal interphalangeal joints, *J Hand Surg* 35(4):589–593, 2010.
7. Kjeken I, Dagfinrud H, Slatkowsky-Christensen B, et al.: Activity limitations and participation restrictions in women with hand osteoarthritis: clients' descriptions and associations between dimensions of functioning, *Ann Rheu Dis* 64(11):1633–1638, 2005.
8. Leibovic SJ, Bowers WH: Anatomy of the proximal interphalangeal joint, *Hand Clin* 10(2):169–178, 1994.
9. Makkouk AL, Oetgen ME, Swigart CR, Dodds SD: Trigger finger: etiology, evaluation, and treatment, *Curr Rev Musculoskelet Med* 1(2):92–96, 2008.
10. Tocco S, Boccolari P, Landi A, et al.: Effectiveness of cast immobilization in comparison to the gold-standard self-removal orthotic intervention for closed mallet fingers: a randomized clinical trial, *J Hand Ther* 26(3):191–201, 2013.
11. Valdes K: A retrospective review to determine the long-term efficacy of orthotic devices for trigger finger, *J Hand Ther* 25(1):89–96, 2012.
12. Valdes K, Naughton N, Algar L: Conservative management of mallet finger: a systematic review, *J Hand Ther* 28(3):237–246, 2015.
13. Watt FE, Kennedy DL, Carlisle KE, et al.: Night-time immobilization of the distal interphalangeal joint reduces pain and extension deformity in hand osteoarthritis, *Rheumatology (Oxford)* 53(6):1142–1149, 2014.

부록 12.1 사례연구

사례연구 12.1[a]

다음 사례를 읽고 이 장의 내용을 기반으로 임상추론기술을 사용하여 질문에 답하시오.

Marge는 74세이고 오른손이 우세손이며, 직장에서 은퇴했다. 코 바느질과 뜨개질을 좋아한다. 그녀는 자신의 검지와 새끼손가락의 DIP관절에 통증과 부기를 호소했다. 그녀의 의사는 손가락 OA 진단을 내렸고, 평가와 치료를 위해 그녀에게 작업치료를 받도록 했다. 첫 평가에서 그녀는 DIP관절 통증을 호소했고 이러한 통증은 수면을 방해했다.

1. 손가락 보조기는 어떤 관절을 가로질러야 하는가?

2. 24시간 중 Marge는 언제 보조기를 착용할 필요가 있는가?

3. Marge는 얼마나 오랫동안 보조기를 착용해야 하는가?

사례연구 12.2[a]

다음 사례를 읽고 이 장의 내용을 기반으로 임상추론기술을 사용하여 질문에 답하시오.

Ryan은 23세이고 우세 손이 오른쪽인 남성이다. 그는 소프트볼 경기 도중에 오른쪽 중지가 꺾였다. 그는 DIP관절의 처짐과 함께 손가락에 통증과 부기를 호소했다. 그의 의사는 망치손가락 손상 진단을 내렸고 보조기 제작을 위해 그를 작업치료실로 보냈다.

1. 손가락 보조기는 어떤 관절을 가로질러야 하는가?

2. 어떤 보조기 착용 일정이 권고되는가?

3. Ryan이 사용할 수 있는 두 종류의 보조기를 나열하시오.

[a]정답은 부록 A를 참조

사례연구 12.3[a]

다음 사례를 읽고 이 장의 내용을 기반으로 임상추론기술을 사용하여 질문에 답하시오.

Debbie는 62세로 왼손이 우세손인 여성이며, 넘어지면서 왼쪽 약지의 PIP관절에 통증과 부기가 생겼다. 몸쪽 손가락사이관절의 통증과 부종이 증가하였다. 그녀는 노쪽곁인대와 VP 부상으로 인한 PIP관절 손상을 진단받았다.

1. Debbie는 바닥쪽 또는 등쪽 중 어느 쪽에 손가락 보조기가 필요한가?

2. 보조기가 어떤 관절을 가로질러야 하며, 어디에 위치하여야 하는가?

3. 버디 테이프와 버디 스트랩으로 어떤 손가락을 묶어야 하며, 그 이유는 무엇인가?

4. Debbie는 테니스 치기를 좋아한다. 그녀가 의료적인 승인 하에 다시 테니스를 칠 때, 중지 PIP관절에 부종이 재발했다. 그녀가 다시 테니스를 칠 수 있게 하려면 어떤 치료가 도움이 될 것인가?

사례연구 12.4[a]

다음 사례를 읽고 이 장의 내용을 기반으로 임상추론기술을 사용하여 질문에 답하시오.

Alexa는 41세 여성으로 오른손이 우세손이며, 법률회사에서 접수원으로 일을 하고 있다. 3년 정도 RA를 가지고 있었으며, 보조기가 필요한지에 대한 평가를 받기 위해 작업치료실로 보내졌다. 양손의 모든 손가락에 백조 목 변형이 나타났다. 그녀는 PIP관절의 능동 굽힘을 할 수 있지만 서툴고 힘이 든다. 그녀는 집안일과 회사 일을 할 때 물건을 쥐기가 어렵다.

[a]정답은 부록 A를 참조

1. Alexa에게 PIP 과다폄 방지 보조기가 효과가 있는가? 왜 그러한가 또는 왜 그렇지 않은가?

2. 당신과 Alexa는 보조기가 손 기능을 향상시키는지 어떻게 결정할 수 있는가?

3. Alexa를 위한 최선의 보조기를 선택할 때 고려해야 할 환자의 요소와 보조기 요소는 무엇인가?

4. Alexa는 언제 보조기를 착용해야 하는가?

부록 12.2 실험실 실습

실험실 실습 12.1[a]

1. 다음 그림은 망치손가락 거터 보조기를 보여준다. 이 보조기의 문제점은 무엇인가?

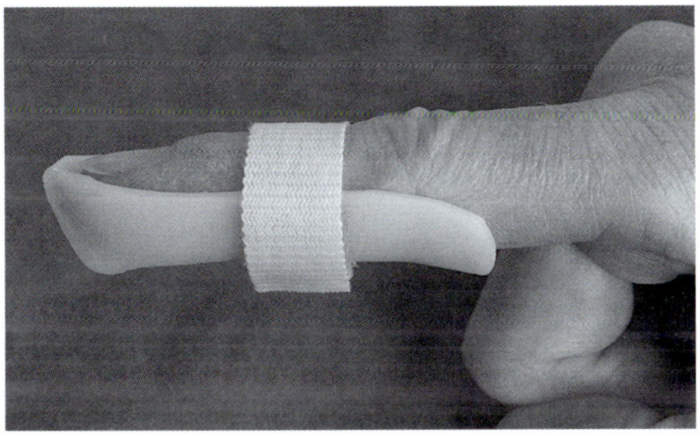

2. 다음 그림은 PIP 거터 보조기를 보여준다. 이 보조기의 문제점은 무엇인가?

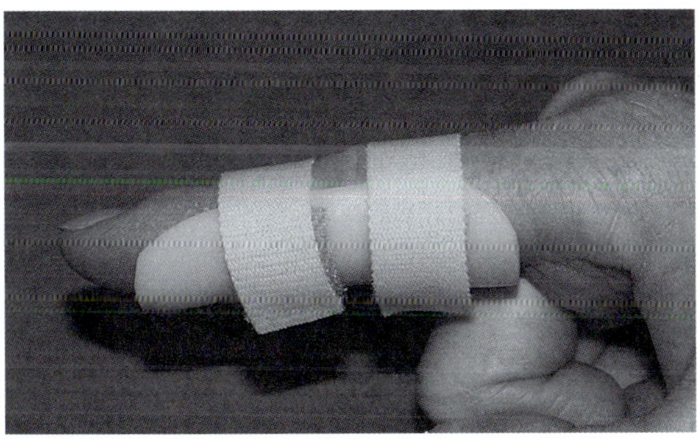

3. 다음 그림은 PIP 과다폄 차단 보조기를 보여준다. 이 보조기의 문제점은 무엇인가?

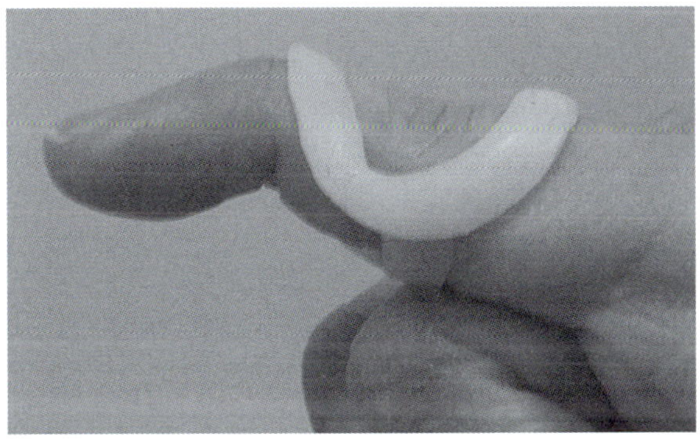

실험실 실습 12.2

DIP관절 중립 위치에 적용할 등쪽-바닥쪽 망치손가락 보조기 제작을 연습하시오. PIP 주름이 PIP 능동 완전 ROM(AROM)을 차단하지 않는지 확인하시오.

[a]정답은 부록 A를 참조

부록 12.3 양식 및 점수표

양식 12.1 손가락 보조기

	이름: ______ 날짜: ______
환자가 보조기를 착용하고 30분이 되면 다음의 질문에 대한 답을 한다 (해당되지 않는 경우는 "해당없음"에 표시한다).	

평가 영역				의견
디자인				
1. PIP관절의 각도는 적절하다.	네 ○	아니오 ○	해당없음 ○	
2. DIP관절의 각도는 적절하다.	네 ○	아니오 ○	해당없음 ○	
3. 보조기는 손가락을 적절히 지지하며 마찰이 없다.	네 ○	아니오 ○	해당없음 ○	
4. 보조기의 길이는 적절하다.	네 ○	아니오 ○	해당없음 ○	
5. 보조기의 너비는 적절하다.	네 ○	아니오 ○	해당없음 ○	
6. 보조기는 제 위치에 맞으며, 착탈할 만큼 충분히 느슨하다.	네 ○	아니오 ○	해당없음 ○	
기능				
1. 보조기가 MCP관절의 완전한 관절가동을 허용한다.	네 ○	아니오 ○	해당없음 ○	
2. 보조기가 PIP관절의 완전한 관절가동을 허용한다.	네 ○	아니오 ○	해당없음 ○	
3. 보조기가 DIP관절의 완전한 관절가동을 허용한다.	네 ○	아니오 ○	해당없음 ○	
4. 보조기는 가능한 한 많은 손의 기능을 돕는다.	네 ○	아니오 ○	해당없음 ○	
스트랩				
1. 스트랩은 단단하게 부착되어 있고 가장자리는 둥글다.	네 ○	아니오 ○	해당없음 ○	

편안함				
1. 보조기의 가장자리는 매끈하고, 둥글며, 나팔 모양으로 벌어져 있다.	네 ○	아니오 ○	해당없음 ○	
2. 보조기는 적용 부위에 통증이나 압박이 발생하지 않는다.	네 ○	아니오 ○	해당없음 ○	
외관				
1. 보조기는 지문이 없고, 깨끗하며, 연필 자국이 없다.	네 ○	아니오 ○	해당없음 ○	
2. 보조기 재료는 뒤틀려 있지 않다.	네 ○	아니오 ○	해당없음 ○	
치료적 관리				
1. 환자에게 착용 계획에 대해 알려 준다.	네 ○	아니오 ○	해당없음 ○	
2. 환자에게 주의사항에 대해 알려 준다.	네 ○	아니오 ○	해당없음 ○	
3. 환자는 교육받은 내용을 보여줄 수 있다.	네 ○	아니오 ○	해당없음 ○	
4. 환자/보호자가 보조기 세척 방법을 알고 있다.	네 ○	아니오 ○	해당없음 ○	

자가 평가를 기반으로 보조기 수정 또는 변경 사항에 대해 논의하라(추후에는 어떻게 다르게 작업할 것인가?).

____

____

____

보조기를 제작할 때 임상적 안정성을 향상시킬 수 있는 부분에 대해 논의하라.

____

____

____

점수표 12.1 손가락 보조기

				이름: ______ 날짜: ______
손가락 보조기의 종류:				
망치손가락	PIP 거터	PIP 과다폄 차단	기타	
팔꿈치 위치:				
등급: 1 = 개선이 어렵거나 적용할 수 없음 2 = 최대한의 개선이 필요 3 = 중간 정도의 개선이 필요 4 = 최소한의 개선이 필요 5 = 개선이 필요하지 않음				

평가 영역						의견
디자인						
1. PIP관절의 각도는 적절하다.	1	2	3	4	5	
2. DIP관절의 각도는 적절하다.	1	2	3	4	5	
3. 보조기는 손가락을 적절히 지지하며 마찰이 없다.	1	2	3	4	5	
4. 보조기의 길이는 적절하다.	1	2	3	4	5	
5. 보조기의 너비는 적절하다.	1	2	3	4	5	
6. 보조기는 제 위치에 맞으며, 착탈할 만큼 충분히 느슨하다.	1	2	3	4	5	
기능						
1. 보조기가 MCP관절의 완전한 관절가동을 허용한다.	1	2	3	4	5	
2. 보조기가 PIP관절의 완전한 관절가동을 허용한다.	1	2	3	4	5	
3. 보조기가 DIP관절의 완전한 관절가동을 허용한다.	1	2	3	4	5	
4. 보조기는 가능한 한 많은 손의 기능을 돕는다.	1	2	3	4	5	

스트랩						
1. 스트랩은 단단하게 부착되어 있고 가장자리는 둥글다.	1	2	3	4	5	
편안함						
1. 보조기의 가장자리는 매끈하고, 둥글며, 나팔 모양으로 벌어져 있다.	1	2	3	4	5	
2. 보조기는 적용 부위에 통증이나 압박이 발생하지 않는다.	1	2	3	4	5	
외관						
1. 보조기는 지문이 없고, 깨끗하며, 연필 자국이 없다.	1	2	3	4	5	
2. 보조기 재료는 뒤틀려 있지 않다.	1	2	3	4	5	

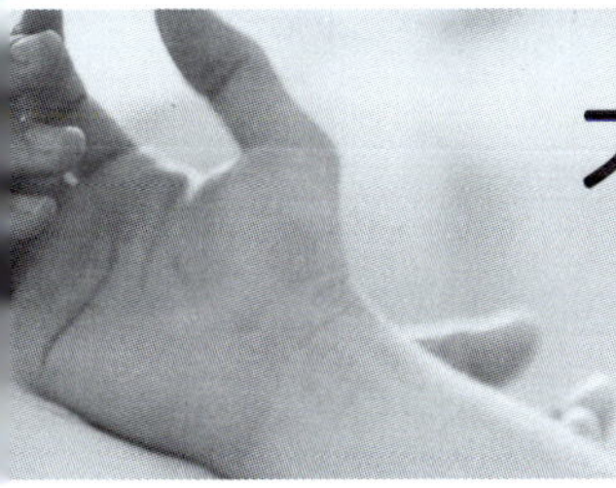

13

가동 보조기: 연속-정적, 동적 그리고 정적-점진적 보조기

Mobilization Orthoses: Serial-Static, Dynamic, and Static-Progressive Orthoses

Paul Bonzani

학습목표

1. 가동 보조기의 목표를 확인한다.
2. 가동 보조기의 유형을 정의한다.
3. 가동 보조기에 생체역학적 원칙을 적용한다.
4. 가동 보조기의 일반적 특성을 설명한다.
5. 가동 보조기를 위한 임상적 고려사항을 검토한다.
6. 임상추론 능력을 사례연구에 사용하여 가동 보조기 제공에 대한 원칙을 적용한다.

주요용어

힘 적용 영역 Area of force application
생체심리사회적 접근 Biopsychosocial approach
크리프 Creep
동적 보조기 Dynamic orthosis
끝 느낌 End feel
손가락 고리 Finger loops
기계적 이점 Mechanical advantage
가동 보조기 Mobilization orthosis
아웃트리거 Outrigger
연속-정적 보조기 Serial-static orthosis
조직 치유 단계 Stages of tissue healing
정적-점진적 보조기 Static-progressive orthosis
토크 Torque

Jay는 자신의 절친한 친구인 샘과 함께 6주 전에 등산을 갔다. 그들은 좋은 시간을 보내고 정상에서 내려올 때 물에 젖은 바위 군집을 마주쳤다. 여기를 피할 방법이 없어 보여서 Jay는 바위 위를 걸어갔고 갑자기 땅으로 넘어졌다. 이때 그는 자신의 오른손을 짚었고 새끼손가락의 몸쪽 손가락뼈사이(PIP)관절을 다쳤다.

산 밑으로 내려오는 동안 그는 자신의 손가락을 얼음으로 감쌌고 통증이 조금은 나아졌다.

그는 다음날 아침에 일어났고 PIP관절에 굳음과 부기가 있었지만 그는 크게 걱정하지 않았다. 다친 부위가 그저 새끼손가락에 불과했기 때문에, 그는 6주 동안 자가치료를 했다. 하지만 손가락이 낫지 않아 그는 지역 의사를 찾아갔고 그 의사는 진행되고 있는 PIP 굽힘 구축에 움직임을 주기 위해 Jay에게 작업치료를 받도록 했다.

모든 손 보조기의 주요 목표는 팔 장애가 있는 환자의 작업 능력을 향상시키는 것이다. 중재에 대한 하향식 접근 방식을 통해 작업 수행 능력을 향상시키기 위한 최상의 임상적 접근은 환자 중심의 생체심리사회적 접근(biopsychosocial approach)의 바탕이 된 보조기 제공이 권장된다. 이 접근 방식은 환자의 생각, 감정, 행동 및 사회적 상황을 손 손상이나 질병으로 인한 신체 증상과 환자가 원하는 생각에 가장 합당한 접근이다. 이는 치료의 초점을 온정주의적(paternalistic) 모델, 환원주의적(reductionist) 모델, 생체의학 모델에서 회복에 대한 권한 있고 전체적인 접근방식으로 전환시킨다.

기능 수행의 질을 더욱 향상시키기 위한 고정, 가동, 제한 및 토크 전달은 다음과 같이 네 가지 범주로 분류되었다. 이 장에서는 목표, 유형, 생체역학적 원리, 동적 보조기의 적용에 특화된 제작 및 디자인 원칙을 포함한 가동 보조기에 중점을 둔다. 가동 보조기는 관절 굽힘 구축, 관절의 골절, 복합 손가락 굴곡의 제한, 힘줄 재건, 관절이식술(joint implant arthroplasties), 말초신경 손상, 복합 외상, 수술 상처, 2도 및 3도 화상, 척수 손상 그리고 신경학적 질환을 포함하지만 이에 국한되지 않는 다양한 이유로 사용된다. 마지막으로 사례 연구는 환자 중심의 작업 기반 환경에서 가동 보조기를 활용한다.

가동 보조기의 목표

GOALS OF MOBILIZATION ORTHOSES

1차 또는 2차 관절을 움직이거나 가동시키기 위해 가동 보조기가 선택된다. 일정하거나 조정 가능한 장력을 제공할 때 가동 보조기는 네 가지 가능한 목표 중 하나를 달성할 수 있는데 이는 변형 교정, 근육 기능 상실에 대한 대체, 조절된 동작 제공 및 상처 치유 촉진을 포함한다. 각 목표에 대한 설명은 제공될 것이다. 다른 보조기와 마찬가지로, 치료사는 손상 발생 간격, 수술 날짜, 외과적 중재, 재건된 구조의 질 등 환자의 부상에 대한 정보를 얻기 위해 의뢰 의사와 협력하는 것이 중요하며 마지막으로 권장되는 치료 지침에 대해 숙지하는 것도 중요하다.

변형 교정 Correction of Deformities

관절의 수동 운동 제한은 외상, 장기간의 고정, 통증으로 인한 운동 감소, 치밀한 흉터 형성 및 주변 유착으로 생성된 과도한 부종 등 여러 요인으로 인해 발생한다. 근신장 구축(myotatic contracture)으로 인한 근육길이의 손실은 관절의 근위부가 단축된 근육 힘줄 단위를 수용하도록 변경되는 수동 기능 부전을 만든다. 능동과 수동 움직임이 같을 때, 중재의 목표는 관절 구축을 감소시키는 것에서부터 시작된다. 거기에서 가동 보조기를 환자의 치료 프로그램에 포함하여 더 큰 능동 움직임을 얻을 수 있다. 그러나 능동 움직임이 수동 움직임보다 적거나 손가락 또는 손목 위치의 변화와 함께 수동 움직임의 변화가 발생하는 경우 가동 보조기를 통한 관절 구축 감소에서 힘줄 길이 및 운동 개선으로 중재의 목표가 전환된다.

가동 보조기 중재는 부종과 통증이 감소된 이후에 최적의 효과를 얻을 수 있다. 부상 후 너무 일찍 적용된 가동 보조기는 염증을 증가시켜 흉터 형성을 증가시키고 움직임을 감소시킬 수 있다. 또한 조직을 재형성하는 가장 좋은 방법은 시간이 지남에 따라 견딜 수 있는 힘을 제공하는 것이다. 연구 근거는 굳은 관절이 끝 범위에서 유지되는 시간과 수동 운동으로 얻은 결과 사이에 연관 관계가 존재하는 것을 보여준다. 증가된 힘의 수준을 사용하여 더 짧은 시간 동안 적용한 것과 비교했을 때 가동 보조기를 장기간 착용하는 보조기 중재가 더 효과적인 것으로 보였다. 관절 구축으로 인한 움직임에 대한 이러한 접근 방식, 즉 저부하로 구축 감소를 위한 최대 기간을 착용하는 것으로 총 끝 범위 시간(total end-range time, TERT)과 관련이 있다.

과도한 압력 및 힘의 분포가 불량한 경우 보조기를 이용한 외력을 적용할 경우 피부를 주의 깊게 모니터링해야 한다. 가동 보조기의 일반적인 목표는 수동 관절 운동을 주당 10° 씩 증가시키는 것이다. 보조기 중재 2주 후에도 수동 관절 운동이 개선되지 않으면 보조기 재평가, 홈 프로그램 및 중재를 중단해야 한다. 이 장에서는 관절 굳음(joint stiffness)을 해결하기 위한 가동 보조기 사용의 예로 연속 석고붕대, 복합 손가락 굽힘 보조기 및 손 기반 PIP관절 폄 보조기 제작을 설명할 것이다.

근육 기능 상실에 대한 대체

Substitution for Loss of Muscle Function

근육 기능 상실에 대한 대체 원리는 중추신경계(central nervous system, CNS), 말초신경계(peripheral nervous system, PNS) 및 근골격계(musculoskeletal system, MS) 장애에 적용할 수 있다. CNS 장애는 근 긴장도가 증가하여 보조기를 통한 중재를 어렵게 만든다. CNS 또는 PNS 손상이 있는 환자의 경우 가동 보조기는 손 기능을 향상시킬 수 있다. 이러한 효과는 일반적으로 여러 신경학적 질환과 관련된 손가락 폄근 기능의 상실을 대체하도록 특별히 설계된 새보(Saebo) 보조기의 적용에서 쉽게 볼 수 있다(그림 13.1).

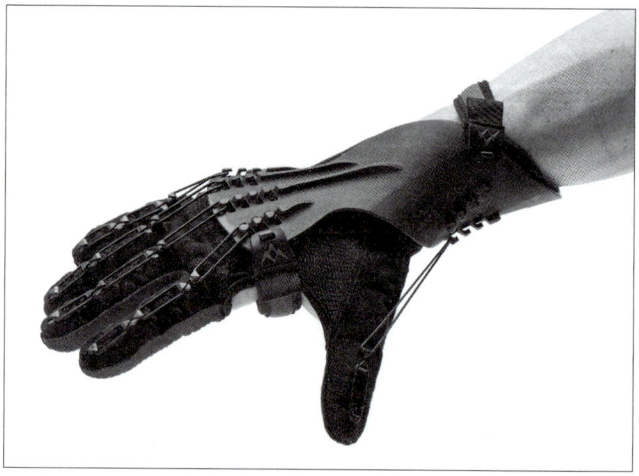

그림 13.1 새보글로브

근력 약화에 따른 근 활동의 감소는 일반적으로 뇌혈관 사고, 외상성 뇌손상, 말초신경 손상, 척수 손상과 같은 신경학적 질환에서 발생한다.

이러한 경우 보조기 중재의 목표는 운동 활동(motor activity)의 저하를 막고, 근육의 과도한 신장을 방지하고, 관절 변형을 방지하는 것이다. 일반적인 PNS 손상 중 하나는 높은 수준(high-level)의 노신경 마비이다. 손의 기능적 사용은 손목과 손허리손가락(MCP)관절 폄과 엄지의 노쪽 벌림 및 폄에 대한 근육 기능의 상실로 인해 부분적으로 제한된다. 외재근 기능 상실에 대한 수동적 보조를 제공하는 보조기는 손의 기능적 사용을 크게 증가시킨다(그림 14.8 참조). 엄지와 다른 손가락에 대한 내재근의 기능 상실 또는 약화로 인해 손사용이 크게 제한되는 하위 수준의 정중신경 및 자신경 손상이 있는 환자에게는 가동 보조기에 대한 적용이 권장된다. 하위 수준의 자신경 손상은 갈고리잡기(hook grasp) 패턴을 발생시키는 심한 갈퀴손변형(claw deformity)으로 나타날 수 있다(그림 13.2). 원통잡기(cylindrical grasp)에서 갈고리잡기(hook grasp)로의 대체는 환자가 소중한 작업에 참여할 수 있는 능력을 현저히 감소시킨다. 동적 보조기는 손의 균형 및 원통형 잡기를 회복시키는 하나의 치료 옵션이다. 동적 갈퀴손 방지 보조기의 제작은 근육 기능 상실을 대체하여 작업 수행 능력을 향상시키는 한 가지 방법이다.

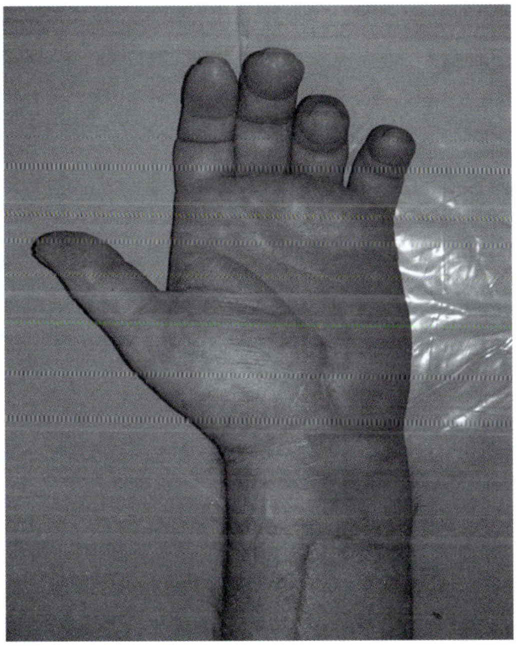

그림 13.2 갈퀴손변형을 가진 하위 자신경

운동 기능 상실을 대체하는 또 다른 예로 척수손상이 있는 환자들을 들 수 있다. 6번 또는 7번 목 척수신경 병변이 있는 환자는 가동 보조기 제공을 통해 움직임을 촉진시킬 수 있다. 손목 폄이 손가락 굽힘에 미치는 해부학 또는 생체역학적 효과로 인해 환자의 능동 손목 폄은 힘줄고정(tenodesis) 보조기를 통해 집기를 생성하는 힘이 된다(그림 13.3). 훈련용 힘줄고정 보조기는 열가소성 재료를 사용하여 제작할 수 있다. 치료사는 정적 엄지기둥과 손가락 굽힘 등쪽 거터를 제작하고 비탄성인 선으로 연결한다. 이를 통해 손목 폄은 가동력이 된다. 그러나 환자는 장력(tensile)을 효과적으로 조절하는 방법을 배우려면 상당한 연습이 필요하다. 힘줄 보조기는 종종 식사, 옷 입기 및 잡기(prehension)에 필요한 자기관리 과제를 수행하는 데 도움이 된다.

퇴행성질환[예: 길랭-바레(Guillain-Barre)증후군, 근육위축가쪽경화증(amyotrophic lateral sclerosis), 다발경화(multple sclerosis)]으로 인한 신경 장애가 있는 환자는 근육 약화, 마비 및 감각 변화를 경험한다. 특수한 가동 보조기는 손 기능을 유지하는 데 유용할 수 있지만 강직과 감각 소실에 대한 우려로 인해 보조기 사용에 있어 제한적일 수 있다(15장 참조).

가동 보조기의 사용은 외과적으로 손의 힘줄 찢김(laceration)과 같은 상태를 가진 환자에게도 적합할 수 있다. 손의 힘줄 재건술 이후 환자에게는 세 가지 목표가 있다. 첫 번째 목표는 힘줄(tendon)의 회복력을 향상시키기 위해 영양이

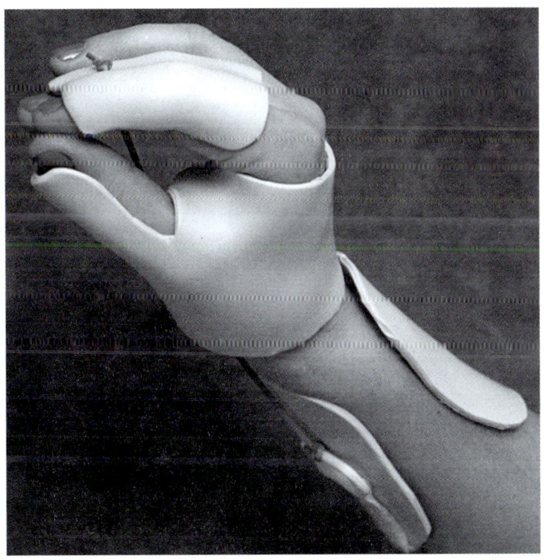

그림 13.3 수동 손가락 굽힘을 돕기 위해 능동 손목 폄을 이용하는 힘줄고정 보조기

풍부한 혈액의 흐름을 증가시키는 것이다. 이것은 일반적으로 운동 요법을 통해 수행된다. 두 번째 목표는 재건된 힘줄의 장력을 높이는 것이다. 미리 보호된 움직임이 있는 힘줄은 움직이지 않는 힘줄에 비해 장력이 증가한다. 세 번째 목표는 힘줄 이동(tendon excursion)을 통해 부종을 감소시키고 힘줄과 주변 구조 사이의 유착 형성을 최소화시킨다. 힘줄 재건을 위한 가동 보조기는 손목과 손가락을 적절하게 위치시켜 재건된 힘줄의 긴장을 낮춰 주어(즉, 힘줄이 느슨해진 상태) 세 번째 목표를 달성하는 데 도움을 제공할 수 있다. 보조기의 수동적 도움은 회복 기간 동안 근육 기능의 상실을 대체한다.

이 장에서는 근육 기능 상실을 대체하여 작업 수행 능력을 향상시키는 한 가지 접근 방식으로의 동적 갈퀴손 보조기 제작을 설명할 것이다.

조절된 움직임 제공 Provision of Controlled Motion

관절 이식 관절 성형술 및 관절 내 복합 골절과 같은 재건 수술 후 움직임을 조절하기 위해 때때로 가동 보조기가 사용된다. 가동 보조기는 연부조직 변형을 최소화하면서 재건된 조직의 움직임과 정렬을 정밀하게 제어하는데 도움이 된다. 예를 들어, 아웃트리거(outrigger)가 있는 가동 보조기는 손가락에 견인력을 제공하여 골절 정렬 및 관절 공간 유지를 가능하게 한다. 가동 보조기의 두 번째 기능은 재활 운동 중에 손가락의 움직임을 보호하는 것이다. 이 장에서는 동적 견인 보조기의 제작 사례를 통해 조절된 동작에 대한 접근 방식을 설명한다.

상처 치유 촉진 Facilitation of Wound Healing

가동 보조기의 사용은 상처 치유의 후기 단계에서 발생하는 평행 콜라겐 정렬(parallel collagen alignment)과 흉터 형성(scar formation)을 촉진한다. 증식 단계 동안, 백혈구 활동이 감소하고 섬유아세포가 콜라겐 침착 과정을 시작하기 때문에 가동 보조기를 사용하여 늘어난 위치에서 흉터 형성을 위해 조절된 스트레스를 적용한다. 여기에는 연속-정적(serial-static), 정적-점진적(static-progressive) 또는 동적 보조기 적용이 포함된다. 재형성 단계에서, 세포가 재정렬되고 스트레스에 대한 관절반응이 딱딱한 끝 느낌일 때 흉터에 가해지는 스트레스의 양에 따라서 콜라겐은 계속해서 재형성 및 재구성된다. 이 단계에서 기하급수적으로 증가하는 장력과 콜라겐 침착과 콜라겐 용해의 복잡한 시스템으로 인해 딱딱한 흉터가 생긴다. 가동 보조기는 특히 복잡한 외상, 수술 상처 또는 2도나 3도 화상 이후 치유의 증식 및 재형성 단계에서 특히 중요하다.

이 장에서 복합 굽힘 보조기의 제작은 흉터 재형성을 돕는 접근법의 한 가지 예로 제시되었다.

움직임에 따른 보조기의 유형

TYPES OF MOBILIZATION ORTHOSES

가동 보조기는 연속-정적, 동적 및 정적-점진적의 세 가지 유형으로 나뉜다. 각 유형은 제한된 수동 관절 움직임을 가진 환자에게 고유한 이점을 제공하며 특정 진단 군에 권장될 수 있다. 다음은 각 보조기 유형에 대한 개요이다.

연속-정적 보조기 처방

Serial-Static Orthotic Prescription

정적 보조기의 목적은 관절을 고정하는 것이다. 그러나 동일한 정적 보조기라도 기능이 항상 정적이라고 해석하는 것은 오해의 소지가 있다. 조직이 안정 시 장력보다 더 큰 일정한 장력을 유지하는 경우 조직연장(tissue lengthening)이 발생한다(1장 참조). 따라서 연속-정적 보조기는 일종의 가동 보조기로 수동 움직임의 상실을 극복하기 위해 관절을 탄성한계 근처까지 위치시킨다. 연속-정적 보조기는 넓은 표면적에 걸쳐 저 부하, 끝 범위까지 위치시키기 때문에 장기간 동안 잘 견디게 한다. 이를 힘 적용 영역이라고 한다. 그림 13.4는 치유의 3단계에 따라 적절히 사용할 수 있는 보조기 유형의 모식도를 보여준다. 연속-정적 보조기는 치유의 연속체에 걸쳐 권장되는 유일한 보조기 유형이지만, 특히 단단한 끝 느낌

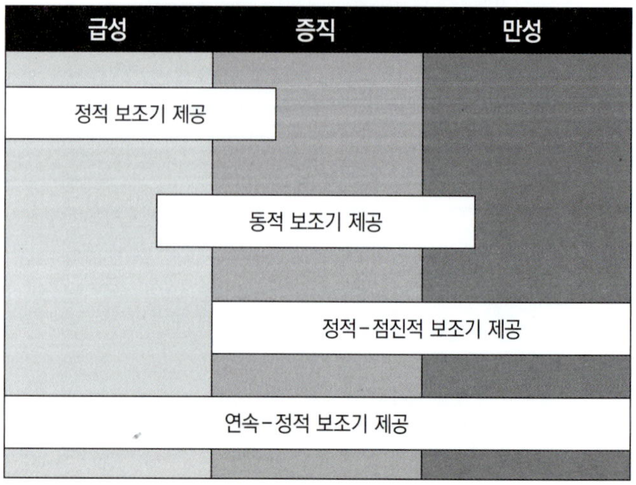

그림 13.4 가장 적합한 보조기 유형을 결정하기 위한 치유의 단계

을 동반한 구축 또는 근육-힘줄 단위가 단축되어 관절 구축이 발생했을 때 유용하다. 이 장에서는 연속-정적 보조기의 제작에 대해 설명한다.

동적 보조기 처방 Dynamic Orthotic Prescription

동적 보조기는 안정적이고 정적인 바닥과 탄성 가동 부품을 사용한 것이다. 가동력을 위해 고무 밴드, 스프링, 코일(coils), 라이크라(Lycra), 탄성 실(elastic thread) 또는 줄(cord)을 포함한 다양한 동적 부품을 사용할 수 있다. 동적 보조기의 목적은 관절에 과도한 힘을 가하지 않는 충분 장력을 적용하여 환자가 당기는 선의 반대 방향으로 능동 움직임으로 저항을 이겨내도록 하는 것이다. 이러한 방식으로 동적 보조기를 통한 능동 움직임은 관절 윤활, 인대의 유연성, 근섬유의 활성화 및 최대한의 인대 활주(tendon gliding)를 돕는다.

동적 보조기는 콜라겐이 형성될 때 상처치유의 증식 단계에서 주로 권장된다. 동적 보조기는 조직이 탄성 한계에 도달하고 수동 관절 끝 범위가 "부드러운 끝 느낌"을 갖더라도 일정한 부하로 조직이 늘어나는 조직 탄력성을 이용한다. 치료 전 굳음이 적은 관절, 수술 후 얼마 안 된 시점(12주 미만) 그리고 폄 결손보다는 굽힘에서 동적 보조기를 사용할 때 더 많은 향상을 기대할 수 있다. 이러한 이유로 동적 움직임이 선호되거나 치료 프로그램 초기에 환자에게 구축이 발생할 때 정적 보조기보다 동적 보조기 디자인을 선택할 수 있다. 팔꿈치와 손목과 같은 더 큰 관절의 경우 치료사는 적절한 기성품 보조기를 선택할 수 있다. 이는 골절 후 팔꿈치 굽힘 구축, 손목 구축이 있는 먼쪽 자뼈 골절, 뇌졸중 이후와 같은 질환을 위해 합리적인 선택이 될 수 있다. 이 장에서는 연속-정적 보조기와 대조되는 동적 보조기 제작을 PIP관절 굽힘 구축 관리를 위한 예로 보여준다.

동적 보조기를 처방하기 위한 마지막 고려사항은 재건된 힘줄과 함께 사용하는 것이다. 굳음 관리를 위해 보조기를 사용하는 것은 아니지만, 재건된 힘줄의 긴장을 줄이기 위해 동적 견인을 사용하여 재건된 힘줄의 능동 기능을 동적 움직임으로 대체한다(그림 13.5).

정적-점진적 보조기 처방 Static-Progressive Orthotic Prescription

정적-점진적 보조기는 관절에 토크를 적용하기 위해 비탄성 구성 요소를 사용하는 정적 보조기를 기반으로 한다. 보조기 사용의 목표는 관절을 사용 가능한 끝 범위에 최대한 가깝게 배치하고 특정 기간 동안 해당 위치에 유지시키는 것이다. 비탄성 부품에는 벨크로 탭(Velcro tabs), 점진적 관절(progressive hinges), 나사, 튜너/턴버클(tuners/turnbuckles), 나일론 줄 및 스트래핑(strapping) 재료가 포함될 수 있다(그림 13.6). 조직이 늘어남에 따라 치료사 또는 환자는 연속적으로 수정(serial adjustments)을 한다. 환자가 편안함을 느낄 정도로 신장(stretch)되어야 한다. 정적-점진적 보조기는 콜라겐이 형성, 재형성 그리고 재구성되는 조직 치유의 증식, 재형성 그리고 만성 단계 동안 권장된다. 정적-점진적 보조기는 조직의 탄력성이 감소하는 경우에 고려되며, 조직이 일정한 길이로 늘어나고 조직이 탄성 한계를 넘어 조직에 스트레스를 주지 않을 때까지 힘이 계속 가해진다. 일반적으로 수동 관절 끝 범위는 "단단한 끝 느낌"을 갖는다. 이 보조기에

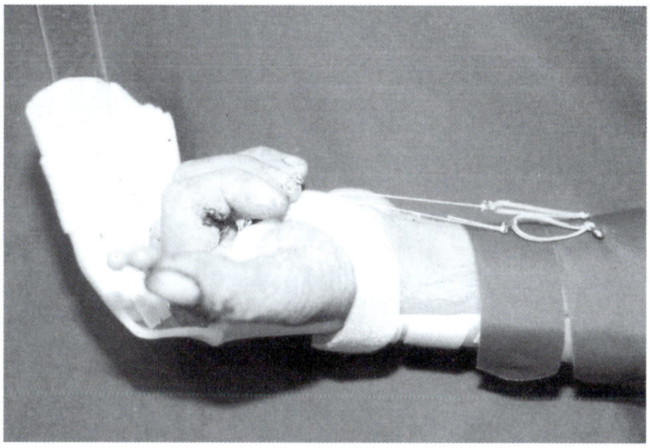

그림 13.5 재건된 힘줄의 능동적 기능을 대체하기 위해 힘줄에 적용되는 동적 보조기

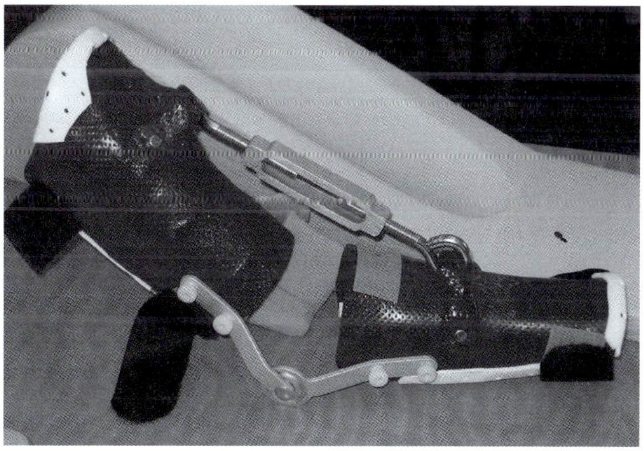

그림 13.6 팔꿈치 턴버클 보조기

대한 적응증에는 외상 후 팔꿈치 굳음, 아래팔 돌림 굳음, 먼쪽 노뼈 및 손목뼈사이 손상에 따른 손목 굳음, 손가락 굳음 관리가 포함되지만 이에 국한되지 않는다. 이 장에서는 복합 손가락 굽힘의 증가를 위한 예로 정적-점진적 보조기 제작을 보여준다.

생체역학적 원리

BIOMECHANICAL PRINCIPLES

보조기를 성공적으로 제작하고 사용하려면 치료사는 보조기 중재와 관련된 생체역학적 원리에 대한 기본적인 지식을 숙지하고 있어야 한다. 환자에게 안전하고 효과적인 보조기를 제공하기 위해 치료사는 적용되는 힘(크기)과 힘의 방향을 고려해야 한다. 초보자들이 기억해야 할 중요한 점은 가동 보조기의 목적은 목표 조직에 힘을 전달한다는 것이다. 따라서 가동 보조기 중재의 목표(예: 변형 교정, 근육 기능 상실의 대체, 조절된 동작 제공 그리고 상처 치유를 돕는 것)는 적절한 힘의 적용을 통해 이루어진다. 복잡한 기계적인 계산에 대한 지식은 가동 보조기를 제작하는 방법에 대한 기본적인 이해로 필요치 않는다. 그러나 이 장에서는 3장에서 논의한 생체역학적 원리를 기반으로 하는 가동 보조기 제작에 대한 몇 가지 개념이 제시된다. 여기에는 해부학적 고려사항, 기계적 이점 및 토크, 힘의 적용이 포함된다.

해부학적 및 생체역학적 고려사항

Anatomical and Biomechanical Considerations

치유 조직으로의 외부 힘 적용에 있어서 힘의 타이밍, 크기 및 방향에 관해 몇 가지 임상 질문이 제기된다. 이러한 질문에는 다음을 포함한다: 어떤 치유 단계인가? 힘의 크기는 어느 정도인가? 힘이 어떤 방향으로 가해져야 하는가? 어떤 표적 조직(targeted tissue)인가? 구축된 관절에 힘을 가할 때 염증 및 통증에 대한 지속적인 평가는 보조기 적용 전후에 필수적으로 이루어져야 한다. 결합조직(connective tissue)은 통증을 증가시키고 염증 과정을 지속시키며, 과도한 힘에 반응한다. 가벼운 염증은 허용되지만 부종이 크게 증가해서는 안 된다. 결합조직은 늘어나거나 짧아진 위치에서 변화하거나 재형성하여 장기간의 스트레스에 반응한다. 결합조직의 이러한 특성을 크리프(creep)라고 하며 장시간 힘을 가한 결과이다. 조절된 스트레스를 적용하여 치료사는 결합조직에 부드러운 긴장을 가해 조직 손상 없이 크리프를 촉진한다. 또한, 상처 치유의 증식 단계 동안 조직의 탄성한계 내에서 능숙하게 긴장을 가함으로써 치료사는 조직 장력 강도를 향상시킬 수 있다. 이러한 결과는 콜라겐 성숙 단계에서도 볼 수 있지만 그 정도는 작다.

기계적 장점 및 토크

Mechanical Advantage and Torque

동적 보조기를 적절하게 적용하려면 몇 가지 생체역학적 원리를 완벽하게 익혀야 한다. 이러한 원리 중 하나는 기계적 이점이다. 이 원리는 힘과 저항 지렛대 팔을 사용하여 저항의 균형을 맞추고 이겨낼 수 있는 능력으로 정의된다. 두 개의 지렛대 팔은 보조기 기반(base)과 보조기의 동적 부분이 가하는 힘을 나타낸다. 그림 13.7에서 나타나듯이 가해진 힘(applied force, F_a)은 힘을 가하는 지레를 의미하고 힘 저항

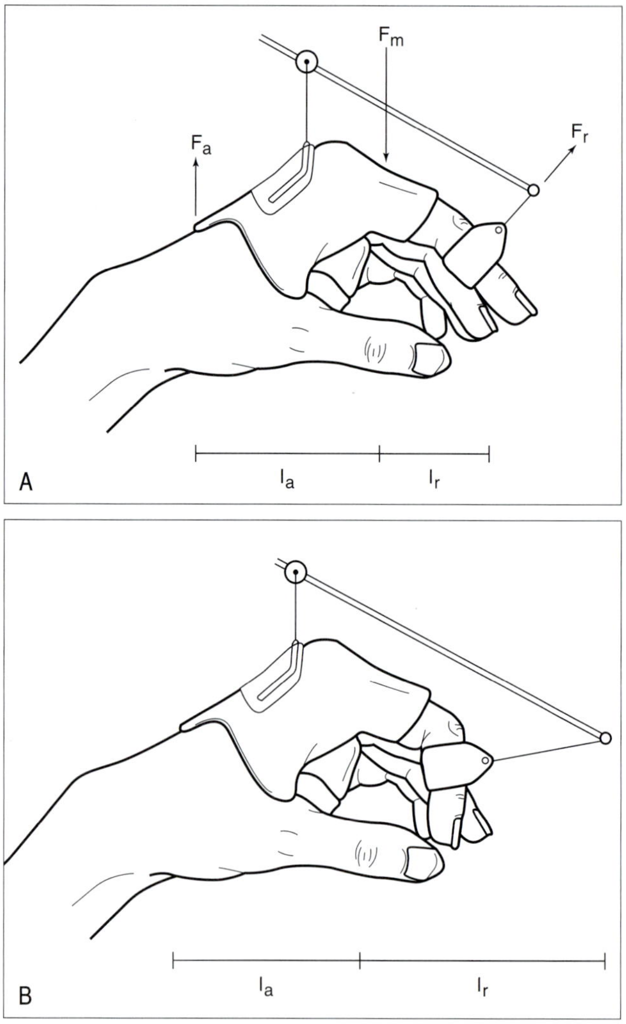

그림 13.7 두 가지 동적 보조기에서 보여지는 기계적 이점.
A 보조기가 B 보조기보다 기계적 이점이 더 있다.

(force resistance, F_r)은 저항을 가하는 지레를 의미한다. 반대쪽 중간 힘의 크기인 힘 크기(force magnitude, F_m)는 반대 힘을 합산하여 결정된다: $F_a + F_r$. 기계적 이점을 계산하기 위한 적용된 힘(F_a)에 대한 지렛대 팔 길이(l_a)의 비율은 적용된 저항(F_r)을 지렛대 팔 길이(l_r)로 나눈 값이다. 따라서 가해지는 힘의 양을 늘리거나 가해지는 저항의 양을 줄이면 기계적 이점은 증가된다.

보조기 기반의 길이 또는 아웃트리거의 길이를 조정하여 기계적 이점을 변경할 수 있다(그림 13.8). 보조기의 목표는 2:1과 5:1 사이의 기계적 이점을 유지하는 것이다. 적용된 힘의 지렛대 팔(lever arm)은 적용된 저항의 지렛대 팔보다 2~5배 더 길다. 기계적 이점이 더 큰 보조기는 편안하며, 내구성이 좋다. MCP 굽힘을 위한 가동 보조기는 아래팔 기반으로 압력을 더 효과적으로 분산시켜 손을 기반으로만 하는 가동 보조기보다 더 큰 기계적 이점을 제공한다. 적용된 힘의 지렛대 팔이 더 길기 때문에 기계적 이점이 발생한다.

토크(torque)는 관절의 회전 운동에 미치는 힘의 효과로 정의된다. 토크의 양은 적용된 힘에 축 지점(pivot point) 또는 관절 축(joint axis) 주위의 운동 길이를 곱하여 계산된다. 관절 축으로부터의 거리와 관절을 이동하는 데 필요한 힘의 양 사이는 비례 관계이다. 동일한 회전 결과를 얻기 위해 축 가까이에 가해지는 힘은 짧은 모멘트 팔(moment arm)을 생성한다. 짧은 모멘트 팔은 동일한 동작을 달성하기 위해 더 긴 모멘트 팔보다 더 큰 힘이 필요하다. 따라서 모멘트 팔이 긴 보조기는 원하는 동작을 얻기 위해 더 작은 힘을 필요로 한다.

임상적으로 힘은 다른 관절에 영향을 주지 않고 가동 관절에서 최대한 멀리 위치되어야 한다. 예를 들어, 아래팔 기반 동적 손목 폄 보조기는 MCP 이동에 영향을 주지 않으면서 손바닥의 가장 먼 부분에 가동력이 있도록 만들어야 한다. 류마티스관절염(RA)에서는 가능한 한 가동 관절에서 힘을 멀리 위치시키는 예외가 발생한다. 관절이 불안정한 경우 관절에서 너무 멀리 떨어지게 힘을 가하면 관절이 미끄러지는 움직임(gliding motion)을 보이는 것이 아니라 기울어진다. 이로 인해 움직임이 증가하는 대신 아탈구 변형이 증가한다(그림 13.9). 따라서 RA 환자의 손 보조기를 제작할 때 힘은 가능한 한 가동 관절에 가깝게 적용해야 한다.

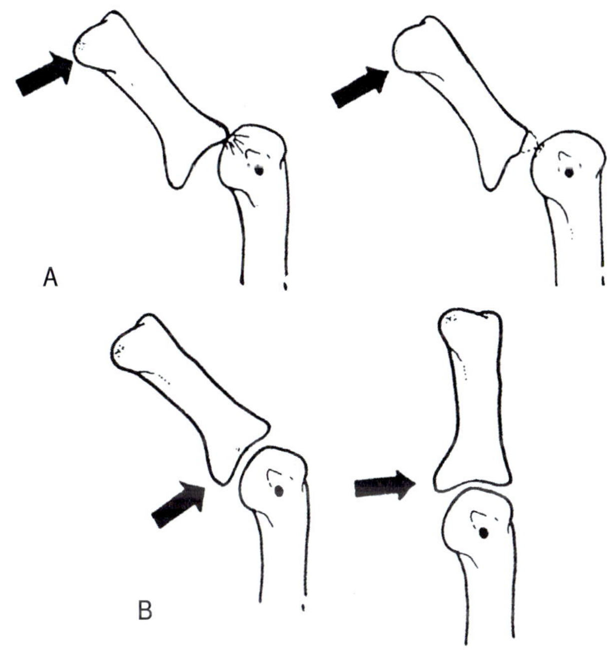

그림 13.9 불안정한 관절로부터 힘이 너무 멀리 적용되면 (B) 미끄러짐이 아닌 (A) 기울어짐이 발생한다.

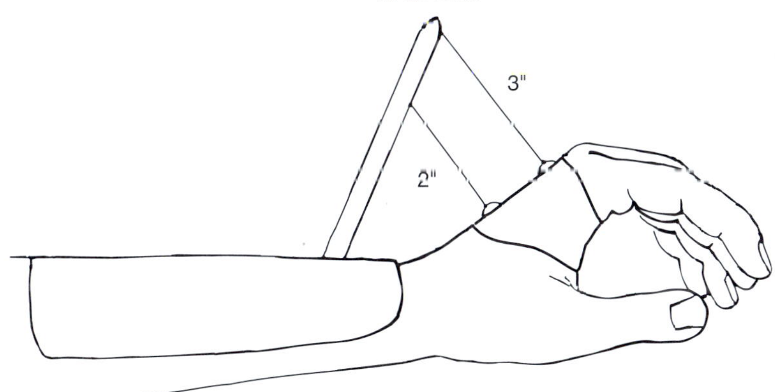

그림 13.8 2인치 모멘트 팔은 24인치 온스(ounces) 토크를 발생시킨다. 3인치 모멘트 팔은 36인치 온스 토크를 발생시킨다.

힘의 적용 Application of Force

힘 적용은 동적 보조기의 안전하고 효과적인 적용을 위한 중요한 고려사항이다. 중재의 목표가 수동 관절 운동을 증가시키는 것이라면, 당기는 직선 방향은 관절 축에 대해 90° 각도이고 회전축에 수직이어야 한다. 관절운동이 증가함에 따라 90° 각도를 유지하기 위해 아웃트리거의 조정이 필요하다(그림 13.10). 또한 연장 아웃트리거 선은 곁인대의 온전함을 유지하기 위해 노쪽과 자쪽 치우침 자세에서 손가락을 중립으로 유지시켜야 한다. MCP 이식 관절치환술 또는 폄근 힘줄 중심화(centralization) 후 동적 움직임을 적용하는 경우 이러한 정렬을 변형한다. 이러한 경우에도 90° 각도가 유지지만 그러나 아웃트리거 선은 자쪽치우침으로 자연스럽게 당겨지는 반대작용으로 약간 노쪽치우침으로 설정된다(그림 13.11). 손가락 굽힘 움직임은 가동되는 손가락의 수를 기반으로 한다. 한 손가락을 움직일 때 손가락 끝이 손배뼈 결절에 맞춰 손바닥에 닿아야 한다(그림 13.12). 여러 손가락을 동시에 움직일 때 수렴점(convergence point)은 아래팔의 1/3로 노쪽 중간으로 이동한다(그림 13.13).

다른 중요한 고려사항으로는 힘의 크기와 보조기 적용 기간이 있다. 장기간 피부에 과도한 힘을 가하면 움직임이 없어지고 조직이 손상될 수 있다. 피부가 견딜 수 있는 압력의 양은 최대로 견딜 수 있는 힘을 나타낸다. 일반적으로 허용되는 단위 면적당 적절한 압력 또는 힘의 양은 50g/cm이다. 이 힘은 손바닥에 놓인 바나나의 무게와 비슷한 힘이다. 힘이 가해지는 적용 면적이 클수록 힘이 분산되고 단위 면적당 압력이 작아진다. 피부 접촉 면적이 적은 작은 슬링은 압력을 집중시키고 내성을 감소시킬 수 있다. 피부 이식, 미성숙한 흉터 조직 및 고령인 환자의 약한 피부는 슬링 압력에 대한 내성을 감소시킨다. 환자가 견딜 수 있는 정도는 궁극적으로 힘의 양을 결정한다. 환자는 통증이 아닌 부드러운 스트레칭의 느낌을 알아야 한다. 손상을 방지하기 위해 새 보조기를 착용하고 처음 20~30분 이후 피부를 관찰해야 하며, 모든 치료 시간 동안에도 지속적으로 관찰을 해야 한다. 환자에게 보조기의 압력 부위 및 피부 손상의 징후를 살피고 보조기를 올바르

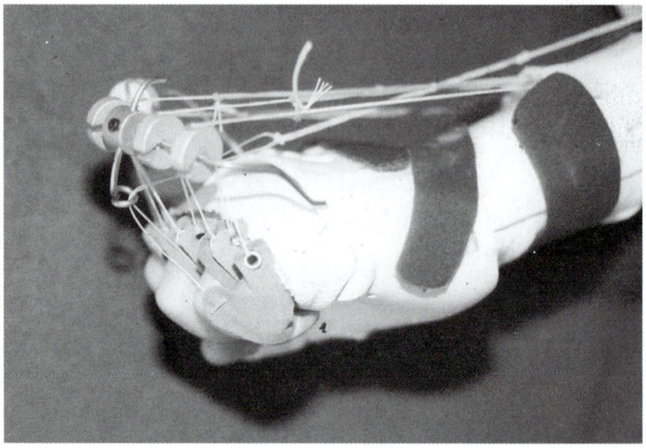

그림 13.11 MCP관절 관절성형술 보조기

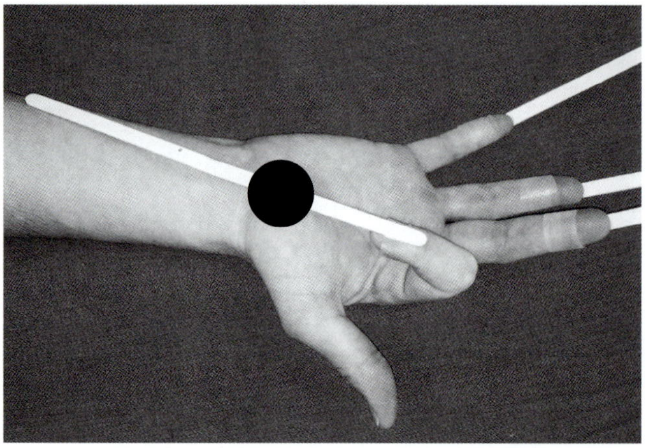

그림 13.12 하나의 손가락을 당기기 위한 선

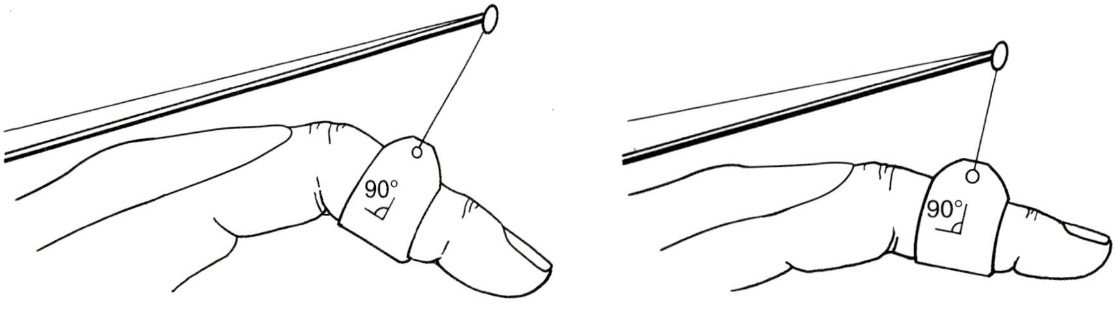

그림 13.10 장력 선은 뼈의 긴축으로부터 90°를 유지해야 한다.

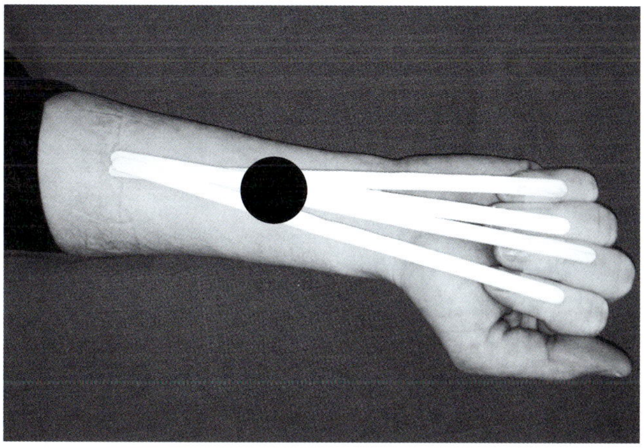

그림 13.13 여러 손가락을 동시에 당기기 위한 선

게 착용하고 벗을 수 있도록 교육하는 것이 중요하다.

지속 시간 또는 착용 시간 문제는 여전히 논란의 여지가 있으며, 운동 변화에 영향을 미치는 데 필요한 정확한 마모량은 결정되지 못했다. 그러나 Glasgow는 가장 효과적인 기간이 하루에 6~8시간임을 밝혔다. 동적 보조기 중재를 위한 McClure의 알고리즘은 수동 움직임에서 변화가 확인되기 전까지 최대 2개월 동안 동적 보조기를 사용할 수 있다고 나타냈다. 그러나 Prosser는 심한 구축을 해결하기 위해서는 4개월이 소요될 수 있다고 보고했다.

가동 보조기의 일반적인 특징

COMMON FEATURES OF MOBILIZATION ORTHOSES

가동 보조기는 종종 아웃트리거를 사용하여 힘을 표적 조직에 적절하게 전달한다. 아웃트리거는 보조기 기반의 돌출부이며 맞춤 제작하거나 시판되는 키트(kit)를 사용할 수 있다. 필요한 힘의 양과 방향에 따라 선택한 아웃트리거 유형이 결정된다. 힘의 방향이 확실하도록 아웃트리거를 보조기의 기반에 단단히 부착되어야 한다.

아웃트리거는 높거나 낮은 감도(profile)로 분류된다(그림 13.14). 각 유형에는 장단점이 있다. 고감도와 저감도 모두 움직임 범위의 변화에 유사한 방식으로 반응하는 것으로 보인다. 따라서 환자는 90° 각도 당김을 지속적으로 유지해야 하는 아웃트리거 조정을 통해 움직임의 증가를 반영할 수 있도록 치료실에 자주 방문해야 한다. 고감도 아웃트리거는 부

셀프 퀴즈 13.1[a]

다음 질문을 읽고, 참/거짓에 ○표를 하세요.

1. 참/거짓 신체에 힘을 가할 때 가장 중요한 고려사항은 힘의 크기 또는 양이다.
2. 참/거짓 크리프는 연부조직이 장기간의 힘을 가해져서 적응할 때 발생한다.
3. 참/거짓 동적 가동 보조기는 관절 굳음을 해결하기 위해서만 사용된다.
4. 참/거짓 가동 보조기 제공의 초점은 보조기를 착용하는 시간을 늘리기보다는 긴장을 높이는 데 있다.
5. 참/거짓 가동 보조기 제공의 일반적인 목표는 수동 움직임을 주당 10°씩 증가시키는 것이다.
6. 참/거짓 관절 끝 느낌은 정적 또는 동적 장력을 사용할지 여부를 결정할 때 중요한 고려사항이다.

[a]정답은 부록 A를 참조

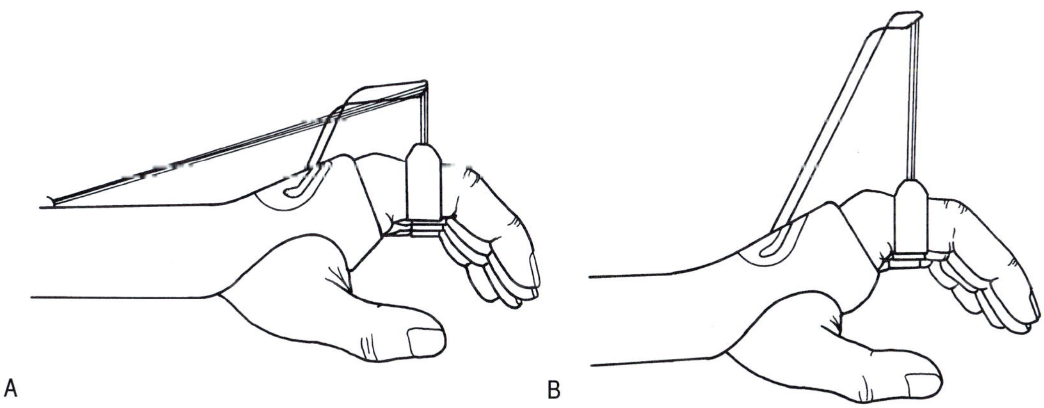

그림 13.14 A: 저감도 아웃트리거, B: 고감도 아웃트리거

피가 커서 보조기 착용에 대한 환자의 적응력을 떨어뜨릴 수 있다(그림 13.15). 저감도 아웃트리거는 미적으로도 좋고 덜 거추장스럽다. 저감도 아웃트리거는 의복과 함께 더 간편하게 착용할 수 있으며 잠재적으로 적응력을 향상시킨다. 그러나 저감도 아웃트리거는 보조기 기반 표면에 더 가깝기 때문에 힘 분포가 감소되고 착용 시간 동안 불편함이 증가할 수 있다(그림 13.16).

아웃트리거는 다양한 재료로 만들어진다. 열가소성 재료의 조각을 말아서 쉽게 수정할 수 있으며 보조기 기반에 잘 부착되는 강력한 관형 아웃트리거로 만들 수 있다. 일부 열가소성 아웃트리거는 쉽게 모양이 만들어지고 보다 균일한 모양을 제공하는 기성 튜브로 만들어진다.

구리선은 아웃트리거 제작에 일반적으로 사용되는 재료이다(그림 13.17). 두 가지 두께의 구리선 사용이 가능한데 이는 내구성과 높은 힘을 전달이 가능하게 사용되는 1/8인치 선봉(wire rod)과 더 유연하고 다양한 모양으로 변하고 저감도이고 적은 힘인 경우 사용할 수 있는 3/32인치 막대이다. 이들 선봉은 펜치 또는 벤딩 지그(bending jig)로 쉽게 모양을 만들 수 있지만 선을 원하는 모양으로 구부리는 것은 연습이 필요하다. 보조기 제작 시 구매하는 여러 가지 기성품 아웃트리거 키트가 존재한다. 보조기 비용은 재료비용과 제작시간을 기준으로 한다. 기성품 아웃트리거는 처음에는 비싸지만 제작 및 조정 시간을 절약한다. 또한 일반적으로 저감도이고 환자의 순응도가 높다. 따라서 치료사는 이를 사용하기 전에 비용 편익 평가를 해야 한다.

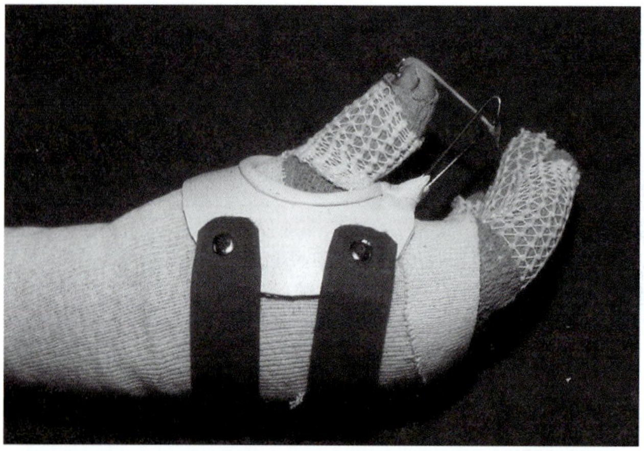

그림 13.15 재이식된 엄지에 적용된 동적 견인 고감도 아웃트리거

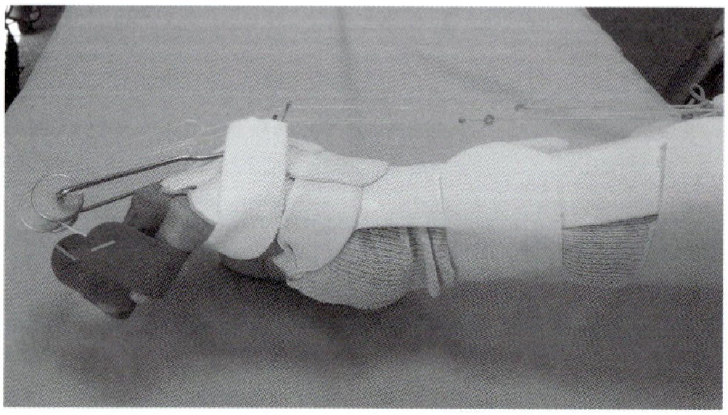

그림 13.16 샤르코-마리-투스 다발신경병증을 위한 저감도 PIP관절 폄 아웃트리거

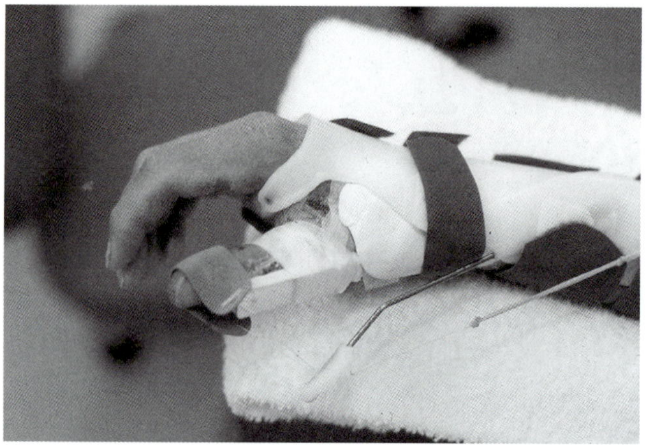

그림 13.17 긴엄지폄근 재건을 위한 구리선 아웃트리거

치료사는 관절에 동적인 힘을 적용하기 위해 다양한 방법을 사용한다. 강하고 유연한 소재로 만든 손가락 고리는 손가락 모양에 대한 적응력을 증가시키기 때문에 일반적으로 가장 좋다. 치료사는 고무 밴드, 스프링 또는 탄성 실을 사용하여 힘을 제공할 수 있다. 고무 밴드는 더 쉽게 구할 수 있고 조절하기 쉽지만 스프링은 범위 전체에 더 일관된 장력을 제공한다. 보조기의 최대 길이로 늘어난 긴 고무 밴드는 짧은 고무 밴드보다 더 일정한 장력을 제공한다. 고무 밴드는 또한 반복적인 늘어짐과 짧아짐으로 인해 시간이 지남에 따라 장력을 잃는다. 탄성 실은 적용 및 조정이 가장 쉬운 방법이므로 제작과정에서 시간을 절약할 수 있다. 탄성 실의 고유한 특성으로 6주 동안의 최대 신장된 후에도 마모가 방지되므로 지속적인 손가락 구축에 유용하다. 손가락 고리를 힘이 시작하는 곳에 연결하려면 늘어지지 않는 줄 또는 모노필라멘트 선이 필요하다(그림 13.18). 일반적으로 모두 동일한 목표를 달성하기 때문에 이에 대한 선택은 임상 경험과 선호도에 따라 다르다.

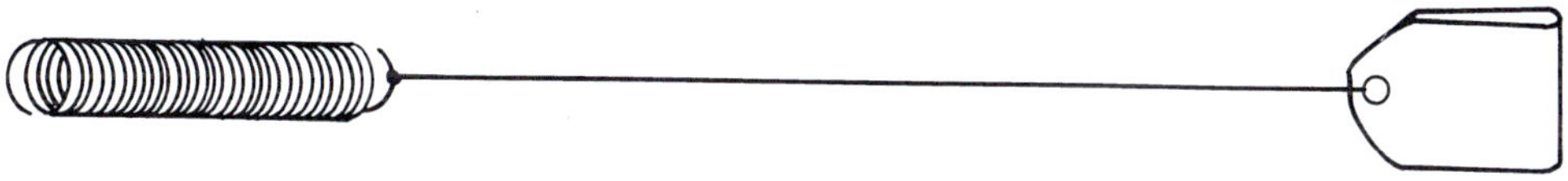

그림 13.18 장력의 시작부에 손가락 고리를 부착하기 위해 치료사들은 비탄성 나일론 줄을 사용한다.

힘을 적용하는 또 다른 방법은 정적 점진적 보조기를 사용하는 것이다. 연속-정적 또는 동적 보조기가 변동 장력을 제공하는 대신 정적-점진적 보조기는 비탄성 장력을 사용하여 일정한 힘을 제공한다. 적절하게 적용된 정적 장력의 장점은 조직이 탄성 한계 이상으로 늘어나지 않는다는 것이다. 고무 밴드나 스프링 대신 힘을 가하기 위해 치료사는 벨크로 탭, 턴버클 또는 시중에서 구매 가능한 정적-점진적 부품을 사용할 수 있다. 장력은 벨크로 탭을 보조기 기반에서 더 몸쪽으로 점차 움직이거나 턴버클을 조정하여 증가된다(그림 13.19, 13.20, 13.21). 힘은 동적이기보다는 정적이지만 착용하는 동안 환자가 쉽게 조정할 수 있다. 환자가 적용되는 장력의 양을 조절할 수 있기 때문에 정적-점진적 보조기는 동적 장력 보조기보다 착용에 대한 내성이 더 높다.

사용되는 가동력의 유형에 대한 임상 의사 결정은 일반적으로 관절 끝 느낌을 기반으로 한다. 끝 느낌은 관절을 최대 끝 범위까지 수동적으로 움직여 평가되며 움직임을 회복할 가능성을 나타낸다. 끝 느낌이 부드럽거나 관절주머니 느낌인 관절은 끝 느낌이 딱딱한 관절보다 움직임을 회복할 가능성이 더 크다. 정적-점진적 또는 동적 장력 보조기는 관절주머니 끝 느낌이 있는 관절에 적합하다. 그러나 끝 느낌이 딱딱한 관절은 정적-점진적 가동에만 효과를 보일 수 있다.

가동 보조기 중재에 사용할 긴장 유형을 선택하는 또 다른 결정 요인은 조직 치유 단계이다. 따라서 다른 유형의 보조기

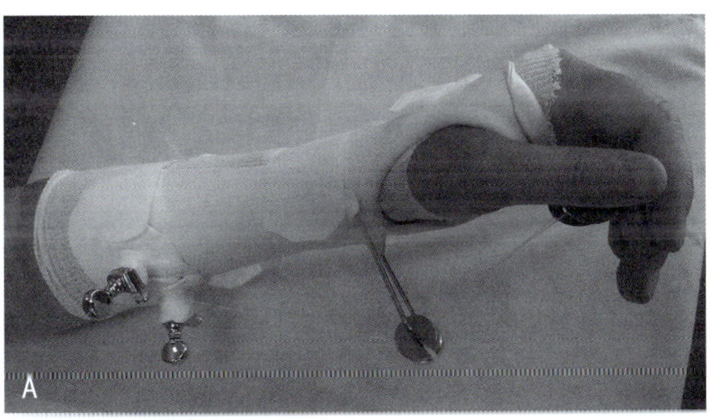

A

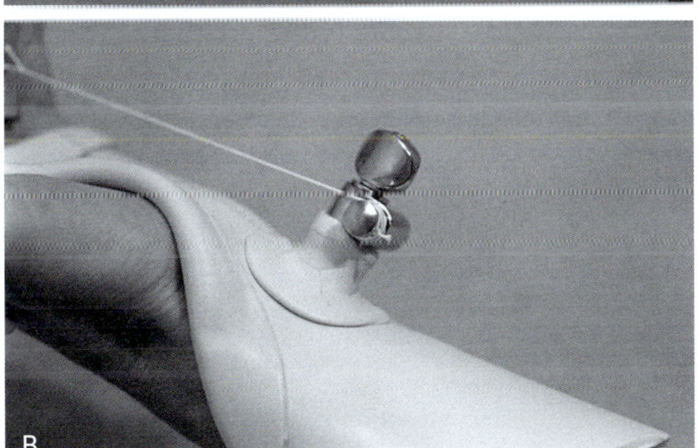

B

그림 13.19 A: MCP관절 굽힘 정적-점진적 턴버클, B: 턴버클은 정적 장력을 제공하기 위해 손쉽게 조정될 수 있다.

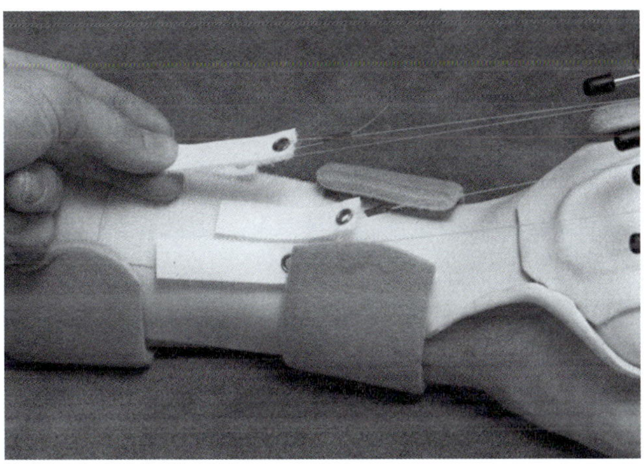

그림 13.20 환자는 정적-점진적 장력을 위해 벨크로 탭을 조정할 수 있다.

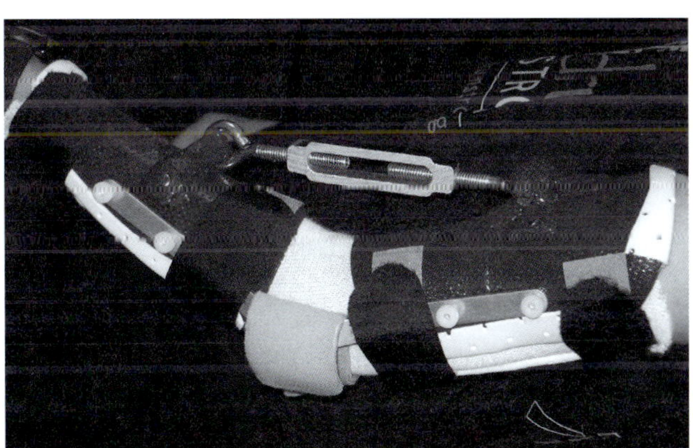

그림 13.21 폄 움직임을 되찾기 위한 팔꿈치 턴버클

는 다른 치유 단계에서 처방되며(그림 13.4) 손 구조의 안전한 가동을 도울 수 있다.

앞서 가동 보조기의 일반적인 특징과 연속-정적, 동적 또는 정적-점진적 방법을 통해 힘을 적용하는 능력을 설명하였다. 다음 섹션에서는 이러한 보조기 제작에 도움이 되는 기술적 조언, 필요한 재료 및 장비, 예방 조치에 대한 내용을 제공할 것이다.

동적 보조기 제작을 위한 기술적 조언

TECHNICAL TIPS FOR DYNAMIC ORTHOTIC FABRICATION

- 일반적으로 손목 또는 손 고정 보조기에 적용되는 보조기 기반에 열가소성 아웃트리거를 적용하려면 두 표면이 깨끗하고 매끄러워야 한다.
- 대부분의 열가소성 재료는 우연히 만졌을 때 자체 접착을 최소화하도록 처리되거나 코팅되지만 코팅이 벗겨질 수 있다. 그러나 자기 접착력을 높이기 위해 결합제를 사용해야 한다.
- 아웃트리거를 놓을 위치를 결정한 후 양쪽 표면을 가열한다(열선총을 사용하거나 뜨거운 물에 담근다. 뜨거운 물을 사용하는 경우 표면을 완전히 말린 후 단단히 눌러 가장자리를 부드럽게 해야 한다).
- 냉각 스프레이를 사용하면 경화 과정이 빨라진다. 또는 보조기 및 아웃트리거를 싱크대에서 찬물에 보관하여 경화를 촉진할 수 있다. 냉수 또는 냉각 스프레이로 급속 냉각하면 재료 수축이 증가하여 원래 기반의 형태가 바뀔 수 있다.
- 선 아웃트리거를 적용하려면 열가소성 재료의 작은 조각을 사용한다. 선은 열가소성 재료보다 열을 더 쉽게 전도하기 때문에 실수로 만지면 피부에 화상을 입힌다.
- 보조기 기반과 열가소성 조각을 가열하고 선의 끝부분도 가볍게 가열한다. 선의 가열은 열가소성 조각이 아웃트리거 선의 끝에 배치되고 그 자리에 매끈하게 고정되는 동안, 선 아웃트리거가 보조기 기반과 가볍게 "융합"되도록 한다.
- 선이 보조기 기반을 변형시키거나 열가소성 조각을 밀어내지 않도록 주의한다.
- 보조기 기반이 구부러진 경우 선을 부착하기 전에 해당 모양에 맞게 윤곽을 만들어야 한다.
- 따뜻한 열가소성 재료는 수술 후 붕대, 드레싱 또는 스토키네트(stockinette)에 부착된다. 유착을 방지하기 위해 이러한 드레싱을 덮는 스토키네트를 사용한다.
- 환자의 피부가 열가소성 재료의 열에 민감한 경우, 축축한 종이 타월을 사용하거나 열가소성 소재를 적용하기 전에 신체 부위에 스토키네트를 적용한다. 보조기가 냉각되고 제거되면 부착한 스토키네트는 팔에서 잘라 내거나 보조기로부터 당겨서 뺄 수 있다.
- 축 및 가쪽 면을 관찰할 때 손가락 고리가 90° 각도가 되도록 잡아당기는 선을 확인한다.
- 다양한 각도에서 모든 관절을 확인하여 관절이 과다폄, 자쪽 또는 노쪽 치우침 또는 토크/회전력으로 당겨지지 않도록 하여 적절한 힘 적용 방향을 확인한다.

동적 보조기를 제작하는 데 필요한 재료 및 장비

MATERIALS AND EQUIPMENT NEEDED TO FABRICATE A DYNAMIC ORTHOSIS

정적 보조기를 제작하는 데 필요한 것 외에도 다양한 재료를 사용하여 동적 보조기를 제작한다. 다음은 모든 보조기에 모든 항목이 사용되는 것은 아니지만 가장 일반적으로 사용되는 재료 및 장비 목록이다.

- 선택한 열가소성 재료
- 손가락 고리/슬링
- 손톱 갈고리, 손톱 다듬는 줄, 강력 접착제, 아세톤 또는 손톱 광택 제거제와 같은 강력 접착제 제거제
- 솔벤트(Solvent)
- 비탄성 나일론 끈
(예: 아웃트리거 선-모노 필라멘트/낚시 줄)
- 아웃트리거 키트
- 선봉(1/8인치 고강도 아웃트리거용, 3/32인치 경량 아웃트리거용)
- 고무 밴드, 스프링, 신축성 있는 끈, 벨크로 탭, 턴버클 또는 시중에서 판매되는 정적-점진적 보조기 부품, 고무 밴드 기둥
- 안전핀, 종이 클립, 후크 또는 도르래를 만들기 위한 기타 재료, 작은 고리
- 펜치, 선 구부리는 공구, 선 자르는 공구, 선 구부리기를 돕는 가위

가동 보조기의 제작은 특히 치료사의 숙련되고 창의적인 참여로 인해 환자의 기능이 향상될 때 도전적이고 흥미롭고 매우 보람 있는 일이 될 수 있다.

가동(동적) 보조기에 대한 주의사항

PRECAUTIONS FOR A MOBILIZATION (DYNAMIC) ORTHOSIS

가동 보조기를 적용할 때 특별한 주의가 필요하다. 가동 보조기의 첫 번째 원칙은 해를 끼쳐서는 안 된다는 것이다. 이 원칙을 따르기 위해서는 몇 가지 지침이 존재한다.

- 환자는 보조기를 관리하고 안내받은 착용 일정에 따라 착용할 수 있도록 책임감을 가지고 있어야 한다. 심리상태가 약한 환자에게는 가동 보조기는 금기사항이다.
- 최소한의 힘을 가해야 한다. 힘은 오랜 기간 동안 견딜 수 있는 수준에 신장을 제공해야 한다. 과도한 힘으로 인한 임상 징후에는 압박 부위의 붉어짐, 손가락 끝의 청색증, 통증 또는 무감각 등이 포함된다. 환자는 불편함을 유발하는 보조기를 착용하지 않을 것이다.
- 부적합한 보조기로 인한 위험을 고려해야 한다. 여기에는 압박부위, 피부 손상 및 관련되지 않은 구조의 장기간 고정이 포함된다.
- 미적인 부분을 인식한다. 환자는 완성도 있고 전문성 있는 외관을 가진 보조기를 착용할 가능성이 더 높다. 저감도 아웃트리거가 있는 보조기는 덜 거추장스럽고 고감도 아웃트리거보다 심미적으로 더 만족스러울 수 있다.
- 올바른 착용감을 위해 보조기를 자주 모니터링하고 조정한다.
- 환자의 말에 경청한다. 환자가 불만을 제기하면 보조기가 몸에 잘 맞는지 재평가해야 한다.
- 무감각한 손에 가동 보조기를 적용할 때는 주의해야 한다. 감각 피드백이 부족하면 피부 손상 위험이 높아진다.
- 동적 가동은 일반적으로 RA 및 전신 홍반성 루푸스와 같은 콜라겐 혈관 질환이 있는 환자의 보존적 관리에 적합하지 않다. 이식 관질치환술 또는 연부조직 재건술 이후 관리에 사용할 수 있다.

가동 보조기에 대한 임상적 고려사항

CLINICAL CONSIDERATIONS FOR MOBILIZATION ORTHOSES

선택된 네 가지 유형의 가동 보조기를 제시할 것이고 각각의 보조기에 대한 제작 절차를 설명할 것이다.

몸쪽 손가락뼈사이 굽힘 구축을 위한 연속-정적 석고붕대(보조기)

Serial-Static Casting (Orthosis) for Proximal Interphalangeal Flexion Contractures

연속 석고붕대는 저부하, 장기간의 신장을 통해 PIP 굽힘 구축을 교정하는 훌륭한 방법이다. 연속 석고붕대는 구축이 45~50° 이상 또는 20° 미만일 때 효과적이다(그림 13.22). 석고붕대는 종일 착용해야 하지만 MCP와 먼쪽 손가락뼈사이(DIP) 관절은 움직임이 자유로워서 손의 기능을 방해하지 않는다. 다음 단계는 연속 고정 보조기를 만들기 위한 지침이다.

1. 석고붕대 테이프를 1×8인치 길이로 자른다. 스페셜리스트 엑스트라-페스트 플래스터, 그린 라벨(Specialist Extra-Fast Plaster, Green Label)이라는 제품은 2~4분 안에 모양이 만들어진다.
2. 석고 띠를 두루마리로 굴린다.
3. 작은 그릇에 뜨거운 물을 채운다. 물이 뜨거울수록 석고가 더 빨리 굳는다.

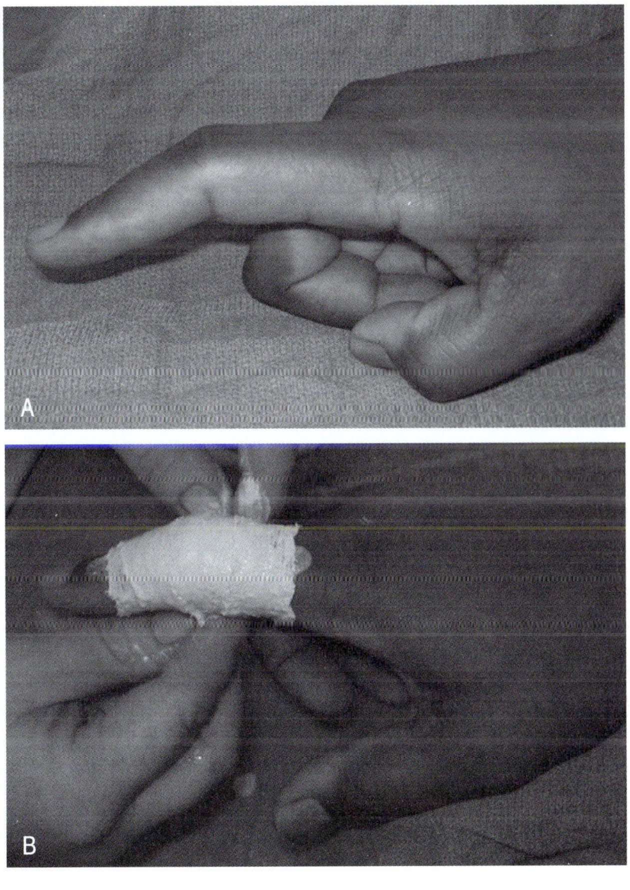

그림 13.22 PIP관절 굽힘 구축이 있는 손가락에 연속 석고붕대 적용

4. 석고 두루마리 한 개를 뜨거운 물에 담그고 두루마리에서 여분의 물을 짜낸 다음 환자가 손가락을 똑바로 펴고 치료사가 부드럽게 손가락 끝을 견인하는 동안 DIP 주름에서 MCP 주름까지 장력 없이 손가락을 석고로 감싸기 시작한다. 굴리는 도중에 석고를 꽉 당기지 않도록 주의한다.
5. 젖은 손가락에 석고를 매끄럽게 굴려서 석고 층을 동시에 여러 겹 쌓는다(그림 13.22B).
6. 환자가 MCP 및 DIP 관절을 구부릴 수 있도록 이들 관절의 가장자리를 매끄럽게 만든다.
7. 손가락이 펴지도록 PIP관절을 누르면 안 된다. 대신, 석고가 완성되는 동안 손가락을 곧게 펴기 위해 손가락을 따라 매끄럽게 석고를 굴리고 당긴다.
8. 석고붕대는 3~5일마다 교체하거나 필요한 경우 최대 7일 전까지 교체해야 한다.
9. 석고붕대를 제거하려면 손을 따뜻한 물에 5~10분 정도 담근 후 시중에서 판매하는 작은 깁스 가위로 잘라낸다.
10. 석고붕대는 내구성이 있으며 일반적으로 손을 씻고 샤워할 때 착용하지만, 환자는 석고붕대의 무결성을 유지하기 위해 비닐 랩[또는 프레스엔실(Press'n Seal)]으로 손가락을 감쌀 수도 있다.
11. 그림 13.23은 다양한 폄의 단계로 완성된 석고붕대를 보여준다.

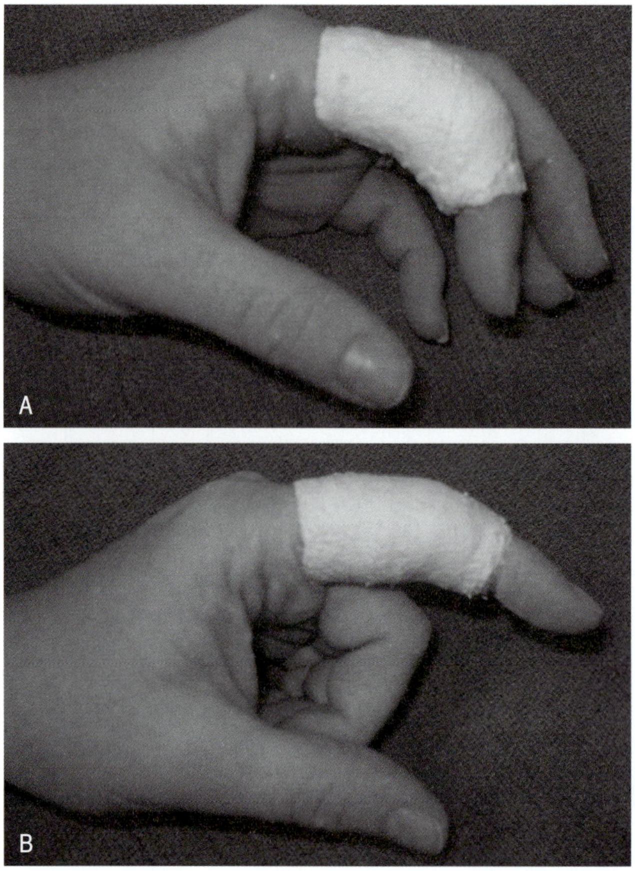

그림 13.23 서로 다른 PIP관절 굽힘 구축을 위한 석고붕대를 완성한 예

동적 몸쪽 손가락뼈사이 폄 보조기: 제작 지침

Dynamic Proximal Interphalangeal Extension Orthosis: Fabrication Instructions

손 기반 PIP 폄 보조기는 근육-힘줄 조임 또는 관절 구축으로 인한 기변을 교정한다. 아웃트리거가 있는 동적 보조기는 환자의 움직임이 증가함에 따라 쉽게 조정할 수 있다. 하나 또는 여러 손가락의 필요성에 따라 부착, 조립 및 조정하는 데 필요한 구성 요소를 포함하는 시판되는 몇 가지 아웃트리거가 존재한다(그림 13.24). 앞서 언급했듯이 이러한 키트는 추가 비용이 들지만 제작 및 조정 시간을 줄여준다. 아웃트리거는 열가소성 재료, 아웃트리거 선, 고무 밴드 및 종이 클립과 같이 치료실에서 사용 가능한 일반적인 재료로 제작할 수 있다.

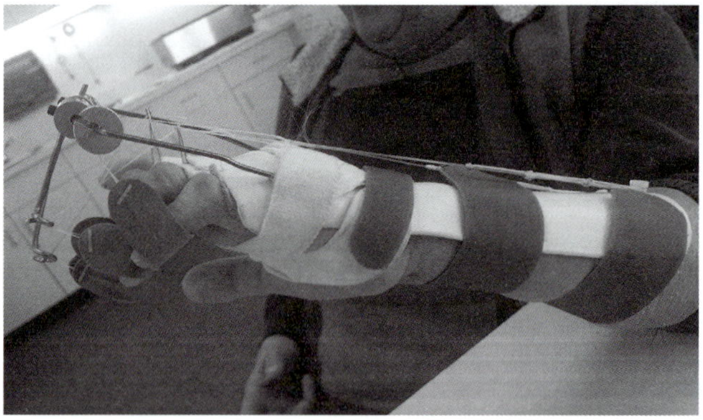

그림 13.24 저감도 손 기반 폄 보조기

동적 PIP 폄 보조기를 제작하려면 등쪽 기반 손 보조기의 패턴인 기본 그림 13.25를 사용하여 시작할 수 있다. 관련 손가락의 MCP관절을 45~50° 굽힘으로 고정한다. 적절한 힘을 분포와 함께 안정적인 기반을 제공하기 위해 보조기를 엄지 갈퀴막공간과 손의 자쪽 모양과 일치시킨다. 손목이 편안하게 움직일 수 있도록 먼쪽 손목 주름을 적절히 제거한다. 마지막으로 모든 가장자리를 굴려 관련되지 않은 손가락의 움직임을 허용한다.

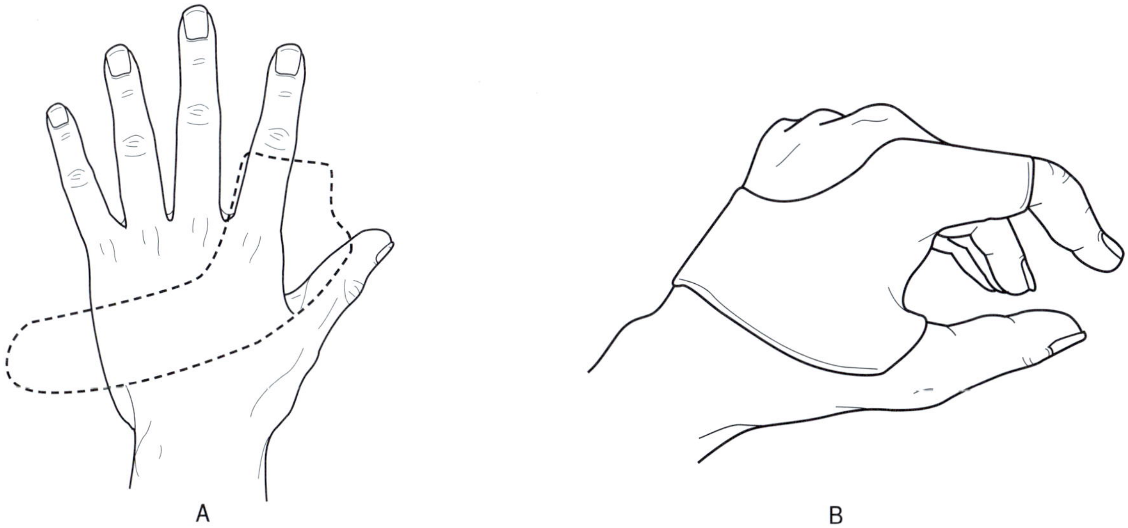

그림 13.25 A: 손 기반 PIP관절 폄 보조기의 보조기 패턴, B: 손에 형태가 잡힌 보조기

1. 먼쪽 가장자리는 몸쪽 손가락뼈 길이까지 연장해야 하지만 PIP 운동을 방해해서는 안 된다. 가장자리는 끝이 벌어져야 한다. 가장자리 위로 연장되는 부드러운 접착식 패딩은 몸쪽 손가락뼈의 등쪽을 따라 편안함을 위해 추가될 수 있다.
2. 아웃트리거 키트 또는 선 아웃트리거를 사용하지 않는 경우, 아웃트리거는 MCP 및 손가락 길이의 약 두 배인 열가소성 재료 또는 튜브를 직사각형 조각으로 말아서 만들 수 있다.
3. 따뜻하고 유연해진 열가소성 아웃트리거의 가운데를 찾는다. 손가락 너비 정도의 반쪽 정사각형으로 모양을 만들고 냉각시킨다. 아웃트리거의 끝은 중간 손가락뼈 중앙에 있어야 한다. 손가락 고리를 부착할 때 도르래 역할을 하도록 구멍 펀치를 사용하여 반쪽 구멍 또는 노치를 '절단'한다. 손허리손목에서 바로 몸쪽에 아웃트리거를 구부려 보조기 바닥에 부착한다. 이 각도는 약 45~50°가 되어야 한다(그림 13.26A). 아웃트리거가 부착될 보조기 기반을 유성 마커 또는 연필로 표시한다. 표시는 관련 손가락의 손허리손목뼈를 따라야 한다.
4. 손에서 보조기를 제거하여 아웃트리거를 부착한다. 저감도 아웃트리거를 만들려면 아웃트리거가 몸쪽 손가락뼈에서 보조기의 먼쪽 끝에서 약 1인치 위로 올라와야 한다. 열선총으로 아웃트리거 끝과 보조기 기반을 부분 가열하여 아웃트리거를 부착한다. 강력하고 영구적인 부착을 위해서는 결합 솔벤트가 필요하다.
5. 식으면 보조기를 다시 적용하고 스트랩을 보조기에 단단히 부착하여 먼쪽으로 이동을 방지한다. 이것은 엄지 바닥과 손비닥 받침대를 주변에 스트랩을 배치하여 완료할 수 있다.
6. 손가락 고리는 부드러운 가죽이나 끈으로 묶는 재료로 만든다. 고리는 두더지 가죽 또는 몰폼(Molefoam)으로 제작할 수 있지만 일반적으로 기성품 손가락 고리가 사용된다. 고리는 길이가 3~4인치이고 중간 손가락뼈만큼 넓어야 한다. 손가락 고리가 DIP 및 PIP 굴곡 주름을 덮는 경우 손가락 고리의 너비를 다듬는다. 고리의 양쪽 끝에 구멍이 뚫린 경우 그로밋(grommet)으로 보강하여 선이 재료를 통해 당겨지지 못하도록 해야 한다. 구멍은 모노 필라멘트 선으로 꿰어져 있으며, 이 선은 탄성 또는 정적 점진적일 수 있는 힘 발생기에 부착된다(그림 13.26B).
7. 벨크로 탭을 사용하는 경우 벨크로 후크가 보조기 바닥에 부착된다. 동적 견인을 사용하는 경우 바늘 코 펜치를 사용하여 종이 클립을 접는다(그림 13.26C). 종이 클립은 작은 열가소성 재료로 고정되어 있다.
8. 환자가 보조기를 착용하는 동안 고무 밴드가 종이 클립 고리에 끼워진다. 치료사는 아웃트리거의 말단부 상단에 있는 손가락 고리를 홈과 손가락 주위의 고리로 당긴다. 전방 및 측면 방향에서 90° 각도로 당기도록 해야 한다.
9. 치료사는 탄성 실 또는 고무 밴드의 적절한 길이를 결정하기 위해 검사한다. 20~30분 동안 보조기를 착용한 후

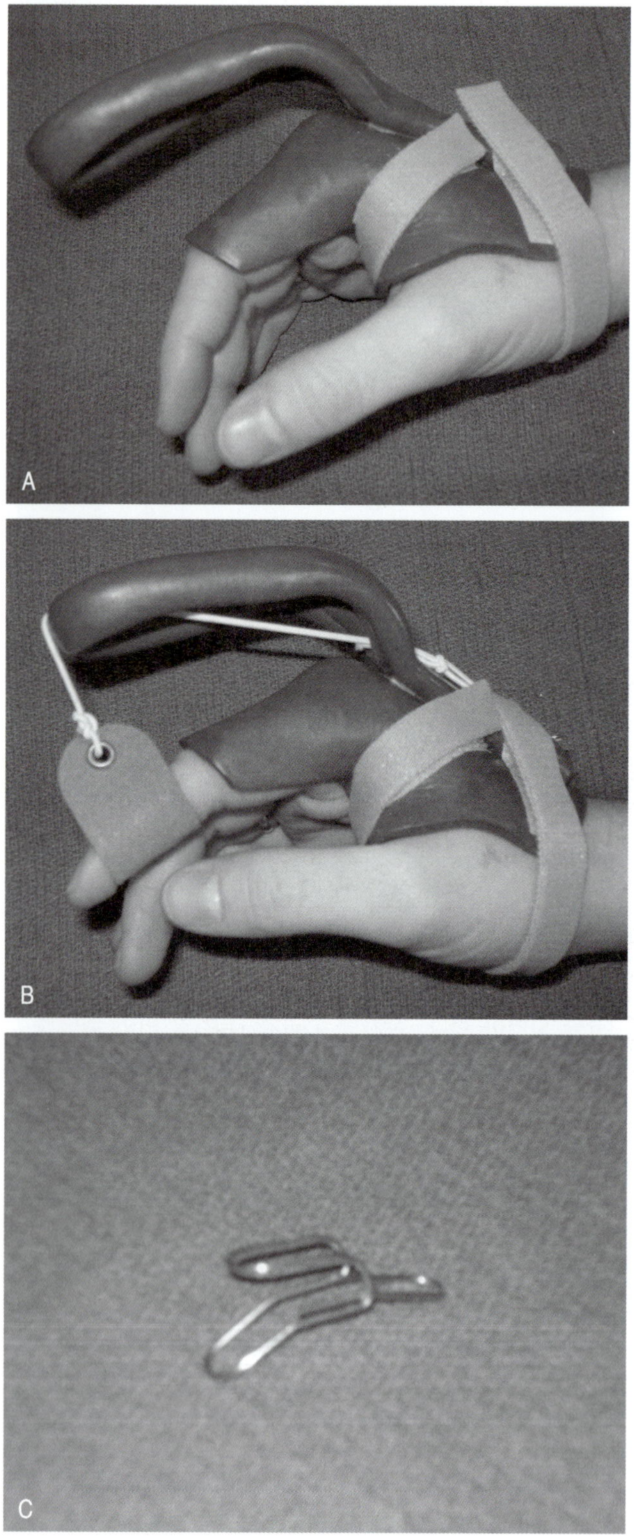

그림 13.26 A: 아웃트리거는 기반에 부착되고 손가락 위로 연장된다. B: 90° 당김이 유지되는 동안 손가락 고리가 손가락까지 연장된 완성된 보조기이다. C: 바늘코 펜치로 종이 클립의 중심을 구부리는 것은 동적 부착을 위해 좋은 고정점을 만든다. 고리는 후크를 통해 엮긴 다음 후크 주변의 랩핑으로 조정될 수 있다.

출처: Sousa, G.G.Q. & Macedo MP [2015]. Effects of a dynamic orthosis in an individual with claw deformity, *Journal of Hand Therapy*, 28[4], 425-428.

환자는 손가락이 차가워지거나, 무감각해지거나, '파란색'으로 변한다고 호소해서는 안 된다. 환자는 끝 범위에서 부드러운 긴장을 느낀다고 해야 한다.

10. 이 보조기는 하루에 3~4회 2시간 착용한다. 총 착용 기간은 최대 4개월이 소요될 수 있다.

PIP 굽힘 구축 관리에 대한 연속-정적 및 동적 가동 접근법을 비교하면 연속-정적 석고붕대가 상당한 이점이 있다고 보여진다(19장 참조). 연속-정적 석고붕대는 동적 보조기 중재보다 비용이 효율적이다. 또한 적용이 간단하고 움직이는 부품이 없으며 뜨거운 물에 담가서 쉽게 제거할 수 있다. 마지막으로, 석고붕대는 구축 형성의 모든 단계에서 효과적이다. 석고붕대의 문제점에는 교정을 위한 강도를 정확하게 측정할 수 없고 장치를 제가할 수 없는 것을 환자가 받아들어야 한다는 것이 포함된다. 동적 보조기는 힘 적용의 크기와 방향을 정확하게 측정할 수 있다. 그러나 이러한 보조기는 비싸고 움직이는 부품이 여러 개 있으며 환자가 복잡한 착용 일정을 준수해야 한다. 또한 관절 구축이 심하거나 만성적일 때 그 가치가 제한된다.

동적 갈퀴손 방지 보조기 제작: 근력이 약하거나 없는 근육 대체

Fabrication for Dynamic Anti-Claw-Hand Orthosis: Substitution for Weak or Absent Muscles

환자가 하위 수준의 말초신경 손상을 유지할 때 발생하는 주요 문제 중 하나는 근육 불균형이다. 근육 불균형은 내재근 기능의 상실로 인해 손에 특징적인 변형을 일으키지만 외재근의 기능은 그대로 유지된다. 이것은 외재근에 의해 비정상적인 힘을 발생시키며, 그 결과 정상적인 근육에 맞춰 움직임을 발생시킨다. 이 운동의 작용근(agonist)이 없으면 협력근(synergistic muscle)이 주된 작용근(prime mover) 역할을 하며, 길항근(antagonist)이 손실되면 주동근의 힘이 불균형해진다. 이 문제의 전형적인 발현은 하위 수준 또는 손목 수준의 자신경 손상으로 인한 근육의 불균형으로 발생한다(이러한 신경 손상 및 기타 보조기 옵션에 대한 자세한 내용은 14장을 참조한다).

하위 자신경 손상의 갈퀴손 변형은 바닥쪽과 등쪽 뼈사이근(volar and dorsal interosseous)과 세 번째와 네 번째 내재근이 마비되었을 때 발생하는 불균형의 결과이다. 이들 근육은 MCP관절의 굽힘과 PIP 및 DIP 관절을 폄을 발생시킨다. 이들 근육이 손실되고 깊은 손가락 굽힘근과 손가락 폄근은 정상이면 새끼손가락과 약지가 불균형해진다. 기능적 결함은 MCP관절 굽힘이 PIP와 DIP의 완전 굽힘 후에만 발생한다. 이로 인해 손가락 끝이 갈고리 잡기 자세에서 손바닥으로 말려 들어간다. 기능적인 결과로는 물건이 손바닥 밖으로 밀려 나가고 환자는 원통잡기 또는 구형잡기 패턴을 사용하는 능력을 상실하게 된다. 이 문제를 해결하기 위해 정적 내재근 차단 보조기를 사용할 수 있으니(그림 13.27), 이러한 보조기 중 일부는 불편하고 착용하기 어렵다. 또한 MCP 폄 제한으로 인해 잡기를 할 때 표면에 닿는 부분이 제한적이며, 몸쪽 손가락뼈의 등쪽에 높은 힘이 집중된다. 이러한 문제점을 해결하기 위해 동적 내재근 차단 보조기를 사용해야 한다고 Sousa와 Pereira de Macedo가 제시하였다. 이 보조기는 보조기 착용 및 피부 문제를 일으키지 않고 세 번째와 네 번째 손가락의 균형을 다시 맞출 수 있다. 보조기 제작 지침은 다음과 같다.

1. 열가소성 재료로 바닥 기반을 반달 모양으로 제작한다. 보조기 기반은 아래팔이며 몸쪽 손목 주름 수준까지 연장한다. 보조기 기반은 벨크로 스트랩으로 고정된다.
2. 고리를 연결하여 몸쪽 손배뼈 결절에 고무 밴드를 고정한다. 선택할 수 있는 재료에는 밴드 기둥, 종이 클립 또는 고정된 열가소성 고리가 포함된다.
3. 고무 밴드에는 손가락 슬링/커프가 부착되어 있다. 새끼손가락과 약지는 항상 고정되어 있고 중지에 고정은 선택사항이다.
4. 슬링은 엄지의 MCP관절까지 연장되어 잡기 동안 모음 보조 역할을 한다(그림 13.28).

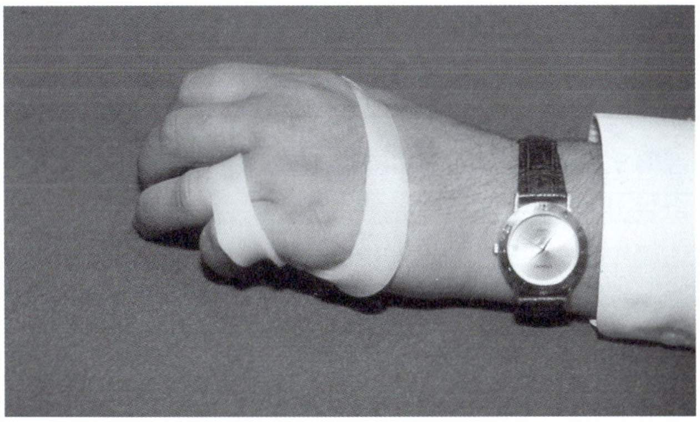

그림 13.27 정적 내재근 차단 보조기

이렇게 단순한 생체역학적 원리들로 만들어진 보조기 디자인은 보조기를 저렴하게 만들 수 있도록 해주며, 환자가 잘

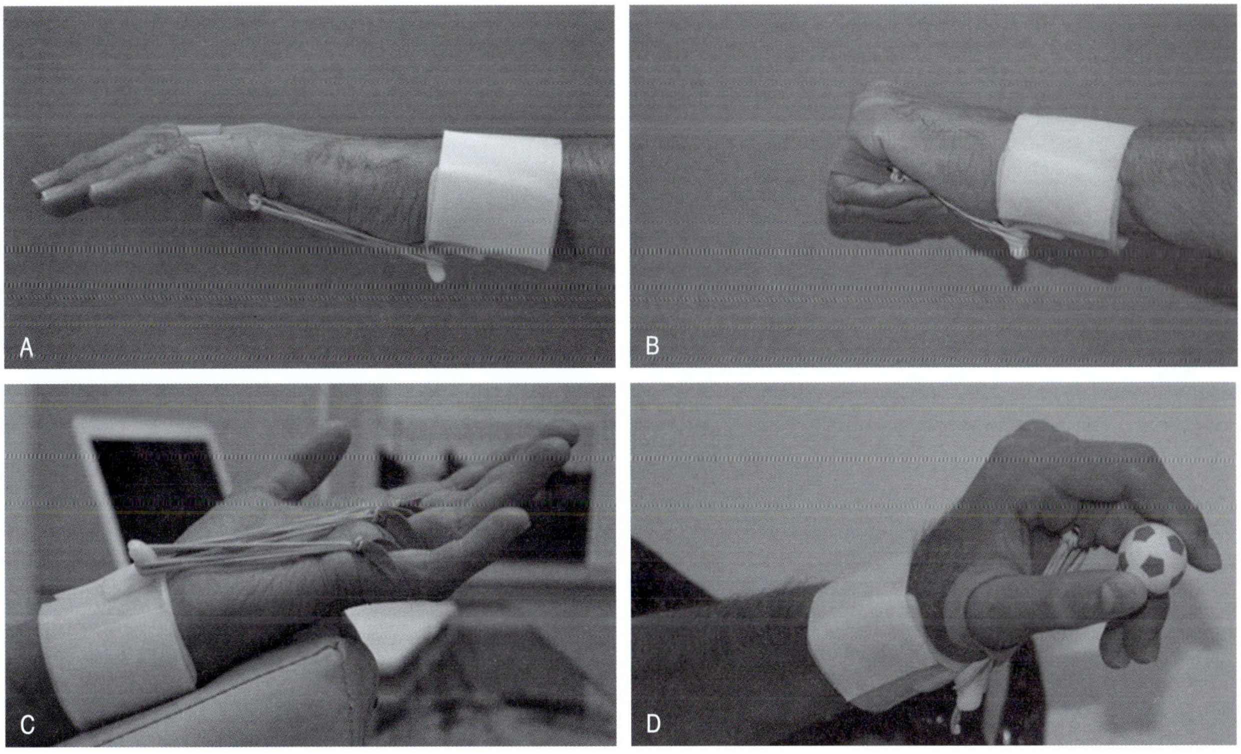

그림 13.28 갈퀴손방지 보조기. A, B, C: 보조기의 다른 측면, D: 기능적으로 보조기를 사용함.
출처: Sousa, G.G.Q. & Macedo MP [2015]. Effects of a dynamic orthosis in an individual with claw deformity. *Journal of Hand Therapy*, 28[4], 425-428.

착용 할 수 있도록 하여 집기(pinch)와 잡기(grasp) 능력이 향상될 수 있도록 해준다.

몸쪽 손가락뼈사이관절 복합 관절을 위한 견인 보조기: 조절된 움직임에 적용

Traction Orthosis for Complex Proximal Interphalangeal Fracture: Application of Controlled Motion

견인 보조기는 PIP관절의 복합 관절 속 골절 관리를 위한 1차 중재로서 오랜 역사를 가지고 있다. 많은 디자인이 선호되어 왔으며, 이들 중 다수는 환자의 적응력과 환자 수용도가 낮은 고감도 보조기이다. 더욱이 환자는 비교적 경미한 부상으로 인식하기 때문에 복잡한 보조기 요법의 필요성을 이해하지 못하였다. 기술 발전을 통해 저감도 장치가 만들어지면서 일부 환자의 착용 및 수용이 개선되었다. 또한 이러한 장치는 움직임 및 기능적 사용에 있어 유사한 결과를 보이는 외과적 개입 대신에 자주 사용된다. 이 중재는 복잡한 재활 요법을 준수해야하기 때문에 골절 치료의 필요성과 이 중재를 수용할 수 있는 환자의 능력을 결정하기 위한 손 전문 외과의사와 신중한 협의가 필요하다. 그러나 중재가 효과적으로 계획되고 실행된다면 충분한 보상을 받을 수 있다. 제작 방향 및 재활 프로그램은 다음과 같다.

1. 정적 베이스(static base)는 기성품이다. 아래팔 기반 등쪽 보조기는 침범된 MCP관절을 70°의 굽힘으로 위치시킨다. MCP 차단은 PIP관절 수준까지 연장된다. 차단은 열린 원통으로, 침범된 손가락에 대한 접근을 허용하면서 적절한 지지를 제공한다(그림 13.29).
2. 의사는 중간 손가락뼈의 머리를 통과해 K-선을 뚫는다(그림 13.30).
3. 구리 선 또는 스프링 선 아웃트리거는 손가락에 맞춰 윤곽이 그려져 있다. 오버 탑(over-top) 접근 방식을 사용해야 하므로 중지 및 검지를 사용하는 것이 더 어렵다(그림 13.31). 가쪽 아웃트리거는 새끼손가락에 사용할 수 있는데 제작하기는 더 쉽지만 거추장스럽다(그림 13.29A).
4. 아웃트리거의 끝은 말아서 원을 형성하고 PIP관절 수준에서 기반에 리벳으로 고정한다. 이 부분이 PIP 회전축과 정렬을 이루도록 주의를 기울인다.
5. 견인 보조기를 위치시키고 필요에 따라 바닥쪽 지지대를 손가락에 제공한다(그림 13.32).
6. 고무 밴드를 K-선에 걸고 아웃트리거의 말단 부품에 부착하여 고무 밴드 견인력은 적용한다(그림 13.29).
7. 고무 밴드가 옆으로 미끄러지지 않도록 아웃트리거 끝에 테이프를 붙인다.
8. 고무 밴드를 통해 견인력을 추가한다. 이 힘은 스트레인 게이지(strain gauge)를 사용하여 200g으로 측정되어야 한다. 때때로 더 큰 견인력이 필요하다. 그러나 연부조직 합병증을 예방하기 위해 300g을 넘지 않아야 한다.
9. 환자는 6주 동안 하루에 5번씩 10~15번의 수동 운동을 통해 손상된 관절을 움직인다.
10. 환자는 적절한 아웃트리거 위치와 보조기 착용을 확인하

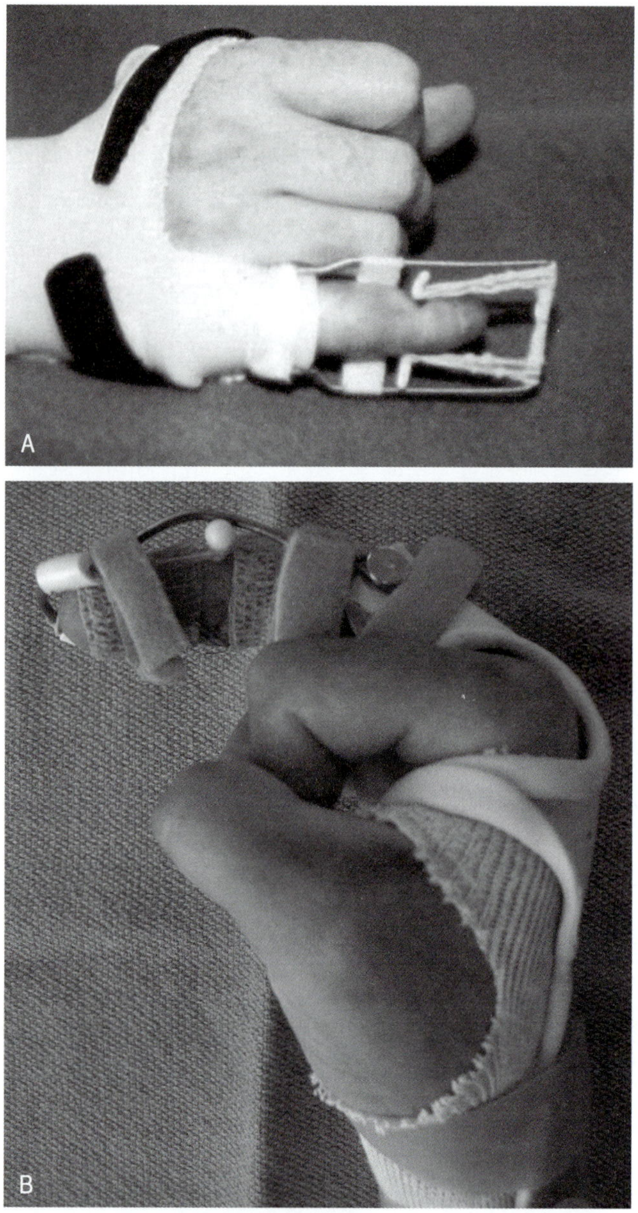

그림 13.29 A: 새끼손가락 견인 보조기, B: 중지 견인 보조기

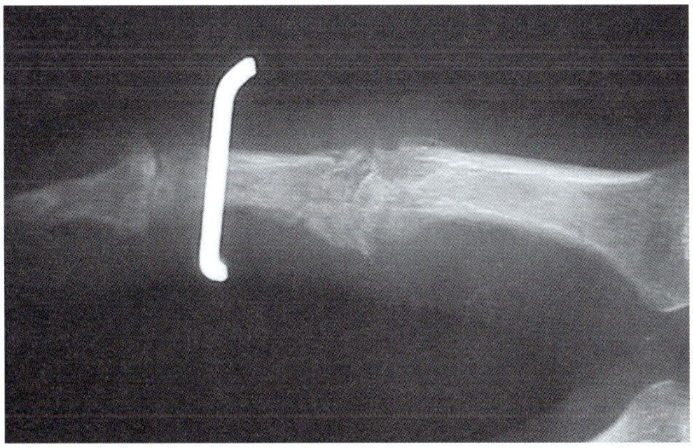

그림 13.30 K-선을 삽입한 PIP관절 골절

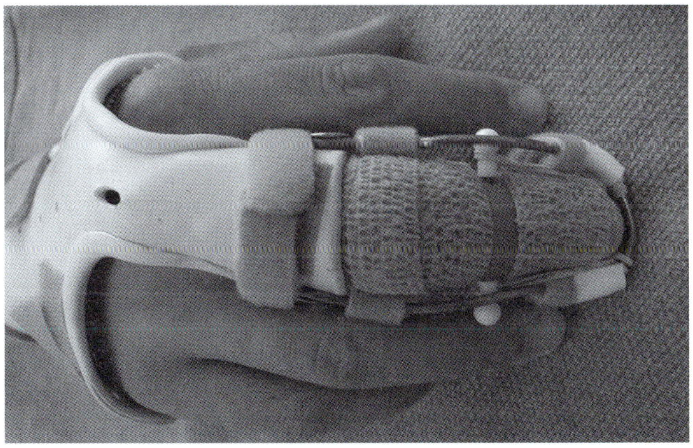

그림 13.31 손 형태에 일치시킨 견인 아웃트리거

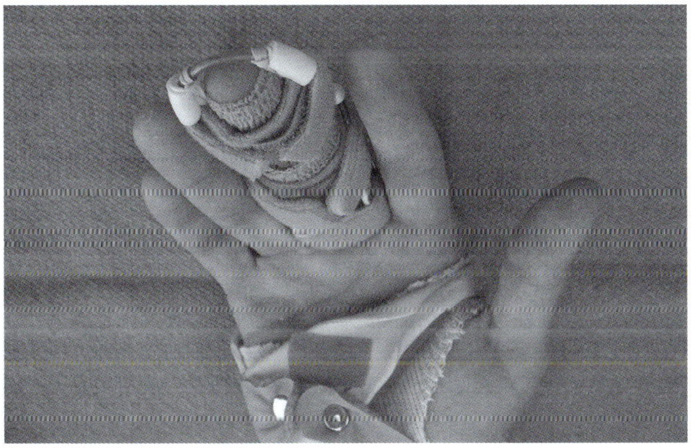

그림 13.32 바닥쪽 지지를 포함한 견인

고 피부의 잠재적인 손상을 주의 깊게 모니터링하기 위해 자주 치료실에 방문해야 한다.

완성된 견인 스플린트 프로그램은 일반적으로 그림 13.33에서 볼 수 있듯이 좋은 결과를 보인다.

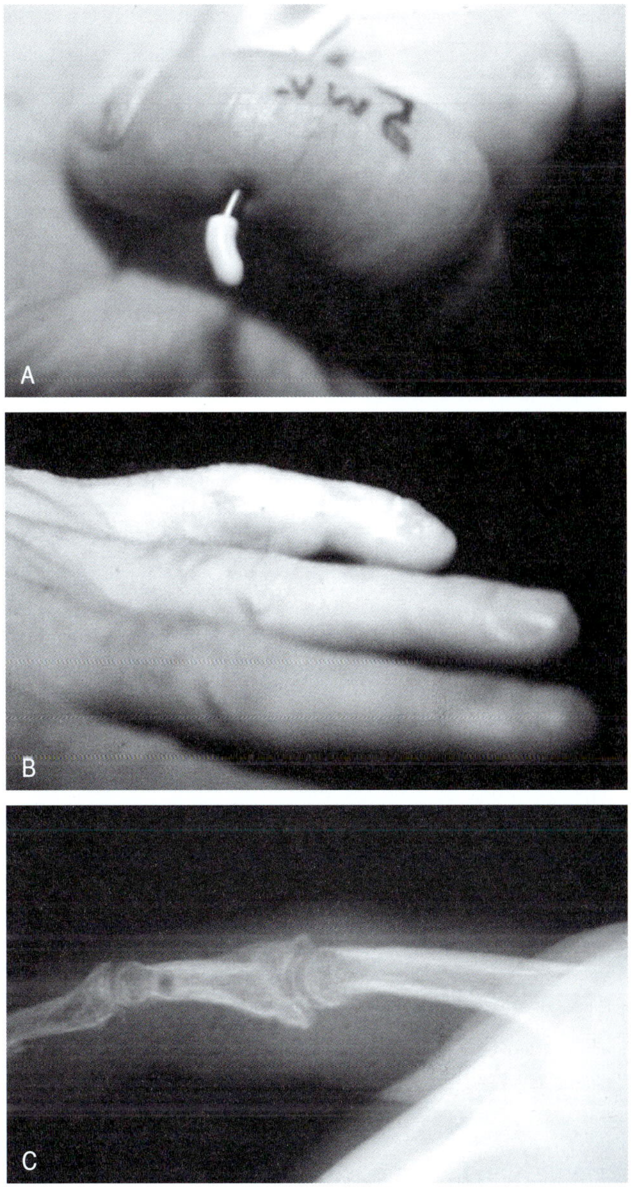

그림 13.33 A: 5주 때 굽힘, B: K-선 제거 후 5주 때 폄, C: 치료 후 엑스레이 영상(그림 13.30과 비교)

복합 손가락 굽힘을 위한 정지-점진적 방식

Static-Progressive Approach for Composite Finger Flexion

손이나 손목에 외상을 입은 후 손가락은 일반적으로 굳어진다. 관절뻣뻣이나 부기 때문에 유착이 발생할 수 있으며, 이로 인해 손가락 전체를 굽힘이 방해된다. 환자는 부종 조절, 운동 범위 및 힘줄 활주(tendon gliding)에 초점을 맞춘 치료 프로그램에 적극적으로 참여하여 완전한 복합 손가락 굽힘을 달성할 수 있지만, 관절에 대한 저 부하 장기 스트레스를 통해 상처 치유 또는 조직 재형성을 돕는 보조기를 착용하여 기능적 복귀를 극대화한다.

손이 최적으로 기능하려면 PIP관절이 손바닥쪽으로 폄과 굽힘 되어야 한다. 손을 주머니에 넣거나, 장갑을 끼거나, 동전을 잡거나, 렌치를 잡는 것과 같은 작업 활동에는 다양한 종류의 잡기가 중요하다. PIP관절은 다음과 같은 이유로 인해 폄되지 않을 수 있다.

- 으깸손상(crush injury)
- PIP관절 주변의 화상 또는 골절
- 굽힘 힘줄 부상
- 인대 손상
- 다른 곳에서 부상을 입은 이후 과도한 손 부종
- 고정 및 불용(disuse)

맞춤 또는 기성 보조기를 통해 수동 굽힘을 얻기 위해 PIP관절을 가동하는 여러 가지 방법이 있다. 다음 단계는 손에 대한 사용자 맞춤 제작된 정적-점진적 보조기를 만들기 위한 지침이다. 정적-점진적 장력은 환자가 조직을 최대 허용 가능한 신장을 유지할 수 있게 해준다.

1. 손가락 굽힘을 최대화하기 위해 손목을 30~45°까지 폄하여 바닥쪽 기반 손목 고정 보조기를 제작한다(관련 지침은 7장 참조).
2. 손가락 커프를 제작하려면 더 얇은(1/16인치) 열가소성 소재를 사용한다. 너비가 1/2~3/4인치이고 길이가 1½~2인치인 두 조각을 자른다. 몸쪽 손가락뼈의 등쪽 주변 중간에 하나의 커프를 성형하고 다른 손가락뼈 위에 다른 커프를 성형한다.
3. 두 개의 커프 양쪽에 구멍 펀치를 사용하여 작은 구멍을 뚫는다. 모노 필라멘트 선을 약 10~12인치 길이로 자른다. 말단 커프의 한쪽에 모노 필라멘트 선의 시작 부분을 묶는다. 몸쪽 커프의 한쪽을 통과시킨 다음 몸쪽 커프의 다른 쪽을 통과시킨다. 먼쪽 커프의 다른 쪽을 묶는다.
4. 모노 필라멘트 선의 중심을 찾아 벨크로 고리의 한쪽 끝에 있는 작은 구멍을 통해 ½×2인치를 밀어 넣어 완성된 굽힘 커프를 만든다.
5. 필요에 따라 추가 손가락에 이 작업을 반복한다.
6. 이 커프는 아래팔 쪽으로 당길 때 굳은 손가락에 적용된다. 장력으로 인해 손가락의 DIP에서 먼저 구부러진 다음 PIP에서 그리고 마지막으로 MCP에서 손바닥으로 굽혀진다(복합 주먹).
7. 바닥쪽 보조기를 교체하고 손등, 손목 및 아래팔에 스트랩을 적용한다.
8. 개별 손가락에 굽힘 커프를 끼우고 아래팔 쪽으로 부드럽게 당긴다. 낚싯줄은 근위 커프의 양쪽 구멍을 통해 먼쪽 커프에서 시작하여 먼쪽 커프의 다른 쪽에서 끝나기 전에 벨크로 탭을 통해 고리를 이루고 아래팔 중간까지 도달할 수 있는 충분한 낚싯줄을 남겨야 한다(그림 13.34).
9. 손목 보조기의 바닥 부분에 벨크로 후크를 배치할 위치를 결정한다.

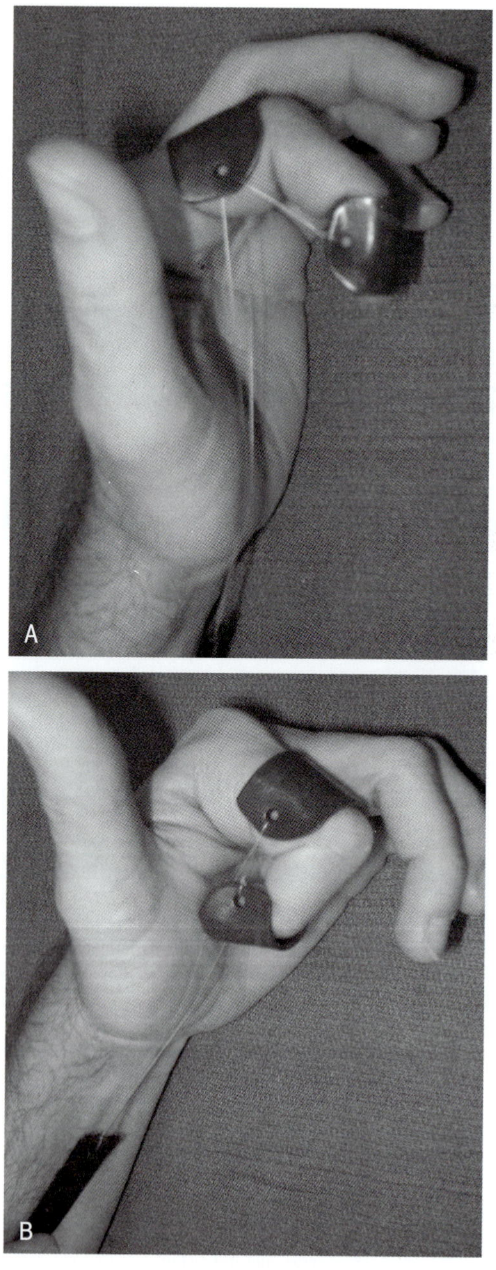

그림 13.34 낚싯줄은 몸쪽 커프에서 시작하여 먼쪽 커프의 반대쪽에서 끝나기 전에 먼쪽 커프의 양쪽 구멍을 통과해야 하며, 벨크로 탭을 통과하여 아래팔의 중간 지점에 도달하도록 낚싯줄을 충분히 남겨둔다.

10. 커프는 손가락에 부드러운 장력을 제공할 수 있을 만큼 단단히 당겨야 한다(그림 13.35). 5분 정도 반복 후 장력을 견딜 수 있을 만큼 조인다. 하루에 5~6번 30분 보조기 착용을 목표로 5분마다 반복한다.

가죽 또는 시중에서 판매되는 손가락 고리 또는 스트래핑 재료를 포함하여 손가락 커프에 대한 여러 사항을 선택적으로 적용할 수 있다.

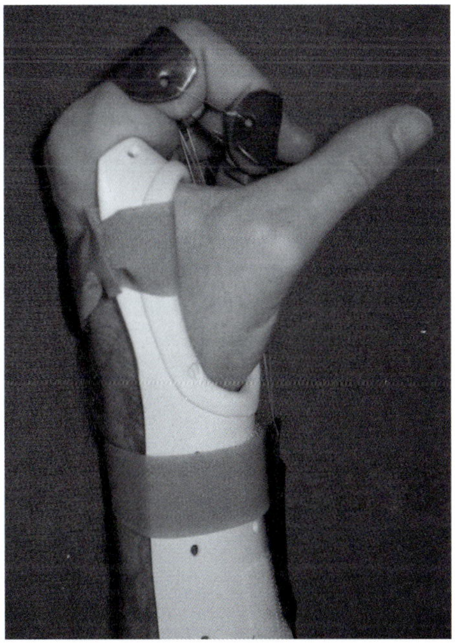

그림 13.35 완료되면 손가락을 복합 주먹 위치로 당겨질 수 있으며 견딜 수 있을 만큼 5분마다 벨크로 고리를 조정하면서 한 번에 보조기를 30분 동안 착용할 수 있다.

복습문제

1. 가동 보조기 제공의 네 가지 가능한 목표는 무엇인가?
2. 정적-점진적 또는 동적 장력의 사용을 결정하는 기준은 무엇인가?
3. 유지해야 하는 뼈의 장축과 아웃트리거 라인 사이의 당기는 각도는 얼마인가?
4. 과도한 힘을 사용하는 가동 보조기와 관련된 합병증은 무엇인가?
5. 슬링 압력의 단위 면적당 허용되는 힘은 얼마인가?
6. 치료사는 가동 보조기 제작을 고려하기 전에 어떤 정보를 수집해야 하는가?
7. 고감도와 저감도 아웃트리거의 차이점은 무엇인가? 각각의 장점과 단점은 무엇인가?
8. 힘 적용의 세 가지 방법은 무엇인가?
9. 선 아웃트리거를 보조기 기반에 부착하는 단계는 무엇인가?
10. 가동 보조기를 사용할 때 주의해야 할 세 가지 사항은 무엇인가?

참고문헌

1. Austin G, Slamet M, Cameron D, et al.: A comparison of high-profile and low-profile mobilization splint designs, *J Hand Ther* 17(3):336–343, 2004.
2. Bailey J, Cannon N, Colditz J, et al.: *Splint classification system*, Chicago, 1992, American Society of Hand Therapists.
3. Bell-Krotoski JA, Figarola JH: Biomechanics of soft-tissue growth and remodeling with plaster casting, *J Hand Ther* 8(2):131–137, 1995.
4. Bell-Krotoski JA, Stanton DB: The forces of dynamic splinting. Ten questions before applying a dynamic splint to the hand. (Archived chapter). In Skirven T, Osterman A, Fedorczyk J, Amadio P, editors: *Rehabilitation of the hand and upper extremity*, Philadelphia, 2011, Elsevier.
5. Benaglia PG, Sartorio F, Franchignoni F: A new thermoplastic splint for proximal interphalangeal joint flexion contractures, *J Sports Med Phys Fitness* 39(3):249–252, 1999.
6. Berner SH, Willis FB: Dynamic splinting in wrist extension following distal radius fractures, *J Orthop Surg Res* 5:53, 2010.
7. Bernstein RA: Tissue healing. In Jacobs MA, Austin NM, editors: *Orthotic intervention for the hand and upper extremity: splinting principles and process*, Philadelphia, 2014, Lippincott.
8. Brand PW: Hollister AM: Terminology, how joints move, mechanical resistance, and external stress: effect at the surface. In Brand PW, Hollister AM, editors: *Clinical mechanics of the hand*, St. Louis, 1993, Mosby.
9. Brand PW, Hollister A: External stress: effects at the surface. In Brand PW, Hollister AM, editors: *Clinical mechanics of the hand*, St. Louis, 1993, Mosby.
10. Brown C: Experimental joint contracture correction with low-torque long-duration repeated stretching, *J Hand Ther* 1(22):93, 2009.
11. Chinchalkar SJ, Pearce J, Athwal GS: Static progressive versus three-point elbow extension splinting: a mathematical analysis, *J Hand Ther*

22(1):22–37, 2009.
12. Coldiz JC: Low profile dynamic splinting of the injured hand, *Am J Occup Ther* 37(3):182–188, 1983.
13. Colditz JC: Therapist's management of the stiff hand. In Skirven T, Osterman A, Fedorczyk J, Amadio P, editors: *Rehabilitation of the hand and upper extremity*, Philadelphia, Elsevier, pp. 905–909.
14. Fess EE: Splints: mechanics versus convention, *J Hand Ther* 8(2):124–130, 1995.
15. Fess EE, Gettle K, Philips C, et al.: *Hand and upper extremity splinting: principles and methods*, ed 3, St. Louis, 2005, Mosby.
16. Fess EE, McCollum M: The influence of splinting on healing tissues, *J Hand Ther* 11:125–130, 1998.
17. Flowers K, LaStayo P: Effect of total end range time on improving passive range of motion, *J Hand Ther* 7:150–157, 1994.
18. Glasgow C, Fleming J, Tooth LR, Hockey RL: The long-term relationship between duration of treatment and contracture resolution using dynamic orthotic devices for the stiff proximal interphalangeal joint: a prospective cohort study, *J Hand Ther* 25(1):38–47, 2009.
19. Glasgow C, Tooth L, Fleming J, et al.: Dynamic splinting for the stiff hand after trauma: predictors of contracture resolution, *J Hand Ther* 24:195–206, 2011.
20. Hollister A, Giurintano D: *How joints move: clinical mechanics of the hand*, St. Louis, 1993, Mosby.
21. Jacobs ML: Mechanical principles. In Jacobs MA, Austin NM, editors: *Orthotic intervention for the hand and upper extremity: splinting principles and process*, Philadelphia, 2014, Lippincott.
22. Jacobs ML: Peripheral nerve injuries. In Jacobs MA, Austin NM, editors: *Orthotic intervention for the hand and upper extremity: splinting principles and process*, Philadelphia, 2014, Lippincott.
23. Lai JM, Francisco GE, Willis B: Dynamic splinting after treatment with botulinum toxin type-A: a randomized controlled pilot study, *Advanced Ther* 26(2):241–248, 2009.
24. Lindeenhovius ALC, Doornberg NJ, Brouwer KM, et al.: A prospective randomized controlled trial of dynamic versus static-progressive splinting for posttraumatic elbow stiffness, *J Bone Joint Surg* 94:694–700, 2012.
25. Lucado AM, Li Z: Static progressive splinting to improve wrist stiffness after distal radius fracture: a prospective case series study, *Physiother Theory Pract* 25(4):297–309, 2009.
26. McClure PW, Blackburn LG, Dusold C: The use of splints in the treatment of joint stiffness: biological rationale and an algorithm for making clinical decisions, *Physical Ther* 74(12):1101–1107, 1994.
27. McGrath MS, Ulrich SF, Bonutti PM, et al.: Static progressive splinting for restoration of rotational motion of the forearm, *J Hand Ther* 22(1):3–8, 2009.
28. McKee PR, Rivard A: A biopsychosocial approach to orthotic intervention, *J Hand Ther* 24:155–163, 2011.
29. Means KR, Saunders RJ, Graham TJ: Pathophysiology and surgical management of the stiff hand. In Skirven T, Osterman A, Fedorczyk J, Amadio P, editors: *Rehabilitation of the hand and upper extremity*, Philadelphia, 2011, Elsevier, pp 885–886.
30. Morgan J, Gordon D, Klug M, et al.: Dynamic digital traction for unstable comminuted intra-articular fracture-dislocations of the proximal interphalangeal joint, *J Hand Surg* 20(4):565–573, 1995.
31. O'Brien L, Presnell S: Patient experience of distraction splinting for complex finger fracture dislocations, *J Hand Ther* 23(3):249–260, 2010.
32. O'Brien LJ, Simm AT, Loh IWH, et al.: Swing traction versus no-traction for complex intra-articular proximal inter-phalangeal fractures, *J Hand Ther* 27(4):309–316, 2014.
33. Packham TL, Ball PD, MacDermid JC, et al.: A scoping review of applications and outcomes of traction orthoses and constructs for the management of intra-articular fractures and fracture dislocations in the hand, *J Hand Ther* 29:246–268, 2016.
34. Prosser R: Splinting in the management of proximal interphalangeal joint flexion contracture, *J Hand Ther* 9(4):378–386, 1996.
35. Recor CJ, Johnson CW: Hand therapy. In Trumble T, Rayan GM, Budoff JE, editors: *Principles of hand surgery and therapy*, ed 2, Philadelphia, 2010, Saunders.
36. Sandaval BK, Kuhlman-Wood K, Recor C, et al.: Flexor tendon repair, rehabilitation, and reconstruction, *Plast Reconstr Surg* 132:1493–1508, 2013.
37. Schultz-Johnson K: Static progressive splinting, *J Hand Ther* 15(2):163–178, 2002.
38. Seu M, Pasqualetto M: Hand therapy for dysfunction of the intrinsic muscles, *Hand Clin* 28(1):87–100, 2012.
39. Shanesy RR, Miller CP: Dynamic versus static splints: a prospective case for sustained stress, *J Burn Care Rehabil* 16 (3 Pt 1):284–287, 1995.
40. Smith LK, Weiss EL, Lehmkuhl DL: *Brunnstrom's clinical kinesiology*, ed 5, Philadelphia, 1996, FA Davis.
41. Sousa GGQ, Pereira de Macêdo M: Effects of a dynamic orthosis in an individual with claw deformity, *J Hand Ther* 28:425–428, 2015.
42. Stern P, Roman R, Kiefhaber T, et al.: Pilon fractures of the proximal interphalangeal joint, *J Hand Surg* 16(5): 844–850, 1991.
43. Sueoka SS, Detemple K: Static-progressive splinting in under 25 minutes and 25 dollars, *J Hand Ther* 24(3):280–286, 2011.
44. Thomsen NO, Boeckstyns MEH, Leth-Epsensen P: Value of dynamic splinting after replacement of the metacarpophalangeal joint in patients with rheumatoid arthritis, *Scand J Plast Reconstr Surg Hand Surg* 37:113–116, 2003.
45. Trumble TE, Rayan GM, Budoff JE, et al.: *Principles of hand surgery and therapy*, ed 2, Philadelphia, 2010, Saunders.
46. Veltman E, Doornberg J, Evgendaal D, Static progressive versus dynamic splinting for posttraumatic elbow stiffness: a systematic review of 232 patients, *Arch Orthop Trauma Surg* 135(5):613–617, 2015.
47. Woo A, Bakri K, Moran SL: Management of ulnar nerve injuries, *J Hand Surg* 40(1):173–181, 2015.
48. Wu FY, Tang JB: Tendon healing, edema and resistance to flexor tendon gliding, *Hand Clin* 29(2):167–178, 2013.

부록 13.1 사례연구

사례연구 13.1[a]

Joseph은 27세이며, 오른손잡이로 퇴근 후 친구들과 외출을 했다. 다음날 아침에 깨어났을 때 그는 오른쪽 손목과 손가락을 움직일 수 없다는 사실에 놀랐다. 그는 놀라서 지역 응급실에 갔고 노신경 마비 진단을 받았다. 그는 탄력성 손목 스플린트를 처방받았고 몇 주 안에 문제가 해결되지 않으면 정형외과 의사를 찾아가라고 지시를 받았다. 4주 후 상황이 나아지지 않았고 그는 손 전문 외과의를 찾아갔다. 외과의사는 Joseph이 자신의 오른손(우세손)을 업무 활동에 사용할 수 없고(비디오 단말기 작업) 식사 준비와 같은 간단한 일상생활 과제를 할 수 없다고 호소하기 전까지 치료를 고려하지 않았다. Joseph은 손을 주머니에 넣고 장갑을 끼는 데 어려움을 겪고 있다고 의사에게 호소하였고 이것은 그가 사는 환경에서 요구되는 중요한 기술 중 하나였다. 그는 현재 부상 후 6주가 지났으며, 완전한 업무 복귀와 독립적인 일상생활활동(ADL)을 달성하기 위해 다음과 같은 보조기 제작 옵션과 함께 보조기를 제작해야 한다는 의뢰를 받았다.

1. 보조기를 제작하기 전에 어떤 임상 평가가 필요한가? 다음 질문에 예(Y) 또는 아니오(N)에 동그라미 표시하시오.
   a. (Y/N) 손목과 손가락의 능동 및 수동 운동 평가
   b. (Y/N) 팔꿈치, 손목 및 손의 맨손 근육 검사
   c. (Y/N) 감각 평가
   d. (Y/N) ADL 평가
   e. (Y/N) 작업 수행 측정

2. 다음 중 Joseph에게 적합한 보조기는 무엇인가?
   a. 손 기반 손가락 폄
   b. 아래팔 기반 저감도 손목 및 손가락 폄
   c. 갈퀴손 방지
   d. 정적-점진적 손가락 굽힘

3. 이 보조기의 주요 목적은 무엇인가?
   a. 손가락의 능동 폄을 증가시킴
   b. 손을 신경으로부터 보호함
   c. 침범된 손가락에 조절된 스트레스 또는 동작을 제공함
   d. 근력이 약하거나 없는 근육을 대체함

4. 이 보조기를 위한 가장 바람직한 손가락 견인 재료는 무엇인가?
   a. 고무밴드 견인
   b. 스프링 선
   c. 턴버클
   d. 고정 벨크로 탭

5. Joseph은 얼마나 자주 보조기를 착용해야 하는가?
   a. 1일 4회 60분
   b. 1일 2회 30분
   c. 업무 수행 향상을 위해 필요에 따라
   d. 한 번에 4시간

[a]정답은 부록 A를 참조

부록 13.2 양식 및 점수표

양식 13.1 정적-점진적 손가락 굽힘 보조기

	이름: ______ 날짜: ______
환자가 보조기를 착용하고 30분이 되면 다음의 질문에 대한 답을 한다 (해당되지 않는 경우는 "해당없음"에 표시한다).	

평가 영역				의견
디자인				
1. 보조기 받침대는 적절한 길이와 넓이를 가졌다.	네 ○	아니오 ○	해당없음 ○	
2. 보조기 받침대는 지지를 제공하고 밀어내지 않는다.	네 ○	아니오 ○	해당없음 ○	
3. 보조기 받침대는 손가락 MCP관절과 엄지 관절 완전한 움직임 허용한다.	네 ○	아니오 ○	해당없음 ○	
4. 모노필라멘트 스트랩들을 단단히 고정하기 위해 적절한 벨크로 후크가 보조기 받침대에 적용되었다.	네 ○	아니오 ○	해당없음 ○	
5. 보조기는 아래팔 길이의 2/3인가?	네 ○	아니오 ○	해당없음 ○	
기능				
1. 보조기 받침대와 스트랩이 몸에 잘 맞고 제자리에서 벗어나는 것을 방지한다.	네 ○	아니오 ○	해당없음 ○	
2. 모노 필라멘트는 당길 때 완전한 복합 굽힘을 허용한다.	네 ○	아니오 ○	해당없음 ○	
3. 각 손가락 커프는 손가락 굽힘과 폄을 할 때 손가락의 자세를 유지 시켜준다.	네 ○	아니오 ○	해당없음 ○	
스트랩				
1. 모든 스트랩은 끝이 둥글다.	네 ○	아니오 ○	해당없음 ○	
2. 보조기 지지대의 벨크로 고리는 옷이 걸리지 않도록 덮여 있다.	네 ○	아니오 ○	해당없음 ○	
3. 정확한 너비의 스트랩을 사용하여 표면적을 늘리고 압력을 분산시키고 부종을 방지한다.	네 ○	아니오 ○	해당없음 ○	

편안함				
1. 보조기 받침대의 몸쪽, 먼쪽 그리고 엄지두덩 가장자리는 매끄럽고 끝이 바깥으로 벌어져 있다.	네 ○	아니오 ○	해당없음 ○	
2. 보조기 받침대에는 충돌 및 압박 부위가 없다.	네 ○	아니오 ○	해당없음 ○	
3. 손가락 커프의 가장자리가 매끄럽다.	네 ○	아니오 ○	해당없음 ○	
4. 손가락 커프의 너비는 힘의 적용을 분산시킨다.	네 ○	아니오 ○	해당없음 ○	
5. 각 손가락 커프의 당기는 방향이 정확하다.	네 ○	아니오 ○	해당없음 ○	
6. 손가락 커프의 장력을 조정하여 적절한 수준의 힘을 제공할 수 있다.	네 ○	아니오 ○	해당없음 ○	
외관				
1. 보조기 받침대는 지문이 없고, 먼지, 연필 또는 펜 자국이 없다.	네 ○	아니오 ○	해당없음 ○	
2. 보조기 받침대는 매끄럽고 뒤틀려 있거나 주름져 있지 않다.	네 ○	아니오 ○	해당없음 ○	
치료적 관리				
1. 환자에게 착용 계획에 대해 알려 준다.	네 ○	아니오 ○	해당없음 ○	
2. 환자에게 주의사항에 대해 알려 준다.	네 ○	아니오 ○	해당없음 ○	
3. 환자는 교육받은 내용을 보여 줄 수 있다.	네 ○	아니오 ○	해당없음 ○	
4. 환자/보호자가 보조기 세척방법을 알고 있다.	네 ○	아니오 ○	해당없음 ○	

자가 평가를 기반으로 보조기 수정 또는 변경 사항에 대해 논의하라(추후에는 어떻게 다르게 작업할 것인가?).

___

___

___

보조기를 제작할 때 임상적 안정성을 향상시킬 수 있는 부분에 대해 논의하라.

___

___

___

점수표 13.1 정적-점진적 손가락 굽힘 보조기

	이름: ______ 날짜: ______
안정을 위한 손목 자세:	
등급: 1 = 개선이 어렵거나 적용할 수 없음 2 = 최대한의 개선이 필요 3 = 중간 정도의 개선이 필요 4 = 최소한의 개선이 필요 5 = 개선이 필요하지 않음	

평가 영역						의견
디자인						
1. 보조기 받침대는 적절한 길이와 넓이는 가졌다.	1	2	3	4	5	
2. 보조기 받침대는 지지를 제공하고 밀어내지 않는다.	1	2	3	4	5	
3. 보조기 받침대는 손가락 MCP관절과 엄지 관절 완전한 움직임 허용한다.	1	2	3	4	5	
4. 모노필라멘트 스트랩들을 단단히 고정하기 위해 적절한 벨크로 후크가 보조기 받침대에 적용되었다.	1	2	3	4	5	
기능						
1. 보조기 받침대와 스트랩이 몸에 잘 맞고 제자리에서 벗어나는 것을 방지한다.	1	2	3	4	5	
2. 모노 필라멘트는 당길 때 완전한 복합 굽힘을 허용한다.	1	2	3	4	5	
3. 각 손가락 커프는 손가락 굽힘과 폄을 할 때 손가락의 자세를 유지 시켜준다	1	2	3	4	5	
스트랩						
1. 모든 스트랩은 끝이 둥글다.	1	2	3	4	5	
2. 보조기 지지대의 벨크로 고리는 옷이 걸리지 않도록 덮여 있다.	1	2	3	4	5	
3. 정확한 너비의 스트랩을 사용하여 표면적을 늘리고 압력을 분산시키고 부종을 방지한다.	1	2	3	4	5	

편안함						
1. 보조기 받침대의 몸쪽, 먼쪽 그리고 엄지두덩 가장자리는 매끄럽고 끝이 바깥으로 벌어져 있다.	1	2	3	4	5	
2. 보조기 받침대에는 충돌 및 압박 부위가 없다.	1	2	3	4	5	
3. 손가락 커프의 가장자리가 매끄럽다.	1	2	3	4	5	
4. 손가락 커프의 너비는 힘의 적용을 분산시킨다.	1	2	3	4	5	
5. 각 손가락 커프의 당기는 방향이 정확하다.	1	2	3	4	5	
6. 손가락 커프의 장력을 조정하여 적절한 수준의 힘을 제공할 수 있다.	1	2	3	4	5	
외관						
1. 보조기 받침대는 지문이 없고, 먼지, 연필 또는 펜 자국이 없다.	1	2	3	4	5	
2. 보조기 받침대는 매끄럽고 뒤틀려 있거나 주름져 있지 않다.	1	2	3	4	5	

Comments:

14

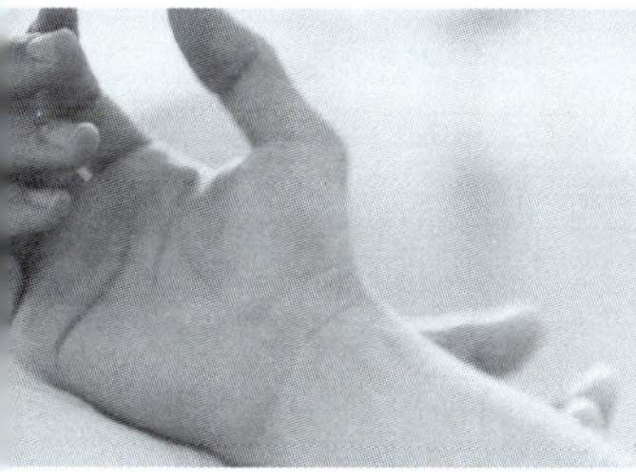

신경 손상에 따른 보조기 중재

Orthotic Intervention for Nerve Injuries

Marlene A. Riley, Helene L. Lohman

학습목표

1. 말초신경의 구성요소를 확인한다.
2. 말초신경의 손상과 회복 후 반응을 설명한다.
3. 신경회복을 위한 수술적 방법을 설명한다.
4. 신경마비를 위한 보조기 중재의 세 가지 목적에 대해 설명한다.
5. 신경 손상의 분류를 설명한다.
6. 상위 또는 하위 말초신경 손상의 위치를 확인한다.
7. 노신경, 자신경, 정중신경 손상의 흔한 원인을 설명한다.
8. 노신경, 정중신경, 자신경의 감각 및 운동신경 분포 여부를 복습한다.
9. 노신경, 자신경, 정중신경 손상의 기능적 결과를 설명한다.
10. 노신경, 자신경, 정중신경 손상에 대한 보조기 중재 접근 및 근거를 확인한다.
11. 신경병변을 위한 보조기의 문제를 평가하기 위해 임상적 판단을 사용한다.
12. 손 기반 자신경 보조기를 평가하기 위해 임상적인 판단을 이용한다.
13. 사례연구를 위해 문서화 기술을 적용한다.
14. 신경 상태에 맞는 보조기를 제공을 위한 근거 중심 치료의 중요성을 요약한다.

주요용어

- 축삭절단 Axonotmesis
- 팔꿉굴증후군 Cubital tunnel syndrome
- 누적성외상장애 Cumulative trauma disorders (CTD)
- 정중신경 Median nerve
- 생리적 신경차단 Neurapraxia
- 신경절단 Neurotmesis
- 뒤뼈사이신경증후군 Posterior interosseous nerve syndrome
- 엎침근굴증후군 Pronator tunnel syndrome
- 노신경 Radial nerve
- 노쪽굴증후군 Radial tunnel syndrome
- 자신경 Ulnar nerve
- 왈러변성 Wallerian degeneration
- 바르텐버그 신경병 Wartenberg's neuropathy

당신의 친구, Madison은 열정적으로 자전거를 탄다. 그녀는 거의 매일 자전거를 타고 출근하며 여러 자전거 동호회 회원들과 매주 자전거를 탄다. 한 주(state)를 자전거로 횡단하는 특히나 힘든 행사를 끝낸 후에, Madison은 양쪽 약지와 새끼손가락에서 "핀과 바늘로" 찌르는 듯한 동통을 느꼈다. 그 후 몇 달 동안, 그녀는 물건을 쥐는 것과 물건을 잡기 위해 손가락을 벌리는 것이 어설프다고 호소하기 시작했다. Madison은 그녀의 손 문제에 대해 "나는 손목굴증후군(CTS)이라고 생각해!"라고 말하며 당신에게 왔다. 그녀의 증상과 그 증상들의 진행 과정을 듣고 나서, 당신은 손목의 자신경의 압박이 의심되며, 정형외과에 진단을 받으러 가라고 제안할 것이다. 의사를 보고 나서 그녀는 가이온터널증후군(Guyon canal syndrome)이라고 불리는 손목의 자신경 압박 증상이라는 정보를 당신과 공유하였고, 치료 및 보조기에 대한 처방을 받았다.

신경병변에 대한 보조기 중재는 치료사에게 정적(고정) 및 동적(가동) 원리에 대한 철저한 지식과 올바른 비판적 사고 능력을 필요로 한다. 운동학, 생리학 및 해부학에 대한 이해는 신경 손상이 운동, 감각 및 혈관 운동에 미치는 영향을 이해하기 위해 가장 중요하다. 신경 손상에서 회복되는 동안 손상된 근육을 평가하기 위해서는 도수 근력 검사를 능숙하게 할 필요가 있다. 이 장에서는 말초신경 해부학을 다룬다. 여기에는 신경 손상 분류, 신경 회복, 노신경, 자신경 및 정중신경 손상의 종류, 결과 및 중재가 포함된다. 이 장에서는 이러한 말초신경에 대한 보조기 중재에 대해 초점을 두고 있다. 여기에서 제공된 기본 정보 외에도 치료사는 신경 상태에 따른 기능과 근본적으로 사람의 삶의 질에 미치는 막대한 영향을 항상 기억해야 한다. 치료사는 가능한 한 현실적으로 작업을 위한 중재를 해야 한다. 마지막으로, 이 장은 신경 질환에 초점을 맞추지만, 신경 상태만 항상 문제가 되는 것은 아니며 외상성 신경 손상이 종종 뼈, 힘줄, 인대, 혈관 및 연부조직 질환을 동반하므로 매우 복잡할 수 있음을 치료사가 인식하고 있어야 한다.

다음 부분에서는 신경 해부학 및 분류에 대한 기본 정보를 제공한다. 이러한 내용을 이해하는 것은 효과적인 중재를 위해 필수적이다.

말초신경의 해부학

PERIPHERAL NERVE ANATOMY

말초신경은 신경바깥막(epineurium), 신경다발막(perineurium), 신경속막(endoneurium), 섬유단(funiculi), 축삭(axon), 혈관(blood vessel)으로 구성되어 있다(그림 14.1). 신경바깥막은 말초신경을 전체적으로 감싸고 있는 아교질 결합조직(loose collagenous connective tissues)으로 외부와 내부로 나뉜다. 외부는 혈관을 포함하며 신경바깥막의 내부는 압력으로부터 섬유단을 보호하고 신경다발의 미끄러짐(gliding)을 허용한다. 신경바깥막의 크기는 개인의 신경 형태에 따라 차이가 있다. 신경다발막은 말초신경의 각 섬유단을 둘러싸고 있고 신경속막은 축삭을 둘러싸고 있다. 섬유단 혹은 신경다발은 축삭 다발로 이루어져 있는데 신경다발막의 집(sheath)으로 덮여 있는 신경속막으로 둘러싸여 있다. 각각의 다발은 말이집(myelin)과 민말이집(unmyelin) 신경섬유가 섞여 있다. 말이집은 축삭을 캡슐화한다. 말이집은 지단백질로 빠른 자극 전도를 가능하게 한다. 각 신경에는 다양한 수와 다양한 크기의 섬유단을 포함한다.

신경 손상을 초래하는 위험요소에는 찢김, 벗겨진 상처, 신장, 압착, 압박, 타박상 등이 있다. 바이러스, 박테리아, 면역계통의 질병 등도 말초신경 손상을 발생시킨다. 힘줄 찢김 같은 상태가 동반되는 경우 그 복합성 때문에 치료사가 중재를 통해 관리를 한다.

신경 손상의 분류

NERVE INJURY CLASSIFICATION

신경 손상은 축삭과 집의 손상 크기에 따라 분류한다. 신경 압박 병변은 종종 말초 신경병증(neuropathies)의 원인이 된다. 말초신경 특정 부분에 압력이 가해졌을 때, 말초신경의 축삭 부위가 손상을 입는다. 처음엔 신경초 아래의 부종으로 인해 혈관장벽이 변하는 현상이 일어나고, 그 결과 신경다발막 내부와 외부가 두꺼워지는 신경의 변성이 일어난다. 지속적으로 가해지는 신경압박은 축삭 손상으로 인한 운동감각, 근육감각, 촉각, 진동감각의 결손을 동반한다. 모든 신경섬유

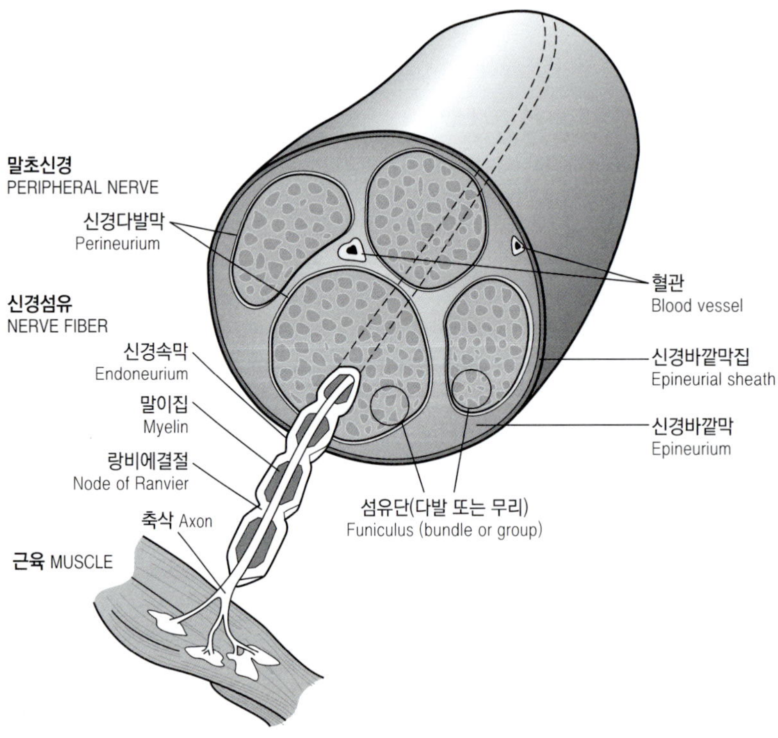

그림 14.1 말초신경의 구성요소. 신경바깥막, 신경다발막, 신경속막, 섬유단, 축삭, 혈관

는 지속적으로 과도한 압박이 가해진 후에 신경마비로 발전할 수 있다. Seddon이 처음에는 세 가지 수준의 신경 손상으로 설명하였다(그림 14.2):

1. **생리적 신경차단(neurapraxia)**
2. **축삭절단(axonotmesis)**
3. **신경절단(neurotmesis)**

압박이나 으깸 손상으로 종종 발생하는 생리적 신경차단은 말이집 손상으로 인한 전도 장애로 생긴다. 생리적 신경차단의 경우 약 3~6주 내에 자연회복이 발생한다. 그림 14.2에서 볼 수 있듯이 축삭절단은 축삭의 완전한 절단으로 발생한다. 이러한 손상 수준 및 더 높은 수준에서 왈러변성(wallerian degeneration)이 발생한다. 왈러변성은 신경이 완전히 끊어지거나 축삭과 말이집이 손상되었을 때 발생한다. 축삭의 분절과 병변에서 멀리 떨어진 운동 및 감각 말단수용기는 허혈 상대가 되어 퇴화되기 시작하고 신경은 재생을 위한 준비를 한다. 세 번째 수준인 신경절단은 축삭 및 기타 조직의 완전한 절단으로 나타난다. 관통 및 총상, 골절, 강한 둔기 손상, 견인 및 으깸손상은 축삭절단 또는 신경절단 종류의 손상을 일으킨다.

1968년 후반에 선더랜드(Sunderland)는 분류를 5단계로 확장했는데, 이는 1급에서 5급 손상이라고 한다. Mackinnon과 Dellon은 여러 등급의 신경 손상을 혼합해서 6급을 추가했다. 선더랜드의 분류를 배우는 것이 도움이 되지만 치료사는 대부분의 신경 손상이 등급 유형이 혼합된 손상으로 나타나므로 이러한 범주에 정확하게 맞지 않는다는 것을 인식해야 한다. 또한 신경 손상 이후 처음 6주 동안의 선더랜드 2등급과 4등급 검사에 대한 자세한 설명은 존재하지 않는다. 초기 의사의 진단은 임상 및/또는 수술 검사를 통해 이루어진다. 신경전도 연구(nerve conduction studies, NCS) 및 근전도(electromyograms, EMG)는 신경세동(nerve fibrillation)이 발생하는 손상 후 6주 때 유익한 진단적 측정이다. 따라서 시간이 지남에 따라 신경 회복 과정을 차트로 작성할 수 있다.

1급 손상 First-Degree Injury

1급 손상은 일반적으로 신경의 탈수초와 관련된 압박으로 인해 발생하며 일시적으로 전도를 차단한다. 이 수준의 손상은 축삭이 완전히 남아 있는 생리적 신경차단에 해당한다. 이 부상을 입은 사람들의 예후는 매우 좋다. 일반적으로는 자연스럽게 3개월 이내에 회복되지만 최대 7.15개월까지 걸릴 수 있다.

2급 손상 Second-Degree Injury

2급 손상은 축삭절단 수준으로 축삭은 심각한 손상을 입었지만 말이집은 손상되지 않은 상태이다. 이 등급 손상의 전형적인 원인은 강한 압박이다. 이 수준에서 왈러변성이 발생할 수 있다. 그러나 손상되지 않은 신경속관은 재생을 위한 신경의 몸쪽 부분에 잠재적 재성장을 허용한다. 이상적인 시나리오에서 재생 속도는 한 달에 약 1인치이다. 완전한 회복은 일반적으로 근육이 퇴화하기 전에 제때 재생이 되는 것이지만 불

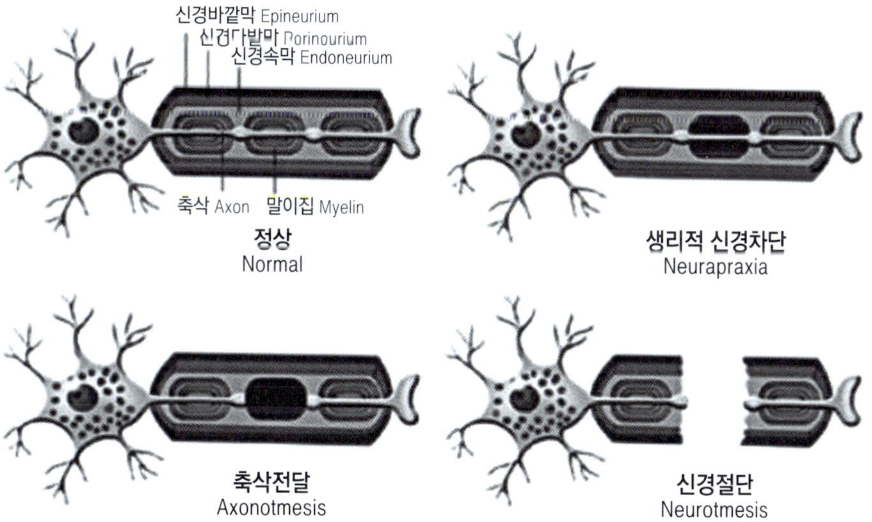

그림 14.2 신경 손상의 3가지 분류. (1)생리적 신경차단, (2)축삭전달, (3)신경절단

출처: Duffy, B. & Tubog, T. [2017]. The prevention and recognition of ulnar nerve and brachial plexus injuries, *Journal of PeriAnesthesia Nursing*, 32[6], 636–649. Copyright Elsevier [Figure 2]

완전한 회복을 하는 것도 드문 일은 아니다. 연구에 따르면 최대 10.69개월의 회복 기간이 걸린다.

3급 손상 Third-Degree Injury

3급 손상은 "신경다발의 내부구조의 붕괴로 인해 신경속관의 연속성이 파괴되고" 신경속관 내에 흉터가 존재한다는 점에서 2급 손상과 다르다. 이 수준은 축삭절단 또는 신경절단 수준에 해당한다. 축삭 재생이 지연되거나 불완전하면 회복이 더 어려워진다. 섬유조직이 종종 불일치하기 때문에 고객에게 운동 및 감각 재교육이 유용하다. 연구에 따르면 이 수준에서는 최대 14.08개월의 회복 시간이 필요하다.

4급 손상 Fourth-Degree Injury

4급 손상은 "관련된 부분이 궁극적으로 결합 조직, 슈반 세포 및 재생하고 있는 축삭이 뒤엉킨 가닥으로 변환되어 비대해진 신경종을 형성할 수 있다". 4급 손상은 신경절단 수준에 해당한다. 그 영향은 신경 퇴화가 증가하고, 축삭을 엉뚱한 곳으로 보내고, 살아남는 축삭이 줄어들고 더 많은 흉터 조직을 포함하여 3급 손상보다 더 심각하다. 이러한 수준의 손상은 완전한 "먼쪽 기능 상실"이 발생한다. 신경종(신경섬유 및 세포의 종양)을 위해서는 외과적 중재가 필요하다. 연구에 따르면 이러한 수준에서의 최대 회복 시간은 최대 17.66개월이다.

5급 손상 Fifth-Degree Injury

신경절단 수준에 해당하는 5급 손상은 운동, 감각 및 교감(sympathetic) 기능의 상실과 함께 축삭 및 집의 부분적 또는 완전한 상실을 초래한다. 손상되지 않은 신경속막의 관에서 방향지시 없이 부적절하게 배열된 축삭 재생은 복잡한 회복으로 이어질 수 있다. 수술 없이는 먼쪽 기능을 회복하지 못하기 때문에 미세수술(microsurgery)이 필요하다. 두 신경 끝의 근사치에 비해 분리 간격이 너무 크면 때때로 이식이 필요하다. 연구에 따르면 이 수준에서 최대 회복 기간은 19.03개월이다.

6급 손상 Sixth-Degree Injury

6급 손상은 '비연속성 신경종'을 포함하는 혼합 손상이다. 이러한 유형의 손상은 초기 5급에서 다른 손상 등급까지 포함된다. 수술 요구 사항은 특정 상태에 따라 다르며 경우에 따라 수술이 필요하지 않을 수 있다.

수술적 신경복원
SURGICAL NERVE REPAIR

말초신경 손상은 정중신경, 노신경, 자신경에 자주 발생하며 손상의 위치에 따라 땀샘을 자극하는 땀샘운동, 혈관운동, 근육, 감각, 기능의 손상에 영향을 준다. 신경의 여러 부위에 신경압박이 가해질 수 있으며 이를 이중 으깸 손상(double crush injury)이라고 한다. 이 개념은 논란의 여지가 있지만 팔의 몸쪽 압박은 혈류 감소로 인해 팔의 먼쪽 부분에 추가적인 신경 압박이 발생하는 경향이 있다고 여겨진다. 예를 들어, 치료사는 CTS 환자를 치료하지만 6번 목신경 신경뿌리병증(radiculopathy)이라고 불리는 더 높은 수준의 정중신경 상태의 증상으로 인식할 수도 있다. 따라서 압박의 정도와 위치를 확인하기 위해 주요 진단 절차(예: 목신경뿌리 제외 진단)를 아는 것이 중요하며, 이러한 제외 진단은 모든 말초신경 손상에 적용해 볼 수 있다.

신경복원을 위한 수술절차
Operative Procedures for Nerve Repair

신경복원을 위한 네 가지 수술 방법은 다음과 같다.

1. 신경감압(decompression)
2. 신경복원술(repair)
3. 신경박리술(neurolysis)
4. 신경이식술(grafting; 신경도관, conduits)
5. 신경전이(nerve transfers)

신경감압은 가장 많이 시행하는 신경복원수술로 특히 정중신경의 압력을 감소시키기 위하여 가로목손목인대를 절단하는 신경감압술을 사용하기도 하는데, 이는 손목굴을 넓혀주는 수술로 잘 알려져 있다.

수술을 통한 신경복원술은 찢김을 치료하기 위한 최신의 치료 방법인 신경바깥막을 봉합하는 미세수술을 포함한다. 장력이 거의 없이 완료된 말단 복원술의 결과는 더욱 예측 가능한 결과를 보여준다. 수술 후의 신경회복은 크게 1차 신경회복, 지연된 1차 신경회복, 2차 신경회복으로 분류된다. 1차 신경회복은 손상 후 1시간 안에, 지연된 1차 신경회복은 손상 후 5~7일 안에 그리고 2차 신경회복은 수술 후 7일이 지나면 신경회복이 시작된다.

신경박리술은 치밀한 흉터 조직에서 피막이 형성된 신경에 시행되는 수술 절차이다. 신경의 흉터 조직은 주변 연부조직을 압박하여 미끄러지는 것을 방해한다. 정상적으로 신경이 활주하는 방법으로 움직이려고 할 때 움직임 대신 신경이 신장되어 순환 및 화학적 균형에 영향을 끼친다. 흉터는 또한 축삭 재생을 방해할 수 있다.

신경이식술은 손상된 신경 끝과 끝 사이에 큰 틈이 벌어져 있어 긴장 없는 신경복원술이 불가능할 때 필요하다. 신경도관은 신경재생을 위한 구조를 제공하는 골격 및 안내 역할을 한다. 예를 들어, 장딴지 신경(sural nerve)으로부터의 자가이식(autograft)은 일반적으로 큰 간격을 채우기 위한 외과수술이나. 자가이식은 제공 위치의 감각 및 기능적 상실, 신경종, 감염 등의 위험을 가진다.

신경전이 Nerve Transfers

말초신경 손상에 대한 비교적 최근의 외과적 접근은 팔꿈치, 아래팔 및 손으로의 신경 전이이다. 신경전이는 신경 재생을 촉진하기 위해 건강한 신경지배를 받는 신경 또는 탈신경된 신경다발을 이동시키는 것을 포함한다. 수술 후 다양한 보조기 중재가 제공된다. 그러나 어떤 경우에는 부피가 큰 드레싱을 제거한 이후 외과의사가 처방한 대로 보조기를 선택할 수 있다. 신경전이를 위해 팔꿈치 굽힘과 아래팔은 일반적으로 7~10일 동안 잠시 고정한다. 손목과 손을 위한 신경전이도 수술할 수 있다. 예를 들어, 노쪽손목굽힘근은 손목 폄을 용이하게 하기 위해 짧은노쪽손목폄근으로 이동할 수 있다.

외과적 수술 이후에는 의사가 보조기를 주문할 수 있다. 그러나 신경 질환을 위한 보조기 제공에는 여러 가지 이유가 있으며 다음 단원에 요약되어 있다.

신경 손상에 따른 보조기 중재의 목적

PURPOSES OF ORTHOTIC INTERVENTION FOR NERVE INJURIES

신경 손상에 따른 보조기의 적용 목적은 크게 보호, 예방, 기능적인 지원이 포함된다. 수술 후 손, 손목, 팔꿈치에 석고붕대 또는 보조기를 처방하는데, 이는 손목이나 팔꿈치를 보호하는 자세를 적용하여 수술한 신경의 장력을 줄인다. 복원부위가 긴장의 양과 직접적인 관련이 있기 때문에 복원된 신경의 긴장을 피하는 것이 신경복원의 결과에 있어서 매우 중요하다.

신경 병변이 다양한 정도의 근육 탈신경을 발생시키기 때문에 구축 예방이 중요하다. 예를 들어, 짧은 맞섬보조기는 정중신경 손상 이후 엄지 갈퀴막공간의 구축을 방지한다. 간혹 신경 손상 후 즉각적인 치료를 받지 않아 교정을 위해 보조기가 필요할 만큼 구축이 진행이 된 경우가 있다. 예를 들어, 자신경 손상으로 갈퀴손변형(clawhand deformity)이 된 사람의 경우 자쪽 거터 보조기(ulnar gutter orthosis)를 동원하는 것이 필요할 수 있다. 이 보조기는 약지와 새끼손가락의 몸쪽 손가락뼈사이(PIP)관절의 수동 폄을 증가시키고, 손허리손가락(MCP)관절을 굽힘 자세로 만들어 연부조직의 재성형을 돕는다. 이와 동시에 중재는 최대 수동 관절가동범위(PROM)를 회복하는 데 집중한다. 정상 PROM을 회복한 후, 근육 불균형에 대한 중재는 선택사항이 된다.

신경 손상 후 기능은 흔히 보조기 중재가 필요하거나 보조기 중재를 통해 향상될 수 있다. 예를 들어, 고객은 노신경 손상 이후 손과 손목의 힘줄고정술(tenodesis)을 회복하기 위한 보조기를 착용한 상태에서 물체를 더 잘 잡고 놓을 수 있다. 이 보조기는 손목과 MCP관절을 펴시켜 손을 잡고 놓는데 도움을 주는데 보조기 없이는 손목과 MCP관절을 펌할 수 없어서 잡기 및 놓기 활동에 어려움을 겪는다.

신경 손상에 따른 보조기 제공에 대한 일반적 지침

GENERAL GUIDELINES FOR ORTHOTIC PROVISION WITH NERVE INJURIES

모든 신경은 신경 손상을 해결하기 위해 특정 자세를 필요로 한다. 보조기 중재로 올바른 자세를 취하는 것은 근육이 약화되고 감각이 없는 부위와 같은 문제로 어려울 수 있다. 맞춤 보조기와 기성 보조기의 선택은 상태 및 치료 목적에 따라 결정된다. 보조기 제작 시 무감각한 부위를 추가 손상으로부터 보호하고 일반적인 환자의 안전을 위해서는 매우 주의를 기울여야 한다(환자 안전을 위한 조언 및 주의사항에 대한 글상사 참조). 따라서 일치성과 드레이핑이 가능한 열가소성 재료를 선택하고 압력을 방지하기 위해 넓게 하고, 패드를 넣대거나 밀어 낼 부분을 아는 것은 중요한 고려 사항이다.

다음 단원에서는 치료사가 직면하는 다양한 신경 질환을 요약하였다. 누적외상장애(cumulative trauma disorders, CTD)에 대한 간략한 개요가 제공된다.

신경 손상은 외상(예: 열상, 총상, 으깸 손상) 또는 CTD로 인한 압박으로 인해 발생한다. 치료사는 치료 중에 추가적인 근육 불균형을 방지하기 위해 대체된 모든 움직임을 주목해야 한다. 신경 상태에 대한 도전, 위치 및 예후를 아는 것은 현실적인 중재 목적을 설정하고 고객의 목표와 협업하는 데 있어 도움이 된다.

팔 압박 신경병증

UPPER EXTREMITY COMPRESSION NEUROPATHIES

CTD는 의학적 진단이 아니라 장애의 범위를 나타내는 병의 원인을 나타내는 용어이다. CTD의 원인은 직업 활동에 의한 것만이 아니다. 사회적 활동, 일상생활활동(ADL) 및 레저활동은 CTD의 발생과 악화를 촉진할 수 있다. 대부분의 CTD는 생리적 신경차단 또는 선더랜드 1급 손상으로 분류된다. CTD는 급성 또는 만성과 같이 특정 상태로 특징지을 수 있다. 급성 CTD의 예는 때때로 '토요일 밤의 마비(saturday night palsy)'라는 별명을 가진 위팔의 노신경 압박이다. 만성 상태의 예는 장기간 지속되는 CTS 질환을 들 수 있다. CTD를 관리하는 첫 번째 단계는 팔의 압박성 신경병증을 이해하는 데에서 시작한다. 표 14.1에 손목, 팔꿈치, 아래팔 부위의 압박성 신경병의 특징과 중재를 요약해서 보여 준다. 압박성 신경병증은 이 장의 뒷부분에서 자세히 설명한다.

신경 손상의 위치

LOCATIONS OF NERVE LESIONS

신경 손상이 상위 수준에서 발생했는지 또는 하위 수준에서 발생했는지에 따라 감각과 운동신경의 손상 형태가 결정된다. 하위 수준의 신경 손상은 팔꿈치 아래쪽에서 발생하며, 상위 수준의 신경 손상은 팔꿈치 몸쪽에서 발생한다. 상위 수준의 신경 손상은 움직임 제한과 광범위한 감각소실을 일으킬 수 있다. 그러므로 관련 해부학에 대한 지식은 신경 손상의 신체적 그리고 기능적 영향을 결정하는 데 중요하다.

대체

SUBSTITUTIONS

신경 손상이 발생하면 "정상적으로 활동하는 근육군에 반대되는 힘의 균형이 사라진다". 만약 신경이 손상된 후에 보조기 중재를 제공하지 않으면, 손상되지 않은 근육은 손상된 근육을 압도한다. 정상적인 근육조직이 손상받은 근육의 움직임을 이어받고 만들어 낸다. 그 사람은 대체와 보상을 통해 불균형에 적응하는 방법을 배운다. 대체 또는 눈속임 움직임의 예로, 하위 정중신경 손상 후에 발생하는 집기를 들 수 있다. 환자는 엄지모음근의 도움으로 긴엄지굽힘근는 검지의 노쪽으로 물건을 집는다. 치료사는 짧은엄지벌림근, 짧은엄지굽힘근, 엄지맞섬근 그리고 첫 번째 및 두 번째 벌레근의 운동 회복이 발생했다고 잘못 생각할 수 있다. 하지만 여기서 관찰된 집기는 사실 대체이다.

예후

PROGNOSIS

특히 외과적 치료 이후에 많은 요인들이 신경 손상 회복에 대한 예후에 영향을 미친다. 이러한 치료 후에도 항상 완전한 운동 및/또는 감각회복이 되는 것은 아니다. 외과적 치료를 받은 사람들의 절반 미만이 우수한 결과를 보였다. 신경복원술 이후 회복에 영향을 끼치는 또 다른 요소로는 환자의 일반적인 건강상태, 인지능력, 환자의 흡연 여부 또는 당뇨병과 같은 현재 진단 여부가 포함된다.

으깨짐 기전과 광범위한 손상은 복원을 더 어렵게 하고 일반적으로 예후가 좋지 않다. 반면에 운동섬유나 감각섬유만 수술하는 손상은 더 나은 예후를 보인다. 일반적으로 몸쪽 신경 손상은 재생이 손까지 이루어지려면 시간이 더 오래 걸리고 돌이킬 수 없는 신경 끝판 손상을 초래하기 때문에 먼쪽 손상보다 예후가 더 나쁘다. 팔신경얼기 수준의 몸쪽 부상은 손까지 재생되는데 2~3년 정도 걸릴 수 있다. 사람의 축삭 재생은 대략 하루에 1~2mm 정도라고 가정한다. 신경 재생은 아주 천천히 일어나기 때문에 치료사는 주기적으로 관찰해야 한다. 보조기 중재는 종종 중재 프로토콜의 일부이다. 축삭의 올바른 정렬과 손상된 신경의 긴장 방지는 예후를 향상시킨다. 그러나 수술 기법과 관계없이 외과의가 개별의 슈반관이나 축삭을 복구할 수 없기 때문에 축삭 불일치가 발생한다. 깨끗한 상처는 더러운 상처보다 예후가 더 좋다. 열상과 같이 날카롭게 절단된 신경은 총상으로 너덜너덜해진 신경보다 더 잘 회복된다. 초기 외과적 복원은 더 나은 결과를 얻을 수 있으며 지연된 복원 수술은 일반적으로 흉터와 신경 수축으로 인해 이식술이 필요하다. 또한 연령 또한 회복 속도와 정도에 중요한 요소이다. 어린이의 신경 재생 잠재력은 성인보다 더 크다. 성인은 신경 손상에서 완전히 회복되는 경우가 드물다. 다른 부상과 마찬가지로 개인의 전반적인 건강상태는 회복과 관련이 있으며 흡연은 더 나쁜 결과를 초래할 수 있다.

다음 단원은 노신경, 자신경 및 정중신경의 말초신경 손상을 요약하였고 각 유형의 신경 손상과 함께 원인, 침범된 근육, 기능적 영향 및 보조기 중재에 대해 논의한다.

표 14.1 팔 압박 신경증

	증상	보조기 중재
손목		
노신경 포착(죄임) (바르텐버그 신경증)	얕은 노신경의 압박은 일반적으로 아래팔, 손목 및 손의 등쪽 노쪽 측면의 무감각, 저림 및 통증을 유발한다. 손목의 자쪽치우침, 엄지 복합 굽힘 및 아래팔의 강력한 엎침 중에 증상이 발생한다.	보존적 중재는 손목과 아래팔의 움직임을 피하는 것이다. 손목을 20~30° 폄하여 손목 고정 보조기를 제작한다. 엄지 움직임으로 통증이 발생하면 엄지도 보조기에 포함시켜야 한다.
손목의 자신경 포착(자굴증후군)	자신경의 포착은 일반적으로 기용굴(Guyon canal)에서 발생한다. 감각 또는 운동 변화는 네 번째 손가락의 자쪽과 다섯 번째 손가락을 포함한다. 진정한 자신경 포착은 흔하지 않다.	중립 손목 위치에서 손목 고정 보조기. 또는 MCP관절 과다폄을 차단하기 위해 네 번째 및 다섯 번째 손가락의 MCP관절을 30~45° 굽힌시킨 등쪽 손 기반 보조기 또는 8자형 보조기와 같이 더 많은 신체 부위를 포함시킨 보조기를 제공할 수 있다. 보조기는 동적(가동) 또는 정적일 수 있다. 신경이 재생될 때까지 보조기를 착용해야 한다.
손목굴증후군(CTS)	정중신경 분포에서의 무감각, 저림 및 감각 이상에 대한 호소. 환자들은 특히 수면 및 운전 중에 물건을 떨어뜨리거나 손목과 손에 경련과 통증을 호소할 수 있다. 중증의 경우, 엄지의 손바닥쪽 벌림 근력 상실 또는 엄지두덩 위축이 나타난다. 팔렌 및 티넬 양성 징후와 야간 통증이 있다.	보조기 제공은 손목을 중립에 두고 맞춤 또는 기성 손목 보조기를 포함한다. MCP관절은 손목굴의 압력을 완화하기 위해 보조기에 포함될 수 있다(7장 참조). 보조기 요법은 다양하지만 대부분은 야간 착용을 포함한다.
팔꿈치와 아래팔		
노굴증후군	진짜 노굴증후군은 드물고 종종 가쪽위관절융기염으로 잘못 진단된다. 노굴증후군은 몸쪽 아래팔의 폄-뒤침근에 통증과 불편함을 발생시킨다. 노굴증후군은 운동 기능 장애가 아닌 통증이 증상으로 나타난다.	현재 치료 추세는 증상을 해결하기 위해 필요한 만큼만 고정하는 것이다. 보존적 관리는 자극받는 부위의 장력을 줄이기 위해 약간 폄 자세의 바닥쪽 손목 고정 보조기 및/또는 키네시오(Kinesio) 테이핑을 적용할 수 있다. 또 다른 제안으로는 가운데 손가락 MCP관절의 지지를 위한 "요크 보조기(yoke orthosis)"가 있다.
뒤뼈사이신경증후군	증상은 노굴증후군과 유사하다. 그러나 뒤뼈사이신경증후군은 뒤뼈사이신경에 의해 자극된 근육의 약화 또는 마비를 포함하며 감각 상실을 수반하지 않는다. 노쪽치우침로 손목을 펴하는 기능이 있지만 중립 또는 자쪽치우침에서 손목 폄이 상실된다. 엄지 폄 및 벌림 상실 및 MCP관절의 동적 폄도 존재한다.	노신경이 분포된 구조가 신장되는 것을 방지하기 위해 가능한 한 많은 보조기 중재를 제공하는 것이 중요하다. 뒤뼈사이신경증후군에 대한 다양한 보조기 옵션이 제안된다. 이 장에서는 일반적으로 손목을 어느 정도 폄(예: 30~40° 폄)하는 가동 보조기 및 MCP관절의 중립 또는 0° 폄을 포함하여 질환에 대한 몇 가지 옵션이 제공된다. 손목의 근력이 돌아오면 손 기반 보조기만 있으면 된다.
팔꿈굴증후군	몸쪽 아래팔과 팔꿈치의 안쪽에 국소 통증을 나타낸다. 다섯 번째 손가락과 네 번째 손가락의 안쪽이 무감각하고 저리다. 심각한 압박은 새끼두덩 위축을 보인다. 이 증후군에는 양성 프로멘트 징후(Froment sign)가 동반될 수 있다.	보존적 중재에는 팔꿈치의 안쪽면과 자쪽손목굽힘근에 대한 직접적인 압력을 피하는 것이 포함된다. 팔꿈치 패드는 직접적인 압력으로부터 신경을 보호하는 데 도움이 될 수 있다. 낮에는 자신경의 압박을 방지하기 위해 장기간 팔꿈치 굽힘을 피해야 하며, 일반적으로 보조기 제공은 필요하지 않다. 야간 보조기 제공에는 팔꿈치를 30~40° 굽힘으로 위치시키는 것이 포함된다. 손목이 포함된 경우 20° 폄에 위치시킨다.
엎침증후군	원엎침근이 이는곳에서 팔꿈치를 가로지르는 정중신경의 압박이 있다. 이는 몸쪽 아래팔의 통증과 관련이 있으며 팔꿈치가 굽힘됐을 때 저항성 아래팔 엎침으로 인해 악화된다.	보조기 옵션 중 하나는 팔꿈치를 90° 굽힘으로 위치시키고 아래팔을 중립 돌림(뒤침과 엎침 사이)으로 위치시키는 것이다.
앞뼈사이신경증후군	정중신경의 앞뼈사이신경 분지의 압박은 몸쪽 바닥쪽 아래팔의 통증과 관련이 있으며 엄지의 손가락뼈사이(IP)관절과 두 번째 및 세 번째 손가락의 먼쪽 손가락뼈사이(DIP)관절을 굽힘시키는 능력이 상실된다. 일반적으로 감각에 대한 불편함은 없다.	보조기 제공에는 팔꿈치를 중립에 놓고 90° 굽힘으로 팔꿈치를 고정하는 것을 포함할 수 있다. 또 다른 옵션은 검지 DIP관절 및 엄지 IP관절 폄 또는 과도한 폄을 차단하기 위해 소형 보조기를 제작하는 것이다(그림 14.18).

표 14.1 팔 압박 신경증(계속)

	증상	보조기 중재
위팔		
노신경마비(토요일 밤의 마비)	등쪽 아래팔과 손의 감각저하 그리고 어느 정도의 손목, 손가락 및 엄지 폄 상실이 나타난다.	폄의 상실을 위한 다양한 옵션을 포함한 가동 보조기[예: 아웃리거가 있는 저감 디자인(low-profile design with an outrigger), 힘줄고정 보조기(tenodesis orthosis), 자쪽 및 노쪽 치우침이 있는 저감 노신경마비 보조기(low-profile radial nerve palsy orthosis with radial and ulnar deviation)]를 제안하고 손목 또는 손 고정 보조기를 야간에 사용할 수 있다. 일반적으로 보조기는 손목을 30~45° 폄으로 위치시키고 MCP관절은 중립 폄 또는 0도 폄으로 자세를 유지한다. 손목 근육이 돌아오면 엄지를 폄시키고 MCP를 중립으로 폄시키는 손 기반 보조기만 있으면 된다(그림 14.11).

노신경 손상

RADIAL NERVE INJURIES

노신경의 마비는 주로 위팔뼈 중간 부위의 골절과 압박에 의해 자주 발생한다. 얕은 가지의 노신경 손상은 압박, 부종, 외상 등으로 인해 손목 부위의 마비 증상을 야기하거나 드퀘르뱅 힘줄활막염이 생길 수 있으며 수갑이나 손목시계가 손 또는 손목을 너무 단단하게 조이거나 무거울 경우에도 마비 증상을 동반할 수 있다. 노신경 손상의 위치에 따라 침범되는 근육이 결정된다(그림 14.3).

주로 세 군데에서 노신경의 손상이 나타난다. 첫 번째 유형의 병변은 위팔뼈의 높은 수준의 손상으로 손목 처짐 증상과 MCP 폄 동작을 어렵게 한다(그림 14.4). 손상이 매우 높은 수준이 아닌 한 위팔세갈래근은 거의 침범되지 않는다. 때때로 토요일 밤의 마비로 알려진 노신경마비는 위팔 노신경 감각 및 운동 신경 압박이다. 토요일 밤의 마비라는 용어는 술을 마시고 의자 위에 팔을 올려놓고 잠이 들었다가 위팔에 압력이 가해져서 등쪽 아래팔과 손에 감각 저하 및 손목, 손가락 그리고 엄지 폄근의 약화와 근력 상실을 경험하는 것을 말한다. 노신경마비는 보통 몇 달 안에 저절로 해결되는 생리적 신경차단의 한 유형으로 나타난다.

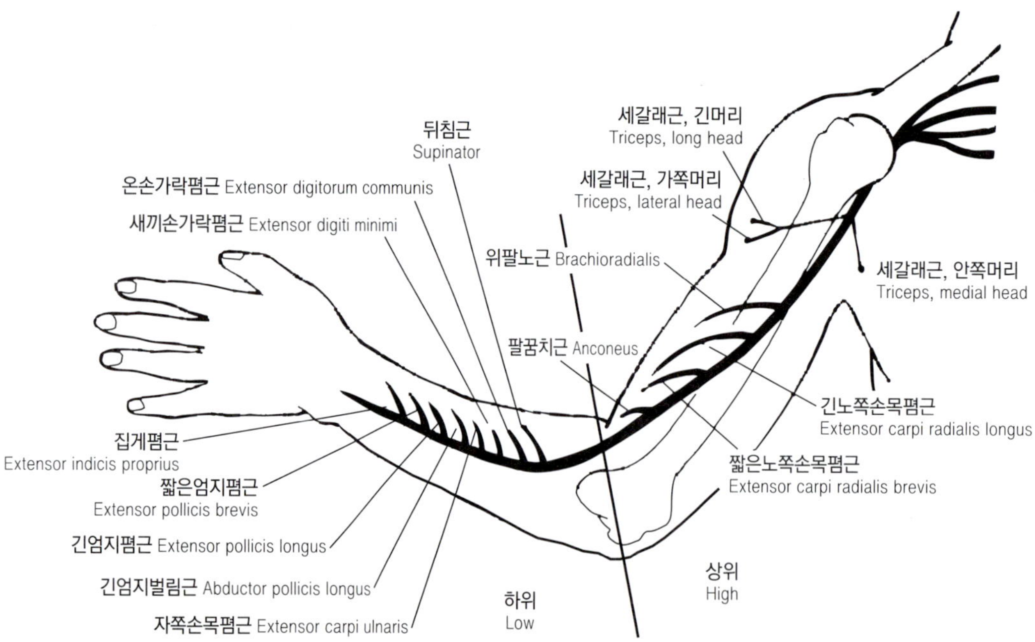

그림 14.3 노신경 운동 신경지배

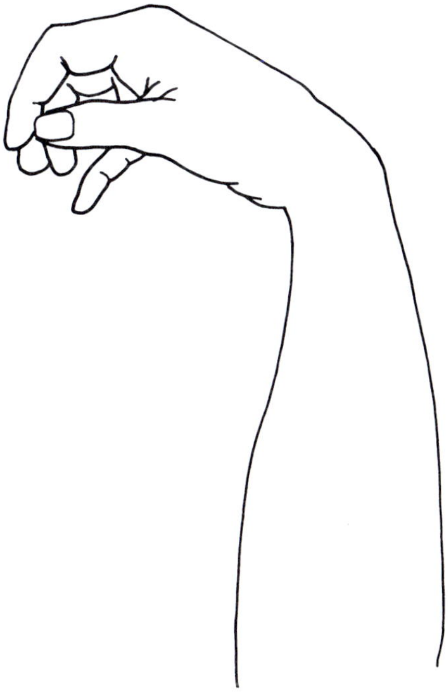

그림 14.4 노신경 손상으로 인한 손목 처짐 변형

두 번째 유형의 병변은 뒤뼈사이신경과 관련이 있는데 위팔뼈를 나선형으로 감싸고 있으며, 팔꿈치뼈를 가로지르면 노신경은 운동분지와 감각분지로 나뉜다. 뒤뼈사이신경은 운동신경에 해당하며 노신경의 얕은 가지는 감각신경에 해당한다. 뒤뼈사이신경 손상은 일반적으로 압박으로 발생하지만 찢김이나 찔림에 의해서도 손상될 수 있다. 노쪽굴증후군(radial tunnel syndrome)과 뒤뼈사이신경압박증후군(posterior interosseous n. compression syndrome)은 해부학적으로 같은 곳(굴, tunnel)에 관절압박이 발생하여 동일한 신경이 지속적으로 압력을 받을 때 발생하며 보통 2가지 형태로 나누어진다. Gelberman과 동료들은 "양심 있는 진단 의사들은 같은 터널에서 동일한 신경이 압박되더라도 완전히 다른 두 가지의 서로 다른 압박증후군이 혼재되어 나타날 수 있다는 현실을 받아들이기 힘들다."고 말했다. 먼쪽 팔꿈치뼈의 노뼈머리 부분과 뒤침근 사이에서 신경의 압박이 발생하면 일반적으로 노쪽굴증후군 증상이 나타나고 아래팔을 반복적으로 회전시킬 때도 관련이 있다. 노쪽굴증후군은 일반적으로 밤에 먼쪽 아래팔의 노신경 분포 부위에 근육약화를 동반하지는 않지만 통증을 수반한다. 노쪽굴증후군은 운동 요소가 없고 통증진단이 복잡하기 때문에 논란이 된다. 이 질환은 거의 동일한 위치에 발생하는 가쪽위관절융기염과 구분해야 한다.

뒤뼈사이신경의 압박손상은 보통 감각이상 없이 빠른 속도로 운동기능이 상실되고, 팔꿈치 측면의 통증과 뒤침의 약화가 나타나며, 엄지 벌림, 폄, 손가락의 MCP 폄이 어려워진다. 또한 손목의 폄은 가능하지만 근육의 불균형으로 손목의 노쪽치우침 증상이 나타난다.

세 번째는 유형의 병변은 노신경의 감각 가지 손상이다. 이 얕은가지 압박을 바르텐버그 증후군(Watenberg's syndrome)이라고 하며 위팔노근과 긴노쪽손목폄근 사이에 압박으로 발생할 수 있다. 이 질환은 먼쪽 아래팔에서의 반복적인 엎침과 반복적인 손목 굽힘과 자쪽치우침 그리고 조이는 손목 밴드가 원인이다. 바르텐버그 증후군은 기능적 상실을 초래하지는 않지만 그 증상으로는 아래팔의 등쪽 노쪽과 엄지 및 검지의 영역에 걸쳐 마비, 저림, 화끈거림, 통증을 포함한다.

노신경 병변의 기능적 관련성

Functional Involvement From Radial Nerve Lesions

표 14.2는 노신경 병변의 위치 및 근육 그리고 병변에 영향을 받는 움직임을 요약하였다. 팔꿈치를 지나서, 뒤침근(supinator)의 아랫부분에서 노신경가지는 분리되어 뒤뼈사이신경을 형성한다. 아래팔 수준에서 뒤뼈사이신경의 영향을 받는 근육 목록은 표 14.2를 참조하라. 이러한 근육의 손실은 모든 손가락의 MCP 폄, 엄지 노쪽 벌림 그리고 엄지 폄을 할 수 없게 한다. 손목 폄을 시도하면 손목의 강한 노쪽치우침이 나타난다. 손가락 폄을 시도하면, MCP는 굽힘되고 PIP는 폄된다. 앞서 언급한 근육 외에도 팔꿈치 수준의 노신경 손상은 뒤침근, 긴노쪽손목폄근(extensor carpi radials longus), 짧은노쪽손목폄근(extensor carpi radials brevis)에 영향을 줄 수 있다. 팔꿈치 수준에서 상실된 움직임과 함께 팔꿈치 수준의 손상은 노쪽 손목 폄, MCP관절 폄, 엄지 폄, 엄지 노쪽 벌림이 불가능한 것과 약화된 아래팔 엎침과 관련이 있다.

위팔(예: 겨드랑이)을 포함하는 상위 수준의 손상 또는 압박은 위팔세갈래근, 위팔노근의 움직임에 영향을 미쳐 팔꿈치 폄, 엎침, 손목과 손가락 폄, 엄지의 폄과 벌림의 움직임 상실을 초래한다.

겨드랑이 수준 병변으로 인한 기능적 결과는 손목을 폄한 자세에서 안정시킬 수 없고, 손가락 및 엄지 폄 그리고 엄지의 벌림을 할 수 없다. 예를 들어, 상위 노신경마비 병변을 가진 사람은 굽힘근과 맞서는 손목 폄근의 힘이 부족하여 쥐기와 협응력이 좋지 않다. 이러한 결과로 나타난 변형을 손목

표 14.2 노신경 병번

영향받은 근육	움직임 약화 또는 상실
아래팔 수준 (뒤뼈사이신경)	
온손가락폄근	둘째에서 다섯째 손가락의 MCP관절 폄
자쪽손목폄근	손목의 폄과 자쪽치우침
검지고유폄근	둘째 손가락의 MCP관절의 폄
새끼손가락폄근	다섯째 손가락의 MCP관절의 폄
긴엄지벌림근	엄지 벌림
긴엄지폄근	엄지의 IP 및 MCP 관절의 폄
짧은엄지폄근	MCP관절 폄과 CMC관절 폄을 도움
팔꿈치 수준	
긴노쪽손목폄근	노쪽 손목 폄
짧은노쪽손목폄근	중립 손목 폄
뒤침근	뒤침
온손가락폄근	둘째에서 다섯째 손가락의 MCP관절 폄
자쪽손목폄근	손목 폄과 손목 자쪽치우침
집게폄근	둘째 손가락의 MCP관절의 폄
새끼손가락폄근	다섯째 손가락의 MCP관절의 폄
긴엄지벌림근	엄지 벌림
긴엄지폄근	엄지의 MCP관절과 IP관절 폄
짧은엄지폄근	엄지의 CMC관절과 MCP관절 폄과 벌림
겨드랑이 수준	
위팔노근	아래팔 중립 자세에서의 팔꿈치 굽힘
위팔세갈래근	팔꿈치 폄
긴노쪽손목폄근	노쪽 손목 폄
짧은노쪽손목폄근	중립 손목 폄
뒤침근	뒤침
온손가락폄근	둘째에서 다섯째 손가락의 MCP관절 폄
자쪽손목폄근	손목의 폄과 자쪽치우침
집게폄근	둘째 손가락의 MCP관절 폄
새끼손가락폄근	다섯째 손가락의 MCP관절 폄
긴엄지벌림근	엄지 벌림
긴엄지폄근	엄지의 MCP 및 IP관절 폄
짧은엄지폄근	MCP관절 폄과 CMC관절 폄 도움

처짐이라고 한다(그림 14.4).

노신경 손상은 명확한 감각 손상이 나타나지 않는다. 노신경의 얕은감각가지는 검지, 중지의 등쪽에 감각을 전달하고 약지의 절반은 PIP의 수준까지 감각을 전달한다(그림 14.5). 노신경의 감각가지에 대한 찢김과 타박상은 고객에게 성가실 수 있다. 이는 종종 드퀘르벵 박리술과 함께 발생한다. 엄지의 등쪽에 대한 감각손상은 과민증을 유발할 수 있다. 탈민감화(desensitization) 프로그램이 진행되는 동안 보조기 또는 패드가 부착된 장치가 해당 부위를 보호할 수 있다.

노신경 손상에 대한 보조기 중재

Orthotic Intervention for Radial Nerve Injury

보조기 중재와 치료 프로그램은 노신경 손상 환자에게 많은 도움이 된다. 노신경 손상을 위한 보조기 선택사항이 몇 가지가 있다. 우선 특정 진단에 따른 보조기에 대해 논의하고 이에 따른 다양한 보조기 디자인 선택사항을 살펴볼 것이다.

노신경마비에 대한 보조기 중재

Orthotic Intervention for Radial Nerve Palsy

아래팔 수준의 보조기는 일반적으로 손목이 30~45° 폄 자세에서 기능을 촉진한다. 여기에는 그림 14.7에 설명된 전통적

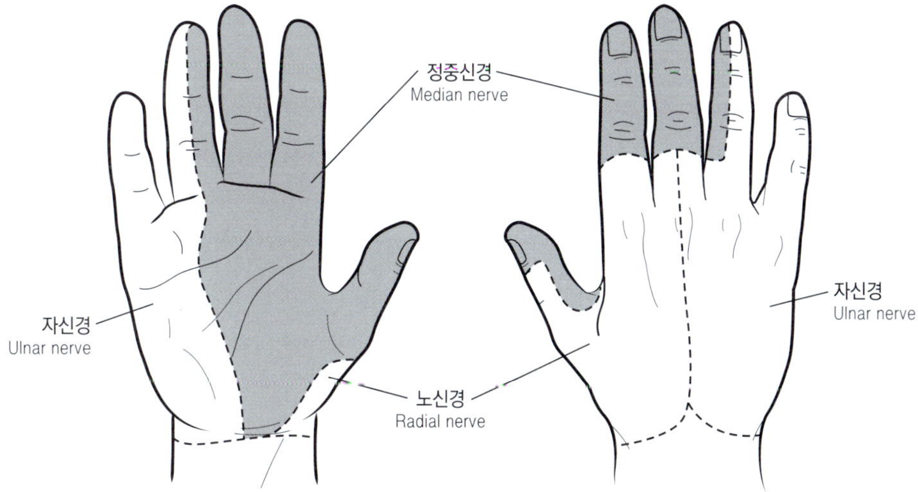

그림 14.5 노신경, 정중신경 및 자신경 분포

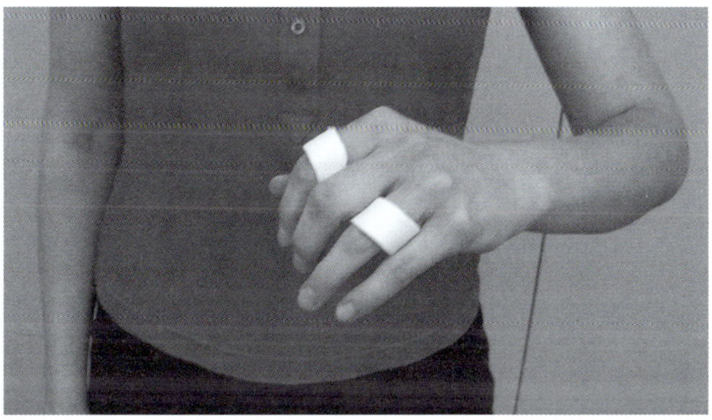

그림 14.6 노쪽굴증후군을 가진 중간 MCP관절의 지지를 위한 요크 보조기

출처: Porretto-Loehrke, A., & Soika, E. [2011]. Therapist's management of other nerve compressions about the elbow and wrist. In T. M. Skirven, A. L. Osterman, J. M. Fedorczyk, et al. [Eds.], *Rehabilitation of the hand and upper extremity* [6th ed.]. Philadelphia, Elsevier.

인 저감 디자인(low-profile design), 그림 14.8에 설명된 힘줄고정 보조기(tenodesis orthosis), 그림 14.9와 같은 노쪽 및 자쪽 치우침이 있는 저감 노신경마비 보조기 또는 그림 14.14에서 볼 수 있는 저감 정적 손목 폄 및 MCP 가동 폄 보조기가 있다. 손목이 중립에서 약간 폄된 상태에서 MCP를 지지하는 손 고정 보조기는 야간 착용 시 "굽힘근이 짧아지고 폄근이 과도하게 신장되는" 것을 방지하는 기능적 손 위치를 촉진하기 위해 제공될 수 있다(9장 참조). 손목 기능이 회복되면 손목 및 손가락 폄을 촉진하기 위해 손 기반 보조기를 제작할 수 있다. 예를 들어, 저감 고정 손목 폄 및 MCP 폄 보조기(그림 14.11)의 손 부분은 손목 근육군 회복에만 사용할 수 있으며 또한 MCP와 엄지손가락만 지지가 필요한 경우에만 사용할 수 있다.

노쪽굴증후군에 대한 보조기 중재

Orthotic Intervention for Radial Tunnel Syndrome

최근 노쪽굴증후군에 대한 보조기 중재의 경향은 증상을 완화하는 데 필요한 정도로만 고정시키는 것이다. 보존적 관리는 약간 폄한 손목 고정 보조기로 증상이 나타날 때 고정화 및/또는 긴장을 줄이기 위한 키네시오(Kinesio) 테이핑을 포함할 수 있다. 또 다른 보존적인 제안은 기능적 활동을 허용하기 위해 중간 MCP관절을 지지하는 요크 보조기이다(그림 14.6).

뒤뼈사이신경증후군에 대한 보조기 중재

Orthotic Intervention for Posterior Interosseous Nerve Syndrome

노신경에 의해 신경지배되는 구조의 신장을 방지하기 위해 뒤뼈사이신경증후군에 대해 가능한 보조기 중재를 적용하는 것이 중요하다. 노신경마비와 마찬가지로 뒤뼈사이신경증후군에 대해 동일한 다양한 보조기 옵션이 제시된다.

바르텐버그 신경병증에 대한 보조기 중재

Orthotic Intervention for Wartenberg Neuropathy

바르텐버그 신경병증의 경우 손목 고정 보조기는 손목 20~30° 폄으로 제작된다. 엄지 손가락이 움직일 때 통증이 발생하면 엄지도 보조기에 포함된다. 악화된 부위, 특히 노뼈붓돌기 위로 압력을 완화하는 패딩 또는 기타 방법들이 보조기 제작에 도움이 된다(엄지 손가락 보조기에 대한 정보는 8장 참조).

다음 단원에서는 노신경 질환에 대한 두 가지 유형의 보조기, 즉 고정 및 가동 보조기의 개요를 보여준다.

고정 및 가동 보조기
Immobilization and Mobilization Orthoses

고정 보조기. 치료사는 손목 고정 보조기를 적용하여 손목을 30° 폄시켜 기능적 위치에 둔다. 손목 고정 보조기를 착용하였을 때 고객은 일반적으로 손의 내재근을 사용하여 물건을 놓기 위해 손가락의 IP관절을 폄할 수 있다. 손바닥 또는 손등에 적용하는 두 가지 형태의 손목 고정 보조기를 만들 수 있는데, 각각의 장단점을 고려하여 제작하도록 한다(7장 참조). 손목 고정 보조기는 고객이 가동 보조기보다 눈에 잘 띄지 않는 디자인을 원할 때 착용하기 적합하다. 손목 손/엄지 고정 보조기(9장 참조)는 아웃리거가 있는 가동 보조기보다 야간 착용에 더 적합할 수 있다. 야간에 아웃리거가 있는 전통적인 가동 보조기를 착용하면 아웃리거가 손상되고 고객이 부상을 입을 수 있다. 손을 많이 사용하는 일부 고객의 경우 부서지기 쉬운 아웃리거 가동 디자인보다 단순한 손목 고정 보조기를 선호한다. 치료사는 손목 고정 보조기와 손목 가동 보조기를 한 사람에게 모두 제공할 수 있다. 보조기를 교대로 사용하는 것은 기능을 극대화시킬 수 있는 또 다른 방법이다. 이 장의 뒷부분에서 논의하는 저감 가동 보조기는 덜 번거롭고 기능적 움직임을 허용하기 때문에 고객이 밤낮으로 모두 착용할 수 있는 대안이다.

가동 보조기. 노신경 손상에 대한 가동 보조기 중재는 기능적 손 사용을 촉진하며, 몇 가지 선택사항이 있다. 한 가지 전통적인 선택은 가동 폄 손가락/엄지 보조기(장력원으로 탄성 사용)의 기초로 등쪽 손목 고정 보조기를 제작하는 것이다. 이 보조기의 동적 구성 요소는 MCP를 중립(폄)에 배치한다. 구입한 아웃리거 부품으로 만들 수 있는 몇 가지 저감 보조기도 선택사항이다(그림 14.7). 구입한 아웃리거 부품 사용 비용을 고려해야 한다. 이에 대한 대안으로 치료사는 선 또는 열가소성 재료를 사용하여 아웃리거를 제작할 수 있다(아웃리거에 대한 자세한 내용은 13장을 참조한다).

노신경 손상을 위한 가동 MCP 폄 보조기는 MCP 폄을 보조하여 상실된 근력을 대체한다. 이 보조기는 손상된 근육 그룹의 맨손근력검사(MMT) 등급이 '양'(fair, 3)에 도달할 때까지 하루 종일 착용한다. Colditz는 "강력하게 맞섬불가 상태인 굽힘근은 종종 손가락 굽힘 동안 동적 스플린트의 힘을 넘어선다."라고 경고한다. 3개월 동안 임상적으로 호전이 없는 고객은 외과적 중재의 고려를 위해 의사의 진료를 받아야 한다. 손목 조절이 일반적으로 먼저 돌아오기 때문에 치료사는 보조기 디자인을 면밀히 모니터링하고 수정하며 아래팔 기반 가동 보조기를 착용하고 나서 손목 조절의 향상이 보이면 손 기반 가동 보조기를 사용한다. 만약 손가락 하나만 폄 지연을 보이면 치료사는 해당 손가락을 동적 보조기와 접목시킨다.

노신경 손상에 대한 또 다른 유형의 가동 보조기는 손의 힘줄고정 작용(tenodesis action)을 회복시키는 가동 보조기이다. 고객이 손목을 굽힘하고 손가락은 폄할 때 힘줄 고정 작용이 발생한다. 고객이 손목을 폄하면 손가락은 굽힘된다(그림 14.8). 힘줄고정 보조기는 손목에서 각 몸쪽 손가락뼈까지 이어지는 저감 아웃리거가 있는 등쪽 기반을 포함한다. 이 보조기는 때때로 동적 힘줄고정 현가장치(dynamic tenodesis suspension) 보조기라고 불린다. 손가락 고리는 각 몸

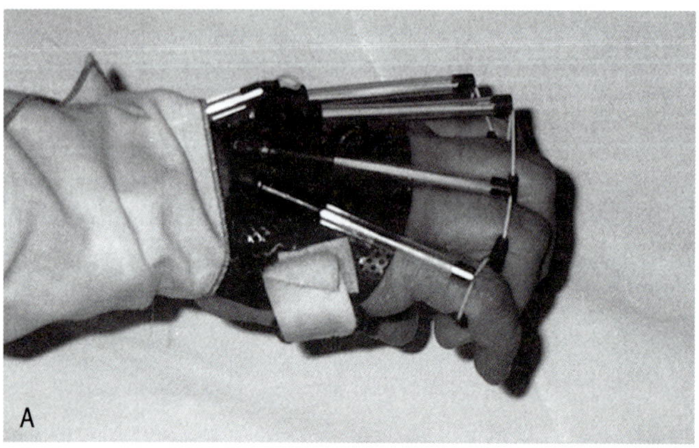

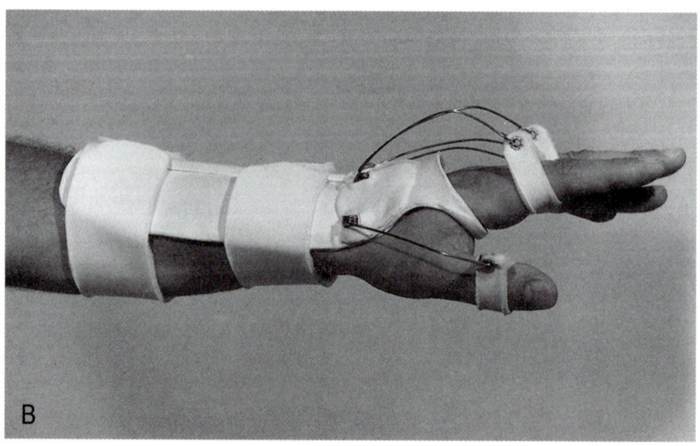

그림 14.7 기성 아웃리거 부품을 포함한 저감 디자인

출처: Fess EE, Gettle KS, Philips CA, et al: *Hand and upper extremity splinting: principles and methods*, ed 3, St Louis, 2005, Elsevier/Mosby.

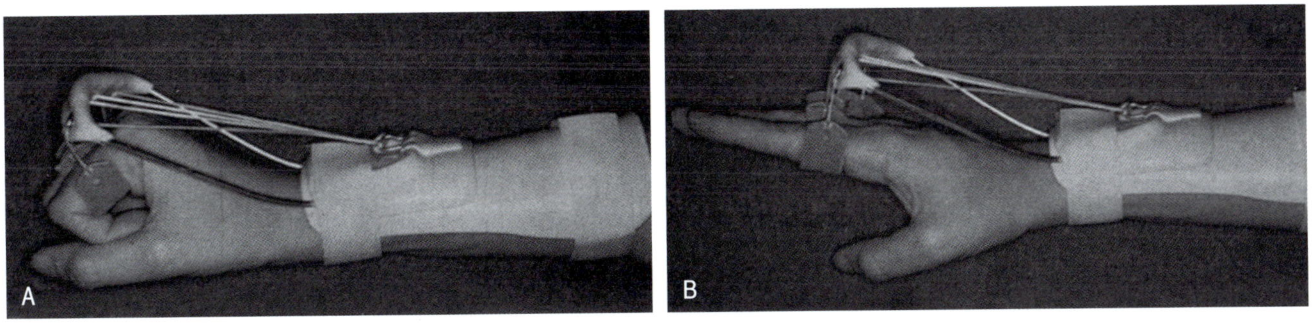

그림 14.8 상위 수준의 노신경 손상을 위한 힘줄고정 보조기

출처: Colditz, J. C. [2002]. Splinting the hand with a peripheral nerve injury. In E. J. Mackin, A. D. Callahan, T. M. Skirven, et al. [Eds.], *Rehabilitation of the hand and upper extremity* [5th ed., pp. 622–634]. St. Louis, MO: Mosby.

쪽 손가락뼈에 착용하고 나일론 줄은 손가락 고리를 등쪽 기반에 연결한다.

힘줄고정 보조기는 많은 장점이 있다. 첫째, 이 디자인은 손바닥 표면이 상대적으로 자유로운 감각 입력과 정상적인 잡기를 허용한다. 손목은 고정되지 않고 자연스러운 힘줄고정으로만 움직일 수 있는 반면, 엄지는 독립적으로 움직일 수 있고 손의 아치는 유지된다. 힘줄고정 보조기의 구성 요소는 손의 윤곽을 따르고 공간을 덜 차지한다. 손목 폄이 돌아와도 고객은 보조기가 손목을 고정하지 않고 기능적 과제를 위한 폄근의 힘을 강화하기 때문에 보조기를 계속 착용한다. 따라서 손 기반 보조기는 필요하지 않다. 저감 디자인은 기능적 과제 수행을 향상시킨다.

힘줄고정 보조기는 몇 가지 단점도 있다. 손가락 MCP 굽힘과 폄이 단체로 움직여지기 때문에 독립적인 손가락 움직임이 발생하지 않는다. 엄지가 보조기에 포함될 경우 보조기 구성 요소가 추가된다. 보조기 디자인은 손가락 커프를 통해 손의 무게를 지탱하기 때문에 보조기를 착용하는 것이 피곤할 수 있다. 힘줄고정 보조기 디자인은 일반적으로 손의 부하가 많이 걸리는 사람들에게는 충분히 견고하지 않다. 노신경을 위한 새로운 가동 보조기 옵션은 계속 발전하고 있다. 다음 단원에서는 노신경마비에 대한 가동 보조기의 두 가지 패턴 선택사항을 보여 준다.

노신경마비를 위한 저감 가동 보조기 제작 절차

1. 경첩으로부터 피부 표면을 보호하기 위해 손목의 등쪽 부분에 테라퍼티(Theraputty) 조각을 둔다. 스토키네트 조각으로 팔을 감싸서 테라퍼티를 고정한다.
2. 엄지를 손바닥과 노쪽 벌림 사이에 위치하게 하고 손목을 20~30° 폄하여 보조기의 손 부분을 성형한다. 새끼손가락에서 검지 손가락의 MP관절과 정렬을 맞추어 보조기의 등쪽 표면의 열린 영역을 잘라낸다(그림 14.11).
3. 보조기 손 부분의 말단부 위에 두 개의 열가소성 플라스틱 패턴 부분이 겹치는 곳에 젖은 종이 타월을 둔다. 젖은 타올은 두 조각이 서로 달라붙는 것을 방지한다(그림 14.12).
4. 아래팔 부분을 제작하여 먼쪽 손 부분 위에 약 2cm 정도 겹치도록 한다. 아래팔 부분이 아래팔 길이의 2/3인지, 아래팔 둘레의 1/2인지 확인해야 한다.
5. 종이 타월, 테라퍼티 및 스토키네트를 제거한다. 열가소성 패턴 조각을 제거한다.
6. 나사 리벳이 몸쪽 중간 MP의 바닥에 위치한 알머리뼈 바로 위에 놓일 중쇠 지점에 대한 보조기의 아래팔 부분을 표시한다.
7. 나사 리벳용 구멍 펀치로 올바른 크기의 구멍을 뚫는다.
8. 아래팔 부분 아래에 손 부분을 배치한 후 해당 중쇠 위치를 표시하고 두 번째 구멍을 뚫는다.
9. 클라이언트에게 두 부분을 적용하여 적절한 노쪽 및 자쪽 치우침을 확인한다.
10. 손허리손가락 폄의 경우, 잘린 구멍에서 먼쪽 손 부분에 2cm 탄성 밴드를 위치시킨다. 탄성 밴드는 중지를 통해 검지의 몸쪽 손가락뼈 아래에 맞춘다. 몸쪽 손가락에 엄지를 고정하기 위해 더 작은 탄성 조각을 자른다. 벨크로로 탄성 밴드 조각을 고정한다.
11. 손 부분의 등쪽 표면에 손가락 갈퀴막공간의 3개 위치 위에 있는 손가락의 PIP 및 MP 관절 사이에 평행한 수직 지점 2개를 표시한다. 그런 다음 두 개의 작은 구멍을 뚫는다. 그림 14.9와 14.11의 위치를 참조한다.
12. MP관절을 폄 자세로 만드는 슬링을 만들기 위해 탄성 있는 실을 구멍에 통과시켜 루프에 연결하여 위에서 묶는다(그림 14.13, 14.9, 14.11).
13. 열가소성 재료의 아래팔 부분을 손 부분 위에 놓고 자쪽 및 노쪽 치우침을 허용하는 조임으로 나사 리벳을 고정한다.
14. 아래팔에 두 개의 스트랩으로 고정하여 보조기를 완성한다.

출처: Peck, J., & Ollason, J. (2015). Low profile radial nerve palsy orthosis with radial and ulnar deviation. *Journal of Hand Therapy, 28*(4), 421–424.

노쪽 및 자쪽 치우침이 있는 저감 노신경마비 보조기 제작
Fabrication of a Low-Profile Radial Nerve Palsy Orthosis With Radial and Ulnar Deviation

저감 노신경마비 보조기는 노쪽 및 자쪽 치우침을 허용한다. 이 보조기는 고객이 손을 기능적으로 사용할 수 있어 착용감이 매우 좋다. 디자인의 유익한 측면은 노신경 기능이 돌아올 때 사용할 수 있게 손 부분을 아래팔 부분에서 분리할 수 있다는 것이다. 이 보조기에 대한 적응은 작업치료사이며, 공인 손치료사인 Sally Fistler Desilva에 의해 처음 고안되었다.

제작하기 전에 다음 재료를 조립한다. 재료: 3mm 열가소성 재료, 접착 후크, 비접착 고리, 벨크로에 부착되는 ½인치(1.9cm) 탄성 밴드, 3mm 탄성 줄, 나사 리벳, 스토키네트

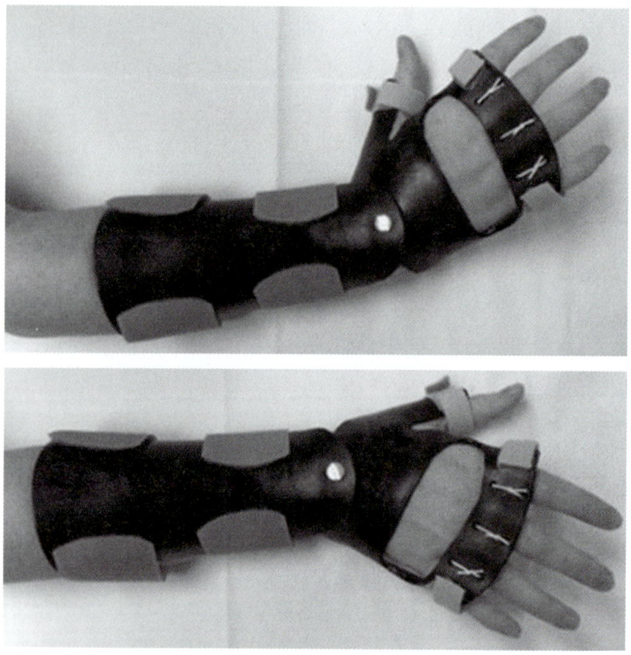

그림 14.9 노쪽 및 자쪽 치우침을 동반한 저감 노신경마비 보조기

출처: Peck, J., & Ollason, J. [2015]. Low profile radial nerve palsy orthosis with radial and ulnar deviation. *Journal of Hand Therapy, 28*[4], 421–424.

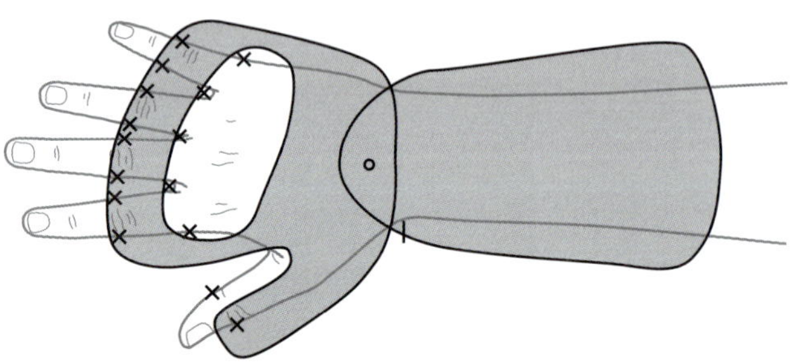

그림 14.10 노쪽 및 자쪽 치우침을 동반한 저감 노신경마비 보조기 패턴

출처: Peck, J., & Ollason, J. [2015]. Low profile radial nerve palsy orthosis with radial and ulnar deviation. *Journal of Hand Therapy, 28*[4], 421–424.

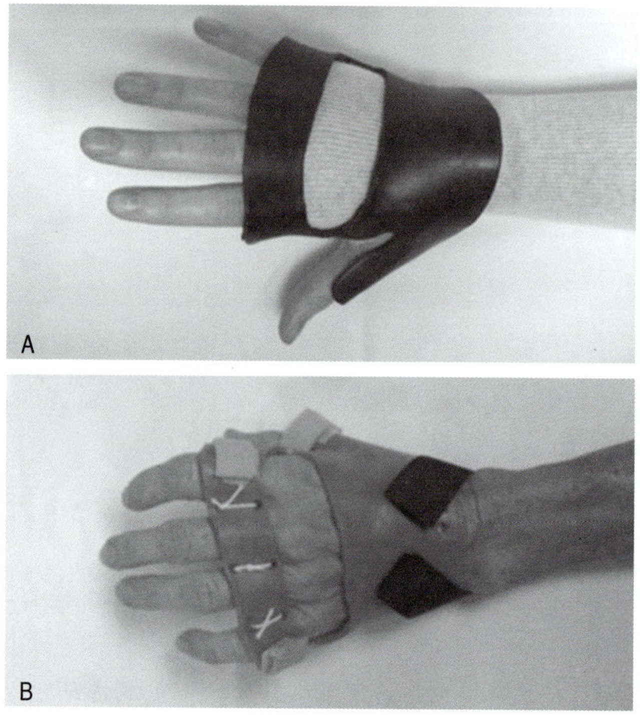

그림 14.11 A: 보조기의 손 부분을 성형, B: 완성된 손 부분

출처: Peck, J., & Ollason, J. [2015]. Low profile radial nerve palsy orthosis with radial and ulnar deviation. *Journal of Hand Therapy, 28*[4], 421–424.

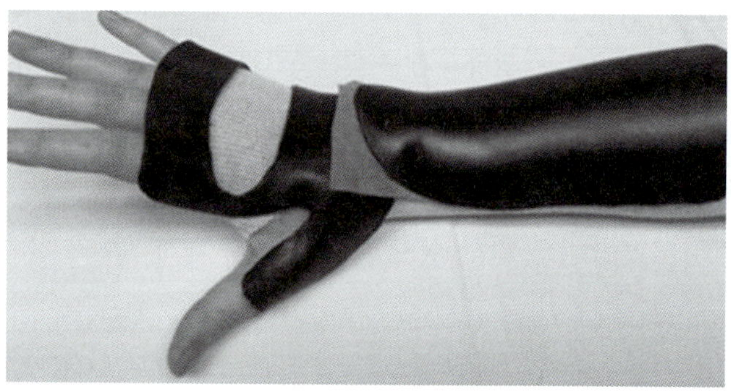

그림 14.12 들러붙는 것을 방지하기 위해 젖은 종이 타월을 배치하였다.

출처: Peck, J., & Ollason, J. [2015]. Low profile radial nerve palsy orthosis with radial and ulnar deviation. *Journal of Hand Therapy, 28*[4], 421–424.

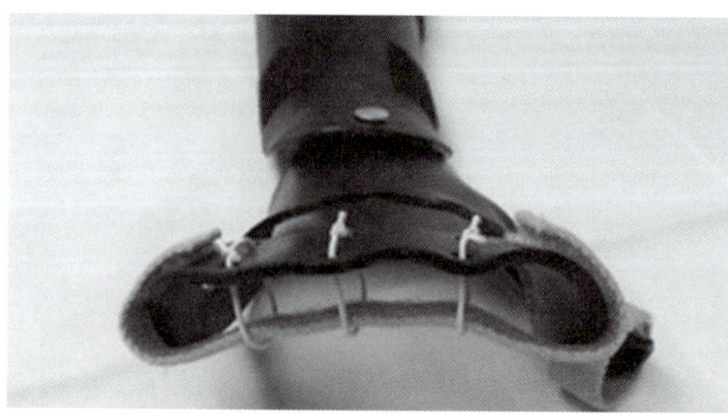

그림 14.13 손허리뼈 폄을 유지하기 위한 탄성 받침대 슬링을 만들었다.

출처: Peck, J., & Ollason, J. [2015]. Low profile radial nerve palsy orthosis with radial and ulnar deviation. *Journal of Hand Therapy, 28*[4], 421–424.

노신경마비를 위한 저감 가동 보조기 제작 절차

1. 종이 위에 고객의 손바닥이 위로 향하게 한다. 손목은 자쪽 및 노쪽 치우침과 관련하여 가능한 한 중립에 있어야 한다. 손가락은 벌림되고 엄지는 노쪽으로 벌림된다.
2. 손과 아래팔을 따라 그린다. 고객의 손이 종이 위에 있는 상태에서 해당하는 곳에 X를 표시한다(그림 14.15).
   - 손가락 사이 각각의 갈퀴막공간
   - 네 손가락 모두의 PIP관절(노쪽 및 자쪽 측면 모두)
   - 엄지손가락의 IP관절(노쪽 및 자쪽 측면 모두)
   - 아래팔 길이의 2/3
   - 손의 자쪽 새끼손가락 PIP관절의 측면에서 1/4~1/2인치 가쪽 및 평행한 지점
   - 엄지 IP관절의 자쪽 측면에서 1/4~1/2인치 가쪽 및 평행한 지점
3. 패턴을 그린다(그림 14.15). 검지 노쪽의 PIP관절부터 시작하여 관절을 가로질러 자쪽까지 직선을 그린다. PIP관절의 자쪽에서 검지와 중지 사이의 갈퀴막공간에 있는 표시까지 직선을 그린다. PIP관절을 가로질러 선을 그리고 모든 손가락의 갈퀴막공간에 있는 표시까지 선에 연결하는 동일한 과정을 반복한다. 새끼손가락의 선을 PIP관절 외부의 1/4~1/2인치 표시에 연결하고 아래팔 측면 아래로 선을 계속 이어가며 아래팔 근육 부피에 맞게 곡선을 만든다. 2/3 표시에서 줄긋기를 중단한다. 집게손가락과 평행한 1/4~1/2인치의 선을 엄지 IP관절의 중앙에 연결하고 검지와 엄지의 C 모양이 되도록 구부린다. 엄지손가락 중앙에서 IP관절을 교차하고 아래팔 측면 아래로 선을 구부려 2/3 표시에서 끝낸다. 2/3 표시에서 두 선을 연결한다.
4. 패턴을 잘라내어 갈퀴막공간 표시를 따라 완전히 잘라낸다.
5. 열가소성 재료 시트에 패턴을 따라 그린다.
6. 열가소성 재료를 가열한다.
7. 보조기 형성 및 추후 패딩 부착 시 보조기에 등쪽 MCP관절과 자뼈붓돌기에 패딩을 붙이는 것은 선택사항이다.
8. 열가소성 재료에서 패턴을 잘라낸다. 갈퀴막공간 사이가 서로 달라붙지 않도록 표시한 부분을 나중에 잘라낸다. 또 다른 방법은 갈퀴막공간 사이의 영역을 V자 모양으로 절단하여 열가소성 재료가 서로 달라붙지 않도록 하는 것이다.
9. 팔꿈치를 패드(접힌 타월 또는 폼웨지)에 놓고 아래팔을 엎침 상태로 고객의 팔을 책상 위에 둔다. 손목과 손은 다음 위치에 둔다.
   - 손목: 약 10~20° 폄
   - 검지에서 새끼손가락의 손허리손가락: 중립
   - 엄지: 손바닥쪽으로 벌림한 기능적 자세
10. 열가소성 재료를 다시 가열하고 갈퀴막공간 사이에 표시된 부분을 자른다.
11. 손목과 손의 등쪽에 따뜻해진 열가소성 재료를 성형하여 각 손가락과 엄지의 몸쪽 손가락뼈사이 주변에 정렬을 맞춘다. 자뼈붓돌기 영역에 재료를 밀어내거나 붓돌기 위에 테라퍼티를 사용한다.
12. 적절한 착용감을 위해 조정하고 보조기를 고객에게 적용한다.
13. 보조기가 만들어지면 보조기 내의 각 몸쪽 손가락뼈 위와 주변에 편안하게 맞도록 1/2인치에서 3/4인치의 탄성 부분을 자른다. 탄성 재료가 1/2인치에서 3/4인치로 겹쳐지도록 한다. 고리의 크기를 결정한 후 작은 스테이플러를 사용하여 탄성 재료에 두 개의 철심을 박아서 각 루프를 고정한다.
14. 보조기를 제거한다. 탄성 조각이 각 손가락의 적절한 위치에 있도록 주의한다.
15. 약 3/4 × 4인치 크기의 몰스킨 끈으로 각 손가락과 엄지손가락에 고리를 고정한다.
16. 손목과 팔뚝에 스트랩을 적용한다. 클라이언트에게 보조기를 적용할 때 고정장치를 보조기의 등쪽에 위치시킨다.

조각 및 단단한 등급의 테라퍼티(Theraputty). 그림 14.9는 완성된 보조기를 보여주고 그림 14.10은 보조기를 위한 패턴을 보여준다.

노신경마비를 위한 저감 가동 보조기의 제작

Fabrication of a Low-Profile Mobilization Orthosis for Radial Nerve Palsy

노신경마비를 위한 고유의 가동 보조기는 고정 손목 폄 및 동적 MCP 폄 보조기이며, 원래는 Mark Walsh와 Sue Blackmore가 필라델피아 손 전문의료원 치료 부서에서 개조하고 디자인했다. 노신경마비 외에 이 보조기는 뇌졸중(CVA)과 같이 고정이 필요한 다른 질환에도 함께 사용할 수 있다. 이 지침은 몰스킨 루프(moleskin loops)를 사용하여 보조기를 만들기 위한 적응을 기초로 하고 있다. 월쉬와 블랙모어의 원래 디자인은 약간 다르게 제작되었다. 월쉬와 블랙모어의 디자인은 각 손가락 사이에 약 1/2인치 너비와 1인치 길이의 구멍을 포함하여 3/32인치 와이어를 재료에 밀어 넣을 수 있도록 해당 영역을 가열하기에 충분한 재료를 먼쪽에 남겨둔다. 와이어는 각 손가락 사이의 탄성을 지탱하는 막대(bar)를 만든다. 탄성체는 직조된 받침대이며 이 보조기의 한 부분이다(그림 14.14). 노신경마비에 대한 가동 보조기를 제작하는 단계는 다음 절차에서 찾아볼 수 있다.

자신경 손상

ULNAR NERVE INJURIES

자신경 압박 증후군은 팔에서 두 번째로 흔한 상지압박신경장애로 정중신경 손상과 함께 발생할 수 있으며 팔의 여러 곳의 압박으로 인해서도 발생할 수 있다. 가슴문증후군(thorac-

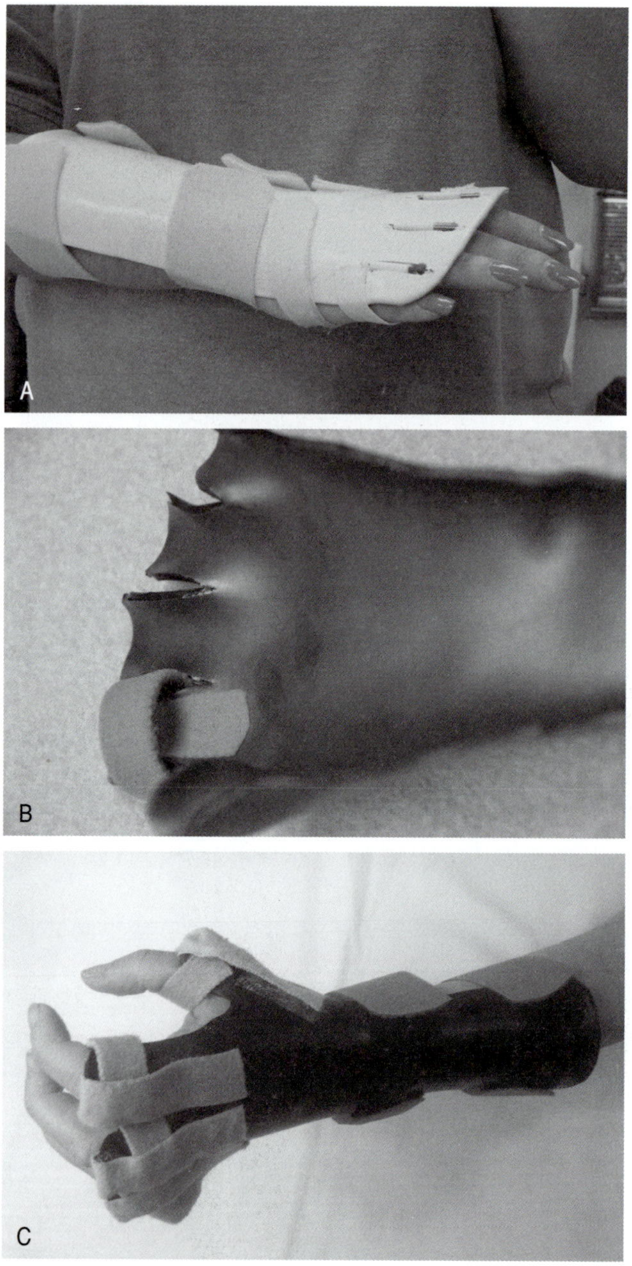

그림 14.14 A: 마크 월쉬와 수 블랙모어가 디자인한 노신경마비를 위한 정적 손목 폄 및 MCP관절 가동 폄 보조기, B, C: 몰스킨과 탄력 있는 손가락 고리를 사용한 적응된 정적 손목 폄 및 MCP 가동 폄 보조기

ic outlet syndrome, TOS)의 증상은 이러한 신경압박과 유사할 수 있기 때문에 처음에는 자신경 손상 또는 상위 수준의 정중신경 손상으로 간주되기도 한다. 따라서 TOS의 경우 팔의 압박이 높을 때 이중 압착의 개념이 적용되어 낮은 부위가 신경 압박 증상에 더 민감해진다고 가정한다. TOS에 의한 압박은 채찍질손상(whiplash), 자세 또는 반복적인 동작으로 인해 팔신경얼기가 목의 목갈비근, 빗장뼈와 첫 번째 갈비뼈 사이(갈비빗장 부위) 또는 작은가슴근 아래로 통과할 때 발생할 수 있다.

자신경에 대한 병변은 종종 위팔뼈의 안쪽위관절융기 골절, 팔꿈치머리 및 자뼈돌기의 골절, 손목의 찢김 또는 결절종으로 인해 발생한다. 일반적으로 팔꿈치에서 자신경 압박 부위는 위관절융기 고랑이거나 자신경 자쪽손목굽힘근의 두 머리를 지나가는 곳이다.

자신경에 기용굴(Guyon canal)이 있는 손목 수준(wrist level)에서 압박을 받아 생기는 질환은 흔한 질환은 아니다. 자전거로 내리막을 내려갈 때 발생하는 것은 '사이클 선수 마비 또는 손잡이 마비'라고 알려져 있다. 기용굴은 작은 터널이며 자쪽굴이라고도 한다. 기용굴은 손의 자쪽에 존재하는 몇 가지 주요 구조로 이루어져 있다. 여기에는 지붕-손바닥쪽 손목 인대, 안쪽 벽-손배뼈, 가쪽 벽-갈고리뼈의 갈고리 그리고 바닥-가로손목인대가 포함된다. 증상은 압박 위치에 따라 운동 또는 감각으로 나타날 수 있다. 일반적으로 기용굴 내 자신경의 표면이 압력을 받기 때문에 손상이 발생하게 된다(표 14.1).

McGowan은 자신경의 상태에 대한 등급 시스템을 개발하였다. 1급은 감각이상(paresthesias)과 서투름, 2급은 둔함(clumsiness)과 뼈사이근육의 약화와 약간의 근육의 상실, 3

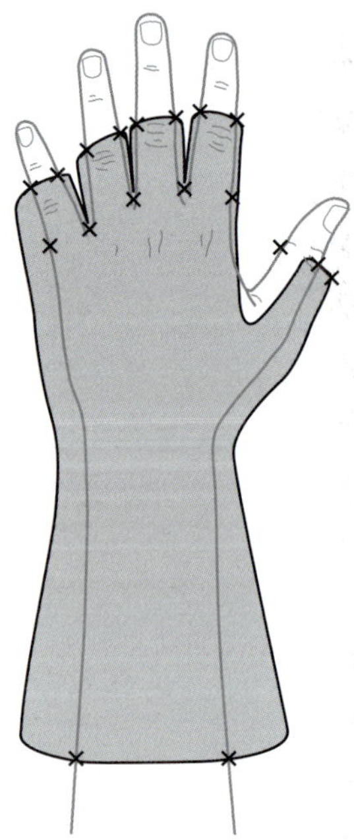

그림 14.15 정적 손목 폄의 등쪽 기반 및 MCP관절 가동 폄 보조기의 패턴

출처: Coppard, *Introduction to Orthotics*, 4th edition.

급은 현저한 자쪽 내재근의 마비를 포함한다. 팔꿈치에서 발생하는 자신경 손상은 급성기, 아급성기, 만성기로 분류할 수 있다. 급성기 손상은 외상에 의해서 발생하며, 아급성기 손상은 공장에서 일하는 근로자처럼 장시간 작업대에서 지속적으로 같은 자세로 일을 할 때 발생한다. 급성기와 아급성기 손상 모두 과제 중 팔꿈치 굽힘을 줄이거나 보조기 중재와 같은 보존적 중재(conservative intervention)로 호전될 수 있다.

반성 상태는 일상 생활 과제 수행에 심한 제한을 받았을 때 수술을 필요로 한다. 임상적으로 팔꿈치에 자신경압박(팔꿉굴증후군)이 있는 사람은 팔의 안쪽에 불편감과 네 번째와 다섯 번째 손가락에서 마비와 저림증상이 나타난다. 직업 또는 야구나 테니스와 같은 스포츠로 인한 장기간의 굽힘과 강한 힘은 자신경 압박 및 염증의 일반적인 원인이다.

자신경에 손상을 받으면 발생 원인과 위치에 상관없이 손의 뼈사이근육의 위축으로 발생하는 갈퀴손변형이 나타날 것이다. 해부학적으로 이 변형은 약지와 새끼손가락 MCP관절의 과다폄(hyperextension) 자세로 인해 발생한다. 하위 자신경 손상에서 더 뚜렷하게 나타나는 이 자세는 IP관절 폄을 담당하는 벌레근과 내재근이 마비될 때 발생한다.

네 번째와 다섯 번째 손가락은 온손가락폄근과 새끼폄근의 맞섬불가 작용(unopposed action)으로 PIP와 DIP 관절을 완전히 펴는 것이 어렵다(그림 14.16). 자신경 손상의 초기 단계에서 환자는 ADL 수행에 어려움을 겪고 손의 피로를 경험할 수 있다. 근육 약화는 보통 증상이 진행된 후에야 나타난다. 표 14.3은 자신경이 하위 수준 또는 손목 병변에서 신경을 전달하는 근육과 팔꿈치 또는 그 위에 발생하는 상위 병변을 구분한다. 자신경 병변이 팔꿈치에서 먼쪽에 발생하

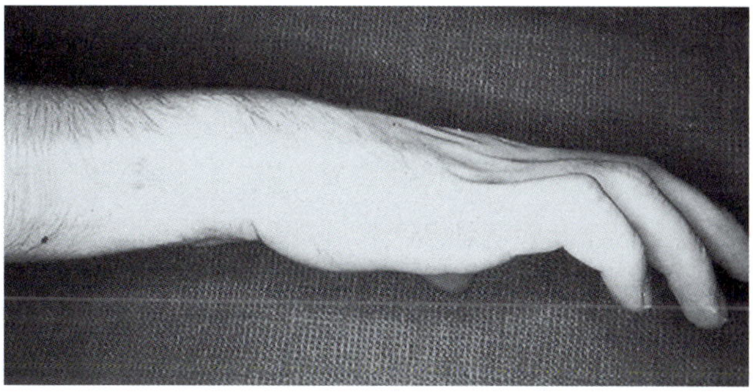

그림 14.16 자신경 손상으로 인한 갈퀴손변형

출처: Seftchick, J. L., Detullio, L. M., Fedorczk, J. M., et al. [2011]. Clinical examination of the hand. In T. M. Skirven, A. L. Osterman, J. M. Fedorczyk, et al. [Eds.], *Rehabilitation of the hand and upper extremity* [6th ed.]. Philadelphia, Elsevier. Photo by Mark Walsh, PT, DPT, MS, CHT, ATC.

표 14.3 자신경 병변

영향 받은 근육	약화 및 움직임의 상실
하위 수준(손목 수준)	
새끼벌림근	다섯째 손가락의 MCP관절 벌림
새끼굽힘근	다섯째 손가락의 MCP관절 굽힘
새끼맞섬근	다섯째 손가락의 맞섬
넷째 및 다섯째 손가락의 벌레근	넷째 및 다섯째 손가락의 MCP관절 굽힘 및 IP관절 폄
등쪽뼈사이근	손가락의 MCP관절 벌림
바닥쪽뼈사이근	손가락의 MCP관절 모음
(깊은 머리)짧은엄지굽힘근	엄지의 MCP와 CMC 관절 굽힘과 맞섬
엄지모음근	CMC관절 모음과 MCP관절 굽힘
상위 수준(팔꿈치 수준이나 그 위)	
자쪽손목굽힘	손목 굽힘과 자쪽치우침
넷째 및 다섯째 손가락의 깊은손가락굽힘근	넷째 및 다섯째 손가락의 DIP 및 PIP 관절의 굽힘
새끼손가락벌림근	다섯째 손가락의 MCP관절 벌림
새끼손가락굽힘	다섯째 손가락의 MCP관절 굽힘 및 맞섬
새끼손가락맞섬근	다섯째 손가락의 맞섬
넷째 및 다섯째 손가락의 벌레근	넷째 및 다섯째 손가락의 MCP 및 IP 관절 폄
등쪽뼈사이근	손가락의 MCP관절 벌림
바닥쪽뼈사이근	손가락의 MCP관절 모음
(깊은 머리)짧은엄지굽힘근	엄지의 MCP 및 CMC 관절 굽힘과 맞섬
엄지모음근	CMC관절 모음과 MCP관절 굽힘

면 팔꿈치 먼쪽에서 신경지배를 받는 손의 외재근이 손실된다. 손목 수준에서 자쪽굴의 말단 부분에 있는 자신경의 압박은 신경의 영역 위치에 따라 다른 기능적 결과를 가져온다.

일반적으로 상위 또는 하위 수준의 자신경 병변으로 인한 기능적 결과로는 집기와 강한 잡기 근력의 상실이 있다. 고객은 손가락벌림근의 탈신경화(denervation), 새끼두덩의 위축(hypothenar eminence atrophy), 엄지와 새끼손가락의 맞섬 동작 불능(inability to oppose)으로 엄지로 물건을 집는 동작이 효율적이지 못해 물체를 잘 잡을 수 없다. 첫 번째 등쪽뼈사이근육과 엄지모음근의 상실은 엄지와 검지손가락으로 집는 동작을 불안정하게 만드는 원인이다. 손가락의 가쪽 움직임의 상실과 감소된 감각 피드백은 컴퓨터 타이핑과 기타 일상 업무와 같은 기능적인 작업활동에 영향을 줄 수 있다. 상위 병변으로 인한 약지와 새끼손가락의 깊은손가락굽힘근의 상실은 손의 잡기 능력에 더 큰 영향을 미친다. 또한 고객은 약해진 손목으로 인해 자쪽 차우침을 보인다.

자신경 손상으로 인해 세 가지 비정상적인 자세가 발생할 수 있는데 프로멘트 징후(Froment sign), 쟌느 징후(Jeanne sign) 그리고 바르텐버그 징후가 포함된다. 프로멘트 징후는 집기 활동을 수행하는 동안 IP관절이 굽힘 증상을 보이는 것이다. 프로멘트 증후는 엄지모음근, 짧은엄지굽힘근의 깊은머리, 첫째 손등뼈사이근이 작용하지 않기 때문에 발생한다. 이러한 상실로 일상생활의 소동작 기민성(fine dexterity)활동에 많은 영향을 받는다. 쟌느 징후는 자신경 질환의 악화와 함께 발생한다. 쟌느 징후는 양성의 프로멘트 징후가 나타날 뿐만 아니라 엄지의 짧은엄지굽힘근의 이차적인 약화로 집기를 할 때 MP관절이 과다폄된다(그림 14.17). 쟌느 징후는 과다폄에 균형을 맞추기 위해 MP관절은 약간 굽힘하여 기능적 자세를 만드는 엄지 보조기로 관리할 수 있다. 바르텐버그 징후는 다른 손가락으로부터 다섯째 손가락 벌림이 나타나는 뼈사이근 약화로 나타난다. 코번(Coban)을 마지막 두 손가락에 적용하는 버디 테이핑은 이러한 손가락뼈사이근 약화에 도움을 준다.

자신경의 감각분포는 일반적으로 손등쪽과 바닥쪽에 있는 약지와 새끼손가락의 자쪽 절반을 신경지배한다(그림 14.5). 자신경 압박 손상을 받은 고객은 이 신경 분포에서 무감각, 저림, 감각이상을 경험할 수 있다. 자신경 손상 환자를 위한 보조기를 디자인할 때, 치료사는 감각이 저하되어 있는 부분에서 욕창(pressure sores) 및 피부 자극을 모니터링한

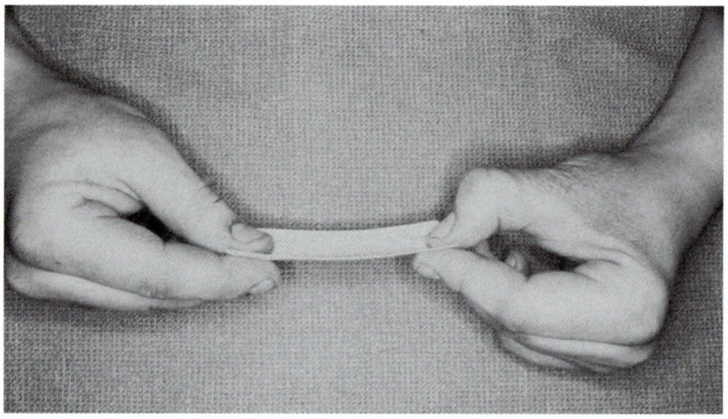

그림 14.17 엄지 IP관절의 굽힘을 보이는 프로멘트 징후와 엄지 MP관절의 과다폄을 동반하는 쟌느 징후

출처: Seftchick, J. L., Detullio, L. M., Fedorczk, J. M., et al. [2011]. Clinical examination of the hand. In T. M. Skirven, A. L. Osterman, J. M. Fedorczyk, et al. [Eds.], *Rehabilitation of the hand and upper extremity* [6th ed.]. Philadelphia, Elsevier.

다. 그림 14.18은 자신경 병변이 영향을 주는 근육들을 보여준다.

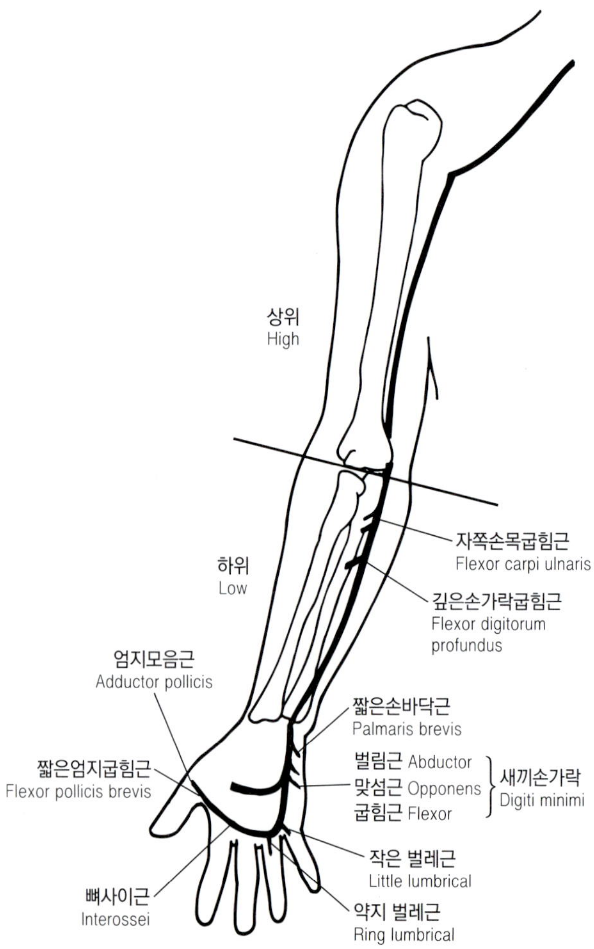

그림 14.18 자신경 운동 신경지배

자신경 손상을 위한 보조기 중재

Orthotic Interventions for Ulnar Nerve Injury

자신경 손상이 있는 고객은 보조기 중재와 치료 프로그램으로부터 혜택을 받을 수 있다. 자신경 손상에 대한 몇 가지 보조기 옵션이 있다. 진단에 특화된 보조기를 먼저 논의한 다음 다양한 보조기 디자인 선택사항을 설명할 것이다.

팔꿈치의 자신경압박을 위한 보조기

Orthotic Intervention for Ulnar Nerve Compression at the Elbow

팔꿉굴(cubital tunnel)에 가해지는 압박을 줄여주기 위한 일반적인 중재는 팔꿈치 30~45° 굽힘이고 최대 70° 굽힘시키는 팔꿈치 보조기이다(팔꿈치 보조기에 대해서는 10장 참조). 그림 14.19는 팔꿉굴을 위한 앞쪽 팔꿈치 보조기를 보여준다. 순응성과 성형성이 좋은 열가소성 재료는 이 앞쪽 보조기에 적합하다. 때때로 팔꿈치 디자인에 손목이 포함된다. 손목은 중립에서 20°까지 폄된다. 손목을 보조기 디자인에 포함하면 자쪽손목굽힘근 수축의 영향을 줄일 수 있다(그림 14.20). 팔꿈치 보조기는 반복적이거나 장기적인 팔꿈치 굽힘을 방지하는데 도움이 된다. 장기간의 팔꿈치 굽힘은 견인을 통해 자신경을 압박하고 팔꿉굴의 압력을 증가시킬 수 있다. 이렇게 굽힘된 자세는 일반적으로 수면 중 또는 컴퓨터 사용 시 발생한다. 산발적이거나 경미한 증상의 경우 약 3주간 밤 동안 팔꿈치 보조기를 착용할 수 있다. 감각이상, 감각저하, 지속적인 증상이 있는 경우, 환자는 종일 팔꿈치 보조기를 착용할 수 있다. 그러나 일반적으로 환자는 주간에 팔꿈치 보조기 착용 대신 활동 중에 팔꿈치 굽힘 방지 및/또는 테이블 위에 팔꿈치를 쉬도록 교육하는 것이 좋다. 젤 패드가 있는 소매(힐보 패드, Heelbo pad)는 주간 보호를 위한 선택사항이다(그림 14.21). 많은 치료사들은 편안함을 위해 부드러운 팔꿈치 보조기를 권장한다. 상업용 연성 팔꿈치 보조기는 약간의 움직임을 허용하지만 굽힘을 45° 미만으로 제한한다. 그림 14.22는 상업용 연성 보조기를 위한 선택사항을 보여준다. 다른 선택사항은 10장에 설명되어 있다. 재정이 빠듯하다면 팔을 올바른 자세로 수건을 고정하는 것만으로도 편안함을 얻을 수 있다.

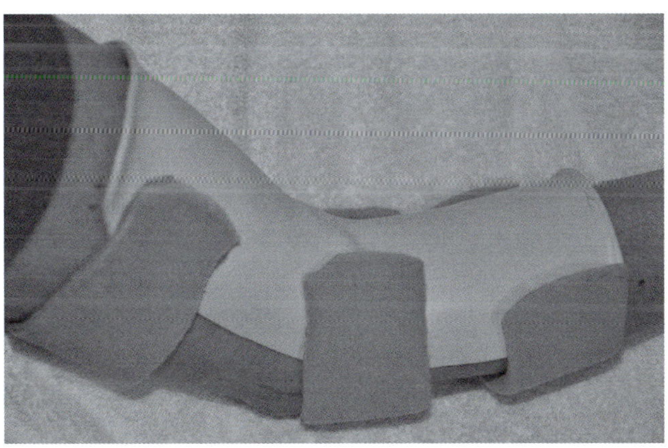

그림 14.19 팔꿉굴을 위한 앞쪽 기반 팔꿈치 보조기

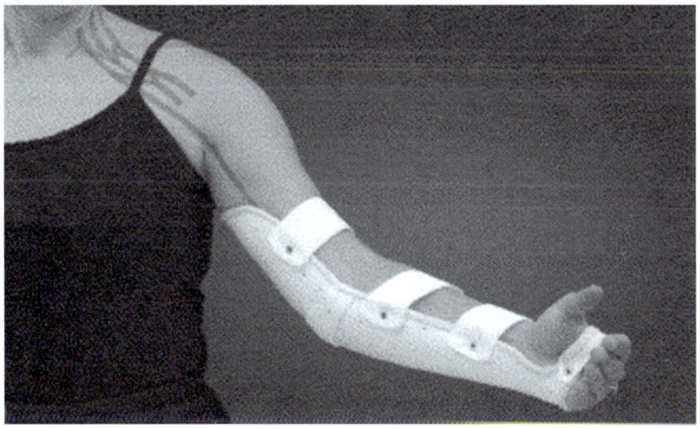

그림 14.20 손과 손목을 포함하는 팔꿉굴을 위한 긴 팔 보조기

출처: Lund, A. T., & Amadio, P. C. [2006]. Treatment of cubital tunnel syndrome: Perspectives for the therapist. *Journal of Hand Therapy, 19*[2], 174.

자신경 손상에 대한 손목 및 손 기반 보조기 중재

Wrist- and Hand-Based Orthotic Intervention for Ulnar Nerve Injury

최근 발표된 기용굴증후군 치료 지침(유럽 델파이 합의에 기반함)에서 전문가들은 비수술적 치료를 위한 중립 손목 보조기를 제안했다. 갈퀴손변형이 발생할 가능성이 있는 기용굴증후군을 포함한 일부 자신경 질환에 대한 또 다른 옵션은

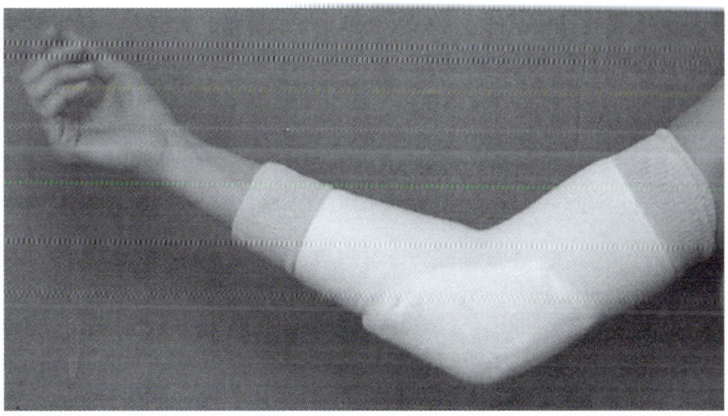

그림 14.21 젤 패드를 포함한 소매는 낮 동안 팔꿈치를 보호한다. 치료사는 팔꿈치와 손목의 다른 신경 압박을 관리해야 한다.

출처: Porretto-Loehrke, A., & Soika, E. [2011]. Therapist's management of other nerve compressions about the elbow and wrist. In T. M. Skirven, A. L. Osterman, J. M. Fedorczyk, et al. [Eds.], *Rehabilitation of the hand and upper extremity* [6th ed., p. 702]. Philadelphia, Elsevier.

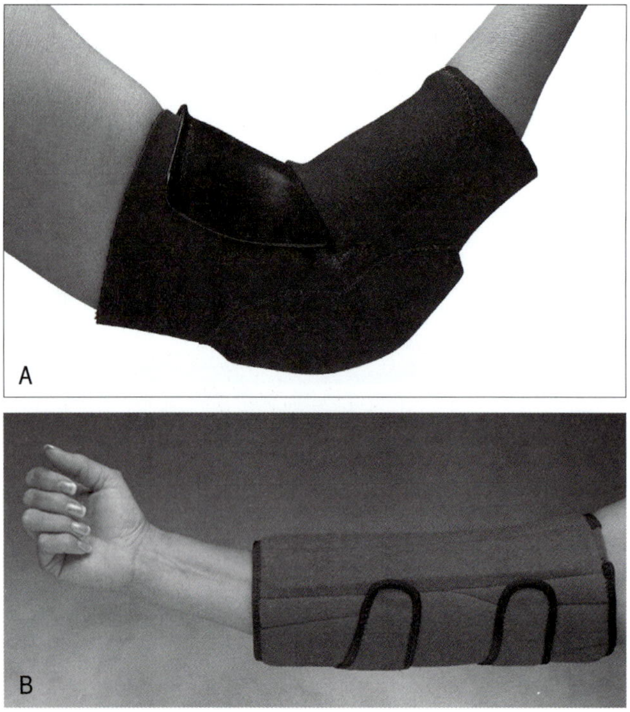

그림 14.22 팔꿉굴을 위한 두 가지의 기성 보조기 옵션. A: 연성 기성 보조기, B: 컴포트 쿨 자신경 팔꿈치 보조기

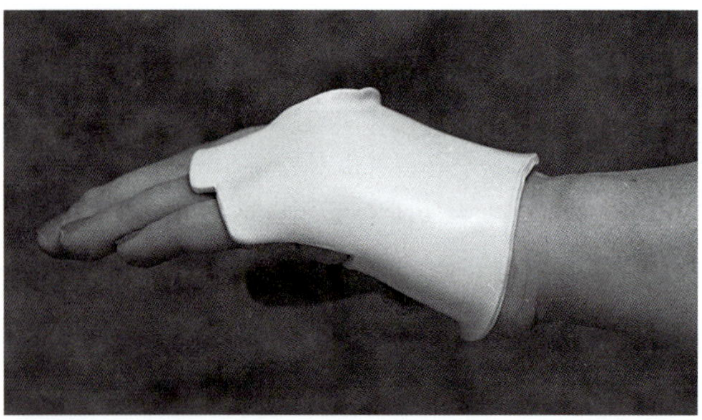

그림 14.23 정적 보조기에서 자신경 손상에 대한 보조기 중재를 위한 손의 자세

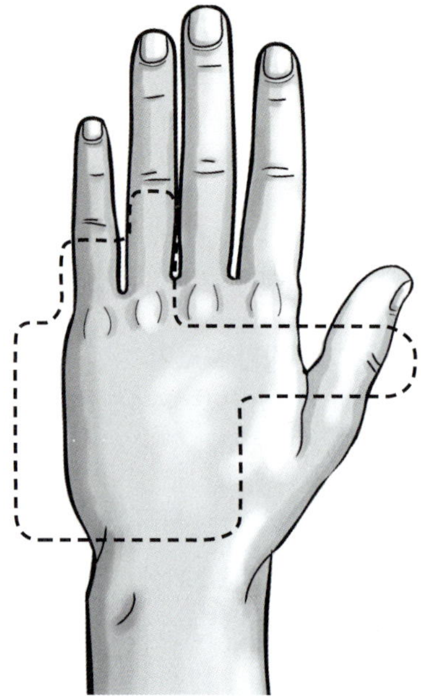

그림 14.24 자신경 보조기를 위한 손 기반 패턴

손 보조기이다. 손 보조기(그림 14.23)는 갈퀴손변형을 방지하기 위한 대응력으로 약지와 새끼손가락의 MCP관절을 30~45° 굽힘 자세를 취한다. 그림 14.24는 이 보조기의 패턴을 보여 준다. 이 자세(30~45°의 MCP 굽힘)는 탈신경된 내재근과 약지와 새끼손가락의 MCP 바닥면 약화를 방지하고 MCP의 과다폄 및 PIP 굽힘의 갈퀴손변형을 교정한다. MCP의 굽힘이 차단된 상태에서 온손가락폄근의 힘이 IP관절로 전달되어 내재근 없이 폄할 수 있다. 궁극적으로 보조기는 기능적 잡기(grasp)를 용이하게 한다. 고객은 일반적으로 고정 보조기를 위생과 운동을 위해서만 제거하고 계속 착용한다. 일부 치료사는 낮에만 보조기를 사용하도록 권장한다.

Colditz는 손바닥 감각과 손의 기능을 방해하지 않기 위해 부피가 크지 않은 보조기의 제작을 제안한다. 그러한 보조기 중 하나는 Kiyoshi Yasaki가 설계하고 펜실베이니아 주 필라델피아에 있는 손 재활 센터에서 개발한 8자형 보조기이다(그림 14.25). 다음 제작 절차에 대한 지침은 자신경 손상을

자신경 손상을 위한 보조기 제작 절차

1. 열가소성 재료의 1/2인치 끈을 약 12~14인치 자른다.
2. 열가소성 재료 끈을 가열한다.
3. 팔꿈치를 테이블 위의 수건 위에 놓고 손을 수직으로 둔다. 약지와 새끼손가락의 MCP관절은 30~45° 굽힘으로 위치시킨다(IP관절은 폄한다).
4. 끈의 중간 지점을 정하고 이를 몸쪽 손가락뼈 위의 MCP관절 수준에서 손가락의 등쪽에 있는 약지와 새끼손가락 사이의 중간에 둔다.
5. 새끼 손가락의 자쪽 주위 끈의 한쪽 끝을 바닥쪽 표면에, 약지의 노쪽 주위 끈의 한쪽 끝을 바닥쪽 표면에 감는다.
6. 바닥쪽 표면에서 약지와 새끼손가락을 둘러싸고 있는 손허리손가락뼈의 높이에 각각의 끈(MCP관절에서 몸쪽)을 교차한다.
7. 끈을 MCP관절의 머리에 가까운 등쪽 표면으로 가져간다. 끈을 약 1인치 겹쳐서 조각을 서로 붙인다.
8. 둘째 및 셋째 손가락의 먼쪽에 있는 바닥쪽 표면 영역과 엄지두덩 주름 주변과 같이 기능을 방해할 수 있는 모든 영역에 열가소성 재료를 말아 올린다.

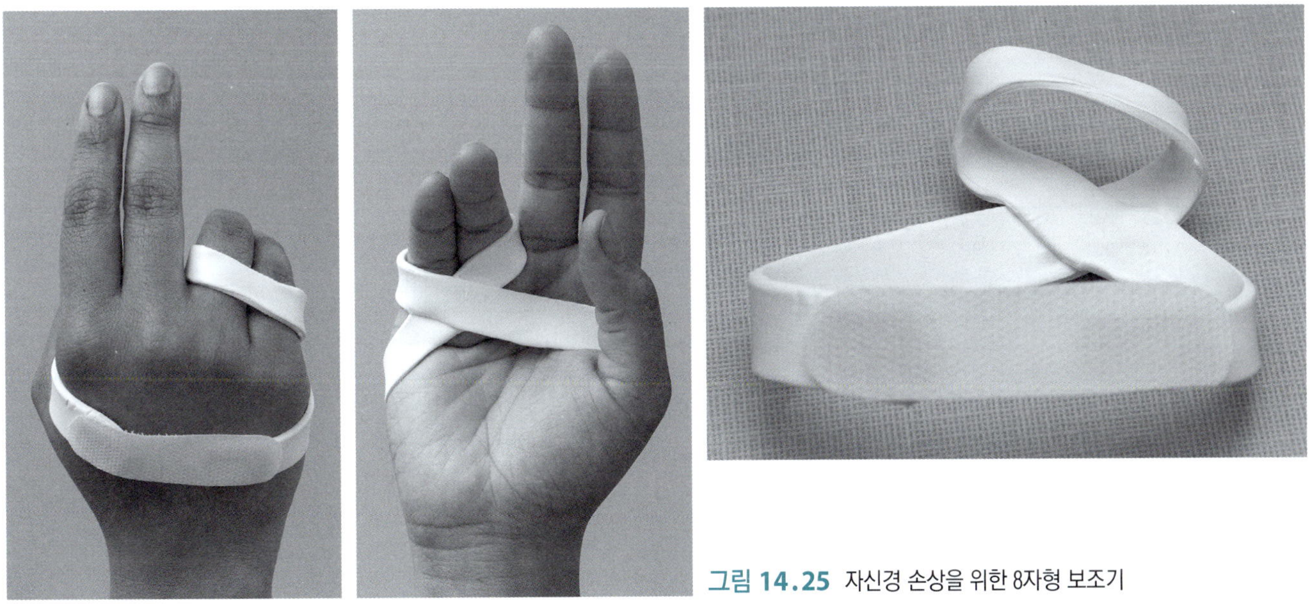

그림 14.25 자신경 손상을 위한 8자형 보조기

위한 8자형 손 기반 보조기를 제작하는 한 가지 방법을 포함한다.

자신경 손상을 위한 가동 보조기
Mobilization Orthoses for Ulnar Nerve Injuries

가동(동적) 보조기를 사용하여 치료사는 네 번째 및 다섯 번째 손가락의 MCP를 30~45° 굽힘하는 같은 자세로 둔다. 치료사는 약지에 적용한 손가락 고리와 새끼손가락의 몸쪽 손가락뼈를 포함하는 가동 보조기 디자인을 사용한다(그림 14.26). 고무 밴드는 부드러운 손목 커프에 연결되어 있으며 견인력을 통해 두 손가락의 MCP관절을 굽힘되게 당긴다. 고객은 위생과 운동을 위한 제거 외에는 하루 종일 보조기를 착용한다. 의사는 MCP관절에서 과다폄 구축을 방지하기 위한

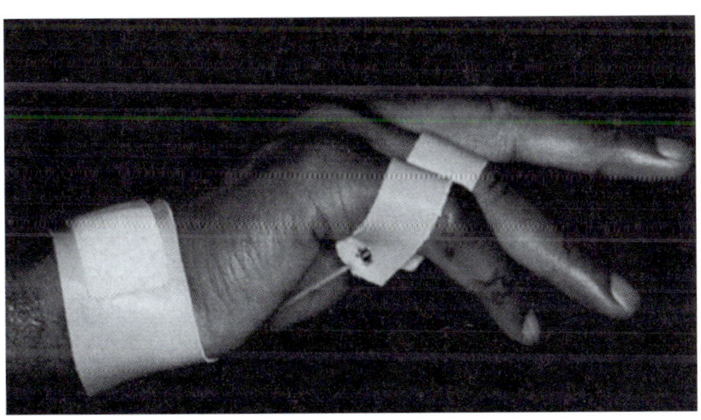

그림 14.26 자신경 손상을 위한 굽힘 가동 보조기

출처: Colditz, J. C. [2002]. Splinting the hand with a peripheral nerve injury. In E. J. Mackin, A. D. Callahan, T. M. Skirven, et al. [Eds.], *Rehabilitation of the hand and upper extremity* [5th ed., pp. 622–634]. St. Louis, MO: Mosby.

강한 힘이 필요할 때 이러한 유형의 보조기를 처방한다. 이 보조기를 보완하려면 자세교정(고정) 야간 보조기가 필요할 수 있다.

자신경 손상 환자를 위한 또 다른 형태의 보조기는 기성품인 스프링-와이어-폼 보조기(spring-wire-and-foam orthosis)이며 기성제품을 이용할 수도 있고 맞춤 제작도 할 수 있다. 고객은 스프링-와이어-폼 보조기의 저감 디자인을 선호하고 순응도도 높은 경향이 있다.

정중신경 병변
MEDIAN NERVE LESIONS

외상에 의한 정중신경 병변은 위팔골절, 팔꿈치 탈구, 노뼈의 먼쪽 골절, 손목터널의 바닥뼈 탈구, 손목 바닥쪽 열상에 의해 발생한다. 이로 인해 원숭이 손 또는 유인원 손(ape or simian hand)이라 불리는 변형이 나타나는데, 정중신경은 그림 14.27(표 14.4)에 묘사된 근육을 하위 수준 또는 손목 병변과 팔꿈치 또는 목 부위를 침범하는 상위 수준 병변을 신경지배 한다.

정중신경 손상의 기능적 영향
Functional Implications of Median Nerve Injuries

정중신경 병변의 기능에 미치는 영향은 집기의 서투름과 강한 쥐기의 감소를 초래한다. 강한 잡기는 짧은엄지벌림근, 짧은엄지굽힘근, 엄지맞섬근의 상실로 인해 엄지손가락이 안정

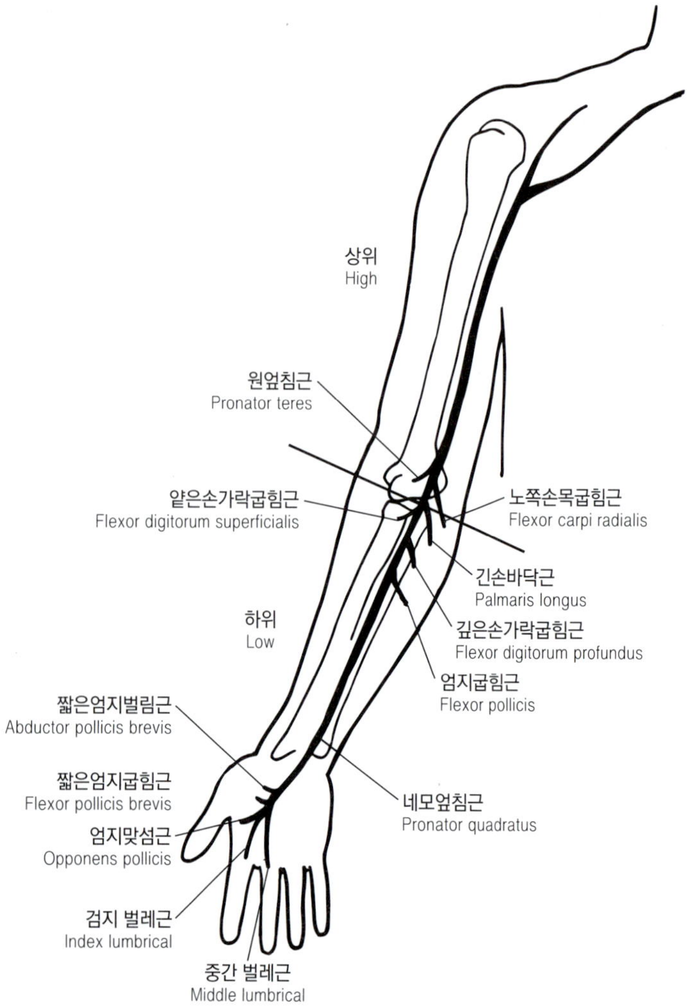

그림 14.27 정중신경 운동 신경지배

된 힘이 없기 때문에 영향을 받는다. 검지와 가운뎃손가락의 벌레근 약화는 손의 숙련된 움직임에 더욱 영향을 미친다. 정중신경이 지배하는 감각 영역은 물체, 온도 및 질감을 식별하는데 사용된다. 손가락에 감각이 부족하여 손으로 하는 숙련된 기능을 수행하기가 어렵다.

정중신경 손상의 위치 및 유형
Locations and Types of Median Nerve Injuries

낮은 수준의 정중신경 손상과 관련된 전형적인 변형을 유인원(ape 또는 simian) 손이라고 하는데, 탈신경으로 인해 엄지두덩의 돌출이 평평해 보이기 때문이다. 엄지 맞섬의 상실이 발생한다(그림 14.28). 엄지는 긴엄지폄근과 엄지모음근이 맞섬되지 않는 작용으로 인해 검지 바로 옆에 폄과 모음 자세가 된다. 엄지 갈퀴막공간이 구축될 수 있고 손가락에 영양변화가 나타날 수 있다. 또한 검지와 중지의 갈퀴손변형은 벌레근의 신경지배 상실로 인해 발생할 수 있다.

가장 흔한 유형의 하위 수준 정중신경 압박은 CTS이다. 손목의 압박은 경직된 손목굴의 부피와 정중신경과 굽힘근 힘줄과 같은 구성물의 불일치로 인해 발생한다. 일부 질환(예: 당뇨병, 임신, 뒤퓌트랑 질환 및 손목손허리 관절염)은 CTS와 관련이 있다. 반복적이거나 지속적인 손목 굽힘, 폄 및 자쪽치우침, 아래팔 엎침, 강한 쥐기 그리고 집기와 관련된 가정, 여가 및 직업적 활동 모두 CTS의 진행과 악화에 원인이 된다. 진동, 저온 및 손목 위의 압축도 원인이 될 수 있다.

더 상위 병변은 아래팔 뒤침, 손목 굽힘, 엄지 IP관절 굽힘, 검지와 중지의 몸쪽 및 먼쪽 IP관절의 굽힘을 약화시키거나 손상시킬 수 있다. 정중신경 손상으로 인해 발생하는 압박 증후군은 엎침증후군과 앞뼈사이증후군이다. 엎침증후군은 종종 강하고 반복적인 엎침과 뒤침 동작으로 인해 발생하며, 원엎침근(pronator teres)의 두 머리 사이에 가장 일반적인 압박 부위가 존재한다. 앞뼈사이증후군은 드물며 몸쪽 아래팔의 불분명한 불편함이 특징이다. 일반적으로 원엎침근의 깊은 머리를 압박하는 것은 감각 손상보다는 운동 손상을 유발한다. 임상적으로 환자는 이 상태에서 감각 손실이 없기 때문에 보통 엄지와 검지로 O자 모양을 만들 수 없는 것으로 나타난다.

정중신경 손상은 팔 전체에서 발생하기 때문에 어떤 사람이 다른 유형의 정중신경 손상이 있을 때 한 유형의 정중신경 손상이 있는 것으로 잘못 생각할 수 있다. 따라서 치료사는 예리하게 각 환자에게 나타나는 증상을 신중하게 고려해야 한다. 예를 들어, 다음과 같은 경우 CTS이 아니라 엎침증

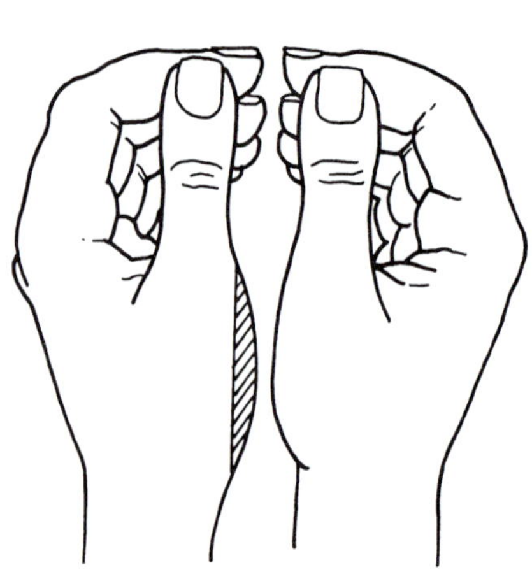

그림 14.28 유인원 손이라고 불리는 전형적인 정중신경 변형. 왼손의 엄지두덩의 근위축에 주목하라.

표 14.4 정중신경 병변

영향받은 근육	약화 및 움직임 상실
하위 수준(손목 수준)	
짧은엄지벌림근	엄지의 CMC 및 MCP 관절의 벌림, IP관절의 폄과 맞섬 약화
짧은엄지굽힘근(얕은 머리)	MCP 및 CMC 관절의 굽힘 및 맞섬
엄지맞섬근	엄지 맞섬
첫째 및 둘째 벌레근	둘째와 셋째 손가락의 IP 폄과 MCP 굽힘
상위 수준(팔꿈치 또는 목 수준)	
긴엄지굽힘근	엄지 IP 굽힘 MCP 및 CMC 관절의 굽힘 약화
둘째 및 셋째 손가락으로 깊은손가락굽힘의 가쪽 반질	둘째 및 셋째 손가락의 DIP 및 PIP 관절 굽힘
네모엎침근	아래팔 엎침
원엎침근	아래팔 엎침 및 팔꿈치 굽힘
노쪽손목굽힘근	손목의 굽힘과 노쪽 치우침
긴손바닥근	손목 굽힘
얕은손가락굽힘근	둘째에서 다섯째 손가락의 PIP관절 굽힘 및 MCP관절 굽힘 및 손목 굽힘의 약화
짧은엄지벌림근	엄지의 CMC 및 MCP관절의 벌림, IP관절의 폄 및 맞섬 약화
짧은엄지굽힘근(얕은 머리)	MCP 및 CMC 관절 굽힘 및 맞섬
엄지맞섬근	엄지 맞섬
첫째 및 둘째 벌레근	둘째 및 셋째 손가락의 IP 폄과 MCP 굽힘

후군이 있을 수 있다.

- 엎침 시 저항감 및 수동적 뒤침으로 통증을 경험한다.
- 몸쪽 아래팔에 티넬 징후 양성을 보인다.
- 엎침근에 분명한 압통이 있다.
- "정중신경의 손바닥 피부가지가 분포되어 있는 엄지두덩의 마비"가 나타난다.
- 야간에 증상이 없다.
- 근피로가 있다.
- 엄지두덩에 위축이 없다.
- 팔렌 검사가 음성이다.

CTS는 야간 통증, 반복적인 손목 움직임(특히 굽힘) 증상, 엄지 맞섬 및 벌림 약화, 팔렌 검사 양성, 손목에 티넬 징

표 14.5 말초신경 병변을 위한 보조기 중재

보조기	위치
노신경	
손목 고정 보조기	손목의 30~40° 폄
가동 등쪽 기반 손허리손가락 폄 보조기	손목의 30~40° 폄, MCP의 동적 폄
힘줄고정 보조기(콜디츠가 설명함)(이 장에서 다른 자신경 보조기 제공을 위한 옵션이 나열되어 있다)	등쪽 기반에 MCP의 동적 폄을 동반하는 힘줄고정 효과를 적용함
노쪽 및 자쪽 치우침을 동반한 저감 노신경마비 보조기	손목의 20~30° 폄 및 MCP 중립
저감 노신경마비 보조기	손목의 10~20° 폄 및 MCP 중립 위치
자신경	
팔꿈치 보조기	팔꿈치 30~45° 굽힘
손기반 고정 갈퀴손 방지 보조기	넷째와 다섯째 손가락의 MCP관절 30~45° 굽힘
정중신경	
등쪽 또는 바닥쪽 기반 손목 보조기	손목 중립, MCP는 포함될 수 있다.
자쪽 거터 손목 보조기	손목 중립
엄지 갈퀴막 공간 보조기 또는 C 지지대 보조기	엄지의 40~45° 손바닥쪽 벌림

후 양성이 있는 사람들에게 진단을 내릴 수 있다. CTS 진단을 받고 엎침증후군의 증상이 있는 경우 치료사는 담당 의사에게 전화하여 검사 결과를 논의하는 것이 좋다.

종종 이러한 증후군이 있는 사람의 경우 신경을 감압하기 위해 외과적 절차가 필요하다. 때때로 경증 사례인 경우 의사가 보존적 관리를 위해 보조기를 요청할 수 있다. 예를 들어, 경증의 엎침굴증후군의 경우 의사는 팔꿈치 보조기를 처방하여 엎침과 뒤침 사이에 아래팔을 중립에 놓고 팔꿈치를 굽힘 할 수 있다(표 14.5). 바른 아래팔 자세는 엎침근 수축 또는 스트레칭을 통한 압박을 방지한다.

정중신경의 전형적인 경로와 감각 분포는 엄지, 검지, 중지의 바닥쪽 표면과 약지의 노쪽 절반과 엄지, 검지, 중지 그리고 약지의 노쪽 절반의 먼쪽 손가락뼈의 등쪽 표면을 포함한다(그림 14.5). 정중신경 압박이 있는 고객은 이 신경 분포에서 무감각, 저림 및 감각 이상을 경험할 수 있다. 감각 분포 영역이 넓기 때문에 치료사는 고객 또는 보호자에게 이와 관련한 위험과 피부 손상 또는 욕창 예방에 대해 모니터링하도록 교육한다.

정중신경 손상에 대한 보조기 중재

Orthotic Interventions for Median Nerve Injuries

정중신경 손상 또는 압박 증후군으로 인한 근육 손실의 기능적 효과를 이해하는 것은 치료사의 보조기 제공에 영향을 미치기 때문에 중요하다. 정중신경 병변이 있는 경우 치료사가 관절의 수동적 움직임을 양호하게 유지할 수 있다면 광범위한 보조기 중재가 필요하지 않을 수 있으며 이따금 야간에 보조기를 착용하는 것으로 충분할 수 있다.

엎침증후군에 대한 보조기 중재

Orthotic Intervention for Pronator Syndrome

엎침증후군이 있는 고객은 저항이 가해지는 엎침과 수동적 뒤침을 피해야 한다. 엎침증후군에 원인이 되는 활동을 바꾸는 것 외에, 환자는 보조기 중재를 통해 이익을 얻을 수 있다. 보조기 옵션 중 하나는 팔꿈치를 90° 굽힘으로 위치시키고 아래팔을 중립으로 회전시키는 것이다.

앞뼈사이신경 압박을 위한 보조기 중재

Orthotic Intervention for Anterior Interosseous Nerve Compression

팔꿈치 폄과 과도한 아래팔 엎침 및 뒤침을 피하라는 제안 외에도, 앞뼈사이신경 압박에는 보조기 중재를 선택하는 것이 권장된다. 한 가지 옵션은 팔꿈치를 90° 굽히고 아래팔을 중립으로 고정하는 것이다. 논의된 바와 같이, 앞뼈사이신경의 손상은 엄지와 검지를 굽혀서 O자 모양을 만들기 어렵게 만든다. 이 결손을 보완하기 위해 치료사는 엄지 IP와 검지 DIP 폄을 차단하기 위해 작은 열가소성 보조기를 제작한다(그림 14.29).

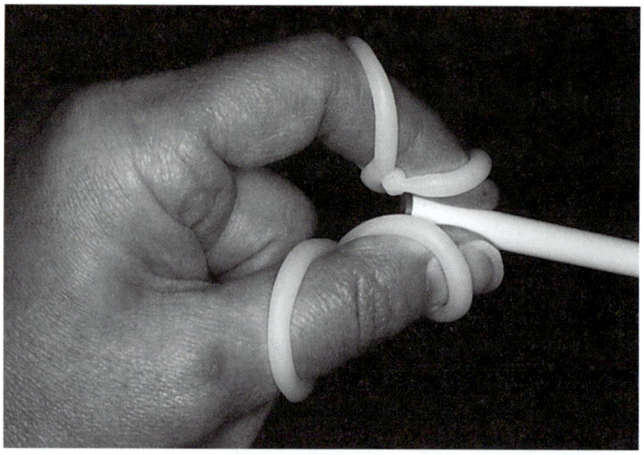

그림 14.29 소형 보조기는 앞뼈사이신경 마비를 가진 환자가 엄지로의 손끝 파악(prehension)을 하도록 돕는다.

출처: Colditz, J. C. [2002]. Splinting the hand with a peripheral nerve injury. In E. J. Mackin, A. D. Callahan, T. M. Skirven, et al. [Eds.], *Rehabilitation of the hand and upper extremity* [5th ed., pp 622–634]. St. Louis, MO: Mosby.

손목굴증후군에 대한 보조기 중재

Orthotic Intervention for Carpal Tunnel Syndrome

CTS의 증상이 주로 감각, 과사용 또는 직업적 원인으로 인해 발생하는 경우 손목 보조기 중재는 종종 통증과 증상을 감소시킨다. CTS 보조기 중재 프로그램과 동반되는 중재는 다음과 같다; 가정, 여가 및 업무를 위한 인체 공학적 적응 환경, 예방 교육, 활동 수정, 힘줄 활공 운동에 중점을 둔 관절가동범위(ROM) 프로그램 및 부종 관리 기술. 손목굴 중재를 통한 보조기의 효과에 대한 연구 개요는 7장을 참조한다.

일반적으로 CTS용 보조기는 손목을 가능한 한 중립에 가깝게 위치시킨다. 이러한 중립 자세는 사용 가능한 손목굴 공간을 최대화하고 정중신경 압박을 최소화하며 통증 완화를 촉진한다. 손목 고정 보조기 디자인에 대한 새로운 접근 방식에는 손목굴의 압력을 감소시키는 관절로 MCP관절을 포함한다(7장 참조). 손목 고정 보조기는 일반적으로 야간에 그리고 때로는 반복적인 스트레스가 많은 손목 움직임을 포함하는 집, 여가 또는 직업 활동 중에 착용한다. 7장에서 논의한 대로 착용 일정은 다를 수 있다. 최소한 수면 중에 자주 발생하는 과도한 손목 굽힘 자세를 방지하기 위해 야간 착용이 필요하다. CTS를 사용한 고정 보조기 중재는 매일 밤 지속적으로 착용 할 때 장기적인 신경전도 결과를 개선하는 것으로 나타났다. 비활동으로 인한 근육 약화를 방지하기 위해 착용 일정을 주의 깊게 모니터링한다. 환자가 보조기에 저항하면 보조기는 증상을 악화시킬 수 있다.

손바닥쪽 손목 고정 보조기
Volar Wrist Immobilization Orthosis

일부 고객과 치료사는 손목을 적절히 지지하는 손목 보조기를 선호한다. 젤 시트 또는 엘라스토머 퍼티(elastomer putty) 삽입물이 있는 손목 보조기는 손목굴 박리술 후 흉터 형성을 제어하는 데 도움이 될 수 있다. CTS용 손바닥쪽 손목 보조기 디자인의 단점은 보조기가 손바닥 감각을 방해할 수 있다는 것이다. 보조기에 손목을 위치하는 것이 중요하다. 잘못 디자인된 손목 보조기는 손목의 손목굴 부위를 압박할 수 있다. 일부 환자들은 MCP관절의 고정을 통해 손목 보조기의 도움을 받을 수 있다(7장 참조).

손등쪽 또는 척골 거터 손목 고정 보조기
Dorsal or Ulnar Gutter Wrist Immobilization Orthoses

CTS에 대한 또 다른 보조기 중재 접근법에는 등쪽, 자쪽 거터 또는 원주형 손목 보조기 제작이 포함된다. 손등쪽 손목 보조기의 장점은 손목굴 바로 위에 열가소성 재료가 위치하지 않기 때문에 압박을 피할 뿐만 아니라 손바닥 감각을 방해하지 않는다는 것이다. 그러나 손등쪽 손목 보조기의 단점은 손바닥쪽 손목 보조기만큼 많은 지지 및/또는 압력을 제공하지 못할 수 있다는 것이다. 일부 치료사는 지지력을 높이기 위해 손바닥 영역이 더 큰 손등쪽 보조기를 제작한다. 자쪽 거터 손목 보조기는 손목을 중립에 위치시키고 손목굴을 압박할 가능성이 적다. 손목 원주형 보조기는 높은 수준의 손목 고정을 제공한다(7장 참조).

일부 고객은 제조업체 권장 사항에 따라 적절한 크기의 기성 연성 손목 보조기를 사용하는 것이 더 편할 수 있다. 치료사는 임상적 추론을 기반으로 손 구조의 기능과 보존을 위해 고객의 보조기가 몸에 잘 맞는지 확인해야 한다(맞춤 보조기에 대한 아이디어는 7장을 참조한다). 고객이 부주의하게 정중신경을 압박하지 않도록 스트랩을 너무 세게 당기지 않도록 교육을 한다.

엄지손가락과 관련된 정중신경 손상에 대한 보조기 중재
Orthotic Intervention for Median Nerve Injuries With Thumb Involvement

CTS 후기 단계에서 발생하는 엄지와 관련된 정중신경 손상이 있는 고객의 경우 치료사는 기능적 파악 및 집기에 대한 엄지 맞섬의 상실을 해결한다. 보조기는 엄지 맞섬, 손바닥쪽 벌림 상태로 위치시켜 엄지손가락 끝으로 파악하는 데 도움을 준다. 엄지와 검지 사이의 C 지지대는 엄지 갈퀴막공간을 유지하는 데 도움이 된다. 엄지 갈퀴막공간은 정중신경 손상 후 모음근의 근육이 짧아지는 일반적인 부위이다. 보조기 디자인은 일반적으로 정적이다. 엄지가 침범된 정중신경 손상이 있는 환자는 손 기반 엄지손가락 보조기를 사용하는 것이 좋다(8장 참조). 하위 수준의 정중신경 손상의 경우 치료사는 열가소성 재료 또는 네오프렌과 같은 다른 재료로 구성된 엄지 갈퀴막 보조기를 제작할 수 있고 엄지손가락의 자세를 잡아주는 기성품 보조기도 제공할 수 있다(그림 14.30).

정중신경과 자신경 혼합된 손상에 대한 보조기 중재
Orthotic Intervention for Combined Median and Ulnar Nerve Injuries

때때로 광범위한 하위 수준의 손상이 있는 경우, 정중 및 자신경이 모두 침범되며, 내재근 약화와 깊은손가락굽힘근의 손상으로 인해 모든 손가락에서 갈퀴막 변형이 분명하게 나타난다. 이러한 경우 추가 변형을 방지하기 위한 보조기 중재는 단일 신경 손상을 위한 디자인이지만 모든 손가락이 포함된다. 엄지손가락이 손상을 받았으면 디자인에 포함시킬 수 있다(그림 14.31).

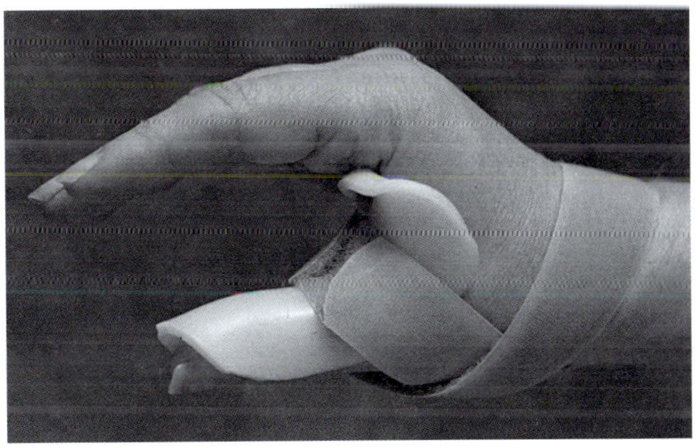

그림 14.30 정중신경 손상을 위한 엄지 갈퀴막공간

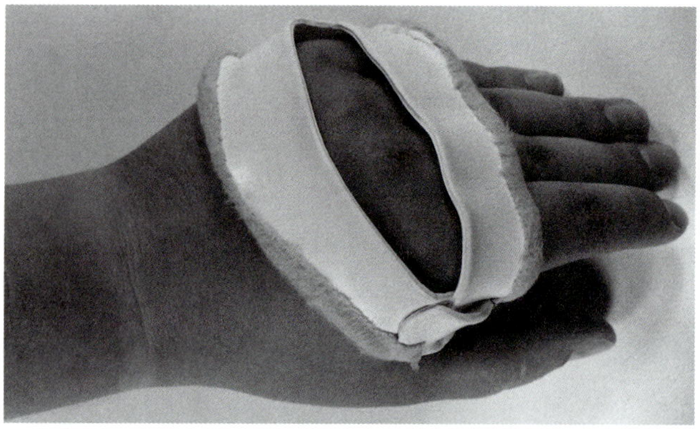

그림 14.31 정중 및 자신경을 포함한 MCP 폄을 억제한다.
출처: Fess, E. E., Gettle, K. S., Philips, C. A., et al. [2005]. *Hand and upper extremity splinting: Principles and methods* [3rd ed.]. St. Louis, MO: Elsevier Mosby.

요약

신경 손상에 대해 고려해야 할 일반적인 지침과 함께 다양한 보조기 중재가 존재한다. 신경 손상에 대한 보조기 중재는 각 고객의 근육, 감각 및 기능적 영향에 대한 포괄적인 지식을 포함한다. 치료사는 일반적인 지침에 주목하며 의사와 숙련된 치료사는 자세 지정 및 보조기 중재를 위한 또 다른 지침이 있을 수 있다는 점에 유의해야 한다.

환자 안전을 위한 조언 및 주의사항에 대한 글상자

- 피부 변화, 가능한 기형 및 관절 구축으로 인한 근육 불균형, 차가운 피부와 같은 순환기 변화를 포함하여 신경 손상에 대한 자연스러운 반응을 인식한다.
- 특히 감각 상실로 인한 정중/자신경 손상이 있는 경우 환자에게 정기적으로 피부를 검사하도록 교육한다.
- 무거운 물건을 들거나 저항을 주는 행위는 물론 강하거나 반복적인 동작을 피한다.
- 보조기의 잠재적 압박 영역에 주의를 기울이고 민감한 영역에 열가소성 재료에 패드를 붙이거나 밀어낸다.
- 보조기 세척 및 상처 관리에 주의한다.
- 보조기 중재에도 불구하고 손톱 관리를 소홀히 하지 않도록 한다.
- 보호 및 과잉보호에 유의한다. 보조기를 착용하는 동안 부상에 대해 과도하게 방어적이면 움직임이 감소하고 고객은 구축이나 변형의 위험에 더 노출될 수 있다.
- 통증을 방지하고 줄이기 위한 신경 손상 후 정상적인 반응인 대체 움직임(substitution motions)에 유의한다. 이러한 비정상적인 움직임은 회복중인 신경에 더 많은 해를 입히고 고객에게 근육 불균형의 위험을 높인다.

복습문제

1. 말초신경 손상의 회복 예후에 영향을 미치는 주요 인자는 무엇인가?
2. 노신경, 자신경, 정중신경 손상으로 나타나는 일반적인 변형은 무엇인가?
3. 노신경, 자신경, 정중신경 손상으로 인해 발생하는 손의 기능적인 문제는 무엇인가?
4. 노신경 손상을 위한 보조기의 선택사항은 무엇이며, 알맞은 손의 자세는 어떠해야 하는가?
5. 팔꿈치에서 자신경 압박 손상을 받은 환자의 적합한 보조기의 형태, 자세, 재료는 무엇인가?
6. 갈퀴손변형을 예방하기 위한 보조기의 자세와 이유를 설명하시오.
7. CTS에 대한 보조기 접근법과 장·단점은 무엇이 있는지 설명하시오.
8. 엄지를 포함한 정중신경 손상 보조기를 제작할 때 손의 적절한 위치는 무엇인가?

셀프 퀴즈 14.1[a]

다음 질문을 읽고, 참/거짓에 ○표를 하세요.

1. 참/거짓 생리적 신경차단의 경우 보통 자연스럽게 회복되기 때문에 예후가 매우 좋다.
2. 참/거짓 기능적으로 노신경 손상 진단을 받은 고객은 손목의 자세로 인해 쥐는 힘이 떨어진다.
3. 참/거짓 신경 손상에 대한 보조기 중재의 주요 목적은 팔을 고정하는 것이다.
4. 참/거짓 갈퀴손변형은 하위 자신경 손상인 경우 더 두드러진다.
5. 참/거짓 치료사는 팔꿈치 수준에서 자신경 압박이 있는 고객을 위해 110도의 굽힘으로 팔꿈치 보조기를 위치시켜야 한다.
6. 참/거짓 자신경 보조기의 경우 치료사는 약지와 새끼손가락의 MCP를 약 30~45°의 굽힘시켜야 한다.
7. 참/거짓 노신경 손상에 대한 보조기 제공 옵션은 야간 사용을 위한 손목 또는 손 고정 보조기와 손목을 폄시키고 MCP를 중립 폄시키는 가동 보조기이다.
8. 참/거짓 치료사는 정적 보조기에서만 손상된 자신경, 노신경 및 정중신경을 고정해야 한다.
9. 참/거짓 프로멘트, 잔느, 바르텐버그 징후는 모두 정중신경 손상을 나타낸다.
10. 참/거짓 기능적으로 자신경 진단을 받은 고객은 집는 힘과 강한 쥐기를 상실한다.
11. 참/거짓 치료사는 정중신경 손상에 엄지 갈퀴막 보조기를 사용할 수 있다.
12. 참/거짓 하위 수준의 신경 손상은 손목의 먼쪽에서만 발생한다.

[a]정답은 부록 A를 참조

셀프 퀴즈 14.2[a]

다음 신경 질환을 보존적 보조기 중재에 필요한 적절한 팔 위치와 연결하라.

1. 자굴증후군
2. 엎침증후군
3. 앞뼈사이신경증후군
4. 노굴증후군
5. 뒤뼈사이신경증후군
6. 팔꿉굴증후군
7. 바르텐버그 신경병증
8. 손목굴증후군(CTS)

a. 90° 팔꿈치 굽힘 및 아래팔 중립 및/또는 검지 DIP 및 엄지 IP 관절 폄 또는 과다폄을 차단하기 위한 소형 보조기
b. 넷째 및 다섯째 손가락의 30~45° MCP 굽힘
c. 손목 20~30° 폄
d. 손목 30~40° 폄 및 자연스러운 MCP 폄
e. 30~45° 팔꿈치 굽힘
f. 90° 팔꿈치 굽힘 및 아래팔 중립
g. 손목 약간 폄
h. 손목 굽힘

[a]정답은 부록 A를 참조

참고문헌

1. Aiello B: Ulnar nerve compression in cubital tunnel. In Clark GL, Shaw EF, Aiello WB, et al.: *Hand rehabilitation: a practical guide*, New York, 1993, Churchill Livingstone.
2. Apfel E, Sigafoos GT: Comparison of range-of-motion constraints provided by splints used in the treatment of cubital tunnel syndrome: a pilot study, *J Hand Ther* 19(4):384–392, 2006.
3. Arsham NZ: Nerve injury. In Ziegler EM, editor: *Current concepts in orthotics: a diagnosis-related approach to splinting*, Germantown, WI, 1984, Rolyan Medical Products.
4. Barnhart S, Demers PA, Miller M, et al.: Carpal tunnel syndrome among ski manufacturing workers, *Scand J Work Environ Health* 17(1):46–52, 1991.
5. Barr NR, Swan D: *The hand: principles and techniques of splintmaking*, Boston, 1988, Butterworth Publishers.
6. Blackmore SM: Therapist's management of ulnar nerve neuropathy at the elbow. In Mackin EJ, Callahan AD, Skirven TM, et al.: *Rehabilitation of the hand*, 5th ed., St. Louis, 2002, Mosby, pp 679–689.
7. Borucki S, Schmidt J: Peripheral neuropathies. In Aisen ML, editor: *Orthotics in neurologic rehabilitation*, New York, 1992, Demos Publications.
8. Boscheinen-Morrin J, Davey V, Conolly WB: Peripheral nerve injuries (including tendon transfers). In Boscheinen-Morrin J, Davey V, Conolly WB, editors: *The hand: fundamentals of therapy*, Boston, 1987, Butterworth Publishers.
9. Bulut T, Akgun U, Citlak A, et al.: Prognostic factors in sensory recovery after digital nerve repair, *Acta Orthop Traumatol Turc* 50(2):157–161, 2016.
10. Cailliet R: *Hand pain and impairment*, 4th ed., Philadelphia, 1994, FA Davis.
11. Callahan A: Nerve injuries. In Malick MH, Kasch MC, editors: *Manual on management of specific hand problems*, Pittsburgh, 1984, American Rehabilitation Educational Network.
12. Cannon NM, editor: *Diagnosis and treatment manual for physicians and therapists*, 3rd ed., Indianapolis, 1991, The Hand Rehabilitation Center of Indiana.
13. Cantero-Téllez R, Gómez-Martínez M, Labrador-Toribio C: Effects on upper-limb function with dynamic and static orthosis use for radial nerve injury: a randomized trial, *J Neurol Disord* 4(2):264, 2016, https://doi.org/10.4172/2329-6895.1000264.
14. Cederna PS: Peripheral nerve injury. In Jebson PJL, Kasdan ML, editors: *Hand secrets*, 3rd ed., Philadelphia, 1998, Hanley & Belfus.
15. Clarkson HM, Gilewich GB: *Musculoskeletal assessment: joint range of motion and manual muscle strength*, Baltimore, 1989, Williams & Wilkins.
16. Cohen MS, Garfin SR: Nerve compression syndromes: finding the cause of upper-extremity symptoms, *Consultant* 37:241–254, 1997.
17. Colditz JC: Splinting for radial nerve palsy, *J Hand Ther* 1:18–23, 1987.
18. Colditz JC: Splinting the hand with a peripheral nerve injury. In Mackin EJ, Callahan AD, Skirven TM, et al.: *Rehabilitation of the hand*, 5th ed., St. Louis, 2002, Mosby, pp 622–634.
19. Crochetiere WJ, Goldstein SA, Granger GV, et al.: The Granger orthosis for radial nerve palsy, *Orthot Prosthet* 29(4):27–31, 1975.
20. Dang AC, Roder CM: Unusual compression neuropathies of the forearm, part I: radial nerve, *J Hand Surg* 34(10):1906–1914, 2009.
21. Duff S, Estilow T: Therapists' management of peripheral nerve injury. In Skirven TM, Osterman AL, Fedorczyk JM, et al.: *Rehabilitation of the hand and upper extremity*, 6th ed., Philadelphia, 2011, Elsevier/Mosby.
22. Eaton CJ, Lister GD: Radial nerve compression, *Hand Clin* 8(2):345–357, 1992.
23. Enna CD: *Peripheral denervation of the hand*, New York, 1988, Alan R. Liss.
24. Feldman RG, Travers PH, Chirico-Post J, et al.: Risk assessment in electronic assembly workers: carpal tunnel syndrome, *J Hand Surg Am* 12(5):849–855, 1987.
25. Fess EE: Rehabilitation of the patient with peripheral nerve injury, *Hand Clin* 2(1):207–215, 1986.
26. Fess EE, Gettle KS, Philips CA, et al.: *Hand splinting principles and methods*, 3rd ed., St. Louis, 2005, Elsevier Mosby.
27. Fox IK, Mackinnon SE: Adult peripheral nerve disorders: nerve entrapment, repair, transfer, and brachial plexus disorders, *Plast Reconstr Surg* 127(5):105e–118e, 2011.
28. Frykman GK: The quest for better recovery from peripheral nerve injury: current status of nerve regeneration research, *J Hand Ther* 6(2):83–88, 1993.
29. Gaudin R, Knipfer C, Henningsen A, et al.: Approaches to peripheral nerve repair: generations of biomaterial conduits yielding to replacing autologous nerve grafts in craniomaxillofacial surgery, *BioMed Res Int*, 2016. https://doi. org/10.1155/2016/3856262.
30. Gelberman RH, Eaton R, Urbanisk JR: Peripheral nerve compression, *J Bone Joint Surg Am* 75:1854–1878, 1993.
31. Griffin JW, Hogan MV, Chhabra AB, Deal DN: Peripheral nerve repair and reconstruction, *J Bone Joint Surg Am* 95(23):2144–2151, 2013.
32. Grinsell D, Keating CP: Peripheral nerve reconstruction after injury: a review of clinical and experimental therapies, *BioMed Res Int*, 2014. https://doi.org/10.1155/2014/698256.
33. Gross MS, Gelberman RH: The anatomy of the distal ulnar tunnel, *Clin Orthop Relat Res* 196:238–247, 1985.
34. Hannah SD, Hudak PL: Splinting and radial nerve palsy: a single-subject experiment, *J Hand Ther* 14(3):195–201, 2001.
35. Harper BD: The drop-out splint: an alternative to the conservative management of ulnar nerve entrapment at the elbow, *J Hand Ther* 3:199–210, 1990.
36. Hong CZ, Long HA, Kanakamedala V, et al.: Splinting and local steroid injection for the treatment of ulnar neuropathy at the elbow: clinical and electrophysiological evaluation, *Arch Phys Med Rehabil* 77(6):573–576, 1996.
37. Hoogvliet P, Coert JH, Friden J, et al.: How to treat Guyon's canal syndrome? Results from the European handguide study: a multidisciplinary treatment guideline, *Br J Sports Med* 47(17):1063–1070, 2013.
38. Culp Hornbach: Radial tunnel syndrome. In Mackin EJ, Callahan AD, Skirven TM, et al.: *Rehabilitation of the hand*, 5th ed., St. Louis, 2002, Mosby.
39. Jacobs ML: Peripheral nerve injuries. In Jacobs MA, Uastin NM, editors: *Orthotic Intervention for the Hand and Upper Extremity*, 3rd ed., Philadelphia, 2014, Lippincott Williams & Wilkins.
40. Jacoby SM, Eichenbaum MD, Osterman AL: Basic science of nerve compressions. In Skirven TM, Osterman AL, Fedorczyk JM, et al.: *Rehabilitation of the hand and upper extremity*, 6th ed., Philadelphia, 2011, Elsevier Mosby, pp 649–656.
41. Jebson PJL, Gaul JS: Peripheral nerve injury. In Jebson PJL, Kasdan ML, editors: *Hand secrets*, Philadelphia, 1998, Hanley & Belfus.
42. Kleinert MJ, Mehta S: Radial nerve entrapment, *Orthop Clin North Am* 27(2):305–315, 1996.
43. Kruger VL, Kraft GH, Deitz JC, et al.: Carpal tunnel syndrome: objective measures and splint use, *Arch Phys Med Rehabil* 72(7):517–520, 1991.
44. Lucy L, Anthony MS: Thoracic outlet syndrome. In Saunders RJ, Astifidis RP, Burke SL, et al.: *Hand and upper extremity rehabilitation: a practical guide*, 4th ed., St. Louis, 2016, Elsevier.
45. Lund AT, Amadio PC: Treatment of cubital tunnel syndrome: perspectives for the therapist, *J Hand Ther* 19(2):170–179, 2007.
46. Lundborg G, Rosen B: Hand function after nerve repair, *Acta Physiol* 189(2):207–217, 2007.
47. Mackinnon SE, Dellon AL: *Surgery of the peripheral nerve*, New York, 1988, Thieme Medical Publishers, Inc.

48. MacNicol MF: Mechanics of the ulnar nerve at the elbow, *J Bone Joint Surg Br* 62(53):518, 1980.
49. McGowan AJ: The results of transposition of the ulnar nerve for traumatic ulnar neuritis, *J Bone Joint Surg Br* 23:293–301, 1950.
50. McKee P, Nguyen C: Customized dynamic splinting: orthoses that promote optimal function and recovery after radial nerve injury: a case report, *J Hand Ther* 20:73–88, 2007.
51. McKee P, Nguyen C: Low-profile dorsal dynamic wrist-finger-thumb-assistive-extension orthosis for high radial nerve injury-fabrication instructions, *J Hand Ther* 20:70–72, 2007.
52. Meek MF, Coert JH: Clinical use of nerve conduits in peripheral-nerve repair: review of the literature, *J Reconstr Microsurg* 18(2):97–109, 2002.
53. Melhorn JM: Cumulative trauma disorders and repetitive strain injuries: the future, *Clin Orthop Relat Res* 351:107–126, 1998.
54. Menorca RMG, Fussell TS, Elfar JC: Nerve physiology: mechanisms of injury and recovery, *Hand Clin* 29(3):317–330, 2013.
55. Messer RS, Bankers RM: Evaluating and treating common upper extremity nerve compression and tendonitis syndromes...without becoming cumulatively traumatized, *Nurse Pract Forum* 6(3):152–166, 1995.
56. Moore AM, Novak CB: Advances in nerve transfer surgery, *J Hand Ther* 27(2):96–104, 2014.
57. Moscony AMB: Peripheral nerve problems. In Cooper C, editor: *Fundamentals of hand therapy: clinical reasoning and treatment guidelines for common diagnoses of the upper extremity*, 2nd ed., London, 2014, Elsevier.
58. Neal S, Fields KB: Peripheral nerve entrapment and injury in the upper extremity, *Am Fam Physician* 81(2).147–155, 2010.
59. Novak CB, Mackinnon SE: Nerve injury in repetitive motion disorders, *Clin Orthop Relat Res* 351:10–20, 1998.
60. Novak CB, Mackinnon SE: Evaluation of nerve injury and nerve compression in the upper quadrant, *J Hand Ther* 18:230–240, 2005.
61. Nuber GW, Assenmacher J, Bowen MK: Neurovascular problems in the forearm, wrist, and hand, *Clin Sports Med* 17(3):585–610, 1998.
62. Nuckols T, Harber P, Sandin K, et al.: Quality measures for the diagnosis and non-operative management of carpal tunnel syndrome in occupational settings, *J Occup Rehabil* 21(1):100–119, 2011.
63. Ono S, Chapham PJ, Chung KC: Optimal management of carpal tunnel syndrome, *Int J Gen Med* 3:235–261, 2010.
64. Ostorio AM, Ames RG, Jones J, et al.: Carpal tunnel syndrome among grocery store workers, *Am J Int Med* 25:229–245, 1994.
65. Pabari A, Lloyd-Hughes H, Seifalian AM: Nerve conduits for peripheral nerve surgery, *Plast Reconstr Surg* 133(6), 2014. 1420–1430.
66. Peck J: *Personal communication*, March 2013.
67. Peck J, Ollason J. Low profile radial nerve palsy orthosis with radial and ulnar deviation, *J Hand Ther* 28(4):421–424, 2015.
68. Pfaeffle HJ, Waitayawinyu T, Trumble TE: Ulnar nerve laceration and repair, *Hand Clin* 23(3):291–299, 2007.
69. Pitts G, Umansky SC, Foister RD: Radial nerve compression. In Saunders RJ, Astifidis RP, Burke SL, et al.: *Hand and upper extremity rehabilitation: a practical guide*, 4th ed., St. Louis, 2016, Elsevier.
70. Porretto-Loehrke A, Soika E: Therapist's management of other nerve compressions about the elbow and wrist. In Skirven TM, Osterman AL, Fedorczyk JM, et al.: *Rehabilitation of the hand and upper extremity*, 6th ed., Philadelphia, 2011, Mosby.
71. Possner MA: Compressive neuropathies of the ulnar nerve at the elbow and wrist, *Instr Course Lect* 49:305–317, 2000.
72. Rehak DC: Pronator syndrome, *Clin Sports Med* 20(3):531–540, 2001.
73. Rosen B, Lundborg G: Sensory reeducation. In Skirven TM, Osterman AL, Fedorczyk JM, et al.: *Rehabilitation of the hand and upper extremity*, 6th ed., Philadelphia, 2011, Elsevier/Mosby, pp 634–645.
74. Saidoff DC, McDonough AL: *Critical pathways in therapeutic intervention: upper extremities*, St. Louis, 1997, Mosby.
75. Sailer SM: The role of splinting and rehabilitation, Hand Clin 12(2):223–240, 1996.
76. Salter MI: *Hand injuries: a therapeutic approach*, Edinburgh, London, 1987, Churchill Livingstone.
77. Scholz T, Krichevsky A, Sumarto A, et al.: Peripheral nerve injuries: an international survey of current treatments and future perspectives, *J Reconstr Microsurg* 25(6):339–344, 2009.
78. Schottland JR, Kirschberg GJ, Fillingim R, et al.: Median nerve latencies in poultry processing workers: an approach to resolving the role of industrial "cumulative trauma" in the development of carpal tunnel syndrome, *J Occup Med* 33(5):627–631, 1991.
79. Schultz-Johnson K: *Personal communication*, October 1999.
80. Seddon HJ: Three types of nerve injury, *J Neurol* 66:237–288, 1943.
81. Seror P: Treatment of ulnar nerve palsy at the elbow with a night splint, *J Bone Joint Surg Br* 75(2):322–327, 1993.
82. Sevim S, Dogu O, Camdeviren H, et al.: Long-term effectiveness of steroid injections and splinting in mild and moderate carpal tunnel syndrome, *Neurol Sci* 25(2):48–52, 2004.
83. Skirven TM, Callahan AD: Therapist's management of peripheral-nerve injuries. In Mackin EJ, Callahan AD, Skirven TM, et al.: *Rehabilitation of the hand*, 5th ed., St. Louis, 2002, Mosby, pp 599–621.
84. Skirven T, Osterman AL: Clinical examination of the wrist. In Mackin EJ, Callahan AD, Skirven TM, et al.: *Rehabilitation of the hand*, 5th ed, St. Louis, 2002, Mosby, pp 1099–1116.
85. Slutsky DJ: New advances in nerve repair. In Skirven TM, Osterman AL, Fedorczyk JM, et al.: *Rehabilitation of the hand and upper extremity*, 6th ed, Philadelphia, 2011, Elsevier Mosby, pp 611–618.
86. Spinner M: Nerve lesions in continuity. In Hunter JM, Schneider LH, Mackin EJ, et al.: *Rehabilitation of the hand*, 3rd ed., St. Louis, 1990, Mosby, pp 523–529.
87. Sunderland S: The peripheral nerve trunk in relation to injury: a classification of nerve injury. In Sunderland S, editor: *Nerves and nerve injuries*, Baltimore, 1968, Williams & Wilkins, pp 127–137.
88. Tung TH: Nerve transfers. In Skirven TM, Osterman AL, Fedorczyk JM, et al.: *Rehabilitation of the hand and upper extremity*, 6th ed., Philadelphia, 2011, Elsevier/Mosby, pp 813–822.
89. Upton AR, McComas AJ: The double crush in nerve entrapment syndromes, *Lancet* 2:359 362, 1973.
90. Vender MI, Truppa KL, Ruder JR, et al.: Upper extremity compressive neuropathies, *Phy Med Rehabil: Stat Art Rev* 12(2):243–262, 1998.
91. Waldman SD: The Jeanne sign for ulnar nerve entrapment at the elbow. In Waldman SD, editor: *Physical diagnosis of pain: an atlas of signs and symptoms*, 3rd ed., St. Louis, 2016, Elsevier, p 132.
92. Walsh M: *Personal communication*, June 2012.
93. Ziegler EM: *Current concepts in orthotics: a diagnosis-related approach to splinting*, Germantown, WI, 1984, Rolyan Medical Products.

부록 14.1 사례연구

사례연구 14.1[a]

다음 사례를 읽고 이 장의 내용을 기반으로 임상추론기술을 사용하여 질문에 답하라.

Mark는 트럭 운전사로 일하는 52세의 남성이다. 운전하는 동안 그는 팔꿈치를 굽힌 상태로 두며 종종 왼쪽 팔꿈치를 창틀에 올렸다. Mark는 팔꿈치를 머리 뒤로 굽힌 채로 잔다. 시간이 지남에 따라 Mark의 팔꿈치에서 자신경의 압박이 진행되었으며, 뼈사이근 약화로 인한 양성 바르텐버그 징후 및 프로멘트 징후로 보였다. 그는 팔 안쪽의 불편한 느낌과 넷째 및 다섯째 손가락의 지속적인 무감각과 저림을 호소한다.

1. 기능적으로 Mark는 무엇을 하기 어려울 수 있는가?
2. 그의 상태에 맞는 올바른 보조기는 무엇인가?
3. 보조기에서 관절의 올바른 위치는 무엇인가?
4. 맞춤형 열가소성 보조기를 착용한 후, Mark는 재료의 딱딱한 느낌을 불편하다고 불평한다면 당신은 어떻게 할 것인가?
5. 어떠한 착용 일정을 제시할 것인가?
6. 어떠한 생활방식 조정이 제안될 것인가?

사례연구 14.2[a]

다음 사례를 읽고 이 장의 내용을 기반으로 임상추론기술을 사용하여 질문에 답하라. 정답을 모두 표시하라.

Diana는 낙상으로 인한 오른쪽 위팔뼈 몸통의 중간 1/3에 골절을 겪었다. Diana는 아름다운 여름밤에 낙상 사고가 일어났다고 나중에 이 일을 회상했다. 그녀는 약혼자와 한가로이 산책을 하고 있었고 다리를 건널 때 그녀는 돌아서서 경치에 감탄했다. 어둠 속에서 그녀는 다리 중앙에서 튀어 나온 기둥을 보지 못했다. 이로 인해 그녀는 다리의 단단한 바닥에 떨어졌다. 응급실에서 의사는 오른쪽 위팔뼈 골절뿐만 아니라 노신경의 완전한 가로절단을 치료해야 한다는 것을 확인했다. 수술 후 당신(그녀를 치료하는 치료사)은 Diana에게 치료를 제공하고 그녀의 노신경 질환을 위한 보조기를 제공하라는 지시를 받았다.

1. 다음 중 Diana를 볼 때 예상할 수 있는 어려운 움직임을 무엇인가?
   a. 엄지의 CMC관절 벌림의 어려움, 엄지의 맞섬과 IP 폄과 둘째 및 셋째 손가락의 MCP 굽힘 약화
   b. 팔꿈치 굽힘 /폄, 손목 폄 및 치우침 약화뿐만 아니라 MCP 폄, 손목 폄, 엄지 벌림 및 폄의 어려움
   c. 손목 굽힘 및 모음, 넷째 및 다섯째 손가락의 DIP관절 굽힘, 다섯째 손가락의 MCP 굽힘 및 맞섬, MCP관절의 벌림 및 모음의 어려움. 일부 엄지 동작, 특히 엄지 모음과 함께 어려움
   d. Diana는 운동장애가 없으며 감각장애만 경험할 것이다.
2. 당신이 제공을 고려할 수 있는 조건에 대한 보조기의 선택적 유형은 무엇입니까?
   a. 바닥쪽 손목 보조기
   b. 동적 힘줄고정 서스펜션(suspension) 보조기
   c. 엄지 고정 보조기
   d. 팔꿈치 폄 보조기
3. 이 보조기의 기능적 이점은 무엇인가?
   a. 이 디자인은 손의 등쪽을 상대적으로 자유롭게 한다.
   b. 손목과 엄지를 움직일 수 있다.
   c. 손가락을 고정하지 않는다.
   d. 손을 완전히 자유롭게 움직이게 한다.
4. 당신이 제안하는 착용 일정은 무엇인가?
   a. 통증을 느끼는 활동 중에만 착용
   b. 위생을 위해 벗는 것 외에 종일 착용
5. Diana를 위한 또 다른 보조기 옵션은 무엇인가?
   a. 노쪽 및 자쪽 치우침을 허용하는 질환을 위한 저감 보조기
   b. 엄지 고정 보조기
   c. 30° 굽힘에서 넷째 및 다섯째 손가락에 적용하는 정적 보조기
   d. 엄지 갈퀴막공간 보조기

[a]정답은 부록 A를 참조

부록 14.2 실험실 실습

실험실 실습14.1[a]
손허리손가락관절 폄 손 기반 보조기

다음 사례를 읽고 이 장의 내용을 기반으로 임상추론기술을 사용하여 질문에 답하라.

Adena는 36세의 오른손잡이 여성으로 왼쪽 아래팔 수준의 뒤뼈사이신경증후군을 앓고 있다. 의사는 Adena에게 보조기 제작 및 가정 운동 프로그램을 제공할 치료사를 소개했다. 치료사는 전자 건강 기록 시스템에 다음과 같은 SOAP 노트를 작성했다.

S: "정말 빨리 낫고 싶어요."

O: 환자에게 뒤뼈사이신경증후군이 나타났다. 온손가락폄근, 새끼손가락폄근, 검지폄근, 긴엄지벌림근, 자쪽손목폄근은 모두 영(Zero), 환자는 왼쪽 팔에 통증은 호소하지 않았다. 노쪽 및 자쪽 치우침을 포함한 저감 노신경마비 보조기를 제작하고 몸에 맞추었다. 환자는 보조기를 어떻게 입고 벗는지와 물건을 잡고 놓는지를 교육받았다. 환자는 또한 구두로 교육을 받았으며 착용 일정, 교정 치료 및 예방 조치에 대한 서면 정보를 받았다. 환자는 가정 운동 프로그램을 매일 5회 완료했다.

A: 환자는 보조기 및 가정 운동 프로그램을 수락했다. 환자가 보조기를 착용하는 동안 독립적으로 물체를 잡을 수 있었다. 착용 일정 및 가정 운동 프로그램을 준수할 것이라고 한다.

P: 보조기 및 가정 운동 프로그램 수정에 대한 필요성을 모니터링한다. 몇 번의 치료 약속 후에 고객은 손목 폄근의 MMT 점수를 양(fair, 3)으로 회복했다. 보조기의 아래팔 부분을 제거하고 고객에게 보조기의 손 부분을 착용하도록 지시했다. 치료사는 환자에게 ADL과 가정 운동 프로그램을 계속하도록 격려하고 부드러운 근력 강화 운동을 시작했다. 보조기 착용 일정과 가정 운동 프로그램이 수정되었다. 고객은 매일 5번 프로그램을 완료하도록 지시받았다. 고객은 불만이 없었고 보조기를 착용한 상태에서 가벼운 물체를 독립적으로 잡을 수 있었다.

다음 단계를 위한 진행 노트를 작성하시오.

[a]정답은 부록 A를 참조

실험실 실습 14.2[a] 갈퀴손 방지 보조기

짝에게 자신경 병변이 있는 고객을 위한 갈퀴손 방지 자세를 위한 손 보조기 제작을 연습한다. 이 장에 제공된 옵션(8자형 보조기, 손 기반 고정 보조기 또는 손 기반 가동 보조기)을 참조한다. 시작하기 전에 짝의 손을 놓을 위치를 결정한다. 약 30~45°의 굽힘으로 약지와 새끼손가락의 MCP관절을 위치시키는 것을 잊으면 안 된다. 보조기를 착용하고 모든 조정을 한 후 양식 14.1을 적용한다. 이 확인표는 보조기의 자체 평가이다. 점수표 14.1을 학급 점수표로 사용한다.

[a]정답은 부록 A를 참조

부록 14.3 양식 및 점수표

양식 14.1 갈퀴손 방지 보조기

	이름: ____________ 날짜: ____________
클라이언트가 보조기를 착용하고 30분이 되면 다음의 질문에 대한 답을 한다(해당되지 않는 경우는 "해당없음"에 표시한다).	

평가 영역				의견
디자인				
1. 이 보조기는 약지, 새끼손가락 MCP관절의 과다폄을 방지한다.	네 ○	아니오 ○	해당없음 ○	
기능				
1. 이 보조기는 완전한 손목 움직임을 제공한다.	네 ○	아니오 ○	해당없음 ○	
2. 이 보조기는 검지, 중지가 완전히 기능할 수 있게 허용한다.	네 ○	아니오 ○	해당없음 ○	
스트랩(만약 사용한다면)				
1. 스트랩은 뼈 돌출 부위를 피한다.	네 ○	아니오 ○	해당없음 ○	
2. 스트랩은 단단하게 부착되어 있고 둥글다.	네 ○	아니오 ○	해당없음 ○	
편안함				
1. 가장자리는 부드럽고 둥글다.	네 ○	아니오 ○	해당없음 ○	
2. 몸쪽 부위 끝이(적절하다면)벌어져 있다.	네 ○	아니오 ○	해당없음 ○	
3. 집히거나 압박 부위가 없다.	네 ○	아니오 ○	해당없음 ○	
4. 보조기의 압박은 약지, 새끼손가락의 몸쪽 손가락뼈까지 잘 분배되어 있다.	네 ○	아니오 ○	해당없음 ○	
외관				
1. 지문, 지저분한 곳, 연필 자국, 펜 얼룩이 없다.	네 ○	아니오 ○	해당없음 ○	
2. 보조기 재료가 부드럽고 뒤틀리지 않았다.	네 ○	아니오 ○	해당없음 ○	

치료적 관리				
1. 일정에 맞게 보조기 착용방법을 교육하였다.	네 ○	아니오 ○	해당없음 ○	
2. 보조기 관리에 필요한 주의사항을 알려주었다.	네 ○	아니오 ○	해당없음 ○	
3. 교육내용을 이해할 수 있도록 시범을 보여 주었다.	네 ○	아니오 ○	해당없음 ○	
4. 환자/보호자에게 보조기 청결 유지 방법을 알려주었다.	네 ○	아니오 ○	해당없음 ○	

자가 평가를 기반으로 보조기 수정 또는 변경 사항에 대해 논의하라(추후에는 어떻게 다르게 작업할 것인가?).

____

____

____

보조기를 제작할 때 임상적 안정성을 향상시킬 수 있는 부분에 대해 논의하라.

____

____

____

점수표 14.1 갈퀴손 방지 보조기

	이름: ______ 날짜: ______
등급: 1 = 개선이 어렵거나 적용할 수 없음 2 = 최대한의 개선이 필요 3 = 중간 정도의 개선이 필요 4 = 최소한의 개선이 필요 5 = 개선이 필요하지 않음	

평가 영역						의견
디자인						
1. 이 보조기는 약지, 새끼손가락 MCP관절의 과다폄을 방지한다.	1	2	3	4	5	
기능						
1. 이 보조기는 완전한 손목 움직임을 제공한다.	1	2	3	4	5	
2. 이 보조기는 검지, 중지가 완전히 기능할 수 있게 허용한다.	1	2	3	4	5	
스트랩						
1. 스트랩은 뼈 돌출 부위를 피한다.	1	2	3	4	5	
2. 스트랩은 단단하게 부착되어 있고 둥글다.	1	2	3	4	5	
편안함						
1. 가장자리는 부드럽고 둥글다.	1	2	3	4	5	
2. 몸쪽 부위 끝이 (적절하다면) 벌어져 있다.	1	2	3	4	5	
3. 집히거나 압박 부위가 없다.	1	2	3	4	5	
4. 보조기의 압박은 약지, 새끼손가락의 몸쪽 손가락뼈까지 잘 분배되어 있다.						
외관						
1. 지문, 지저분한 곳, 연필 자국, 펜 얼룩이 없다.	1	2	3	4	5	
2. 보조기 재료가 부드럽고 뒤틀리지 않았다.	1	2	3	4	5	

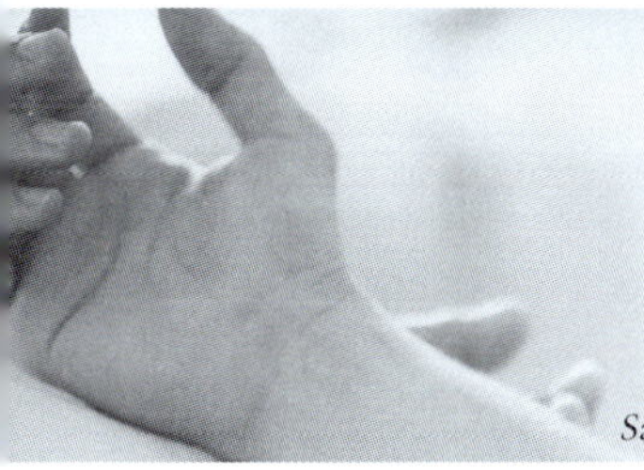

강직 관리를 위한 보조기 제공

Orthotic Provision to Manage Spasticity

Salvador Bondoc, Elizabeth Kloczko

학습목표

1. 강직에 대해 정의한디.
2. 손등쪽 및 손바닥쪽 아래팔 플랫폼(platforms)의 장점과 단점을 비교한다.
3. 신경생리학적 근거를 기반으로 한 보조기 디자인에 대해 논의한다.
4. 생체역학적 근거를 기반으로 한 보조기 디자인에 대해 논의한다.
5. 근육의 탄성과 수축 특성을 구분하고 보조기 사용에 미치는 영향에 대해 설명한다.
6. 신경 보조기에 사용되는 열가소성 수지와 석고 및 유리섬유 붕대를 대체하는 재료의 특성을 설명한다.
7. 손등쪽 아래팔 손바닥쪽 손 고정 보조기가 적절하게 몸에 맞도록 성공적으로 제작하고 임상적으로 평가한다.
8. 임상적 판단을 사용하여 두 가지 사례 연구를 올바르게 분석한다.

주요용어

생체역학 Biomechanical
목합 뼘 Composite extension
구축 Contracture
최소주의 디자인 Minimalist design
네오프렌 Neoprene
신경생리학적 Neurophysiological
보조기 Orthosis
석고붕대 Plaster bandage
연속 석고 고정 Serial casting
강직 Spasticity
신장 반사 Stretch reflex
최데이하범위 Submaximual range
작업지향적 접근 Task-oriented approach

Lucille은 주부이자 뇌졸중 생존자이다. 3년 전 그녀는 오른쪽 중간대뇌동맥에 경색을 일으켜 왼쪽 약화(편마비)와 강직을 겪었다. 그녀는 집중적인 입원 재활 치료를 시작으로 거의 4개월 동안 재활을 받았고 지팡이를 짚고 걸을 수 있을 때까지 재가 치료를 계속 받았다. 외래 진료가 권장되었지만 보험적인 제약으로 인해 이를 따를 수 없었다. 일 년에 한번 받는 신체검사에서 그녀는 피로와 불안정한 균형감각과 함께 왼팔과 손의 통증과 뻣뻣함이 증가하고 있다고 주치의에게 말했다. 그녀의 보호자는 뇌졸중의 재발을 막기 위해 그녀에게 신경과 전문의를 추천했다. 일련의 진단 절차 후, 신경과 전문의는 Lucille이 경험한 것이 그녀의 편미비로 인한 수발 증후군이라고 결론을 내렸다. 그녀의 신경과 전문의는 항강직제와 외래로 작업 및 물리치료를 의뢰할 것을 제안했다. 그녀의 첫 번째 치료 시간에 작업치료사는 루실의 손목과 손이 더 이상 굳는 것(stiffness)을 방지하기 위해 보조기 프로그램의 혜택을 받을 것을 결정했다. 치료사와 루실은 모두 그녀의 팔과 손의 기능적 사용을 회복하는 동시에 통증과 굳음을 줄이는 데 도움이 되는 건측 상지 운동 제한 치료법(constraint-induced movement therapy, CIMT)를 포함하는 치료 계획과 우선 목표에 대해 협의했다.

작업치료 실무자는 지속적인 치료를 통해 비정상적으로 발달하거나 중추신경계 손상에서 회복 중인 환자들 만난다. 뇌 또는 척수의 손상 및 비정상적인 발달은 근육 활동의 불균형을 소래할 수 있다. 강직을 다룰 때 치료사와 클라이언트의 협력 목표는 기능적 결과, 통증 관리, 긴장 및 위생을 중심으로 이루어져야 한다. 이 장에서는 강직을 정의하고, 치료사가 개별화된 방식으로 사용되는 중재에 대해 비판적으로 생각할 수 있도록 보조기 옵션을 설명하고 스플린트 패턴을 제공하고, 임상 학습에 사례연구를 적용한다.

강직

SPASTICITY

강직은 과도한 신장 반사로 인한 근 긴장의 속도 의존적 증가라고 정의된다. 속도 의존성에 대한 정의 특징은 임상의가 수동 신장에 대한 저항의 범위와 정도에 따라 강직을 평가할 때 강조된다. 일부 학자들은 강직의 정의를 확장하여 정상적인 상호억제의 상실과 능동 운동 동안 작용근 및 길항근의 비정상적인 동시 수축을 포함하여 손상된 운동 조절의 다른 징후를 강조했다. 이러한 정의는 치료 관리에 있어서 중요하며 문제 해결 및 증거 기반 접근 방식을 적용한다.

강직의 시작은 뇌혈관 사고, 뇌성마비, 외상성 뇌손상, 척수 손상 및 다발성 경화증과 같은 많은 일반적인 중추신경계 상태에서 보이는 위운동신경세포병변(upper motor neuron lesions, UMNL)과 관련이 있다. 병변이 시작된 후 급성기 동안 강직은 작용근의 방향으로 능동적 및 수동적 움직임을 제한함으로써 움직임에 영향을 미친다(예: 굽힘근의 강직은 작용근의 폄을 제한함). 급성기에서 만성 단계까지 반사활(reflex arc)에 대한 위운동신경세포(겉질)억제의 상실은 계속해서 강직을 유발시켜 운동 상실을 더욱 촉진시킨다. 강직성 또는 과다 긴장성 근육에 의해 야기되는 운동 제한은 수축 형성 또는 비가동 근육의 조직 단축을 초래한다. 근육은 위축 및 소실되고 근육 섬유는 섬유화를 겪는다. 강직성 근육이 짧아진 상태는 근육 신장에 대한 민감도를 더욱 증가시켜 작용근 운동에 대한 저항력이 커지고 이후의 운동 손실이 증가한다. 근육이 짧아지는 것 외에도 강직성 근육이 지나가는 관절을 둘러싸고 있는 연부조직에도 구축이 발생하여 관절 굳음을 유발하고 심한 경우 관절 골화 또는 관절 고정을 유발할 수 있다. 강직이 감소하지 않으면 수동 또는 능동 움직임을 하는 동안 통증 및 근육 경련이 유발되어 더 심한 고정으로 이어질 수 있다. 따라서 강직이 시작되면 신경학적 및 생체역학적 병태생리학적 과정의 악순환이 뒤따른다. 조기 중재와 지속적인 관리는 장애의 진행을 완화하는 데 중요하다.

강직의 복잡성을 감안할 때 효과적인 관리에는 여러 분야에서의 노력이 필요하다. 의료적 관리는 주로 약리학적 제제의 사용을 시행한다. 이러한 약제는 척추 반사활의 흥분성에 대한 일반화된 감소(경구 또는 척수 강 내 약물을 통해) 또는 근육의 국소 기능적 탈신경(신경 차단 또는 신경독 주사를 통해)을 포함하며 이 제제들은 약동학 및 치료 효과가 다양하다. 의료적 관리는 강직 및 그 기능적 결과와 관련된 병태생리학적 과정에 대한 주요 고려사항과 함께 재활 중재에 의해 보완해야 한다.

강직에 대한 재활 중재는 생체역학 유지, 추가 근 골격 및 신경근 손상 및 통증 예방, 운동 조절 회복, 기능적 팔 사용 재학습이라는 목표와 함께 다각적으로 이루어져야 한다. 이러한 목표를 달성하기 위해서는 약리학적 치료 옵션과 함께 보조기를 포함한 여러 기술 또는 양식의 사용이 필요하다(다른 양식 또는 치료 절차에 대한 논의는 이 장의 범위를 벗어난다). 더불어 중재 계획은 개별화되어야 하며 강직 관리를 위해 누구에게나 다 잘 맞는 보조기는 존재하지 않는다(표 15.1). 치료사의 과제는 임상 추론을 사용하여 강직으로 인한 문제를 해결하고 기능과 활동에 미치는 부정적인 영향을 최소화하는 것이다. 보조기의 사용은 UMNL 증상이 있는 신경학적 질환을 가진 환자를 위한 포괄적인 중재 계획의 일부일 뿐이라는 점을 환자에게 강조해야 한다.

연구 기반 근거에서, 연구들이 각기 상반되는 권장 사항을 제시함으로써 강직 관리를 위한 보조기 제공의 적용에 대해 논란이 일어났다. Hellweg와 Johannes, Autti-Ramo와 동료들, Mortenson과 Eng를 포함하는 체계적 고찰은 강직 관리를 위해 보조기 사용을 선호하는 반면, Lannin과 Herbert 그리고 Katalinic과 동료들을 포함하는 체계적 고찰은 강직 관리를 위한 보조기 사용에 대한 반증을 제공한다. 또한 이론과 증거에 대한 포괄적인 검토에 따르면 "정적 스플린트는 강직이나 구축을 확실히 감소시킬 수 없었으며 따라서 움직임에 대한 후속 효과도 감지되지 않았다."라고 했다. 그러나 이러한 의견은 보조기 제공을 완전히 포기하라고 해석되지는 않는다. 다시 말하면 보조기는 강직을 관리하는 유일한 방법이 아니라 다차원적이고 다학문적인 접근의 중요한 구성 요소로 간주되어야 한다. Hardy와 동료들은 수정된 애쉬워스 척도(Modified Ashworth Scale)로 측정한 강직을 줄이고 시간이 지남에 따라 특히 손가락의 전반적인 기능을 개선하는 것으로 밝혀진 보조기 및 전기 자극의 사용에 대한 공동 작업을 연구했다. 강직의 진행에 대한 병태생리학의 심층적 이해, 강직을 관리하기 위한 최신 근거에 대한 지식 그리고 건전한 임상적 판단은 성공적인 보조기 중재 프로그램의 핵심이다.

표 15.1 강직 관리를 위한 보조기 중재에 대한 근거 중심 치료

저자 인용	설계	참가자 수	설명	결과	한계
겨드랑이 화상으로 인한 손상					
Garbellini, S., Robert, Y., Randall, M., et al. (2018). Rationale for prescription, and effectiveness of upper limb orthotic intervention for children with cerebral palsy: A systematic review. *Disability & Rehabilitation*, *40*(12), 1361–1371.	체계적 고찰	16개의 연구가 선택 기준을 충족했다. 2개의 연구는 보조기 처방의 특정한 이유를 설명했고, 6개의 연구는 임상적 증상을 치료하기 위해 보조기가 처방되었고, 8개의 연구는 그 이유를 설명하지 않았다. 처방 이유, 사용된 결과 측정, 보고된 효과 중 명확한 연관성이 발견되지 않은 상태에서 의도된 결과에 따라 효과를 분석하였다.	이 연구는 (1) 뇌성마비(cerebral palsy, CP) 아동에 대한 팔 보조기 처방의 이유, (2) 의도한 결과와 사용된 결과 측정에 따른 이유와 효과의 연관성, (3) 표준 용어를 사용하여 처방된 보조기를 분류하는 것을 탐구했다. 체계적 고찰은 CP를 가진 0~18세 아동을 위한 열가소성 팔 보조기 중재를 조사하는 실험 및 관찰 연구를 검토했다. 코크레인 중앙 기록부, MEDLINE, CINAHL, Embase, Scopus 및 Web of Science 데이터베이스가 검색됐다. 포함된 연구는 비뚤림의 위험에 대해 평가됐다.	16개의 연구가 아래의 선택 기준을 충족했다. ■ 보조기 적용의 구체적인 이유를 설명하는 두 가지 연구 처방. ■ 6건의 연구에서 임상 증상 관리를 위해 보조기를 처방했다. ■ 8건의 연구에서 이유를 설명하지 않았다. ■ 처방 이유, 사용된 결과 측정 및 보고된 효과 간에 명확한 연관성이 발견되지 않고 의도된 결과에 따라 8개의 연구가 효과를 분석했다.	연구의 한계는 보조기 처방의 이유, 의도된 결과, 사용된 결과 측정 및 관찰된 효과 사이의 연관성이 부족하다는 것이다. 연구자들은 일관된 보조기 용어의 부족도 지적했다.
Thibaut, A., Deltombe, T., Wannez, S., et al. (2015). Impact of soft splints on upper limb spasticity in chronic patients with disorders of consciousness: A randomized, single-blind, controlled trial. *Brain Injury*, *29*(7/8), 830–836.	무작위, 단일 맹검, 대조시험	만성 (>3개월) 의식 장애가 있는 17명의 환자가 포함됐다(5명의 식물인간상태/무반응 각성증후군, 7명의 여성, 평균 연령 = 42 ± 12세, 손상 이후 시간 = 35 ± 31개월).	이러한 전향적 단일 맹검 대조시험에서 맹검 평가자는 강직 수정된 애시워드 척도 및 수정된 타듀 척도(Modified Tardieu Scale), 손 허리 손가락 관절운동 범위, 손목 및 팔꿈치 관절의 운동 범위, 부드러운 스플린트 적용 전과 후 환자가 손을 펴는 정도, 수동 신장, 조절 조건(즉, 치료 없음) 또한 60분 후를 측정했다.	부드러운 스플린트의 30분 적용 또는 수동 신장의 30분 적용 모두 손가락 굽힘근의 강직을 개선했다. 부드러운 스플린트의 30분 적용 이후 손을 펴는 능력의 증가가 관찰됐다. 결론: 30분 동안 부드러운 보조기를 적용하면 강직이 감소하고 만성의 의식장애가 있는 환자의 손 펴기가 개선됐다. 부드러운 스플린트는 환자가 잘 견디며 감독이 필요하지 않았다.	작은 표본 크기

신경학적으로 손상된 손을 위한 보조기 디자인

ORTHOTIC DESIGNS FOR THE NEUROLOGICALLY IMPAIRED HAND

신경학적으로 손상된 상지에 보조기를 적용하는 것은 물리치료 재활에서 오랫동안 널리 퍼져 있는 관행이다. 그러나 어떤 접근 방식이 가장 좋은지에 대해서는 의료진과 연구자 간의 합의가 아직 부족하다. 30년 간격으로 의료진이 실시한 2건의 설문조사에서 보조기를 적용한 시기와 선호하는 디자인 및 이론적 근거에 대한 합의의 결여를 보였다. 임상에서 신경학적 장애가 있는 환자에 대한 "강직 감소 또는 구축 예방 효과"가 부족하기 때문에 연구자들은 보조기의 지속적인 사용을 비판했다. Katalinic과 동료는 신장(종종 손 보조기 제공을 통해 이루어짐)이 "임상적으로 관절 움직임, 통증, 강직 또는 활동 제한에서 중요한 변화를 발생시키지 않는다."는 결론을 내렸다. 다른 연구자들도 보조기가 강직, 운동 범위 또는 기능의 개선에 유의한 의미가 없다는 사실을 발견했다. 하지만 접착 테이핑과 같은 대안은 보툴리눔 독소 A형 주사 후 도수 신장 및 수동 스플린트보다 더 효과적인 것으로 입증됐다. 이러한 근거 중심 의견은 임상적 전통을 추구하는 사람들에게 성가실 수 있지만, 보조기 제공을 완전히 포기하라는 것으로 해석되어서는 안된다. 이와 비교하여 Charlton은 "근육 불균형은 운동 범위의 상실로 인한 잠재적 수축 진행의 가능성의 원인이 되고 통증, 기능 장애, 위생 및 피부 손상 문제로 이어질 수 있다."라고 강조하였다. 보조기 적용은 구축 방지 및 운동 범위의 개선을 위해 사용할 수 있다. Thibaut와 동료는 연성 디자인을 사용하는 것이 인지 장애가 있는 클라이언트에게 이점이 있다는 것을 발견했다. 이 디자인은 클라이언트가 수축 및 반사를 하는 것을 가능하게 하면서 특히 손의 자세를 유지하도록 한다. 따라서 임상가는 보조기를 실제로 사용하는 방법에 대해 비판적으로 깊이 숙고해야 한다. 체계적 고찰 및 메타 분석의 결과는 광범위한 임상 질문에 답하기 위해 선별된 정보의 집합이라는 점에 유의해야 하며 원래 연구의 뉘앙스가 손실된다. 동질성을 생성하려는 시도에서 'N=1' 또는 단일 사례 설계 및 일렬의 사례연구를 포함한 많은 소규모 연구는 대규모 무작위 실험의 수용 가능한 대안으로 간주되지만 보통 체계적 고찰에서 제외된다. 클라이언트는 임상 증상뿐만 아니라 재활 중재에 반응하는 방식도 개별적이라는 점을 감안할 때 강직 관리는 'N=1(개별치료)' 치료라고 주장할 수 있다. 근거 중심 추론에서는 임상가가 근거를 비판적으로 평가할 뿐만 아니라 클라이언트 개개인의 요구사항과 근거와의 일치 방식을 반영해야 한다.

클라이언트 중심의 치료는 클라이언트의 요구와 우려가 주요 고려사항임을 나타낸다. 이를 위해 치료사는 클라이언트의 표현을 기반으로 중재 계획의 개별화를 고려해야 한다. 신경 장애가 있는 모든 클라이언트가 동일 근 긴장도를 보이는 것은 아니며, 경련이 있는 모든 내담자가 동일한 보조기 유형 및 처방으로 혜택을 받는 것은 아니며 모든 내담자가 보조기를 필요로 하는 것은 아니다. 한 가지 중요한 고려사항은 신경학적으로 손상된 손을 위한 보조기 사용이 어떤 경우에 비사용 또는 학습된 비사용에 기여할지에 대한 여부이다. 만약 과제 수행 중에 손상된 손이 보조기 장치에 의해 방해가 된다면 보조기의 잠재적 이점보다 기능에 대한 부정적인 결과가 더 크다. 치료사는 긴장 억제, 구축 관리 또는 예방, 신경 운동 회복의 적극적인 촉진을 포함하여 보조기 제공에 대한 임상적 근거를 반영해야 한다. 보조기의 목표 또는 적응증 그리고 클라이언트의 임상적 표현에 따라 사용을 위한 디자인과 처방이 다양하다는 것은 임상가가 인식해야 한다. 디자인이 다른 방식은 이론적 방향, 생체역학 및 전반적인 실제 고려사항에 따라 분류될 수 있다. 그러나 성공적인 관리의 핵심은 치료 목표를 달성하기 위해 클라이언트의 반응을 지속적으로 모니터링하고 클라이언트와의 지속적인 문제 해결하는 것이다.

이론 기반 디자인 Design Based on Theory

신경생리학적 및 생체역학적 이론은 강직을 위한 보조기 사용에 대한 두 가지 일반적인 이론적 방향이다. 신경생리학적 관점에서 보조기는 억제 또는 촉진에 의한 근 긴장에 영향을 주기 위해 사용될 수 있다. 생체역학적 관점에서 보조기는 강직에 의해 발생하는 구축의 시작을 최소화하기 위해 근육을 신장시키는 데 사용될 수 있다. 생체역학적 방향은 다음 섹션에서 설명할 것이다. 손바닥쪽 플랫폼 지지자들은 굽힘근 힘줄 닿는 곳에 대한 지속적인 압박이 근육을 이완시킨다고 주장한다. 한 플랫폼 설계가 다른 플랫폼 설계에 대해 더 큰 이점을 보이지 못하기 때문에 두 주장 모두 잘 설계된 경험적 방법을 통해 아직 입증되지 않았다. 손바닥쪽 및 손등쪽 기반 아래팔 플랫폼은 모두 맞춤 제작(13장 참조) 또는 기성으로 제작될 수 있으며 공급 업체 및 카탈로그를 통해 접할 수 있다. 그림 15.1은 조립식 보조기의 예이다.

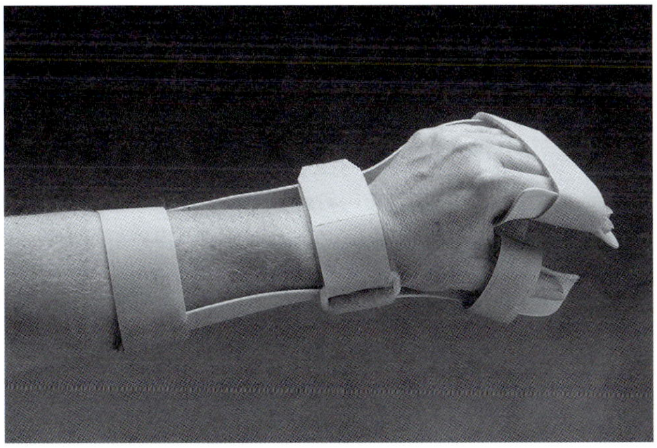

그림 15.1 기성 제작 안정 손 보조기

손 구성 요소의 형상 측면에서 신경생리학 이론을 기반으로 한 한 가지 디자인 접근 방식은 엄지와 손가락의 위치에 의존한다. 플랫폼 위치와 마찬가지로 단단한 실린더 위의 굽힘 또는 "손가락 스프레더(spreader)"를 이용한 폄 및 벌림에서 손가락의 위치는 강직을 줄이기 위한 것으로 알려져 있다. 강직을 줄이는 것 외에도 향상된 움직임 및 기능성 이동과 같은 다른 요인은 반사 억제 디자인 사용과 관련되어 있다. 이 디자인은 손목을 20~25° 폄하고 엄지손가락을 맞섬에 위치시키고 손가락을 손등쪽 덮개로 확장시켜 반사 자극의 가능성을 줄이기 위해 완전한 손바닥쪽 접촉을 제공한다. 엄지와 손가락의 위치를 포함하는 이전 디자인은 손목을 지지하고 생체역학을 활용하여 손에 보조기의 위치를 유지하는 팔뚝 플랫폼을 통합하지 않았다. 수년에 걸쳐 상용 보조기 및 전문 임상가(교과서를 통해)는 아래팔 플랫폼을 중요한 디자인 기능으로 통합했다(그림 15.2). 콘 형상(cone configuration)의 예로는 롤리언 디럭스 강직 손 스플린트(Rolyan Deluxe Spasticity Hand Splint) 및 컴피 적응 콘 손 보조기(Comfy Adjustment Cone Hand Orthosis)가 있다. 손가락 스프레더 구성의 예는 롤리언 디럭스 강직 손 스플린트이다(그림 15.3). 아래팔 구성 요소를 추가하면 보조기의 활용도가 향상될 뿐만 아니라 손목의 상쇄성 긴 굽힘근 작용을 방지할 수 있다.

문헌에서 볼 수 있는 손 구성 요소에 대한 원통형 보조기 디자인에는 원뿔 보조기와 맞춤 보조기를 포함하는 두 가지 유형이 있다. 콘 보조기는 손바닥 접촉을 최대한 제공하기 위해 작은 끝이 노쪽으로 배치되고 더 큰 끝이 자쪽으로 배치된 단단한 열가소성 재료로 구성된다. 최적의 접촉은 손바닥 기저의 손목 및 손가락 굽힘근 닿는 곳의 손목의 깊은 힘줄에 압박을 제공하도록 설계됐다. Farber는 단단한 원뿔의 전체 접촉이 손바닥쪽 굽힘근 표면에 지속적인 압박을 제공하여 과민성 피부의 둔화를 돕는다는 것을 관찰했다. MacKinnon

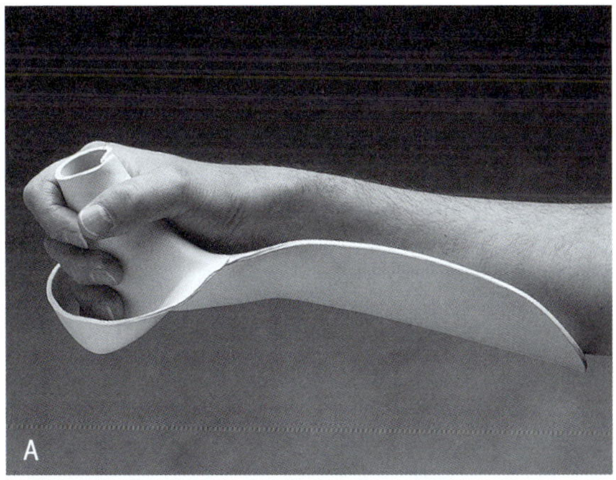

A

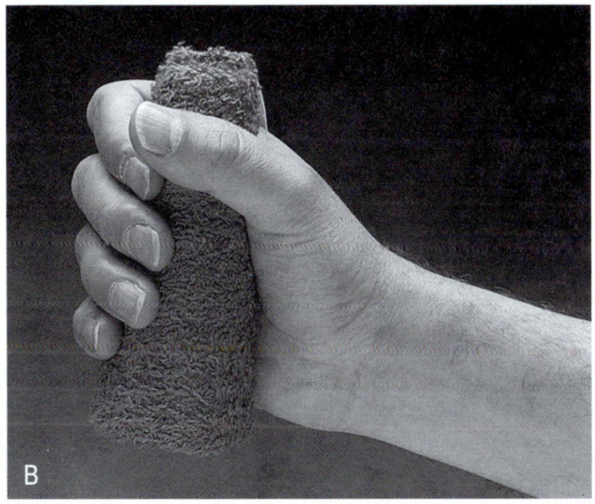

B

그림 15.2 A: 아래팔 지지대를 포함한 기성 제작 콘 보조기, B: 아래팔 지지대를 포함하지 않은 기성 제작 콘 보조기

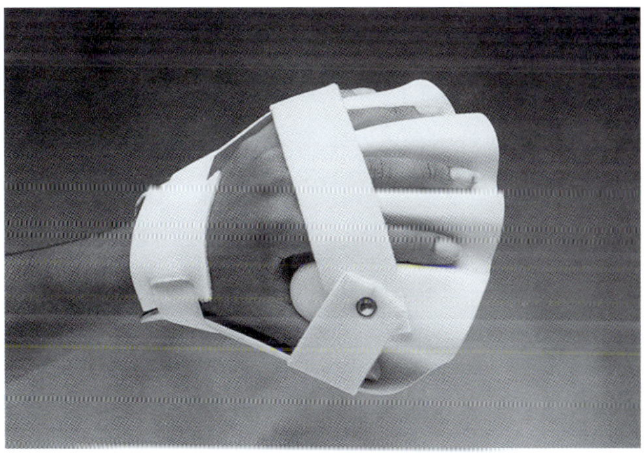

그림 15.3 기성 제작 손가락 스프레더/볼 보조기

과 동료들은 손허리손가락 머리의 손바닥 측면에 압박을 가하고 원뿔에 비해 더 많은 감각 입력을 위해 손바닥의 더 큰 표면적을 노출시키는 단단한 나무 도웰(wood dowel)에 표준 하드 콘을 적용했다. 손의 모양은 비슷해 보이지만 저자의 이론적 근거는 더 다를 수 없다. 콘 보조기에 의해 생성된 힘줄 닿는 곳에 대한 압박은 강직을 억제하기 위한 것이지만, 단단한 도웰에 의해 손허리손가락 머리 주변의 손바닥 표면에 가해지는 압박은 깊은 손의 내재근을 촉진하는 것으로 알려져 있다. 이러한 보조기 디자인의 효과는 아직 더 큰 표본과 더 엄격한 방법을 사용한 연구를 통해 평가되지 않았다.

손가락을 구부린 자세로 유지하는 것과는 대조적으로, 손가락과 엄지의 벌림 및 폄을 유지해야 하는 보조기 지지자들이 존재한다. 주로 신경 발달 치료에 기초하여, 손가락 폄과 벌림의 위치는 손의 굽힘 강직을 억제하는 반사 억제 패턴(reflex-inhibiting pattern, RIP)으로 여겨진다. 손가락을 벌리는 Bobath의 원래 폼 블록 디자인으로부터 임상가는 손목과 아래팔을 포함하는 보다 단단하고 맞춤 성형된 열가소성 재료를 통해 새로운 버전을 개발했다. 벌림시키는 엄지 부품은 RIP 효과(경직 완화)와 적절한 착용감과 편안함에 있어서 핵심이다. 앞에서 설명한 RIP 패턴의 요소는 Pizzi와 동료들이 제시한 요소들과 비교해야 한다. 여기서 손의 RIP 패턴은 "… 30° 손목 폄, 정상적인 가로활손가락 네 개의 패드를 사용한 엄지의 벌림 및 맞섬, 45° 손허리손가락(MCP) 및 몸쪽 손가락뼈사이(PIP) 관절을 굽힘시킨다".

생체역학 기반 설계 Design Based on Biomechanics

보조기는 근육의 생체역학적 특성을 다루기 위해 디자인될 수 있다. 근육은 수축 및 탄성을 포함하는 구성 요소로 이루어져 있다. 수축 구성 요소는 신경 자극에 반응하는 근섬유로 구성된다. 이 근 잔섬유는 근섬유를 형성하기 위해 다발로 묶인 근원섬유로 일렬로 배열된다. 근육의 탄성 구성 요소는 콜라겐과 함께 결합조직의 일부로, 근육 섬유 및 근육 조직과 평행하게 둘러싸여 있다. 수축성 근육 잔섬유 단위 수 또는 근육원섬유마디 그리고 근육의 크기 유지는 사용에 따라 다르다. 따라서 거의 사용하지 않거나 아예 사용하지 않으면 특히 근육이 짧아진 상태에서 근육의 크기 또는 수의 감소로 인해 근육 위축이 발생한다. 중추신경계 질환이 있는 사람의 근육 사용 중단은 운동 조절 부족, 근육 약화, 움직임 감소 또는 고정, 강직을 유발한다. 근육량 상실로 인한 교란(confounding)은 운동 범위의 감소를 유발하는 구축의 시작이다.

연부조직의 수축 또는 단축은 고정된 관절주머니와 비활성된 또는 사용하지 않은 수축성 근육 조직을 둘러싼 결합조직에 발생할 수 있다. 구축의 시작은 시간에 따라 다르다. 즉, 장기간 움직이지 않거나 사용하지 않으면 연부조직에 탄력이 없어져서 수동 또는 능동 신장에 대한 저항이 증가한다. 강직성 근육에서 구축의 존재는 신장 반사에 대한 민감도를 더욱 강조하여, 휴식 시 근육이 짧아지고 길항근 방향으로의 움직임에 더 저항할 수 있다. 신장 반사는 움직임 활 범위의 어느 지점에서나 유발될 수 있으므로 자유 운동 범위를 제한한다. 이러한 현상은 구축에 의해 가려질 수 있기 때문에 강직에 대한 임상 측정을 어렵게 만든다.

근육의 생체역학적 특성을 고려할 때, 강직에 대한 중재 프로그램은 근육 활동을 촉진하여 사용하지 않는 근육의 위축을 해결하고 신장을 통해 조직의 탄력을 유지하여 구축 시작을 예방한다. 손, 손목 및 팔꿈치의 신장은 장기간의 보조기 사용 또는 석고붕대 고정을 통해 가장 잘 획득될 수 있다. 보조기는 제거할 수 있으므로 중재 계획에 있어서 적극적인 사용이 필요한 경우 선호될 수 있다. 석고붕대 고정은 특히 강직이 심하고 연부조직 수축이 운동 범위를 상당히 제한하는 경우로 장기간 및 지속적인 신장이 필요한 경우 선호된다. 때때로 쌍각 조개 형상은 중재를 위한 장기간의 신장 및 제거를 모두 가능하게 한다. 쌍각 조개 석고붕대를 제거는 체중부하 및 기능적 뻗기와 같은 추가적 기술을 강직관리에 통합할 수 있다. 다리의 경우, 필요한 근 길이를 유지하기 위해서는 전체 체중부하로 충분할 수 있다.

연부조직 길이를 유지하기 위해 스트레칭을 유지하는 데 필요한 시간에서는 논란이 존재한다. Katalinic과 동료들이 수행한 메타 분석에서는 신경질환이 있는 사람의 구축을 해결하기 위해 신장을 적용할 때 빈도와 기간에 큰 차이가 있다. 통합 결과에서는 통제나 중재(신장)을 선호하지 않는다. 연구 결과는 중재의 즉각적, 단기 및 장기 효과와 관련하여 다양하게 나타났다. 중재 지침과 결과의 차이에도 불구하고, 저자는 "정기적인 신장은 신경학적 질환을 가진 사람들의 관절 가동성, 통증, 강직 또는 활동제한에 임상적으로 중요한 변화를 일으키지 않는다."는 결론을 내렸다. 메타분석에 포함된 연구는 전적으로 무작위 대조 또는 대조 임상 시험이라는 점에 유의해야 한다. 따라서 대조군 또는 비교 그룹이 없는 연구는 제외하였다.

얼마나 신장을 적용할지는 여기에 혼란을 더 가중시키는 논쟁이다. Lannin과 Ada는 교재에서 설명한 "기능적" 위치가 근거에 의해 뒷받침되지 않으며 최대 신정의 이점에 대한 연구 결과와 모순된다는 점에서 최대 신장 이하의 보조기 위치(최대 수동 범위보다 5~10° 낮음)의 사용을 비판했다. 많은 저자들은 억제 효과를 얻기 위해 강직성 근육을 최적의 신장 자세로 위치시킬 것을 권장했다. 반면에 일부 저자는 손목과 손을 폄한 보조기 자세를 권장하지만 반사가 유발되므로 신장 시 상당한 주의가 필요하다. Scherling과 Johnson은 손목 폄이 10~15°이고 MCP관절 폄이 −45°이면 신장 반사를 유발할 가능성이 적은 좋은 시작 위치를 제공하면서 강직성 근육에 점차 수동 신장을 적용해야 한다고 제안했다.

강직의 동적 특성을 고려할 때 최적의 위치는 모든 클라이언트에게 똑같지 않을 수 있다. 동일한 클라이언트에게 적용하더라도 강직은 언제든 바뀔 수 있다. 클라이언트의 사례 보고에 따르면 하루 중 시간, 활동 유형, 피로/에너지 수준, 감정 상태 및 날씨가 긴장도에 영향을 미칠 수 있다. 이 문제를 고려하여 치료사는 하루 24시간 요법으로 강직 관리 개념을 적용해야 한다. 보조기 사용과 관련하여 클라이언트의 긴장도에 따라 유연한 정도 또는 형태에 따라 대안이 있을 수 있다. 강직성 팔과 손을 관리하는 데 효과적이라고 알려진 부드럽고 역동적인 소재로는 라이크라(Lycra) 및 네오프렌(Neoprene)이 있다. 테라쿨 통기성 네오프렌 엄지 스피카(TheraKool Breathable Neoprene Thumb Spica) 및 브닉 소아 네오프렌 장갑(Benik Pediatric Neoprene Glove)과 같은 네오프렌 기반 엄지 보조기는 시중에서 구매가 가능하다(그림 15.4). 유연한 구성요소와 단단한 구성요소 모두를 결합한 또 다른 디자인은 새보 스트레치(Saebo Stretch)(Saebo Inc., Charlotte, NC)로 아래팔 손바닥쪽 플랫폼은 얇고 단단한 금속으로 만들어지고 유연한 금속 기반 손바닥쪽 손 구성요소는 상호교환이 가능하다(그림 15.5). 금속 부품은 네오프렌 계열 소재로 적절하게 감싸져 있으며, 스트랩은 신체 부위에 따라 너비가 다양하며 견고한 실리콘 소재로 제작됐다. 사례 보고에서 설명되었지만 보조기는 엄격한 경험적 연구를 통해 추가적인 검사가 필요하다. 울트라플렉스(Ultraflex) 경첩이 있는 동적 손 손목 보조기는 만성 뇌졸중 환자의 강직을 줄이고 정적 신장으로 인한 통증을 줄이는 저부하 연장 신장 접근방식을 통합한 대안으로 사용된다.

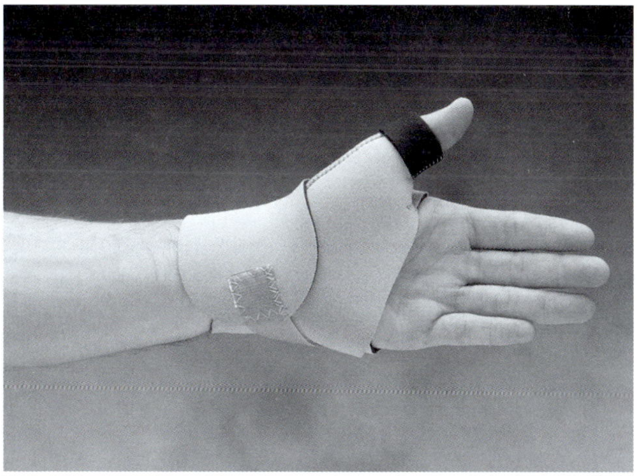

그림 15.4 기성 제작 네오프렌 엄지 보조기

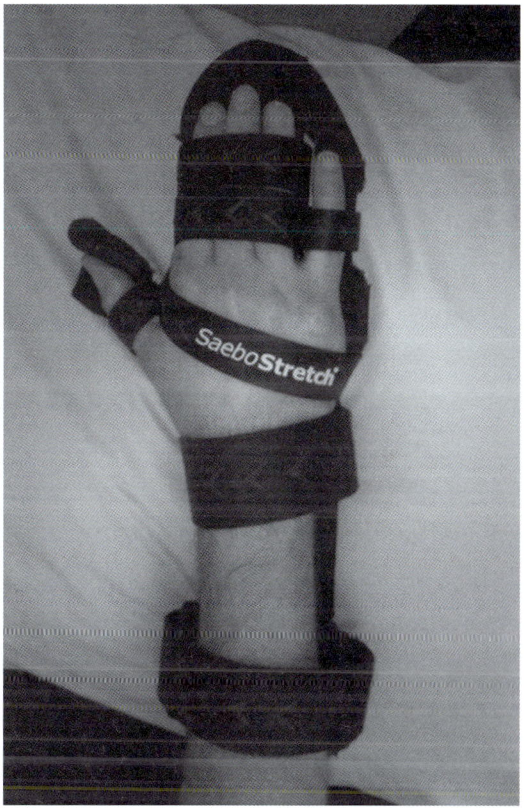

그림 15.5 세보 스트레치 보조기

상반되는 다양한 근거를 밝힐 수 있는 가장 좋은 권장사항은 항상 연구 해석에 있어서 신중하고 클라이언트마다의 고유한 임상적 표현을 고려하는 것이다. 클라이언트의 신경근에 대한 표현이 다양하기 때문에 성공적인 중재 계획은 클라이언트의 상태 변화에 대응하여 필요에 따라 지속적인 모니터링과 조정을 포함한다.

문제 해결 접근법을 적용한 신경학적으로 손상된 손 관리

MANAGING THE NEUROLOGICALLY IMPAIRED HAND USING A PROBLEMSOLVING APPROACH

클라이언트가 UMNL을 가지고 있으면 반사 기능 장애(반사 항진), 근육 약화 및 운동 조절 장애를 포함한 임상 증후군이 발생될 것으로 예상된다. 앞서 설명한 바와 같이, 강직은 UMNL과 관련이 있지만 임상적으로 나타나지 않을 수 있다. Wissel과 동료들이 수행한 뇌졸중 환자에 대한 종단 연구에서 거의 25%가 발병 첫 2주 동안 강직이 발생했다. 초기 강직 증상이 있는 환자 중 일부는 임상적으로 인식할 수 없는 수준으로 강직이 감소하는 반면, 다른 환자군은 특히 조기 중재가 제공되지 않는 경우 상태가 악화된다. 훨씬 나중에 강직이 발생하는 환자가 있지만 대부분의 환자들은 강직을 겪지 않았다. 강직이 있든 없든, 중재의 초점은 활동적인 기능을 회복하고 2차 장애(즉, 비사용, 위축 및 구축)를 예방하는 것이다.

강직이 발생되는 많은 클라이언트들에게 이완성(flaccid)/저긴장성(hyporeflexive) 및 반사적(reflexive)/반사저하성(hyporeflexive)이 선행되어 나타난다. 근육이 이완성일 때 "원숭이 손"을 동반한 "손목 처짐" 자세와 같이 손의 의존성 자세가 나타난다. 손목 처짐(wrist drop) 자세는 폄근 조절의 결핍으로 인해 나타나지만 원숭이 손(claw hand) 자세는 굽힘된 손목의 손가락 폄근의 수동 장력으로 인해 부분적인 손가락뼈사이(IP)관절 굽힘을 동반한 MCP관절의 과다폄으로 나타난다. 굽힘근과 손목과 손의 폄근 사이의 정상적인 길이-장력 균형을 유지하려면 손목은 약간 폄되고 손가락은 복합 폄되는 자세를 잡게 하는 보조기를 권장한다[참고: 복합은 MCP, PIP 관절 및 먼쪽 손가락뼈사이(DIP)관절을 포함하는 손가락 전체의 운동학적 사슬이 하나의 단위로 위치됨을 의미함]. 손의 안정 자세는 손가락이 부분적으로 굽혀진다(굽힘근 탄성 구성 요소의 수동적 장력으로 인해). 이 자세는 관절을 폄 상태로 유지하여 근섬유의 길이를 보존하기 위해 굽힘근에 부드럽고 정적인 신장을 제공한다. 특히 근 긴장이 이완성인 것으로 간주되는 경우, 손바닥쪽 아래팔 손 고정 보조기는 안정 및 자세 지정 장치로 적합하다. 손목을 중립보다 크게 폄시키면 보조기는 손의 부종 감소를 촉진할 수 있다.

급성 UMNL이 있는 환자군에게는 굽힘근 구축 경향이 있다. 구축에 대한 초기 예상 및 폄시키는 연속 예방 보조기는 좋은 치료방법이다. 시간이 지남에 따라 근육의 탄성적 속성은 정적 신장 위치에 적응된다. 사전잡기 및 놓기를 하는 동안 손의 빈 공간 크기를 근사하게 맞추는 데 필요한 손가락 폄근의 정도에 따라 보조기를 조정하여 굽힘근의 신장을 증가시킬 수 있다. 예를 들어, 물병을 능동적으로 잡으려면 손목이 약간 편 상태로 안정되고 손가락과 엄지는 병의 직경보다 약간 크게 빈 공간을 만들기 위해 복합적으로 폄되어야 한다. 따라서 임상가는 뻗어서 잡기 동안 원하는 손, 손목 자세에 근접하게 폄된 복합 손목, 손 및 팔꿈치에서 통증 없이 수동적으로 신장될 수 있는지 평가해야 한다. 치료사는 보조기를 통해 이 자세를 견디도록 클라이언트를 훈련시킨다. 손목 및 손가락 굽힘근은 팔꿈치 관절의 운동학에 영향을 미칠 수 있기 때문에 팔꿈치는 복합 폄 평가에 포함되지만 팔꿈치를 포함한 보조기 제공은 필요하지 않다. 팔꿈치를 폄할 때 위치를 정하고 팔꿈치 폄 시 움직임 촉진하면 손과 손목 굽힘근의 몸쪽 및 먼쪽 부착물에 신축성을 제공하는 데 도움이 된다(그림 15.6).

손등쪽 아래팔 손바닥쪽 손 고정 보조기 제작 재료

Dorsal Forearm Volar Hand Immobilization Orthosis Construction

소재 Material

이 보조기에 이상적인 열가소성 소재는 적당한 드레이프와 신축 저항, 중등도의 우수한 강성과 복원력 그리고 낮은 유연성을 가진다. 권장하는 치수는 긴장도가 심각한 정도에 따라 1%의 천공(강성) 및 3/32~1/8인치의 두께이다. 롤리언 이지폼(Rolyan Ezeform), 케이-스플린트 3 베이직(Kay-Splint III Basic, TailorSplint) 및 폴리플렉스 2(PolyFlex II)는 이러한 기준을 충족한다.

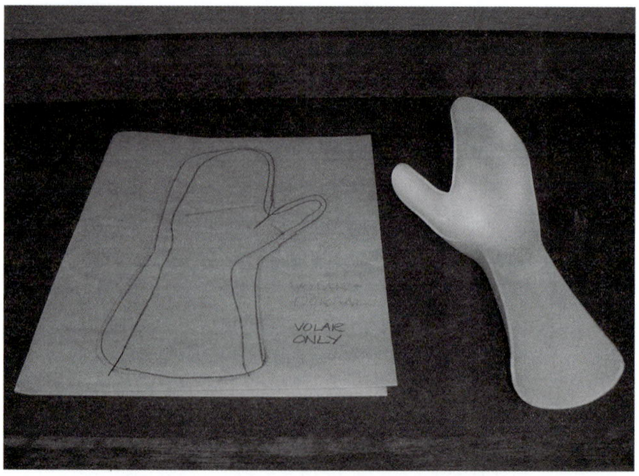

그림 15.6 손바닥쪽 아래팔 손 고정 보조기(패턴과 보조기)

패턴 만들기 Pattern Making

1. 투사지 위에 손과 손목을 중립 자세로 둔다(그림 15.7). 클라이언트에게 심각한 강직이 있는 경우 치료사는 덜 손상된 손을 추적한 다음 절단하기 전에 열가소성 재료의 패턴을 뒤집을 수 있다.
   a. 아래팔(그림 15.8)과 손(그림 15.9)을 추적하고 다음 해부학적 위치를 표시한다. 여기서 해부학적 위치는 아래팔의 뒤쪽 1/3, 노뼈 붓돌기와 자뼈 붓돌기, 둘째 및 다섯째 몸쪽 손가락뼈의 중간이다.
   b. 첫째 갈퀴막 공간에서 먼쪽으로 그리고 첫째 손허리뼈의 바닥에서 몸쪽으로 끝나지 않도록 엄지 손가락을 제외한다. 두 엄지의 지점을 연결하여 직선의 모서리를 만든다.
   c. 손가락뼈 지점을 연결하는 활을 그린다(그림 15.10).

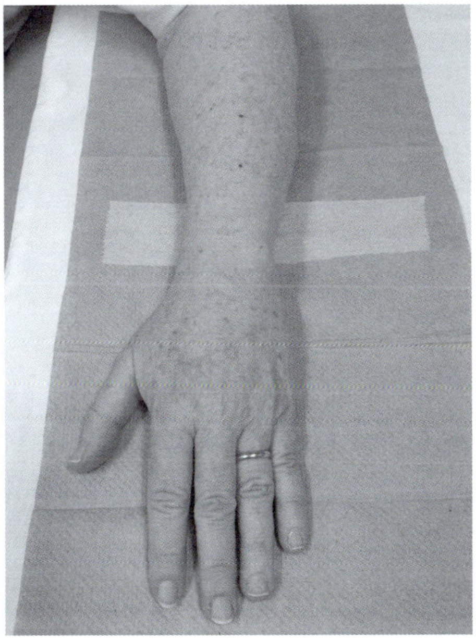

그림 15.7 패턴의 윤곽을 그리기 위해 손을 위치시킴

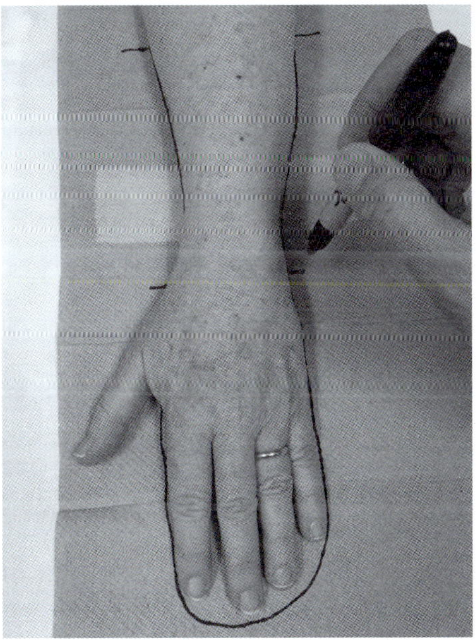

그림 15.8 아래팔의 윤곽을 그림

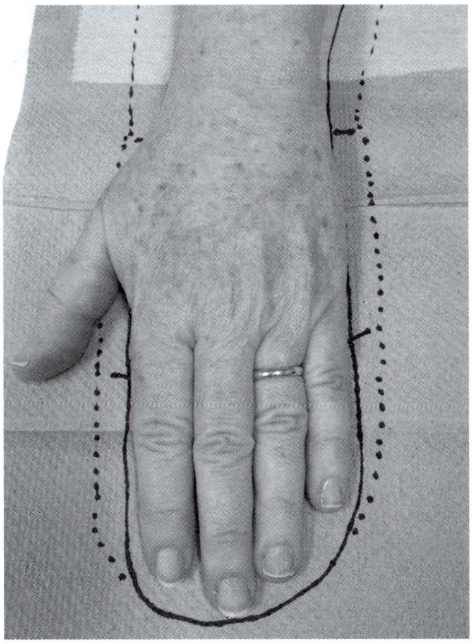

그림 15.9 손의 윤곽을 그림

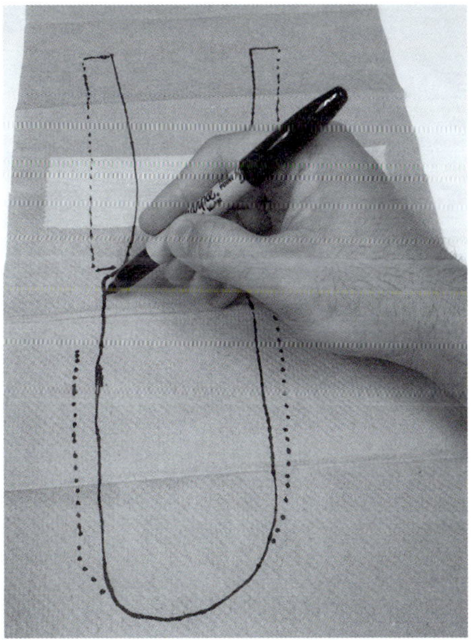

그림 15.10 패턴을 완성시킴

이 호를 따라 슬릿을 자른다.

d. 별도의 종이 위에 엄지를 그린다(그림 15.11). 엄지의 경우 안쪽과 가쪽에는 1/4인치 여백을 몸쪽으로는 1인치 여백을 만든다.

2. 그림 15.12와 같이 아래팔의 노쪽과 자쪽에 3/4인치 여백을 표시하고 손목의 노쪽과 자쪽에 1/2인치 여백을 표시한다. 여백을 따라 다듬기 선을 그려 패턴을 완성한다. 이러한 유형의 보조기에 적합한 대부분의 열가소성 재료는 가열되고 몸에 드레이핑할 때 늘어나는 경향이 있기 때문에 먼쪽 및 몸쪽 말단부에는 추가 여백이 필요하지 않을 수 있다. 또한 제작 중에 과도한 손목 폄 열가소성 재료를 만들 수 있다.

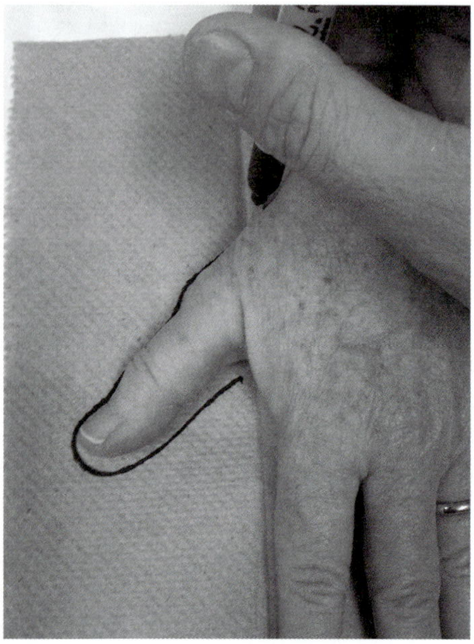

그림 15.11 엄지의 윤곽을 그림

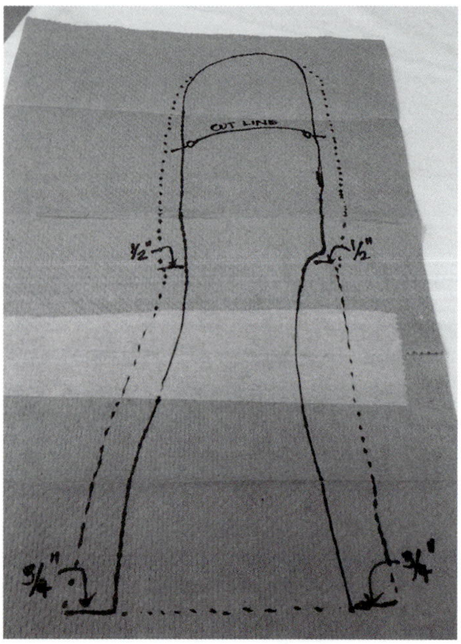

그림 15.12 여백 표시

3. 열가소성 재료로 손-아래팔과 엄지 패턴을 옮긴다. 패턴의 슬릿을 사용하여 손가락 뼈 활을 표시한다(1c 단계 참조).

a. 커터칼을 사용하여 패턴의 모양에 따라 자르기 전에 패턴이 포함된 직사각형 윤곽으로 열가소성 재료를 자른다.

b. 가죽으로 된 천공기를 사용하여 손가락뼈 활의 끝에 구멍을 뚫는다(그림 15.13).

c. 재료를 약간 가열하고 패턴에 따라 열가소성 재료를 다

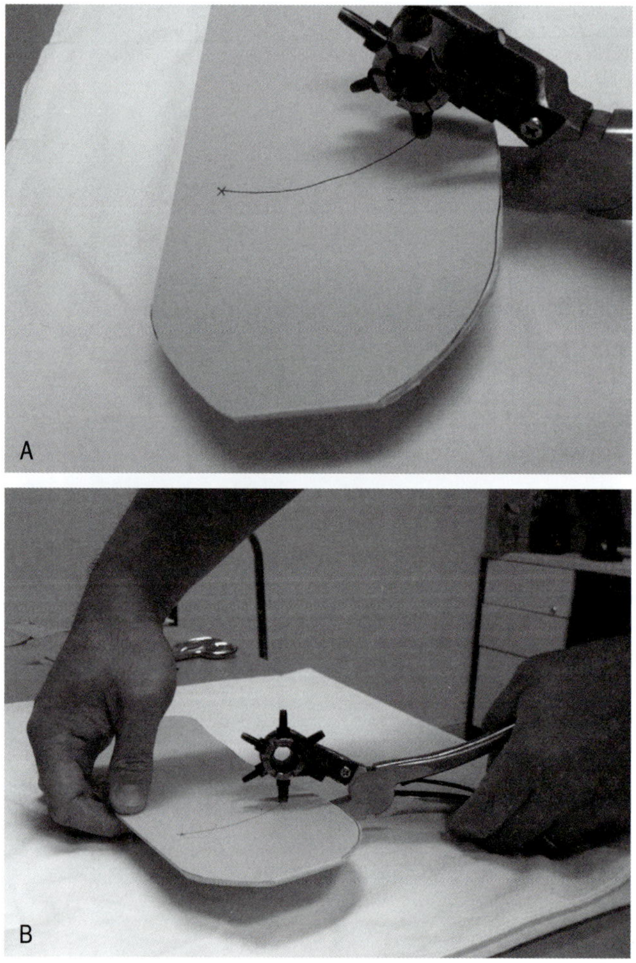

그림 15.13 손가락뼈 활을 위한 펀치 구멍

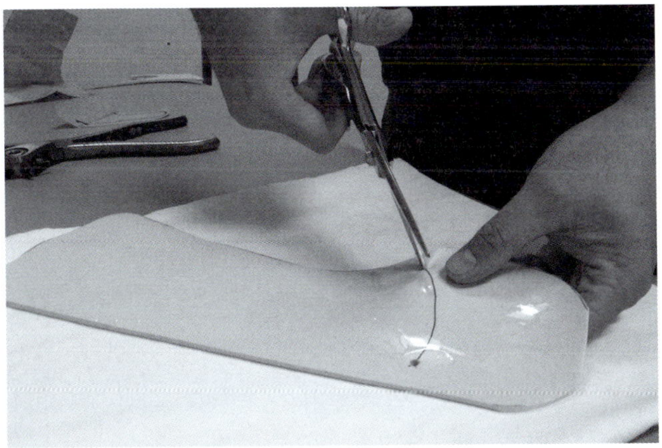

그림 15.14 엄지 부분을 위한 열가소성 재료 자르기

듭는다. 그림 15.14와 같이 손가락뼈 활을 따라 슬릿을 자른다. 성형 전에 온전함을 최적으로 유지하기 위해 재료를 최대 가열점까지 가열하면 안 된다.

제작 Fabrication

4. 성형하기 전에 다음을 수행하여 최적의 손목 위치를 설정한다.
   a. 팔꿈치를 80~90° 굽힘하고 손목도 굽혀서 손을 테이블 가장자리 위에 자유롭게 놓은 상태에서 아래팔을 테이블 표면에 놓는다.
   b. 팔꿈치에 대해 아래팔을 고정하고 손가락을 복합 폄 상태로 유지하면서 먼쪽 손바닥과 손가락을 통해 손을 지지한다.
   c. 신장 반사 반응(강직성 근 긴장)을 최소화하기 위해 손목을 천천히 수동으로 편다. 몸쪽 손가락뼈사이관절과 먼쪽 손가락뼈사이관절이 수동적 또는 반사적으로 굽힘되기 시작할 때까지 신장을 촉진한다. 최적의 손목 폄을 위해 기준 각도를 사용한다. 각도 측정은 최적의 위치를 추정하는 데 유용할 수 있다. 그러나 일부 클라이언트의 경우 열가소성 재료의 열 및/또는 압박에 대한 반응으로 인해 제작 중에 이 각도가 변경될 수 있다. 이상적으로는 손목과 손가락의 복합 폄이 클수록 신장을 최적화할 수 있다.
5. 자뼈 머리와 노뼈 붓돌기에 폼 패딩을 적용한다(그림 15.15).
6. 손과 아래팔에 스토키네트 커버를 씌운다(그림 15.16).
7. 열가소성 재료를 제조업체의 지침에 따라 권장 시간과 최적의 온도로 가열한다.
8. 손가락이 몸쪽 손가락뼈까지 지지되도록 손가락뼈 슬릿을 통해 손가락을 삽입하여 성형 과정을 시작한다. 다시 재료는 손등뼈와 손등쪽 손목과 아래팔 위에 덮는다(그림 15.17).
9. 손가락을 펴하여 손을 안정시킨다. 자쪽 및 노쪽 여백을 손가락에서 손목까지 손등쪽 방향으로 접는다(그림 15.18).
10. 재료가 따뜻한 상태에서 손목과 아래팔의 손등쪽 플랫폼을 윤곽을 만들어 손목과 손가락을 최적의 복합 폄 상태로 유지시킨다(그림 15.19).
11. 가쪽과 안쪽 접힘을 가열하여 보조기 본체를 밀봉하여 노쪽과 자쪽 접힘을 강화시킨다(그림 15.20).
12. 가장자리를 매끄럽게 한 후 보조기를 클라이언트의 몸에

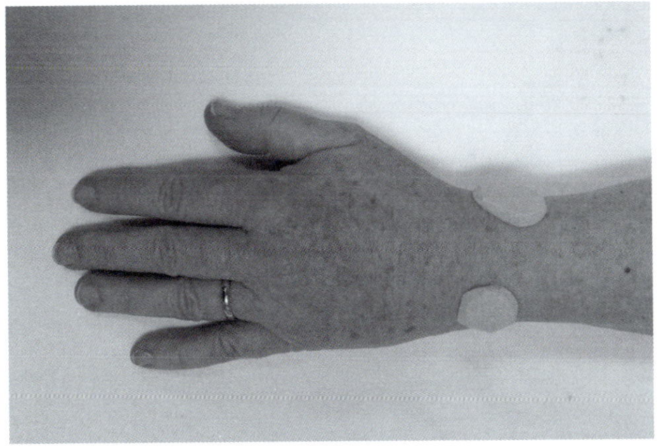

그림 15.15 뼈 돌출부에 패딩을 댐

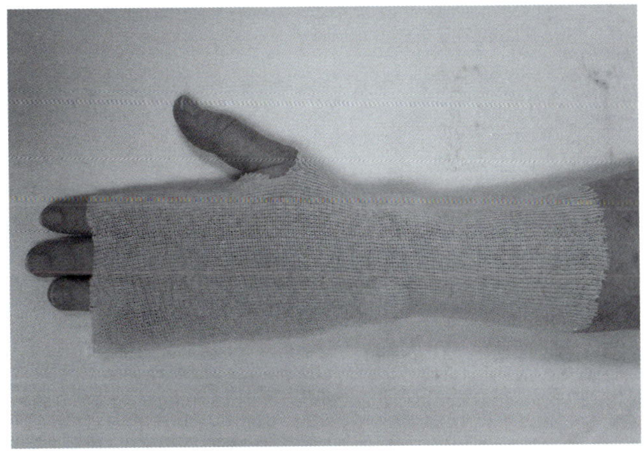

그림 15.16 피부를 보호하기 위해 스토키네트 적용

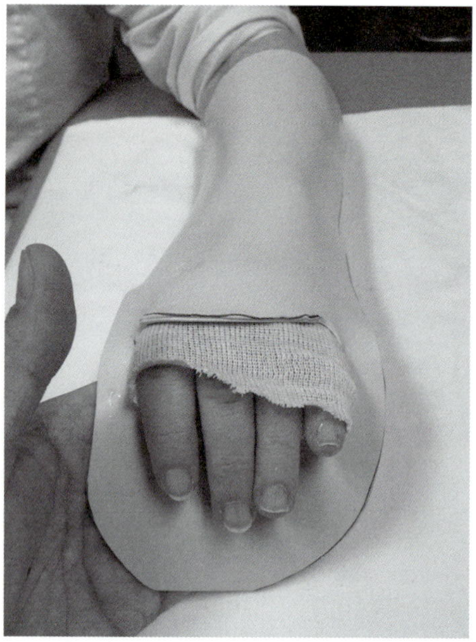

그림 15.17 열가소성 재료를 드레이핑함

맞춘다(그림 15.21).

13. 손등쪽 플랫폼의 몸쪽 아래팔 부분에 1½~2인치 정도의 접착식 거친면 벨크로를 적용한다. 2인치 폭의 네오프렌 스트랩을 사용하여 보조기를 클라이언트에게 고정시킨다(그림 15.22).
14. 자뼈 머리 및 노뼈 붓돌기의 해당 윤곽선에 얇은 폼 패딩을 적용한다(그림 15.23).
15. 보조기를 클라이언트에게 다시 적용하여 편안한지 확인한다(그림 15.24). 손 입구의 가장자리가 손허리뼈 머리에 닿거나 압박하지 하지 않도록 한다.
16. 엄지 구성 요소를 가열하고, 보조기를 적용하는 동안 엄지의 손등쪽 부분에 열가소성 플라스틱 재료를 씌운다(그림 15.25A). 엄지를 최적의 폄 및 벌림 상태로 유지시킨다(그림 15.25B). 엄지의 색상을 관찰하여 엄지의 위치를 설정할 때 주의한다. 너무 많은 압박이나 신장은

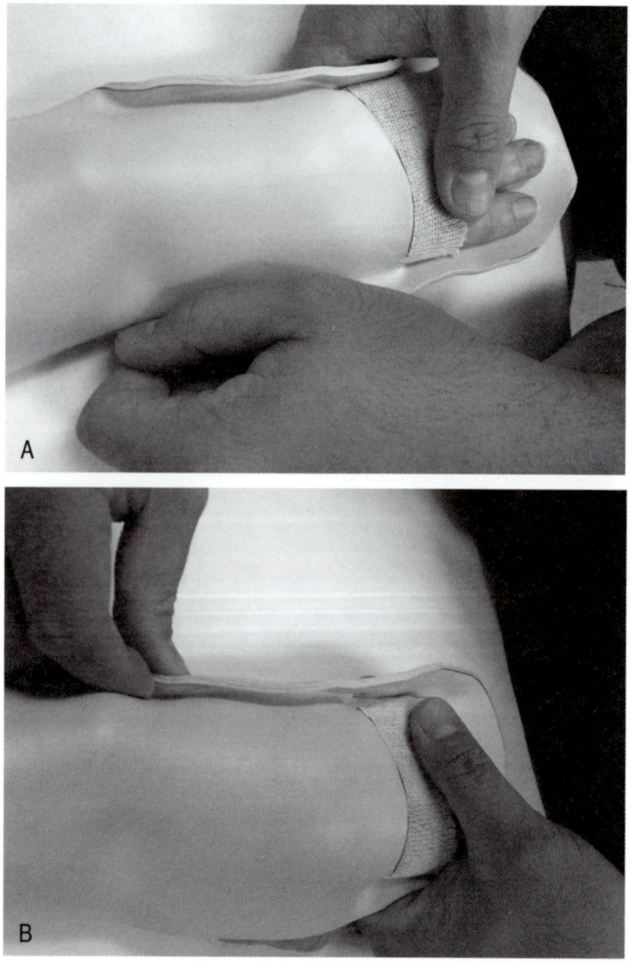

그림 15.18 A: 손가락 폄을 포함하여 손을 안정화시킨다. B: 노쪽 및 자쪽을 안정화시킨다.

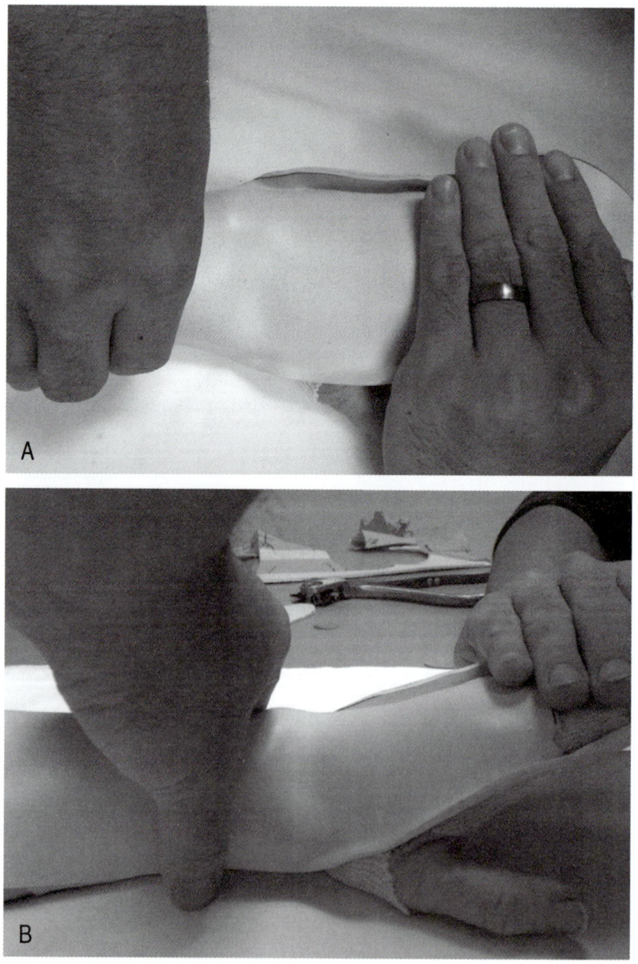

그림 15.19 손목과 아래팔 성형

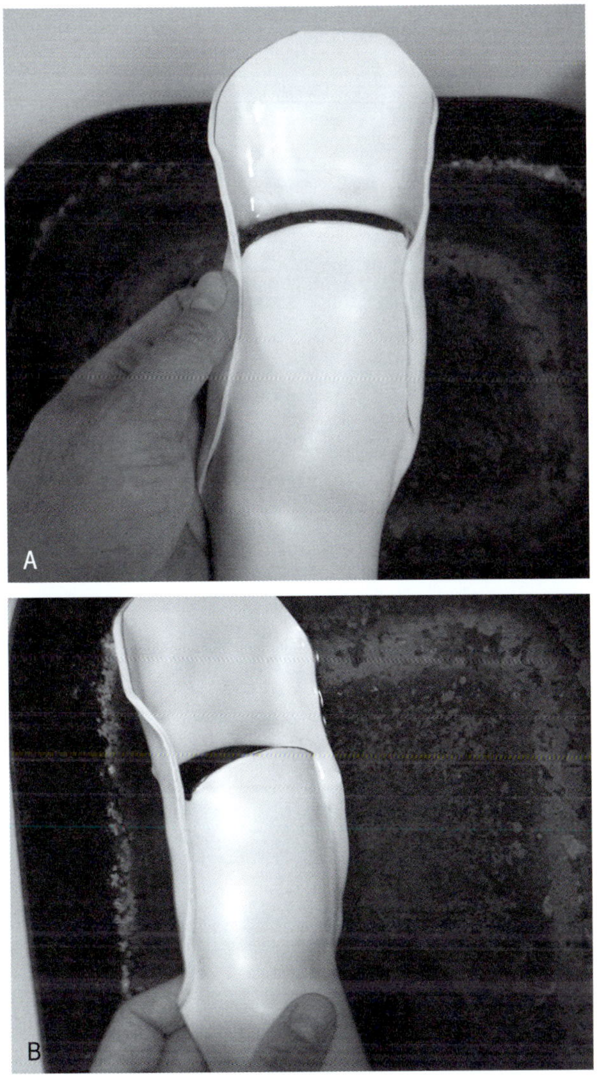

그림 15.20 노쪽과 자쪽 접힘을 마무리하고 강화시킴

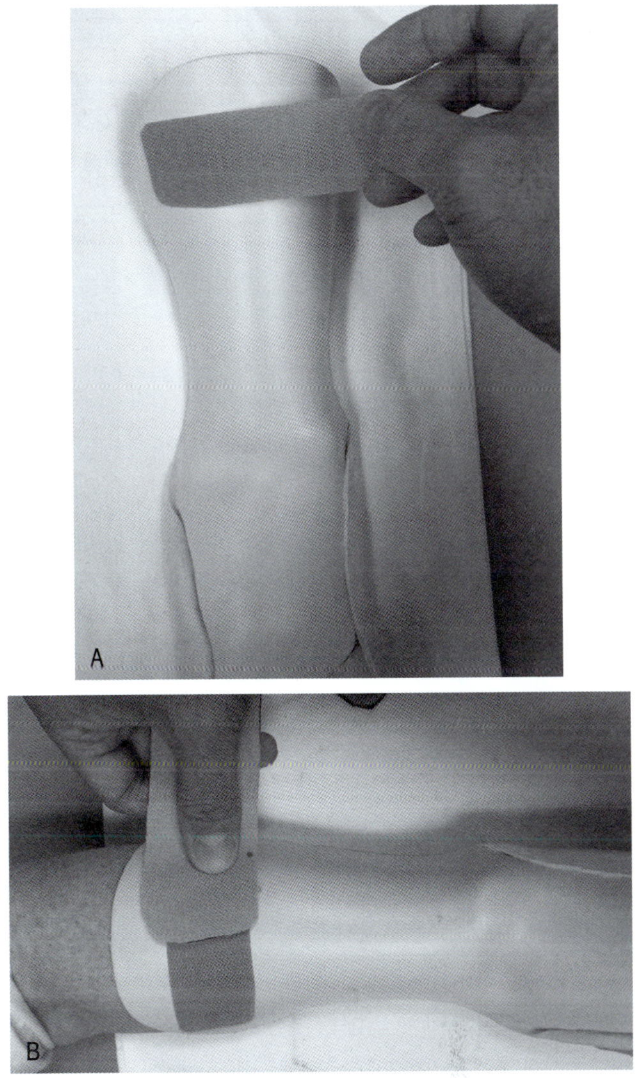

그림 15.22 아래팔에 스트랩을 적용

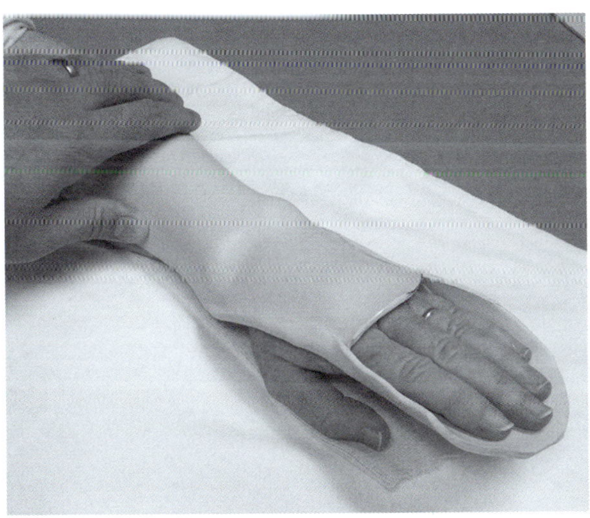

그림 15.21 보조기의 가장자리를 매끄럽게 함

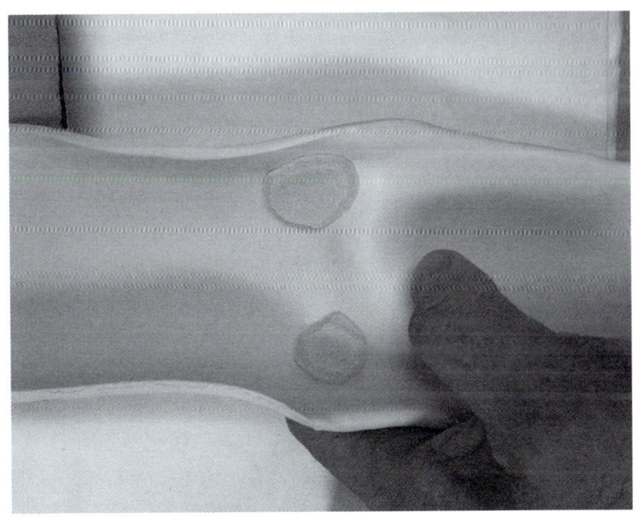

그림 15.23 뼈 돌출부 윤곽에 패딩 적용

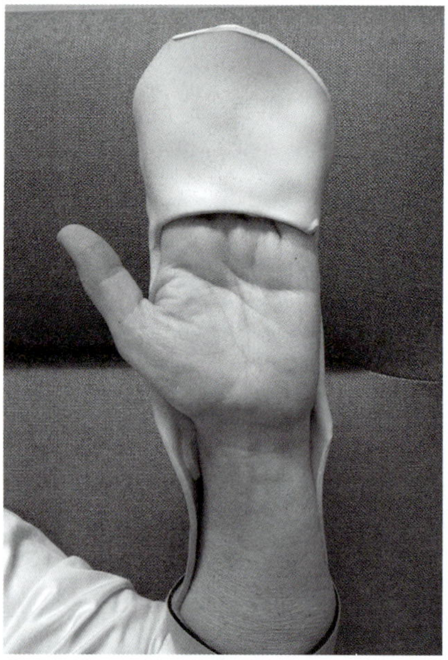

그림 15.24 편안함을 측정하기 위해 보조기를 다시 적용함

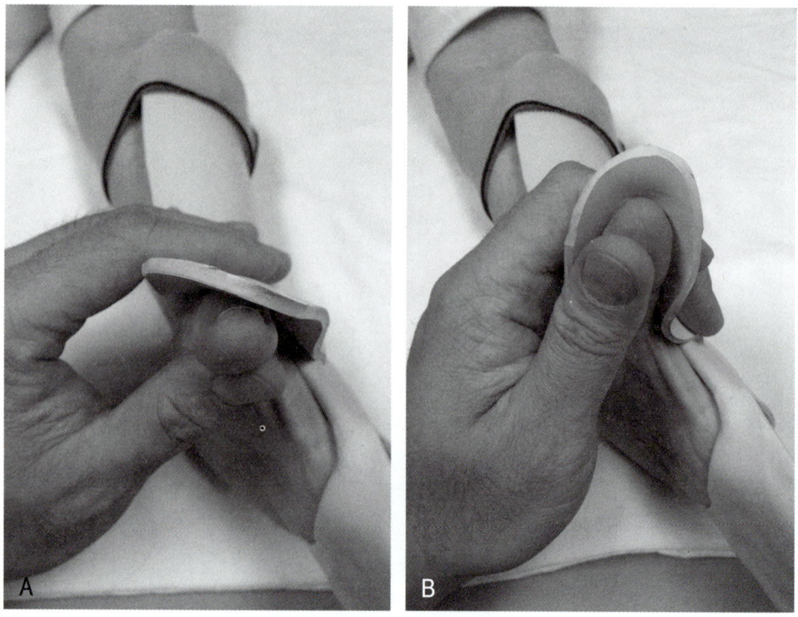

그림 15.25
엄지 구성요소를 성형함

엄지가 하얘지거나 검붉은색에서 푸른 보라색으로 변하게 한다.

17. 엄지 플랫폼의 몸쪽 말단 부분에 열을 가하여 부드럽게 만들어 보조기에 부착시킨다. 접합을 방지하는 코팅이 있는 재료의 경우, 표면 코팅의 모래나 긁개로 긁은 후 접착제를 도포한다(그림 15 26).
18. 접착식 거친면 벨크로를 손과 엄지의 손등쪽 측면에 부친다(그림 15 27).
19. 각각 1½과 1인치 네오프렌 스트랩으로 손과 엄지를 고정한다(그림 15 28).
20. 옵션 단계: 손 스트랩의 목적은 손(손바닥)과 손목의 손바닥 쪽으로 처지고 손가락이 몸쪽으로 이동되는 것을 방지하는 것이다. 이러한 스트랩은 MCP관절을 중립으로 유지시킨다. 드물지만 착용 중에 예상치 못한 긴 굽힘근의 긴장도의 증가로 인해 MCP관절이 지나치게 펴되고 PIP관절이 굽힘된다. 손가락 “찌그러짐”을 방지하기 위해 몸쪽 손가락뼈 위에 추가로 스트랩을 적용할 수 있다. 스트랩이 PIP관절 연결부를 넘어가지 않도록 하여 PIP관절이 과다폄되지 않도록 해야 한다.

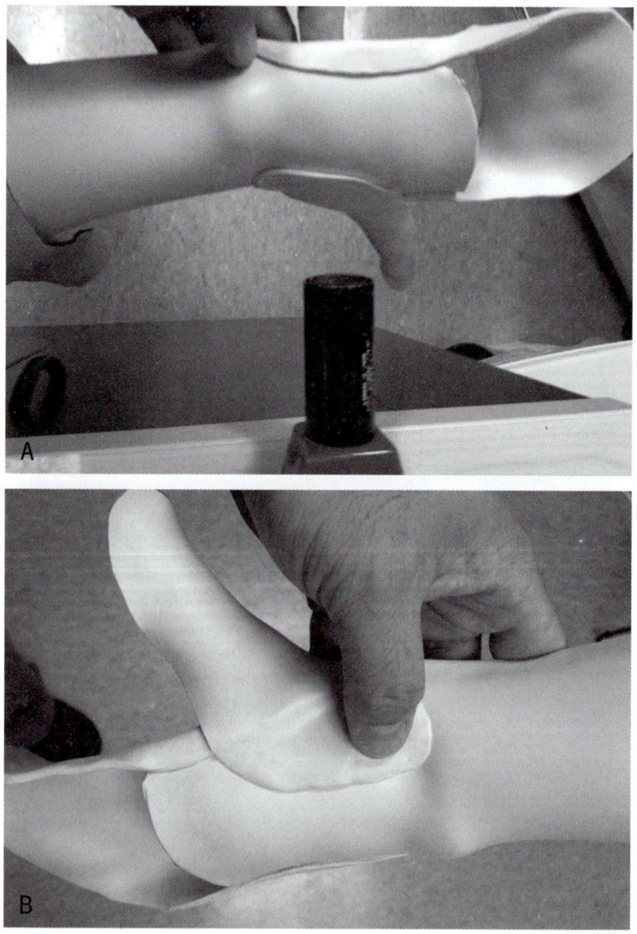

그림 15.26 보조기를 안정된 자세에 두게 하는 엄지 구성요소의 부분을 가열시키고 접착시키는 것을 보여준다.

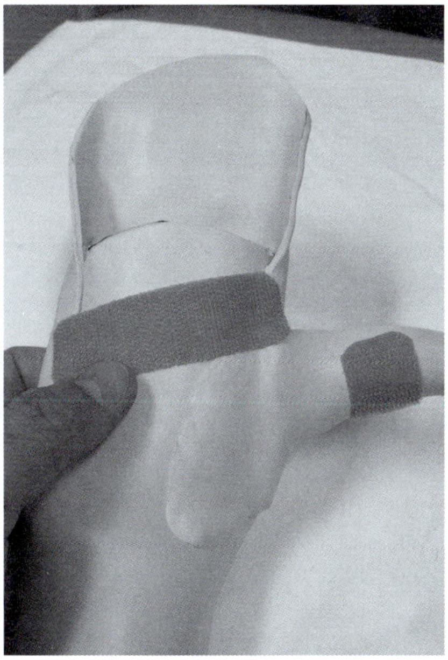

그림 15.27
엄지를 위한 접착식 벨크로 적용

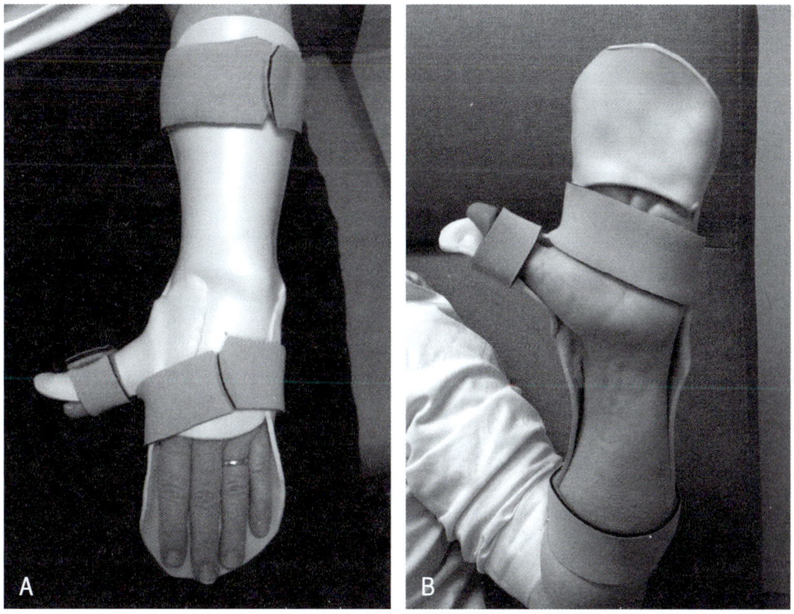

그림 15.28
아래팔과 엄지를 위한 스트랩을 재적용/적용함

보조기 제공 및 과제 지향적 중재

Orthotic Provision and Task-Oriented Intervention

집단운동(mass movement) 패턴의 의지적 조절에 대한 가장 초기 신호에서 보조기 프로그램은 일상적 기능으로 변화하는 수동적 움직임을 얻기 위해 폄근의 능동적 조절을 촉진하는 치료적 인자를 포함하거나 포함하지 않는 집중적인 과제 중심적 훈련을 통해 보완된다. 다양한 일상생활에서 팔과 손의 사용에 필요한 정렬 상태를 유지하기 위해 손과 손목을 위치시키는 훈련은 집중적인 과제 훈련을 위해 클라이언트를 준비시키는 효과적인 방법으로 여겨진다.

클라이언트의 목표와 관련된 보조기 프로그램의 성공을 지속적으로 관찰할 필요성은 아무리 강조해도 지나치지 않다. Wissel과 동료들이 실시한 연구에서 제시한 바와 같이, 73명의 많은 환자군에서 강직이 진행되지 않았으며, 그러한 환자군 중 일부는 시간이 지남에 따라 강직이 완전히 없어졌다. 따라서 보조기는 강직의 2차 효과를 관리하기 위한 유용성을 능가할 수 있다. 그러나 운동 조절이 저하된 환자, 특히 사전 잡기와 놓기를 위한 손 펴기 및 정밀한 파악 쥐기(예: 펜 또는 손가락으로 음식 집기)를 할 경우 강직의 유무와 심각도에 관계없이 다른 보조기가 필요할 수 있다. 이 보조기는 손을 보다 능동적이고 기능적으로 사용할 수 있도록 특정 손가락의 선택한 관절 또는 자세를 제한한다. 예를 들어, 겉질 엄지(cortical)나 엄지를 손 안에 넣는 안정 자세(즉, 엄지가 굽힘되어 손바닥에 들어감)를 가진 클라이언트의 경우, 짧은 맞섬 또는 C 지지대 보조기를 통해 다음 두 가지 목적을 달성할 수 있다:

1. 보조기는 첫째 갈퀴막 공간을 포함하여 엄지 주위의 연부조직 통합성을 보존한다.
2. 보조기는 과제 훈련 동안 파악 또는 원통 쥐기를 촉진하기 위해 엄지를 맞섬 및 손바닥쪽으로 벌림시킨다(그림 15.29).

대인적인 보조기는 네오프렌 또는 라이크라를 기반으로 한 엄지 폄 디자인이다. 이 장의 앞부분에서 논의한 바와 같이, 신경학적으로 손상된 손에 대한 보조기 제공의 사용을 안내하는 두 가지 주요한 이론적 방향에는 신경생리학적인 것과 생체역학이 있다. 신경 재활이 과제 지향적이고 반복적인 작업 훈련과 같은 더 현대적 모델로 이동됨에 따라 치료사들은 보조기 사용에 대한 과제 지향적 접근법을 고려한다. 손의 집중적인 능동 훈련을 촉진하는 보조기에는 새보플렉스(SaeboFlex)와 새보글러브(SaeboGlove)(Sebo Inc., Charlotte, NC)가 있다. 새보플렉스 보조기는 동적 아래팔 기반 보조기이며 장착된 스프링의 견인력은 손목의 약간 폄, 손가락의 복합 폄(그림 15.30)을 시켜서 일반적으로 상당한 정도에서 중

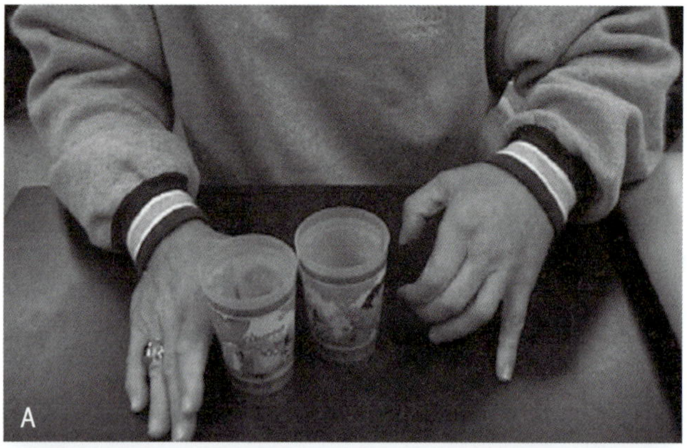

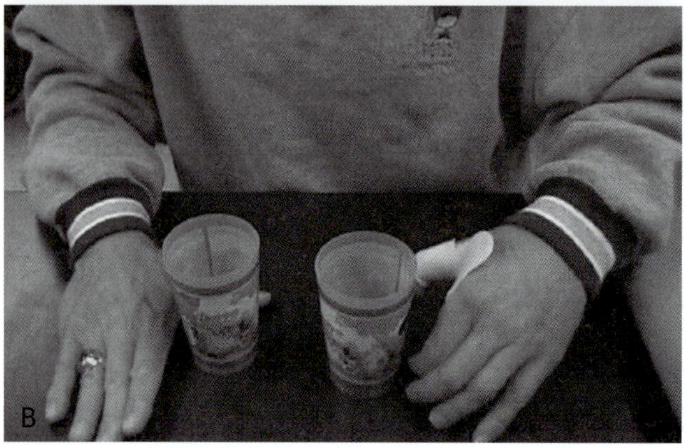

그림 15.29 A: 엄지 폄 약화를 가진 고객은 컵 쥐기가 불가능하다. B: 엄지 짧은 맞섬 보조기를 착용한 고객은 컵 쥐기가 가능하다.

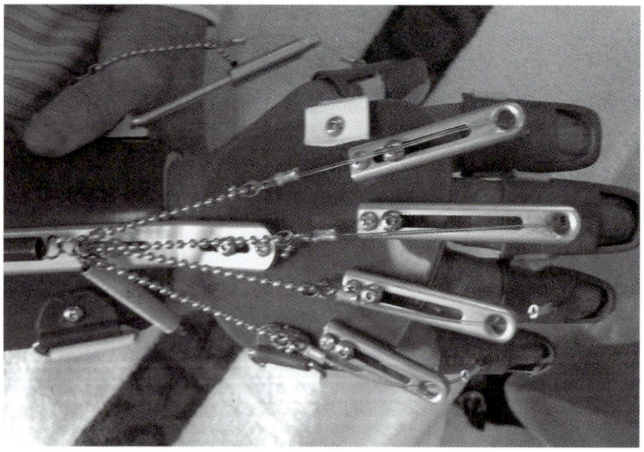

그림 15.30 새보플렉스 동적 보조기

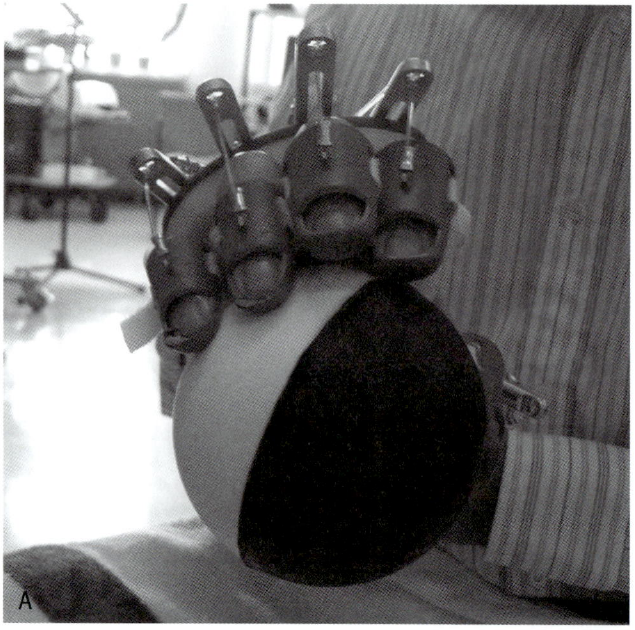

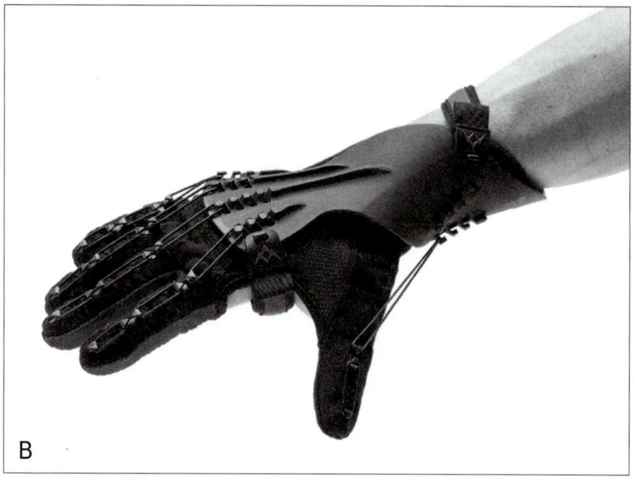

그림 15.31 A: 공 쥐기 이후 손을 펴는 것을 돕기 위해 새보플렉스를 적용하였다. B: 새보글러브는 중등도의 강직에 가장 적용하기 좋다.

간 정도의 강직을 가진 클라이언트를 대상으로 한다. 스프링이 장착된 기전에 저항하기 위해 큰 직경 볼을 잡고 손가락 굽힘을 능동적으로 이완시켜 보조기를 착용한 클라이언트의 움직임을 제한한다(그림 15.31A). 새보글로브는 새보플렉스와 비슷한 목적을 가지고 있지만 저감도이며 반 강성 부품으로 만들어져 가벼운 강직이 있는 사람들에게 가장 적합하다. 손가락은 단단한 플라스틱 기반으로 고정된 실리콘 고무의 견인력을 사용하여 펌하게 배치된다(그림 15.31B). 여러 연구에서 입증된 바와 같이, 집중적인 반복 작업 훈련에 사용될 때 이 장치는 뇌졸중 환자의 손과 팔 기능을 향상시킨다.

강직 관리를 위한 연속 석고 고정
Serial Casting to Manage Spasticity

심한 강직과 장기간의 고정화로 인해 관절과 근육에 현저한 굳음이 있는 클라이언트를 위한 연속 석고 고정 적용은 능동 및 수동 운동 범위를 증가시키는 근거 기반 해결책으로 제시된다. 지속적인 수동 신장을 제공할 뿐만 아니라, 석고의 둘러싸는 성질은 연부조직에 온열 효과를 일으켜 이완을 증가시킨다. 석고 고정이 효과적이지만 압박감, 통증, 부종 등 여러 가지 합병증으로 있는 것으로 알려져 있다. 따라서 석고붕대 제작이 익숙하지 않은 초보 치료사는 제작에 경험이 풍부한 실무자로부터 현장 또는 사후 전문 교육을 받고 적절한 감독을 받은 후 제작할 것을 적극 권장한다.

원주형 석고 고정 기술에는 특수 제작 기술과 보조기적 석고붕대 재료가 포함된다. 난난한 연속 석고 고정은 일련의 주기적 석고붕대 수정을 통해 운동 범위를 증가시키고 강직으로 인한 구축을 감소시키도록 디자인됐다. 일반적으로, 손상을 받은 관절은 최대 이하 범위(최대 수동 범위보다 5~10° 낮음)에서 석고붕대를 적용한다. 석고붕대 수정 일정은 최근 구축 시 격일에서 5~7일까지 다양하다. 혈액 순환, 부종, 피부 상태, 감각 및 동작 범위는 석고붕대 공정에서 면밀히 관찰된다. 몇 가지 석고붕대 변경 사이에 더 이상 운동 범위 개선이 나타나지 않으면 석고붕대의 연속 진행 제작이 중단된다. 운동 범위 개선이 보이지 않으면 반원통형 형태를 가진 최종 석고붕대가 매일 적용되어 운동 범위를 유지시킨다.

치료사는 석고 또는 유리섬유와 같은 합성수지 재료 또는 폴리우레탄 수지가 있는 신장 붕대를 석고 고정 시에 사용한다. 실무자가 짧은 간격으로 일련의 고정 보조기를 사용하여 수동 운동 범위를 점진적으로 늘리는 경우, 석고는 비용 효율적인 선택이다. 석고붕대는 다루기 쉬우며 신체 부위에 쉽게 일치되고 드레이핑된다. 그러나 석고붕대 사용의 단점으로는 침수성(비방수성), 유지 관리의 어려움, 알레르기 반응 가능성, 경량 대체품에 비해 무거움 등이 있다. 유리섬유 및 보조기적 특수 붕대 재료는 더 비싸고 전문적인 교육이 필요하다. 이러한 재료들은 무게가 가볍고 내구성이 뛰어나며 장기간 사용하기에 이상적이다. 연속 석고 고정에 대한 연구를 검토한 결과, 명확하게 특정되지 않았기 때문에 이러한 합성 재료들에 대한 선호도가 드러난다. 두 재료 모두 적절한 강도를 위해 6~8겹의 두께가 필요하고 3~8분 안에 굳는다(수온에 따라 다름). 폴리우레탄 수지[델타-캐스트 컴포머블(Delta-Cast Conformable), 드퓨이 보조기(Depuy Orthopedics, Warsaw, IN)]를 함침시킨 붕대로 만든 특수 유형의 합성 소재는 특정 부위에 단단함을 집중시키기 위해 겹쳐지며 따라서 여러 층이 있어야 할 필요성을 줄여준다. 석고와 합성 붕대는 건조 과정의 부산물로 열을 방출한다(추가적인 석고 고정에 대한 정보는 19장을 참조한다).

재료, 도구 및 장비 Materials, Tools, and Equipment

특수 석고붕대 제작을 위한 도구에는 다음이 포함된다.

- 전기 석고붕대 톱
- 손 석고붕대 스프레더
- 붕대 가위

석고붕대 프로그램에는 다음이 포함된다.

- 석고 또는 유리섬유 석고붕대 테이프(2, 3, 4, 5인치)
- 나일론 또는 면 스토키네트(2, 3, 4, 5인치)
- 고무 장갑(유리섬유용 특수 석고붕대 장갑)
- 플라스틱 물통
- 클라이언트를 보호하기 위한 드롭 시트
- 석고붕대 패딩

석고붕대 제작 절차 Plaster Casting Procedures

1. 관절가동범위(ROM)를 측정하고 기록한다.
2. 클라이언트는 편안하게 앉거나 누워 있어야 하며 의복과 피부를 보호하기 위해 시트나 수건으로 드레이핑해야 한다. 절차를 클라이언트에게 명확하게 설명하고 필요에 따라 안심시킨다. 뇌손상이 있는 일부 클라이언트는 석고 고정 절차 중에 움직일 수 있다. 이러한 경우 치료사는 작업을 수행하기 위해 담당 의사와 진정제 사용에 대해 논의해야 한다.
3. 관형 스토키네트를 석고붕대를 적용할 팔 위에 놓고 석고붕대가 끝나는 지점을 넘어서 양쪽 끝에서 4~6인치 연장한다.
4. 팔에 목표 위치를 결정한다. 다른 사람(치료사 또는 보조)에게 팔을 잡는 방법과 위치를 지시한다.
5. 접착식 폼 스트립은 피부가 손상되기 쉬운 부위의 양쪽에 둘 수 있다.
6. 석고붕대 패딩을 팔 주위에 팽팽한 방식으로 부착하고 3~4개의 층을 적용한 후 마무리한다. 필요한 경우 뼈 돌출부에 추가 패딩 또는 펠트를 추가할 수 있다. 패딩은 스토키네트 끝의 1~2인치 위에 부착된다.
7. 석고 롤을 따뜻한 물에 5~6회 담근다. 롤에 과도한 수분을 짜낸다.
8. 나선 모양으로 말단에 석고를 바르고 몸쪽에서 먼쪽으로 이동한다.
9. 석고를 바를 때 관절이 최소한으로 신장되도록 보조에게 지시한다. 석고붕대 보조는 석고가 만들어질 때 석고

에 직접적인 압력을 가해서는 안된다(석고붕대 내 피부 손상 및 허혈 현상은 이러한 부하 지점에 의해 발생될 수 있다). 보조는 관절을 석고붕대 위와 아래로 신장시키거나 손 전체에 압력을 가하여 압력을 고르게 분산시켜야 한다.

10. 석고를 4~5겹으로 바른다. 석고가 굳을 때 석고 표면을 원형으로 매끄럽게 한다. 피부 손상을 방지하기 위해 몸쪽과 먼쪽 가장자리를 매끄럽게 하는 데 특히 주의한다.
11. 마지막 층을 적용하기 전에 스토키네트의 끝을 석고붕대 위에 다시 뒤집는다. 이를 통해 석고붕대 마감 표면을 매끄럽게 한다. 석고붕대 가장자리 아래에 마지막 석고 층을 바른다.
12. 석고가 굳을 때까지(3~8분) 관절의 신장을 유지하도록 보조자에게 지시한다.
13. 석고는 24시간 만에 완전히 건조된다. 그때까지는 석고붕대된 팔에 무게를 실어서는 안 된다.
14. 클라이언트의 피부에서 부은 석고를 닦아내고 팔을 편안하게 들어 올린 다음 석고붕대의 양쪽 끝이 조여졌는지 확인한다. 클라이언트의 혈액순환을 정기적으로 확인한다. 일부 저자는 증가된 ROM과 근 긴장 감소를 유지하기 위해 반원통형 모양 석고붕대를 통한 사후 석고 고정 관리 프로그램을 권장한다.

유리섬유 제작 절차 Fiberglass Casting Procedures

1. 제작 중에 유리섬유 재료를 만지는 사람은 비닐장갑을 착용해야 한다. 처음과 절차 전반에 걸쳐 비닐장갑은 바셀린 또는 로션으로 코팅한다. 유리섬유는 피부나 미끄럽지 않은 장갑에 달라붙어 제거하기 어렵다. 패딩과 스토키네트를 팔에 적용하여 준비한다. 석고 고정 보조와 함께 연습하여 관절을 올바르게 위치시킨다.
2. 유리섬유 롤을 시원한 물에 담그고 6~8회 부드럽게 짜낸다. 물에서 롤을 제거하고 재료 취급을 용이하게 하기 위해 물에 젖은 팔에 드레이핑을 적용한다.
3. 유리섬유 롤 패키지는 한 번에 하나씩 개봉하고 몇 분 이내에 적용해야 한다. 유리섬유는 굳어지고 공기에 노출되었을 때 자체적으로 붙지 않는다.
4. 유리섬유는 테이프 너비의 절반만큼 겹쳐야 한다.
5. 모든 층에 적용한 후 손바닥을 펴서 동그랗게 석고붕대의 외부를 닦아내어 모든 층이 최대한 결합되도록 한다. 세로 방향으로 문지르면 유리섬유 결합이 끊어진다.
6. 석고붕대의 한 층이 경화(단단해짐)되도록 허용하면 후속 층이 잘 부착되지 않는다. 즉, 3~4개의 층을 모두 효율적으로 연속적으로 적용한다.
7. 담근 후 처음 2분 동안 팔을 원하는 위치에 유지되는 동안 유리섬유의 모양이 만들어진다. 팔은 5~7분인 설정 시간의 마지막 몇 분 동안 고정되어 있다.
8. 7~10분이면 석고붕대가 완성된다. 그 후, 석고붕대 톱을 사용하여 석고붕대를 제거할 수 있다. 석고붕대 톱은 교육받았고 경험이 있는 사람만 다루어야 한다.

반원통형인 유리섬유 석고붕대의 제작 방법은 다음과 같다:

1. 석고붕대 톱을 사용하여 석고붕대를 앞쪽 및 뒤쪽 부분으로 자른다. 석고붕대 스프레더로 석고붕대를 제거한다.
2. 석고붕대 가위로 팔에서 패딩과 스토키네트를 제거하여 버린다.
3. 두 유리섬유 뼈대 돌출부와 거친 모서리를 검사한다. 각 뼈대의 가장자리를 다듬고 줄을 매끄럽게 만든다.
4. 더러워진 석고붕대 패딩의 경우면 패딩을 사용하여 뼈대를 다시 펴고 패딩 가장자리를 떼어내어 잔주름이 없이 매끄러운 내부 표면을 제공한다. 원래 석고붕대를 제작하는 데 사용한 것과 동일한 양의 패딩으로 줄을 다시 세운다. 패딩을 껍질의 모든 가장자리와 측면으로 연장시킨다.
5. 패딩을 뼈대 가장자리 위로 접고 접착테이프로 고정한다.
6. 스토키네트의 길이를 뼈대 길이보다 약 4~6인치 더 길게 자른다. 스토키네트를 이용해 각 뼈대를 정렬한다. 접착테이프로 양쪽 끝을 고정한다.
7. 패션 스트랩은 넓은 망과 버클을 사용한다. 이 스트랩은 뼈대를 덮는 스토키네트에 테이프로 붙이거나 재봉할 수 있다. 반원통형은 에이스 랩으로 고정할 수도 있다.
8. 필요에 따라 수정하고 조정하면서 클라이언트로부터 반원통형 석고붕대를 조심스럽게 떼어낸다.

복습문제

1. 손 보조기 제공에 대한 생화학적 접근법과 신경생리학적 접근법은 어떻게 다른가?
2. 최대 이하 관절가동범위에 위치하는 보조기가 근 긴장도가 증가하는 클라이언트에게 덜 유익하고 잠재적으로 해로운 이유는 무엇인가?
3. 손등쪽과 손바닥쪽 아래팔 플랫폼를 비교했을 때 각각의 장점과 단점은 무엇인가?
4. 생체역학적 근거에 기초한 보조기 디자인에 대한 적절한 근거는 무엇인가?
5. 근육의 탄성과 수축 특성의 차이는 무엇이며, 보조기 제공에 대한 의미는 무엇인가?
6. 석고붕대를 위한 재료 옵션은 무엇인가?
7. 아래에 있는 재료들의 두 가지 주요 특징은 무엇인가?
   - 석고붕대
   - 유리섬유 붕대
   - 네오프렌 또는 라이크라

참고문헌

1. Adrienne C, Manigandan C: Inpatient occupational therapists hand-splinting practice for clients with stroke: a cross-sectional survey from Ireland, *J Neurosci Rural Pract* 2(2):141–149, 2011.
2. Andringa A, van de Port IGL, Meijer JWG: Tolerance and effectiveness of a new dynamic hand-wrist orthosis in chronic stroke patients, *Neuro Rehabil* 33:225–231, 2013.
3. Autti-Ramo I, Suoranta J, Anttila H, et al.: Effectiveness of upper and lower limb casting and orthoses in children with cerebral palsy: an overview of review articles, *Am J Phys Med Rehabil* 85:89–103, 2006.
4. Basaran A, Emre U, Karadavut KI, Balbaloglu O, Bulmus N: Hand splinting for poststroke spasticity: a randomized controlled trial, *Top Stroke Rehabil* 19(4):329–337, 2012.
5. Basmajian J, Burke M, Burnett G, et al.: *Illustrated Stedman's medical dictionary*, ed 24, London, 1982, Williams & Wilkins.
6. Bethoux F: Spasticity management after stroke, *Phys Med Rehabil Clin N Am* 26:625–639, 2015.
7. Betts L: Dynamic movement lycra orthosis in multiple sclerosis, *Br Neuro Nurs* 11(2):60–64, 2015.
8. Bobath B: *Adult hemiplegia: evaluation and treatment*, London, 1987, William Heinemann, Medical Books.
9. Bondoc S: *Management of the neurologic upper extremity with focus on the hand: an evidence base approach and practical solutions*, Chicago, IL, 2012. Seminar presented at the Rehabilitation Institute of Chicago.
10. Brennan J: Response to stretch of hypertonic muscle groups in hemiplegia, *Br Med J* 1:1504–1507, 1959.
11. Butler AJ, Blanton S, Rowe VT, et al.: Attempting to improve function and quality of life using the FTM protocol: a case report, *J Neurol Phys Ther* 30(3):148–156, 2006.
12. Burridge JH, McLellan DL: Relation between abnormal patterns of muscle activation and response to common peroneal nerve stimulation in hemiplegia, *J Neur* (69)353–361.
13. Carmick J: Case report: use of neuromuscular electrical stimulation and a dorsal wrist splint to improve the hand function of a child with spastic hemiparesis, *Phys Ther* 77(6):661–671, 1997.
14. Casey CA, Kratz EJ: Soft splinting with neoprene: the thumb abduction supinator splint, *Am J Occup Ther* 42(6):395–398, 1988.
15. Charait S: A comparison of volar and dorsal splinting of the hemiplegic hand, *Am J Occup Ther* 22:319–321, 1968.
16. Charlton PT: The use of orthoses in stroke rehabilitation, *Br J Neurosci Nurs* 10(Suppl 6):20–26, 2014.
17. Copley J, Watson-Will A, Dent K: Upper limb casting for clients with cerebral palsy: a clinical report, *Aust Occup Ther J* 43:39–50, 1996.
18. Davies P: *Steps to follow: a guide to the treatment of hemiplegia*, New York, 1985, Springer-Verlag.
19. Dayhoff N: Re-thinking stroke soft or hard devices to position hands, *Am J Nurs* 75(7):1142–1144, 1975.
20. Dietz V, Ketelsen UP, Berger W, et al.: Motor unit involvement in spastic paresis. Relationship between leg muscle activation and histochemistry, *J Neurol Sci* (75)86–103.
21. Doubilet L, Polkow L: Theory and design of a finger abduction splint for the spastic hand, *Am J Occup Ther* 32:320–322, 1977.
22. Elliott CM, Reid SL, Alderson JA, et al.: Lycra arm orthoses in conjunction with goal-directed training can improve movement in children with cerebral palsy, *Neuro Rehabil* 28(1):47–54, 2011.
23. Exner C, Bonder B: Comparative effects of three hand splints on bilateral hand use, grasp, and arm-hand posture in hemiplegic children: a pilot study, *Occup Ther J Res* 3:75–92, 1983.
24. Farber SD: *Neurorehabilitation: a multidisciplinary approach*, Toronto, 1982, WB Saunders.
25. Farber SD, Huss AJ: *Sensorimotor evaluation and treatment procedures for allied health personnel*, Indianapolis, 1974, Indiana University Foundation.
26. Farmer SE, James M: Contractures in orthopaedic and neurological conditions: a review of causes and treatment, *Disabil Rehabil* 23(13):549–558, 2001.
27. Farrell JF, Hoffman HB, Snyder JL, et al.: Orthotic aided training of the paretic upper limb in chronic stroke: results of a phase 1 trial, *Neurorehabilitation* 22:99–103, 2007.
28. Feldman PA: Upper extremity casting and splinting. In Glenn MD, Whyte J, editors: *The practical management of spasticity in children and adults*, Malvern, PA, 1990, Lea & Febiger.
29. Gelber DA, Jozefcyk PB: Therapeutics in the management of spasticity, *Neurorehabil Neural Repair* 13:5–14, 1999.
30. Goldspink G, Williams P: Muscle fibre and connective tissue changes associated with use and disuse. In Ada L, Canning C, editors: *Key issues in neurological physiotherapy*, Oxford, 1990, Butterworth Heinmann.
31. Gracies JM, Marosszeky JE, Renton R, et al.: Short-term effects of dynamic lycra splints on upper limb in hemiplegic patients, *Arch Phys Med Rehabil* 81(12):1547–1555, 2000.
32. Gracies JM: Pathophysiology of impairment in patients with spasticity and use of stretch as a treatment of spastic hypertonia, *Phys Med Rehabil Clin N Am* 12:747–768, 2001.
33. Hardy K, Suever K, Sprague A, Hermann V, Levine P, Page SJ: Combined bracing, electrical stimulation, and functional practice for chronic, upper-extremity spasticity, *Am Journal of Occ Ther* 64:720–726, 2010.
34. Hellweg S, Johannes S: Physiotherapy after traumatic brain injury: a systematic review of the literature, *Brain Inj* 22:365–373, 2008.
35. Jamison S, Dayhoff N: A hard hand-positioning device to decrease wrist and finger hypertonicity: a sensorimotor approach for the client with non-progressive brain damage, *Nurs Res* 29:285–289, 1980.

36. Jeon HS, Woo YK, Yi CH, et al.: Effect of intensive training with a spring-assisted hand orthosis on movement smoothness in upper extremity following stroke: a pilot clinical trial, *Top Stroke Rehabil* 19(4):320–328, 2012.
37. Kaplan N: Effect of splinting on reflex inhibition and sensorimotor stimulation in treatment of spasticity, *Arch Phys Med Rehabil* 43:565–569, 1962.
38. Katalinic OM, Harvey LA, Herbert RD: Effectiveness of stretch for the treatment and prevention of contractures in people with neurological conditions: a systematic review, *Phys Ther* 91(1):11–24, 2011.
39. King T: Plaster splinting as a means of reducing elbow flexor spasticity: a case study, *Am J Occup Ther* 36:671–673, 1982.
40. Knutson E, Martensen A: Posture and gait in Parkinsonian patients. In Bles Brandt, editor: *Disorders of posture and gait*, Amsterdam, 1986, Elsevier.
41. Langlois S, Pederson L, MacKinnon JR: The effects of splinting on the spastic hemiplegic hand: report of a feasibility study, *Can J Occup Ther* 58(1):17–25, 1991.
42. Lannin NA, Herbert RD: Is hand splinting effective for adults following stroke? A systematic review and methodological critique of published research, *Clin Rehabil* 17:807–816, 2003.
43. Lannin N, Ada L: Neurorehabilitation splinting: theory and principles of clinical use, *Neuro Rehabil* 28:21–28, 2011.
44. Little JW, Massagli TL: Spasticity and associated abnormalities of muscle tone. In DeLisa JA, Gans BM, editors: *Rehabilitation medicine: principles and practice*, ed 3, Philadelphia, 1998, Lippincott-Raven, pp 997–999.
45. MacKinnon J, Sanderson E, Buchanan D: The MacKinnon splint: a functional hand splint, *Can J Occup Ther* 42:157–158, 1975.
46. Mayer NH: Spasticity and the stretch reflex, *Muscle and Nerve* 6(Suppl 6):51–513, 1997.
47. Mathiowetz V, Bolding D, Trombly CA: Immediate effects of positioning devices on the normal and spastic hand measured by electromyography, *Am J Occup Ther* 37(4):247–254, 1983.
48. McPherson J, Becker A, Franszczak N: Dynamic splint to reduce the passive component of hypertonicity, *Arch Phys Med Rehabil* 66:249–252, 1985.
49. McPherson J, Kreimer D, Aalderks M, et al.: A comparison of dorsal and volar resting hand splints in the reduction of hypertonus, *Am J Occup Ther* 36(10):664–670, 1982.
50. Mortenson PA, Eng JJ: The use of casts in the management of joint mobility and hypertonia following brain injury in adults: a systematic review, *Phys Ther* 83:648–658, 2003.
51. Moseley AM, Hassett LM, Leung J, et al.: Serial casting versus positioning for the treatment of elbow contractures in adults with traumatic brain injury: a randomized controlled trial, *Clin Rehabil* 22:406–417, 2008.
52. Neuhaus B, Ascher E, Coullon B, et al.: A survey of rationales for and against hand splinting in hemiplegia, *Am J Occup Ther* 35:83–90, 1981.
53. O'Dwyer NJ, Ada L, Neilson PD: Spasticity and muscle contracture following stroke, *Brain* 119(Pt 5):1737–1749, 1996.
54. Peterson LT: *Neurological considerations in splinting spastic extremities*, Menomonee Fall, WI, 1980, Rolyan Orthotics Lab.
55. Pizzi A, Carlucci G, Falsini C, et al.: Application of a volar static splint in poststroke spasticity of the upper limb, *Arch Phys Med Rehabil* 86:1855–1859, 2005.
56. Pohl M, Mehrholz J, Ruckriem S: The influence of illness duration and level of consciousness on the treatment effect and complication rate of serial casting in patients with severe cerebral spasticity, *Clin Rehabil* 17(4):373–379, 2003.
57. Pohl M, Ruckriem S, Mehrholz J, et al.: Effectiveness of serial casting in patients with severe cerebral spasticity: a comparison study, *Arch Phys Med Rehabil* 83(6):784–790, 2002.
58. Rood M: Neurophysiological reactions as a basis for physical therapy, *Phys Ther Rev* 34(9):444–449, 1954.
59. Rose V, Shah S: A comparative study on the immediate effects of hand orthoses on reduction of hypertonus, *Aust Occup Ther J* 34(2):59–64, 1987.
60. Santamato A, Micello MF, Panza F, et al.: Adhesive taping vs. daily manual muscle stretching and splinting after botulinum tonix type A injection for wrist and fingers spastic overactivity in stroke patients: a randomized controlled trial, *Clin Rehabil* 29(1):50–58, 2014.
61. Scherling E, Johnson H: A tone-reducing wrist-hand orthosis, *Am J Occup Ther* 43(9):609–611, 1989.
62. Sinkjaer T, Taft E, Larsen K, Andreassen S, Hansen H: Non-reflex and reflex mediated ankle joint stiffness in multiple sclerosis patients with spasticity, *Muscle Nerve* 16:69–79, 1993.
63. Snook JH: Spasticity reduction splint, *Am J Occup Ther* 33:648–651, 1979.
64. Stockmeyer SA: An interpretation of the approach of Rood to the treatment of neuromuscular dysfunction, *Am J Phys Med* 46(1):900–961, 1967.
65. Suat E, Engin SI, Nilgun B, Yavuz Y, Fatma U: Short- and longterm effects of an inhibitor hand splint in poststroke patients: a randomized controlled trial, *Top Stroke Rehabil* 18(3):231–237, 2011.
66. Taub E, Uswatte G, Bowman MH, et al.: Constraint-induced movement therapy combined with conventional neurorehabilitation techniques in chronic stroke patients with plegic hands: a case series, *Arch Phys Med Rehabil* 94(1):86–94, 2013.
67. Ten Berge SR, Boonstra AM, Dijkstra PU, et al.: A systematic evaluation of the effect of thumb opponens splints on hand function in children with unilateral spastic cerebral palsy, *Clin Rehabil* 26(4):362–371, 2012.
68. Thibaut A, Deltombe T, Wannez S, et al.: Impact of soft splints on upper limb spasticity in chronic patients with disorders of consciousness: a randomized, single-blind, controlled trial, *Brain Inj* 29(7-8):830–836, 2015.
69. Tona JL, Schneck CM: The efficacy of upper extremity inhibitive casting: a single subject pilot study, *Am J Occup Ther* 47(10): 901–910, 1993.
70. Ushiba J, Masakado Y, Komune Y, et al.: Changes of reflex size in upper limbs using wrist splint in hemiplegic patients, *Electromyogr Clin Neurophysiol* 44(3):175–182, 2004.
71. Van Lede P: Minimalistic splint design: a rationale told in a personal style, *J Hand Ther* 15(2):192–201, 2002.
72. Watanabe T: The role of therapy in spasticity management, *Am J Phys Rehab* 83(Suppl):45–49, 2004.
73. Wissel J, Schelosky LD, Faiss JH, Mueller J: Early development of spasticity following stroke: a prospective, observational trial, *J Neurology* 257(7):1067–1072, 2010.
74. Zislis JM: Splinting of hand in a spastic hemiplegic patient, *Arch Phys Med Rehabil* 45:41–43, 1964.

부록 15.1 사례연구

사례연구 15.1[a]

다음 사례를 읽고 이 장의 내용을 기반으로 질문에 답하시오.

Rose는 장기 요양 시설에 거주하는 78세 여성으로 2개월 전에 허혈성 뇌혈관 사고(ischemic cerebrovascular accident, CVA)를 경험했다. 그녀는 12일 동안 병원에 입원했고 단기 재활을 위해 시설로 돌아왔다. CVA 이전에 Rose는 옷 입기와 배변에 독립적이었고 워커를 사용하여 보행했으며 레크리에이션 활동에 참여할 수 있었다. 2주간의 이완 후 손목 및 손가락 굽힘 강직이 나타났다. 치료 일정 외에는 손이 하루 종일 손목이 굽힘 상태에 있다. 손등에는 상당한 부종이 있어서 손가락은 약간의 과다폄 상태에서 MCP관절의 변형 자세를 취하고 IP관절은 부분적으로 굽혀진다. 통증이 없는 동작 범위는 손목 폄의 10°로 제한된다. 복합 손가락 폄은 손목을 5° 폄한 상태에서만 통증 없이 수행할 수 있다. 손목에는 움직임은 존재하지 않지만, 반사적인 손가락 굽힘이 나타난다. 최대 손목 굽힘 위치에서 신장 반사는 중립을 약간 지나갈 때까지 −15° 손목 폄에서 유도된다. 가족은 Rose의 손이 변형되는 것에 대해 염려한다. Rose의 무릎 위에 놓인 베개 위에 손을 올려놓는 것을 간호 관리로 계획했다. 손바닥과 갈퀴막공간은 축축하고 약간 짓무른 피부와 함께 희미한 냄새가 감지된다. 또한 엄지가 손바닥을 가로질러 강하게 굽힙되어 엄지 갈퀴막공간에 피부 자극이 유발된다.

1. 다음 중 Rose에게 가장 적합한 보조기 디자인은 무엇인가? 근거를 설명하라.
   a. 손목과 손가락을 견딜 수 있는 복합 폄으로 위치하는 손 구성 요소가 있는 손등쪽 아래팔 플랫폼
   b. 손목과 손가락을 정적으로 최대 폄으로 위치시키는 손바닥쪽 손가락 스프레더
   c. 손목을 최대치 이하로 폄시키고 손가락을 부분적으로 굽힘시키는 손바닥쪽 기반 아래팔 플랫폼 및 하드 콘
   d. 복합 확장에서 손목과 손가락을 펴고 위치를 잡는 손바닥쪽 아래팔 기반 손 고정 보조기
   e. 손목을 최대한 폄하고 손가락을 현재 안정 자세에 두는 석고붕대

2. 간호사는 Rose의 부종이 악화되어 보조기를 정기적으로 적용하지 않는다고 보고했지만 Rose의 안정 시 MCP관절 과다폄과 PIP관절과 DIP관절 굽힘의 변형 자세가 계속되고 있다. 중재 접근법을 어떻게 수정하겠는가?

4주가 지나고 Rose의 손과 팔 기능과 작업 능력을 평가하였다. Rose는 매일 몇 시간 동안 지속적으로 보조기를 착용하고 있다. 부종이 현저하게 감소하고 관절은 수동적으로 움직일 수 있지만 강직으로 근 긴장이 더 유발됐다. Rose는 또한 노력을 통해 20°의 합성 손가락 폄을 동반하는 능동적 잡기(mass grasp)와 부분적인 놓기가 가능해져서 행주를 적절하게 잡거나 놓을 수 있다. 손목 안정근이 물체를 쥘 때 활성화된다는 근거가 존재하는데, 그 이유는 물건을 잡는 손이 피로해지기 전에 몇 초 동안 그 자세가 지속될 수 있기 때문이다. 엄지는 모음과 굽힘 자세로 놓여 있으며 큰 잡기 과제에 참여할 수 없다. 첫 번째 갈퀴막공간과 엄지 굽힘근은 팽팽하지만 폄 및 손바닥 벌림 시 수동적으로 위치시킬 수 있다.

3. 다음 중 Rose를 위해 고려해야 할 보조기 디자인은 무엇인가? 당신이 제시한 답에 대해 설명하라.
   a. 엄지를 노쪽 벌림 자세에 두고 손목을 포함하지 않는 손가락 스프레더
   b. 엄지를 맞섬 자세에 두고 손목을 포함시키지 않는 하드 콘
   c. 엄지를 부분적 폄 / 맞섬을 동반하는 벌림 자세로 두는 짧은 (손 기반) 맞섬 보조기
   d. 손목, 손가락 및 엄지의 폄 자세를 정하는 입으로 부풀려지는 보조기
   e. 아래팔 노쪽으로 연장되는 네오프렌 엄지 외선 빛 범 보조기

4. Rose가 보조기를 착용하고 있는 동안 기능적 손 기술을 향상시키기 위해 건강 관리팀과 가족에게 어떤 구체적인 제안을 제공하겠는가?

---

[a]정답은 부록 A를 참조

사례연구 15.2[a]

Brian은 자동차 사고로 인한 외상성 뇌손상을 겪은 후 최근 재활치료실에 입원한 25세 환자이다. 그는 응급실에 입원하여 두개골 절제술을 받았으며 10일 동안 중환자실에 있었다. 그 후 그는 2주 동안 급성 치료실로 전실했고 최근에는 재활치료실로 옮겨졌다. Brian은 혼수상태에서 벗어나고 있으며 JFK 혼수 회복 척도를 사용하여 평가될 때 일부 자동운동 반응과 물체 위치 파악을 통해 증명된 최소한의 의식 상태에 있다. 사고가 발생하기 전에 Brian은 독립적이었고 헤지 펀드에서 분석가로 일했다. Brian은 왼쪽 팔, 특히 위팔두갈래근, 손 뒤침근, 손목 및 손가락 굽힘근에 강직을 보였다. 치료사는 수동으로 Brian의 팔을 움직였다. 그러나 손목 10° 굽힘 상태에서 통증이 없는 ROM은 팔꿈치 폄은 10° 미만, 손목 폄은 30°까지 제한된다. 그는 능동적인 움직임을 할 수 없다. 수정된 애시워드 척도 점수에서 위팔두갈래근은 2점, 손목 및 손가락 굽힘근은 3점이었다. 손 위생이 문제가 되고 있다. 자세잡기, 물리적 인자, 스트레칭 및 체중 부하는 치료시간 동안 유익한 것으로 입증됐다. 재활 팀은 야간 용 보조기를 요구하였다. 팔 전체의 강직으로 인해 연속 반원통형 석고붕대(serial bivalve cast)가 제공됐다.

1. 다음 중 Brian에게 가장 적합한 보조기 디자인은 무엇인가? 그 근거를 설명하라.
   a. 손목과 손가락이 견딜 수 있는 복합 폄으로 위치시키는 손 구성 요소를 포함한 손등쪽 아래팔 플랫폼
   b. 손목과 손가락을 정적으로 최대 폄시킬 수 있는 손가락 스프레더
   c. 손목을 최대치 이하로 폄하고 손가락을 부분적으로 굽힘시키는 손바닥쪽 기반 아래팔 플랫폼과 하드 콘
   d. 복합 폄에서 손목과 손가락을 펴고 위치를 잡는 손바닥쪽 아래팔 기반 손 고정 보조기
   e. 손목을 최대 폄시키고 손가락을 현재 안정 위치에 두는 석고붕대

3주가 지나 Brian은 의식을 많이 회복하여 치료에 참여하게 되었다. 그는 중력에 대항한 어깨 움직임에서 4점 중 1점을 받았다. 그는 왼팔로 손을 뻗어서 잡기(reach-to-grasp) 시작했다. 그러나 그의 손목과 손 기능은 강직에 의해 제한됐다. 그는 자신의 근 긴장을 사용하여 큰 잡기를 수행할 수 있지만 수동으로 손목을 굽히지 않고는 놓기를 수행할 수 없다. 그의 필요를 충족시키기 위해 기존 보조기를 야간용으로 수정했다.

2. 강직 관리에 대한 Brian의 치료를 늘리기 위한 적절한 접근 방식은 무엇인가? 그 근거를 설명하라.
   a. 능동적인 뻗어서 잡기 동안 새보플렉스와 같은 동적 보조기
   b. 체중을 지탱하는 동안 새보스트레치와 같은 정적 보조기
   c. 뻗기를 하는 동안 사전 쥐기를 위한 복합 폄에 견딜 수 있게 손목과 손가락을 위치시키는 손바닥쪽 손 구성요소를 포함하는 손등쪽-기반 아래팔 플랫폼

부록 15.2 실험실 실습

실험실 실습 15.1

1. 짝에게 맞는 손등쪽 아래팔 기반 손바닥쪽 손 고정 보조기 제작을 연습하라. 각도기와 아크릴 콘을 사용하여 손과 손목을 올바르게 위치시킨다.
2. 콘을 몸에 맞춘 다음 손목 하드 콘과 손 보조기의 자가 평가를 위한 확인표인 양식 15.1을 사용한다. 점수표 15.1을 반 점수표로 사용하라.

[a]정답은 부록 A를 참조

부록 15.3 양식 및 점수표

양식 15.1 손등쪽 아래팔 기반 손바닥쪽 손 고정 보조기

	이름: ______________ 날짜: ______________
환자가 보조기를 착용하고 30분이 되면 다음의 질문에 대한 답을 한다 (해당되지 않는 경우는 "해당없음"에 표시한다).	

평가 영역				의견
디자인				
1. 올바른 각도로 손목이 유지된다.	네 ○	아니오 ○	해당없음 ○	
2. 손가락은 복합 폄 자세에 있다.	네 ○	아니오 ○	해당없음 ○	
3. 엄지는 손바닥쪽 벌림과 폄 자세에 있다.	네 ○	아니오 ○	해당없음 ○	
4. 손 플랫폼은 손가락 살짝 위까지 연장된다.	네 ○	아니오 ○	해당없음 ○	
5. 보조기는 아래팔의 2/3 길이다.	네 ○	아니오 ○	해당없음 ○	
6. 보조기는 아래팔 넓이의 반이다.	네 ○	아니오 ○	해당없음 ○	
기능				
1. 손목은 목표한 범위까지 위치되어 있다.	네 ○	아니오 ○	해당없음 ○	
2. 손가락은 굽힘근에 부드러운 신장을 제공할 수 있는 자세에 있다.	네 ○	아니오 ○	해당없음 ○	
3. 엄지의 위치는 첫 번째 갈퀴막공간을 보존할 수 있나.	네 ○	아니오 ○	해당없음 ○	
스트랩				
1. 스트랩은 뼈 융기부분을 피한다.	네 ○	아니오 ○	해당없음 ○	
2. 스트랩이 안전하고 둥글다.	네 ○	아니오 ○	해당없음 ○	

편안함				
1. 가장자리는 매끄럽고 모서리는 둥글다.	네 ○	아니오 ○	해당없음 ○	
2. 몸쪽 끝부분은 벌어져 있다.	네 ○	아니오 ○	해당없음 ○	
3. 집히거나 압박 부위가 없다(자뼈 붓돌기가 압박되지 않는다).	네 ○	아니오 ○	해당없음 ○	
외관				
1. 보조기는 지문, 먼지, 연필 또는 펜 자국이 없다.	네 ○	아니오 ○	해당없음 ○	
2. 보조기는 매끄럽고 부스럼이 없다.	네 ○	아니오 ○	해당없음 ○	
치료적 관리				
1. 환자/보호자는 착용 일정을 안내받았다.	네 ○	아니오 ○	해당없음 ○	
2. 환자/보호자는 보조기 주의사항을 제공받았다.	네 ○	아니오 ○	해당없음 ○	
3. 환자/보호자는 교육받은 내용을 보여줄 수 있다.	네 ○	아니오 ○	해당없음 ○	
4. 환자/보호자는 보조기 세척 방법을 알고 있다.	네 ○	아니오 ○	해당없음 ○	

자가 평가를 기반으로 보조기 수정 또는 변경 사항에 대해 논의하라(추후에는 어떻게 다르게 작업할 것인가?).

보조기 제작 시 임상적 안전성을 향상시킬 수 있는 부분에 대해 논의하라.

점수표 15.1 손등쪽 아래팔 기반 손바닥쪽 손 고정 보조기

	이름: ____________ 날짜: ____________
등급: 1 = 개선이 어렵거나 적용할 수 없음 2 = 최대한의 개선이 필요 3 = 중간 정도의 개선이 필요 4 = 최소한의 개선이 필요 5 = 개선이 필요하지 않음	

평가 영역						의견
디자인						
1. 올바른 각도로 손목이 유지된다.	1	2	3	4	5	
2. 손가락은 복합 폄 자세에 있다.	1	2	3	4	5	
3. 엄지는 손바닥쪽 벌림과 폄 자세에 있다.	1	2	3	4	5	
4. 손 플랫폼은 손가락 살짝 위까지 연장된다.	1	2	3	4	5	
5. 보조기는 아래팔의 2/3 길이다.	1	2	3	4	5	
6. 보조기는 아래팔 넓이의 반이다.	1	2	3	4	5	
기능						
1. 손목은 목표한 범위까지 위치되어 있다.	1	2	3	4	5	
2. 손가락은 굽힘근에 부드러운 신장을 제공할 수 있는 자세에 있다.	1	2	3	4	5	
3. 엄지의 위치는 첫 번째 갈퀴막공간을 보존할 수 있다.	1	2	3	4	5	
스트랩						
1. 스트랩은 뼈 융기부분을 피한다.	1	2	3	4	5	
2. 스트랩은 단단하고 둥글다.	1	2	3	4	5	

편안함						
1. 가장자리는 매끄럽고 모서리는 둥글다.	1	2	3	4	5	
2. 몸쪽 끝부분은 벌어져 있다.	1	2	3	4	5	
3. 집히거나 압박 부위가 없다(자뼈 붓돌기가 압박되지 않는다).	1	2	3	4	5	
외관						
1. 보조기는 지문, 먼지, 연필 또는 펜 자국이 없다.	1	2	3	4	5	
2. 보조기는 매끄럽고 부스럼이 없다.	1	2	3	4	5	
치료적 사용						
1. 환자/보호자는 착용 일정을 안내받았다.	1	2	3	4	5	
2. 환자/보호자는 보조기 주의사항을 제공받았다.	1	2	3	4	5	
3. 환자/보호자는 교육받은 내용을 보여줄 수 있다.	1	2	3	4	5	
4. 환자/보호자는 보조기 세척 방법을 알고 있다.	1	2	3	4	5	

16

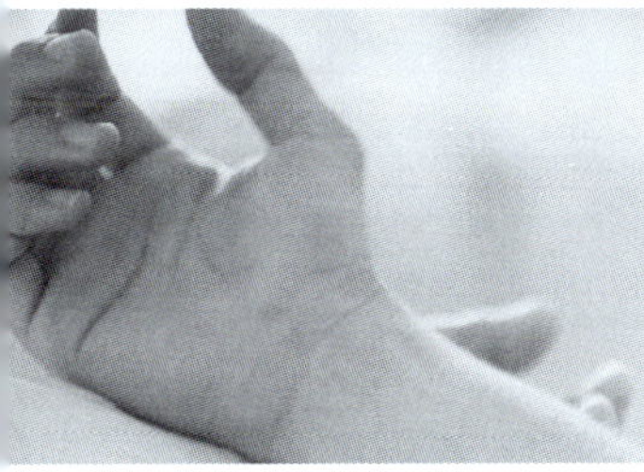

고령자를 위한 보조기 중재

Orthotic Intervention for Older Adults

Marlene A. Riley, Helene L. Lohman

학습목표

1. 다양한 환경에서 고령자를 위한 보조기 중재 시 특별한 고려사항을 설명한다.
2. 보조기 제공에 영향을 미칠 수 있는 노화에 따른 변화, 의학적 상태 및 약물 부작용의 복잡성을 확인한다.
3. 작업 및 활동에서 고령자의 수행능력이 작업치료 실행체계(OTPF)를 기반으로 하는 보조기 사용 및 디자인에 어떤 영향을 미칠 수 있는지 안다.
4. 적절한 만들어진 규격품 보조기를 선택한다.
5. 맞춤형 보조기를 제작할 때 적절한 재료를 선택한다.
6. 고령자 및/또는 간병인을 위한 보조기의 안전한 사용과 관리에 대한 교육을 시행하는 방법에 영향을 미치는 요인을 설명한다.

주요용어

항응고제 Anticoagulants
동정맥샛길 Arteriovenous (AV) fistula
반상출혈 Ecchymosis
피부계통 Integumentary system
연성 보조기 Soft orthosis
작업 기억 Working memory

Donald는 군립 노인복지관에서 취미로 농구를 하는 75세 남성이다. 그는 자신이 늙었다고 생각하지 않았기 때문에, 친구가 그를 실내 농구팀에 초대했을 때를 제외하고는 복지관에 갈 생각도 하지 않았다. 그는 엄지의 통증에도 불구하고 일주일에 세 번 경기를 했다. 복지관의 책임자는 그를 군 보건소 작업치료사에게 통증을 최소화하고 팀 경기에 계속 참여할 수 있는 방법을 의뢰하였다. 초기 평가에서 Donald는 "자신의 손이 아버지 손과 같다"고 하며 통증을 줄이는 방법을 배우는 데 관심이 있다고 말했다. 치료사는 기성품으로 제작된 양쪽 엄지 손목손허리뼈 푸쉬 메타그립(Push MetaGrip) 보조기를 추천하였다. 이 보조기는 동적이고 작지만 내구성 있는 손 보조기로 골관절염(OA) 환자에게 적합하다(그림 16.1).

Bonnie는 78세로 혼자 살고 있다. 그녀는 암진단을 받고 5개월 동안 화학요법으로 치료받은 후 손의 근약화, 무감각 및 냉증을 호소한다. 또한, 그녀의 병력은 우세손 약지의 굽힘근 건막염 치료 시에도 중요하다. 그녀는 암에서 회복되고 있어 다행이지만, 손 사용의 어려움으로 운전을 하거나 식사준비를 할 수 없다는 사실에 매우 낙담하고 있다. Bonnie는 아들과 동행하여 외래 환자 재활 치료를 받고 있다. 방아쇠손가락에 대한 손허리손가락(MCP)관절 굽힘을 제한하는 보조기 착용도 치료 중재방법에 포함된다. 경량 열가소성 맞춤 제작 유형(그림 16.2A)을 포함하여 선택할 수 있는 방아쇠 손가락 디자인은 다양하다. 보석처럼 보이는 실버링(그림 16.2B), 부드러운 기성 네오프렌 보조기(그림 16.2C), 제작되어 있는 규격품(off-the-shelf, OTS) 성형 플라스틱 보조기(그림 16.2D)이다. 가장 적합한 보조기를 결정하기 위해 임상적 추론을 할 때 재료의 가용성, 지불 출처 및 클라이언트 의견 등이 포함되어야 한다. 보니는 방아쇠 손가락 보조기 외에도 경량 쇼와 아틀라스 니트릴 코팅 정원 장갑(Showa Atlas lightweight nitrile-coated garden gloves)을 착용하여 냉감을 감소시키고 더 안전한 잡기가 가능하게 되었다(그림 16.3).

Donald와 Bonnie는 둘 다 일상생활활동(ADL)에 참여하는 능력을 향상시키기 위해 보조기를 제공받은 고령자이다. 노령에 가깝지만 그들의 사례는 고령자를 위한 보조기 제공에 대한 결정을 내릴 때 필요한 광범위한 지식과 기술을 보여준다. 활동적이고 독립적인 고령자인 Donald는 OA로 인한 엄지 통증을 줄이는 것이 주요 중재목표이다. Bonnie는 복잡한 병력을 가지고 있으며 기능 저하를 해결하기 위해 지속적인 치료가 필요하다.

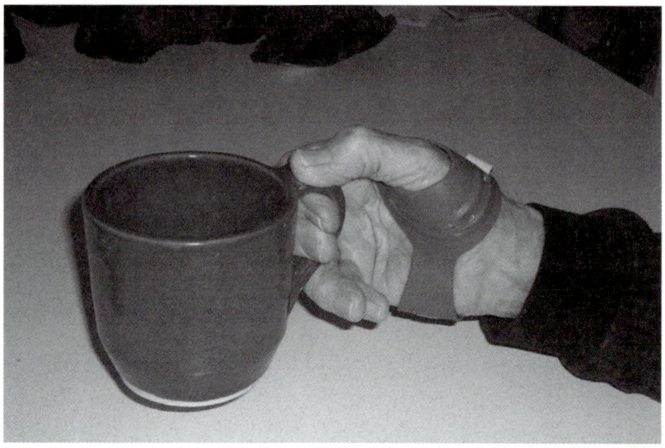

그림 16.1 엄지 손목손허리뼈 푸쉬 메타그립 보조기는 손 연구소 주디 콜디츠에게 자문을 받아 디자인되었다.

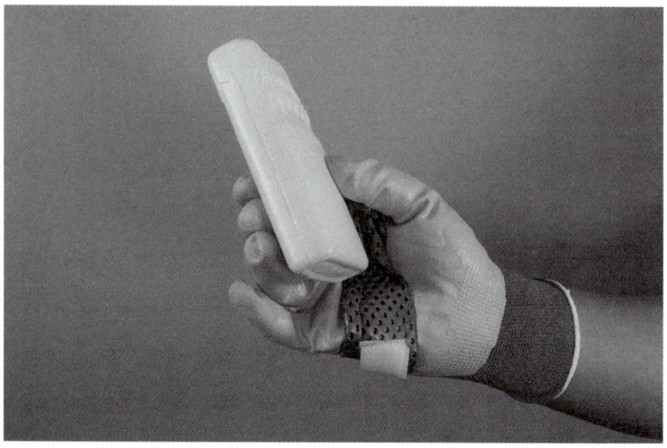

그림 16.3 차가움을 견디고 쥐기 동작에 도움을 주기 위해 경량 쇼와 아틀라스 니트릴 코팅 정원 장갑을 끼고 난 후, 보조기를 아래에 착용한다.

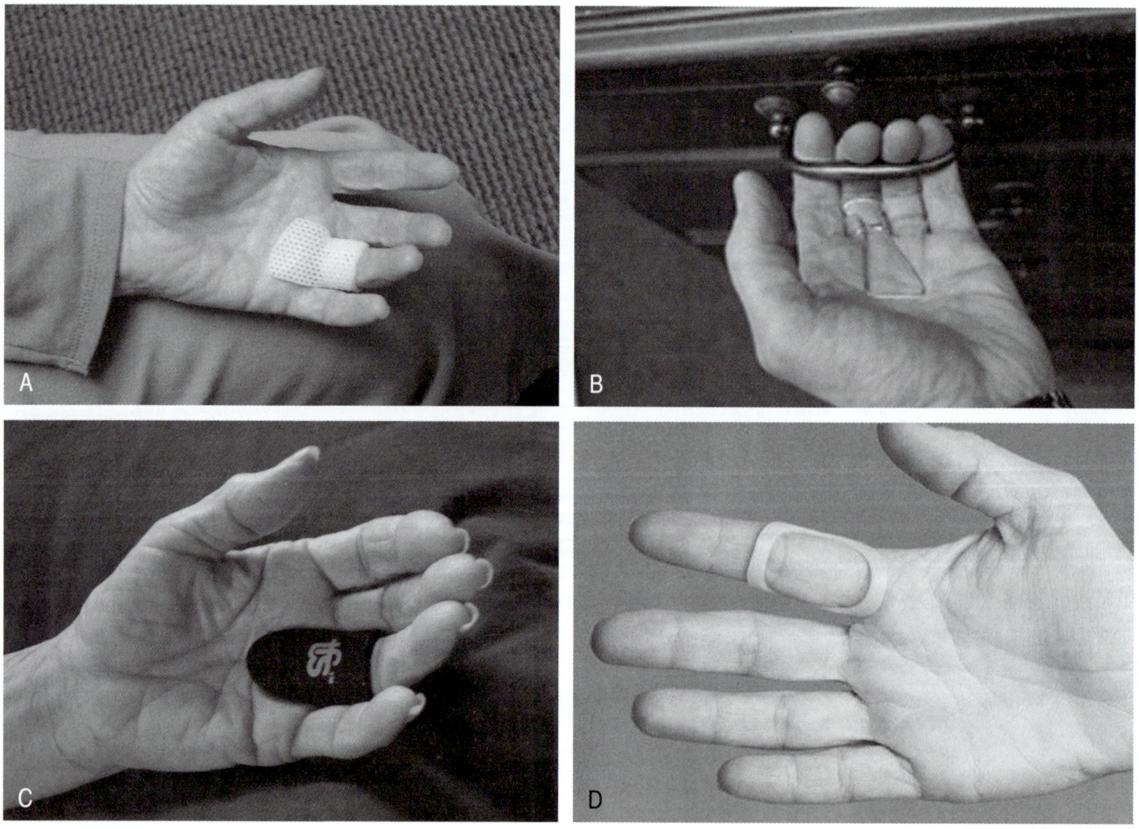

그림 16.2 A: 방아쇠손가락을 가진 MCP관절의 굽힘 제한을 위한 맞춤형 경량 열가소성 보조기, B: 굽힘근 건막염 재발을 위한 시리즈 링 방아쇠 손가락 스플린트(Siris Silver Ring Trigger Finger Splint), C: 네오프렌 방아쇠손가락 솔루션(Neoprene Trigger Finger Solution, TFS), D: 방아쇠손가락을 위한 타원 8자 모양(Oval-8 for trigger finger)

후기 성인기는 65세부터 임종까지 포함된다. 미국 보건복지부에 따르면 7명 중 1명, 즉 미국 인구의 14.9%가 고령자이며 2040년까지 노인 인구는 전체 인구의 21.7%를 차지할 것으로 예상된다. 2015년에는 65세 이상 인구의 3.1%만이 장기요양시설과 같은 제도적인 시설에서 생활했다. 그러나 이러한 비율은 85세 이상인 경우 9%로 급격히 증가한다. 85세 이상 인구는 2015년 630만 명에서 2040년 1,460만 명으로 3배로 증가할 것으로 예상된다. 노인 인구의 증가로 인해 2016년에서 2026년 사이, 작업치료사 고용은 21%, 물리치료사 고용도 25% 증가할 것으로 미국 노동통계국에서는 예상하고 있다.

미국 인구조사국의 미국 지역사회 조사에 따르면, 지난 2013년 65세 이상 지역사회 거주자 중 의료보험 수혜자의 30% 이상이 1개 이상의 ADL 수행에서 완전히 독립할 수 없는 기능상의 한계를 가진다는 조사가 15건 보고되었다. 추가로 12%가 수단적 일상생활활동(IADL)의 어려움을 보고했다.

손은 OA로 인한 근골격계 통증의 가장 흔한 부위 중 하나이다. 노인의 손 문제는 전반적인 신체 기능에 큰 영향을 미친다. McKee와 Rivard에 따르면, 디자인 과정에서 클라이언트의 요구가 포함된 보조기는 "통증 완화, 보호 제공, 관절의 안정성, 가치 있는 작업을 가능하게 하는 것"을 통해 기능을 향상시킨다. 고령자를 치료하는 치료사들은 ADL과 IADL의 기능적 능력을 향상시키기 위해 보조기 제공을 포함한 강력한 중재 기반을 가질 필요가 있다.

보조기의 임상 검사, 설계 및 제작에 대한 기본 원칙은 클라이언트의 연령이 높아도 변하지 않는다. 그러나 치료사들은 고령자의 고유한 요구를 수용하는 데 필요한 특별한 고려사항을 알 필요가 있다. 나이 든 성인을 위한 보조기를 디자인할 때, 치료사는 개인의 특정한 요구, 보조기의 목표 그리고 이용할 수 있는 보조기 재료를 고려한다. 노인에게 가장 효과적인 보조기 결정을 위한 임상적 추론은 다음 사항을 고려해야 한다.

- 노화와 관련된 신체 기능의 변화
- 현재 복용하는 의약품을 포함한 의료 이력
- 최소한의 제한을 두는 디자인
- 가볍지만 지지할 수 있는 재료를 선택
- 피부 통합성 유지를 위한 재료를 선택
- 탈부착이 쉬운 디자인
- 지불 출처 및 비용 효율성에 대한 인식(예: 기성품 대 맞춤형)
- 환경

치료 환경 및 보조기 디자인

TREATMENT SETTINGS AND ORTHOTIC DESIGNS

고령자의 환경은 임상적 의사결정을 위한 중요한 고려사항이다. 치료사는 다양한 환경에서 고령자를 위한 중재를 제공한다. 표 16.1에서는 각 환경에 맞는 특정한 고려사항과 목표를 제시하고 있다. 치료사가 가장 적절한 보조기를 결정할 때 고령자가 어떻게 생활하는지(예: 집에서 생활하는 것, 장기요양시설 또는 요양원)가 중요하다. 예를 들어, OA를 가진 80세의 여성은 독립적으로 자기 관리가 가능하고 하루 종일 손을 사용해야 하는 경우, 일상생활 기능을 향상시키기 위해 엄지 손목손허리(CMC)관절 고정 보조기 사용으로 도움을 받을 수 있다. 대조적으로, 뇌혈관사고(multiple cerebrovascular accidents, CVA)를 겪은 장기요양병원 거주자는 옷입기와 목욕을 하는 데 도움을 받기 위한 충분한 관절가동범위(ROM)를 유지하기 위해 보조기가 필요할 수 있다. CVA 환자 손의 ROM은 지속적인 전체 손가락 굽힘으로 인한 손바닥

표 16.1 각 환경에 따른 보조기 디자인을 위한 고려사항

치료 환경	특정 고려사항 및 목표
단기적 급성 입원/중환자실 아급성/전문요양시설 종합입원재활치료실	▪ 목표는 회복을 관찰하는 동안 ROM 상실 및 피부 통합성 손상과 같은 2차 합병증을 예방함 ▪ 안정 손 보조기 및 중립 발목-발 보조기와 같은 자세 보조기 ▪ 보조기와 관련된 정보를 퇴원 시설에 전달함
장기적 생활지원시설 장기치료 노인정신학	▪ 인지 장애 또는 움직임이 제한된 클라이언트에게 안전한 재료를 선택함 ▪ 보조기를 장기간 사용하는 경우(예: 재활을 충분히 받은 상태에서 퇴원한 후) 피부 통합성을 관찰하도록 관계자를 교육함
지역 사회 기반 가정 건강 외래 건강 센터	▪ 보조기 사용 및 관리를 위한 사진 및 서면 지침을 제공하고 질문이 있는 경우 연락할 수 있는 전화번호를 제공함 ▪ 보조기는 일반적으로 ADL 및 IADL에서 기능적 참여가 가능하도록 적용함. 보조기는 다양하고 내구성이 있어야 함

피부 침연(maceration)을 방지하기 위해 필요하다. 컴피 손목 손가락 보조기(comfy hand wrist finger orthosis)(그림 16.4A) 또는 맞춤형 열가소성 원통형 보조기(그림 16.4B)와 같이 쉽게 조정이 가능한 기성품 안정 보조기는 피부 관리를 방해하는 2차 구축을 방지할 수 있다. 고령자를 치료하는 치료사는 질병의 급성기 동안 위험요인을 잘 알고 있어야만 수동 관절가동범위(PROM), 부종, 피부손상 등 2차 합병증을 예방할 수 있다.

보조기 중재에 영향을 미치는 노화에 따른 변화 및 질병

AGE-RELATED CHANGES AND MEDICAL CONDITIONS IMPACTING ORTHOTIC INTERVENTION

고령자의 신체적 시스템은 전형적인 노화에 따른 변화 외에도 만성질환에 취약하다. 예를 들어, CVA에 따른 손 보조기를 의뢰한 환자는 제2형 당뇨병과 OA와 같이 고령자에게 흔한 질환을 더 동반할 수도 있다. 보조기의 적절한 목표를 결정하기 위해 자세한 의료 이력 이외에도, 치료사는 다른 질환이 손의 기능에 어떻게 동시에 영향을 미치는지에 대해 잘 알고 있어야 한다.

표 16.2는 보조기 중재의 디자인과 접근법에 영향을 미치는 노화에 따른 변화와 건강 상태에 대한 요약된 내용을 제공한다. 다음의 클라이언트 요소는 보조기 중재에 대한 고려사항과 관련하여 세계보건기구의 국제 기능, 장애, 건강 분류(World Health Organization International Classification of Functioning, Disability and Health)에 기초한다.

정신적 기능 Mental Functions

치료사들은 고령자가 보조기의 목적, 착용 일정, 주의사항 등을 이해하는 능력을 알아보기 위해 인지 상태를 평가한다. 작업 기억장애가 있는 노인은 보조기의 보관 위치나 착용 절차를 기억하지 못할 수 있다. 때때로 치료사는 고령자가 보조기를 제작하는 동안 어떻게 지시를 따르는지 주목함으로써 기억력 문제를 확인할 수 있다. 기억력이 문제가 되는 경우 치료사는 보조기 착용 및 관리에 대한 규칙적인 일상의 일정을 수립하고 간단한 디자인으로 제작하며 쉽게 착용할 수 있도록 보조기에 라벨을 붙인다. 만약 고령자가 심각한 인지 장애를 가지고 있다면, 치료사는 보호자에게 보조기의 목적, 착용 일정, 관리, 올바른 착용 및 주의사항에 대해 교육한다. 말기 치매 환자는 종종 굽힘 자세를 취하므로 피부 통합성을 유지하기 위한 중재가 필요할 수 있다.

인지 장애가 있는 경우, 보조기 사용의 이익 대비 위험성은 베개 또는 높은 밀도의 폼 웨지를 이용한 대안적 자세 취하기와 신중하게 비교해야 한다. 또한 치료사는 보다 안정적인 자세를 만들기를 위해 D자 모양 링 연속 스트랩의 사용을 고려할 수 있다. 고령자를 대상으로 한 보조기 지침에 대한 일반적인 고려사항은 글상자 16.1을 참조한다.

감각 기능 Sensory Functions

시각 Vision

노인들은 특히 시각계에 영향을 미치는 질환에 취약하다. 백내장, 녹내장, 노화와 관련된 황반변성, 당뇨병성 신경질환은 노인들의 주요 시각 장애 질환이다. 인구 기반 연구에 따르면

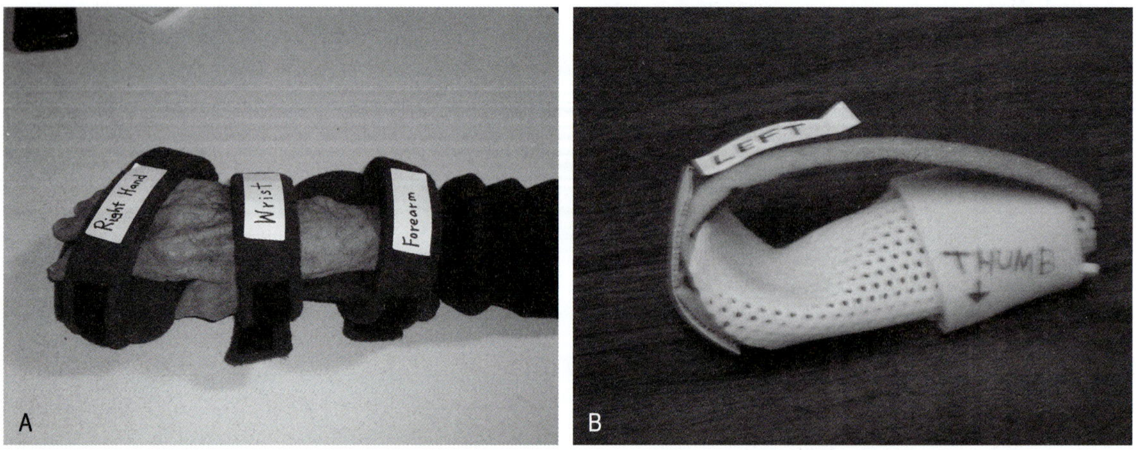

그림 16.4 A: 컴피 손 손목 손가락 보조기는 조정 가능한 기성품 보조기이다. B: 맞춤 경량 원통형 보조기는 손가락이 손바닥 안으로 말려들어가지 않도록 도와준다.

표 16.2 보조기 중재에 영향을 주는 노화 관련 변화 및 질환에 대한 요약

신체 기능	전형적인 노화 관련 변화 및 관련된 질환	일반적인 보조기 및 전반적인 조언
정신적 기능: 인지	기억장애 치매	■ 보조기의 목적, 일정 그리고 주의사항을 이해할 수 있는 환자의 능력을 평가한다. ■ 규칙적인 일상 일정 수립 ■ 보조기를 착용하지 않을 때에도 동일한 위치에 보조기를 보관하는 습관을 훈련한다. ■ 보호자에게 철저한 훈련을 제공한다.
감각기능: 시각 청각 촉각 통증 온각 및 압각	시력 상실(노안) 백내장 녹내장 당뇨병성 망막증 노인황반변성 청각상실(노인성난청) 민감도 감소 관절 통증 열을 분산시키기 위한 체온조절 능력의 감소 추위에 과민함	■ 서면지침은 간단해야 한다. 큰 글꼴을 사용하고 색의 대비를 높여야 한다. ■ 보조기 및 스트랩에 대비되는 색상을 사용한다. ■ 촉각 라벨을 사용하여 보조기의 기준점을 표시한다(그림 16.5). ■ 눈으로 훑어보기와 같은 보상 기술을 사용한다. ■ 청각 장애인과 대화하기 위한 지침을 사용한다(글상자 16.2). ■ 가족 및 간병인과 지침을 공유한다. ■ 육안 피부 검사를 수행한다, 환자의 시력이 손상되었다면 간병인에게 어떻게 검사를 하는지 알려준다. ■ 단단한 보조기 대신에 부드러운 보조기 또는 패딩이 있는 보조기가 적절한지 고려한다. ■ 통증 완화를 위해 중립 또는 안정 자세를 사용한다. ■ 조절 가능한 보조기 또는 조절 가능한 스트랩을 사용하여 편안함의 정도에 따라 조정한다. ■ 쉽게 제거할 수 있는 보조기를 사용한다. ■ 팔에 스토키네트를 적용한다. ■ 가벼운 다중 천공 재료를 선택한다. ■ 보조기 아래 또는 위에 착용할 질감이 있는 장갑을 제공한다(그림 16.3).
신경근 및 움직임 관련 기능: 신경학적 뼈대	뇌혈관 사고(CVA) 말초신경병증 • 화학 요법 • 손목굴 • 팔꿉굴 파킨슨병/떨림, 특발성 본태떨림 골다공증 • 손목 골절(콜리스) 골관절염(OA) • 헤르벤(먼쪽 손가락뼈사이관절) 및 부샤르(몸쪽 손가락뼈사이관절) 결절 • 엄지 큰마름손허리관절 침범 운동성 상실	■ 항강직 보조기 적용을 돕기 위해 억제기술을 사용한다(15장 참조). ■ 이완된 사지에는 안정 손과 발처짐 보조기를 사용한다. ■ 감각과 운동 기능을 모두 평가한다. ■ 중립 자세에서 손목 보조기를 사용한다. ■ 팔꿈치 관절을 30~45° 굽힘 자세를 취한다. ■ 팔꿈치 패딩을 제공한다. ■ 자세 잡기 및 인간공학에 대한 지침을 제공한다(14장 참조). ■ 보조기구를 고정할 기반을 제작하기 위해 보조기 재료를 사용한다. ■ 연속적인 조정이 필요할 경우 복원력과 적당한 신축 저항이 있는 열가소성 재료를 선택한다. ■ 골절이 치유된 경우 쉽게 적용할 수 있도록 D자 모양 링을 포함한 기성품 관형 디자인을 선택한다. ■ 관절을 고정하거나 손가락 압축 슬리브를 제공하기 위해 몸쪽/먼쪽 손가락뼈사이관절을 고정한다(그림 16.8). ■ 가벼운 열가소성 소재를 사용한다. ■ 보조기가 쉽게 착용되고 벗겨지는지 확인한다. ■ 손 기반 엄지 손목손허리관절에 맞춤형 또는 규격품 디자인을 사용한다. ■ 보조기를 쉽게 손에 닿거나 걸어갈 수 있는 거리 안에 둔다. 일관된 장소에 보관하도록 한다. 쉽게 적용하고 제거할 수 있도록 보조기를 단순하게 만든다. 각 스트랩의 한쪽 끝을 보조기에 영구적으로 부착한다. ■ D자 모양 스트랩을 사용한다.
심혈관 및 혈액학적 기능	말초혈관병(PVD)	■ 발처짐 보조기는 뒤꿈치를 띄우고 압력을 피할 수 있도록 디자인한다. 무릎 아래 절단에는 패딩 처리된 무릎 펌 보조기를 사용한다. ■ 최대 신축성을 가진 열가소성 재료를 선택한다. ■ 감각 장애로 인한 피부손상을 주의 깊게 모니터링한다.
소화, 대사 및 내분비 기능	당뇨 관련 • 말초신경병증 • 방아쇠손가락 • 드퀘르벵병	■ 감각 및 운동 기능을 평가한다. ■ 육안 검사를 수행할 수 있도록 교육한다. ■ 손끝과 발가락이 보이도록 유지한다. ■ 손허리손가락관절 굽힘을 제한한다. ■ 엄지/손목을 고정한다.

표 16.2 보조기 중재에 영향을 주는 노화 관련 변화 및 질환에 대한 요약(계속)

신체 기능	전형적인 노화 관련 변화 및 관련된 질환	일반적인 보조기 및 전반적인 조언
비뇨 생식기 기능	신장병 말기 방광 질환	▪ 아래팔에 동정맥샛길이 있는 경우 부종의 변화로 인한 압박을 피하기 위해 스트랩을 느슨하게 조정해야 한다. ▪ 무감각한 손에는 보조기가 금기사항이 될 수 있다. ▪ 요실금이나 잦은 야행성 배뇨의 경우 보조기의 빠르고 안전한 제거를 위한 지침을 제공한다.
피부 기능	연약한 피부 • 코르티코스테로이드 부작용 • 피부 찢김 • 상처 치유의 지연 • 손가락의 굽힘 구축	▪ 스토키네트 또는 팔소매를 사용한다. ▪ 젤로 된 보조기용 패드 또는 성형된 패딩을 사용한다. ▪ 가벼운 열가소성 재료 또는 부드러운 기성품 보조기를 사용한다. ▪ 피부 검사를 자주한다. ▪ 피부 침연을 방지하기 위해 착용 일정을 수정한다.

글상자 16.1 보조기 지시를 위한 일반적인 조언

- 쉽게 착용하고 벗을 수 있도록 보조기 디자인을 단순하게 유지한다. 클라이언트/간병 담당자가 보조기를 착용하고 벗는 능력을 관찰한다.
- 환자의 이름, 오른쪽 또는 왼쪽 팔, 손 또는 발 그리고 보조기의 위치를 올바르게 지정하는 추가 지표를 표시하기 위해 보조기에 라벨을 붙인다.
- 적용, 착용 일정 및 퇴원 예방 조치를 포함하는 서면 및 구두 지침을 제공한다.
- 쉽게 닿을 수 있는 곳에 보조기를 보관할 지정 장소를 정한다.
- 보조기에 스트랩을 부착한다.
- 팔 보조기 사진을 제공한다. 개인 정보 보호 규정을 준수하고 클라이언트의 치료와 관련된 정보를 공개적으로 게시하지 않는다.
- 어두운 색상의 보조기는 밝은 색상의 침대 시트와 더 높은 색상 대비를 보여준다.

시각 장애인의 81%가 50세 이상이다. 시력의 저하는 보조기 지침을 준수해야 하는 클라이언트의 능력에 영향을 미칠 수 있다. 예를 들어, 일부 노인들은 낮은 형태-배경 구분(figure ground discrimination) 능력 때문에 보조기 적용이 불가능할 수도 있다.

고령자들은 스트랩을 어떻게 부착하는지 눈으로 보는 데 어려움을 겪을 수 있으며 피부도 눈으로 관찰할 수 없을 수도 있다. 대비가 뚜렷한 색깔을 가진 스트랩과 열가소성 플라스틱 재료를 사용하면 시력이 나쁜 고령자에게 도움이 될 수 있다. 밝은 색상은 병실 내 보조기를 침대보에서 잃어버리거나 세탁물로 잘못 보내지는 것을 방지할 수 있다.

교정이 가능한 시력을 가진 고령자는 보조기 사용법을 배울 때 안경을 착용해야 한다. 치료사는 고령자에게 적절한 보조기 탈착법을 보여 달라고 요청할 필요가 있다. 간단한 분량의 큰 글씨로 인쇄된 지침은 이러한 연령층에 가장 적합하다. 잉크와 종이의 색 대비를 높게 하면 도움이 된다. 직접 조명 및 돋보기를 사용하면 지침을 읽고 피부 검사를 수행하는 데 도움이 된다.

황반변성, 녹내장, 백내장, 시력저하 등이 있는 고령자를 위해 치료사는 보조기 탈부착과 피부 검사 동안 보상 기술의 적용을 권장한다. 보상 기술에는 눈으로 살피기, 머리 회전 및 보조기에 주요 지점을 표시한 촉각 라벨의 적용이 포함된다(그림 16.5).

청각계 Auditory System

미국노화연구연맹(the American Federation for Aging Research, AFAR)에 따르면 65~74세 노인의 약 30%, 75세 이상 성인의 50%가 청력손실을 갖고 있다. 청각 장애는 건강정보 이해능력을 저해한다. 때때로 청각 문제는 초기 면담이나

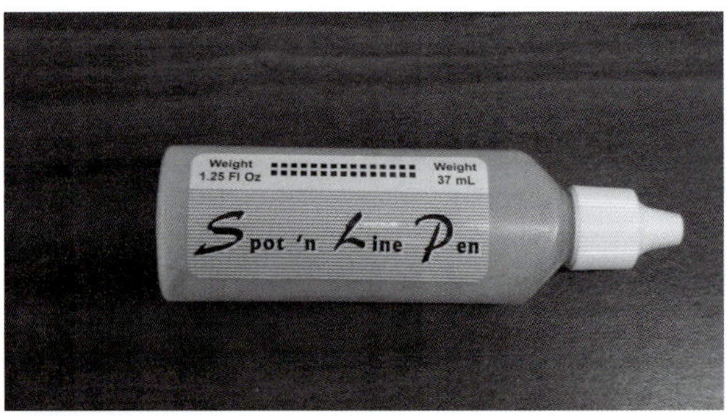

그림 16.5 스팟 엔 라인 펜(Spot'n Line Pen)과 같은 촉각 라벨을 이용한 표시는 시각 장애가 있는 고령자를 위한 보조기에 기준점을 표시하기 위해 사용될 수 있다.

보조기 제작 시에 발견될 수 있다. 치료사는 노인에게 지침을 전달하기 위해 인쇄된 정보로만 지침을 전달해서는 안 된다. 일부 노인은 읽을 수 없거나 읽기 기능을 제한하는 시각 장애가 있을 수 있기 때문이다. 치료사는 보조기 중재를 위해 환자의 자세를 잡을 때 더 많은 촉각을 사용해서 신호를 주어야 한다. 청각 장애가 있는 고령자와 대화할 때 치료사는 글상자 16.2에 설명된 지침에 따라야 한다.

접촉 Touch

57세에서 85세 사이의 지역 거주 성인을 대상으로 한 인구 기반 연구에서 오감(시각, 후각, 청각, 촉각 및 미각)의 전반적인 감각 상실에 대한 잠재적인 공통 유병률을 조사했다. 피험자의 70%는 촉각 장애가 확인되었고 피험자의 3분의 2는 두 가지 이상의 감각 장애가 있었다. 감각 장애가 확인된 환자는 보조기 제공에 영향을 미칠 수 있는 추가적인 감각 장애에 대해 평가해야 한다. 두점 식별(two-point discrimination)감각 기능은 나이가 들어감에 따라 감소한다. 감각기능의 감소는 생애주기에 걸쳐 점진적으로 이루어지기 때문에 고령자들은 감소된 민감성을 인식하지 못할 수도 있다. 시력은 감소된 촉각 감각을 보상하는 데 사용되는 기본 감각이다. 시각 및 촉각 기능이 모두 저하되면 고령자는 피부 통합성이 손상될 위험이 더 커진다.

글상자 16.2 청각장애가 있는 환자와의 대화를 위한 지침

- 청각장애인이 말하는 사람의 얼굴을 볼 수 있도록 앉힌다.
- 구두로 의사소통을 하는 동안 가능하면 청각 장애인의 얼굴을 보면서 말한다.
- 말하기 전에 터치, 제스처, 눈 맞춤을 사용하여 고령자의 주의를 끌 수 있다.
- 가능하면 시각 자료를 사용한다. 올바른 보조기 적용을 보여주는 사진이나 도표를 사용한다.
- 교육의 일부로 시연을 한다.
- 말하는 동안 손을 얼굴에서 멀리한다.
- 고령자가 말을 놓치면 같은 단어를 반복하지 말고 다른 단어로 바꾸어 말한다.
- 구두로 의사소통하는 동안 배경 소음을 줄인다. 가능하면 조용한 방에서 일대일로 대화한다.
- 소리를 지르면 목소리가 왜곡되므로 소리를 지르지 않는다. 정상적인 목소리로 말하지만 가까운 거리에서 말한다.
- 일반적으로 구두로 의사소통하는 동안 껌을 씹으면 말을 이해하기 더 어렵다.
- 일반적으로 수평이 아닌 수직일 때 더 잘 들을 수 있다는 점에 유의한다. 즉 사람이 서 있거나 앉아 있으면 음파가 귀로 향하지만, 침대에 누워있으면 음파가 미리 위로 흩어진다.
- 청각장애인이 피곤하거나 아프면 잘 듣지 못할 수 있음을 인식한다.
- 한쪽 귀의 청력이 더 좋으면 그쪽 귀 쪽에 말한다. 귀에 대고 직접 소리를 지르지 않는다.
- 클라이언트에게 지시했던 사항을 반복하도록 요청한다.

출처: Lewis SC: *Older adult care in occupational therapy*, Thorofare, NJ, 1989, Slack; Barlowe E, Siegal DL, Edwards F, et al: Vision, hearing, and other sensory loss associated with aging. In Doress PB, Siegal DL, editors: *Ourselves, growing older*, New York, 1987, Simon & Schuster, pp. 365-379; Hills GA: The changing realm of the senses. In Lewis BB, editor: *Aging: the health care challenge*, ed 4, Philadelphia, 2002, FA Davis.

움직임에 제한이 있는 노인의 자세가 좋지 않음으로 인해 촉각이 이차적으로 손상될 수 있다. 정중신경 또는 자신경의 압박 신경병증으로 감각 상실을 초래할 수 있다. 팔꿈치 부위의 자신경 압박인 팔꿉굴증후군은 휠체어에 앉거나 장기간 침상에만 누워있는 경우 굽힘된 팔꿈치에 지속적인 압박으로 인해 발생할 수 있다. 패딩된 팔꿈치 보호대(그림 16.6) 또는 패딩된 팔꿈치 보조기는 30~45° 이상의 팔꿈치 굽힘을 제한하여(14장 참조) 자신경에 대한 추가 압박을 방지한다.

손목 또는 손목굴증후군(CTS)에서 정중신경의 압박은 장시간 손목 굽힘 자세로 인해 발생하거나 류마티스관절염(RA) 또는 당뇨병과 같은 관련 질환에서 이차적으로 발생할 수 있다. D자 모양 스트랩이 있는 중립의 기성품 손목 보조기는 착용하기가 더 쉽고 신경 압박을 예방하는 데 사용할 수 있다(그림 16.7, 7장 참조).

통증 Pain

통증에 대한 인식은 나이와 관계없이 개인마다 주관적이고 다양하다. 환자-측정된 손목 손 평가(patient-rated wrist hand evaluation, PRWHE)와 같은 유효하고 신뢰할 수 있는 평가를 사용하여 통증을 유발하는 위치 및 특정 활동을 기

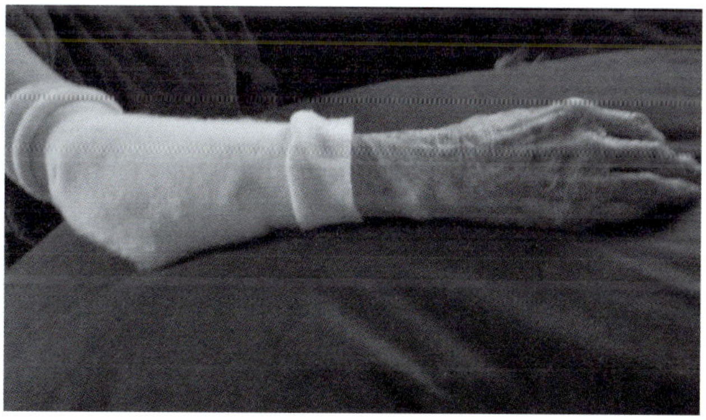

그림 16.6 힐보(heelbo) 패드 연성 팔꿈치 슬리브는 자신경에 대한 압박을 감소시키는 보호대이다.

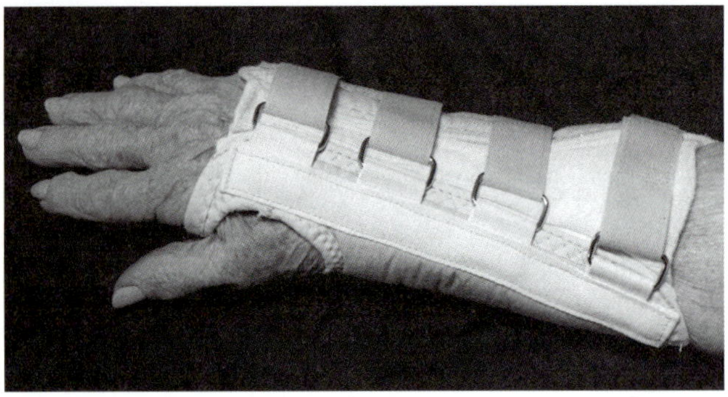

그림 16.7 D자 모양 링 보조기는 착용하는 동안 보조기를 고정할 수 있는 원주형 디자인이다.

록한 문서 등의 자세한 병력은 초기 평가의 중요한 부분이다. PRWHE는 의료보험 B 수혜자에게 필요한 장애 비율을 문서화하는 G-코드 변경자에 대한 점수를 변환하기 위한 자가치료 G-코드 세트에 사용할 수 있는 도구의 예이다. 통증 및 기능 장애의 기준이 설정되면 동일한 도구로 재평가하여 목표 달성 여부를 판단할 수 있다. 클라이언트가 보조기를 착용하여 관절을 안정시키는 것과 활발하게 손을 사용하는 것 사이의 균형을 찾는 데 도움을 주는 것이 중요하다.

신경 근골격 및 운동 관련 기능
Neuromusculoskeletal and Movement-Related Functions

골격계 Skeletal System

여러 신경학적 및 정형외과적 문제는 고령자에게서 더 흔하게 나타난다. 골격계는 노화에 가장 큰 영향을 받는다. 뼈엉성증과 OA는 일반적으로 종종 보조기 중재가 필요하다. 국립 뼈엉성증 재단(National Osteoporosis Foundation)은 50세 이상의 여성 중 절반이 폐경 후 골밀도 손실이 가속화되기 때문에 뼈엉성증으로 인한 골절이 쉽게 발생할 수 있다고 보고했다. 일부 고령자는 낙상으로 인한 다발골절(예: 엉덩뼈 및 노뼈 골절)을 겪을 수 있다. 치료사는 중증도 및 치유 진행 상황에 따라 입원 또는 외래와 같은 다양한 환경에서 이러한 환자를 만날 수 있다.

먼쪽 노뼈는 특히 골절에 취약하다. 먼쪽 노뼈의 일반적인 골절 중 하나인 콜리스 골절은 흔히 팔을 뻗은 동작에서 넘어진 이후에 발생한다. 콜리스 골절의 발생은 손의 힘과 보행 속도와 같은 신체적 수행능력 저하와 관련될 수 있다. 손바닥쪽 손목 관절 보조기는 일반적으로 팔 캐스트 또는 외부 고정 장치를 제거한 후 고정을 위해 사용된다. 골절이 치유됨에 따라 목표를 움직임으로 바뀔 수 있으며, 손목 폄을 개선하기 위해 열가소성 보조기를 연속형으로 조정하여 목표를 달성할 수 있다(7장 참조). 콜리스 골절이나 팔 질환을 치료할 때 팔 손상의 다른 원인이 있는지 확인하는 것이 중요하다. 예를 들어, 손목 부상을 입은 클라이언트에 대한 철저한 평가를 통해 OA로 인한 목신경뿌리의 압박으로 C6~C7의 피부 분절 분포에서 이미 감각 상실이 있다는 것을 알 수 있다. 앞서 언급한 감각상실과 달리, 손목 골절에만 관련이 있을 수도 있다. 여러 질환이 있는 고령자의 경우 손의 감각운동 기능이 감소되는 원인을 밝히기 위해 신중한 감별 진단이 필요하다.

목뼈의 OA 외에도 손 관절도 OA에 자주 영향을 받는다. OA는 일반적으로 40~50대에 증상이 나타난다. 원발성 OA는 특발성이거나 원인이 알려진 것이다. 속발성 OA는 외상, 선천성 관절 이상, 내분비 및 신경병성 질환과 같은 관절 연골에 영향을 미치는 상태에서 발생한다. 대부분의 노인은 연골 손상의 흔적을 가지고 있다. 손 OA는 먼쪽 손가락뼈사이(DIP)관절(헤베르덴결절, Heberden node) 및/또는 몸쪽 손가락뼈사이(PIP)관절(부샤르결절 Bouchard node)의 비대한 결절이 특징이다. 결절은 일반적으로 집기 활동 중에 관절에 가해지는 부담으로 인해 검지에 더 많은 손상을 유발한다. DIP관절을 위한 고정 보조기(그림 16.8A) 또는 압박 슬리브(그림 16.8B)는 통증을 줄이기 위한 보존적 치료 방안이다. 통증이 계속되면 더 이상의 퇴행성 진행을 막기 위해 외과적 고정술이 필요할 수 있다.

보조기 중재가 필요한 또 다른 일반적인 원인은 엄지 CMC관절의 OA이다. 초기 보존적 관리는 보통 손 기반 엄지 고정 보조기를 필요로 한다(8장 참조). 손목손허리 OA를가진 환자는 통증의 고리를 끊는 관절 보호 기술에 대한 교육을 받는다. 8장에서 논의된 바와 같이, 관절염을 가진 손에 대한 보조기 중재에는 다양한 접근 방식이 있다. 효과적인 보존적 접근 방식에는 CMC관절만 고정하기 위한 가변성 손 기반 보조기 제작이 포함된다. 엄지 MCP관절의 만성적 굽힘 또는 모음 구축은 손가락뼈사이(IP)관절의 과다폄으로 이어진다. 과다폄 관절은 엄지의 안정성과 기능을 향상시키기 위해 8자 보조기로 보존적 치료를 할 수 있다(그림 16.9).

신경계 Neurological System

중추신경계 장애는 노인 장애의 가장 흔한 원인 중 하나이다. 심혈관 장애가 진행되면 심혈관계 사고가 발생하여 신체 한쪽에 비정상적인 근긴장이 생길 수 있다. 비정상적인 근긴장을 가진 노인을 위한 보조기를 만들 때 엄지 CMC관절의 OA

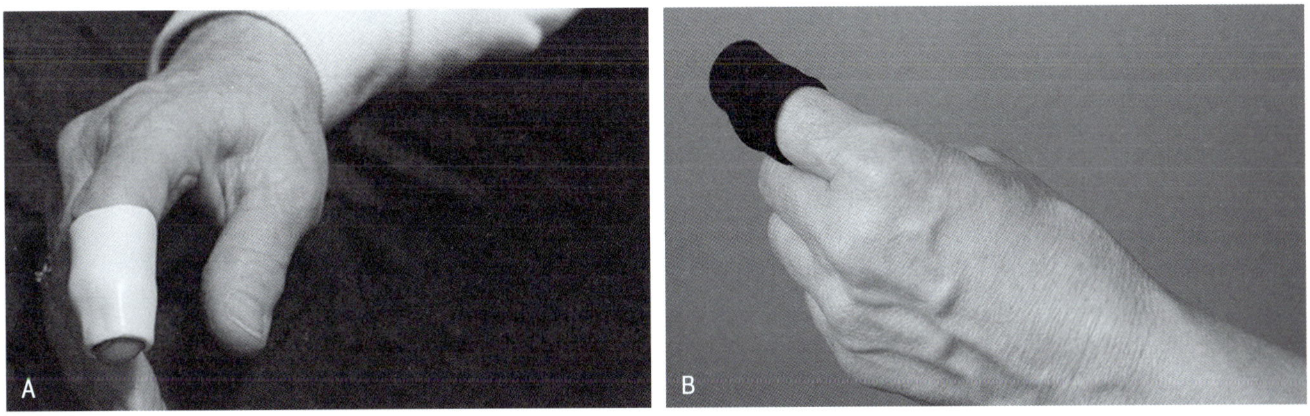

그림 16.8 OA로 인해 비대해진 DIP관절은 통증이 심해진다. 고정 슬리브(A)와 압박 슬리브(B)는 통증 감소에 도움을 준다.

가 동반된 상태를 위한 디자인 관련 원칙을 고려하는 것이 중요하다. 재료의 보조기운동 속성은 근긴장에 악영향을 미칠 수 있으므로 신중하게 선택해야 한다(15장 참조).

일부 신경학적 질환은 노인에게 특히 문제가 되는 떨림을 유발한다. 떨림은 파킨슨병, 특발성 본태성 떨림 또는 약물 부작용과 관련이 있을 수 있다. 보조기는 떨림이 있는 상태에서 자기 관리 기능을 개선하기 위한 보조도구를 고정하기 위한 기반을 구성하거나, 열가소성 재료는 숟가락(그림 16.10A) 또는 전기면도기와 같은 자기 관리 도구를 개조하는 데 사용할 수 있다(그림 16.10B).

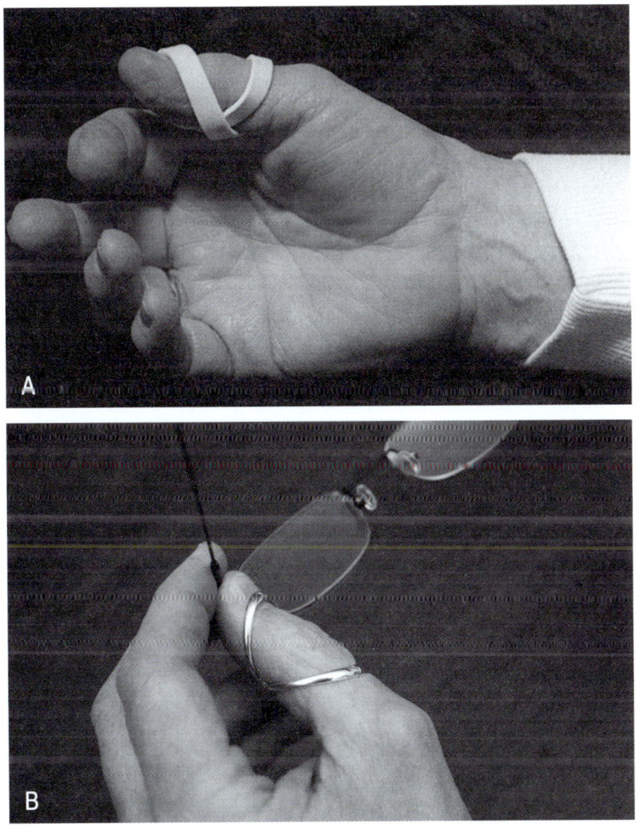

그림 16.9 A: 3점 8자 모양 디자인으로 엄지 IP관절을 안정화시켜 집기 동안 과다폄을 방지한다. B: 엄지의 IP관절에 적용한 시리즈 백조 목 스플린트는 과다폄을 방지한다.

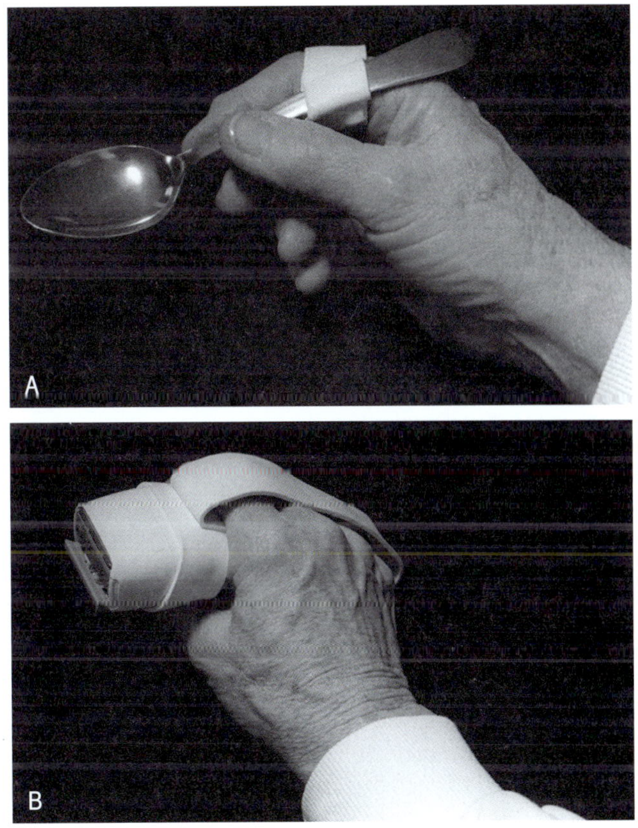

그림 16.10 열가소성 재료를 적용한 제한된 활동을 위한 일상생활도구에 대한 예시이다. A: 식기, B: 전기면도기

말초신경병증은 항암 화학요법의 부작용 때문일 수 있다. 한 연구에 따르면 화학요법으로 치료받은 환자의 약 64%에서 항암제 유발 말초신경병증(chemotherapy induced peripheral neuropathy, CIPN)이 발생한다. 대부분의 암진단은 노년층에서 발생하고, 이들 중 대부분은 노화와 관련된 질환을 동반하고 있으며 이와 관련된 특정 신경의 보조기 중재를 위한 지침을 따라야 한다. 또한, 감각 상실로 인해 피부를 정기적으로 모니터링해야 한다.

심혈관 및 혈액 기능 Cardiovascular and Hematological Functions

많은 고령자들은 심혈관 질환을 앓고 있으며 이는 의뢰되는 1차 또는 2차 원인이 될 수 있다. 심혈관 질환이 있는 고령자는 체력적 제한이 있을 수 있다. 치료사는 고령자의 체력을 보존하기 위해 보조기를 가까이 보관하도록 교육한다.

말초혈관질환은 심혈관 질환이 있는 사람들에게 흔히 동반되는 질환이다. 무릎 아래 절단(below-knee amputation, BKA) 후 굽힘 구축을 방지하기 위해 바닥쪽 무릎 폄 보조기와 같은 다리 보조기를 착용하는 경우 말초혈관질환에 대한 예방 조치를 준수한다. 열가소성 재료의 온도를 주의 깊게 확인하고 따뜻한 재료를 피부에 직접 적용하는 대신 이중의 스토키네트의 적용을 고려해야 한다. 열을 발산하는 능력이 낮은 고령자는 화상과 피부 찢김에 취약하다. 인지 능력이 저하되고 피부가 얇은 고령자는 화상 가능성을 인식하지 못할 수 있다. 또한 혈액순환이 원활하지 않으면 피부가 파괴된 후 상처 치유가 지연된다. 발처짐 보조기는 압박을 방지하기 위해 뒤꿈치가 떠 있어야 한다.

소화, 대사 및 내분비 기능 Digestive, Metabolic, and Endocrine Functions

소화계 Digestive System

탈수, 약물 남용, 만성 질환 또는 노년층의 식습관 불량은 영양 결핍을 유발할 수 있다. 감각 검사는 신경기능장애로 인해 소화 장애 및 영양 결핍이 있는 환자를 대상으로 신중하게 이루어진다. 상처 치유가 되지 않는 것은 영양 상태가 좋지 않은 결과일 수 있다. 피부와 손톱의 상태를 관찰하여 적절한 재료와 보조기 치료를 결정한다. 실험 가치에 대한 고찰은 치료사에게 영양 상태에 대한 통찰력을 제공한다.

내분비계 Endocrine System

내분비계 질환인 당뇨병은 질병 통제 및 예방 센터에서 보고된 일반적인 질환으로, 고령자의 최대 25%에서 발생한다. 고령자 인구에서 더 많이 발생하는 제 2형 당뇨병과 같은 만성 질환은 손 장애 및 활동 제한의 원인이 된다. 장기간 당뇨병을 가진 환자는 보조기를 제작하기 전에 다른 질환 발생의 증가를 고려해야 한다.

세심한 감각 평가로 손이나 발에 말초신경병증이 있는지 여부를 결정할 수 있다. 감각이 저하되면 보조기로 인한 압박이 노인에게 인식되지 않을 수 있으며 피부가 손상될 수 있다. 특히 관련 말초혈관질환이 있는 경우 스트랩이 조이지 않도록 해야 한다. 이러한 고려사항은 당뇨병 환자가 발처짐 보조기, BKA 후 무릎 폄 보조기 또는 CVA로부터의 이차적인 손가락 굽힘 구축으로 의뢰될 때 특히 중요하다.

당뇨병 환자는 CTS, 굽힘근 힘줄 결절, 뒤퓌트렌 병과 유사한 손바닥 근막의 굽힘 구축과 같이 팔에 대한 보조기 중재가 필요할 수 있는 관련 질환에 더 큰 위험을 가진다. 특발성 뒤퓌트렌병(9장 참조)은 45세 이상의 남성에게 가장 흔하다. 이들은 침범된 손가락의 손바닥쪽 결절과 함께 손가락 또는 엄지의 굽힘 구축이 생긴다. 구축된 손바닥 섬유종증은 저부하 장기 스트레스에 반응하지 않는 근막 조직으로 인해 발생하기 때문에 수술 전에 보조기착용은 금지된다. 따라서 구축이 기능을 제한하는 경우 외과적 중재가 필요하다. 손가락의 폄을 회복하기 위해 손 고정 보조기 중재는 근막의 외과적 박리 또는 클로스트리디알 콜라게나제(clostridial collagenase) 주입 이후에만 적합하다.

손목의 노쪽 측면의 첫 번째 등쪽 폄근 구획에서 협착성 건막염(stenosing tenosynovitis)이 발생하면 드퀘르뱅병이라고 한다. 보존적 관리에는 엄지 스피카 보조기가 포함된다(8장 참조). 가볍고 직물과 같은 열 성형 테이핑 소재인 올피캐스트(orficast)는 드퀘르뱅병이 있는 고령자에게 엄지 스피카보조기 제작 시 편안한 착용감을 제공한다(그림 16.11).

비뇨생식기 기능 Genitourinary Functions

신장은 비뇨기계의 일부이며 내분비 기능이 있다. 말기 신장 질환(end-stage renal disease, ESRD) 환자를 치료할 때 피하 동정맥샛길(arteriovenous fistula)을 확인하는 것이 중요하다. 수술로 생성된 동정맥샛길은 일반적으로 아래팔에 위치하며 혈액 투석을 위한 혈관 통로로 사용된다. 인접한 정

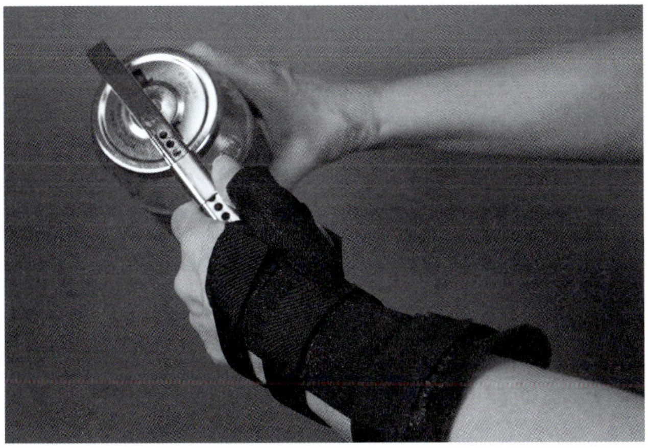

그림 16.11 드퀘르뱅 힘줄윤활막염을 위한 얇고 공기가 잘 통하는 열가소성 재료인 올피캐스트 보조기

맥이 있는 노동맥 문합으로 인해 동정맥샛길에서 먼 곳까지의 혈관분포가 압박(compromised)되고 감각운동 손 기능에 영향을 미치는 부종과 말초신경병으로 이어질 수 있다. 보조기는 혈관 압박이 있는 무감각한 손에 피부 손상을 일으킬 수 있으므로 선택적으로 사용해야 한다.

야행성 배뇨는 다양한 이유로 고령자의 수면 장애의 일반적인 원인이 된다. 합병증, 약물 사용 및 고령자에게 더 널리 알려진 여러 요인이 수면–각성주기에 영향을 준다. 고령자가 자는 동안 보조기를 착용해야 하는 경우, 병력에는 소변 기능과 수면 관련 장애에 대한 검토가 포함되어야 한다. 수면 중 보조기 착용 시, 안전하고 기능적인 이동성과 배변을 위해 보조기를 쉽게 착용하고 벗는 것이 특히 중요하다.

피부 기능 Skin Functions

피부계가 노화되면 표피와 진피가 얇아진다. 피하 지방이 거의 없는 고령자는 욕창에 더 민감하다. 허약한 고령자는 피부가 찢어질 가능성이 더 높다. 부드러운 보조기, 보조기 선에 패드를 덧댐 또는 피부 보호 슬리브의 착용을 고려해야 한다.

약물 및 부작용

MEDICATIONS AND SIDE EFFECTS

많은 고령자들이 보조기 제공에 영향을 줄 수 있는 부작용을 유발하는 약물을 복용한다. 노인의 76% 이상이 2개 이상의 처방된 약물을 복용하고 37%는 5개 이상을 복용한다. 보조기 적용을 결정하기 전에 약물 목록을 병력에 포함시켜야 한다. 코르티코 스테로이드는 일반적으로 류마티스 질환과 만성 폐쇄성 폐질환(chronic obstructive pulmonary disease, COPD)같은 만성 질환에 처방된다. 장기간 스테로이드를 사용하면 반상 출혈(타박상), 뼈엉성증 및 피부 찢김에 취약한 연약한 피부로 이어질 수 있으며 상처 치유가 지연될 수도 있다. 헤파린과 같은 항응고제는 아교질혈관병에 처방된다. 항응고제의 부작용으로는 경미한 연부조직 외상으로 인한 반상 출혈 및 부종 위험이 증가될 수 있다.

호흡기질환을 위한 항히스타민제와 정신건강 질환을 위한 향정신성 약물은 떨림을 유발할 수 있다. 이러한 약물을 복용하는 고령자를 위한 보조기를 디자인할 때, 연약한 피부, 뼈엉성증, 멍, 부종 또는 떨림의 추가 위험이 설계에 포함되어야 한다. 고령자의 경우 수면 약물이 보조기 착용에 영향을 미칠 수 있다. 예를 들어, 밤에 보조기가 불편해서 피부가 손상될 가능성이 높아져도 환자가 문제를 인지하지 못할 수 있다. 또한 고령자는 착용 일정을 준수하지 않고 일상적으로 피부 검사를 수행하지 않을 수도 있다.

고령자를 위한 보조기의 목적

PURPOSES OF ORTHOSES FOR OLDER ADULTS

고령자에게 영향을 미칠 수 있는 다수의 질환으로 인해 보조기 중재의 목적은 다음을 포함할 수 있지만 이에 한정되지는 않는다.

- ROM 감소 방지
- 통증 감소
- 작업 수행 능력 향상
- 구축 관리
- 부종 감소
- 피부 통합성 보호
- 감각운동 기능 상실 대체

관절가동범위 Range of Motion (ROM)

보조기의 디자인은 침범되지 않은 관절의 전체 ROM을 허용해야 한다. 일반적으로 연속적 동적 보조기 중재는 고령자의 ROM을 개선하는 데 선호되는 방법이다. ROM을 개선하기 위해 연속적으로 조정되는 보조기는 치료사가 적용되는 힘의 양을 더 잘 조절할 수 있기 때문에 관리하기가 더 쉽다. 예를 들어, 먼쪽 노뼈 골절 후 손목 폄 고정 보조기는 손목 폄을 개선하기 위해 몇 가지 연속적인 조정이 필요할 수 있다(7장 참조).

통증 감소 Pain Reduction

급성 및 만성 질환에서 보조기 중재의 한 가지 목표는 관련 관절을 지지하고 안정을 취하게 함으로써 통증을 줄이는 것이다. 또한, 특정 관절을 안정시키기 위한 보조기를 디자인할 때 착용 일정은 휴식과 활동 사이에 적절한 균형을 제공해야 한다. CMC관절 OA에 착용하는 손 기반 엄지 고정 보조기는 ROM을 위해 주기적으로 벗고 관절에 통증과 스트레스를 유발하는 활동 중에는 다시 착용하는 보조기의 한 예시이다.

작업 수행의 향상 Improvement of Occupational Performance

보조기는 고령자의 기능을 개선하거나 유지할 수 있다. 가능하면 보조기로 ROM을 제한하는 것보다 보상 전략을 사용하는 것이 좋다. 예를 들어, 고령자가 면도 중에 사용하기 위해 손목 보조기를 착용하는 것 대신 치료사는 고령자가 스스로 면도할 수 있도록 전기면도기에 열가소성 재료로 보조 도구를 적용한다(그림 16.10B). 과제를 조정하는 것이 효과적이지 않으면 보조기가 처방될 수 있다.

구축 관리 Contracture Management

운동성 상실 및 신경학적 질환으로 인해 고령자에게 구축이 발생할 위험이 높아진다. 고령자의 결합 조직과 연골의 변화는 특히 활동이 없을 때 구축 위험을 증가시킨다. 적절한 목표는 추가 구축을 예방하거나 통증을 줄이거나 더 나은 피부 관리를 가능하게 하는 것이다. 치료사는 피부 손상의 원인과 같은 보조기 착용으로 인해 발생할 수 있는 추가 합병증의 위험을 평가하여 보조기를 제공할지 여부를 결정한다.

PROM이 정상 범위 내에 있는 동안 보조기를 적용하면 구축을 예방할 수 있다. 최근에 PROM이 상실된 경우 보조기 중재는 ROM을 개선하고 구축을 개선할 수 있다. 한 가지 예로 발목의 능동 발등굽힘을 상실한 후 점차적으로 발목을 90도 위치에 놓는 발처짐 보조기를 들 수 있다. 치료사는 또한 일반적으로 손 고정 보조기를 사용하여 손 또는 손목의 능동 ROM이 손실되었을 때 추가 변형을 방지한다.

부종 관리 Edema Management

순환 감소 및 부종을 동반한 능동 관절가동범위(AROM)의 상실은 연부조직의 2차 단축으로 이어질 수 있다. 올림(elevation)과 AROM과 같은 기술을 통해 부종을 예방하는 것이 중요하다. 부종을 가진 손은 보조기를 적용하여 자세를 취하면 적응성 조직 단축 및 잔여 구축이 방지된다. 손의 부종으로 인해 엄지 모음, MCP관절 폄 및 IP관절 굽힘의 변형 자세가 발생할 수 있다. 변형을 방지하기 위해 손목은 내재근 플러스자세에 둔다. 내재근 플러스자세는 약 20~30°의 손목 폄, 엄지를 편안한 범위에서 손바닥쪽 벌림, PIP관절과 DIP관절 폄을 동반한 MCP관절 굽힘으로 구성된다(9장 참조). AROM이 제한된 경우 부종을 치료하기 위해 부가적 기술이 필요할 수 있다. 보조기와 동시에 압박 장갑을 착용하면 부종을 조절하는 데 도움이 될 수 있다. 침범되지 않은 쪽에서 부종이 발생하면 이는 울혈성 심부전(congestive heart failure, CHF)과 같은 전신적 원인이 있을 수 있다.

피부 통합성 보호 Protection of Skin Integrity

손상된 심혈관 기능과 노화와 관련된 변화(예: 감각 감소, 진피 및 표피의 얇아짐)로 인해 피부 통합성을 잃게 될 수 있다. 발 뒤꿈치는 다리의 피부 손상에 있어서 가장 취약한 부위다. 조밀하게 패딩된 자세 보조기 또는 보조기 표면에서 뒤꿈치가 올라간 발처짐 보조기를 사용하면 욕창이 발생하는 것을 예방할 수 있다. 주먹을 쥔 자세로 손을 잡거나 지속적으로 팔꿈치, 무릎 및 엉덩이를 굽히는 고령자는 피부 손상을 유도하는 상황을 만들 수 있다.

피부 주름 안에 땀이 축적되면 박테리아가 자랄 수 있다. 이러한 지속적인 자세와 그에 따른 박테리아 성장은 관절 구축, 피부 침연 및 감염 가능성을 유발할 수 있다. 열가소성 보조기, 핸드롤 또는 손바닥 보호대는 관련 관절을 최대한 펴시켜 손의 적절한 위생을 가능하게 한다. 목표 달성을 위해 다음 지침을 고려한다.

- 보조기가 불필요하게 기능을 방해해서는 안 된다. 예를 들어, 보조기로 인해 고령자가 보행 보조 장치를 안전하게 잡거나 휠체어 추진을 방해해서는 안 된다.
- 보조기는 기존 상태를 악화시켜서는 안 된다. 예를 들어, 굽힘근 시너지 패턴을 보이는 고령자는 통증 및 구축 관리를 위해 야간에 기능적 자세 보조기를 착용할 수 있다. 엄지 관절 변형이 있는 고령자가 OA도 동반한 경우 엄지의 CMC, MCP 및 IP 관절을 악화시키지 않도록 고려해야 한다.
- 보조기는 침범되지 않은 관절의 사용을 제한해서는 안 된다.

감각운동 기능의 상실에 대한 대체
Substitution for Loss of Sensorimotor Function

운동 기능 상실을 유발할 정도로 심한 신경압박이 있는 경우 보조기가 기능 상실을 대체할 수 있다. 정중신경 압박의 경우 보조기로 엄지와 검지를 맞섬하는 자세를 만들 수 있다. 자신경이 손상된 경우 네 번째 및 다섯 번째 MCP관절을 약간의 굽힘으로 차단시켜 MCP관절 과다폄 및 네 번째 및 다섯 번째 손가락의 IP 굽힘된 갈퀴손 변형을 예방한다. 신경 질환을 위한 보조기 중재에 대한 지세한 내용은 14장을 참조하라. 종아리신경에 손상이 있는 경우 발목–발 보조기가 발목의 발등굽힘 상실을 대체할 수 있다(18장 참조).

고령자를 위한 보조기 중재 절차
ORTHOTIC INTERVENTION PROCESS FOR AN OLDER ADULT

평가 Assessment

초기 평가 동안 치료사는 보조기 개입이 필요한지 여부를 결정하기 위해 포괄적인 재활 평가를 실시한다. 고령자와의 상호 작용을 위해 노인 환자에 대한 이해에 관한 국립 노화 연구소의 고려사항의 필요성을 인식하는 것은 중요하다(글상자 16.3).

글상자 16.3 고령자와의 상호작용을 위한 고려사항

- 적절한 형식을 사용한다.
- 노인 환자를 편안하게 한다.
- 친해지기 위한 시간을 잠시 가진다.
- 서두르지 않는다.
- 말하는데 끼어들지 않는다.
- 적극적으로 경청한다.
- 요점을 적는다.
- 공감을 표현한다.
- 전문 용어를 사용하지 않는다.
- 의사소통 장벽을 낮춘다.
- 언어에 주의한다.
- 확실히 이해시키도록 한다.
- 청각 장애에 대처한다.
- 시력 장애에 대처한다.

출처: National Institute on Aging: *Understanding older patients*. (website) https://www.nia.nih.gov/health/understanding-older-patients#address.

치료 평가의 모든 구성 요소는 효과적인 중재 전략을 결정하는 데 필수적이다(손 검사에 대한 논의는 5장 참조). 치료사는 노인의 인지, 감각, 신체 및 ADL 상태에 특별한 주의를 기울여 치료 계획의 일부로서 보조기 중재의 유용성을 결정한다. 평가 결과는 해결해야 할 문제 목록을 개발하는 데 사용된다. 일반적인 목표는 "노인을 위한 보조기의 목적" 단원에 나열된 목표가 포함된다. 또한 치료사는 보조기 사용법에 따라 기능적 목표를 문서화한다.

초기 평가 중에 치료사는 현재 사용하는 적응 도구 및 기술을 기록한다. 예를 들어, 고령자는 OA와 같은 만성 질환에 대한 보조기를 이미 가지고 있을 수 있다. 치료사는 보조기의 기능적 목적, 적절한 착용감 및 착용 일정을 평가한다. 평가 중 관찰은 목표 및 보조기 디자인 결정에 있어서 중요하다. 몸통과 연결된 팔다리의 움직임을 관찰하고 평가하는 것도 중요하다. 예를 들어, 팔에 강직이 있는 편마비의 고령자는 가슴에 손을 얹은 자세에서 보조기를 적용하면 압박이 발생할 수 있다.

재료 선택, 지침 및 후속 관리
Material Selection, Instruction, and Follow-Up Care

열가소성 재료, 스트랩 및 패딩의 선택은 다양하며 고령자의 요구사항에 따라 다르다.

재료 선택 Material Selection

클라이언트의 고려사항과 보조기의 목표에 따라 최적의 재료는 경성, 경량, 다공, 연성과 덜 단단한 열가소성 재료 또는 부드러운 직물과 고밀도 고무일 수 있다. 저온 열가소성 재료의 선택은 다음에 의해 결정된다.

- 고령자의 관절이 중력 보조 자세를 취하고 유지할 수 있는 정도임
- 보조기의 크기
- 보조기의 성능 요구 사항
- 패딩 요구사항
- 보조기 재료의 무게
- 치료사의 기술 수준
- 환경

고령자가 신체적, 인지적으로 원하는 위치에 팔다리를 유지할 수 있는 경우 치료사는 더 좋은 착용감을 주기 위해서 높은 드레이프성과 일치성을 갖춘 재료를 사용한다. 치료사는 중력을 통해 재료를 보다 쉽게 드레이핑 할 수 있도록 팔

다리를 위치시킨다. 높은 수준의 일치성을 가진 재료는 정밀한 착용감을 가능하게 하여 편안함을 높이고 뼈 돌출부에서 움직임 및 마찰 위험을 줄인다.

일부 고령자는 보조기 성형 중에 중력의 도움을 받는 자세를 취할 수 없다. 클라이언트가 긴장할 수 있고 보조기 제작 중에 적용되는 스트레칭으로 인해 증가된 근긴장을 보일 수 있다. 이러한 상황 또는 대형 보조기를 제작하는 동안에는 신축성이 없는 재료가 도움이 된다. 스토키네트를 착용한 고령자에게 가볍게 달라붙는 재료는 항중력 보조기 중재를 용이하게 한다(3장 참조). 사전 성형 기술은 인지 능력이 저하되거나 비정상적인 근긴장을 가진 노인을 위한 보조기를 제작할 때 유용하게 사용된다.

더 얇은 열가소성 재료(예: 3/32 또는 1/16인치)는 덜 견고하다. 치료사는 효과적으로 수행능력을 증가시킬 수 있는 가장 얇은 재료를 선택한다. 보조기의 무게를 최소화하면 편안함이 증가하고 밀착력이 향상된다. 보조기 아래 신체 부위에 더 윤곽이 뚜렷해지면 힘이 증가한다. 고령자들은 일반적으로 가벼운 보조기가 더 편안하기 때문에 이를 선호한다. 올피캐스트는 전통적인 저온 플라스틱의 대안인 직물과 유사한 열 성형 테이핑 재료이다. 이는 매우 가벼운 니트 합성 직물로 손가락 및/또는 엄지 보조기에 적합하다.

스트래핑 재료. 넓고 부드럽고 고무같은 스트래핑 재료(strapping material)는 얇고 단단한 것보다 더 넓은 표면적에 압력을 분산시킨다. 부드러운 스트랩은 부종의 경미한 변화를 수용하고 피부에 대한 압력을 줄이기 위해 충분한 공간을 제공할 수 있다. 부드러운 스트랩 재료의 내구성을 증가시키기 위해 재료를 피부 접촉 너비까지 잘라주고, 슬릿을 통해 표준 1인치 고리 스트랩을 꼬아서 열가소성 재료에 접착된 후크에 접촉할 때 오래 지속되는 표준형 고리를 유지하는 것이 좋다(그림 16.12B). 고리 스트랩은 보조기 표면의 후크 부분을 완전히 덮어야 한다. 이러한 스트랩은 피부 찰과상을 방지하거나 의복과 담요에 보조기가 걸리는 것을 방지한다. 사전에 봉제한 자체 접착식 스트랩을 사용하면 스트랩 분실 가능성을 줄일 수 있다.

D자 모양 링 스트랩을 사용할 때 장단점이 존재한다. 장점으로는 D자 모양 링 스트랩이 스트랩을 효과적으로 조정하기 위한 기계적 지렛대를 제공한다는 점이다. 마찬가지로 D자 모양 스트랩은 보조기를 우발적으로 제거하는 경향이 있는 치매 환자에게 유용하다. D자 모양 링을 통과한 실로 스트랩을 끼우는 데 어려움을 최소화하려면 끝을 두 배로 늘려 스트랩을 느슨하게 유지한다.

패딩 선택. 두 가지 기본 유형의 패딩(padding)은 개방형 셀 폼(흡수성)과 폐쇄형 셀 폼(비흡수성)이다. 습기를 흡수한 개방형 셀 패딩은 깨끗함을 유지하기가 더 어려우며 박테리아가 번식할 수 있다. 패딩은 패드 두께를 수용할 수 있도록 적합한 피팅을 위해 성형 전에 열가소성 재료에 접착해야 한다. 합성 열가소성 재료(즉, 패딩이 부착된)는 제작 중 건조 상태를 유지하기 위해 가열된 물에 담그기 전 재밀봉이 가능한 비닐봉지에 넣을 수 있다(그림 16.12A). 다른 방법은 먼저 제거가능한 패딩 안감을 성형하는 것이다. 다양한 두께로

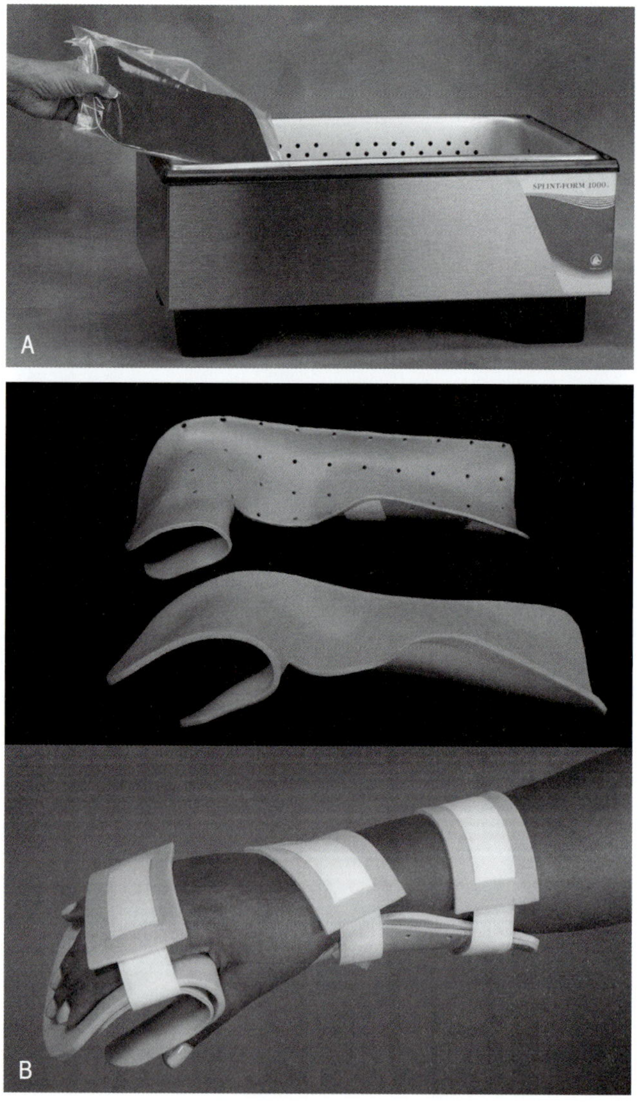

그림 16.12 A: 패드가 가열된 물에서 젖지 않도록 합성 열가소성 재료를 재밀봉이 가능한 비닐 가방에 넣는다. B: 플래스타조트와 같은 폼은 피부의 통합성을 위해 보조기 경계에 맞춤 성형하는 것이 고려된다,

제공되는 폐쇄형 셀 폼인 플래스타조트(Plastazote)는 두께 1mm 당 10초 동안 285°F의 뜨거운 공기 오븐에서 가열한다. 선택한 두께의 폼은 유연한 상태로 부드러워진 후 팔 또는 스토키네트 위에 직접 성형될 수 있다. 더 얇은 너비는 보조기용 안감을 성형하는 데 사용할 수 있으며(그림 16.12B), 더 두꺼운 너비는 전체가 부드러운 보조기를 제작하는 데 사용할 수 있다. 보조기가 다른 신체 부위에 닿을 때 쿠션이 필요한 경우 보조기 외부에 패딩을 성형할 수도 있다. 예를 들어, 편마비가 있고 필이 굽힘된 고령자는 갈비뼈 위에 보조기를 착용하거나 옆으로 누워 있을 때 오른쪽 발목 보조기가 왼쪽 다리를 누를 수 있다.

올바른 스트랩, 패딩 및 열가소성 재료를 선택하는 것은 중요하다. 질병으로 인해 구축과 욕창에 가장 취약하기 때문에 임상적 판단과 적응 능력은 고령인 클라이언트들에게 도움이 된다. 보조기는 잘 맞아야 하고, 그들의 목표를 달성해야 하며, 고령자와 그들의 치료 담당자들이 받아들일 수 있어야 한다.

기술 팁. 치료사는 연습을 통해 기술을 습득한다. 고령자에게 보조기를 제공하면 다음 기술 정보 중 하나 이상이 도움이 될 수 있다.

- 작업 시간이 약간 더 긴 재료를 선택한다. 예를 들어, 손 고정 보조기를 제작할 때(9장 참조), 클라이언트에게 적용하기 전에 유사한 크기의 손에 대한 휴식용 보조기의 손 부분을 부분적으로 사전에 성형한다.
- 성형 과정 중에는 라텍스가 없는 저항 밴드 또는 탄력 붕대를 사용하여 아래팔 받침대를 임시로 고정한다. 이 기술은 손과 손목의 윤곽에 더 많은 주의를 기울일 수 있게 한다.
- 접착식 폼의 원형 조각 또는 스토키네트 위에 젤 패딩을 사용하여 뼈 돌출부를 미리 채운다. 패딩 위에 보조기를 성형한 다음 보조기 내부의 접착면을 뒤집어 접촉을 적절하게 유지하게 한다.
- 필다리에 스토키네트를 적용한다.
- 다트(darts)나 턱(tucks)이 필요한 경우 보조기용으로 코팅되지 않은 자체 접착 재료를 사용한다. 치료사는 이러한 유형의 디자인을 종종 발목, 무릎 및 팔꿈치 보조기에 적용한다.
- 엄지 고정 보조기에는 코팅된 재료를 사용한다. 종종 엄지 IP관절이 폄되거나 변형되면 폐쇄형 원주 보조기의 적용 및 제거가 어렵다. 코팅된 재료를 사용하면 엄지의 주변을 감쌀 수 있다. 냉각 후 겹치는 재료가 튀어나오면 쉽게 제거할 수 있다. 자체 접착 재료를 선호하는 경우 겹치는 표면 사이에 젖은 종이 타월이나 티슈 페이퍼를 사용하여 접착을 방지한다.
- 연속적으로 재위치로 복원되는 경우 신축성 및 복원력에 대한 저항성이 높은 재료를 선택한다.
- 통증이 있거나 변형된 팔의 경우 반대쪽 팔에 패턴을 만들고 열가소성 재료를 잘라낸 다음, 보조기를 맞게 적용하는 동안 뒤집는다.
- 여러 환경에서 작업할 때 제작 과정을 쉽게 하려면 필요한 모든 소모품이 들어 있는 보조기 제작용 상자 또는 여행용 키트를 만든다.

후속 조치를 위한 고령자 및 간병 담당자를 위한 지침
Older Adult and Care Partner Instructions for Follow-Through

성공적인 보조기 중재를 위해서는 클라이언트 및 간병 담당자를 위한 지침과 일관된 후속 조치가 중요하다. 많은 요인이 보조기 착용 일정 준수에 영향을 미친다. 보조기 착용 일정 및 관리를 담당하는 사람은 고령인 클라이언트 또는 간병 담당자이다. 준수 문제에 대한 정보는 글상자 16.4를 참조한다.

간병 담당자에 대한 지침 Instructions With Care Partners

자신을 돌볼 수 없는 고령자는 도움이 필요하다. 간병 담당자는 종종 가족 구성원 또는 기관 또는 시설의 직원이다. 고령자에게 보조기를 적용할 때 치료사는 철저한 지침을 제공해야 한다. 지침에는 (1) 보조기의 목적, (2) 착용 일정, (3) 보조기 치료, (4) 예방 조치 또는 안전 요소들에 대한 정보가 포함된다. 치료사는 간병 담당자에게 문제가 발생했을 때 누구에게 언제 연락해야 하는지 알려준다. 예를 들어, 부종, 피부색 및 PROM의 변화가 있는 클라이언트의 경우 담당자에게 스트랩 조정 방법을 지시한다.

치료사는 구두 및 서면 지침을 제공하고 보조기의 착용을 시연하며 담당자가 숙달될 때까지 시연을 정확하게 반복하는 것을 관찰한다.

치료사는 보다 쉽게 보조기를 적용할 수 있도록 보조기의 주요 부분에 라벨을 붙인다(예: 오른쪽/왼쪽, 엄지/손목/아래팔). 가능한 경우 치료사는 착용 일정 유인물에 적절한 보조기 자세의 사진을 추가하여 제공한다. 치료사는 예방 조치 목록, 안전 요소 및 유지 관리 정보를 포함해야 한다.

글상자 16.4 보조기 관리 및 착용 일정 순응도에 영향을 줄 수 있는 요소

자가 관리가 가능한 고령자 또는 간병 담당자(가족 및/또는 직원)

- 고령자와 간병인에게 보조기의 목적과 목표를 설명한다.
- 그림과 함께 간단한 서면 및 구두 지침을 제공한다.
- 올바른 마무리를 위해 긍정강화를 사용한다.
- 클라이언트의 불만 사항을 듣고 필요에 따라 조정한다.
- 필요에 따라 지침을 반복해서 알려준다.
- 지침을 알려주기 위해 비유를 사용하는 것도 고려한다(예: "이것은 틀니를 청소하는 것과 같습니다.").
- 고령자들이 안경과 보청기를 착용하도록 한다.
- 필요할 때 쉽게 적용할 수 있도록 보조기에 라벨을 붙인다.
- 환자/간병 담당자에게 보조기 착용 일정 및 관리 지침에 대한 질문이 있는지 물어본다.
- 적절한 보조기 착용 및 제거를 보여준다.
- 환자나 간병 담당자가 올바른 절차를 여러 번 시연하도록 한다.
- 기관에 거주하는 경우 보조기 착용 일정과 손 위생이 노인 돌봄 플랜에 포함되어 있는지 확인한다.
- 예방 조치 및 안전에 대해 교육한다. 문제가 발생할 경우 보고할 연락처 정보를 제공한다.

치료사는 담당직원이 후속 조치를 잘 수행할 수 있도록 의료 기록에 지침을 포함한다. 고령자에 대한 치료와 관련된 모든 직원은 특히 주간 또는 야간 중 일부만 보조기를 착용하는 고령자의 경우 착용 일정, 주의사항 및 안전 요소에 대한 지침을 받아야 한다. 착용 일정은 담당직원의 일정에 맞추어 수정할 수 있다.

적절한 경우, 치료사는 적합한 보조기의 적용을 쉽게 하기 위한 억제기술의 사용에 대해 간병 담당자에게 알려준다. 치료사는 또한 적절한 경우 고정 관절에 대한 간헐적 PROM 및 능동-보조(active-assisted) ROM의 중요성에 대한 지침을 제공한다.

피부 관리. 장기적인 보조기 중재가 필요한 고령자에게는 피부 통합성 유지가 중요하다. 착용을 위해 보조기는 깨끗해야 한다. 좋은 세척 방법은 이소프로필 알코올을 사용하는 것이다. 염소는 얼룩 제거에 적합하다. 보조기를 제거한 후 손을 철저히 씻고 말리도록 알려준다. 피부 수분을 관리하려면 노인에게 보조기 아래에 스토키네트를 착용하게 한다.

착용 일정. 착용 일정을 결정하기 위해 치료사는 보조기의 목표를 고려해야 한다. 목표는 주간, 야간 또는 간헐적 착용 일정 중 어떤 것이 가장 유익한지를 결정한다. 예를 들어, 간헐적인 착용 일정은 피부에 공기가 통할 수 있다. 고령자가 낮 동안 기능적 도움을 위해 팔을 사용할 수 있는 경우 야간 착용 일정이 더 적절할 수 있다.

셀프 퀴즈 16.1[a]

다음 질문을 읽고, 참/거짓에 ○표를 하세요.

1. 참/거짓 치료사가 보조기 중재 결정을 내릴 때 고령자의 피부 상태를 관찰하는 것은 중요하다.
2. 참/거짓 치료사는 보조기 성형 이후에만 폐쇄 셀 폼을 적용해야 한다.
3. 참/거짓 강직이 있는 노인의 경우 정확한 윤곽을 얻기 위해 치료사는 드레이프성이 높은 재료를 사용해야 한다.
4. 참/거짓 치료사는 피부가 연약한 노인을 위해 보조기에 넓은 끈을 적용해야 한다.
5. 참/거짓 기능적 자세 보조기는 항상 관절염이 있는 손의 위치를 정하는 데 적합하다
6. 참/거짓 고령자는 유사한 진단을 받은 젊은 사람보다 관절 구축에 더 취약하다.
7. 참/거짓 장기요양시설에서 고령자를 위한 보조기를 완성한 후 치료사가 해야 할 후속 조치는 거의 없다.
8. 참/거짓 보조기 재료를 사용하여 ADL 도구를 조정할 수 있다.
9. 참/거짓 약물 사용은 교정 디자인에 영향을 주지 않는다.
10. 참/거짓 처음에 부상이 있는 노인의 팔 전체를 평가하는 것은 언제나 중요하다.
11. 참/거짓 당뇨병이 있는 고령자는 보조기 중재가 필요한 관련 질환을 동반할 위험이 더 크다.
12. 참/거짓 움직임 제한을 가진 고령자의 자세가 좋지 않으면 정중신경 및 자신경 신경병증이 발생할 수 있다.
13. 참/거짓 심혈관 질환이 있는 고령자에게 보조기를 적용할 때 치료사는 말초혈관질환에 대한 예방 조치를 고려해야 한다.

[a]정답은 부록 A를 참조

비용 및 지불 문제

COST AND PAYMENT ISSUES

의료보험은 노인을 위한 기본 보험 지불처이다. 의료보험 파트 A는 환자의 입원, 전문 간호 및 가정 간호와 관련된 일을 보장한다. 의료보험 파트 A 서비스는 일반적으로 묶음 수가 구조에 따라 지불된다. 의료보험 파트 B는 외래 환자 재활 및 내구성 의료 장비(durable medical equipment, DME)의 비율을 보장한다. 외래 환자 시설은 사전 제작된 OTS 또는 맞춤형 보조기 환급을 위한 L 코드가 포함된 청구서를 제출하려면 의료보험에 포함된 DME 공급업체여야 한다. OTS 보조기는 의료보험 및 의료보험 서비스 센터(Centers for Medicare and Medicaid Services, CMS)에서 "적절한 사용을 위한 최소한의 자체 조정이 필요하고 개인에 맞게 다듬기, 굽힘, 성형, 조립 또는 맞춤에 대한 전문 지식이 필요하지 않은 보조기"라고 정의된다. 보조기에 특수한 피팅이 필요한 경우 맞춤형 피팅 L 코드를 적용해야 한다. L 코드 지불 구조는 보조기 제공과 관련된 평가를 제공하는 데 필요한 전문 지식을 포함한다. 후속의 보조기 검사 또는 보조기에 대한 교육은 치료사가 DME 공급 업체 소속일 필요는 없다. 의료보험은 최초 발생 시 보조기 훈련과 관리 비용을 청구하기 위해 시간 제한적 최신치료절차용어(Current Procedural Terminology, CPT) 코드를 사용하고 후속 치료에 대해서는 별도의 코드를 사용해야 한다. 코드, 지불 한도 및 절차와 관련된 전송내용은 자주 변경된다. 치료사는 해당 국가 및 주 단위의 전문 진료 기관과 CMS 웹 사이트의 최신 정보를 따르도록 권장된다. 비용 및 지불 문제에 대한 자세한 내용은 6장을 참조한다.

셀프 퀴즈 16.2[a]

비판적 사고 사례 시나리오

다음 질문을 읽고, 참, 거짓에 ○표를 하세요.

1. 능동적으로 아래팔을 뒤침할 수 없는 고령자를 위한 손바닥쪽 손 고정 보조기를 제작하고 있다. 드레이프성이 높은 재료를 선택해야 하는가? 왜 이것이 최선의 선택인가?
2. CVA를 겪은 후 1년이 지난 86세 여성을 치료하고 있다. 그 이후로 왼손이 주먹 쥐는 자세가 지속되고 있고 부드러운 수동 폄을 고통스러워한다. 손바닥에는 발한으로 인해 피부 침연이 발생되었다. 그녀는 왼손을 능동적으로 움직일 수 없으며 ADL 동안 기능적 도움을 위해 손을 사용하지 않는다. 이 환자를 위해 어떤 유형의 자세 보조 장치가 적절한가?
3. RA를 가진 고령자가 손목과 MCP관절 통증을 호소한다. 치료사가 손목과 손의 모든 관절이 밤에 안정된 자세를 취할 수 있도록 손 고정 보조기를 제공한다면 어떤 문제를 예상할 수 있는가?
4. 강직과 편마비를 가지고 있고 굽힘-시너지 패턴을 보이는 고령자를 위해 기능적 자세 손 고정 보조기를 제작하고자 한다. 고령자는 통증 완화 및 구축 관리를 위해 밤에 보조기를 착용한다. 침상에 누워 있을 때 보조기를 갈비뼈 위에 올려 둔다. 압박을 줄이기 위해 당신은 무엇을 할 수 있는가?
5. 편마비 및 CHF가 있는 고령자를 위해 손 고정 보조기를 제작했다. 당신은 편마비쪽 손의 부종이 변하는 것에 대해 걱정하고 있다. 보조기와 스트랩을 어떻게 수정할 것인가?

[a]정답은 부록 A를 참조

셀프 퀴즈 16.3[a]

일치시키기

중재 옵션과 해결해야 할 문제를 맞게 연결하시오

1. ______________ 실버 링 보조기	a. 화학 요법의 부작용과 같은 냉증
2. ______________ 올피캐스트 맞춤 보조기	b. 만성 불안정성이 있는 손가락 관절
3. ______________ 플래스타조트 성형 스플린트 패딩	c. 연약한 피부 또는 말초혈관질환
4. ______________ 보조기 아래 니트릴 코팅 장갑	d. 가볍고 통기성 있는 소재 필요
5. ______________ 가장자리에 술이 달린 부드러운 폼 스트랩	e. 부종

[a]정답은 부록 A를 참조

복습문제

1. 부종, 반상 출혈, 연약한 피부, 구축, 인지력 저하, 감각 상실 및 동기부여와 같은 문제에 대해 치료사가 할 수 있는 조정은 무엇인가?
2. 고령자를 위한 보조기 중재의 네 가지 가능한 목표는 무엇인가?
3. 고령자들은 왜 구축이 쉽게 진행되는가?
4. 고령자에게 흔한 5가지 질환은 무엇이며 보조기 중재의 의의는 무엇인가?
5. 고령자들이 일반적으로 경험하는 세 가지 일반적인 약물 부작용은 무엇인가? 부작용이 보조기 중재에 어떤 영향을 미칠 수 있는가?
6. 지역사회에서 독립적으로 생활하는 환자와 병실 환경에 있는 환자에 따라 지침 및 보조기용 재료 선택이 어떻게 달라지는가?
7. 인지 기능, 감각 기능 및 순응도가 좋지 않은 노인을 위한 세 가지 특정한 보조기 적응 방법은 무엇인가?

참고문헌

1. A1. American Federation for Aging Research (AFAR): https://www.afar.org/infoaging/healthy-aging/hearing/, 2018.
2. American Occupational Therapy Association: Occupational therapy practice framework: domain and process, ed 3, *Am J Occup Ther* 68(Suppl):S1–S48, 2014.
3. Bello-Haas VD, MacIntyre NJ, Seng-lad S: Neuromusculoskeletal and movement function: muscle, bone, and joints. In Bonder BR, Bello-Haas VD, editors: *Functional performance in older adults*, ed 4, Philadelphia, 2018, FA Davis, pp 145–161.
4. Bertozzi L, Valdes K, Vanti C, Negrini S, Pillastrini P, Villafañe JH: Investigation of the effect of conservative interventions in thumb carpometacarpal osteoarthritis: systematic review and meta-analysis, *Disab Rehabil* 37(22):2025–2043, 2015.
5. Bliwise DL, Foley DJ, Vitiello MV, et al.: Nocturia and disturbed sleep in the elderly, *Sleep Medicine* 10(5):540–548, 2009.
6. Bourne RRA, Flaxman SR, Braithwaite T, et al.: Magnitude, temporal trends, and projections of the global prevalence of blindness and distance and near vision impairment: a systematic review and meta-analysis, *Lancet Glob Health* 5(9):e888–e897, 2017.
7. Bureau of Labor Statistics: Occupational outlook handbook. https://www.bls.gov/ooh/, 2018.
8. Centers for Disease Control and Prevention: *National Diabetes Statistics Report*, 2017, Atlanta, GA, 2017, Centers for Disease Control and Prevention, US Department of Health and Human Services.
9. Centers for Disease Control and Prevention: *Prescription drug use continues to increase: U.S. prescription drug data for 2007-2008, NCH Data Brief No. 42*. https://www.cdc.gov/nchs/data/databriefs/db42.htm, Sept 2010.
10. Centers for Medicare and Medicaid Services: Durable medical equipment, prosthetics/ orthotics, and supplies fee schedule. https://www.cms.gov/Medicare/Medicare-Fee-for-ServicePayment/DMEPOSFeeSched/OTS_Orthotics.html, 2018.
11. Centers for Medicare and Medicaid Services: Functional reporting. https://www.cms.gov/Medicare/Billing/TherapyServices/Functional-Reporting.html, 2018.
12. Correia C, Lopez KJ, Wroblewski KE, et al.: Global sensory impairment in older adults in the United States, *J Am Geriatr Soc* 64(2):306–313, 2016.
13. Crandell T, Crandell C, Zanden JV: Human development, ed 10, New York, 2012, McGraw-Hill.
14. Dahaghin S, Bierma-Zeinstra SM, Reijman M, Pols HA, Hazes JM, Koes BW: Prevalence and determinants of one-month hand pain and hand related disability in the elderly (Rotterdam study), *Ann Rheum Dis* 64(1):99–104, 2005.
15. Department of Health and Human Services: A profile of older Americans: 2016, Administration for Community Living. https://www.acl.gov/sites/default/files/Aging%20and%20Disability%20in%20America/2016-Profile.pdf, 2018.
16. Dittmer DK, MacArthur-Turner DE, Jones IC: Orthotics in stroke, *Phys Med Rehabil State Art Rev* 7(1):171, 1993.
17. Evans RB: Therapeutic management of Dupuytren's contracture. In Skirven TM, Osterman AL, Fedorczyk J, Amadio PC, editors: *Rehabilitation of the hand and upper extremity*, ed 6, St. Louis, 2011, Mosby, pp 281–288.
18. Fess EE, Gettle K, Philips CA, Janson JR: *Hand and upper extremity: principles and methods*, ed 3, St. Louis, 2005, Elsevier/Mosby.
19. Gregory CJ, Sandmire DA: The physiology and pathology of aging. In Robnett RH, Chop WC, editors: *Gerontology for the health care professional*, ed 3, Boston, 2015, Jones and Bartlett, pp 51–102.
20. Hechanova LC: Hemodialysis: Merck Manual professional version. http://www.merckmanuals.com/professional/index.html, 2018.
21. Hordon L: Limited joint mobility and other musculoskeletal problems in diabetes, *Diabetes Prim Care* 19(1):29–34, 2017.
22. Hurst L: Dupuytren's disease: surgical management. In Skirven TM, Osterman AL, Fedorczyk J, Amadio PC, editors: *Rehabilitation of the hand and upper extremity*, ed 6, St. Louis, 2011, Mosby, pp 266–280.
23. Knauf JJ: Drugs commonly encountered in hand therapy. In Weiss S, Falkenstein N, editors: *Hand rehabilitation: a quick reference guide and review*, ed 2, St. Louis, 2005, Elsevier, pp 441–446.
24. Kontzias A: Osteoarthritis: Merck Manual professional version. http://www.merckmanuals.com/professional/index.html, 2018.
25. Lewis CB, Bottomley JM: *Geriatric rehabilitation: a clinical approach*, ed 3, Upper Saddle River, NJ, 2008, Pearson Education, Inc.
26. MacDermid JC: Development of a scale for patient rating of wrist pain and disability, *J Hand Ther* 9(2):178–183, 1996.
27. McKee P, Rivard A: Orthoses as enablers of occupation: clientcentered splinting for better outcomes, *Can J Occup Ther* 71(5):306–314, 2004.
28. Michlovitz S, Festa L: Therapist's management of distal radius fractures. In Skirven TM, Osterman AL, Fedorczyk J, Amadio PC, editors: *Rehabilitation of the hand and upper extremity*, ed 6, St. Louis, 2011, Mosby, pp 949–962.
29. Mohile SG, Fan L, Reeve E, et al.: Association of cancer with geriatric syndromes in older Medicare beneficiaries, *J Clin Oncol* 29(11):1458–1464, 2011.
30. National Institute on Aging: Understanding older patients. https://www.nia.nih.gov/health/understanding-olderpatients#address, 2018.
31. National Osteoporosis Foundation: https://www.nof.org.
32. Nordell E, Jarnlo G, Thorngren K: Decrease in physical function after fall-related distal forearm fracture in elderly women, *Adv Physiother* 5(4):146–154, 2003.
33. Orfit. www.orfit.com.

34. Ponirakis G, Odriozola MN, Odriozola S, et al.: NerveCheck for the detection of sensory loss and neuropathic pain in diabetes, *Diabetes Technol Therap* 18(12):800–805, 2016.
35. Poole JL, Santhanam DD, Latham AL: Hand impairment and activity limitations in four chronic diseases, *J Hand Ther* 26:232–237, 2013.
36. Poole JL, Siegel P, Tencza M: *Adults with arthritis and other rheumatic conditions*, Bethesda, MD, 2017, AOTA Press.
37. Porretto-Loehrke A, Soika E: Therapist's management of other nerve compressions about the elbow and wrist. In Skirven TM, Osterman AL, Fedorczyk J, Amadio PC, editors: *Rehabilitation of the hand and upper extremity*, ed 6, St. Louis, 2011, Mosby, pp 695–709.
38. Portnoi V, Ramzel P: Contractures. In Capezuti E, Malone M, Katz P, Mezey M, editors: *The encyclopedia of elder care: The comprehensive resource on geriatric health and social care*, ed 3, New York, 2013, Springer, pp 167–169.
39. Push Braces. http://pushmetagrip.com/.
40. Redford JB: Orthotics and orthotic devices: general principles, *Phys Med Rehabil: State Art Rev* 14(3):381–394, 2000.
41. Showa: Showa atlas gloves products. https://www.showagloves.com/.
42. Siegel RL, Miller KD, Jemal A: Cancer statistics, *CA Cancer J Clin* 65(1):5–29, 2015.
43. Silver Ring Splints. http://www.silverringsplint.com/, 2018.
44. Skidmore-Roth L: *Mosby's nursing drug reference*, ed 31, St. Louis, 2017, Elsevier Health Science.
45. Smith EML, Haupt R, Kelly JP, et al.: The content validity of a chemotherapy-induced peripheral neuropathy patientreported outcome measure, *Oncol Nurs Forum* 44(5):580–588, September 2017.
46. Steinberg DR: Dupuytren contracture: Merck Manual professional version. http://www.merckmanuals.com/professional/index.html, 2018.
47. Steinberg DR: Osteoarthritis of the hand: Merck Manual professional version. http://www.merckmanuals.com/professional/index.html, 2018.
48. Strickland JW: Biologic basis for hand and upper extremity splinting. In Fess EE, Gettle K, Philips CA, et al.: *Hand and upper extremity: principles and methods*, ed 3, St. Louis, 2005, Elsevier/Mosby, pp 87–103.
49. Struck BD: Pressure ulcers. In Fillit HM, Rockwood K, Young JB, editors: *Brocklehurst's textbook of geriatric medicine and gerontology*, 8th ed, London, England, 2017, Elsevier, pp 939–942.
50. Swedberg L: Splinting the difficult hand, *WFOT-Bulletin* 35:15–20, 1997.
51. Taylor J, Kersten P: The patient-rated wrist and hand evaluation: a systematic review of its validity and reliability, NZ *J Physiother* 42(3):141–147, 2014.
52. Thomas E, Croft PR, Dziedzic KS: Hand problems in community-dwelling older adults: onset and effect on global physical function over a 3-year period, *Rheumatology* 48:183–187, 2009.
53. 3-Point Products. https://www.3pointproducts.com/, 2018.
54. University of California San Francisco Medical Center: Communicating with people with hearing loss. https://www.ucsfhealth.org/education/communicating_with_people_with_hearing_loss/, 2018.
55. World Health Organization: *International classification of functioning, disability, and health (ICF)*, Geneva, Switzerland, 2001, World Health Organization.
56. Youdim A, Geffen D: Nutrition in clinical medicine: Merck Manual professional version. http://www.merckmanuals.com/professional/index.html, 2018.
57. Zotefoams: http://www.zotefoams.com/product/azote/plastazote/, 2018.

부록 16.1 사례연구

사례연구 16.1[a]

Ruby는 생활지원시설에 거주하는 오른쪽이 우세팔인 90세 여성이다. 그녀는 보조기와 ADL 중재를 위한 평가와 치료를 받기 위해 작업치료에 의뢰되었다. 그녀는 2년 전에 오른쪽 중지의 방아쇠손가락에서는 회복되었지만 오른쪽 엄지 CMC관절에 OA를 앓고 있다. Ruby는 더 이상 가운데 손가락을 움직일 수 없게 되었다. 또한, 능동 MCP관절 폄의 일부 기능도 상실되었다. Ruby는 코바늘 뜨개질을 좋아하지만, 엄지 통증으로 인해 점차적으로 코바늘 뜨개질하는 시간이 줄어들고 있다고 하였다. 자기관리 수행을 관찰한 결과, 중지의 능동 MCP 폄이 상실되어 Ruby는 집기가 필요한 활동 시 검지와 엄지 맞섬만을 사용하는 것으로 나타났다.

1. 치료사는 가장 적절한 보조기를 결정하기 위해 다음 중 어떤 것을 고려해야 하는가?
   a. 수술 후 방아쇠손가락 지침
   b. 쥐기 강도
   c. 기성품 및 맞춤형 보조기의 장단점
   d. 방아쇠손가락용 기성품 보조기
2. 보조기 디자인은 다음 중 어떤 조합을 포함해야 하는가? 해당하는 모든 항목에 동그라미를 치시오.
   a. 엄지 CMC 고정
   b. 엄지 CMC 가동화
   c. 중지 폄 지원
   d. 중지 MCP 굽힘 차단
3. 보조기의 목표에는 다음 중 어떤 것이 포함되어야 하는가? 해당하는 모든 항목에 동그라미를 치시오.
   a. 엄지 가동화
   b. 작업 수행 능력 향상
   c. 통증 감소
   d. 운동 기능 상실 대체
4. 작업 수행 능력을 촉진하기 위해 다음 중 가장 중요하지 않은 것은 무엇인가?
   a. 자기 관리 기능
   b. 여가에 대한 관심
   c. 통증의 위치와 정도
   d. 나이

[a]정답은 부록 A를 참조

사례연구 16.2[a]

Edward는 시골의 농장에서 아내와 함께 사는 74세의 남성이다. 그는 최근 입원 재활 시설에서 집으로 퇴원했다. Edward는 물리치료, 작업치료 및 간호를 포함하는 홈 케어 서비스를 받고 있다. Edward의 진단명은 우측 편마비를 동반한 좌측 CVA이다. 중요한 병력은 CHF 및 COPD이다. Edward의 주된 불만은 제한된 지구력과 감소된 오른쪽 팔 사용이다. 평가 시 Edward는 양측 팔(UE) 떨림, 오른쪽 어깨와 팔꿈치에서 팔 기능의 양호한 회복, 최소한 능동 손목 폄, 손가락 및 오른손(손등쪽) 부종, 비대한 DIP관절을 보인다. 그는 현재 보조기 중재를 의뢰 받았지만 입원 중에는 보조기를 착용하지 않았는데, 그 이유는 움직임 회복의 징후를 보이고 있었고 운동 손실을 막기 위해 매일 치료를 받고 있었기 때문이다.

1. 보조기의 목표에는 다음 중 무엇을 포함해야 하는가? 해당하는 모든 항목에 동그라미를 치시오.
   a. ROM 손실 방지
   b. 감각운동 기능 상실 대체
   c. 통증 감소
   d. 부종 감소
2. 어떤 보조기를 권장할 수 있는가?
   a. D자 모양 링 스트랩이 있는 손목 고정 보조기
   b. 엄지 고정 보조기
   c. 연성 네오프렌 기성품 보조기
   d. 기성품으로 조정 가능한 손목-손-손가락 보조기
3. 어떤 종류의 스트랩을 선택할 것인가?
   a. 길고 부드럽고 넓은 스트랩
   b. 얇은 고리 스트랩
   c. 정확한 크기로 자른 D자 모양 링 스트랩
   d. 넓은 후크 스트랩
4. 어떤 착용 스케줄을 제안할 것인가?
   a. 종일 보조기 착용
   b. 위생활동 중에만 보조기 제거
   c. 낮에만 보조기 착용
   d. 밤에는 보조기를 착용하고 쉬는 동안에는 주기적으로 착용
5. 비대한 DIP관절에 대해 가장 가능성 높은 원인은 무엇인가?
   a. RA
   b. 뼈엉성증
   c. OA
   d. 말초혈관질환

[a]정답은 부록 A를 참조

부록 16.2 실험실 실습

실험실 실습 16.1[a]

1. 엄지 손목손허리 OA를 동반한 환자를 위한 위의 보조기에서 확인할 수 있는 문제는 무엇인가?

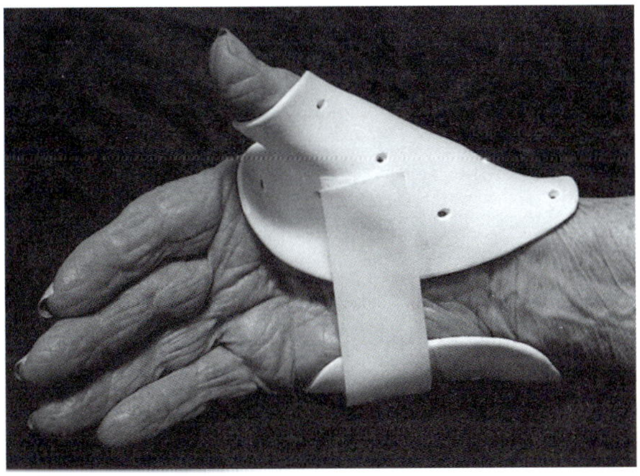

2. 엄지 IP관절의 과다폄을 동반한 환자의 경우 그림에 표시된 보조기는 어떻게 수정되는가?

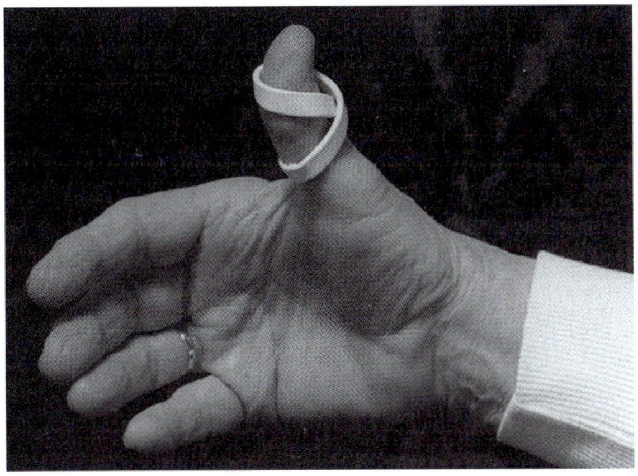

[a]정답은 부록 A를 참조

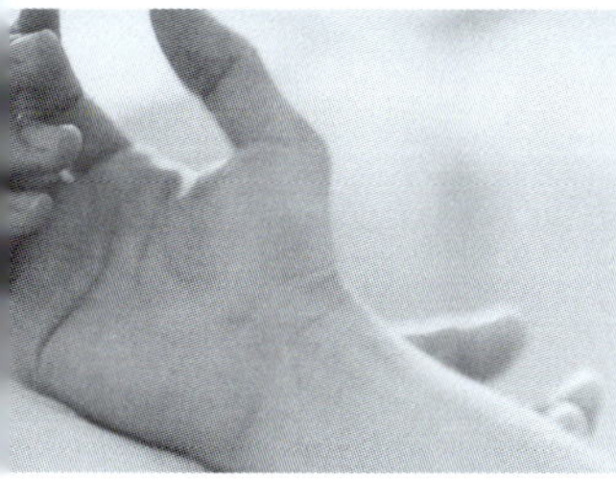

17

아동을 위한 보조기

Orthoses for the Pediatric Population

Yvette A. Elias

학습목표

1. 아동의 팔과 관련된 일반적인 진단을 확인한다.
2. 팔 보조기가 아동 발달에 미치는 영향을 조사한다.
3. 선별된 진단과 수술 후 보조기를 위한 일반적인 수술 절차에 대해 설명한다.
4. 아동의 팔을 위해 특별히 제작된 보조기에 대해 설명한다.
5. 열가소성 보조기와 연성 보조기 적용에 대해 확인한다.
6. 아동을 위한 보조기 제작의 어려움을 설명한다.
7. 아동 보조기 착용 일정과 주의 사항에 대해 설명한다.
8. 아동을 위한 중재 시 가족 구성원과 기타 보호자의 중요성 및 역할에 대해 토론한다.
9. 올바른 보조기 맞춤을 평가하고 분석한다.
10. 아동을 위한 보조기 중재 시 안전 문제를 확인한다.
11. 기성 아동용 연성 보조기 구매를 위한 출처를 확인한다.
12. 아동 보조기 중재에 대한 최신 근거를 조사한다.
13. 아동 보조기 중재를 위해 사례 연구를 적용한다.

주요용어

관절굽음증 arthrogryposis
팔신경얼기 brachial plexus palsy
가락굽음증 camptodactyly
중심화 centralization
뇌성마비 cerebral palsy (CP)
갈고리 엄지 clasped thumb
손가락옆굽음증 clinodactyly
선천성 손 장애 congenital hand anomalies
에르브 마비 Erb palsy
형성저하증 hypoplasia
소아 방아쇠 엄지 pediatric trigger thumb
노뼈화 radialization
노쪽 세로 결핍 radial longitudinal deficiency
강직 spasticity
가락붙음증 syndactyly
긴장도 tone
자뼈화 ulnarization

Johnny는 자궁 내 뇌졸중으로 인한 오른쪽 편마비를 보이는 18개월 된 남자 아이이다. 그는 오른쪽 팔의 완전한 수동 관절가동범위(PROM)와 경증의 굽힘근 긴장을 가지고 있어서 팔꿈치, 손목 굽힘, 엄지 굽힘, 손가락으로 수녀 시기를 보이며 어깨 굽힘과 벌림, 팔꿈치 폄, 아래팔 뒤침 및 손목 폄에서 능동 관절가동범위(AROM)의 제한을 보인다. Johnny는 오른손 손가락을 능동적으로 폄할 수 있지만 손목을 굽힘 한 상태로 물체에 접근하고 엄지를 손바닥에서 힘들게 빼내는 데 대부분의 시간 소요하기 때문에 오른손으로 물건을 잡는 데 어려움을 겪고 있다. 치료사에 의한 노쪽 잡기를 사용하여 물체를 잡을 수 있지만 놓기가 어려우며 이러한 물건 놓기 과제에 많은 시간이 필요하며 과제 중에 능동적인 손목 및 손가락 폄을 동시에 협응된 움직임이 어렵다(그림 17.1). 치료사는 다음 사항을 고려해 보아야 한다. 보조기를 이용해 Johnny의 기능을 돕거나 기능 상실을 예방할 수 있는가? Johnny에게 적합한 보조기는 무엇이며 능동적 잡기 및 놓기를 향상시킬 수 있는 중재에는 무엇이 있는가?

이 장에서는 아동에 영향을 미치는 팔 보조기 중재에 대한 일반적인 질환을 소개한다. 보조기 제작은 정형외과 질환 및 발달 장애가 있는 아동에게 사용되는 치료적 중재로 선천성 손 기형에 대한 수술적 중재 시 일반적으로 수술 후 보조기를 제공한다. 이 장에서는 보조기 재료의 적절한 선택, 보조기 디자인, 보조기 제작 단계 및 어린이 및 보호자와 함께 작업하기 위한 팁에 대해 설명하였다. 아동 환자를 위해 제작된 보조기는 팔꿈치, 아래팔 돌림, 안정 손, 손목 및 엄지 보조기가 있으며 아동은 시중에서 판매되는 보조기의 도움을 받을 수 있다. 다양한 상업 보조기에 대한 측정 및 권장에 대해 설

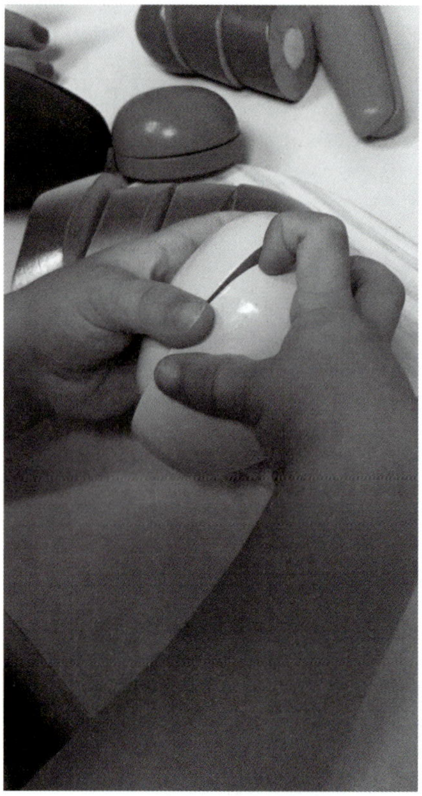

그림 17.1 뇌성마비 아동

명하였고, 이 장의 목적은 손상, 선천적 손 이상 및 발달 장애를 가진 아동의 특별한 필요에 따라 보조기 제작에 대한 지식을 적용하는 데 있어 초보 치료사를 안내하는 것이다.

아동을 위한 보조기의 목적

PURPOSE OF ORTHOSES FOR PEDIATRICS

아동 보조기의 목적은 보호, 예방 또는 아동의 팔 기능 및 기술 개발을 향상시키는 것이다. 성인 보조기 제공과 유사하게 소아 보조기는 단일 또는 다중 관절의 문제를 해결할 수 있어 다양한 위치에 적용할 수 있다[예: 어깨에서 먼쪽 손가락뼈사이(DIP)관절까지].

이 장에 제시된 포괄적인 중재 계획은 아동 평가로 시작하여 작업치료 실행체계(OTPF)의 모든 요소를 통합한 임상 시스템을 지침으로 사용하였고 작업치료 서비스는 고객 중심이며 아동에게 중요한 분야, 가족 내 역할, 특히 가정과 학교 환경에서 놀이 및 학습 수행에 초점을 맞출 수 있다. 임상체계를 적용하는 평가로는 다음 영역을 통합하는 것이다:

- 작업 영역: 활동에 참여하는 아동을 임상적으로 관찰한다. 보조기 사용이 기능을 제한하거나 개선하는가? 보조기로 향상될 수 있는 발달에 필요한 기술(들)에는 무엇이 있는가?
- 고객 요인: 아동의 근긴장, 관절가동범위(ROM), 근력 및 구축을 평가한다. 보조기는 이러한 구성 요소의 추가 손상을 개선하거나 예방할 수 있는가?
- 수행 기술: 영향을 받은 팔 · 다리에 손을 뻗고, 잡고, 체중을 견디고, 물체를 안정시키고 조작하는 아동의 능력을 평가한다. 아동의 감각 상태, 시각 능력 및 인지 수준은 어떠한가? 보조기 사용이 이러한 시스템에 어떠한 영향을 미치는가?
- 한경: 아동의 가정과 학교 환경을 기록한다. 보조기 사용이 이러한 환경에서 어떤 영향을 주는가?

목표

GOALS

아동을 위한 보조기 중재의 목표는 성인과 유사하다. 목표에는 아래 내용을 포함한다.

- 팔 지지
- 치유 중 보호
- 기능 향상을 위한 자세
- 약한 근육 그룹을 도움으로서 기능 향상
- 조직 길이 및 관절 정렬 촉진 또는 유지
- 변형 방지

아동 보조기 제작은 단순히 작은 크기의 보조기를 만드는 것 이상으로 아동에게 적용되는 기계적 원리와 보조기 제작 기술을 포함한 아동을 위한 보조기 제작 시 여러 주요 영역에서 성인 보조기 제작과 다르다.

1. 성장하는 손바닥과 손가락 길이에는 성인 손과 다른 비율이 존재한다.
2. 아동은 지속적으로 성장하기 때문에 이를 수용하기 위해 더 자주 보조기 조정 및 교체가 필요하다.
3. 많은 경우 부모나 교사는 보조기를 적용하고 제거할 책임이 있으며 보조기 중요성, 착용 및 관리 일정, 예방 조치를 이해해야 한다.
4. 기초 운동 패턴은 생후 1~3년 동안 설정된다. 보조기를 이용한 중재는 아동이 보다 일반적인 움직임 패턴을 발달시키는 데 도움이 된다.
5. 아동이 보조기를 받아들이는 것에 대해 두려움을 가질 수

있으며 일반적으로 맞춤 보조기를 손으로 제작하는 동안 가만히 있지 않을 것이다.

6. 아동은 보조기를 제거할 수 있으나 보조기 착용을 준수하는 것이 어려울 수 있다.

발달

DEVELOPMENT

아동을 치료하려면 정상 및 비정상 아동 발달에 대한 이해, 특정 아동 질환에 대한 지식, 보조기를 포함한 현재의 증거기반 중재에 대한 이해가 필요하다. 부모 또는 보호자는 중재 계획을 확실히 준수하기 위해 처음부터 보조기 과정 동안 함께 참여해야 하며 각 보조기의 목적을 잘 이해하고 있어야 착용 일정을 준수할 수 있다. 치료사는 자녀에 대한 부모의 구체적인 목표와 기대치를 고려해야 한다.

정상적인 손 발달 Normal Hand Development

보조기 제작 전에 정상적인 손 발달을 이해해야 한다. 팔은 임신 26일째부터 성장하기 시작하지만 그 전부터 태아의 몸쪽 벽에 있는 조직의 작은 성장으로 시작된다. 이 작은 영역에는 팔을 형성하는 데 필요한 모든 정보가 포함되어 있다. 팔의 발달은 먼쪽에서 몸쪽으로 진행된다. 31일이 되면 손의 영역이 나타난다. 손가락은 36일에서 41일 사이에 뚜렷해지며 뼈, 관절, 근육 및 혈관 발달로 이어진다. 팔의 형성은 태아 발달 8주차에 완성된다.

비정상적인 손 발달 Abnormal Hand Development

비정상적인 손 발달은 내인인자(예: 염색체 이상 또는 돌연변이 유전자), 외인인자(즉, 환경적) 또는 이 둘의 조합에 의해 영향을 받을 수 있다. 이러한 인자는 팔 형태의 발달을 저해하거나 이미 형성된 구조의 파괴를 야기 시킨다.

소근육 운동 기술 발달 Fine Motor Skill Development

보조기를 제작하는 치료사는 손 및 소근육 운동 기술 발달의 이해를 통해 아동의 현재 소근육 운동 기술 수준을 고려하고 보조기 중재가 앞으로의 손 기술 발달에 어떻게 영향을 미치는지 고려한다. 감각적 탐구와 놀이를 통해 아이들은 자신의 환경에 대해 배우게 되는데 보조기를 착용하면 탐색 및 놀이 능력에 어느 정도 방해가 된다. 치료사는 놀이 및 잡기 및 놓기 패턴 발달을 위한 충분한 기회를 보장하기 위해 적절한 보조기 착용 일정을 제공한다. 표 17.1에는 태어나서 첫해 동안 대근육 및 소근육 운동 능력 발달에 대한 지침이 나와 있다. 예측 가능한 방식으로 아이들의 이러한 기술이 발달된다. 적절한 보조기 선택은 이러한 발달을 고려한다.

비정상적인 팔 운동 발달

Atypical Upper Extremity Motor Development

비정상적인 팔 운동 발달은 영아 또는 아동이 근약화, 강직, 구축, 변형, 단축 및 감각 이상을 보상하는 운동 패턴이 발달할 때 발생한다. 예를 들어, 어린이가 엄지가 모음된 상태에서 잡기를 하면 자쪽 손가락을 사용할 수 있다. 이 패턴으로 자쪽 편위와 손목 굽힘이 강화되는 반면 노쪽 근육은 사용하지 않으면 과도하게 신장되거나 약화될 수 있다. 이 주제는 이장 후반부의 뇌성마비 단원에서 설명할 것이다.

일반적인 아동 팔 질환

COMMON PEDIATRIC UPPER EXTREMITY CONDITIONS

선천성 손 기형을 가지고 태어난 아이들은 특수한 고려사항과 팀 접근이 필요하다. 가족 구성원, 치료사, 외과 의사 및 교사들이 함께 중재에는 참여하며 가장 흔한 선천성 기형은 다음과 같다.

표 17.1 대근육 및 소근육 운동 기술 발달

연령	대근육 및 소근육 운동 기술
출생~2개월	생리학적 굽힘
2개월	잡기 반사
3개월	바로 누운 상태에서 두 손 모으기
4개월	물체를 몸 중간에 두기, 아래팔로 체중을 버티기
5개월	양손으로 물체에 접근하기, 뻗친 팔로 체중 버티기, 아래팔 뒤침이 다소 보임
6개월	엎드려 누운 상태에서 펴진 팔로 번갈아가면서 체중 버티기, 팔꿈치가 완전 폄됨
7개월	목적 있는 놓기, 경우에 따라 서기 위해 팔 당기기
8개월	손과 무릎으로 기어 다님
9개월	능동 뒤침을 동반한 뻗기
10개월	엄지로 찌르기
12개월	한 손을 쓰는 동안 한 손으로 안정 취하기
15개월	정밀 잡기를 동반한 놓기가 발달함

출처: Hogan, L., Uditsky, T. (1998). *Pediatric splinting: Selection, fabrication, and clinical application of upper extremity splints*. San Antonio, TX: Therapy Skill Builders.

1. 일반적인 선천성 손 기형
   a. 노쪽 세로 결손/노쪽 휜손
   b. 저형성 엄지
   c. 소아 방아쇠 엄지
   d. 가락붙음증
   e. 가락굽음증
   f. 손가락 옆굽음증
   g. 갈고리 엄지
2. 팔신경 얼기 마비
3. 관절굽음증
4. 청소년 특발성 관절염
5. 뇌성마비

일반적인 선천성 손 이상
Common Congenital Hand Anomalies

노쪽 세로 결손/노쪽 휜손
Radial Longitudinal Deficiency/Radial Clubhand

노쪽 휜손(riadial clubhand)이라고 하는 노쪽 세로 결손은 팔에서 가장 흔한 선천성 세로 결손이다(그림 17.2). 선천성 팔 이상이라는 용어로 팔의 노쪽 측면의 저발달된 조직(tissue) 혹은 비정상 발달로 인해 엄지의 형태를 갖추지 못한 저형성(hypoplasic) 상태로 엄지가 아닌 다른 손가락이 하나 더 있는 듯한 외형을 보인다. 노쪽 손가락은 일반적으로 뻣뻣한 반면 자쪽 손가락은 움직임이 더 많다. 손목의 노쪽에는 뼈 지지대가 없으며 근육 힘줄에 이상이 있다. 굳은 팔꿈치, 짧은 아래팔, 노쪽으로 기울어진 손, 덜 발달되거나 존재하지 않는 엄지의 조합은 손 기능을 현저하게 손상시키며 심각도에 따라 수술적 중재의 결정된다.

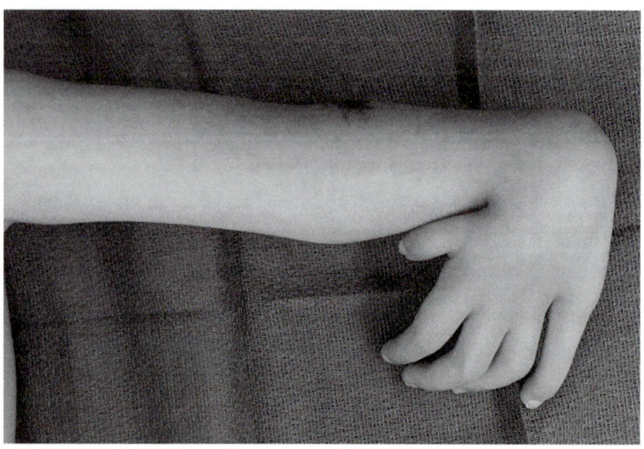

그림 17.2 노쪽 휜손

노쪽 결손 상태는 단독으로 발생할 수 있지만 일반적으로 서로 연관되어 다른 증후군과 함께 어느 정도 동반되어 발생한다.

영향을 받은 모든 관절에 적용하는 수동 신장 및 적절한 보조기는 태어난 후 얼마 지나지 않아 손목의 협착된 노쪽 구조를 당기거나 늘려야 한다. 수동적 스트레칭과 보조기 사용은 진행성 구축을 예방하고 손사용을 위한 지지 기반을 제공하는 데 필수적이다. 이러한 접근 방식은 더 심각한 결함이 있는 경우와 마찬가지로 향후 중앙화(centralization) 시술이 필요한 경우 수술 후 최상의 기능적 결과를 제공한다(중앙화는 노쪽치우침과 손목 아탈구를 교정하기 위해 손목뼈를 자쪽에서 중앙 위치로 이동시키는 수술이다). 처음에는 노쪽 거터형 손목 보조기(그림 17.3)(7장 참조)를 아래팔의 노쪽 측면에 몰드해서 아래팔 중심에 위치시키거나 수동적 움직임이 가능하다면 아래팔 중심에 위치해 준다. 이러한 보조기는 종일 착용해야 하며 놀이를 할 때 손가락을 자유롭게 사용하며 입으로 손을 탐색할 수 있도록 해야 한다. 뼈 돌출부 위에 패딩을 씌우고 두더지 가죽을 통해 보조기 안쪽으로부터 피부를 보호하고 최대한의 편안하도록 하는 것이 중요하다. 부드러운 스트랩은 피부가 잘 견딜 수 있게 한다. 팔꿈치가 뻣뻣한 경우, 장기간 신장을 위해 아동에게 견딜 수 있을 만큼 수

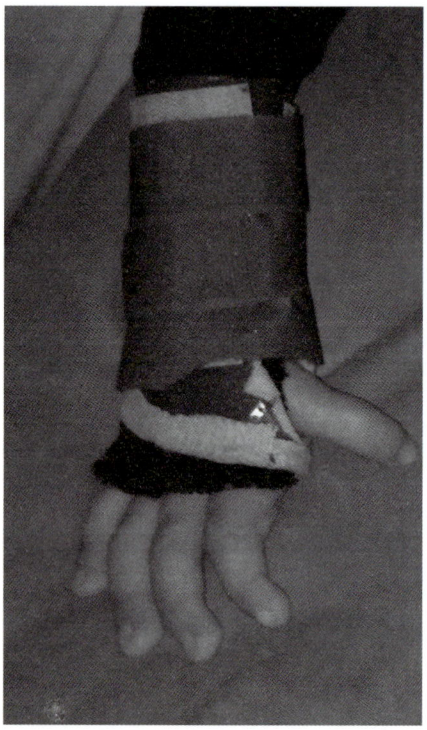

그림 17.3 보조기를 착용한 노쪽 휜손

동 굽힘을 밤새 적용하기 위해 뒤쪽 긴 팔 보조기를 제작할 수 있다(10장 참조). 이러한 뒤쪽 긴 팔 보조기는 ROM이 향상됨에 따라 굽힘을 증가시켜 연속적으로 수정해야 하며 손, 손목 및 팔꿈치의 위치를 교정하기 위해 전체 팔 캐스트를 사용할 수 있다.

노쪽 세로 결손을 관리하기 위해 새로운 외과 접근이 시행되고 있지만, 현재 수행되는 가장 일반적인 절차는 연부조직 당김에 이어 중심화, 노뼈화 또는 자뼈화와 같은 손목 재배열 시술이다(노뼈화는 관질을 아래펄의 노쪽 경계로 손을 가깝게 하는 이동시키는 수술 절차이다. 자뼈화는 손을 아래팔의 자쪽 경계에 더 가깝게 이동시키는 수술 절차이다). 비수술적 치료를 받은 환자와 중심화 또는 노뼈화로 치료받은 309명의 환자를 포함하여 446명의 환자에 대한 대규모 후향적 검토에서 수술을 받은 환자들이 향상된 정렬과 ROM 및 근력을 포함하여 외형 및 기능이 개선되었음이 보고되었다.

Banskota와 동료들은 아이들이 적응 기능 기술을 빠르게 습득하기 위해서는 2세 이전에 손목 수술을 하는 것을 권장하며 지연된 수술은 정상적인 손기술 발달을 방해할 수 있다. 수술의 첫 번째 단계에서 연부조직 당김을 위해 외부 고정 장치가 적용된다. 이 시간 동안 치료사는 핀으로 고정된 부분을 보호하고 아동의 부상을 방지하기 위해 외부 고정 장치 위에 보호 보조기를 제작해야 할 수 있다. 이 보조기는 원주형이어야 하며 특히 보조기의 먼쪽 부분을 고정할 엄지가 없는 경우 안정성 향상을 위해 팔꿈치를 포함해야 할 수도 있다. 스트랩을 전략적으로 적용하면 보조기가 움직여지는 것을 방지할 수 있다. 짧은 팔 노쪽 거터 보조기를 가장 잘 스트래핑 하기 위해 8자 모양 패턴으로 하나의 스트랩을 사용하거나 보조기를 고정하기 위해 하나의 긴 스트랩을 적용할 수 있다. 8자 패턴은 앞쪽 팔꿈치를 가로지르는 넓은 끈이 있는 긴 팔 보조기에도 적용될 수 있다. 보조기 사용의 장점은 깁스와 달리 주 단위의 당김을 수행하기 위해 외과의가 보조기를 쉽게 제거할 수 있다는 것이다. 그런 다음 치료사는 증가된 손목 정렬을 수용하기 위해 필요에 따라 보조기를 수정해야 한다. 다음 단계는 정식 중심화 수술로, 수술 후 12주 동안 아래팔 보조기(7장 참조)를 사용해야 하며 위생 활동 시에만 제거된다. 다시 말하지만, 엄지가 포함되지 않은 보조기를 제자리에 유지하는데 어려움이 있는 경우, 보조기가 쉽게 제거될 가능성을 줄이기 위해 긴 팔 보조기가 더 나은 선택일 수 있다. 이 긴 팔 보조기는 수술 후 약 12주에 밤새 착용하며 일반적으로 골격이 성숙될 때까지 야간에 착용한다. 경미한 기형이 있는 아동은 필요에 따라 낮 시간에 착용과 동시에 야간 착용 일정을 따르는 것이 좋다.

연속 정적 및 정적 진행형 가동 보조기는 손목을 안정시키고 바르게 위치시킨다. 이러한 보조기(및 수동 움직임)는 손목을 보다 중립적인 위치에 정렬시키고 기능을 극대화시킨다. 그 대신에 아동이 완전한 수동 관절 움직임을 하려면 야간에 안정 손 보조기(9장 참조)의 혜택을 받을 수 있다. 안정 손 보조기는 손가락의 정렬을 유지하고 손가락의 굽힌 구축을 방지한다. 손목 지지대는 종종 손가락의 기능적 잡기를 향상시킨다. 성장에 따라 아동은 여러 번의 수술이 필요할 수 있으며 잦은 보조기 조정이 필요할 수 있다.

노뼈 결손 아동을 위한 보조기를 제작할 때 많은 어려움이 있는데 다음 사항이 포함된다.

- 아동이 보조기를 쉽게 제거할 수 있다.
- 제작 및 착용 중에 열가소성 재료를 유지만한 엄지가 부족하다.
- 보조기가 몸쪽 및/또는 먼쪽으로 움직이는 경향
- PROM의 제공과 함께 보조기의 연속적인 조정이 필요하다.
- 지렛대와 기계적 길이를 위해 팔꿈치가 보조기에 포함되어야 할 수도 있다.

저형성 엄지 Hypoplastic Thumb

해부학적 부분(뼈, 근육 힘줄, 또는 외배엽)에 어느 정도 결손이 있는 엄지를 저형성 엄지(hypoplastic thumb)이라고 한다. 널리 사용되는 블로스(Blauth) 시스템은 저형성 엄지를 5가지 유형으로 분류한다(표 17.2).

선천성 엄지 무형성증(엄지가 완전히 없음) 또는 저형성증(그림 17.4)이 있는 아동은 심각한 기능 장애를 가진다. 이러한 아동들은 손 기능의 핵심 요소인 엄지의 능동적인 움직임이 없다. 수술 절차는 엄지 기능을 향상시키기 위한 힘줄 이식(경미한 엄지 저형성증의 경우)을 포함한 엄지 재건에서부터 엄지가 없을 때 검지로 엄지를 만드는 엄지 형성술까지 다양하다. 글상자 17.1은 엄지 저형성증 보조기 중재에 대한 적응증을 나열하였다. 엄지 저형성증이 있는 아동을 위한 엄지 보조기(그림 17.5)에는 필요에 따라 손목손허리뼈(CMC), 손허리뼈(MP), 손가락뼈사이(IP) 관절이 포함된다. 적절한 보조기는 첫 번째 갈퀴막공간을 유지하고 엄지를 기능적인 위

표 17.2 저형성/무형성 엄지

유형	발견	치료
I	경미한 전반적 저형성	성장 촉진
II	엄지두덩 내재근의 부재 첫 번째 갈퀴막공간의 협소 자쪽곁인대 불충분	맞섬 성형술 첫 번째 갈퀴막공간 절제술 자쪽곁인대 재건술
III	유형 2와 유사한 발견에서 추가: 외재근 및 힘줄 장애 골격 결손 A: 안정한 CMC관절 B: 불안정한 CMC관절	A: 재건술 B: 엄지화 수술
IV	푸스 플로텐트(Pouce flottant) 또는 붕뜬 엄지(floating thumb)	엄지화 수술
V	부재	엄지화 수술

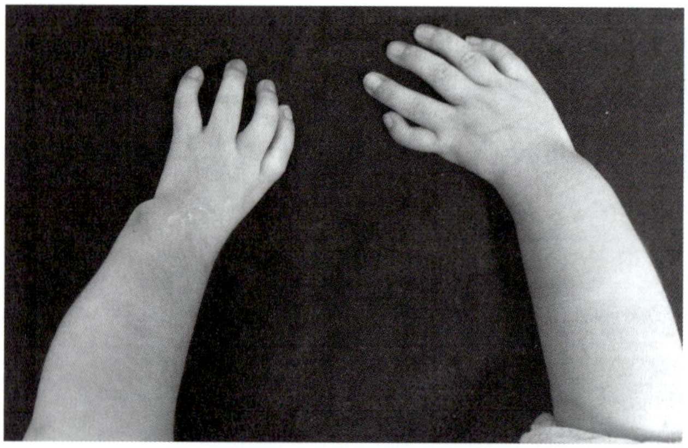

그림 17.4 저형성 엄지

글상자 17.1 저형성 엄지를 위한 보조기 제작을 위한 지시사항

수술 전	수술 후
보조기는 첫 번째 갈퀴막공간을 보존 및/또는 증가시킴	보조기는 회복 동안 힘줄의 이동을 방지함 보조기는 검지의 엄지화를 방지함 (새로운 자세에서)

치에 유지시키며 변형을 수정하거나 방지한다. 열가소성 재료의 적절한 두께는 아동의 손 크기에 따라 결정된다. 아동 및 유아의 경우 1/16인치 두께의 열가소성 재료도 너무 무거울 수 있다. 시중에서 판매되는 부드러운 엄지 보조기, 갈퀴막공간 내에 리본 또는 얇은 네오프렌 스트랩을 적용하는 것이 가장 적절할 수 있다.

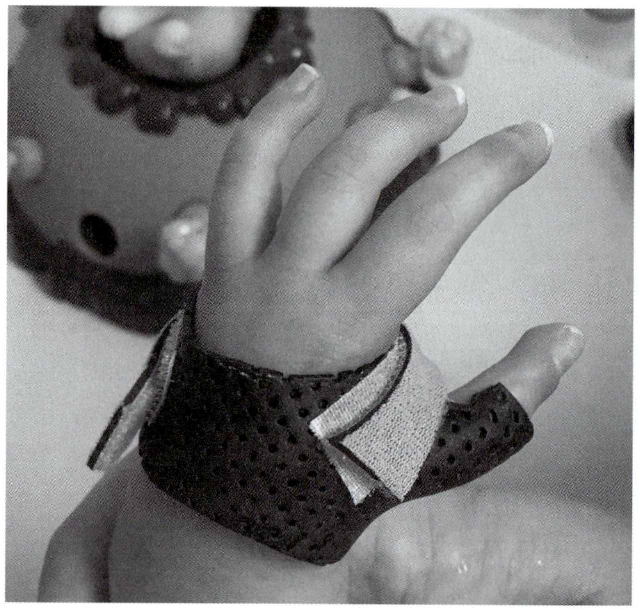

그림 17.5 엄지 보조기

소아 방아쇠 엄지 Pediatric Trigger Thumb

소아 방아쇠 엄지(pediatric trigger thumb)는 일반적으로 아동 초기에 나타나며 출생 시에는 나타나지 않는다. 가장 일반적으로 엄지는 IP관절에서 굽힘으로 굳어진다. MCP관절 굽힘 주름의 손바닥 측면에 뚜렷한 결절이 존재하는데, 이는 노타 결절(Notta nodule)로 알려져 있다. 최근 방아쇠 엄지를 가진 아동을 대상으로 한 초음파 연구에서 이러한 아동에게 긴엄지굽힘근 힘줄 또는 A1 도르래에 이상이 없는 것으로 나타났다. 오히려 그 원인은 도르래의 단면적에 비해 힘줄의 단면적 간의 크기 불일치라고 할 수 있다. 소아 방아쇠 손가락이 후천성 기형인지 선천성 기형인지에 대한 논란이 있다. 두 경우 모두 보조기 중재와 신장 운동이 성공적일 수 있다. 치료 지침에 대한 근거로는 6~12주 동안의 관절 전 범위 과다폄 보조기 중재와 야간 착용이 포함된다. Shiozawa와 동료들은 첫 번째 의사 평가에서 고정 보조기를 권장했다. 아래팔 기반 보조기는 손목을 경미하게 폄시키고 엄지를 노쪽 벌림시키고, IP관절을 수동으로 가능한 한 많이 폄시킨다(그림 17.6). 아래팔 보조기는 아동에게 가장 적합하며 새끼손가락 기반 보조기는 일반적으로 쉽게 벗겨지거나 아동이 제거할 수 있기 때문이다. 저자들은 보조기를 착용하면 추가적인 수술적 중재의 필요성이 현저히 감소한다는 것을 발견했다. A1 도르래의 수술적 박리는 1년 동안의 보존적 치료 후에도 해결되지 않을 때 필요할 수 있다. Koh와 동료들은 특히 잠긴 방아쇠 엄지의 비수술적 관리 결과에 대해 보고했다. 그 연구자들은 야간 보조기를 사용하여 치료받은 사람들의 92%가 착용 후 평균 22개월에 완전히 해결되는 반면, 단순히 관찰만 받은 60%는 평균 59개월 만에 완전히 해결된다는 것을 발견했다.

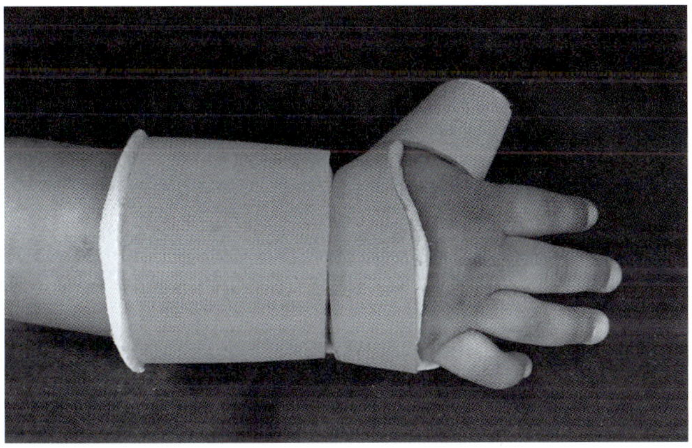

그림 17.6 아래팔 기반 보조기는 손목의 약간 폄, 엄지의 노쪽 벌림, 손가락뼈사이관절의 폄이 가능한 상태에서 착용한다.

소아 방아쇠손가락 Pediatric trigger finger

소아 방아쇠손가락(pediatric trigger finger)은 종종 기저 질환이 있는 아동에게 나타난다. 방아쇠 엄지와 달리 방아쇠손가락은 고정되거나 굽힘 자세로 고정되기보다는 전형적인 방아쇠 증상이 더 자주 나타난다. 최근 특발성 소아 방아쇠손가락을 위한 성공적인 비수술적 치료가 보고되고 있다. 소아 방아쇠손가락의 관찰과 보조기에 대한 최신 비교 연구에 따르면 관찰 그룹에서 30%가 개선된 반면, 보조기 그룹에서는 67%가 개선되었다.

가락붙음증 Syndactyly

가락붙음증(syndactyly)은 손가락끼리 붙는 것을 말한다(그림 17.7A). 가락붙음증은 완전(손가락의 전체 길이) 또는 불완전으로 분류된다. 가락붙음증은 피부만을 포함할 수 있으며(단순 가락붙음증) 뼈의 융합을 포함할 수 있다(복잡한 가락붙음증). 가락붙음증은 기능 및 미적 개선을 위해 외과적 박리를 통해 치료된다. 수술은 일반적으로 잡기 패턴이 확립되기 전에 수행된다.

가락붙음증 박리술 이후, 갈퀴막공간 또는 손가락 분리기

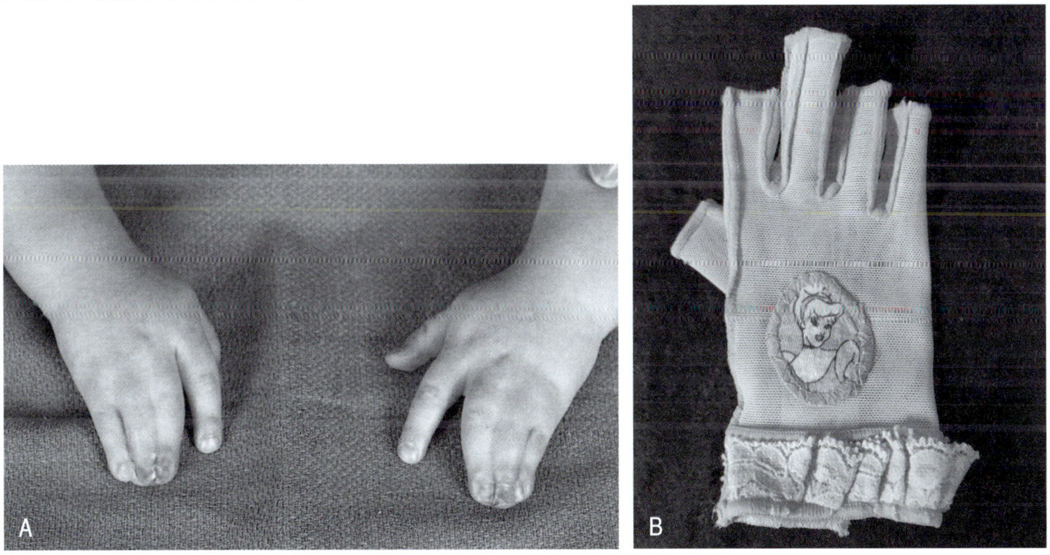

그림 17.7 A: 가락붙음증, B: 가락붙음증 박리술 이후 갈퀴막공간 보존을 위한 압박 장갑

가 실리콘 또는 엘라스토머 퍼티로 형성되어 수술로 교정 손가락 사이 갈퀴막공간에 대한 압박을 견딘다. 높은 일치성을 가진 열가소성 재료가 사용되며 갈퀴막 크리프 또는 박리된 손가락 사이의 반복적인 피부 융합은 재발할 수 있으며 추가 수술적 박리가 필요한 심각한 합병증이다. 가락붙음증 치료에 사용되는 보조기의 유형에는 열가소성 재료 또는 엘라스토머를 통해 펠릿으로 만든 손가락 분리기가 있는 안정 손 보조기(그림 17.8)가 포함될 수 있다. 폼 패드가 부착된 열가소성 재료의 등쪽 부분은 먼쪽 끝부분에서 손바닥쪽 보조기에 양쪽에서 붙일 수 있도록 적용하여 기존 몸쪽 손가락뼈사이(PIP)관절 굽힘 구축을 감소시키고 아동의 손가락에서 보조기가 쉽게 미끄러지는 것을 방지할 수 있다. 코반(밴드)는 또한 갈퀴막공간을 보존하고 감염된 손가락 주위를 흉터 재형성을 위해 가볍게 감쌀 수 있다. 상처가 치유되면 일부 치료사들은 갈퀴막공간을 보존하고 1년의 흉터 성숙 기간 동안 부드럽고 편평하며 움직일 수 있는 흉터의 발달을 촉진하기 위해 비스듬한 삽입물이 있는 압박 장갑으로 어린이의 손을 평가한다(그림 17.7B). 최상의 결과를 위해 하루 23시간 동안 장갑을 착용하는 것이 좋다. 치료사는 갈퀴막공간 안쪽과 손가락 흉터 위에 실리콘으로 된 주간 장갑을 12시간 낮 동안 착용한 다음 실리콘 안감이 없는 야간 압박 장갑으로 번갈아 가면서 매일 총 23시간 동안 착용할 수 있다.

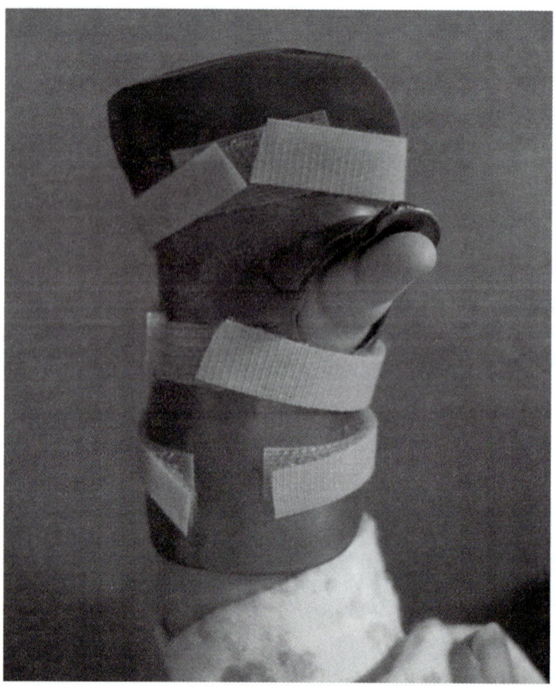

그림 17.8 유아를 위한 안정 손 보조기

하루 동안 흉터 마사지를 자주 수행하고 피부 자극이나 피부 짓무름의 징후가 있는지 아동의 피부를 모니터링하도록 부모에게 지시해야 한다. 잔여 손가락 굽힘 구축이 있는 아동은 밤새 고정 폄 보조기를 지속적으로 착용해야 한다.

가락굽음증 Camptodactyly

가락굽음증(camptodactyly)은 일반적으로 새끼손가락에 영향을 미치는 PIP관절의 비외상성 굽힘 구축으로 일반적인 가락굽음증의 유형에는 세 가지가 있다.

- I형은 유아기에 나타나며 남성과 여성 모두에게 나타난다. I형은 양손 새끼손가락에 영향을 미치며 약지와 검지가 포함될 수 있다.
- II형은 청소년기에 나타나며 여성에게 더 흔하다. II형은 성장이 급증하는 동안 악화된다.
- III형은 좀 더 심각한 형태의 가락굽음증이며 양손의 여러 손가락이 포함될 수 있다. III형은 추가적인 선천성 기형과 관련이 있다.

수술이든 비수술이든지 가락굽음증에 대한 중재는 여전히 논란의 여지가 있으며 기형의 심각성에 따라 달라질 수 있다. 보조기를 사용한 비수술적 중재는 때때로 가락굽음증에 필요한 유일한 치료 형태일 수 있다. 수술은 유일하고 결정적인 치료법이 아니다. 손 치료는 수술 후 결과를 얻는 데 중요한 역할을 하며 비수술 환자에게도 어떠한 역할을 할 수 있다. 손 치료는 임상 검사를 통해 개별화되어 사용하기에 가장 적합한 보조기 중재를 판단해야 한다. 수술은 일반적으로 PIP 골격 변화가 방사선 사진으로 나타나고 기형이 점진적으로 악화되고 기능을 방해하는 경우에만 고려된다. 가락굽음증에 대한 보조기의 유형에는 고정, 동원 및/또는 정적 진행형 보조기를 포함하는 PIP 폄 보조기가 있다. 보조기 위치는 손에 대한 임상 평가를 기반으로 한다. MP관절이 굽힘되는 동안 PIP관절이 계속 굽혀지려면 보조기는 손 전체의 MP관절과 PIP관절이 폄되도록 위치시킨다. PIP관절이 굽힘된 경우에만 MP관절이 폄되고 보조기는 MP관절이 굽힘되고 PIP관절이 폄된 상태에서 내재근 양성 자세에 손을 위치시킨다(내재근 양성 자세에 대한 설명은 9장 참조). 젊은 환자의 경우 피부와 관절에 과도한 압박은 DIP관절을 과다폄시킬 수 있으므로 피해야 한다. 어린아이들은 밤에 보조기를 착용시켜 낮 동안에는 손을 통해 자유롭게 탐색하도록 하여 적절한 손 발달 기술을 개발할 수 있게 하는 것이 좋다. 어린아이들을 대상으로 간단한 가락굽힘증 교정을 목적으로 한 지속적인 보조기 착용의 성공 사례에 대한 몇 가지 근거들이 존재한다.

보조기는 일반적으로 뼈대가 성숙에 도달할 때까지 야간에 밤새 착용하도록 한다. 연속 캐스트(19장 참조) 및/또는 정적 진행형 보조기는 경직된 기형에 더 효과적일 수 있다. 아동이 보조기를 떼어내는 것을 방지하기 위해 대부분의 아동에게 아래팔 기반 보조기가 필요하다. 고정을 위해 원주형 보조기를 제작하거나 손등쪽에 패딩을 부착하고 보조기 손바닥쪽은 먼쪽에서 양쪽으로 고정할 수 있도록 만들면 아동이 보조기를 손가락으로 밀어내는 것을 방지하고 손가락을 가능한 한 곧게 유지시킨다. 부모가 피부 변색 징후를 모니터링할 수 있도록 손가락의 끝은 볼 수 있도록 한다.

가락굽음증을 위한 보조기를 제공하는 데 있어서의 어려움은 아동의 새끼손가락에만 보조기를 적용하는 것이고 또한 성장 기간 동안 보조기 조정이 자주 필요하다. 가장 좋은 결과는 보조기 중재를 일찍 시작할 때 얻을 수 있다.

손가락옆굽음증 Clinodactyly

손가락옆굽음증(clinodactyly)은 손가락의 노자 치우침으로 나타난다. 특히 새끼손가락의 작은 각도는 너무 흔하여 정상적인 기형으로 여겨진다. 병리학적인 손가락옆굽음증은 일반적으로 10° 또는 15° 이상으로 설명된다. 손가락옆굽음증은 일반적으로 양손에 존재하며 비정상적인 모양의 중간 손가락뼈가 원인이다. 기능이 손상된 환자들을 위해 수술이 지시될 수 있다.

갈고리 엄지 Clasped thumb

갈고리 엄지(clasped thumb)는 엄지 폄근 기전의 경미한 결손에서부터 엄지두덩근, 갈퀴막공간 및 연부조직의 심각한 이상에 이르기까지 엄지의 비정상적인 상태를 분류하는 것을 말한다. 분류 체계는 McCarroll에 의해 제안되었고 Mih에 의해 확장되었다. I형 갈고리 엄지는 유연하고 폄근 기전이 없거나 저형성을 가진다. II형 갈고리 엄지는 추가적인 손가락 관절 구축, 곁인대 이상, 첫 번째 갈퀴막공간 구축 및 엄지두덩 근육 이상의 추가 소견으로 복합적이다. III형 갈고리 엄지는 관절굽음증 또는 관련 증후군과 관련이 있으며, 이 경우 폄근 기전에 이상이 거의 없거나 전혀 없다. 폄근 지연은 일반적으로 저형성 짧은 엄지 폄근 힘줄 단위의 결과로 MP관절에서 관찰된다(그림 17.9A). IP관절에서 발생되는 지연은 긴 엄지 폄근 힘줄의 결손을 의미한다. 모음 자세를 취하는 엄지는 벌림근의 결손을 의미할 수 있다.

I형 엄지의 초기 치료에는 저형성 폄근 기전의 추가적인 악화를 방지하고 시간이 지남에 따라 관절 비대를 허용하기 위해 영향을 받은 관절을 폄시키는 보조기가 있다. 부드러운 네오프렌 소재 엄지 벌림 보조기는 대부분의 유아가 착용을 잘 견딜 수 있다(그림 17.9B). 과거 연구에서 2~6개월 동안의 종일 보조기 착용은 출생 후 12개월 이내에 수행할 때 가장 효과적이었고 1~2세 사이에는 덜 효과적이었다. 보조기 요법이 통하지 않거나 또는 2세 이상인 아동에게 수술이 고려된다. 그러나 이는 장애의 정도와 손 기능에 대한 전반적인 영향에 따라 달라진다. 예를 들어, MP관절의 경

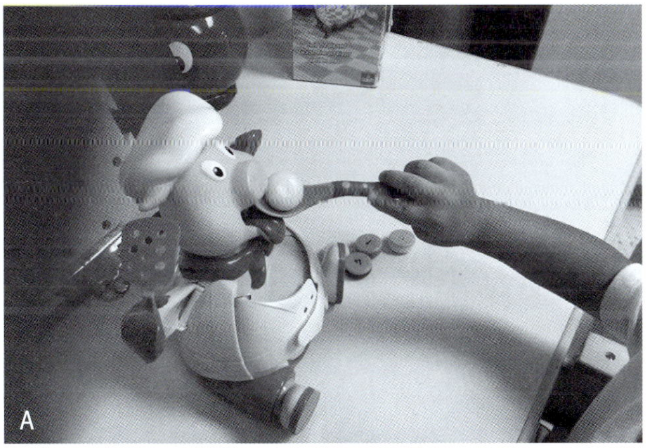

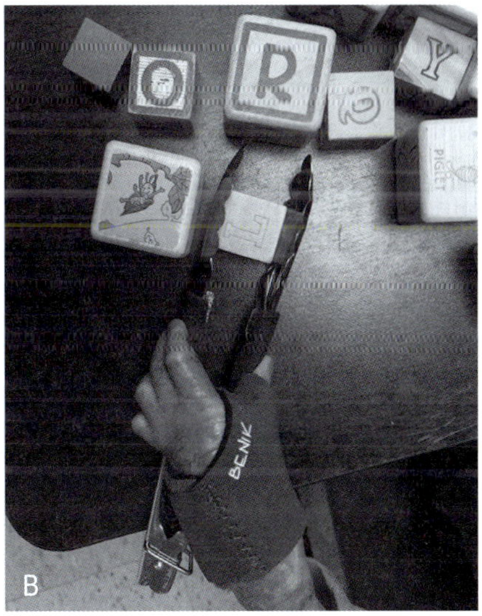

그림 17.9 A: 갈고리 엄지를 가진 아동, B: 갈고리 엄지를 가진 대부분의 유아는 연성 네오프렌 엄지 벌림 보조기를 착용한 상태에서 잘 견딘다.

미한 폄 지연은 일반적으로 손 기능에 상당한 영향을 주지 않는다.

출생 시 팔신경얼기 마비
Brachial Plexus Palsy at Birth

팔신경얼기 마비(brachial plexus palsy)는 출생 시 발생하는 손상이다. 팔신경얼기 마비가 있는 아동의 일반적인 자세에서 어깨는 모음 및 안쪽돌림되어 있으며 팔꿈치는 폄, 아래팔은 엎침 그리고 손가락과 손목은 굽힘되어 있다. 엄지는 손바닥쪽으로 굽힘되어 있을 수 있다.

팔신경얼기 마비를 동반하여 태어난 대부분의 아기는 처음 2개월 이내에 자연적으로 회복된다. 생후 5~6개월까지 위팔두갈래근이 중력을 이길 만큼 회복하지 못한 경우 미세재건 수술을 고려하여 보다 기능적인 결과를 얻을 수 있도록 할 수 있다. 3개월까지 회복되지 못하면 영구적인 관절운동범위 장애, 근력 감소 그리고 왜소한 팔이 발생한다.

일반적으로 부상은 팔신경얼기의 C5 및 C6 뿌리에 영향을 미친다(에르브 마비, Erb palsy). 이러한 마비는 C7 뿌리 또는 C8 및 T1(전반적인 팔신경얼기 마비)에 영향을 미칠 수 있다. 초기 중재에는 모든 관절에 대한 수동관절운동이 있다. 최근에 일부 치료사들은 어깨를 기능적 위치에 위치시키고 오목위팔관절의 구축, 오목위팔관절의 변형 그리고 후방탈구의 위험을 가진 어깨가 안쪽 돌림된 자세로 유지되는 것을 방지하기 위해 새로운 Sup-ER 보조기를 사용한다. Sup-ER 보조기 지침은 연구 기간 동안 팔신경얼기 마비가 있는 18명의 아동에게 적용되었다. 2년간의 추적 관찰에서 보조기를 착용한 어린이는 보조기를 착용하지 않은 어린이보다 능동 움직임 척도 항목을 더 잘 수행했다.

Sup-ER 보조기는 어깨를 바깥돌림으로, 팔꿈치는 폄으로, 아래팔은 뒤침으로 위치시킨다(그림 17.10). 치료사는 손목까지 연장되는 긴 팔 팔꿈치 보조기를 제작한다. 두 개의 스트랩이 적용되는 보조기의 위쪽 안쪽 측면에 두 개의 D자 모양 링이 리벳으로 고정된다. 긴 팔 보조기는 부드러운 패브리폼 랩으로 둘러싸여 제자리에서 고정된다. 그런 다음 치료사는 팔을 몸통에서 완전히 모음시켜 어깨를 바깥 돌림으로 수동 회전시킨다. 이 위치가 유지되는 동안 보조기 측면에 있는 두 개의 안쪽 스트랩이 네오프렌 천 뒷면에 적용되어 그 위치를 유지한다. 아동은 사용 첫 달 동안 하루 22시간 보조기를 착용한다. 그런 다음 보조기 착용은 야간에만 한다. Sup-ER 보조기의 제작 및 적용에 대한 전체 비디오 지침은 https://bcchr.ca/brachial-plexus/treatment/splint에서 온라인으로 볼 수 있다. 추가 중재는 마비의 정도에 따라 다르다. 아동은 모든 관절에서 ROM에 제한이 있을 수 있으며 어깨, 팔꿈치, 아래팔 및 손목의 구축이 발생할 수 있다. 보조기는 위치 지정, 팔꿈치 굽힘 구축 방지 및 기능 향상에 사용된다(그림 17.11).

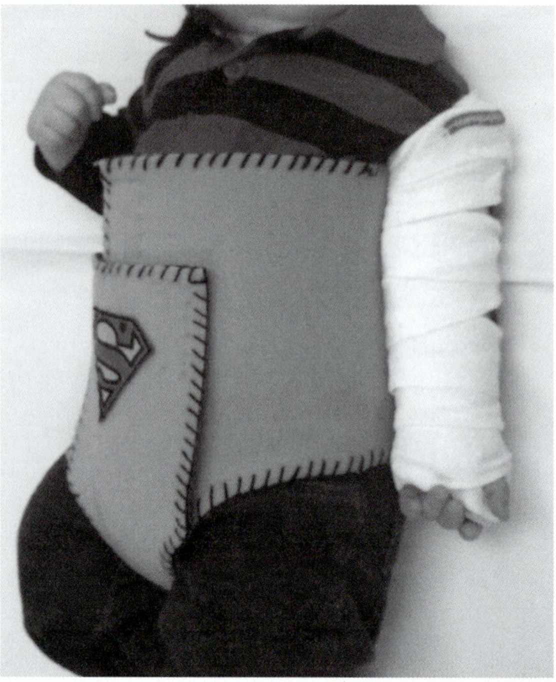

그림 17.10 기능적 자세를 위해 Sup-ER 보조기를 착용한 유아

조기 중재는 운동 패턴의 발달을 극대화시키기 위한 열쇠이다. 유아가 근육 약화의 징후를 보이거나 제한된 AROM을 보이는 경우 부드러운 탄성 보조기를 권장한다. 팔꿈치, 아래

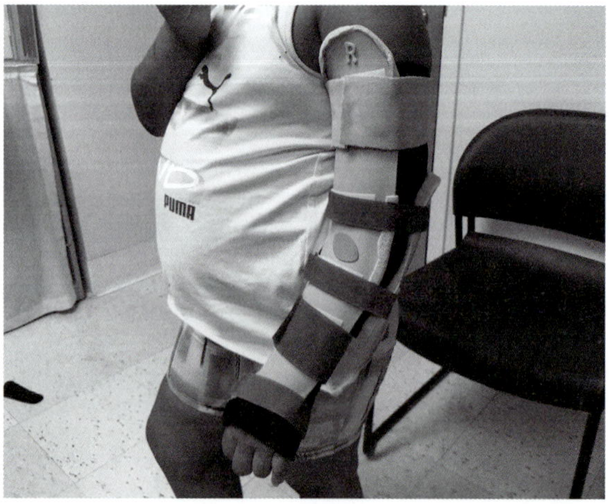

그림 17.11 고정 팔꿈치 보조기를 착용한 팔신경얼기 마비를 가진 아동

팔, 손목, 엄지 또는 손가락의 구축 발달 징후에는 고정 또는 정적-점진적 보조기가 필요할 수 있다.

팔신경얼기 마비에 대한 보조기 중재에는 고정 보조기(예: 팔꿈치 위치, 손목 폄, 아래팔 뒤침, 엄지 자세 및 야간 안정 보조기)가 포함된다. 정적 진행형 및/또는 가동 보조기는 짧아진 구조를 늘리고 관절 구축을 풀기 위해 사용할 수 있다. 아래팔을 뒤침시켜 엄지 맞섬을 촉진하는 부드러운 탄성 보조기는 기능적 기술을 향상시키는 데 사용된다(그림 17.10). 팔신경얼기 마비에 대한 보조기를 제작하는 데 있어 어려움은 아이가 성장함에 따라 지속적으로 보조기를 조정하는 데 있다. 조정은 보조기가 기능을 방해하지 않도록 해야 한다.

팔신경얼기 마비에 대한 수술 시 선택사항
Surgical Options for Brachial Plexus Palsy

자발적으로 완전한 팔운동을 회복하지 못하는 아동을 위한 여러 수술 절차가 존재한다. 초기 수술에는 신경박리술, 신경이식술 또는 신경전이술이 포함될 수 있다. 이차 수술은 일반적으로 2~10세 사이에 이루어지며 힘줄전이술, 유리근전이술, 관절유합술, 뼈자름술 등이 포함될 수 있다. 수술 후 치료에는 특정 수술 절차에 따라 보호용 보조기가 필요하다. 동적 보조기의 창의적인 적용은 특정 움직임을 촉진하고 기능을 향상시키며 양손을 이용한 놀이 기술을 향상시킬 수 있다.

관절굽음증/선천다발관절굽음증
Arthrogryposis/Arthrogryposis Multiplex Congenita

관절굽음증(arthrogryposis) 또는 선천다발관절굽음증(arthrogryposis multipolex congenita)는 일반적으로 팔 · 다리 모두에 영향을 끼칠 수 있다(그림 17.12). 그리고 근육량과 굽힘 주름의 뚜렷한 부족이 분명하게 나타난다. 관절은 비탄성 끝범위로 관절운동범위가 감소했다. 일반적인 자세에는 안쪽돌림 및 모음된 어깨, 폄된 팔꿈치, 엎침된 아래팔, 굽힘되고 자쪽 치우침된 손목, 부분적으로 굽힘된 손가락, 모음된 엄지가 포함된다. 관절굽음증의 한 형태인 근무형성증을 가지고 태어난 아이들은 또한 팔꿈치 굽힘근의 결핍 및 팔꿈치 폄구축을 가지고 태어난다. 이러한 결손은 아동이 도움 없이 기본적인 자기 관리 과제를 수행하는 능력에 상당한 영향을 미친다. 물리 및 작업치료 중재는 출생 시 시작되며 발달적으로 적절한 일상생활활동(ADL)으로 최대한의 독립성을 촉진하기 위한 보상 기술에는 스트레칭, 보조기, 자세잡기 및 부모 교육이 포함된다. 보조기는 종종 팔꿈치, 아래

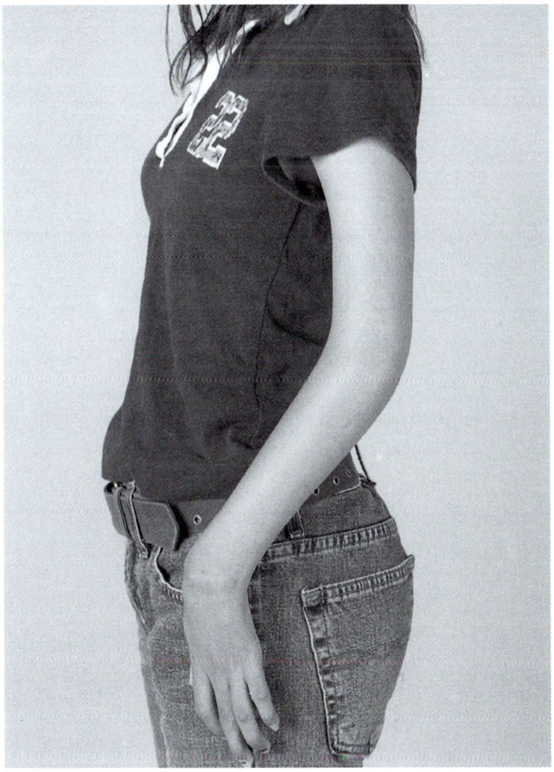

그림 17.12 관절굽음증을 가진 아동

팔, 손목 그리고 손의 구축을 관리하기 위해 필요하다. 종종 근력이 부족하면 양손 팔 패턴이 사용된다. 수동 팔꿈치 굽힘 움직임이 없는 아동은 특히 스스로 먹는 능력이 특히 손상된다. 수동 팔꿈치 굽힘 움직임이 있는 경우 아동은 스스로 먹을 수 있도록 가동 팔꿈치 굽힘 보조기 또는 기타 전략(예: 탁상용 지지대 또는 몸통 흔들기)을 사용할 수 있다(10장 참조 및 그림 17.13).

관절굽음증이 있는 아동의 경우 힘줄 전이술, 뒤쪽 팔꿈치 주머니절개술, 손목관절 유합술 또는 손목뼈 절제술, 엄지 수술을 포함한 여러 수술 절차를 고려할 수 있다. PROM을 증가시키거나 구축된 부위를 신장시키기 위해 수술 전에 보조기 중재가 필요할 수 있다. 수술 후 치료와 보호 및 위치 보조기는 기능적 독립성을 촉진하는 데 없어서는 안 될 부분이다.

중재 목표는 관절굽음증이 있는 아동에게 적합한 보조기 중재 유형을 결정하여 팔꿈치, 아래팔, 손목, 손가락 및 엄지를 위한 부드러운 탄성 및/또는 열가소성 고정 보조기를 사용하여 ROM을 유지하거나 늘릴 수 있다. 보조기 중재는 도달범위, 잡기의 질과 강도, 체중 부하를 개선할 수 있으며 보조기 사용은 수술 후 관절을 보호한다.

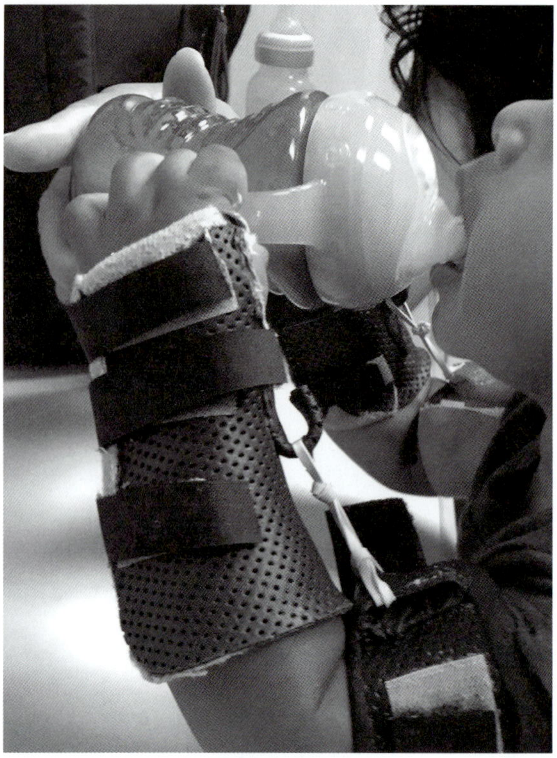

그림 17.13 관절굽음증 타입의 근육무형성증 아동이 먹기를 위해 동적 팔꿈치 보조기 사용

관절굽음증이 있는 아동을 위한 보조기 제작의 어려움은 관절 위치를 유지하면서 최대 기능을 허용하는 보조기를 제공하는 것이다. 이 아동들은 종종 여러 번의 수술과 보조기 조정이 필요하며, 연속–정적 및 정적–점진적 보조기는 굳은 관절 및 구축 시 최대 수동 신장을 위해 제작된다. 고정 보조기를 양손에 사용하는 것은 기능을 심각하게 손상시킬 수 있으므로 착용 일정을 신중하게 고려해야 하며 밤에 휴식 손 보조기를 착용하여 관절 움직임 및 위치를 유지해야 한다.

소아 특발성 관절염 Juvenile Idiopathic Arthritis

소아 특발성 관절염(juvenile idiopathic arthritis, JIA)이라는 용어는 소아 류마티스관절염(RA)을 지칭하는 새로운 용어이다. JIA는 질병의 여러 하위 집합을 포함한다. 모든 하위 집합들의 공통점은 16세 이전에 발병하고 적어도 6주 동안 지속된다. 이 질병은 남성보다 여성에서 더 많으며 JIA는 만성적이고 잠재적으로 평생 지속되는 질병으로 관절염증을 유발한다. 물리치료와 작업치료의 목표는 아이들이 일상생활에 참여할 수 있도록 하는 것이다. 보조기 중재의 목표는 정상적인 관절 기능을 유지하고 기형과 장애를 예방하는 것이다. 보조기 중재에는 관절 보호 기술이 동반되어야 하며 디자인된 기성 보조기는 맞춤 제작 보조기보다 저렴하며 일반적으로 장기간 사용이 필요할 때 청소년이 더 잘 적용된다. 관절을 지지하고 포지션 유지를 위해 관절 통증과 염증이 증가하는 기간 동안 고정 보조기가 제공된다. 약한 관절의 기능을 향상시키기 위해 가동 보조기가 제공되며 RA가 있는 성인을 대상으로 한 연구에 따르면 기능성 손목 보조기를 사용하는 환자는 보조기 사용 시 통증이 감소하고 기능이 향상되었다고 보고했다.

JIA가 있는 아동을 위해 제작된 보조기의 유형에는 팔꿈치, 팔뚝, 손목 (등 또는 볼 기반), 손가락 및 엄지용 고정 보조기가 있으며 이러한 보조기의 목적은 다음과 같다:

- 급성 증상 발병(flare up) 시 관절 보호
- 추가 변형 방지
- 약증이 있거나 염증이 있는 관절 지지
- 잡기 및 뻗기 기능 향상

뇌성마비 Cerebral Palsy

뇌성마비(cerebral palsy, CP)(그림 17.14)는 성숙 중인 뇌 손상으로 발생하는 평생에 걸친 감각 운동 발달 장애이다. CP는 자세와 균형을 유지하고 움직이는 능력이 손상된 것이 특징이다. CP 병인의 85%는 선천적이며, 자궁에서 또는 분만 및 분만 시 발생한다. 나머지 15%는 부상, 중독, 질병 및 기타 원인으로 인해 유아기에 발생한다. CP는 경증에서 중증까지 다양하며 머리와 몸통을 포함하여 한쪽 혹은 모든 팔다리의 발달에 영향을 미칠 수 있다. 강직, 불규칙적인 근긴장

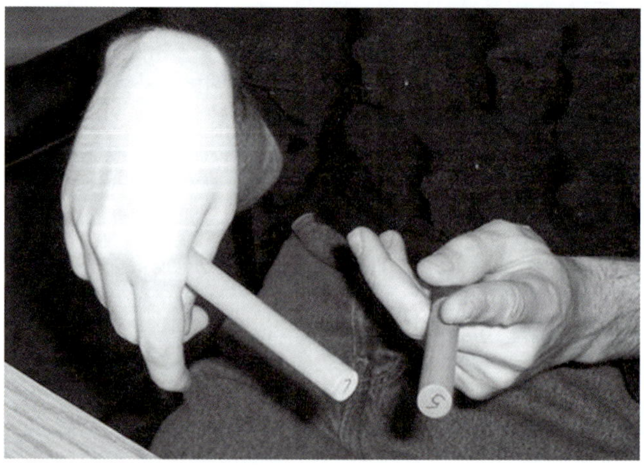

그림 17.14 CP 아동

출처: Burke, S. L., Higgins, J., McClinton, M. A., et al. (2006). *Hand and upper extremity rehabilitation: A practical guide* (3rd ed). St. Louis: Elsevier Churchill Livingstone.

도, 근쇠약 및/또는 반사가 지배하는 운동 패턴은 손상된 운동 질을 예측할 수 있는 특징으로 여긴다. 이러한 증상은 초기 뇌 손상이 발생한 위치와 관련이 있으며 동시 발생 질환(예: 발작, 인지 결함, 주의력 결손, 시각, 청각 및 기타 감각 장애)이 자주 발생하며 운동 발달에 영향을 미친다.

비전형적 운동 발달 Atypical Motor Development

CP에 대한 중재를 제공할 때 운동 발달에 대한 깊은 이해는 필수적이며 적절한 중재의 핵심은 "보상적 움직임 패턴이 발달하고 종종 새로운 기능적 감각 운동 패턴이 종종 비효율적이거나 불충분한 기반 위에 형성되기 때문에 아동이 성장하면서 더 악화된다."는 개념이다.

출생 시, 팔에 강직이 있는 CP는 일반적으로 장기간의 주먹을 쥔 상태에서 발생하는 근약화로 나타나며 체중 부하가 비정형적이고 미성숙한 패턴, 제한된 활동적 움직임 및 근약화로 인해 영아는 과도한 ROM 및 감소된 ROM이 나타난다. 5개월이 되면 일반적으로 발달 중인 유아는 아래팔로 몸을 지지하며 영아가 좌우로 기울어짐에 따라 체중이 자쪽 아래팔로 옮겨지고 체중은 손의 자쪽에서 노쪽으로 이동한다. 만약 CP가 있는 유아의 아래팔로 몸 지지하기가(몸통 및 팔의 근약화로 인해) 지연된다면 4개월된 아기에게 볼 수 있는 전형적인 움켜잡기가 지속된다(예: 모음된 엄지 및 자쪽 손가락으로만 움켜잡기를 시도함). CP가 있는 영아는 비정형적이고 미성숙한 패턴을 사용하여 잡기를 시도하며 이러한 패턴은 보다 세밀한 잡기 발달을 위한 구성단위의 역할을 하지 못한다. 마찬가지로, 팔로의 체중 부하에 대한 제한된 경험과 작용근와 길항근 사이의 불균등한 근력은 어깨 굽힘근과 팔꿈치 폄근을 완전히 폄할 수 없게 만든다. 아래팔 지지에 대한 경험이 없으면 안정성을 위한 엎침을 통한 잠김 및 뒤침의 비발달 또는 제한된 빈도로 이어진다. 손목과 손가락 굽힘근의 완전한 신장은 일반적으로 발달중인 아동이 폄된 팔로 지지하여 기어가고, 엄지로 잡기를 할 때 나타난다. CP 아동이 이러한 발달 이정표를 경험하지 못하면 손목 및 손가락 폄근의 발달 범위의 결손으로 이어진다. 아이가 손등에 몸무게를 싣고 기어다닌다면 손목에 문제가 더해진다. 이러한 파괴적인 움직임 패턴은 이미 약한 손목 폄근을 과다폄시키고 더욱 근육을 약화시킨다. 이러한 운동패턴이 처음 나타날 때부터 중재는 아동의 운동 발달 과정을 개선시킨다.

CP 아동에 대한 잠재적인 보조기 중재를 평가할 때 치료사는 총 발달의 환경에서 일반적인 하루 동안 아동의 전체를 보고 움직임 패턴을 관찰한다:

- 영아가 누운 자세, 엎드린 자세, 앉은 자세에서 움직임, 체중 부하, 뻗기 및 잡기 패턴을 관찰한다.
- 유아가 노는 모습을 관찰하며 체중 부하 및 손을 뻗고 잡는 패턴뿐만 아니라 움직임에 대한 이행 패턴(즉, 앉은 자세에서 기어가기 또는 누웠다가 서기) 또한 주목한다. 이러한 관찰을 통해 계획 중인 보조기가 기능을 촉진하거나 억제하는지에 대한 명확하게 이해할 수 있다.
- 놀이, 학교 관련 작업 및 자기 관리 활동 중에 미취학 아동과 연령이 높은 아동을 관찰한다. 아동이 말로 표현할 수 있다면 팔과 손으로 무엇을 할 수 있는지 물어본다. 아동이 어떤 활동 유형을 힘들게 수행하는지 주목한다.

특정 팔 기능 관찰에는 다음이 포함되어야 한다.

- 어깨, 팔꿈치, 아래팔 돌림근, 손목, 엄지 및 손가락에서 관절운동범위의 모든 제한 또는 과도한 움직임
- 손이 뻗거나 체중을 지탱하는 동안 감소되거나 부재하는 것처럼 보이는 움직임 구성 요소
- 활동하는 동안 손을 어떻게 참여시키는가?(예: 장난감을 안정시키는 데 사용되는 손, 손 무시, 감각, 손/손가락의 자발적인 조절, 양손 사용, 잡기 패턴 유형)

뇌성마비 아동을 위한 보조기 중재 Orthotic Intervention for Children With Cerebral Palsy

CP는 일반적으로 평생 동안 보조기의 혜택을 받는다. 보조기는 근약화와 경직(그림 17.15), 근섬유 및 결합 조직 단축, 부적응에 대한 보상적 운동 패턴 문제를 해결한다. 보조기는 부정 정렬이 있거나 아탈구된 관절과 위생 및 피부 무결성을 해결한다. 이러한 모든 문제는 스트레칭, 근육 강화, 강직 방지 약물, 동적 의복 및 보조기와 같은 포괄적인 프로그램을 통해 해결된다. 강제유도 운동치료(constraint-induced movement therapy), 보툴리눔 독소 A형(보톡스) 및 진기 자극은 보조기와 함께 사용되는 응급 요법이다. 침습적이지 않은 기술이 부적절할 때 수술적 중재가 사용된다. 보조기는 종종 수술 전·후 중재의 중요한 요소이다.

뇌성마비 아동에게 사용되는 보조기의 종류 Types of Orthoses Used for Children With Cerebral Palsy

보조기 중재의 목적에 따라 CP 아동에게 적합한 보조기가 결정되는데 보조기는 보다 일반적인 움직임 패턴을 발달시키는 데 도움이 된다(그림 17.16). 탄력 있는 연성 보조기는 약화된 근육 그룹의 움직임을 증가시킨다. 이 보조기는 라이크라,

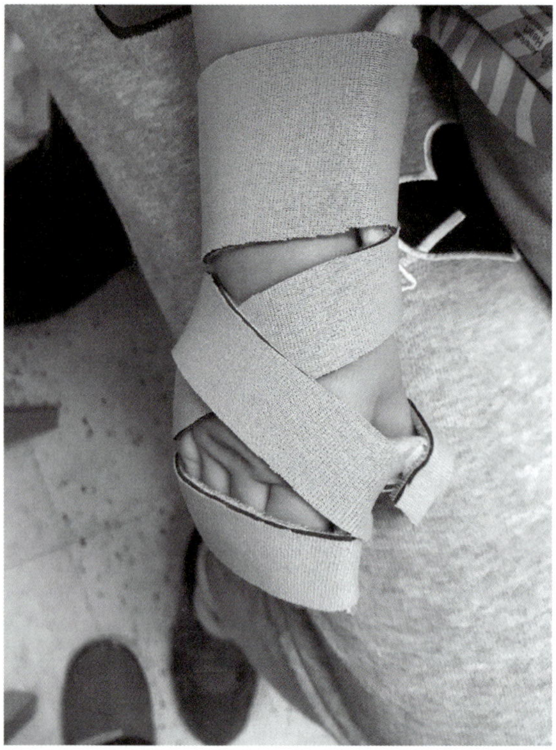

그림 17.15 CP 환자는 근약화와 강직 문제를 해결하기 위해 보통은 평생 보조기를 착용한다.

네오프렌 또는 이와 유사한 탄성 소재로 만들어지며 능동적인 놀이를 하는 도중에 착용한다. 연성 보조기에는 어깨 기반 돌림 스트랩, 유연한 팔꿈치 폄 보조기(체중지지 및 뻗기 돕기 위함), 아래팔 돌림 스트랩, 네오프렌 엄지 보조기 및 네오프렌 손목 보조기 등이 있다. 기능 검사를 수행하는 동안

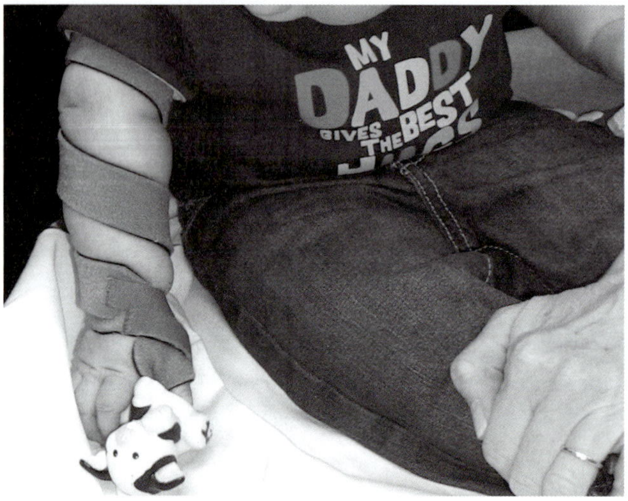

그림 17.16 뒤침 스트랩을 포함한 엄지 보조기를 이용한 잡기

손의 움직임을 조사한 연구에서 네오프렌과 열가소성 재료로 만든 손목 폄 및 엄지 벌림 보조기(그림 17.17)를 사용하는 아동(CP 환자)은 보조기를 착용하지 않은 아동보다 손 기능에서 전반적으로 더 많은 개선을 보였다.

다른 보조기는 과도한 손목 굽힘, 자쪽치우침 또는 엄지 모음과 같은 비정상적이고 비생산적인 움직임 패턴을 차단한다. 강직(rigid) 또는 반강직(semirigid), 스테이(stay)를 부드러운 탄성 보조기에 추가할 수 있다. 이러한 보조기의 예로는 웹 스테이가 있는 네오프렌 엄지 보조기, 손목 스테이와 자쪽 손 지지대가 있는 네오프렌 손목 보조기(그림 17.17A), 팔꿈치의 굽힘근을 따라 폄 스테이가 있는 네오프렌 팔꿈치 밴드가 있다.

기능성 열가소성 보조기는 기능을 허용하면서 원치 않는 움직임을 차단한다. 예를 들어, 등쪽 손목 고정 보조기 및 엄지 벌림 보조기 등이 있다. 이 보조기는 기능을 위해 관절을 최적의 자세로 위치시킨다.

보조기는 구축을 줄이고 ROM을 유지하며 피부 무결성을 보호한다. 관절을 완전히 고정시키고 기능을 제한하는 보조기는 아이는 쉬거나 낮잠을 자고 있을 때 가장 잘 착용한다. 고정 보조기에는 휴식 손, 팔꿈치 폄, 열가소성 엄지 및 원뿔 보조기가 포함된다.

보조기는 시간이 지남에 따라 ROM을 늘리는 데 도움이 된다. 연속-정적 및 정적-점진적 보조기는 굳은 팔꿈치, 손목, 손가락 또는 엄지를 위해 제작되며 다른 중재와 함께 사용할 수 있다(13장 참조).

수술 후 보조기는 관절, 근육 및 연부조직을 고정하고 보호하며 의사는 일반적으로 보조기 및 착용 일정에 대한 결정을 한다.

마지막으로, 맞춤형 보조기는 포인터(pointer) 보조기와 같은 아동의 기능적 레퍼토리를 증가시키는 특정 기술을 제공하며(그림 17.18), 이러한 맞춤형 보조기의 기반은 기능 보조를 위해 추가된 구성 요소가 있는 손목 고정 보조기와 같은 일반적인 보조기 패턴이다.

CP 아동을 위한 보조기 제작의 어려움에는 아동이 성장하고 발달함에 따라 조정해야 하는 필요성이 포함된다. 체중 부하 보조기를 적시에 적용하는 것은 어려운 작업일 수 있으며 치료사는 아동의 하소연을 통해 그것이 기능에 미치는 영향을 알아야 하며 아이가 두려워하거나, 아프거나, 차가워하거나, 짜증을 내거나, 급성장을 경험할 때 근육 긴장도가 증가

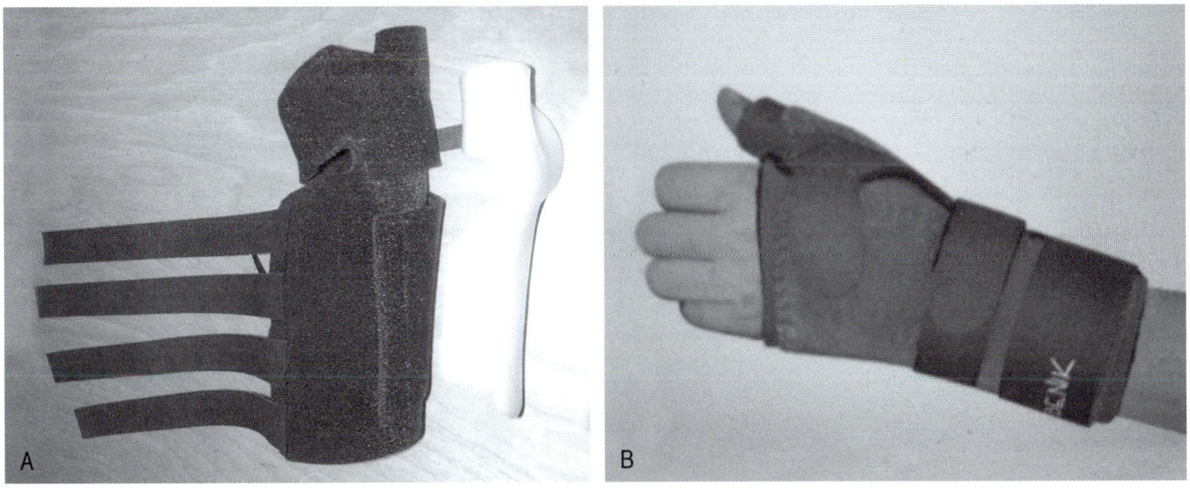

그림 17.17 A: 자쪽 스테이를 포함한 네오프렌 손목 손 보조기, B: 네오프렌과 열가소성 손목 폄 엄지 벌림 스플린트

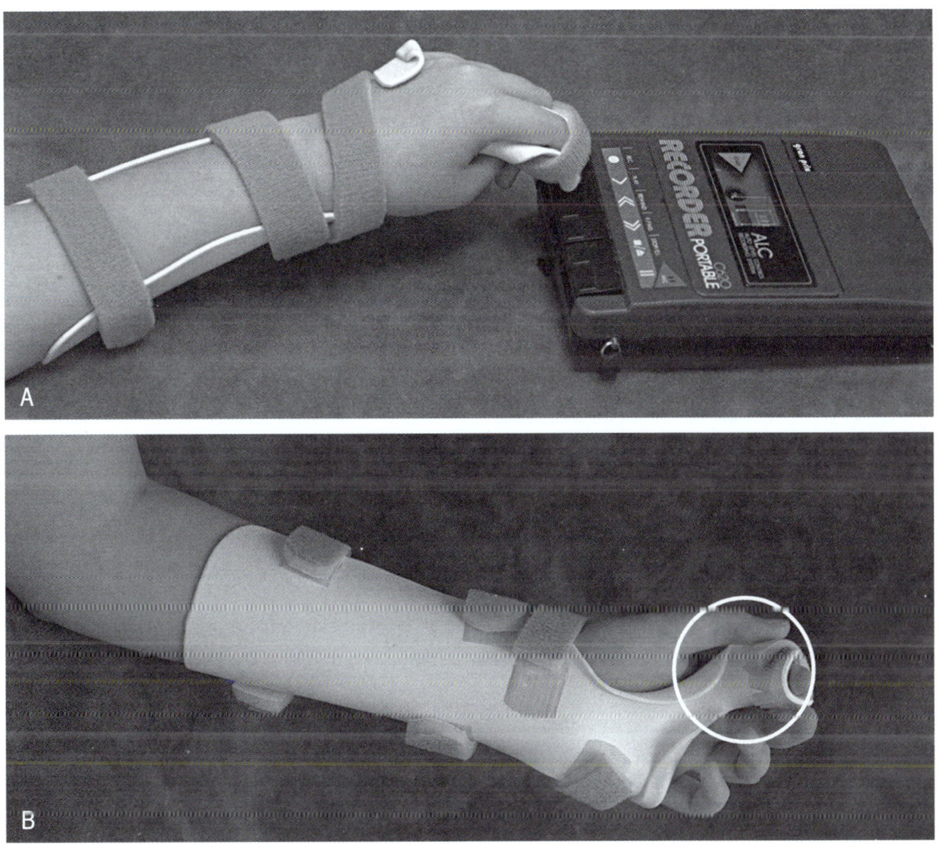

그림 17.18 포인터 보조기

할 수 있다. 작은 손에서는 보조기 재료의 무게와 부피가 움직임에 장애가 될 수 있다. 따라서 치료사는 매우 어린 환자들의 기능을 수행을 위해 얇은 열가소성 재료(1/16인치에서 1/12인치) 또는 부드러운 보조기를 사용해야 한다. CP 아동의 경우 손목과 긴 손가락 굽힘근이 폄근을 지배하므로 시간이 지남에 따라 휴식 손 보조기를 적용하지 않으면 근길이가 짧아질 수 있다(그림 17.8).

자쪽 근육이 노쪽 근육보다 우세하기 때문에 손목 폄 보조기는 과도한 자쪽치우침을 차단하도록 설계되었다. 몸쪽 근육의 강도로 인해 엄지 MCP관절에서 과다폄 및 아탈구가 발생할 가능성이 더 높다.

아동 보조기를 제작할 때 부모 및/또는 간병인이 보조기의 이유를 이해하고 착용 일정을 따를 수 있어야 한다. 아이는 여러 개의 보조기가 필요할 수 있다. 치료사는 적절한 착용 일정을 계획하여 아동의 필요에 따라 우선순위를 두고 적용한다. 예를 들어, CP 아동은 낮 동안 기능을 돕기 위해 부드러운 보조기를 필요로 한다. 그러나 부드러운 보조기는 손목과 긴 손가락 폄근의 신축성을 유지하지 않기 때문에 아동은 폄근의 ROM을 유지하기 위해 밤에도 휴식 손 보조기가 필요하다.

근긴장이 증가된 아동을 위한 보조기 제작 조언
Hints for Orthotic Fabrication for Children With Increased Tone

근긴장이 증가한 아동에게 보조기를 제작하는 것은 어렵지만 경험을 통해 치료사는 최적화된 제작 과정에 대한 통찰력을 얻는다. 다음은 근긴장이 증가된 아동을 위해 보조기를 제작하는 초보 치료사를 위한 조언이다.

- 조용한 장소를 선택하고 다른 활동을 최소화시킨다.
- 조명과 실내 온도에 유의한다.
- 부모/보호자가 침착하게 만들 수 있는 경우 도움을 요청한다.
- 근긴장이 가능한 한 정상에 가까워지도록 아이에게 편안한 자세를 취하게 한다.
- 차분하게 천천히 말하고 아이의 팔을 부드럽게 움직인다.
- 진정 효과를 얻으려면 부드러운 음악을 틀거나 노래를 부르거나 이야기를 들려준다.
- 장난감을 사용하여 아동의 주의를 산만하게 해서는 안 된다. 장난감은 지나치게 아이를 흥분시켜 교차효과(cross-over effect)를 일으키고 근긴장을 높일 수 있다.
- 갑작스럽고 빠른 움직임을 방지한다.
- 부모는 아동의 팔, 특히 팔꿈치를 책상 표면에서 두는 것을 안정적으로 유지하도록 도와준다.
- 손바닥을 만지는 것을 피한다. 먼저 손바닥으로부터 엄지를 벌림시키고 가능한 한 근긴장도를 정상화시키기 위해 손목을 구부린다. 그런 다음 가능한 한 손바닥을 만지는 것을 피해서 손목을 폄시킨다.

뇌성마비 및 보톡스 주사
Cerebral Palsy and Botox Injections

최근 연구에서는 상지 및 하지의 강직성 근육 치료를 위해 보톡스 주사와 보조기 제작을 통합하는 통합 중재 전략의 이점을 조사했다. 이 보톡스 주사는 강직된 근육을 일시적으로 약화시킨다. 한 연구는 강직이 있는 아동을 위한 주사 및 정적 야간 팔 보조기 사용 후 유의한 결과를 보여주었다. 보톡스 주사는 근육 이완, 강직 감소 및 관절 ROM 증가를 보이며 이러한 결과는 향상된 기능적 기술과 미세한 운동 기능으로 이어졌다.

뇌성마비 및 수술 Cerebral Palsy and Surgery

CP 아동에 대해 고려되는 수술 절차에는 관절 고정, 구축 및 관절 박리, 힘줄 이동, 근육 연장 절차가 포함된다. 수술 후 관리에는 특정 수술 절차에 따라 다양한 보호 보조기가 필요하다.

보조기 제작을 위한 일반 원칙
GENERAL PRINCIPLES FOR ORTHOTIC FABRICATION

철저한 초기 평가와 아동 및 부모 또는 보호자와의 면담 이후, 성공적인 보조기 제작의 핵심은 아동의 필요에 우선순위를 두는 것이다.

- 능력 및 결핍 목록을 작성한다.
- 연령과 수행 능력에 따라 요구 사항의 우선순위를 정한다.
- 가족의 명시된 결과와 아동의 명시된 결과를 통합한다.
- 먼저 한두 가지 주요 요구 사항을 해결하는 보조기를 제작한다.
- 추가 요구 사항을 충족하기 위해 다른 보조기를 제작하고 다양한 보조기간에 교대로 착용하도록 일정을 맞춘다.
- 각 보조기의 적합성과 필요 여부를 자주 재평가한다. 보조기의 목표를 고려한다(글상자 17.2). 자세 보조기는 관절을 움직이고, 구축을 줄이고, 안정성을 제공하고, 팔을 안정시키고, 적절한 관절 정렬을 제공한다. 기능성 보조기는 기존 기능의 지속 또는 개선을 가능하게 하며 약하거나 부재한 근육을 대체할 수 있다. 위생 문제의 개선 또는 예방은 보조기 중재를 통해 도움을 받을 수 있다. 보호 보조기는 아동을 안전 및 원치 않는 행동을 방지하도록 한다.

글상자 17.2 소아 보조기의 목표

자세를 위한 보조기	기능을 위한 보조기	위생을 위한 보조기	보호를 위한 보조기
관절 가동, 구출 감소	기능의 지속적인 유지를 가능하게 함	위생 문제를 개선 또는 예방함	아동의 안전을 유지함
안정성 제공	존재하는 기능을 향상시킴		원치 않은 행동을 방지함
팔의 안정 제공	약하거나 부재한 근육을 대체함		
적절한 정렬 제공	치료의 혜택을 촉진함		

보조기 중재를 위해 항상 문제 기반 접근 방식을 사용한다. 진단은 주어진 보조기 중재로 가능한 결과를 예측하는 데 도움이 되지만 비판적 분석을 적용하면 창의적인 중재가 가능하다.

소아 보조기 제작에 대한 접근

Approaches to Pediatric Orthotic Fabrication

소아 보조기 제작에는 여러 가지 접근법이 적용된다.

- 보조기에 대한 동기부여와 수용을 장려하기 위해 아동이 디자인 및 색상 선택에 참여하도록 한다.
- 성장으로 인해 보조기를 자주 모니터링한다. 육체적 성장뿐만 아니라 정신운동 및 정신적 성장도 고려한다.
- 아이들은 맞춤형 디자인과 개별화된 중재 계획이 필요한 특별한 손을 가지고 있다.
- 가족/간병인이 시간을 투자하는 것이 필수적이다.

안전 수칙 및 주의사항

Safety Tips and Precautions

아이들과 함께 일할 때는 안전에 유의한다. 도구와 장비의 위치와 어린이의 위치를 고려한다. 다음 안전지침이 중요하다.

- 날카로운 도구와 가위는 손이 닿지 않는 곳에 둔다.
- 가위나 기타 장비를 카운터나 테이블 위에 방치하지 않는다.
- 보조기 제작을 위해 뜨거운 물을 사용할 때는 물이 튀지 않도록 한다. 사용 중에는 항상 하이드로 콜 레이터 또는 프라이팬 위를 덮는다.
- 아동의 피부는 열에 민감할 수 있으며 열가소성 재료에 반응할 수 있다. 피부에 적용하기 전에 재료를 적절하게 냉각시킨다.
- 보조기 모서리의 날카로운 모서리에 피부가 긁히거나 베일 수 있다. 보조기 및 스트래핑 재료의 날카로운 모서리와 둥근 모서리를 매끄럽게 만든다. 끈과 그 외 작은 조각들을 보조기에 단단히 부착하여 당기거나 삼키지 않도록 한다.
- 열가소성 재료에 독성 성분이 포함되어 있지 않은지 확인한다.
- 라텍스가 없는 네오프렌을 사용한다.

보조기 제작 단계

Steps for Orthotic Fabrication

목표가 설정되면 보조기 제작 과정이 시작되고 아이 및 환경도 준비된다. 치료사는 보조기를 디자인하고 보조기 재료를 선택하고 패턴을 만들고 이러한 세 가지 측면이 모두 함께 고려된다. 보조기 디자인은 어린이의 독특한 손 모양과 크기, 목적, 의도한 착용 일정 및 가장 효과적인 재료를 고려한다.

아동의 준비 Prepare the Child

아동에게 좋은 자세를 취하도록 하여 손과 상지에 비정상적인 긴장도나 반응이 적게 나타나도록 한다. 이러한 자세를 취하게 하는 것은 아동의 평가 결과에 따라 다를 수 있으며 평소에 아동이 취하는 자세 방법에 따라 달라질 수 있다. 몸쪽 관절에 대한 안정감이 없는 아동에게는 자세에 필요한 기구를 지원하여 안정감을 주도록 하며 이러한 기구에는 좌식 보조도구나 다른 적응도구 등이 포함된다. 유아나 어린아이의 경우 부모가 직접 아동을 안거나 치료사의 지시에 따라 자세 유지에 필요한 외부적 안정을 제공하도록 한다.

또한 아동의 두려움을 감소시키거나 협조를 최대화하는 것도 중요한데 작업치료사가 아동과 친밀감이 적은 경우, 아동이 마음에 준비를 할 수 있도록 같이 시간을 보낸다. 설령 그 아동이 치료사와 안면이 있다 할지라도, 아동이 보조기 중재를 위한 도구 및 환경에 적응할 수 있도록 짧은 시간이라도 여유를 둔다. 치료사는 보조기를 제작하기에 앞서 아동과 상호작용을 할 수 있도록 장난감이나 음악, 책, 스티커 혹은 다른 준비물 등을 준비하고 제작과정 전에 부드러운 목소리로 이야기하거나 장난스런 말투로 아동에게 다가갈 수 있어야 한다. 나이가 더 많은 아동인 경우 열가소성 재료로 우선 장신구, 동물이나 사람 인형, 놀이 도구를 만들어 보여줄 수 있다.

아동이 보조기를 만지고 시간의 흐름에 따라 변화가 일어나는 상태, 즉 따뜻하고 부드러운 상태가 차갑고 딱딱해진 상태 모두를 만져보고 느끼도록 배려하여 촉각자극에 대한 아동의 반응에 주목한다. 만약 아동에게 촉각 방어의 모습이 보이면 감각조절을 위하여 감각처리 안내 지침서에 맞게 아동을 유도하여 보조기를 제작하도록 한다. 혹시 색을 입힌 열가소성 재료를 사용한다면 아동 스스로가 색을 선택하도록 하며 가죽 스탬프나 스티커로 보조기를 장식하도록 하도록 배려한다.

아동이 보조기 제작 과정에 참여할 수 있도록 역할을 분배하는 것도 아동의 협조를 얻는 방법 중 하나이다. 탄력붕대의 끝부분을 잡거나, 숫자를 세며 시간을 재거나, 치료사가 고안한 다른 방법을 사용하여 참여 기회를 확대하도록 한다. 그러나 만약 연합반응처럼 근긴장도가 증가되면 아동이 참여과정에서 너무 많은 노력을 하지 않도록 배려한다. 보조기 제작의 초기 단계에서 준비하는 시간이 생각보다 많이 지연되더라도, 협조 부족으로 보조기를 다시 제작하거나 다시 계획을 세워서 지연되는 시간을 절약할 수 있을 것이다.

환경 준비 Prepare the Environment

아동이 짧은 시간 동안만 집중할 수 있기 때문에 철저한 준비가 보조기 중재를 위해 필요하다. 보조기를 제작할 때 손에 닿는 거리에 추가로 장난감을 준비하고 제작 과정에서 어른의 도움을 받도록 계획한다. 이때 부모, 교사 혹은 간병인이나 다른 치료사가 도움을 줄 수 있는데 특히 아동의 근긴장도가 증가되어 언어 지시를 따를 수 없거나 협조할 수 없는 경우 어른의 도움은 더더욱 필요하다. 작업치료사는 도우미의 역할을 명확하게 설명하고 어떻게 보조할지를 알려주도록 한다. 일반적으로 아동의 자세를 유지하는 것, 침착하게 있게 하는 것, 즐겁게 해 주는 것, 보조기를 제작하는 관절부위와 가까운 팔을 잡는 것, 냉각되는 동안 보조기 재료를 안정감 있게 유지하는 것 등이다.

디자인 Design

보조기는 바닥쪽, 등쪽, 자쪽 또는 노쪽 경계 또는 원주 방향으로 제작할 수 있다. 원주형 보조기는 특히 고도의 일치성을 가지는 재료로 제작될 때 먼쪽으로 이동하는 경향이 없다. 등쪽 및 바닥쪽 표면을 모두 덮는 원주형 보조기는 조개껍질 모양 보조기보다 탈착하기가 더 편하다. 원주형 디자인은 강력하고 지지력을 가진다. 보조기에 포함된 관절의 수를 고려한다. 보통 일반적인 성인 보조기에는 침범되지 않은 관절을 포함하는 것은 권장되지 않지만, 소아 환자를 치료할 때는 자세를 유지하고 보조기를 제자리에 유지하기 위해 침범되지 않은 관절을 포함할 수 있다. 치료사가 부드러운 탄성 보조기를 만들 때 보조기의 탄성 질이 관절을 교차하고 보조기가 약한 근육을 보조하기 위한 것이라면 근육과 동일한 방향으로 당겨야 한다.

보조기 재료의 선택 Selection of Orthotic Materials

아동보조기는 연령, 필요성, 착용목적 및 종류의 차이에 따라 재료를 선택하여 제작할 수 있다. 일반적으로 열가소성 플라스틱 재료는 고정 보조기에 사용되거나 특정 관절의 움직임을 제한할 때 사용된다. 부드러운 재질의 보조기는 네오프렌과 같은 재료로 만들어지며 관절을 완전하게 제한시키는 것이 아니라 움직임의 허용하되 안정성을 제공하는 장점을 가진다. 느린비틀림 운동 혹은 불수의적으로 흔들리는 움직임(involmtary flailing movement)을 보이는 아동은 부드러운 소재를 선택하거나 열가소성 재료를 장갑이나 양말로 감싸 보조기로부터 받을 수 있는 손상을 최소화한다.

네오프렌을 사용할 경우 피부염증이 생길 수 있으므로 피부상태를 잘 관찰하도록 한다. Stern 등(1998, p.573)은 네오프렌과 접촉한 피부는 알레르기성 접촉 피부염(allergic contact dermatitis, ACD)과 땀띠(prickly heat)의 두 가지 문제를 가질 수 있다고 하였으며 네오프렌에 대한 과민반응이 적다 하더라도 치료사는 환자의 피부반응을 기록하여 확인해야 하고, 환자에게 피부 관리를 교육하고 지도하도록 한다. 환자는 피부염증, 가려움증, 피부발진이 발생할 때 치료사에게 이를 알려 네오프렌의 사용을 중지해야 한다. 피부 질환이 생기면 네오프렌 재료를 공급한 업체에게도 알리도록 한다. 또한 치료사들도 네오프렌이나 네오프렌 아교 등이 노출되지 않도록 주의하는데, 이는 티오 합성 물질의 노출이 아동에게 알레르기반응을 일으킬 수 있기 때문이다.

열가소성 플라스틱 재료는 신축성, 두께, 근육의 경직도에 따라 다르다. 좁은 갈퀴막공간을 신장하도록 디자인된 보조기의 경우 고도의 일치성을 가지는 재료를 사용한다. 그렇지 않으면 피부가 높은 저항 및 고르지 않은 모양으로 인해 상처를 받을 수 있다. 일반적으로 플라스틱 함유량이 높은 열가소성 재료는 고무의 함량이 높은 재료에 비해 신축성이 적은데 반해 보다 순응하는 성질을 가지고 있어 제작과정에서 손가락 지문이 찍힐 확률이 적고 치료사의 마음대로 모양을 만들 수 있다. 상식으로 인한 힘과 같은 반내작용은 보조기 제작을 어렵게 하는데 이를 위해 잘 늘어나는 않는(예: 고무 함량이 높은 플라스틱 재료) 열가소성 재료를 선택하는 것이 중요하다. 치료사가 팔목이나 엄지 그리고 손가락을 원하는 형태로 고정하기 위해서는 상당한 압박을 가해야 하기 때문이다. 강직이 있거나 팔다리가 더 큰 어린이의 경우 1/8인치 두께의 열가소성 소재가 최신의 선택일 수 있다. 손이 작을수록 1/12인치 및 1/16인치의 더 얇은 열가소성 소재가 필요하다.

재료와 관련하여 플라스틱과 고무성질을 합성한 제품이 있는데 보통 고무와 유사한 (혹은 합성고무) 열가소성 재료는 플라스틱보다 온도가 적더라도 강직이 있는 신체부위에 간혹 사용한다. 그리고 필요하다면 보조기에 보정물질을 첨가할 수 있다. 아동의 움직임이 예측 불가하고 치료사가 다시 보조기를 만들어야 한다면 복원력이 높은 재료를 선택하는 것이 도움이 된다. 이러한 플라스틱 재료는 탄성이 있고 자체적으로 쉽게 수정이 가능하다. 그리고 재료가 서로 붙는 유착 현상을 나타낸다면 이를 줄이기 위해 액체 비누나 샴푸 등을 뜨거운 물에 첨가한다. 궁극적으로 열가소성 재료를 위한 앞서 언급한 제안들은 작업치료사의 경험과 선호도가 재료를 선택하는 데 영향을 미치기도 한다(보조기 재료와 관련해서는 3장 참조).

패턴 만들기 Pattern Making

소아 보조기를 위한 패턴 제작은 아동의 특징과 치료목적에 따라 어려울 수 있다. 나이가 많은 아이들은 종이에 자신의 손을 그리게 하여 과정에 참여하도록 장려할 수 있다. 영유아는 낮잠을 자거나 수유하는 동안 시도하는 것이 가장 좋다. 어린 아이들은 손을 탁자 위에 올려놓고 게임을 하도록 유도할 수 있다. 아이의 손을 복사하는 것도 도움이 될 수 있다. 크게 그린 손패턴은 복사기로 축소하여 정확한 크기를 얻을 수 있다.

유연한 재료(예: 종이 타월 또는 알루미늄 호일)를 사용하여 패턴을 만들면 치료사가 어린이의 패턴을 쉽게 확인할 수 있다. 때로는 정확한 패턴을 만들 수 없다. 비정상적인 근긴장을 가진 어린이는 정확한 추적을 위해 책상 위에 손을 얹지 못할 수 있다. 이 경우 패턴은 가장 스트레스가 적은 자세로 팔을 두어야 한다. 치료사는 패턴을 시작하기 위해 해부학적 대칭성 이용해서 침범되지 않은 반대쪽을 사용하는 것을 고려할 수 있다. 또 다른 접근법은 치료사가 디자인과 크기를 가장 잘 예측하는 것이다. 완제품보다 열가소성 재료를 확장하여 조인트를 제자리에 고정하는 데 도움이 되도록 계획하는 것이 도움이 될 수 있다. 보조기의 필수 부분이 완성되고 경화되면 여분의 열가소성 재료를 자른다. 찢어진 패턴의 경우 마스킹 테이프를 사용하여 고치거나 윤곽을 뚜렷하게 한다.

열가소성 재료 가열하기 Heating the Thermoplastic Material

치료사는 제조사가 권장한 온도의 범위까지 물을 가열하도록 한다. 그리고 보조기를 살라낸 후, 적절한 보양과 유연성을 얻기 위해 작업 전에 플라스틱을 재가열할 필요가 있다. 아동의 손에 플라스틱 재료를 올리기 전에, 뜨거운 물을 완전히 제거하고 너무 뜨겁지 않은지 확인하도록 한다. 열가소성 재료의 온도는 치료사의 아래팔 위에 올리거나 표면의 열 상태를 파악하여 확인하도록 한다. 이는 열선총으로 특정 부위를 가열할 때 온도가 매우 높게 적용되기 때문에 화상의 위험이 있기 때문에 꼭 확인하도록 한다.

그리고 적용된 온도가 치료사에게 뜨겁게 느껴지지 않더라도 몇몇 아동에게 과민반응과 부정적인 반응을 보일 수도 있다. 많은 아이들이 의사소통을 할 수 없기 때문에 치료사는 아동이 얼굴 표정을 주의 깊게 살피고 혹 불편함을 느끼는지를 귀 기울여야 한다. 아동의 팔과 손에서 보조기를 제작하기 전에 차가운 물로 적시거나 온도가 낮아질 때까지 기다린 후 작업하도록 한다. 간혹 스토키네트를 이용하여 신체부위를 보호하며 제작하기도 하는데 이러한 경우 스토키네트가 주름지지 않도록 주의가 필요하다.

신속한 진행 Hastening the Process

비협조적인 아동 혹은 신체부위를 움직이기 어려운 아동을 위해 보조기를 제작할 때는 제작시간이 매우 중요한 요소로 작용한다. 신축성이 있는 고무 재질의 플라스틱은 굳는 데 약간의 시간이 소요되는데, 일단 플라스틱을 제작할 신체부위에 올려놓으면 제작과정을 단축하기 위해 스플린트 재료 위에 얼음팩으로 문질러 온도를 낮추어 주도록 한다. 때론 얼음조각을 넣은 고무장갑도 도움이 된다. 부분적으로 재료가 단단해지면 보조기를 아동의 신체에서 조심스럽게 제거하여 얼음물이 담겨 있는 팬 또는 차가운 물이 흘러나오는 수도꼭지 밑에 둔다. 냉동실에 냉각시킨 세라밴드 역시 신속한 냉각 진행을 통해 보조기의 형태를 잡는 데 도움을 준다.

간혹 냉각 스프레이를 사용하는데 보조기를 아동의 신체에서 제거한 후 스프레이가 아동 쪽으로 분사되지 않도록 주의한다. 냉각 스프레이는 호흡기 문제가 있는 아이의 머리 방향을 조정한 후 조심스럽게 사용하거나 사용을 금하는 것이 좋다.

에이스 랩(ace wrap)은 치료사가 보조기의 다른 부분에서 작업하는 동안 보조기를 제자리에 고정하는 데 유용하다. 하지만 이렇게 하면 열이 보존되고 세팅 시간이 늘어날 수 있다. 치료사는 랩이나 세라밴드를 너무 강하게 적용하지 말아야 하며 보조기 형성 후 아래팔 지지대의 가장자리를 피부로부터 나팔 모양으로 벌어지게 해야 한다.

패딩 Padding

패드 혹은 압력을 완화는 피부손상을 예방하기 위하여 뼈가 돌출된 부위에 적용하도록 한다. 패드 작업은 보조기가 잘못 만들어져 발생하는 압박 문제의 경우 보완할 수가 없다. 그리고 패드는 일정 공간을 차지하기 때문에 제작 전 반드시 패드 부착 공간을 고려하여야 한다. 그렇지 않으면 오히려 피부에 압박이 증가될 수 있다. 개방형이나 밀폐형 셀 폼(cell foam) 및 젤 상품 등의 다양한 패드가 있는데 젤을 사용한 압박완화 패드 작업은 피하지방이 적은 아동의 압박부위를 보호하는 데 도움이 된다.

보조기가 잘 맞는지 확인하려면, 플라스틱으로 형태를 만들거나 열가소성 플라스틱을 적용하기 전에 아동의 손과 팔에 열가소성 재료를 위한 패드를 두어 크기를 확인하도록 한다. 치료사가 패딩으로 성형할 때 열가소성 재료의 신축성과 일치성이 손상될 수 있다. 그러므로 작업치료사는 반드시 필요한 경우에만 패드 작업을 추가해야 한다. 또한 패드가 더러워지면 교체해야 한다. 패딩에 대한 보다 자세한 내용은 3장을 참조하기 바란다.

패드 작업을 하지 않고 돌출 부분의 압박을 줄이는 또 다른 방법은 보조기를 제작하기 전에 치료용 고무 찰흙 형태인 퍼티로 돌출 부위를 감싼 후 보조기를 작업하는 것이다. 퍼티가 거품을 형성하면 보조기가 굳은 후에 제거하면 된다. 얇은 형태의 패드는 마찰을 만들지만 보조기가 밀리는 것을 방지하고, 혹은 보조기의 모서리를 감싸는 데 유용하다. 그리고 미세 기포 테이프는 작은 아동용 보조기에 유용하게 사용된다.

스트랩 달기 Strapping

아이들의 몸에 보조기를 유지시키기 위한 많은 창의적인 스트랩 부착 방법이 존재한다(그림 17.19). 치료사들은 피부에 닿을 때의 스트랩 강도, 내구성, 탄력성, 촉감 등을 고려한다. 날카로운 끝을 가진 스트랩은 어린 아동이나 피부가 민감한 아동에게는 사용을 피한다. 폭이 넓은 스트랩은 힘을 분산시켜 주며 이를 사용할 때 가능한 한 피부를 충분히 덮도록 한다. 스트랩 재료는 아동의 손 크기에 맞추어 손가락이나 손목 주위는 좁게 만들어 붙이도록 한다.

D자 모양 스트랩은 종종 아동이 보조기를 제거할 가능성을 높은 경우에 사용된다. 제거를 위해 양손이 필요한 잠금장치는 쉽게 해체될 수 없다. 철물점에서 스위블 스냅, 링 및/또는 금속 C자 모양 링을 스트래핑 기전에 접목시킬 수 있다.

스트랩은 보조기에 부착된 훅 벨크로(hook velcro)의 양 끝에 단단히 고정하는데, 이렇게 하면 아동이 침을 흘리거나 핥아 오염되면 즉시 세척하도록 한다. 그러나 접착력이 적은 스트랩은 쉽게 잃어버리고 다시 붙이려고 할 때 정확한 각도와 위치를 찾기 어려워 보조기가 정확한 자리에 있지 못하게 된다. 다른 방법으로는 리벳이나 접착제로 스트랩 한쪽 끝을 보조기에 고정시키는 것이다. 이때도 여러 원인으로 오염되

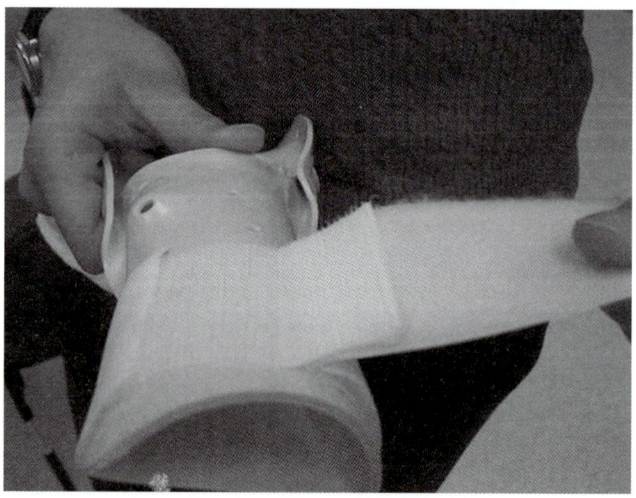

그림 17.19 맞붙어 있는 벨크로 스트랩

었을 경우 담당치료사는 새 스트랩으로 교체해 주어야 한다(스트랩 부착에 대한 더 자세한 정보는 3장 참조).

아동이 착용한 보조기와 스트랩이 벗겨지지 않도록 하기 위하여 때론 아동 발달에 대한 지식과 창의적인 생각이 필요할 수 있다. 영유아인 경우 치료사는 에이스 또는 코반 랩을 이용하여 보조기를 고정시킬 수 있다. 아동이 일정 연령이 되면(2~3세) 자아 성립의 시기로 부모가 선택한 의복이나 음식, 보조기에 대하여 저항감을 보일 수 있다. 이러한 경우 행동분석 원리(보상적 행동 조성, 하루 중 자녀가 순응할 가능성이 가장 높은 시간대 찾기, 적절한 칭찬과 관심)이 도움이 된다. 그리고 색상과 장식을 스스로 선택하게 하여 동참을 유도하여 보조기 착용에 의지가 증가되도록 할 수도 있다(그림 17.20). 암스트롱이 만든 동물무늬 스트랩 패턴은 장식용 리본, 직물 물감 또는 신발 끈 장식과 함께 제시된다. 암스트롱은 보조기는 멋지게 착용할 만한 것이라고 설명하고 "보조기는 나의 방패 또는 공주님의 장갑입니다."와 같이 아동에게 또래 친구들에게 보조기를 설명할 수 있는 단어를 제공할 것을 제안한다.

그리고 보조기 제거를 방지하는 좋은 방법으로, 아동은 인과관계를 이해하지 못하기 때문에 치료사들은 '교묘한 작은 탈출자'가 보조기를 착용하고 있도록 하기 위해 창의력을 발휘할 수 있다. 추가적으로 신발끈이나 단추, 양말, 스토키네트, 인형(puppet) 등을 이용하여 착용을 도울 수 있다(그림 17.21). 끈을 이용하려면 보조기의 가쪽 모서리에 구멍을 뚫어 장식용 신발 끈으로 묶도록 한다. 치료사는 패드를 작업할 때 피부 방향의 끈 밑에 놓도록 하는데, 끈이 확실하게 놓여

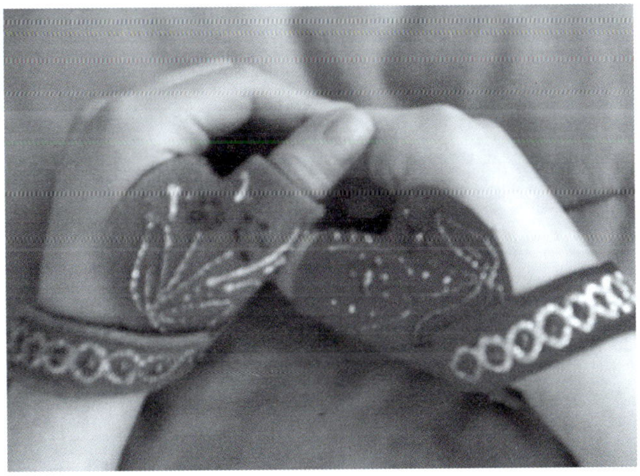

그림 17.20 장식된 네오프렌 보조기

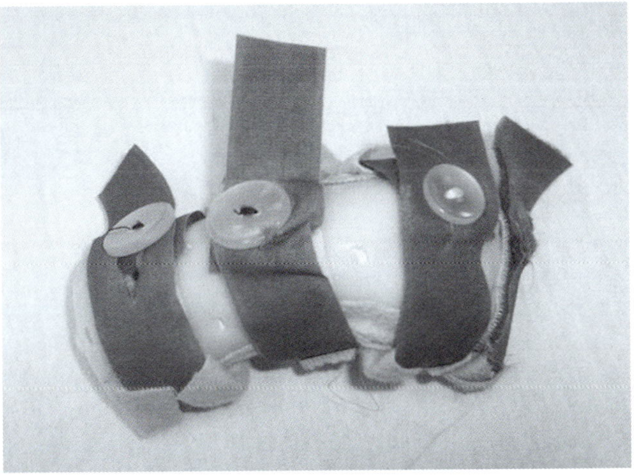

그림 17.21 등쪽에 단추를 부착한 보조기

있도록 하기 위해 플라스틱 도구인 신발 끈 홀더 보우 바이터(Bow Biter, 아동 신발 코너에서 쉽게 구할 수 있는 플라스틱 도구)를 이용하여 끈을 고정하도록 한다. 보조기의 기능에 따라 양말 모양 인형을 씌워 사용할 수도 있다(그림 17.8). 그러나 아동이 물어뜯거나 삼킬 수 있는 경우 어떠한 부착물도 붙여서는 안 된다.

보조기 적용에 대한 지침 제공
Providing Instruction for Orthotic Application

아동의 보조기 사용에 관하여 책임이 있는 모든 보호자(예: 교사, 간호사 또는 부모)는 측정 과정에 반드시 참여하고 보조기 디자인에 대해 조언하고 보조기의 필요성을 이해하고, 보조기를 적절하게 설계하도록 조언하고, 보조기의 필요성에 동의를 해야 한다. 이러한 보호자들은 보조기의 목적과 사용에 대한 원리, 주의사항 그리고 잘못 사용되었을 때의 위험요소에 대해 이해해야 한다. 보조기의 올바른 적용은 보조기 중재에 익숙하지 않은 보호자에게는 어려울 수 있다.

따라서 보조기가 복잡할수록 좀 더 자세하고 정확한 설명을 해주어야 한다. 특히 보호자가 여러 명일수록 더욱 그러하다. 치료사는 질문과 아동의 문제점을 해결하기 위해 전화나 메일 등을 제공하고 문서로 지시사항을 제공한다. 정확하게 보조기를 착용하는 방법을 설명하고 보모가 치료사의 감독하에 보조기를 아동에게 착용해 보는 실습의 기회도 갖는다. 신상 보호의 원칙에 위배되지 않는 범위 내에서 올바른 자세로 보조기를 착용하고 있는 부위를 사진으로 찍어 교육하면 효과적으로 교육 자료가 될 수 있다.

스트랩의 올바른 배치는 숫자를 쓰거나 스트랩 끝에 작은

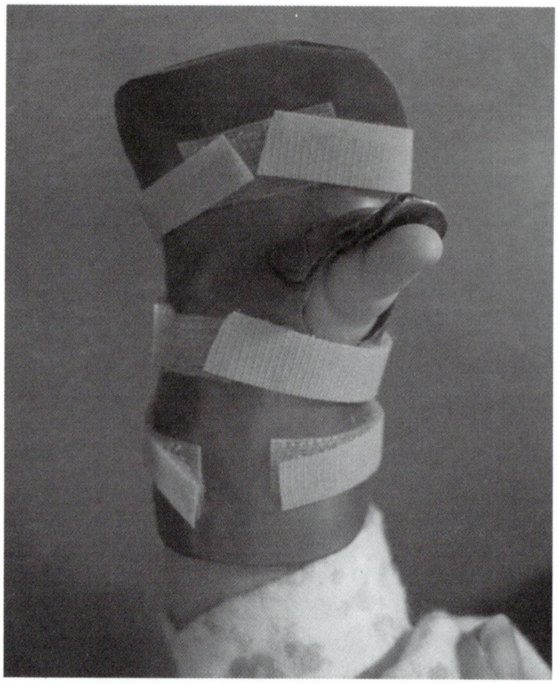

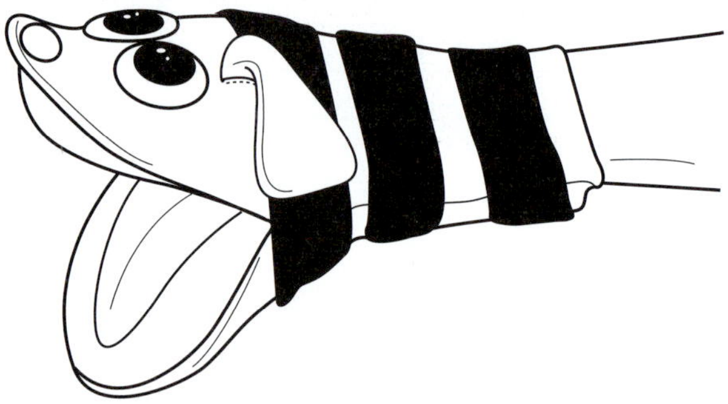

그림 17.22 손 인형이 덮여 있는 보조기

디자인을 넣고 보조기에 해당 숫자 또는 디자인을 넣음으로써 용이해진다. 치료사는 보조기를 착용할 때 추측할 수 있는 모든 것을 시도한다. 과도한 압력의 징후를 평가하기 위해 보조기를 제거할 때마다 보호자에게 피부를 검사하도록 지시한다.

착용 일정 Wearing Schedules

착용 일정은 보조기의 목적, 착용 시간에 대한 아동의 인내심, 근골격 상태 및 작업과 평상시 일과에 따라 다양하다. 보조기는 낮의 긴 시간, 밤의 짧은 시간, 기능적 활동 시간 또는 여러 경우가 혼재된 시간 동안 착용할 수 있다. 보조기에 대한 아동의 인내심이 늘어남에 따라 착용 시간을 점차적으로 늘리고 잘 사용할 수 있도록 조정하는 것이 필요하다.

보조기의 목적이 손의 기능적인 사용 증가인 경우 보조기의 착용 동안의 아동은 기능적 활동 시간을 보내야 한다. 만일 긴장도를 감소시키는 목적이라면 보조기는 활동하기 바로 직전에 착용하여야 한다. 또한 구축을 예방이 보조기 착용의 목적이라면 아동이 작업에 참여하지 않을 때에 착용해야 한다. 마지막으로 구축을 치료하기 위해 보조기를 사용된다면 장기간 착용해야 할 필요가 있다.

24시간 중 보조기를 착용하는 총 시간은 보조기를 지속적으로 착용하든 간헐적으로 착용하든 간에 매우 중요하다. 보조기 착용 가능 시간은 피부와 근육 및 관절에 주어지는 압박과 힘의 크기, 위치에 따라 다르다. 궁극적으로 착용계획의 결정은 아동과 가족 또는 교사와 함께 협력해야 하고, 수행능력을 유지하고 발달시키는 데 기초를 두어야 한다.

착용 일정을 통해 아동에게 권장한 시간에 보조기를 착용하는 것이 도움이 된다. 착용 일정을 아동의 일상 일과에 맞추면 적응력을 높일 수 있다. 의료진, 보모, 보육교사 그리고 부모에게 있어서 점차 일상이 되기 때문이다. 치료사는 보조기를 착용할 때 필요한 지시사항을 포함한 일정을 기록하고 보모나 간호사, 보육교사, 부모들에게 그 문서를 복사하여 제공한다. 아동의 발달상태나 ROM 상태가 변화되면, 반드시 보조기 형태를 수정하여 착용 가능 여부와 착용 일정 등을 다시 점검하도록 한다.

주의사항 Precautions

초기 착용 단계에서는 피부 상태를 점검하도록 한다. 착용한 보조기를 떼어낸 후 15~20분이 지나도록 피부가 붉거나 전반적인 홍조가 사라지지 않는다면 압력이 과하게 가해진 것이며 이에 대한 수정이 필요하다. 치료사는 상태를 관찰하는 동안 관절 압박, 신경 압박, 혈액순환, 피부반응 등의 문제를 인지하고 있어야 한다. 아동의 급격한 성장은 간혹 뚜렷한 신호 없이 이루어지므로 성장 기간 동안 보호자와 치료사의 관심이 중요할 수 있다.

보조기 평가 Evaluation of the Orthosis

치료사는 보조기가 적절하게 맞는지, 기능적 활동에 도움이 되는지를 정기적으로 평가하도록 한다. 치료사는 아동을 돌보는 보호자에게 재평가하기 한 시간 전에 보조기를 착용하도록 하고 보조기를 어떻게 착용했는지 보조기가 제자리에서 벗어났는지 아동에게 관찰하도록 한다. 잘못 착용한 보조기는 착용하지 않은 것만 못하다.

특수 소아 보조기 Special Pediatric Orthoses

휴식 손 보조기 Resting Hand Orthosis

휴식 손 보조기(resting hand orthosis)의 목적은 변형이나 구축, 현재의 변형의 악화를 예방하고 정렬의 변화를 점차적으로 경감시키거나 향상시키는 것이다(변형 감소 보조기). 구축의 위험이 높은 아동은 계속적으로 긴장도가 증가되어 있거나 긴장도가 너무 낮아 움직임이 없다. 근긴장도가 심하게 증가하고 강하게 주먹 쥐는 손의 형태가 나타나는 아동에게는 피부를 위생적으로 유지하는 것이 추가적인 목적이 될 수 있다.

특징. 아동의 휴식 손 보조기의 구성요소는 C 지지대와 엄지의 받침대 모양을 제외하고는 9장에서 서술된 것과 동일하다. 구성요소로는 아래팔 받침대와 손가락 팬, 엄지 받침대 그리고 C 지지대가 있다. 엄지두덩(thenar muscle)에 강직이 존재하면, 맞섬근(opponens muscle)을 신장시키기 위하여 엄지를 노뼈 벌림 자세로 유지하고 짧은 엄지두덩근의 지속적인 신장은 손의 근긴장을 억제시킬 수 있다.

대체로 중등의 근긴장을 가진 이상적인 손목, 손가락, 엄지 자세는 불가능할 수 있는데 관절의 변형을 줄이거나 예방하는 것이 목적이기 때문에 보조기는 과도한 스트레스 없이 가능한 한 짧아진 근육을 늘린다. 그리고 최대한의 효과를 얻기 위하여 한번 착용 시 몇 시간씩 보조기를 착용해야 한다.

만약 보조기가 PROM 내에서 최대의 움직임을 가능한 범위를 가능하게 해준다면 생성된 압력으로 인한 혈액순환의 문제, 피부파열, 통증 유발 등을 감소시킬 수 있다. 그러므로 최대 범위 이하에서 손목관절을 위치시키도록 하며 그 위치에서 손가락을 펴하도록 하는 것이 중요하다. 캐스트나 보조기에 의해 제공되는 지속적인 신장은 PROM을 증가시키는 좋은 방법이며, 만약 굽힘의 강직이 심하면 점진적으로 관절의 범위를 증가시키는 연속 정적 보조기가 필요할 수도 있다.

치료사는 아동의 팔 및 손을 조절하여 PROM의 저항의 양을 감지하여 최적의 스플린트 위치를 결정한다. 평가를 통해 원하는 위치를 결정한 후에, 해당되는 관절과 위치를 고정하기 위해 어느 부위에 압력이 가해지는지를 기록하도록 한다. 관절을 좋은 자세로 위치시키고 근의 저항력을 감지하는 것은 치료사가 보조기를 제작하고 스트랩을 부착할 때 최적의 치료 위치 및 힘 적용에 대한 결정을 가능하도록 해 준다.

휴식 손 보조기의 제작 과정

열가소성 재료의 선택(Thermoplastic material selection). 강직 완화를 위한 보조기를 제작할 때, 치료사는 신장에 대한 저항이 있는 저온 열가소성 재료를 선택해야 한다. 손목, 엄지 및 손가락을 원하는 곳으로 위치시킬 때 보조기 재료에 상당한 압력이 가해진다. 이러한 압력은 일치성을 가진 재료를 움푹 들어가게 만들면 재료가 늘어날 수 있다. 일반적으로 고무함량이 높은 열가소성 재료는 원하는 작업이 가능하도록 하는 특징을 가지고 있다(보조기 제작 단계에 대한 개요 참조).

패턴(Pattern). 패턴은 측정 및 기준점에 대한 표시를 포함한다(9장 참고). 엄지의 위치는 일반적인 휴식 손 보조기와는 다르기 때문에 엄지받침대와 C 지지대의 모양도 달라진다. 엄지 위치가 다르기 때문에 전형적인 휴식 손 보조기의 엄지 받침대나 C 지지대와는 모양이 다르다. 패턴 종이를 자르고 나서 아동에게 직접 제작하는 신체부위에 맞추어 본 후 패턴을 수정하도록 한다. 패턴은 만들고 보조기를 성형하는 동안, 치료사는 아동의 자세를 잘 유지시켜 몸과 팔에서의 비정상적인 긴장도를 최소화시키도록 한다.

패드 부착하기(Padding). 보조기를 만들기 전에 치료사는 패드가 필요할 때를 예측하여 추가공간을 확보해야 한다. 패딩은 보조기를 성형하고 깨끗하게 유지하는 데 약간의 제한이 되기 때문에 평가에서 피부 문제의 위험을 나타내지 않는 한 사용해서는 안 된다. 뼈 부위에 공간을 두는 만드는 것만으로도 피부 문제를 방지할 수 있다.

보조기 모양 만들기(Forming the orthosis). 아동의 신체 부위에 보조기 재료를 적용하기 전에 C 지지대를 만들기 위해 가장자리를 미리 늘리도록 한다. 그리고 엄지 갈퀴막 공간이 잘 맞도록 아동의 신체 부위 위에 연성 플라스틱 재료를 올려놓는다. 가능하다면 아동 옆에 보호자를 있도록 하여 아래팔 받침대를 고정시킨다. 치료사는 보조기를 제작할 때 손목의 각도, 엄지 주위 및 손바닥 활의 모양이 잘 유지되도록 제작하고 원하는 형태대로 제작하려면, 손의 돌출부와 엄지두덩을 제작할 때 좀 더 섬세하게 작업하도록 한다.

치료사는 보조기를 제작할 때 많은 압력이 가해지는 엄지의 MCP관절을 아래로 향하게 하고 엄지두덩을 따라 펴지도록 보조기를 만들어야 한다. 이러한 형태는 엄지의 MCP관절이 탈구되거나 과도한 폄의 가능성을 방지할 수 있기 때문에 필요하다. 엄지 받침대는 엄지 끝부분이 1/2인치 정도 연장되도록 하여 엄지에 안정성을 제공하도록 한다. 엄지의 IP관절은 약간 구부지고 C 지지대는 엄지의 노뼈 방향 외형과 손갈퀴막공간에 정확히 맞도록 제작한다.

아래팔 받침대(Forearm trough). 치료사는 팔목, 손바닥, 엄지 부분을 제작한 후, 아래팔 받침대를 마무리하도록 한다(아래팔 받침대 고정 및 압력점 방지에 대한 안내는 9장 참조). 받침대 가장자리가 너무 높다면, 스트랩이 가교 역할을 하여 피부 표면과 접촉을 적게 하고 아래팔의 윤곽을 따라가지 않도록 도와준다. 아래팔을 제자리에 정확하게 유지하기 위하여 스트랩을 표면에 최대한 닿도록 제작한다. 고정되지 않으면 아래팔이 받침대에서 겉돌거나 보조기가 먼쪽으로 이동하여 손목, 손가락 및 엄지가 원래 위치에서 벗어날 수 있다.

팬(Pan). 마지막으로 치료사는 손가락을 바른 위치에 두기 위해 손가락 팬을 성형한다. 팬은 재가열이 필요할 수도 있는데 이는 동시에 모든 관절을 적절하게 제작하기가 어렵기 때문이다(팬의 정확한 폭과 높이는 9장 참조). 팬 끝부분의 길이는 손가락 끝부분보다 1/2인치 정도 길게 만든다. 팬의 커브를 만들 때, 치료사는 몸쪽 및 먼쪽 수평활(transverse arch)의 윤곽을 따라 제작하도록 한다.

스트랩(Straps). 스트랩의 올바른 배치는 특히 보조기가 증가된 근긴장에 맞서 관절을 바르게 위치시키는 경우 보조기의 올바른 성형만큼 중요하다. 스트랩과 보조기는 필요한 지렛대의 비율을 통해 압력을 분산시키는 데 반드시 같이 작용해야 한다. 만일 아래팔과 손바닥, 손가락 및 엄지가 스플린트의 정확한 위치에 놓여 있지 않는다면 보조기의 이점이 줄어든다. 최적화된 스트랩 위치와 각도는 비정상적인 근긴장도에서 생겨나는 힘과 연관되어 결정하도록 한다.

더 나이가 많은 아동의 경우는 아래팔 받침대에 두 개의 스트랩을 적용하며 더 어린 아동이나 유아의 경우는 아래팔을 가로지르는 넓은 스트랩 하나면 충분하다. 안정성은 아래팔의 몸쪽 및 먼쪽 영역에서 제공된다. 강한 손목 굽힘의 경직이 있는 경우, 손목 안정성을 위해서는 손목의 고정시키기 위해 삼점압 제공을 위해 두 개의 스트랩이 필요하다.

첫 번째 스트랩은 자뼈 돌기에서 손목 끝부분을 가로질러 연결하고 두 번째 스트랩은 엄지의 갈퀴막공간에서 손등을 가로질러 팔의 자뼈 방향의 MCP관절의 첫 부분에 연결하도록 한다. 그렇지 않으면 손등을 가로지르는 스트랩 하나로 충분하다. 만일 손가락의 굽힘이 심하면, 세 개의 손가락을 가로지르는 스트랩이 필요하다. 마지막으로 치료사는 엄지의 MP와 IP 관절 사이에 스트랩을 추가한다. 어린아이를 위한 작은 보조기를 만들 경우 스트랩도 좁게 만들도록 한다.

적응(Adaptations). 안정 손 보조기는 아동에게 좋은 자세 유지를 위한 기본적인 형태를 제공하며 과긴장을 억제하는 역할을 한다. 그러나 간혹 기본적인 형태를 벗어나는 보조기를 만들어야 하는 경우도 있다. 이 보조기를 적용하는 한 가지 방법은 손가락 분리기(separator)(9장에도 설명함)를 추가하여 손가락을 외전하고 근긴장도 감소를 돕는 것이다. 분리기는 손가락 사이에 재료를 부풀리거나 손가락 사이에 열가소성 재료의 롤을 부착하여 만든다. 손가락 분리기는 열가소성 펠릿 또는 엘라스토머로도 제작된다.

치료사는 뜨거운 물에 펠릿을 부드럽게 한 후 이를 혼합해서 원하는 모양과 크기를 만든다. 펠릿은 100% 복원력이 있고 다른 열가소성 재료처럼 같은 방식으로 부착된다. 선천성 관절강직증이 있거나 손가락에 여러 가지 변형이 있는 아동에게 적합하다

엘라스토머는 실리콘 형태로 손가락 사이의 공간이나 엄지에 적용하여 소아 보조기를 만드는 데 사용된다. 펠릿과 엘라스토머는 보조기의 부품 목록으로 유용하게 사용할 수 있다. 실리콘 형태의 엘라스토머를 50대 50으로 섞거나 젤 촉매제를 추가하여 단단하기를 조정할 수 있고 수작업이 용이하다. 제작 과정에서 사용되는 다른 재료는 치과에서 사용되는 실리콘 고무인 페르마검(Permagum)이다. 엘라스토머와 펠릿은 손바닥의 형태를 유지하는 데 사용되거나 작은 손에 적용되는 보조기를 제작할 때도 사용될 수 있다.

치료사는 이미 설명한 손바닥 기반 보조기의 대안으로 손등쪽 손 기반 보조기(Armstrong, 2005; Snock, 1979)를 대체하여 사용할 수도 있다. 이 보조기 디자인에 대한 설명은 9장에 나와 있다. 손등쪽 손 고정 보조기(dorsal-based resting splint)는 제작이 어렵지만, 아래팔의 굽힘근의 감각 자극을 최소화할 수 있다. 강한 손목 굽힘이 있는 아동에게는 손등쪽 손 보조기를 착용하는 것이 손바닥쪽 기반 보조기를 착용하는 것보다 쉽다. 아동의 손가락을 손가락 슬롯에 넣은 상태에서(MCP관절을 지지하도록 손가락을 슬롯을 통해 적절하게 위치시킨 상태에서), 손목 굽힘근에 압력을 가하여 천천히 아래팔 받침대가 아래팔의 등쪽으로 기울일 수 있다. 암스트롱은 이 보조기 제작에 대한 좋은 정보를 제공한다.

선천성 손가락 구축을 가진 아동은 안정 손 보조기를 필요

로 한다. 하지만 모든 손가락에 영향을 주지 않았다면 보조기가 아동의 손가락 움직임과 감각 적응에 어려움이 없도록 해야 한다. 안정 손 보조기는 마모나 강도가 적은 유연한 재료를 선택하도록 한다. Bell과 Graham은 치과에서 치아의 형태를 주조하는 실리콘 재료인 페르마겜을 사용하여 신생아 보조기의 모형을 만드는 방법을 설명하였고 접착력이 있는 천 테이프도 중간 정도의 단단함을 가지고 있어 안정성을 지원한다고 설명하였다.

주의사항(Precautions). 근긴장도가 높은 경우에도 스플린트를 적용하고자 할 때, 치료사는 반드시 힘이 적용되는 생역학 원리를 고려하도록 하고 손이나 손목의 변형이나 탈구 및 신체 배열이 잘못되는 결과를 초래되지 않도록 계속 관찰하여야 한다. 또한 신경압박이나 혈액순환을 방해하는 요소에 대해 인지하고 있어야 한다. 치료사는 의사소통을 잘할 수 없거나 어린 아동을 평가할 때에는 아동의 부모나 보호자로부터 중요한 정보를 찾아내도록 하고 매우 어린 아동에 대한 섬세한 관찰이 필요하다.

강직 방지 보조기에 대한 주의사항은 다른 보조기에 대한 주의사항과 동일하다(6장 근육, 뼈, 피부와 관련된 문제의 접근방법 참조). 긴장도가 높은 아동에게 보조기 착용과 관련한 주의사항을 적용하고자 할 때 처음 착용하는 시간을 15~20분으로 하여 아동의 피부를 주의 깊게 관찰하도록 한다. 보조기를 제거한 후에도 피부가 붉어지거나 홍조가 15~20분 정도 지나도 사라지지 않는다면 과도한 압박으로 비롯된 것이므로 교정이 필요하다. 만약 압력을 받는 부분이 없다면, 치료사는 30분 간격으로 착용 시간을 늘리도록 한다. 그런 다음 보조기의 착용 시간에 최대로 길어질 때까지 보조기의 착용을 15분이나 30분씩 점진적으로 증가하도록 한다.

근긴장도의 크기가 크게 증가된 아동의 손 고정 보조기 적용에서 고려해야 할 사항은 엄지의 MCP관절을 보호하고 유지하는 것이다. 치료사는 엄지가 MCP관절 이하로 내려가도록 압력분포를 관리한다. Exner는 강직이 있는 엄지으로의 먼쪽 힘을 주의해야 한다고 했는데, 이는 MCP관절의 탈구나 과도한 폄의 원인이 될 수 있다고 하였다.

착용 일정(Wearing schedule). 착용 일정은 개개인의 치료계획에 따라 결정된다. 전반적으로 변형될 위험성이 클수록 보조기의 착용 시간이 24시간까지 길어질 수 있다. 밤에도 긴장도가 증가된다면, 아동의 신체를 압박하거나 수면을 방해하지 않는 범위 내에서 착용 시간을 늘리도록 한다. 낮에는 보조기를 제거하여 관절운동, 능동적인 활동 및 감각 경험이 가능하도록 한다.

McClure는 보조기 착용 일정을 결정하기 위하여 흐름도나 알고리즘을 제공하였는데, 그는 연구에서 관절운동범위의 증가와 관절운동범위 한계에 대해 생물학적인 기초를 통해 설명하였다. 이 정보는 특히 기존 구축에 적용되는데 저자는, "ROM을 증가시키기 위해 사용하는 일차적 기초(보조기)는 관절을 시간이 지남에 따라 끝 범위 또는 그 근처에 유지함으로써 제한된 관절주위 결합조직(periarticular connective tissues, PCT)과 근육에 치료적 인장응력(tensile stress)이 적용된다. 이러한 인장응력은 조직을 새롭게 리모델링하여 길이를 조정하고, 이를 통해 ROM이 증가되도록 돕는다." 라고 말했다. 맥클러 등은 조직의 리모델링을 "몇 분 내에 자동적으로 유도된 변화로 정의하기보다는 오랜 기간 동안 지속적으로 발생하는 생물학적인 현상으로 규정한다."고 하였다.

이는 굽어진 근육의 신장과 손의 길이를 신장시키는 것은 안정 손 보조기를 제거한 후의 기능 활동을 하는 아동에게 도움을 줄 수 있다. 그리고 아동에게 기능적인 손으로 발전시키거나 향상시키는 것이 최우선이라면 보조기를 되도록 착용하지 않도록 한다.

보조기 착용에 대한 지시사항. 아동이 보조기를 올바르게 착용하는 것은 중요하다. 따라서 보호자들이 보조기의 목적, 주의사항, 올바르지 않은 사용에 대한 위험성 그리고 질문이나 고민을 털어놓기 위해 치료사에게 어떻게 연락해야 할지에 대해 알고 있어야 한다.

보조기 평가. 9장에서 설명한 자가 평가는 마무리된 보조기를 평가하기 위해 쓰인다. 보조기가 몸에 잘 맞는지는 정기적으로 점검한다. 치료목표와 성과와 관련한 보조기의 목적과 결과는 계속해서 재평가를 통해 확인하도록 한다.

손등쪽 손목 고정 보조기
Dorsal Wrist Immobilization Orthosis

손등쪽 손목 고정 보조기는 손이 손바닥 표면이 집기 입리까 놀이를 위해 자유롭게 하는 동시에 뛰어난 손목 지지력을 제공한다. 아이들은 손과 손가락을 통한 탐색을 통해 세상으로부터 정보를 얻는다는 것을 기억해야 하며 아이가 기어가는 동안에도 등쪽 손목 고정 보조기는 체중을 지지하기 위해 손목을 펴시킨다. 적절한 열가소성 소재를 사용하고 패턴을 약간 변경하면 보조기를 착용하는 동안 체중을 더 쉽게 지탱할

손등쪽 손목 고정 보조기의 제작 과정

손목 고정 보조기용 열가소성 재료를 선택할 때는 일치성이 높은 재료를 사용하라. 손목 굽힘 강직이 있는 아동의 경우 딱딱한 재료를 사용한다. 몸집이 더 작은 아동의 경우 1/12인치 두께의 열가소성 소재를 사용하고, 몸집이 더 큰 아동의 경우 1/8인치 두께의 소재를 사용한다.

1. 종이 위에 아이의 손바닥을 내려놓는다. 손가락 끝에서 아래팔까지 아이의 손의 윤곽을 그린다. 손목은 자쪽 및 노쪽치우침에 대해 중립으로 둔다. 손가락은 자연스러운 안정 위치(편평하지 않음)에 있으며 약간 벌림된다. 손가락, 손, 아래팔에서 팔꿈치까지의 윤곽을 그린다.
2. 아이의 손이 종이 위에 있는 동안 검지의 MCP관절에 A로 표시하고 새끼손가락의 MCP관절에 B로 표시한다. 첫 번째 갈퀴막공간에 C로 표시한다. 먼쪽 손바닥 주름과 손목 주름 사이의 손 자쪽 경계에 D로 표시한다. 각 측면의 아래팔 길이의 2/3에 X로 표시한다. 보조기 폭의 근사치를 위해 두 개의 이전 X 표시와 평행하게 약 1인치 바깥쪽 패턴의 양쪽에 X 표시를 하나 더 한다. 이 표시는 아래팔 받침대의 측면에 공간을 제공하기 위해서 한다.
3. 패턴에서 아이의 손을 제거한다. MCP관절의 A 및 B 표시를 연결하는 선을 그린다. 이제 이 연결선에 1인치 가깝게 새로운 선을 그린다. 이 선은 아동의 손바닥 먼쪽 주름과 일치해야 하며 보조기의 말단 가장자리를 표시해야 한다. 이 선이 손의 자쪽으로 기울어져 있는지 확인한다.
4. 손의 손바닥 부분에 강낭콩 모양을 그리고 각 측면과 말단 가장자리에 최소 1¼인치 테두리를 남겨 둔다. 이 강낭콩 모양은 방사형쪽에 C로 표시된 첫 번째 웹 공간과 손의 자쪽에 D로 표시되어 있다. 이 강낭콩 모양의 영역을 자른다. 보조기 패턴의 모든 테두리를 다시 그리고 잘라낸다.
5. 열가소성 재료 시트에 패턴을 추적한다.
6. 열가소성 재료를 가열한다.
7. 열가소성 재료에서 패턴을 잘라낸다. 손바닥에서 강낭콩 모양의 구멍을 조심스럽게 잘라낸다. 완전히 부드러워질 때까지 열가소성 재료를 재가열한다.
8. 아이의 손에 보조기를 성형한다. 아동에게 보조기를 맞추려면 아래팔이 엎침된 자세에서 아동의 팔꿈치를 탁자 위의 패드 위에 올려놓는다.
9. 아이의 네 손가락을 먼쪽 절개 부위로 밀어 넣고 재료를 손과 손목의 등쪽으로 당긴다. 손등 중간, MP 길이의 중간에 멈추도록 한다.
10. 손목 높이에서 손등쪽 재료를 접어 폄을 위한 추가 지지를 제공한다.
11. 돌출된 자뼈붓돌기 및 아래팔의 몸쪽 가장자리로부터 재료를 나팔 모양으로 벌린다. 필요에 따라 보조기를 조정한.
12. 재료가 식고 단단해지면 어린이의 손목을 폄시킨다. 엄지를 사용하여 손바닥 활을 성형한다. 열가소성 재료가 단단해지면서 손목이 올바른 위치에 있는지 확인한다.
13. 벨크로 후크를 보조기의 몸쪽 가장자리에 부착하기 위해 타원 모양인 2인치 조각으로 자른다. 벨크로 조각을 보조기에 넣기 전에 접착력을 높이기 위해 열선 총으로 접착제를 가열한다. 재료에 코팅이 있는 경우 열가소성 재료에 솔벤트를 사용하거나 표면을 긁어 눌음방지 코팅을 제거하여 벨크로 조각의 접착력을 높인다.
14. 벨크로 루프스트랩은 보조기의 먼쪽 경계에 배치된다. 아이의 몸집에 따라 1인치 또는 2인치 너비의 스트랩을 사용할 수 있다. 스트랩은 보조기를 아래팔에 꼭 맞게 고정해야 한다.
15. 보조기의 최종 피팅을 확인한다. 보조기가 등쪽을 기반으로 하고 아래팔이나 손목의 바닥쪽 표면을 덮지 않는지 확인한다. 가장자리를 확인하여 피부가 쓸리거나 뼈 돌출부를 누르지 않았는지 확인한다. 모든 가장자리를 매끄럽게 하고 모든 모서리를 둥글게 만든다.

수 있다. 체중 부하 보조기에서 손바닥 표면 전체를 차단하는 것은 모든 어린이에게 적절하지 않을 수 있다. 기어가기 및 체중 부하 활동 중에 아이의 손가락이 과다굽힘되지 않고 오히려 폄되어 있는지 확인하라.

손등쪽 손목 고정 보조기 제작을 위한 지시사항. 손등쪽 손목 고정 보조기를 위한 제작 단계는 다음의 절차에 따라 이루어진다(그림 17.23).

연성 엄지 보조기 Soft Thumb Orthosis

엄지 고리가 있는 연성 엄지 보조기(soft thumb orthosis)는 경증의 강직이 있거나 근긴장이 증가한 아동에게 자주 사용된다. 이 보조기는 엄지를 손바닥 밖으로 위치시킨다. 손목 밴드와 엄지 고리는 네오프렌 소재로 만들어졌다. 엄지 고리를 형성하는 스트랩은 엄지를 지탱할 수 있을 만큼 넓지만 엄지 갈퀴막 공간에서 버클이나 주름이 생길 정도로 넓지는 않다. 손목 밴드를 구성하는 스트랩은 엄지 고리를 고정하고 손목에 제자리를 유지하며 압력을 분산시킬 수 있을 만큼 충분히 넓다. 손목 밴드 스트랩 길이는 벨크로를 고정하기 위해 적절한 겹침을 형성하기에 충분히 길다. 원하는 당김 각도를 결정하기 위하고 길이와 너비를 측정하기 위해 아동의 팔과 손에 스트랩 재료를 위치시켜 특정한 치수를 결정한다. 연성 엄지 보조기를 제작하는 단계는 다음 절차에서 찾을 수 있다.

회전 스트랩 Rotation Strap

회전 스트랩(rotation strap)은 아래팔 돌림 또는 엎침을 용이하게 하며 어깨 돌림을 촉진하거나 증가시키는 데 사용할 수 있다. 회전 스트랩은 항상 엄지 또는 손목 보조기와 결합된다. 어깨 운동에 사용하는 경우 스트랩은 치료용 의복이나 몸통의 스트랩 시스템에 부착해야 한다. 회전 스트랩은 아래팔 돌림 또는 어깨 안쪽돌림으로 당기는 굽힘근의 근긴장을 가진 어린이에게 적합하다. 스트랩은 수술 후 아래팔 위치를

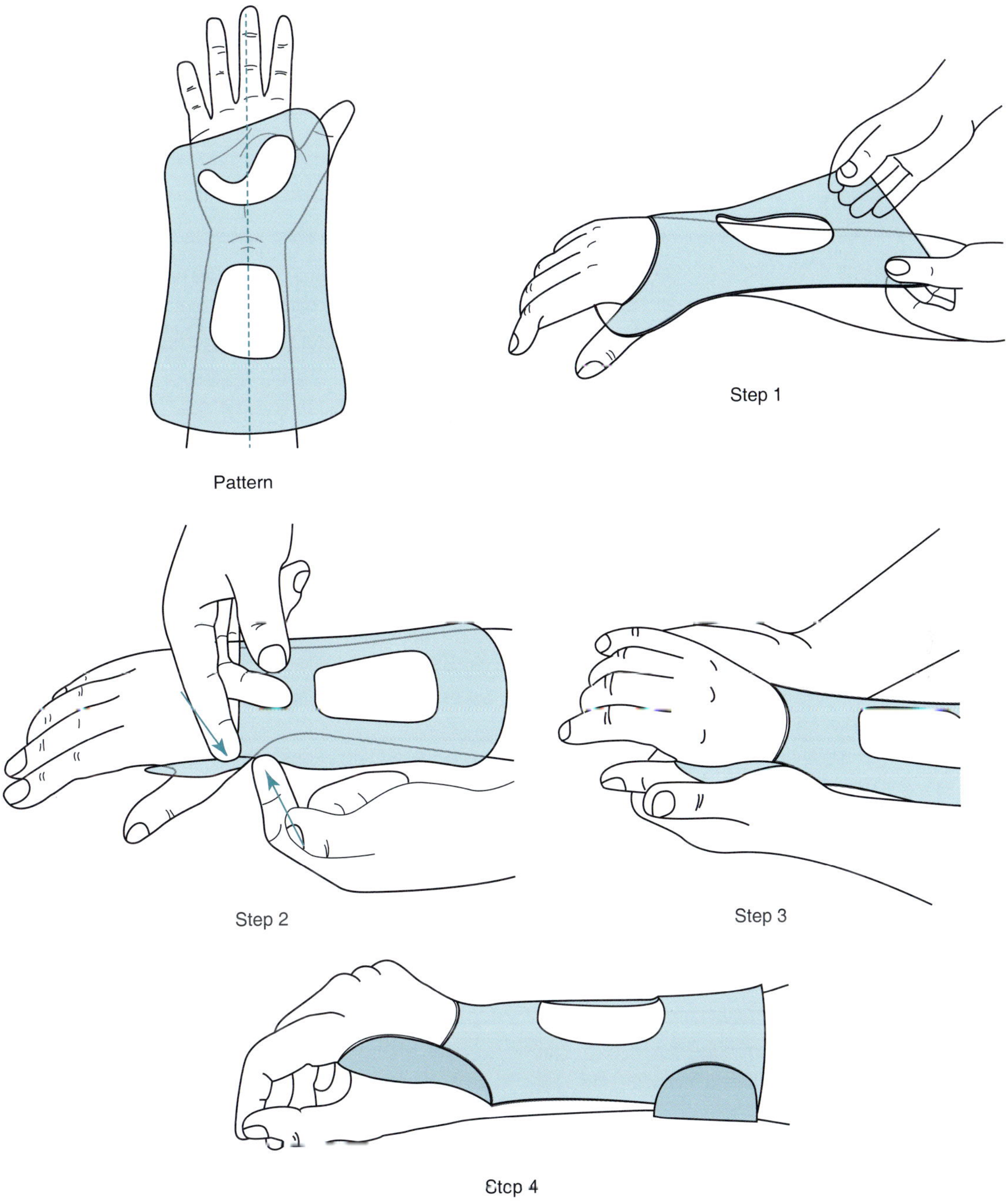

그림 17.23 손등쪽 손목 콕업 부조기를 위한 지시사항

잡는 데에도 사용할 수 있다.

스트랩의 제작을 위해 다채롭고 부드러운 벨폼(Velfoam), 베타 파일(Beta Pile) 또는 네오프렌을 사용할 수 있다. 부족한 움직임을 증가시키려면 더 탄력적인 네오프렌을 사용한다. 스트랩 너비는 유아의 경우 ¾인치에서 더 나이가 많은 아동과 청소년의 경우 1½~2인치까지 다양하게 사용된다. 넓은 스트랩은 좁은 스트랩보다 탄력성이 더 크다. 스트랩의 길이는 아래팔 길이의 약 3~4배(아래팔 돌림을 위해) 또는 어깨 놀림 시 팔 길이의 3배로 해야 한다(그림 17.24).

회전 스트랩을 위한 지시사항. 아래팔 회전 스트랩의 구조는 간단하다. 네오프렌 볼트에서 절단하는 경우 정확성를 위해 플라스틱 눈금자를 롤러 커터에 대고 사용한다. 말단 벨크로 후크 스트립을 부착하기 전에 스트랩의 말단 모서리를 "V"자 모양으로 잘라 스트랩이 손이나 엄지 보조기에 부착할 때 부피를 줄인다. 몸쪽 벨크로 후크는 재봉할 필요가 없다.

스트랩을 적용하여 손목 폄을 촉진하는 경우 등쪽 표면의

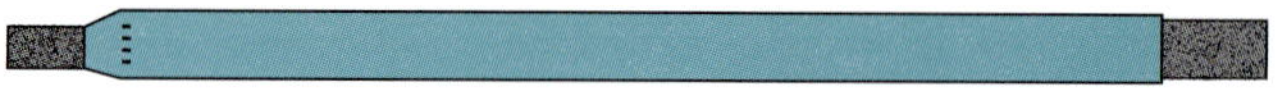

그림 17.24 아래팔 회전 스트랩

연성 엄지 보조기의 제작 과정

패턴을 만들기 위해 손목 밴드를 손목의 바닥쪽에 겹친다. 엄지 고리의 길이는 손목 밴드의 몸쪽 가장자리, 엄지손가락 주위 그리고 다시 원점으로 돌아오는 거리이다.

엄지 손가락 보조기 제작에 필요한 재료와 도구는 다음과 같다.

- 네오프렌
- 후크 앤 루프 벨크로
- 바늘과 실 및/또는 네오프렌 테이프
- 줄자
- 가위 또는 롤러 커터
- 곧은자

1. 1/16인치까지 정확하게 아이의 엄지 IP관절 둘레를 측정한다. 이 측정은 패턴을 만들 때 사용된다. 영유아를 측정할 때, 실의 한쪽 끝을 매듭 짓고, 실을 단단히 묶지 않고 아이의 IP 주위에 적당히 감고 실과 매듭이 교차하는 위치를 표시하는 것이 가장 간단할 수 있다. 그런 다음, 실을 곧게 펴고 눈금자의 가장자리에 두어 정확한 둘레를 측정한다.
2. 손가락과 엄지를 뻗은 상태에서 아이의 손바닥 쪽을 추적하거나 복사한다. 추적하는 경우 윤곽선에 점을 표시하여 손바닥이 손목, 색인 및 새끼 손가락과 교차하는 손바닥의 네 모서리를 표시한다. 엄지 IP의 선이 엄지의 윤곽선과 교차하는 두 지점을 표시한다. 가능한 정확하게 손 추적에서 먼쪽 손바닥 주름에 대한 선을 그린다.
3. 복사 또는 추적에서 다음 측정을 결정한다.
   - 측정 A: 갈퀴막공간에서 손바닥 가장자리 주름 바로 아래에서 손바닥 가장자리까지. 이 측정 값에 1~2인치를 추가한다.
   - 측정 B: 엄지 IP에서 검지 MCP까지 갈퀴막공간의 절반 거리
   - 측정 C: 엄지 IP 둘레의 절반. 1.5mm 네오프렌을 사용하는 경우 1/16인치를 추가한다. 추가된 1/8인치에는 3.0mm 네오프렌을 사용한다.
   - 측정 D: 엄지 손가락 IP에서 엄지 손가락 MCP관절의 근위 가장자리까지
   - 측정 E: 자쪽에서 손목의 노쪽 측면까지의 손목 주름을 따른 거리. 이 측정값에 1~2인치를 추가한다.
4. 측정 A부터 E까지를 사용하여 패턴을 만든다. 패턴을 잘라내어 네오프렌으로 추적한다. 다음으로 가위 또는 롤러 커터를 사용하여 네오프렌에서 패턴을 자른다. 네오프렌에서 두 번째 패턴을 추적하고 자른다. (참고: 네오프렌의 뒷면과 앞면이 있는 경우 거울 이미지로 잘라낸다.)
5. 보조기를 조립하려면 두 개의 네오프렌의 D쪽과 D쪽을 맞춘다. 넓은 지그재그 스티치를 사용하여 재봉틀로 이 솔기를 재봉한다. 네오프렌 테이프를 적용하거나 이 두 조각을 손으로 바느질할 수도 있다. 손으로 재봉하는 경우 6번에서 설명하는 손바느질 방법을 따른다.
6. 테이프 또는 손으로 B면과 B면을 꿰맨다. 네오프렌 감열성 테이프를 사용하여 두 조각을 함께 접착할 수 있는데 두께 때문에 함께 재봉하기가 어렵기 때문이다. 손으로 재봉하는 경우에는 한 개의 실을 사용하고 이음새 안의 폼 고무에 매듭을 삽입한다. 러닝 스티치를 사용하여 보조기 외부의 천에 천을 재봉한다. 보조기를 뒤집어 바늘로 뚫고 러닝 스티치를 사용하여 천과 천을 재봉한다. 이 방법은 관절에서 위치한 네오프렌의 압박을 방지하므로 인접한 관절의 강도를 감소시키지는 않는다. 한 가닥의 실을 사용하면 아이의 손에 염증이 생길 가능성이 줄어든다.
7. 원하는 양의 엄지 벌림을 달성하기 위해 보조기의 등쪽 및 바닥쪽 부분을 조정하고, 그에 따라 남는 부분을 잘라낸다(후크 앤드 루프 잠금을 위해 등쪽 부분이 바닥쪽 부분과 1인치 겹친다).
8. 후크 앤드 루프 잠금장치를 엄지 슬리브에 재봉하고, 루프면이 등쪽 부분에 아래로, 후크면이 바닥쪽 부분에 위로 향하도록 재봉한다. 몸에 잘 맞아야 하지만 제약을 가해서는 안된다.
9. 아래팔의 바닥쪽에서 겹치도록 설계된 손목 밴드의 각 끝에 후크 앤 루프 벨크로를 부착한다. 엄지 고리를 형성하려면 엄지 고리의 한쪽 미접촉 끝단을 손목 밴드의 등쪽 부분에 연결한다. 그런 다음 루프 벨크로를 엄지 루프의 미접촉 끝단에 부착하고 벨크로를 손목 밴드의 등쪽 부분에 연결한다(엄지 고리의 원점을 부분적으로 덮음).
10. 엄지 고리는 갈퀴막공간을 가로질러, 엄지두덩 주변을 향하고, 손목 밴드의 등쪽 부분에 부착하기 위해 대각선으로 당겨진다. 엄지 루프의 장력과 손목 밴드에 대한 미접촉 끝단의 부착 위치는 엄지의 노쪽 및 손바닥쪽 벌림의 양에 영향을 미친다. 손목 밴드가 꼭 맞지 않으면 보조기가 손목에서 먼쪽으로 이동하여 엄지 고리의 장력을 감소시킨다. 손목 밴드는 혈액순환 제한을 피해야 한다(그림 17.25).

엄지 손가락 보조기에 부착한다. 마찬가지로 손목 굽힘을 촉진하는 경우 손바닥쪽에 부착한다. 손바닥쪽에 스트랩을 부착하고 갈퀴막공간을 통해 당기면 보조기에 불필요한 부피가 추가되고 손 기능이 저하될 수 있다. 자쪽치우침을 촉진하기 때문에 스트랩을 손의 중앙선에서 자쪽으로 부착하지 않도록 한다. 스트랩은 항상 엄지 근처에 부착한다. 보조기를 제작하려면 원하는 돌림의 편안한 끝 범위에 아동을 위치시킨다.

돌림을 촉진하는 회전 스트랩의 경우, 아래팔에 나선형으로 올라가면서 스트랩을 엄지 쪽에서 자쪽으로 감는다(그림 17.26). 마찬가지로, 엎침을 촉진하는 보조기의 경우, 아래팔을 나선형으로 올리면서 엄지 쪽에서 노쪽으로 스트랩을 감는다(그림 17.27).

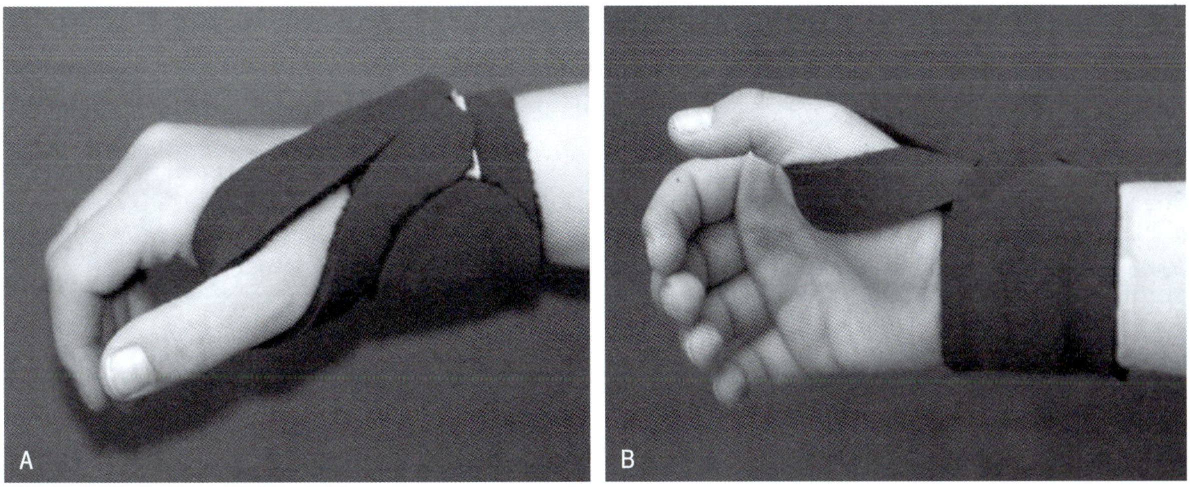

그림 17.25 A: 고리를 포함한 연성 엄지 보조기의 노쪽 측면, B: 고리를 포함한 연성 엄지 보조기의 바닥쪽 측면

벨크로 후크로 팔꿈치 위에 스트랩을 부착한다. 스트랩을 고정하기 전에 팔꿈치 관절 뒤에 감으면 팔꿈치 굽힘 방지에 도움이 될 수 있다. 이것은 엄지 또는 손 보조기에 큰 도움이 된다. 스트랩은 때때로 손목 폄에 충분한 도움을 제공하여 손바닥에 무게를 지탱할 수 있도록 한다.

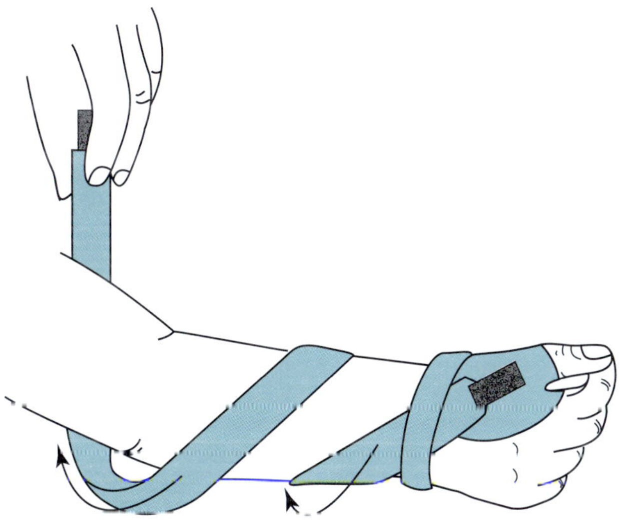

그림 17.26 뒤침 스트래핑

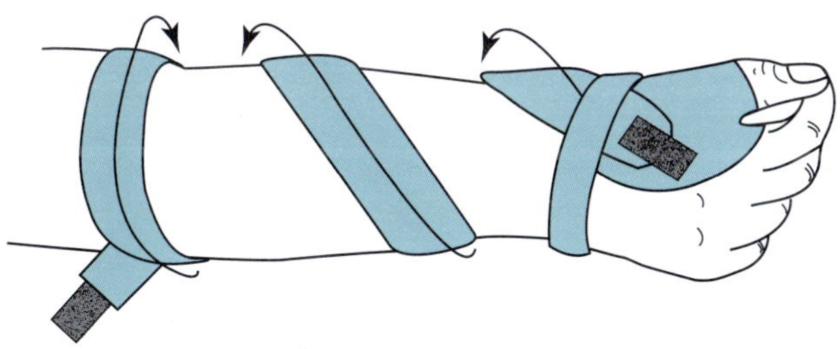

그림 17.27 엎침 스트래핑

백조 목 방지 보조기 Anti-Swan Neck Orthosis

백조 목 방지 보조기(그림 17.28)의 목표는 손가락 PIP관절의 과다폄 또는 백조 목 변형을 방지하는 것이다.

백조 목 방지 보조기의 제작. 다음 절차에서 백조 목 방지 보조기의 제작을 위한 단계를 확인할 수 있다.

상업용 보조기 Commercial Orthoses

보조기 제공을 위한 비용적으로 가장 효율적인 옵션은 상업

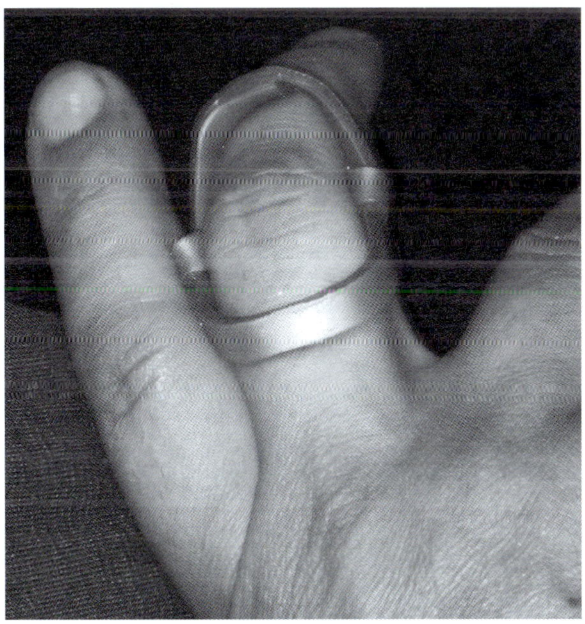

그림 17.28 백조 목 변형 예방을 위한 보조기

백조 목 방지 보조기의 제작 과정

백조 목 방지 보조기 1/12인치 코팅 열가소성 소재의 얇은 띠로 제작된다.

1. 아이의 손가락을 몸쪽손가락 뼈사이(PIP)관절 굽힘 시킨다. 몸쪽 손가락뼈와 중간 손가락뼈 위에 열가소성 재료를 타원형 모양으로 만든다. 끝을 겹쳐서 굳힌다.
2. 타원과 겹치도록 PIP 관절 바로 아래에 다른 열가소성 재료 띠를 두고 굳힌다. 두 개의 띠를 조심스럽게 제거하고 열선총을 사용하여 함께 접착시킨다. 결합을 용이하게 하고 재료가 과도하게 늘어나는 것을 방지하기 위해 즉시 냉수에 담근다.
3. 손가락을 굽힘 한 상태에서 보조기를 제거한다. 보조기는 손가락 전체를 굽힘시켜야 하지만 PIP관절의 과다폄 또는 "뒤틀림"을 방지해야 한다.

용 보조기이다. 치료사는 제품을 선택하고 올바른 크기를 측정한다. 조립식 소아용 보조기 전문 업체는 아래와 같다.

1. 뱀부 브레이스(Bamboo Brace, 팔꿈치 폄 보조기): 뱀부 브레이스는 뇌성마비 및 기타 발달 장애가 있는 어린이를 위해 팔꿈치 관절 주위에 배치하는 유연한 소아용 팔 보조기(보조기)이다. 뱀부 브레이스는 어린이에게 더 폄된 팔꿈치 위치를 유지하도록 하여 대근육 및 소근육 운동 기술을 발달시킬 수 있도록 도와준다.
2. 베닉 보조기(Benik Orthoses, http://www.benik.com/): 베닉에서는 성인과 아동을 위한 팔꿈치, 손목 및 엄지 지지대와 같은 맞춤형 네오프렌 제품을 판매한다. 측정 지침은 온라인으로 제공된다.
3. 컨피 스플린트(Comfy Splints, http://www.comfysplints.com/): 이 보조기는 작업치료사 및 의사가 디자인한 기성 보조기이다. 여러 관절에서 쉽게 조정할 수 있으므로 많은 적응증 및 변형에 사용할 수 있다. 부드러움을 위한 다층과 프레쉬가드(FreshGuard) 테리 직물 커버로 새로운 드라이릴리즈(drirelease)을 특징으로 한다. 유아용부터 성인용까지 다양한 크기로 제공된다. 이 회사에서는 다양한 고정 및 가동 보조기가 판매된다.
4. 조쿨 컴퍼니(Joe Cool Company, http://www.joecool-co.com/) : 조쿨 엄지벌림 보조기는 쥐기와 손 감각을 방해하지 않고 엄지 벌림을 유지시킨다. 조쿨 엄지벌림 보조기는 부드럽고 유연한 네오프렌으로 만들어졌으며 조절 가능한 후크와 고리 닫힘 시스템이 존재한다. 라텍스가 없으며 손으로 세척할 수 있다.
5. 맥키 스플린트(McKie Splints, LLC, www.mckiesplints.com): 0~3세 인구를 위해 상업적으로 제작된 엄지 벌림 보조기의 부피에 불만이 있었던 작업치료사인 Ann McKie는 맥키 엄지 보조기를 디자인하고 특허를 받았다. 1.5mm 벨크로 적용 네오프렌으로 제작된 보조기는 엄지를 반대쪽으로 동적으로 끌어당긴다. 벨크로 스트랩은 엄지 MP관절의 머리에 부착되어 MCP관절의 과다폄을 차단한다. 맥키 스플린트는 라텍스가 없는 네오프렌 엄지 보조기, 뒤침 스트랩 및 맞춤형 손목 보조기를 제작한다. 모든 제품은 미숙아, 영유아, 아동, 청소년, 성인을 위한 크기로 제작되며 다양한 색상이 제공된다. 저온 열가소성 스테이는 맞춤형 보조기에 사용할 수 있다.

아동을 위한 보조기 중재 근거

EVIDENCE FOR ORTHOTIC INTERVENTION FOR CHILDREN

표 17.3은 다양한 진단을 받은 어린이를 위한 보조기의 효과를 설명하는 근거를 요약한다.

표 17.3 아동 인구를 위한 보조기 제공에 대한 근거 중심 치료

저자 인용	설계	참가자 수	설명	결과	한계
뇌성마비					
Barroso, P.N., Vecchio, S.D., Xavier, Y. R., (2011). Improvement in hand function in children with cerebral palsy via an orthosis that provides wrist extension and thumb abduction. *Clinical Biomechanics, 26*, 937–943.	종단 연구	연구원들은 기능 검사 동안 보조기를 사용하거나 사용하지 않은 CP 아동의 손 운동을 조사했다. 강직성 편마비 CP 32명의 아동이 연구에 참여했다. 도함기준: • 5~12세 • 강직성 편마비 CP • 운동 활동을 실행하는 간단한 명령에 대해 인지함 • 최소 1년 동안 작업치료 또는 물리치료를 받음 • 손사용 능력 분류 시스템 I 및 II • 제한된 손목 폄 및 벌림 및 마름손허리관절 폄	아동은 네오프렌 및 열가소성 재료로 만든 손목 폄/엄지 벌림(wrist extending/thumb abduction, WETA) 보조기를 착용했다. 보조기는 손가락 및 엄지의 IP관절의 자유로운 움직임을 허용하였다. 연구원들은 손목을 20도 폄 위치에 두었다. 연구원들은 손과 손목에 3개의 수동 반사 마커를 배치하여 보조기를 사용하거나 사용하지 않을 때의 움직임을 기록했다.	연구원들은 디지털 이미지를 통해 ROM, 동적측정법을 이용하여 쥐기 강도, 젭슨-테일러손기능 검사(Jebsen-Taylor Hand Function Test)로 손 기능을 측정했다. 보조기를 착용할 때, 아이들은 안정 자세, 세손 집기 및 원통형 잡기에서 증가된 동작 범위(굽힘/폄 및 벌림/모음)를 보여주었다. 아이들은 보조기를 착용한 상태에서 동적측정법을 통해 50% 더 강한 근력을 보여주었다. 아이들은 보조기를 착용한 상태에서 4개의 젭슨-테일러 손 사용 능력 하위 테스트에서 다양한 개선을 보여주었다. 결과는 보조기가 CP 아동의 ROM, 근력 및 손사용 능력을 향상시킬 가능성이 있다.	이 연구는 집기와 잡기의 안정성을 제공하는 데 중요한 맞섬 운동의 마지막 단계에서 돌림 효과를 고려하지 않았다. 표본 규모가 작았고 연구의 근거 수준이 낮았다.
Elliott, C.M., Reid, S.L., Alderson, J. A., et al. (2011). Lycra arm splints in conjunction with goal-directed training can improve movement in children with cerebral palsy. *Neurorehabilitation, 21*(1), 47–54.	무처치 대조군을 포함한 무작위 병행집단 연구	연구원들은 라이크라 팔 보조기의 효과를 조사했다. 긴장성 CP를 가진 16명의 어린이가 이 연구에 참여했다. 한 그룹의 어린이는 3개월 동안 목표 지향적 훈련과 함께 라이크라 팔 보조기를 착용한 반면, 다른 그룹은 목표 지향적 훈련(대조군)을 완료했다. 3개월 후, 그룹 2는 목표 지향 훈련과 함께 3개월 동안 라이크라 팔 보조기를 착용했다.	참가자들은 학교에서 주 5일 동안 하루 6시간 동안 라이크라 스플린트를 착용했다. 목표 지향 교육 동안 각 참가자들은 개별 목표와 관련된 과제별 활동을 25분 동안 적극적으로 연습했다.	연구자들은 기준선과 보조기 적용 시, 스플린트 착용 3개월 후 및 보조기 제거 직후 데이터를 수집했다. 연구원들은 GAS와 동작 분석 시스템을 사용하여 팔의 3차원 움직임을 측정했다. 그룹 1 어린이의 94%가 3개월의 보조기 착용 기간 동안 GAS 목표를 달성했다. 그룹 2는 대조군 기간 동안 거의 변화를 경험하지 못했다. 아이들은 3개월의 보조기 착용 후 관절운동의 개선을 보여주었다. 연구자들은 움직임의 하부구조에서 라이크라 보조기 착용의 표준과 3개월간의 유의한 차이를 관찰했다[움직임 시간, 시간 비율, 1차 운동 거리, 격동(jerk) 지수, 정규화된 격동, 1차 및 2차 운동의 격동 비율].	이 연구에서 표본 규모가 작았다.

표 17.3 아동 인구를 위한 보조기 제공에 대한 근거 중심 치료(계속)

저자 인용	설계	참가자 수	설명	결과	한계
Jackman, M., Novak, I., Lannin, N. (2013). Effectiveness of hand splints in children with cerebral palsy: A systematic review with meta-analysis. *Developmental Medicine and Child Neurology, 56*, 138–147.	체계적 검토 및 메타 분석	연구원들은 CP를 가진 어린이의 손 기능에 대한 손 보조기의 효능을 결정하기 위한 연구를 검토했다. 데이터 출처에는 코크래인 중앙 레지스터 대조군 연구 CENTRAL, MEDLINE, CINAHL 및 PEDro가 포함되었다.	두 명의 검토자가 기준에 따라 검토하였다. • 연구 설계는 무작위 대조군시험(RCT) 또는 준 RCT였다. • 모든 참가자는 0~18세였다. • 모든 참가자는 CP 진단을 받았다. • 중재는 팔을 위한 손 보조기였다. 다른 중재와 함께 손 보조기를 탐구한 연구가 이 검토에 포함되었다. 연구자들은 보조기가 팔을 억제하도록 설계된 연구 또는 어깨가 보조기를 착용한 유일한 부분인 경우 제외했다. 이 분석에는 224명의 참가자를 가진 6개 논문, 비기능성 손 보조기의 효과를 검사한 5개 논문, 기능적 손 보조기의 효과를 조사한 1개 논문이 포함되었다.	연구원들은 이 연구에서 사용된 다양한 스플린트와 다양한 스플린트 재료를 발견했다. 각 연구는 치료와 함께 손 스플린트의 사용을 탐구했다. 6개의 연구 각각은 신체 기능 및 구조 영역의 변화(예: ROM, 3차원 운동 분석, 팔 기술 검사의 질)를 측정했으며, 3개 연구는 활동 및 ICF의 참여영역 변화(예: GAS, FIM, COPM). 이러한 연구의 결과는 손 보조기의 단독 사용보다 손 보조기와 치료가 더 좋았다. 결과는 또한 참가자들이 보조기 착용을 중단한 후 2~3개월 후에 보조기와 치료의 이점이 감소했다고 보고했다(가장 자주 보고된 시간은 3개월 추적이었다).	이 검토에 포함된 연구 중 편견이 없고 높은 수준의 이질성을 가진 연구는 없었다. 연구원들은 또한 포함 기준을 충족하지 못했기 때문에 이 검토에 적은 수의 연구를 포함시켰다. 각 연구에서 치료사들이 손 보조기를 보이지 않게 하는 것은 불가능했다. 이 연구에서 5건은 은밀하게 보이지않게 하는 것이 부족했다. 측정자들은 3건의 연구에서 치료 그룹에 대해 알 수 있었다. 이러한 연구의 데이터는 메타 분석을 수행할 수 없는 방식으로 보고되었다.
Louwers, A., Meester-Delver, A., Folmer, K., et al. (2011). Immediate effect of a wrist and thumb brace on bimanual activities in children with hemiplegic cerebral palsy. *Developmental Medicine & Child Neurology, 53*, 321–326.	검사 전 및 검사 후 코호트 연구	연구원들은 편마비 CP가 있는 아동이 양손 활동을 하는 동안 손상된 팔의 자발적인 사용을 위한 정적 손목 및 엄지 보호기가 미치는 즉각적인 영향을 조사했다. 포함 기준은 다음과 같다. • 강직성 편마비 CP 진단을 받은 4~12세 아동 • Zancolli I, IIA 또는 IIB25의 손 기능 분류를 가진 이번 연구에 참여한 CP 아동	연구원들은 AHA를 세 번 완료했으며 각 검사 사이에 1주간 중재를 진행했다. 첫 번째 AHA 동안 아이들은 보호대를 착용하지 않았다. 두 번째 AHA 동안 아이들은 평가 직전에 보호대를 착용하고 평가 직후 보조기를 제거했다. 세 번째 AHA 동안 아이들은 보조기를 착용하지 않았다. 아이들은 평가 사이에 어떤 치료도 받지 않았다. 연구원들은 고정 손목 보호대와 엄지 보호대(Ottobock)를 사용했다.	AHA 외에도 연구자들은 대동작기능 분류 체계(Gross Motor Function Classification System), 손 기능 분류체계(Manual Ability Classification System), 젠콜리 분류 및 하우스 분류와 같은 결과 측정을 사용하여 첫 번째 AHA 이전과 중간 데이터를 수집했다. CP를 가진 아이들이 보조기를 착용했을 때 양손 활동의 성능이 크게 향상되었다. 보조기를 착용했을 때 CP 아동은 AHA에서 3.2점 증가했다.	이 연구는 작은 표본 크기를 사용했으며 연구원들은 젠콜리 등급을 기반으로한 하위 그룹 분석을 수행할 수 없었다. 연구 설계로 인해 비교 그룹이 부족하고 추적 시간이 짧았다. 평가자가 진행한 중재는 맹검이 아니었다.

표 17.3 아동 인구를 위한 보조기 제공에 대한 근거 중심 치료(계속)

저자 인용	설계	참가자 수	설명	결과	한계
Sakzewski, L., Ziviani, J., Boyd, R. N. (2014). Efficacy of upper limb therapies for unilateral cerebral palsy: A meta-analysis. *Pediatrics*, e175–e204.	메타 분석	연구자들은 일방적인 CP를 가진 아이들을 위한 모든 비수술적 상지 요법의 효과를 탐구했다. 데이터 출처에는 MEDLINE, CINAHL, Embase, PubMed 및 Cochrane Central Register of Controlled Trials가 포함되었다.	연구자들은 다음과 같은 포함 기준에 따라 검토할 논문을 선정했다. • RCT • 참가자는 일방적 CP 진단을 받은 0~18세 어린이였다. • 비수술적 상지 요법 또는 비수술적 상지 요법을 이용한 보조 요법의 효과를 탐색한 연구 • 연구 결과에는 상지의 단수적 또는 쌍수적 능력 또는 성능, 개별화된 목표 달성 또는 자기관리 기술이 포함되었다. 연구자들은 이 검토에 42개의 통제된 시험(중재 유형 13개)을 포함했다.	연구원들은 보조기가 종종 다른 상지 치료 접근법의 보조 수단으로 사용된다고 보고했다. 한 연구는 보톡스 및 작업 치료와 함께 정적 야간 또는 치료제를 사용했을 때 중재 후 6개월 후에 움직임의 질이 향상되었다고 보고했다. 또 다른 연구는 목표 지향 훈련과 함께 3개월 동안 동적 라이크라 보조기를 사용했으며, 대조군과 비교할 때 향상된 목표 달성을 보여 주었다.	이 검토에 포함된 한 연구는 보조기 사용과 관련된 소규모 연구로 연구방법론적 질이 좋지 않았다.
Ten Berge, S. R., Boonstra, A. M., Dijkstra1, P. U., et al. (2012). A systematic evaluation of the effect of thumb opponens splints on hand function in children with unilateral spastic cerebral palsy. *Clinical Rehabilitation*, *26*(4), 362–371.	다중기준설계를 이용한 7건의 체계적 평가	연구자들은 엄지손가락 상대의 보조기가 일방적인 CP를 가진 어린이의 손 기능에 미치는 영향을 조사했다. 포함 기준: • 단측성 경련 CP 진단 • 하우스 1, 2 또는 4의 엄지 위치 • 2세에서 7세 사이의 7명의 어린이들이 이 연구에 참여	아이들은 일주일에 7일 동안 적어도 하루에 4시간 이상 네오프렌 엄지손가락 맞섬 보조기(McKie 스플린트)를 착용했다. 부모들은 아이들이 ADL에 참여하거나 놀 때 보조기를 장착하게 했다.	연구자들은 목표 달성 스케일링(두 손을 사용하는 ADL)과 VAS를 사용하여 기준, 개입 중 및 후속 조치에서 손 기능과 작업 성능을 평가했다. 이러한 다양한 데이터 수집 지점의 시간은 참가자마다 달랐다. 연구원들은 또한 부모들과 매주 반구조화된 인터뷰를 마쳤다. 부모들은 교정기 착용에 대한 양호한 적합성과 아이들이 교정기를 착용하는 동안 영향을 받은 손에 대한 인식이 더 높았다고 보고했다. 7명의 아이들 중 4명은 보조기 도입 후 GAS 및/또는 시각적 아날로그 척도가 향상되었으며, 보조기를 착용하지 않은 경우에도 효과가 지속되었다. 7명의 아이들 중 2명은 착용했을 때만 보조기의 혜택을 받았다.	본 연구는 표본 크기가 작고 결측 데이터가 있는 여러 영역이 있었다. 연구자들과 부모들은 보조기를 착용했을 때와 하지 않았을 때의 조건 때문에 맹검을 사용하지 않았다. 모든 참가자가 물리적 및/또는 작업적 치료에 계속 참여함에 따라 공동 개입 편향의 가능성이 있다.

표 17.3 아동 인구를 위한 보조기 제공에 대한 근거 중심 치료(계속)

저자 인용	설계	참가자 수	설명	결과	한계
방아쇠 손가락					
Farr, S., Grill, F., Ganger, R., et al. (2014). Open surgery versus nonoperative treatment for pediatric trigger thumb: A systematic review. *Journal of Hand Surgery, 39*(7), 719–726.	체계적 검토	연구원들은 방아쇠 엄지손가락이 있는 아동을 대상으로 개복 수술, 보조기 중재, 수동 관절 운동의 성공률을 조사했다. 데이터 출처에는 PubMed, MEDLINE, Embase, Scopus, CINAHL, 코크래인 중앙 레지스터 대조군 연구 및 코크래인 데이터베이스 체계적 검토가 포함되었다.	포함 기준은 다음과 같습니다. • 방아쇠 엄지손가락을 가진 12개월에서 10세 미만의 아동 추적조사하였고 연구원들의 체계적 검토 시 18개의 주제를 포함시켰다. 12건의 수술적 중재; 4건의 보조기 중재; 3건의 운동 중재; 1건은 수술 및 스플린트였다.	보조기 중재에 관한 네 가지 연구는 수동적 운동의 유무에 관계없이 보조기 중재를 제공했다. 그 결과로 IP관절 운동의 완전한 회복을 경험하는 참가자는 39%에서 92%까지 다양했다. 보조기 착용 기간은 2.9~22개월로 다양했다. 이 연구에서 참가자 115명 중 5명은 합병증을 겪었고 138명 중 11명은 잔여 엄지손가락 유발을 경험했다. 수술과 보조기 중재를 비교한 연구에서 수술 참가자의 95%가 완전 IP관절 움직임을 달성한 반면, 보조기 중재를 받은 참가자의 67%만이 이러한 움직임을 달성했다.	이 검토에 포함된 논문의 대부분은 근거가 낮았다(레벨 IV 근거의 논문이 83%). 보조기 연구 중 하나는 중도 탈락율이 높았다. 이 연구는 대조군이 보조기 착용의 특성상 보이지 않도록 할 수는 없었다.
Shiozawa, R., Uchiyama, S., Sugimoto, Y., et al. (2012). Comparison of splinting versus nonsplinting in the treatment of pediatric trigger finger. *Journal of Hand Surgery, 37*(6), 1211–1216.	후향평가	연구자들은 방아쇠손가락이 있는 아동의 보조기 제공과 보조기 비제공을 비교하지 않았다. 연구자들은 47개의 손상되나 손가락을 가진 24명의 아동의 검지 4개, 중지 28개, 약지 11개, 소지 4개를 포함했다.	한 그룹은 정적인 보조기 제공을 포함하고 다른 그룹은 관찰을 포함했다. 연구원들은 모든 부모에게 고정 보조기를 권장했다. 그러나 23개의 영향을 받은 손가락을 가진 13명의 환자가 보조기 중재를 받지 않기로 했다(관찰그룹). 24개의 손상된 손가락을 가진 11명의 환자는 정적 보조기로 치료받기로 되었다. 연구자들은 부모들에게 낮잠을 자는 동안 하루에 한두 번 또는 야간 수면의 처음 2~3시간 동안 보조기를 하루 최소 3시간 착용하도록 지시했다. 연구원들은 손상된 손가락의 수에 따라 두 가지 유형의 보조기 중 하나를 어린이에게 착용시켰다. 아동은 평균 10개월 동안 보조기를 착용했다.	연구원들은 그룹에 따라 다양한 시점에서 AROM 및 PROM과 방아쇠손가락의 존재 여부에 대한 데이터를 수집했다. • 보조기 그룹-처음 6개월 동안 3개월씩, 다음 해 동안 6개월씩, 이후 1년에 한 번씩 • 관찰 그룹-처음 2년간 6개월씩; 그 후 1년에 한 번씩 보조기 그룹의 24개 손가락 중 67%는 치료가 되었고, 17%는 변화가 없었고, 17%는 개선되었으며, 29%는 수술이 필요했다. 관찰 그룹의 23개 손가락 중 30%는 중재없이 치료가 되었고, 4%는 개선되었으며, 65%는 변화가 없었으며, 65%는 수술이 필요했다. 보조기 착용 그룹에서 수술을 받아야 하는 손가락의 비율은 관찰 그룹보다 유의하게 낮았다.	이 연구의 표본 크기는 작았다. 또한 두 그룹 간에 일관성 없는 데이터 수집 지점이 있었다. 두 그룹은 무작위로 할당되지 않았다. 그룹 과제가 연구원들로부터 보이지 않게 진행되지 않았던 것으로 보인다. 이 연구는 보조기 순응 데이터를 추적하지 않다.

표 17.3 아동 인구를 위한 보조기 제공에 대한 근거 중심 치료(계속)

저자 인용	설계	참가자 수	설명	결과	제한점
팔신경얼기 마비					
Ho, E. S., Roy, T., Stephens, D., et al. (2010). Serial casting and splinting of elbow contractures in children with obstetric brachial plexus palsy. *Journal of Hand Surgery, 35*(1), 84–91.	후향평가	연구자들은 산과 팔신경얼기 마비가 있는 어린이를 대상으로 연속 캐스팅 및 보조기 개입의 효과를 조사하였다. 포함 기준은 다음과 같다. • 산과 팔신경얼기 마비 진단 • 팔꿈치 굽힘 구축의 비수술적 관리를 위한 의뢰 • 비수술적 치료를 위한 최소 2회 치료시간 연구자들은 27명의 환자를 대상으로 후향적 연구를 했다.	이 기관에서의 치료 지침에는 기능적 또는 미용적 문제가 있는 팔꿈치 구축이 30도 이상인 팔신경얼기 마비가 있는 아동이 포함되었다. 전통적인 치료 지침에는 열, ROM 및 스트레칭, 연속 캐스팅 또는 맞춤형 열가소성 팔꿈치 확장 보조기가 포함된다. 보조기는 구축을 30도 이하로 줄이거나 처음에는 20~40도 사이로 유지하도록 한다. 보조기는 밤에 착용하고 팔꿈치를 최대한 펌시키기 위해 앞쪽에 배치한다. 보조기는 팔꿈치 위치의 변화로 수정된다.	작업치료사는 각 치료시간에 수동 팔꿈치 굽힘 구축의 정도를 기록했다. 연구자들은 초기 치료, 가장 잘 달성된 측정 및 최종 치료의 데이터를 사용했다. 보조기의 유형, 순응도 및 합병증도 기록했다. 각 참가자는 팔꿈치 ROM의 개선을 경험했다. 연구원들은 초기에서 가장 잘 달성된 것과 최종까지 PROM에서 상당한 차이를 보고했다. 환자의 53%가 불이행을 보고했다. 순응도가 더 높은 환자들은 더 나은 결과를 보여주었다.	연구원들은 두 가지 중재를 비교하지 않았다. 후향평가의 특성으로 인해 데이터 수집에 일관성이 없었다. 연구원들은 또한 표본 크기가 작아 통계 분석을 완료하는 능력이 제한되었다. 또한 광범위한 치료 기간이 있었다.

요약

이 장에서는 다양한 질환을 가진 아동의 치료를 위한 여러 유형의 보조기 사용에 대해 설명했는데 소아 보조기 디자인은 성인용 디자인과는 상당히 다르다. 발달의 역동성 외에도 어린이는 생활하고, 배우고, 일하고, 놀이 환경의 유형이 성인과는 다르며 소아 보조기 디자인의 효과와 최적의 착용 일정을 결정하려면 발표된 사례 보고서와 연구 연구가 필요하다. 이러한 결과를 통해 치료사는 임상적 추론과 근거를 기반으로 이에 대한 결정을 내릴 수 있다.

복습문제

1. 성인 집단과 비교하여 소아 집단과 보조기 중재는 어떻게 다른가?
2. 보조기 제작 세션의 성공 확률을 높이기 위해 치료실과 어린이를 위해 어떤 준비를 해야 하는가?
3. 소아 보조기 착용 일정을 결정할 때 고려해야 할 요소는 무엇인가?
4. 상업용 보조기의 뱀부 브레이스, 베닉, 컨피 스플린트, 조쿨 및 맥키의 차이점은 무엇인가?
5. 어린이에게 보조기를 제공할 때 연성 보조기와 열가소성 보조기 사용의 장단점은 무엇인가?
6. 보조기의 올바른 적용과 사용을 극대화하기 위해 부모, 교사 및 기타 보호자에게 지침을 제공하는 데 적합한 방법은 무엇인가?

참고문헌

1. Abzug JM, Kozin SH: Radial longitudinal deficiency, *J Hand Surg* 39(6):1180–1182, 2014.
2. Alexander R, Boehme R, Cupps B: *Normal development of functional motor skills: the first year of life*, ed 1, Tucson, AZ, 1993, Therapy Skill Builders, pp 71–157.
3. American Occupational Therapy Association: Occupational therapy practice framework: domain and process, ed 2, *Am J Occup Ther* 62:625–683, 2008.
4. Armstrong J: Splinting the pediatric patient. In Fess EE, Gettle K, Philips C, et al., editors: *Hand and upper extremity splinting: principles and methods*, ed 2, St. Louis, 2005, Mosby.
5. Banskota AK, Bijukachhe B, Rajbhandary T, et al.: Radial club hand deformity—the continuing challenges and controversies, *Kathmandu Univ Med J* 3(1):30–34, 2005.
6. Bell E, Graham HK: A new material for splinting neonatal limb deformities, *J Pediatr Orthop* 15(5): 613–616, 1995.
7. Barroso SD, Xavier Vecchio YR, Sesselmann M, et al.: Improvement in hand function in children with cerebral palsy via an orthosis that provides wrist extension and thumb abduction, *Clin Biomech* 26:937–943, 2011.
8. Bauer Andrea S, Bae Donald S: Pediatric trigger digits, *J Hand Surg* 40(11):2304–2309, 2015.
9. Deleted in review.
10. Ten Berge SR, Boonstra AM, Dijkstra PU, et al.: A systematic evaluation of the effect of thumb opponens splints on hand function in children with unilateral spastic cerebral palsy, *Clin Rehabil* 26(4):362–371, 2012.
11. Boehme R: *Improving upper body control: an approach to assessment and treatment of tonal dysfunction*, Tucson, AZ, 1988, Therapy Skill Builders, pp 86–118.
12. Bonhomme C, Trémoulet G, L'Kaissi M, et al.: Conservative treatment of camptodactyly by successive splinting, *Ann Phys Rehabil Med* 56(suppl 1):e173, 2013.
13. Colangelo C, Gorga D: *Occupational therapy practice guidelines for cerebral palsy*, ed 3, Bethesda, MD, 2004, American Occupational Therapy Association.
14. Comer GC, Ladd AL: Management of complications of congenital hand disorders, *Hand Clin* 31(2):361–375, 2015.
15. Colen David L, Lin IC, Levin SL, et al.: Radial longitudinal deficiency: recent developments, controversies and an evidence-based guide to treatment, *J Hand Surg* 42:546–563, 2017.
16. Collins LF: Splinting survey results, OT Practice 42–44, 1996.
17. Cornwall Roger, Waters PM: Pediatric brachial plexus palsy. In *Green's operative hand surgery*, ed 7, Philadelphia, 2017, Elsevier, pp 1391–1424.
18. de Boer IG, Peeters AJ, Rondays HK, et al.: The usage of functional wrist orthoses in patients with rheumatoid arthritis, *Disabil Rehabil* 30(4):286–295, 2008.
19. Duff SV, Charles J: Enhancing prehension in infants and children: fostering neuromotor strategies, *Phys and Occup Ther Ped* 24:129–172, 2004.
20. Erhardt R: *Developmental hand dysfunction theory: assessment and treatment*, Tucson, AZ, 1994, Therapy Skill Builders.
21. Exner CE: Development of hand skills. In Case-Smith J, editor: *Occupational therapy for children*, ed 5, St. Louis, 2005, Mosby.
22. Granhaug KB: Splinting the upper extremity of a child. In Henderson A, Pehoski C, editors: *Hand function in the child: foundations for remediation*, ed 2, St. Louis, 2006, Mosby, pp 401–432.
23. Hill SG: Current trends in upper extremity splinting. In Boehme R, editor: *Improving upper body control*, Tucson, 1988, Therapy Skill Builders, pp 131–164.
24. Ho Christine: Disorders of the upper extremity. In Herring JA, editor: *Tachdjian's pediatric orthopaedics,* ed 5, Philadelphia, Elsevier, pp 356–482.
25. Hogan L, Uditsky T: *Pediatric splinting: selection, fabrication, and clinical application of upper extremity splints*, San Antonio, TX, 1998, Therapy Skill Builders.
26. Howle J: *Neuro-developmental treatment approach theoretical foundations and principals of clinical practice*, Laguna Beach, CA, 2002, Neuro-Developmental Treatment Association, pp 85–88.
27. Hovius Steven ER: *Congenital hand IV: disorders of differentiation and duplication: plastic surgery*, ed 3, Philadelphia, 2013, Elsevier, pp 603–633.

28. Jobe T, Mauck BM: Congenital anomalies of the hand. In Canale ST, Beaty JH, Azar FM, editors: *Campbell's operative orthopaedics*, ed 13, Philadelphia, 2017, Elsevier, pp 3826–3910.
29. Kahn P: Juvenile idiopathic arthritis—current and future therapies, *Bull NYU Hosp Jt Dis* 67(3):291–302, 2009.
30. Kanellopoulos AD, Mavrogenis AF, Mitdiokapa EA, et al.: Long lasting benefits following the combination of static night upper extremity splinting with botulinum toxin A injections in cerebral palsy children, *Eur E Rehabil Med* 49(4):501–506, 2009.
31. Koh S, Horii E, Hattori T, et al.: Pediatric trigger thumb with locked interphalangeal joint: can observation or splinting be a treatment option? *J Pediatr Orthop* 32:724–726, 2012.
32. Kotwal PP, Varshney MK, Soral A: Comparison of surgical treatment and nonoperative management for radial longitudinal deficiency, *J Hand Surg Eur* 37:161–169, 2012.
33. Kozin Scott H: Deformities of the thumb. In *Green's operative hand surgery*, ed 7, Philadelphia, 2017, Elsevier, pp 1289–1327.
34. Gay K, Davidson I: Occupational and physical therapy for children with rheumatic diseases. In *Textbook of pediatric rheumotology*, ed 7, Philadelphia, 2016, Elsevier 15, pp 176–187.
35. Lake Amy L, Oishi Scott N: Hand therapy following elbow release for passive elbow flexion and long head of the triceps transfer for active elbow flexion in children with amyoplasia, *J Hand Ther* 28:222–227, 2015.
36. Lutz CS, Kozin SH: Congenital differences in the hand and upper extremity. In Burke SL, Higgins J, McClinton MA, et al.: *Hand and upper extremity rehabilitation: a practical guide*, ed 3, St. Louis, 2006, Elsevier Churchill Livingstone, pp 659–688.
37. McKie A: *Effectiveness of a neoprene hand splint on grasp in young children with cerebral palsy*, Master's thesis, 1998, University of Wisconsin.
38. McClure PW, Blackburn LG, Dusold C: The use of splints in the treatment of joint stiffness: biological rationale and an algorithm for making clinical decisions, *Phys Ther* 74(12): 1101–1110, 1994.
39. Netscher DT, Staines K, Hamilton KL: Severe camptodactyly: a systematic surgeon and therapist collaboration, *J Hand Ther* 28:167–175, 2015.
40. Petty RE, Laxer RM, Wedderburn LR: Juvenile idiopathic arthritis. In *Textbook of pediatric rheumotology*, ed 7, 15, Philadelphia, 2016, Elsevier, pp 188–204.
41. Ruchelsman DE, Pettrone S, Price AE, et al.: Brachial plexus birth palsy: an overview of early treatment considerations, *Bull NYU Hosp Jt Dis* 67(1).83–89, 2009.
42. Shiozawa R, Uchiyama S, Sugimoto Y, et al.: Comparison of splinting versus nonsplinting in the treatment of pediatric trigger finger, *J Hand Surg* 37(6):1211–1216, 2012.
43. Smith Paul J, Smith Gillian D: Radial club hand. In Guy Foucher, Raimondi Piero L, et al.: *The pediatric upper limb*, United Kingdom, 2002, Martin Dunitz Ltd, pp 153–182.
44. Stern EB, Callinan N, Hank M, et al.: Neoprene splinting: dermatological issues, *Am J of Occup Ther* 52(7):573–578, 1998. 45. Snook J: Spasticity reduction splint, *Am J of Occup Ther* 33(10), 1979.
46. Verchere C, Durlacher K, Bellows D, et al.: An early shoulder repositioning program in birth-related brachial plexus injury: a pilot study of the SUP-ER protocol, *Hand* 9:187–195, 2014.
47. Dan Zlotolow A: Arthrogryposis. In *Green's Operative Hand Surgery*, ed 7, Philadelphia, 2017, Elsevier, pp 1365–1390.

부록 17.1 사례연구

사례연구 17.1[a]

다음 사례를 읽고 이 장의 내용을 기반으로 임상추론기술을 사용하여 질문에 답하시오.

Matthew는 8개월 된 소년으로 선천성 다중 관절굽음증 질환을 앓고 있다. Matthew는 엄마와 함께 살며 낮에는 엄마가 학교에 다니는 동안 돌보미로부터 보살핌을 받고 있다. Matthew에게는 버팀목이 되는 대가족이 있다. Matthew의 안정 시 어깨 위치는 안쪽돌림이고, 안정 시 팔꿈치 위치는 폄이고, 안정 시 아래팔 위치는 모음, 안정 시 손목 위치는 엄지 모음과 부분적 손가락 굽힘을 동반한 굽힘이다. 모든 어깨의 수동 관절운동 끝범위에서 제한과 통증을 보이고 팔꿈치 굽힘은 30°, 뒤침은 45°, 손목 폄은 0°이다. 능동 어깨 굽힘은 90°로 제한된다. Matthew는 30°의 능동 팔꿈치 굽힘만 가능하다. 손목의 능동적인 폄을 관찰할 수 없으며 손가락의 능동 굽힘 및 폄이 가능하다. Matthew는 대부분의 장난감을 잡는 데 어려움을 겪는다. 이를 보완하기 위해 Matthew는 놀이 도중에 장난감을 잡으려고 할 때 양손을 사용한다. Matthew는 젖병을 들거나 손을 입으로 가져갈 수 없다. 당신은 방금 Matthew의 평가를 완료했다. 팀 목표 중에는 놀이의 기회를 늘리고, 기능적 뻗기 및 쥐기 기술을 높이고, 연령에 적합한 ADL에 대한 적극적인 참여를 늘리는 것이 포함되어 있다. 구체적인 목표에는 장난감을 쥐고 유지하는 Matthew의 능력 향상과 놀이를 위한 기능적 뻗기 및 손 사용 개선을 포함하였다. 당신은 생체역학적 준거를 선택했다. Matthew에게 보조기 중재가 적용된 적이 없었다. 당신은 Matthew의 모든 한계를 고려하고 그것이 도전이 될 것이라는 것을 알기 때문에 상당히 부담스럽지만 당신은 과제를 수행하고 있으며 한 번에 한 단계씩 해결하기로 결정했다. 다음 치료 중재 중 어떤 것을 선택할 것이며 그 이유는 무엇인가?

1. 옵션 A: 엄마에게 양팔의 PROM에 대한 교육을 하고, 아이가 통증 없이 수동 운동을 견딜 수 있게 되면 치료 계획에서 보조기를 사용하게 될 것이라고 엄마에게 알린다.
2. 옵션 B: 주간 착용을 위해 최대 이하의 수동 손목 폄에서 양쪽 원주형 손목 보조기를 제작한다. 야간 착용을 위해 최대 이하의 수동 팔꿈치 굽힘에서 양쪽 뒤쪽 팔꿈치 보조기를 제작한다.
3. 옵션 C: 주간 착용을 위한 양쪽 안정 손 보조기 및 야간 착용을 위해 최대 이하의 수동 팔꿈치 굴곡에서 양쪽 뒤쪽 팔꿈치 보조기를 제작한다.
4. 옵션 D: 주간 착용을 위해 양쪽 원주형 손목 보조기를 제작하되 놀이 활동 중에는 보조기를 제거한다. 야간 착용을 위해 양쪽 안정 손 보조기를 제작한다.

[a]정답은 부록 A를 참조

사례연구 17.2[a]

다음 사례를 읽고 이 장의 내용을 기반으로 임상추론기술을 사용하여 질문에 답하시오.

Luke는 안으로 말린 오른손 엄지 자세로 인해 작업 치료를 받고 있는 7개월 된 남자 아이이다. Luke의 엄마는 Luke가 오른손에 있는 물건을 잡으려고 할 때 엄지를 손바닥에서 빼낼 수 없기 때문에 매우 걱정하고 있다. Luke의 엄마는 Luke가 젖병을 들고 있을 때도 엄지를 손바닥 안으로 굽혔다고 알렸다. 당신은 Luke의 오른쪽 엄지의 MP관절 굽힘을 보이고 이는 당신이 평가를 하는 중에서도 MP관절의 능동 폄을 보이지 않았다. Luke는 오른쪽 엄지를 제외하고 양팔에 모든 AROM을 보였다. Luke는 완전한 수동적 오른쪽 엄지 MP와 IP관절 굽힘 및 폄을 가지고 있으며 이것은 그의 소근육 운동 기술의 발달을 방해한다. 다음 중 당신이 지금 시작하려는 보조기 중재는 무엇인가?

1. 옵션 A: 주간 착용을 위해 열가소성 엄지 스피카를 제작하여 기능적 자세를 개선한다.
2. 옵션 B: 양손용 안정기 보조기 및 오른손용 열가소성 재료 엄지 보조기를 제작한다. 밤에는 안정 손 보조기를 착용하고 낮에는 주기적으로 왼쪽 보조기를 착용하는 것이 좋다(ROM의 상태에 따라 다름). 기능적 잡기 활동 중 오른쪽 엄지 보조기 착용을 권장한다.
3. 옵션 C: 양쪽 팔을 위한 안정 손 보조기를 제작한다. 손을 뻗고 쥐고 놓는 활동을 제외하고는 밤과 낮에 동안 착용하도록 권장한다.
4. 옵션 D: 양쪽 팔을 위해 안정 손 보조기를 제작한다. 보조기를 집에서 올바르게 착용할 수 있는지 확실하지 않으므로 학교에서 낮에만 착용하는 것이 좋다. 두 보조기 모두 뻗기, 잡기 및 해제와 관련된 계획한 활동 중에 제거된다.

[a]정답은 부록 A를 참조

부록 17.2 실험실 실습

실험실 실습 17.1[a]
1번 보조기 제작에서의 문제점 인식하기

다음 그림에서 볼 수 있는 보조기 제작의 문제점은 무엇인가?

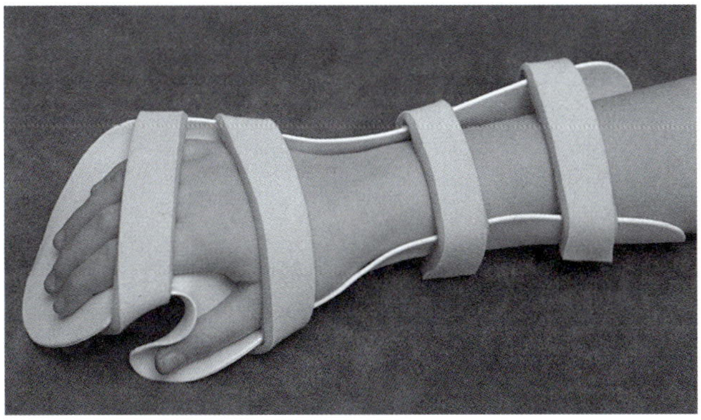

[a]정답은 부록 A를 참조

실험실 실습 17.2[a]
2번 보조기 제작에서의 문제점 인식하기

다음 그림에서 볼 수 있는 보조기 제작의 문제점은 무엇인가?

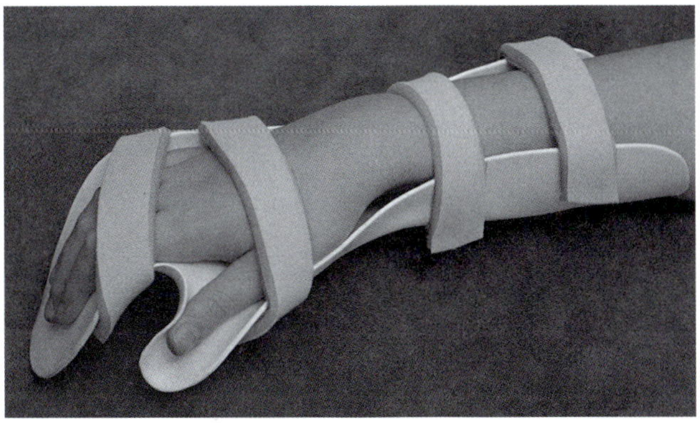

[a]정답은 부록 A를 참조

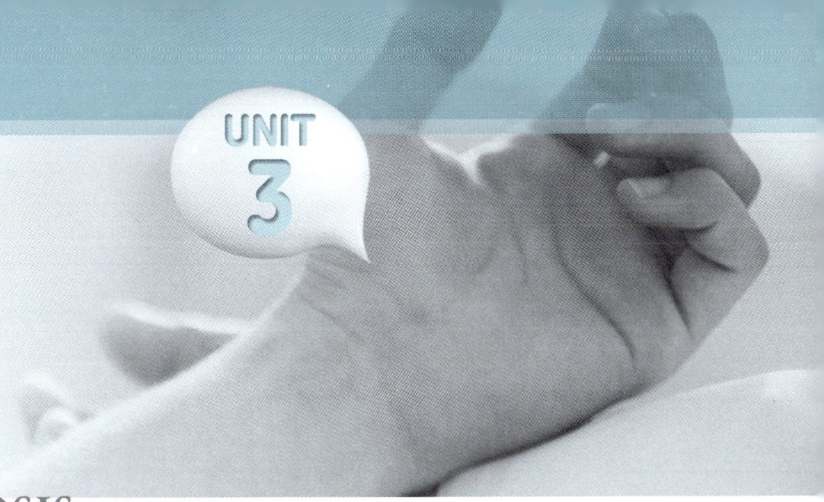

UNIT 3

보조기 관련 주제

TOPICS RELATED TO ORTHOSIS

18 다리 보조기
Lower Extremity Orthotics

19 캐스팅
Casting

20 상지 보조기
Upper Extremity Prosthetics

21 팔 재활에 대한 전문성 개발
Professional Development in Upper Extremity Rehabilitation

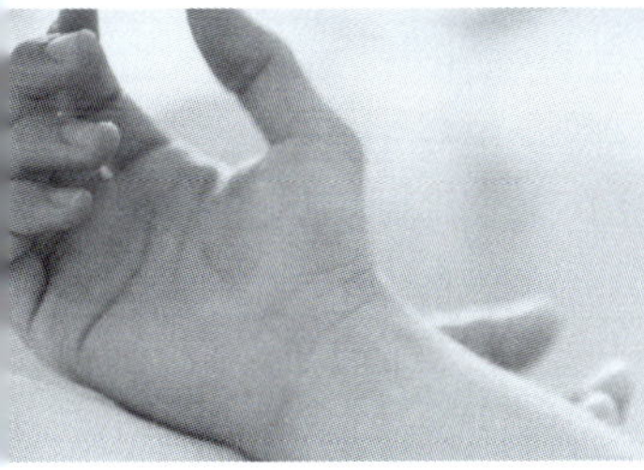

다리 보조기

Lower Extremity Orthotics

Christopher Robinson, Stefania Fatone, Brittany Stryker

학습목표

1. 다리(LE) 보조기 처방에서 사용되는 기본 용어의 의미를 안다.
2. LE 보조기 중재 프로그램에서 작업치료사의 역할을 설명한다.
3. LE 보조기 제공에 대한 학제 간 팀 접근의 중요성을 안다.
4. LE 보조기의 일반적인 목적과 기본 기능을 설명한다.
5. LE 보조기의 생체역학적 원리를 설명한다.
6. LE 보조기의 기본 설계 원리를 설명한다.
7. LE 보조기 제작에 일반적으로 사용되는 다양한 구성요소와 재료를 설명한다.
8. 정상 및 병리 보행의 기본 구성요소를 확인한다.
9. 일반적으로 처방되는 LE 보조기를 안다.

주요용어

생체역학적 원리 Biomechanical principles
정상보행 Normal gait
병적 보행 Pathological gait
임상적 고려사항 Clinical considerations
보조기 디자인 원칙 Orthotic design principles

국제표준화기구(ISO 8549-1:1989)는 보조기를 신경근 및 골격 시스템의 구조적 및 기능적 특성을 수정하는 데 사용되는 외부 적용 장치로 정의한다. 보조기는 표 18.1에 나열된 다리(LE) 보조기에 대한 표준 약어와 함께 포함된 해부학적 분절 및 관절(ISO 8549-3:1989)에 따라 분류된다. 용어의 일관성은 재활팀 내에서 효과적인 의사소통을 가능하게 한다.

보조기 적용의 근거는 BC 2750년에 미라가 온전한 상대로 발굴된 현장에서 발견되었다. 전쟁과 전투는 언제나 보조 장치를 필요로 하는 사람들의 수를 극적으로 증가시켰다. 그 후, 1950년대 소아마비 유행과 1970년대 열가소성 재료의 도입으로 미국의 보조기 분야에 대한 관심과 발전이 촉발되었다. 오늘날 기술의 지속적인 발전은 새로운 보조기 디자인, 재료 및 구성요소의 개발을 촉진한다.

표 18.1 LE 보조기의 표준 약어

약어	이름
FO	발보조기(Foot orthosis)
AFO	발목-발 보조기(Ankle-foot orthosis)
KO	무릎 보조기(Knee orthosis)
KAFO	무릎-발목-발 보조기(Knee-ankle-foot orthosis)
HO	엉덩 보조기(Hip orthosis)
HKAFO	엉덩-무릎-발목-발 보조기(Hip-knee-ankle-foot orthosis)

출처: Condie, D. (2008). International Organization for Standardization (ISO) terminology. In J. Hsu, J. Michael, & J. Fisk, *AAOS atlas of orthoses and assistive devices* (pp. 3–7). Philadelphia, PA: Mosby.

작업치료사의 역할

ROLE OF THE OCCUPATIONAL THERAPIST

팔 보조기 실습에서 작업치료사는 일반적으로 보조기를 사용하는 클라이언트를 위한 디자인, 제작, 피팅 및 기능 훈련을 포함한 포괄적인 관리를 제공한다. 학제 간 치료에 대한 중요성이 증가함에 따라 작업치료사는 LE 보조기를 사용하는 클라이언트의 치료에 점점 더 많이 참여하고 있다. 그러나 이러한 경우 인증된 보조기 전문가(certified orthotists, CO)는 LE 보조기의 디자인, 제작 및 피팅을 담당하며, 종종 사용 훈련을 물리치료사와 함께 제공하기도 한다. 작업치료사는 LE 보조기가 재활 과정의 각 단계에서 성공적인 작업 수행을 촉진하도록 설계되었는지 확인하기 위해 협력한다. 작업치료사가 해결하는 일반적인 문제에는 클라이언트 옹호자 역할, 보조기 착용 및 벗기, 무감각한 다리를 가진 클라이언트의 피부 검사에 관한 교육, 보조기를 일상 사용에 통합하는 것이 포함된다.

LE 보조기는 보행 중 무릎 안정성을 제공하는 것과 같은 특정 생체역학적 목표를 달성한다. 이 경우 클라이언트가 잠김무릎(locked knee)자세에서 이동 과제를 수행하는 방법을 배우기 위해 작업치료사가 필요할 수 있다. LE 보조기를 착용할 때 발생할 수 있는 수행 문제를 예상하고 보조기 전문가와 협력하여 이러한 문제가 디자인 및 제작 과정에서 고려될 수 있도록 하는 것이 작업치료사의 역할이다. 일상생활활동(ADL)을 방해하거나 탈착이 너무 어려운 사유로 보조기 착용이 거부된 사례인 경우에는, 생체역학 및 보행 장애를 해결할 수 있는 LE 보조기의 잠재력과는 무관하다.

아동 클라이언트의 경우 LE 보조기는 성인과는 또 다른 작업 수행에 영향을 미친다. 예를 들어, LE 보조기는 기술 발달과 운동발달 이정표를 획득하기 위한 기초로서 균형과 평형 발달에 초점을 맞출 수 있다. 엉덩관절을 상대적으로 폄과 벌림자세로 고정하도록 디자인된 LE 보조기는 독립적인 식사, 놀이 또는 글쓰기 기술을 용이하게 하는 안정적 지지 기반을 제공할 수 있지만 그러한 문제를 피하도록 디자인 되지 않는 한 기기나 과도기적인 움직임을 방해할 수도 있다.

LE 보조기 관리에 대한 결정을 내리는 임상팀의 일원으로 참여하는 작업치료사는 LE 보조기와 관련된 용어 및 기본 생체역학 및 보조기 디자인 원칙에 대한 실무 지식이 있어야 한다. 이 장은 LE 보조기에 대한 기본적인 이해를 제공하지만 본질적으로 최종적이거나 포괄적인 것은 아니다. 이 분야에서 더 많은 전문지식을 발전하는 데 관심이 있는 사람들은 추가적인 훈련 및 AAOS 보조기와 보조 장치 아틀라스와 같은 참고 교재로 더 공부해야 한다.

학제 간 접근

INTERDISCIPLINARY APPROACH

이 장은 주로 작업치료사 및 보조작업치료사의 역할에 중점을 두지만 학제 간 팀의 모든 구성원은 LE 보조기를 포함한 포괄적인 재활 프로그램을 통해 클라이언트의 치료과정을 용이하게 하는 데 필요한 전문지식을 제공한다. LE 보조기 제공을 위한 제안은 가능한 최상의 임상표현(clinical representation)을 할 수 있는 데 필요한 효과적인 협력을 통해 학제 간 팀의 모든 구성원이 제공할 수 있다. 클라이언트의 감각, 운동 및 작업 수행 능력을 고려해야 한다. 피부 통합성과 감각은 접촉면을 구성하는 재료를 선택할 때 영향을 준다. 보조기를 사용하는 데 필요한 무게와 힘은 클라이언트의 근력에 따라 달라진다. 미세운동 근력과 협응은 스트래핑 시스템의 디자인에도 영향을 미친다. ADL은 보조기 장치 착용 및 제거와 관련하여 고려될 수 있다. 장치의 성공적인 사용을 위해 클라이언트의 신체 및 인지 능력도 고려해야 한다.

작업치료사가 만든 팔 보조기는 일반적으로 저온 열가소성 재료로 제작되며, 일반적인 수명이 3~6개월로 임시적인 사용을 목적으로 한다. 저온 열가소성 재료의 특성은 3장에 설명되어 있다. 충분히 단단하지 않은 재료 특성의 한계로 인해 대부분의 LE 보조기에서 저온 열가소성 재료를 사용할 수 없다. 보조기 전문가는 체중 부하 활동과 같은 힘을 견딜 수 있는 동시에 수개월 또는 수년 동안 착용할 수 있는 LE 보조기를 성공적으로 제작하기 위해 훨씬 더 다양한 재료를 접해야 한다. 적절한 도구와 기술을 사용하면 LE 보조기는 클라이언트의 재활이 진행됨에 따라 클라이언트의 변화하는 임상표현을 반영하도록 조정할 수 있다.

보조기 디자인 원칙

ORTHOTIC DESIGN PRINCIPLES

일반 개념 General Concepts

클라이언트에게 LE 보조기를 제공하는 데 관련된 모든 전문가는 보조기 중재 계획을 개발하기 위해 주요 생체역학적 원리, 임상 평가, 보조기 구성요소 및 재료 과학에 대해 기본적으로 이해해야 한다. 글상자 18.1에는 LE 보조기의 일반적인 목표가 자세히 설명되어 있다.

글상자 18.1 LE 보조기 치료에 대한 임상적 목표

- 통증 완화
- 변형 관리
- 과도한 관절가동범위(ROM) 예방
- ROM 증가
- 비정상적인 길이 또는 모양 보상
- 비정상적인 신경근 기능 관리(예: 약화, 과다활동)
- 조직 보호
- 치유 촉진
- 다른 효과 제공(예: 플라시보, 온열, 자세 되먹임)

출처: Condie D. (2008). International Organization for Standardization (ISO) terminology. In J. Hsu, J. Michael, & J. Fisk, *AAOS atlas of orthoses and assistive devices* (pp. 3–7). Philadelphia, PA: Mosby.

이러한 중재 계획은 전체 학제 간 팀의 의견을 바탕으로 작성되어 클라이언트에게 최상의 결과를 제공할 수 있게 한다.

생체역학적 원리 Biomechanical Principles

임상의사결정을 위한 보조기 전문가의 기초 지식은 3점 힘 체계, 전체 접촉 및 운동감각적 알림(kinaesthetic reminder)과 같은 세 가지 기본 생체역학 원리를 기반으로 한다. 이러한 각 원칙은 개별적으로 사용될 수 있지만 최상의 임상결과를 얻기 위해 종종 조합하여 사용된다. 이러한 원칙은 아래의 LE 보조기의 환경에 요약되어 있다.

3점 힘 체계 Three-Point Force Systems

3점 힘 체계(그림 18.1)는 대응력(또는 받침점)에 반대되는 두 힘을 적용하여 관절의 정렬을 바꾸는 데 사용된다. 대응력은 각도 변화를 필요로 하는 관절에서 가까운 관절 치우침의 볼록면에 위치한다. 반대되는 두 힘은 관절의 오목면에 위치하며 대응력에서 몸쪽 및 먼쪽에 위치한다. 반대되는 힘 사이의 선형 거리가 클수록 각도 교정을 달성/유지하는 데 필요한 힘이 줄어든다.

전체 접촉 Total Contact

전체 접촉은 보조기의 힘을 클라이언트의 신체에 더 고르게 분산시키는 데 사용된다. 동일 압력=힘/면적은 동일한 힘을 나타낸다. 면적이 증가하면 상대적으로 압력은 감소된다. 압력을 합리적인 수준으로 유지하는 것은 중요하다. 그렇지 않으면 클라이언트는 피부 손상의 위험에 처하게 된다. 피부 손상으로 인해 손상된 연부조직이 박테리아의 침입구가 되는 경우 보조기를 사용할 수 없거나 또는 감염될 수 있다. 일부 임상에서는 생체역학적 목표를 달성하기 위해 보조기에 상대적으로 더 큰 힘이 필요하다고 주장한다. 더 높은 크기의 힘을 적용하려면 힘이 적용되는 표면적을 증가시켜야 연부조직이 견딜 수 있으며 안전한 압력을 경험할 수 있도록 해야 한다.

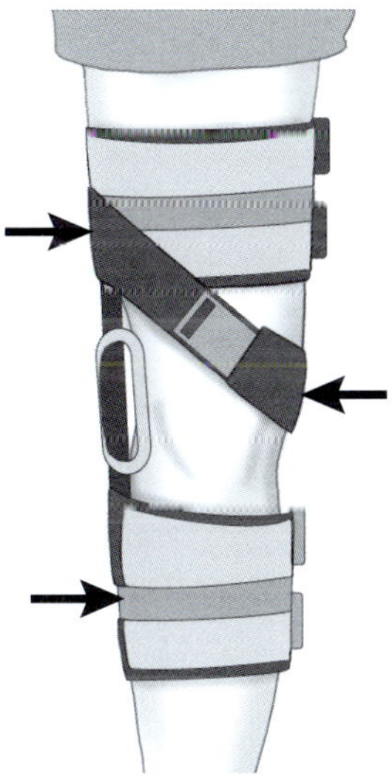

그림 18.1 밖굽이무릎을 교정하기 위한 3점 힘 체계. 이 그림은 무릎관절의 각도 변화(즉, 밖굽이무릎에 대한 저항)에 영향을 주기 위해 관상면에 적용되는 3점 힘 체계를 보여준다.

운동감각적 알림 Kinaesthetic Reminder

운동감각적 알림은 의도된 기능을 달성하기 위해 보조기의 기계적 특성에 의존하는 것이 아니라 보조기 착용감에 의존하는 것이다. 일부의 경우, 보조기와 신체적 접촉을 하는 것은 클라이언트에게 유익한 방식으로 운동 패턴을 변경하도록 신호를 주기에 충분할 수 있다. 예를 들어, 다운증후군 진단을 받은 아동에게 보행의 디딤기(stance phase)[일반적으로 "웅크림(crouch)" 보행이라고 함] 동안 과도한 발등굽힘을 보일 수 있으며, 복사뼈 둘레를 감싸는 탄성 스트랩이 있는 복사위 보조기(supramalleolar orthosis, SMO)를 제공할 수 있다. 탄성 스트랩은 보행 중 아동의 과도한 발등굽힘 제한과 정강이 앞쪽 진행을 기계적으로 제한하는 데 필요한 재료적 특징을 가지고 있지는 않지만, 정강뼈 능선을 가로지르는 스트랩의 감각은 아동이 발목관절의 움직임을 자발적으로 제한하도록 신호를 보낸다.

다리 보조기 관리를 위한 임상 평가 Clinical Assessment for Lower Extremity Orthotic Management

모든 보조기의 궁극적인 디자인은 각 클라이언트에 대해 확인된 중재 목표를 분명히 다루어야 한다. ISO 8551:2003에서 확인된 보조기 치료의 임상 목표는 글상자 18.1에 나열되어 있다. 특정 중재 목표를 확인하지 않고 보조기를 제작하면 최적의 임상 결과가 훼손되고 보조기에 대한 클라이언트의 수용도를 감소시킬 수 있다. 클라이언트를 임상영역에서 의사결정 과정의 일부로 만드는 것은 단일한 임상표현을 여러 가지 방법으로 관리할 수 있기 때문에 중요하다. 규정하기 적절한 보조기 중재 목표에는 철저한 임상 평가가 필요하다(글상자 18.2). 신체적 검사에는 클라이언트의 현재 기능과 잠재적 기능을 완전히 이해하기 위한 두 가지 LE가 모두 포함된다. LE 보조기는 보행 개선 이외의 중재 목표가 있을 수 있다. 보행은 LE 보조기 사용으로 인해 해결하거나 절충하는 것의 큰 부분을 차지한다. 따라서 LE 보조기를 다룰 때 보행

글상자 18.2 LE 보조기 중재를 위한 측정

- 개인 병력(예: 질병, 외상 또는 문제의 초기 증상, 현재까지 질병 과정)
- 의료 환경(예: 현재 복용 중인 의약품, 이전 중재)
- 보조기 관리에 영향을 미치는 동반질환(예: 당뇨병, 신경 장애, 손 기능 장애 등)
- 현재 및 이전 보조기 사용 이력
- 현재 훈련/치료 프로그램
- 개인의 목표 및 기대
- 일상생활 수준(현재 및 예상)
- 앉고 서는 자세와 균형
- 체격 및 습관 설명(예: 체중, 키)
- 피부 통합성
- 부종의 유무
- 통증/불편 부위
- 신경학적 프로파일
- 감각(예: 가벼운 압력, 깊은 촉각)
- 고용수용감각
- 가능한 ROM
- 강직/근긴장
- 근력
- 인지 능력(예: 보조기와 관련된 교육 및 지침을 철저히 준수)
- 정적 및 동적 관절 정렬
- 이동 및 자기 관리 과제
- 관찰을 통한 보행 평가
- 특정한 기능적 과제를 식별하기 위한 기능적 검사(현 기능적 상태에 영향을 미치는 질환)

출처: Fish, D., Kosta, C., et al. (1997). *Functional walking: An EPIC approach. Oregon Orthotic System course manual*; Magee, D. (1987). *Orthopedic physical assessment*. Philadelphia, PA: WB Saunders; Uustal, H. (2008). The orthotic prescription. In J. Hsu, J. Michael, & J. Fisk. (2008). *AAOS atlas of orthoses and assistive devices* (pp. 9–14). Philadelphia, PA: Mosby.

을 이해하는 것은 중요하다. 따라서, 정상 및 병리적 보행 생체역학에 대한 개요가 논의될 것이다.

LE 운동에 기여하는 주요 관절 및 구조에 대한 중요한 작업 지식과 이를 평가하는 방법을 통해 정보에 입각한 임상적 결정을 내릴 수 있다. 다리 운동에 기여하는 주요 관절과 구조는 대각선 발목뼈중간(쇼파트 관절, Chopart' joint), 목말밑관절, 발목, 무릎 및 엉덩관절이다(그림 18.2). 이러한 관절은 지면과 접촉할 때 함께 작동하여 효율적인 움직임 패턴을 촉진한다. 단일 관절이 기능적 작업을 수행하기 위한 힘이나 움직임이 부족할 때 인접한 관절 분절도 종종 영향을 받는다. 예를 들어, 정상적인 보행은 신체가 디딤기 동안 팔다리가 앞으로 전진하도록 약 10°의 발등굽힘이 필요하다. 이러한 클라이언트는 발목에서 5°의 고정된 발바닥굽힘 구축과 함께 정강이의 발달이 방해된다. 그 결과 대각선 발목뼈중간 관절과 무릎을 포함한 인접 관절은 정강이가 시상면에서 계속 전진할 수 있도록 과도한 움직임을 보일 수 있다. 발목뼈중간 관절은 발등굽힘을 발생시키고, 무릎은 과도하게 펴되어, 환자의 체중이 발걸음마다 앞으로 부하되므로 시간이 지날수록 악화될 수 있다. 이 예시에서는 단일면에서의 이동만을 설명한다. 이러한 장애를 해결하기 위한 보조기 역시 관상면 및 가로면의 움직임과 움직임을 용이하게 하는 데 필요한 관절, 근육 그룹 및 운동 조절 전략 사이에서 일어나는 상호 작용을 다룬다.

보조기 전문가가 보조기를 통해 도움을 주는 특정 관절, 분절 및 움직임을 확인하면 관절을 직접 또는 간접적으로 조절하도록 결정할 수 있다. 직접 조절을 하려면 보조기가 선택한 분절 또는 관절을 물리적으로 둘러싸고 있어야 한다. 간접 조절은 보조기가 신체적 경계를 넘어 관절에 작용하는 외부 힘을 수정하려고 할 때 발생한다. 예를 들어, 보조기는 직접 또는 간접 조절을 사용하여 근력이 약한 무릎 폄근을 도울 수 있다. 직접적인 접근 방식은 물리적으로 무릎 관절을 둘러싸는 보조기를 제작하는 것이다[예: 무릎 보조기(knee orthosis, KO) 또는 무릎-발목 보조기(knee-ankle-

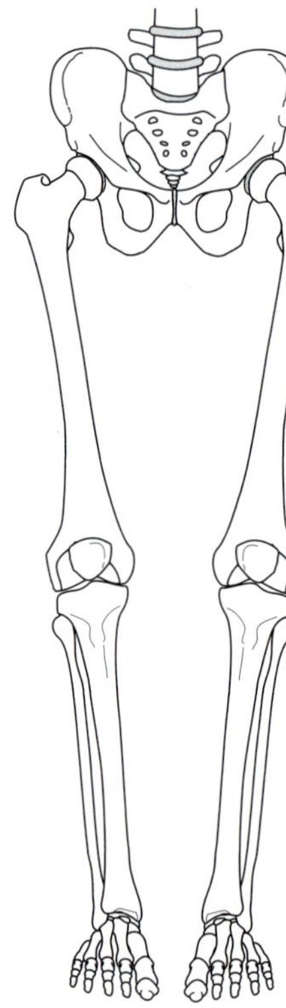

그림 18.2 다리 움직임에 기여하는 주요 관절 및 구조

foot orthosis, KAFO)]. 무릎이 완전히 펴졌을 때 잠기는 경첩 관절은 무릎을 안정화시키는 역할을 한다. 간접적 접근은 발, 발목 및 종아리 근육을 포함시키거나 무릎에서 먼쪽으로 끝나는 보조기를 사용한다[즉, 발목-발 보조기(ankle-foot orthosis, AFO)]. AFO는 발목관절을 고정된 위치에서 단단하게 고정시켜 보행의 디딤기 단계에서 정강이에서 발을 뻗는 능력을 제거한다. 이러한 방식으로 발등굽힘을 제한하면 무릎을 물리적으로 둘러싸는 보조기를 사용하지 않고 걷거나 서 있는 동안 무릎이 펴진 상태로 유지된다.

보조기 임상의사결정 과정에서 유용한 도구는 기술 분석 양식(technical analysis form, TAF)이다. TAF를 사용하면 보조기 전문가가 각 관절과 각 평면에 부여할 특정 동작 제약을 확인할 수 있다. 관절운동제약에 대한 분류는 표 18.2에 나와 있다.

보조기 전문가는 보조기를 사전제작 또는 맞춤-제작하여 제공할 지에 대한 여부를 결정한다. 사전제작 장치는 원하는 중재 목표를 달성할 수 있도록 장치를 조정하고 수정하는데 숙련된 보조기 전문가가 여전히 필요하기 때문에 맞춤형 핏(custom-fit)이라고도 한다. 맞춤형 핏 보조기는 맞춤-제작된 장치보다 잠재적으로 비용이 적게 들고 원하는 보조기 재고가 있으면 즉시 맞춤이 가능하다는 장점이 있다. 맞춤형 핏 보조기의 딜레마는 다양한 개인을 위해 디자인되었으며 일반적으로 특정 클라이언트의 해부학적 구조와 일치하지 않을 수 있는 제한된 크기로 제공된다는 점이다. 치료받는 병의 심각성에 따라 맞춤-제작 보조기의 사용이 필요할 수 있다. 예를 들어, 삼면 변형(triplanar deformities)이 있는 손상 분절은 사전제작 보조기 중재에 맞추기 위해 필요한 정상적인 해부학적 모양/정렬이 부족하기 때문에 종종 맞춤 중재가 필요하다. 맞춤-제작된 보조기는 추가 시간과 기술이 필요하지만, 맞춤식 중재를 제공하므로 보조기 전문가는 특정 클라이언트의 요구사항을 해결하기 위해 가장 최적의 재료 및 구성요소 조합을 선택할 수 있다. 맞춤형 핏 중재와 맞춤-제작된 중재의 선택에 가장 중요한 기준은 다리 분절의 해부학적 모양과 운동면의 개수이다.

표 18.2 보조기를 통한 관절운동 보정을 위한 제어 옵션

용어	설명
자유	평면 또는 방향 내에서 무정위 운동을 허용함(예: 무릎에 대한 자유 운동은 전체 운동활을 통해 무릎의 굽힘과 폄을 허용한다).
정지	특정 방향 또는 평면에서의 움직임을 제한함(예: 발바닥굽힘 정지는 발목의 발바닥굽힘을 기계적으로 차단하지만 발등굽힘을 방해하지는 않는다).
유지	단일 운동면의 양방향으로 관절의 움직임을 제한하기 위함(예: 발목관절의 움직임을 막는 단단한 보조기는 유지로 간주된다).
유지-가변	관절이 고정되지 않은 상태에서 단일 운동면의 양방향으로 관절의 움직임을 제한하기 위함(예: 발목 뒤쪽의 유연한 플라스틱의 얇은 버팀대로 만들어진 보조기는 모든 움직임을 완전히 차단하지 않고 발바닥굽힘 및 발등굽힘 모두를 제한할 수 있다).
보조	운동면의 특정 방향으로 운동을 장려하거나 촉진함. 움직임을 보조하여 반대되는 운동에 저항함(예: 발등굽힘-보조 관절은 발바닥굽힘 운동에 저항하는 동안 발등굽힘 운동을 돕는다).

보조기 구성요소 Orthotic Components

보조기 전문가가 보조기에 포함할 운동조질을 선택할 때 적절한 보조기 구성요소도 선택된다. 구성요소의 네 가지 범주에는 인터페이스 구성요소, 관절 구성요소, 구조적 구성요소 및 미적 구성요소가 포함된다(ISO 13404:2005).

- 인터페이스 구성요소(Interface components): 인터페이스 구성요소는 보조기 사용자와 직접 접촉하고 기능에 필요한 힘을 전달하며 보조기를 신체에 고정하는 데 도움이 되는 구성요소로 ISO에 의해 정의된다. 껍데기, 패드, 스트랩 및 발을 감싸는 보조기와 함께 사용할 수 있는 신발을 예로 들 수 있다.
- 관절 구성요소(Articulating components): 관절 구성요소는 ISO에서 해부학적 관절의 움직임을 허용하거나 제어하는 데 사용되는 구성요소라고 정의되어 있다. 관절 구성요소는 제어하려는 관절, 최종 보조기에서 관절의 허용 가능한 동작, 관절의 형태(즉, 경첩에서와 같이 부분 간의 움직임 또는 관절 부분의 변형에 의해)이다. 이러한 구성요소는 표 18.2에 설명된 회전축(즉, 홑중심 또는 뭇중심)과 운동 조절 유형을 제어한다.
- 구조적 구성요소(Structural components): ISO에서 정의한대로 구조적 구성요소는 인터페이스와 관절 구성요소를 연결하여 보조기의 정렬을 유지하는 역할을 한다(예: 금속 수직 및 플라스틱 커버).
- 미적 구성요소(Cosmetic components): 미적 구성요소는 보조기에 모양, 색상 및 질감을 제공하는 것이다. 예를 들

어 충전재, 커버, 슬리브 및 플라스틱 커버에 삽입될 패턴 또는 그림이 포함될 수 있다.

보조기의 구성요소를 선택할 때 보조기 전문가는 클라이언트의 키, 체중 및 활동 수준을 고려하여 구성품이 과도하게 무겁거나 부피가 크지 않은지 확인하고 최적의 기능을 수행하고 내구성이 있는지도 확인한다. 관절 구성요소는 다양한 구성으로 제공되며 다양한 방식으로 관절 동작에 영향을 미칠 수 있다. 가장 간단한 구조(configuration)는 특정 평면에 고정 장치를 생성하는 잠금 기전이 있는 하나의 축 관절이다. 또한, 보조기는 관절에 외부 토크를 부과하도록 디자인되어 상대적으로 동적 관절을 특징으로 할 수도 있다. 예를 들어, 20°의 무릎 굽힘 구축을 보이는 클라이언트는 학제 간 팀에서 근육 길이와 운동범위를 개선할 잠재력이 있다고 판단하면 저부하, 장기간 신장의 이점을 가지게 할 수 있다. 보조기 전문가는 시간이 지남에 따라 무릎 운동 범위를 늘리는 궁극적인 목표와 함께 무릎에 외부 확장 토크를 적용하기 위해 스프링이 장착된 관절을 사용하는 장치에 맞출 수도 있다. 이러한 동적 관절을 통해 클라이언트는 신장(stretching)의 이점을 계속 얻을 수 있으며, 하루 24시간 착용해야 하는 연속 캐스트와는 달리 피부 위생 및 편안함을 위해 보조기를 제거할 수 있다.

관절 디자인에 관계없이 해부학적 및 기계적 관절 축의 정렬은 중요하다. 축이 일치하지 않으면 관절이 해당 범위를 이동할 때 바람직하지 않은 힘(전단 및 압축)과 모멘트(즉, 토크)가 생성된다. 관절 축의 적절한 정렬은 경계면의 연부조직뿐만 아니라 또한 관절의 통합성에도 중요하다. 그러나 원하는 결과를 만들기 위해 관절이 의도적으로 잘못 정렬되는 경우도 있다. 시상면에서 클라이언트의 기계적 무릎 축을 해부학적인 무릎 축의 뒤쪽에 배치하지만 다른 모든 평면에서는 평행하게 한다. 이러한 정렬의 목적은 클라이언트의 체중선을 기계적 관절 앞쪽에 배치하여 디딤기 동안 무릎에 바깥 폄 모멘트(또는 토크)를 생성하는 것이다. 이를 통해 기계적인 무릎관절을 완전히 잠그지 않고도 무릎 안정성을 촉진할 수 있다.

재료 과학 Materials Science

보조기 전문가는 보조기에 포함시킬 특정 구성요소를 선택한 후 장치의 구조적 구성요소를 생성하는 데 적합한 재료를 선택한다. 보조기 전문가는 열가소성 재료, 열경화성 재료, 금속/합금 및 폼 인터페이스 재료로 대부분의 보조기를 제작한다. LE 보조기 영역 내에서 금속 또는 합금 시스템은 고온 열가소성 재료 및 진공 성형 기술이 임상현장에 도입된 1970년대까지 큰 역할을 했다. 금속 보조기는 여전히 사용되지만(종종 장기간 사용자가 사용), 열가소성 시스템은 열가소성 수지에 대한 알레르기, 전체 접촉으로 인한 열 민감성 또는 제어되지 않는 변동성 부종과 같은 금기사항이 없는 한 표준재료로 사용된다.

고온 열가소성 재료는 일반적으로 팔 보조기 제작에 사용되는 저온 열가소성 재료와 비교할 때 강도와 피로 저항이 더 크기 때문에 일반적으로 LE 보조기 제작에 사용된다. 고온 열가소성 재료는 80℃(180°F) 이상의 온도에서 잘 변하며 클라이언트의 팔다리의 내열성 모형 위에 성형되어야 한다. 열가소성 재료는 비교적 저렴하며 강도와 두께가 다양하게 제공된다. 열가소성 재료는 여러 번 가열하고 재성형 할 수 있고 팔다리 모양과 부피의 변화에 따라 보조기의 윤곽을 변경할 수 있기 때문에 인기가 있다. LE 보조기에 사용되는 가장 일반적인 고온 열가소성 재료는 폴리프로필렌(polypropylene), 코폴리머(copolymer) 및 폴리에틸렌(polyethylene)이 있다. 폴리프로필렌은 강하지만 홈(notch)에 민감한 플라스틱으로, 특히 체중이나 활동 수준이 더 높은 클라이언트에게 단단함이 요구되는 경우에 사용된다. 코폴리머는 또한 비교적 강한 열가소성 물질이지만 일반적으로 동일한 두께의 폴리프로필렌보다 단단함이 부족하여 유연성이 필요한 경우에 자주 사용된다. 폴리에틸렌은 재료가 무게를 견딜 필요가 없는 응용 분야에 매우 적합한 유연한 플라스틱이다. 폴리프로필렌과 코폴리머는 적절한 두께로 보조기가 완성된다면 소아 및 성인 클라이언트의 LE 보조기에 적절한 인장력 및 굽힘 강도를 제공한다.

LE 보조기에 사용되는 열경화성 재료는 일반적으로 천연 또는 합성 섬유층이 있는 섬유 강화 라미네이트 수지로 구성된다. 열경화성 물질은 합성수지(resin), 매트릭스(matrix) 및 촉진제(promoter) 등 세 가지 주요 재료로 구성된다. 합성수지는 촉진제와 결합될 때까지 액체 형태를 가진다. 촉진제는 액체를 고체 물질로 변환시킨다. 액체 상태에서 합성수지를 매트릭스 위에 붓고 재료가 굳을 때까지 둔다. 얇은 판을 여러 겹으로 덧붙인 라미네이트 보조기를 만들 때 보조기 전문가는 치료 중에 발생하는 발열 반응으로 인해 클라이언트의 팔다리의 양성 모델(positive model)을 필요로 한다. 완성된 보조기 재료 특성은 선택된 합성수지 또는 경화제보다 매트릭스 재료의 유형과 방향에 더 의존적이며 매트릭스 층을 하나로 묶는 역할을 한다. 보조기 제작현장에서 주로 사용되는 일반적인 합성수지에는 폴리에스터, 아크릴 및 에폭시가 포함되고 일반적인 매트릭스에는 나일론, 카본 및 유리섬유가 포함된다. 섬유를 추가하고 최적의 방식으로 방향을 잡으면 열경화성의 최대 내구성과 단단함이 증가한다. 열경화성 수지는 열가소성 수지에 비해 상대적으로 가볍고 강력한 보조기를 제공할 수 있지만 잠재적으로 더 많은 비용이 든다. 일단 경화되면 열경화성 수지를 사포질하고 다듬을 수는 있지만 재가열하거나 재성형할 수는 없다. 따라서 체액 양(fluid volume)이 안정적인 클라이언트에게 가장 적합하다.

내구성이 중요한 경우 보조기는 주로 금속과 합금으로 제작할 수 있다. 많은 보조기용 관절, 리벳, 나사 및 체이프(chafes)가 합금으로 제조되므로 금속 및 합금은 열가소성 또는 열경화성 보조기에도 사용된다. LE 보조기 제조에 사용되는 가장 일반적인 금속/합금은 알루미늄, 스테인리스강 및 티타늄이다. 이러한 모든 재료는 처리 및 제조과정을 통해 다른 특성을 만들 수 있다. 알루미늄 및 스테인리스강은 제작 시 작업하기 쉽고 티타늄 합금보다 저렴하기 때문에 임상 현장에서 더 일반적으로 사용된다.

인터페이스 재료는 보조기 제조에 있어서 마지막 고려사항이다. 보조기 전문가는 클라이언트와 보조기 간 연결을 위해 다양한 천연 및 합성 재료를 사용한다. 가장 간단한 인터페이스는 양말을 적용하는 것이다. 면 또는 양모 양말을 사용하면 LE에서 땀과 기름을 흡수하면서 피부에 공기가 통할 수 있다. 인터페이스 구성요소는 또한 착용감을 높이기 위해 디자인된 재료로 안감을 댈 수 있다. 나일론, 네오프렌 및 열가소성 폼은 제조 공정 중간 또는 후속 평가에서 필요에 따라 인터페이스 구성요소의 내부 표면에 부착할 수 있다. 예를 들어, 말초신경병증이 있는 클라이언트는 발바닥 표면에 궤양이 생길 위험이 높다. 보조기 전문가는 연부조직에서 경도계(durometer)와 비슷한 플래스타조트 같은 형태의 보조기의 발바닥 경계면 구성요소를 안감으로 선택할 수 있다. 압력이 가해지면 이 물질은 뼈가 돌출된 부분을 피하고 발바닥 표면에 압력을 재분배하는 데 도움을 준다.

보행 생체역학 Gait Biomechanics

관찰 보행 분석. 이미 언급했듯이 LE 보조기의 처방 기준은 적절한 보행 평가를 포함하여 클라이언트의 철저한 평가를 기반으로 한다. 이상적으로, 관찰 보행 분석(observational gait analysis, OGA)은 클라이언트가 최소한으로 꼭 맞는 옷을 입은 상태에서 수행된다. 이를 통해 관찰자는 다리의 기능을 상체의 안정성과 연관시킬 수 있다. 클라이언트의 맨발로 걷기는 기존 보조기나 보행 보조기를 착용한 상태에서 관찰된다. 느린 동작으로 재생 및/또는 재생할 수 있는 비디오 녹화를 사용하여 보행을 관찰할 수도 있다.

정상보행. 정상보행(normal gait)은 비교적 적은 노력을 필요로 하는 부드럽고 리드미컬한 동작 패턴이 특징이다. 정상적인 보행은 종종 보행주기(gait cycle)로 설명되는데, 이는 한 발의 초기 닿기에서 같은 발의 다음 초기 닿기까지라고 정의한다(그림 18.3). 보행주기는 디딤기(stance phase)와 흔듦기(swing phases)로 구분되며, 디딤기에는 두 발과 한 발 지지기가 포함된다. 디딤기는 더 구체적인 기능적 하위 단계

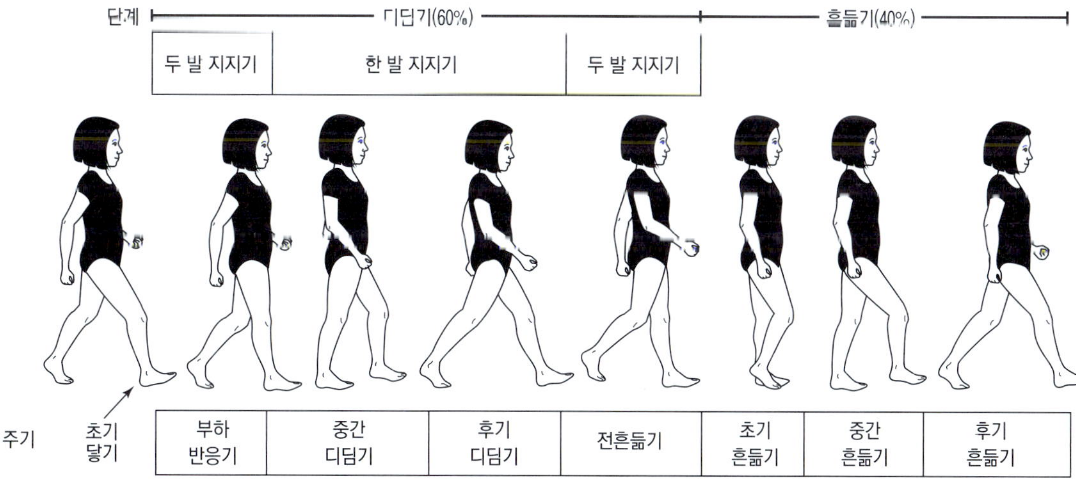

그림 18.3 두 발 및 한 발 지지기를 동반한 흔듦기 및 디딤기로 구성된 정상 보행 패턴. 흔듦기 및 디딤기 단계는 7개의 기능 하위 단계로 더욱 세분화된다.

로 나눌 수 있다: 여기에는 부하 반응기(loading response), 중간 디딤기(midstance), 후기 디딤기(terminal stance) 및 전흔듦기(preswing)가 포함된다. 흔듦기는 초기 흔듦기(initial swing), 중간 흔듦기(mid swing), 후기 흔듦기(terminal swing)로 나뉜다. Gard와 Fatone은 정상적인 보행과 관련된 다음과 같은 중요한 기능에 대해 설명한다. 여기에는 보행 시작 및 종료, 균형 및 직립 자세, 디딤기 다리의 안정성, 발디딤 운동 실행, 전방으로의 진행, 충격 흡수 및 에너지 보존이 포함된다. 이러한 기능은 나중에 더 자세히 설명할 것이다.

디딤기일 때 체질량의 2/3가 엉덩이 위로 이동된다. 이런 식으로 상위부분이 무거워지면 다리와 골반에서 머리, 팔 및 몸통의 균형을 유지하는 데 필요한 능동적 중재는 안정성 문제를 가질 수 있다. 몸통을 다리 위로 수직으로 유지하면 복부 및 골반 근육의 힘이 줄어든다. 서 있는 동안 발 둘레에 생성된 기저면(base of support) 내에 신체의 무게 중심(체중선 weight line)을 위치시켜 정적 균형을 이룬다. 무게 중심이 기저면을 벗어나면 사람은 넘어진다. 그러나 보행 중에는 무게 중심이 기저면 바로 위에 위치할 필요는 없다. 걷는 사람은 몸무게 움직임이 직립 자세와 균형 잡힌 상태를 유지시키는 동적 평형을 유지하고 있다. 정상인의 전방 모멘텀과 관련 있는 동역학(dynamics)은 정적 균형이 불가능한 보행 중에 신체 배치(body configurations)를 가능하게 한다.

걷기 위해서 사람은 서 있는 자세에서 전방으로 신체를 성공적으로 가속하고 직립으로 균형 잡힌 상태를 유지하면서 걷기를 중단할 수 있어야 한다. 서고 걸을 때, 디딤 다리는 몸의 무게를 지탱할 수 있는 능력이 있어야 한다. 특히 한 발 지지기 중에는 반대쪽 다리가 앞으로 뻗는 동안 지지한 다리 위로 몸이 전방 전진할 때 더욱 그러하다. 이를 위해서는 적절한 근력과 적절한 다리 위치의 조합이 필요하다. 걷는 동안 신체는 지면 반박력(ground reaction force, GRF) 벡터를 주의 깊게 제어하여 다리 관절의 안정성을 높이고 관절 모멘트(즉, 토크)와 근육의 힘(muscle forces)을 줄이는 것으로 보인다. GRF는 신체가 지면에 가하는 힘에 대한 반응이다.

보행 중 전진하는 다리로의 체중 이동은 빠르고 상당히 갑작스럽게 이루어진다. 체중 이동은 바닥 접촉의 충격을 흡수하는 것과 신체가 전진할 수 있는 안정된 팔다리를 만드는 방법으로 체중을 빠르게 이동하는 것이 요구된다. 정상적인 보행은 체중부하 반응기 중 무릎 굽힘이 특징이다. 이는 다리의 뻣뻣함(stiffness)을 줄여 충격 흡수를 가능하게 한다.

정상적인 걷기는 앞으로 진행을 방해하지 않는 부드럽고 효율적인 방식으로 발 디딤기 동작을 실행하기 위해 다리를 몸의 뒤에서 앞으로 전진시키는 능력이 필요하다. 이러한 목표를 달성하려면 다리가 흔듦기 중에 지면에 닿지 않도록 충분히 짧아져야 하며, 초기 닿기 및 디딤기를 준비하기 위해 신체 앞쪽으로 이동할 때 다리를 빨리 길게 해야 한다.

정상인의 보행은 한 다리의 디딤기와 흔듦기가 다른 쪽 다리와 거의 동일한 기간에 대칭적으로 균일하고 리드미컬한 패턴을 제공하는 것이 특징이다. 자유롭게 선택할 수 있는 신체 보행 중 디딤기의 지속은 보행주기의 약 62%이며, 흔듦기는 약 38%를 구성되고 두 발 지지기는 약 12% 지속된다. 각 단계의 지속기간은 더 빠르거나 더 느린 보행 속도로 수정된다. 보행률(stepping rate)[예: 카덴스(cadence)]은 흔듦기 다리에 크게 영향을 받는다. 보행 속도는 흔듦기의 지속시간을 제어할 수 없는 경우 변경하기 어렵다.

신체 건강한 성인은 일반적으로 약 1.3~1.4m/s에서 자유롭게 보행 속도를 선택하고 약 0.8~1.8m/s의 속도 범위에서 편안하게 걸을 수 있다. 보행 속도는 한 발짝 길이(step length)와 걸음속도(step rate)에 따라 결정된다. 다리가 초기 닿기를 준비할 때, 흔듦기 다리의 엉덩관절은 굽힘되고 무릎관절은 폄되어 발을 몸 앞쪽으로 이동시켜 적절한 한 발짝 길이를 허용한다. 엉덩관절을 굽힘하거나 무릎을 충분히 폄할 수 없는 경우 한 발짝 길이가 짧아지고 전진 속도가 느려진다. 걸음 속도가 더 빠르면 골반 돌림을 더 크게 하는 경향이 있는데, 이는 한 발짝 길이를 더욱 증가시키는 역할을 한다. 걸음속도는 전진하는 다리로 체중을 전달하여 전방 진행을 방해하지 않고 뒷다리를 앞으로 뻗을 수 있는 능력에 따라 달라진다.

무릎 굽힘은 지면에서 발이 떨어지는 흔듦기 동안 다리를 효과적으로 짧게 만드는 기본 기전이다. 흔듦기 단계 중 무릎 굽힘은 다리를 이중(즉, 복합) 진자로 변화시켜 더 적은 노력과 에너지로 다리를 앞으로 뻗게 한다. 다리를 회전시키는 데 필요한 힘은 발과 다리 무게를 엉덩 관절의 회전축에 가깝게 하는 무릎 굽힘에 의해 줄어든다. 이것은 또한 다리가 완전 폄된 경우보다 짧은 시간 안에 다리를 앞으로 흔들 수 있게 한다.

신체 건강한 사람들은 기계적인 에너지를 보존하고 신체의 전진 운동량을 보존하기 위한 기전을 사용하여 대사 에너지를 단계별로 비교적 적게 추가하는 것으로 전진 보행을 가능하게 한다. Perry와 Burnfield는 세 가지 흔들지레 기전(rocker mechanism)(뒤꿈치, 발목 및 앞발)이 전진 보행을 용이하게 하는 역할을 한다고 제안한 반면 Gard와 Childress는 세 가지 흔들지레 기전이 보행 중에 통합하여 하나의 부드러운 "롤오버 모양(roll-over shape)"을 만들 수 있다고 주장했다. 그것이 어떻게 정의되든 간에, 변경된 발 흔들지레 기전은 신체의 전방 운동량을 방해하고 걷는 속도를 감소시킨다.

두 발 시시기(double support) 동안 체중이 앞다리로 빠르게 전달되어 뒷다리를 들어 올려 몸이 앞으로 전진시킬 수 있다. 체중 이동이 빠르고 효율적으로 이루어져야 뒷다리의 무릎이 흔듦기에 대비하여 굽힘되어 시작하고 다리가 앞으로 가속되기를 시작할 수 있다. 두 발 지지기 동안 뒷다리의 무릎 굽힘과 발목 발바닥쪽굽힘은 다리를 길게 뻗게 하는 역할을 한다. 이를 통해 뒷다리가 지면과의 접촉을 유지하고 안정성을 제공하는 동시에 앞다리로의 체중 전달을 용이하게 한다. 두 다리 사이의 움직임 연결 역할을 하는 골반은 한 다리에서 다른 다리로 체중을 원활하게 전달하고 충격 흡수를 제공한다. 후기 디딤기에서 엉덩관절을 빠르게 굽힘시키면 다리가 앞쪽으로 가속되고 추가적으로 무릎 굽힘이 수동적으로 발생한다. 디딤기가 끝날 때 무릎 굽힘을 억제하거나 무릎 굽힘 시작을 지연하면 뒷다리의 가속이 감소하여 두 발 지지기가 연장되고 신체의 전진 보행이 느려진다.

정상보행 중에 발생하는 충격력(impact forces)의 완충은 생물학적 조직, 신발 및 보행 표면의 물리적 특성과 디딤기 동안 무릎 굽힘 및 관상면에서의 골반 운동(즉, 골반 경사)과 같은 다리 및 골반의 작용을 통해 달성된다. 체중부하 반응기 중 발생하는 움직임은 충격 흡수를 제공한다. 초기 닿기 시 발목 발바닥쪽굽힘과 무릎 굽힘은 바닥 접촉의 영향을 줄이는 역할을 한다. 초기 디딤기에서 무릎 굽힘을 증가시키면 다리의 뻣뻣함이 감소하고 머리에 대한 기계적 충격 전달이 감소된다.

정상보행은 놀라운 효율성을 특징으로 하며, 이는 두 가지 주요 수단에 의해 달성되는 것으로 보인다. 그 두 가지 주요 수단은 관절에 대한 내재근 모멘트(즉, 토크)가 감소되는 방식으로 GRF를 통제하는 것과 신체의 분절 질량의 이동과 관련 있는 운동과 관련된 기계적 에너지를 보존하는 것이다. 건강한 사람은 이러한 에너지 절약 기전을 활용하여 한 단계에서 다음 단계로 넘어갈 때 추가되는 대사 에너지의 양을 줄일 수 있다. 걷는 동안 근육 활동을 기록한 결과 대부분의 디딤기에서 근육은 거의 움직이지 않으며, 이는 안정성을 유지하고 신체를 앞으로 전진시키는 데 약간의 노력이 필요함을 보여준다. 근육은 주로 머리, 팔, 몸통 및 다리 분절을 가속하고 감속하기 위해 사용되는 것으로 보이며, 중간 디딤기 및 중간 흔듦기에서 근육의 활동을 멈출 수 있는 체질량의 모멘텀에 크게 의존한다. Perry와 Burnfield는 모멘텀의 장점을 보존하고 근육에 대한 수요를 줄이기 위해 충분한 걸음 속도가 필요하다고 제안했다.

병적 보행. 병적 보행(pathological gait) 패턴은 종종 신경근 손상, 관절 불안정, 통증, 질병 과정, 선천성 장애 및 기타 여러 가지 질병으로 인해 이차적으로 발생한다. 과도하거나 불충분한 관절운동은 보행주기 동안 신체의 과장되고, 억제된 운동 또는 보상운동으로 이어질 수 있다. 결과적으로 개인의 정상적인 보행 속도가 종종 감소한다. OGA의 임상 교육은 LE 보조기 중재가 필요한 모든 병적보행 편차를 식별한다. 보행 편차는 병리학 또는 이차 보상 전략에 의해 일차적이고 직접적으로 발생하는 것으로 간주된다. 1차 편차가 확인되면 관찰자는 2차 보행 편차를 확인한다. 2차 보행 편차가 관찰되는 경우 관찰자는 다른 곳에서 1차 문제를 찾는다. 1차 편차를 수정하면 2차 편차가 해결되지만 그 반대의 경우는 해결되지 않는다는 점을 인식하는 것이 중요하다. 편차는 서로 결합하여 발생할 수 있으며[예: 엉덩이 올림 보행(hip hiking gait)과 합쳐진 뻣뻣한 무릎 보행(stiff knee gait)], 개별 피험자의 편차 크기는 병리의 심각성에 따라 달라질 수 있다. 일반적으로 관찰되는 1차 보행 편차에는 발처짐(foot drop), 근긴장 유발 꿈치바깥들린휜발(내반첨족, tone-induced equinovarus), 무릎 과다폄, 무릎 불안정성, 밖굽이무릎(genu valgum), 뻣뻣한 무릎 보행이 포함된다. 일반적으로 관찰되는 이차적 또는 보상적 보행 편차에는 보폭의 증가, 도약(vaulting), 발처짐걸음(계상보행, steppage gait), 엉덩이 올림, 가쪽, 앞쪽 및 뒤쪽 몸통 기울임이 포함된다. 이러한 보행 편차는 다음 섹션에서 자세히 설명한다.

1차 편차(Primary deviations). 1차 보행 편차는 장애로 인한 것일 수도 있고, 적절하거나 부적절하게 착용한 보조기 중재(예: 마모된 보조기 부품이 원인)에 의해 발생할 수도 있다. 1차 보행 편차의 예로는 발처짐(발등굽힘근의 약화의 결과로 흔듦기 중 발등굽힘 부족) 및 근긴장 유발 꿈치바깥들린휜발(종아리 근육 강직 또는 근긴장항진의 결과로 흔듦기 중 과도한 발바닥쪽 굽힘)이 있다. AFO에서 마모된 발바닥쪽굽힘 차단 또는 발등굽힘 보조 스프링은 발을 지면에서 떼는 흔듦기에 필요한 발목 정렬에 문제를 일으킬 수 있다. 이러한 방식으로 발목의 발등굽힘이 손상되면 흔듦기 동안 발가락이 지면에 끌릴 뿐만 아니라 부하반응기 중에 지면에 초기 닿기 동안 발뒤꿈치가 아닌 발가락이나 앞발로 닿기가 일어난다. 이러한 문제에 대응하여 클라이언트는 가능한 경우 과도한 엉덩이 및 무릎 굽힘(즉, 벌처짐걸음) 또는 엉덩이 돌림(hip circumduction)과 같은 흔듦기 동안 발바닥쪽굽힘된 발이 지면에서 떨어지는 것을 제공하는 2차 보행 편차를 채택할 것이다. 그러나 LE 보조기의 도움 없이는 부적절한 초기 닿기를 보상하기가 매우 어렵다. 이러한 방식으로 뒤꿈치 흔들지레(heel rocker)가 중단되면 전진 보행이 저하되고 걷기가 느려진다.

2차 편차(Secondary deviations). 2차(보상) 보행 편차는 보행 능력을 방해하는 장애 또는 보조기 중재에 대한 기능적 반응이다. 그러나 2차 편차는 걷기를 용이하게 하지만 그 자체로는 비효율적이고 에너지 비용이 많이 들 수 있다. 일반적인 2차 보행 편차의 예로는 도약, 돌림(circumduction), 엉덩이 올리기 등이 있다. 이러한 각 편차는 흔듦기 동안 기능적으로 너무 길거나 적절한 시간에 짧게 만들 수 없는 다리를 보상한다(예: 고정 무릎 보조기 또는 무릎 폄근의 근긴장항진/강직으로 인해 무릎 운동이 감소되는 경우, 다리 길이가 다른 경우, 발등굽힘이 약해서 다리를 앞으로 뻗는 동안 발가락이 끌리는 경우). 도약은 중간 디딤기에서 반대쪽(손상되지 않은 쪽) 발목의 과장된 발바닥쪽굽힘을 포함한다. 디딤 다리 위로 올라감으로써, 엉덩관절 및 무릎관절 굽힘 또는 발목 등 굽힘이 손상된 흔듦 다리에 대해 추가적인 발 떼기가 지면에서 생성된다. 돌림을 할 때, 손상된 다리는 앞으로 직진하기 보다는 흔듦기 중에 측면으로 커브를 만든다. 따라서 흔듦기 중에 땅에서 발을 떼기 위한 무릎 굽힘이 덜 필요하다. 엉덩이 올림은 흔듦기 중 이마면에서 손상된 쪽의 골반(결과적으로 엉덩이)의 상승을 나타낸다. 엉덩이 올림은 골반보다 다리를 더 많이 올린다. 이러한 편차는 흔듦기에서 흔듦 다리가 지면에서 떨어지는 데 도움이 되지만 많은 부분에서 더 큰 변위를 필요로 하여 근육의 운동과 에너지 소비를 증가시키고 기계적 에너지의 보존을 감소시킨다.

이러한 에너지 문제는 각각 약한 엉덩관절 벌림근, 약한 무릎 굽힘근 및 약한 엉덩관절 폄근과 같은 다리 손상을 보상하기 위해 몸통 치우침(예: 가쪽, 앞쪽 또는 뒤쪽 몸통 기울임)을 사용하는 경우 더욱 악화된다. 이러한 근육의 약화는 각 관절의 디딤기 동안의 안정성을 손상시킨다. 손상된/약해진 다리는 직립 안정성을 유지시키기 위해 약화된 근육이 반대작용을 하는 모멘트(또는 토크)를 감소시킨다. 디딤 다리 위에서 몸통을 가쪽으로 움직이면 한 발 지지기 중에 골반을 수평으로 유지하기 위해 근육에서 필요한 안쪽 엉덩관절 모음근 모멘트가 줄어든다. 마찬가지로, 몸통을 디딤 다리 위에서 앞쪽으로 움직이면 한 발 지지기 중에 무릎을 안정시키는 역할을 하는 안쪽 무릎 폄근의 모멘트가 증가한다.

일부 병적 움직임은 기능적으로 보상하기가 더 어렵다. 무릎 과다폄(젖힌무릎, genu recurvatum)은 그러한 상태 중 하나이다(그림 18.4). 이것은 무릎이 중간 디딤기(즉, 걷는 방향의 반대) 동안 뒤쪽 방향으로 움직일 때 발생하며, 종종 넙다리네갈래근 및/또는 종아리 근육 그룹의 약화로 인해 이차적으로 발생한다. 과다폄이 없으면 환자는 통제되지 않은 무릎 굽힘과 무너짐(collapse)을 경험한다. 불행히도, 지속적인 무릎 과다폄은 체중이 디딤 다리 위에서 앞쪽으로 진행하려고 시도할 때 다리 뒤쪽으로 힘이 가해지기 때문에 무릎 변형과 통증을 증가시키고 보행의 효율성을 방해한다.

발 보조기

FOOT ORTHOSES

일반적인 설명 General Description

가장 일반적인 LE 보조기는 발 보조기(foot orthoses, FO)이

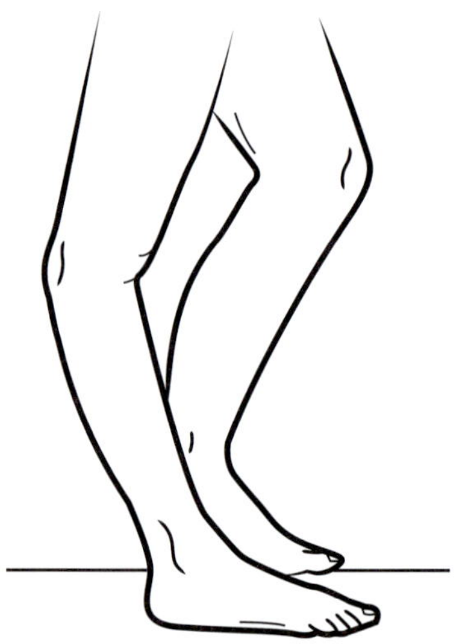

그림 18.4 무릎 과다폄은 진행형 디딤기 변형이다. 무릎은 체중부하에서 뒤쪽으로 이동하며, 부하 반응기 중에 전방모멘텀을 방해하고 기능적으로 다리를 짧게 만든다.

다. 왜냐하면 발 보조기가 몸쪽의 더 많은 LE 보조기의 기초를 형성할 뿐만 아니라 경증에서 중증까지 매우 광범위한 질병에 처방되기 때문이다. FO는 발의 전체 또는 일부를 포함하지만 발목관절의 말단에서 끝나는 장치이다. 다양한 FO 디자인이 그림 18.5에 나와 있다. FO는 발의 길이를 연장하거나 발가락 고랑 또는 몸쪽에서 발허리뼈 머리에서 끝날 수 있다. FO는 주로 선 자세에서 발에 도움을 주며 신발을 통해 발의 자세를 유지시킨다. FO는 근육 약화 및/또는 불균형으로 인한 빌 불안정 또는 기형, 구조적 불균형, 인대 이완 또는 파열로 인한 구조적으로 완전성이 상실된 것을 치료하는 데 사용될 수 있다. FO는 발을 딛고 서 있거나 걷는 동안 전신을 지지하는 기반이 되기 때문에 더 많은 몸쪽 장애를 다룰 수 있다. 발의 정렬은 관절 축에 대한 GRF 벡터의 방향을 변경하여 발바닥 압력 분포, 압력 진행 중심 및 몸쪽 관절에서 발생하는 모멘트에 영향을 미칠 수 있다.

신발은 거의 모든 LE 보조기가 역할을 하기 위한 기반을 형성하기 때문에 LE 보조기 기능의 필수적인 부분이다. 신발은 보조기가 들어갈 수 있을 만큼 충분히 넓어야 한다(예: 보조기는 원래 발 사이즈에서 반 치수 크거나 제거 가능한 삽입물이 있을 수 있다). 보조기를 적절하게 지지하려면 신발 뒤축과 미끄럼 방지 밑창을 포함하여 신발은 안정적인 구조로 되어 있어야 한다. 욕창의 위험이 높은 혈액순환이상(dysvascular)을 가진 발의 경우, 신발은 부드러운 소재로 만들어져야 하며, 이음새 없이 제작되어야 하며 신발 앞심이 발의 등쪽에 압력을 가하지 않도록 추가적인 깊이를 제공해야 한다. 신발 입구를 더 길게 만드는 벨크로 잠금은 착용을 용이하게 할 수 있다.

대부분의 FO는 디자인상 관절의 치우침을 해결하고 시상면(예: 중간발 함몰) 및 관상면(예: 뒷발 안쪽굽음 또는 바깥굽음)에서 지지를 제공하는 두 개의 평면이다. 캘리포니아대학 생체역학 연구소(University of California Biomechanics Laboratory, UCBL)와 같이 FO 디자인이 많은 기관에서는 횡단면 치우침(예: 앞발 벌림 또는 모음)에 대한 추가적인 조절 기능이 있는 세 개의 평면을 추가적으로 제안한다.

Michael은 FO를 세 가지 광범위한 범주로 구분한다. 이는 조정 또는 연성 FO, 중간 또는 반강성 FO, 수정 또는 고정 FO이다(그림 18.5). 연성 FO는 폐쇄형 및 개방형 셀 폼과 같은 부드럽고 유연한 소재로 만들어진다. 연성 FO는 경직으로 변형된 발이나 혈관 장애를 조절하고 보호한다. 이 보조

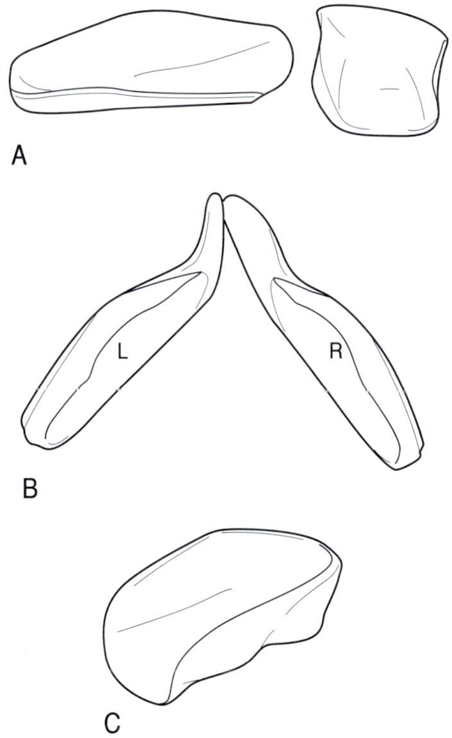

그림 18.5 일반적인 FO 디자인. A: 조정 또는 연성 발 보조기, B: 중간 또는 반강성 발 보조기, C: 교정 또는 강성 삼면 발 보조기

기는 체중을 지탱하는 표면적을 늘리고, 발바닥 압력을 재분배하며, 궤양 및 파괴 위험이 있는 조직에 가해지는 힘을 감소시킨다. 중간 강성 FO는 서로 다른 밀도의 폼 재료를 겹쳐서 만든다. 각 층의 구성은 지지 및 생체역학적 조절의 정도를 결정한다. 중간 강성 FO에는 미리 제작된 기성 FO가 많이 포함되어 있다. 조절 및 중간 강성 보조기는 발바닥 표면에 폼을 직접 성형하거나 크러쉬 박스(crush boxes, 발아래에 있는 폼을 분쇄한 후 움푹 들어간 부분을 석고로 채워 FO를 진공 성형하는 데 사용되는 발의 양적 모델 형태를 만드는 폼 블록)를 사용하여 제작된다. 강성 FO는 특히 뒷발 안쪽굽음 또는 바깥굽음을 포함하는 연성 기형을 교정한다. 보조기는 뒤꿈치뼈(calcaneus, 뒤꿈치)의 윤곽을 잡기 위해 단단해야 하며 특히 체중 부하 활동 중에 뒷발 정렬 및 동작을 조절할 수 있어야 한다. 강성 보조기는 일반적으로 고온 열가소성 소재로 만들어지며 내열성 양적 발 모델이 필요하다.

직업치료사를 위한 임상적 고려사항
Clinical Considerations for the Occupational Therapist

FO 착용 시 작업치료사는 무감각한 발을 가진 클라이언트에게 시각적 피부 검사에 대해 교육하는 것이 필요하다. 이러한

교육은 피부 통합성을 보장하고 피부 손상을 예방하는 데 중요하다. 휴대용 피부 검사 거울은 발바닥 표면을 포괄적으로 검사하기 위해 LE 운동 범위가 감소된 클라이언트를 위해 사용된다. 피부색과 온도를 확인하는 것은 주요 혈관 질환과 신경 질환을 앓고 있는 클라이언트에게 필수적이다. 작업치료사는 정기적인 피부 검사와 전반적인 건강에 미치는 영향에 대해 클라이언트를 교육하는 데 중요한 역할을 한다. 모든 우려 사항을 학제 간 팀에 전달하는 것은 장기 치료 계획을 개발하고 가족 구성원이나 보호자에게 고려해야 할 사항을 알리는 데 도움이 된다.

발목-발 보조기

ANKLE-FOOT ORTHOSES

일반적인 설명 General Description

발목-발 보조기(ankle-foot orthoses, AFO)는 발목과 발 전체 또는 일부를 포함하는 장치이다(그림 18.6). AFO는 주로 발과 발목의 다양한 질환이 있는 상태에서 발목 움직임 조절을 제공한다. AFO는 또한 목말밑 운동을 어느 정도 조절할 수 있다. 일부 AFO 및 복사위 보조기(supramalleolar orthosis, SMO)에는 발목 부근에서 즉시 종료되는 트림라인(trimline)이 있다. 보다 일반적인 AFO 설계에는 몸쪽 트림라인이 포함되며, 이 트림라인은 종아리뼈의 목에서 먼쪽으로 20mm 거리에서 끝난다. 트림라인은 발목 움직임 조절에 가능한 가장 긴 지레팔을 제공하며, 특히 종아리 근육의 강직에 큰 영향을 미친다. 지레팔에 따라 AFO는 발목을 직접 조절해야 될 뿐만 아니라 무릎(아마도 엉덩이)에 작용하는 모멘트를 변경함으로써 간접적으로 영향을 미친다. AFO는 주로 발목-발 위치를 조절하는 근육 약화, 근육긴장항진증 또는 강직이 있거나 아랫다리, 발목, 발 구조의 통합성(integrity) 상실로 통증이나 불안정성을 초래하는 조건을 가진 클라이언트를 위해 처방된다.

AFO는 금속, 플라스틱 또는 금속과 플라스틱의 혼합물로 만들어질 수 있다. 대부분의 AFO 디자인에서 앞쪽 입구는 탈착할 수 있다. 앞쪽 잠금(칼프 스트랩)은 보조기를 다리에 고정시킨다. 잠금기전은 클라이언트의 손재주에 따라 달라진다. 대부분의 AFO 디자인에는 발과 발목을 조절하는 발판, 관절 또는 비관절 발목(원하는 동작 조절에 따라 달라짐) 및 발목과 무릎 조절을 위한 기계적 지렛대를 제공하는 종아리 부분이 포함된다. 금속 AFO 디자인은 신발 외부에 부착되거나 신발에 맞게 발판에 부착된다. 열가소성 수지와 열경화성 수지 AFO 디자인은 성형된 발판을 사용하여 발목뼈중간 및 목말밑관절 조절을 개선한다. 이러한 AFO는 외관을 개선하고 다양한 신발을 신을 수 있게 한다. 원하는 발목-발과 정강이에 수직 정렬을 유지하려면 신발을 교체할 때 일반적인 굽 높이가 필요하다. 열가소성 수지의 AFO에서 발목 움직임 조절 정도는 재료 선택, 발목 주변의 트림라인 위치, 적합성 및 관절 구성에 의해 결정된다. AFO에 의해 제공되는 기능은 주로 발목 돌림에 제공되는 저항 정도에 의존한다. 많은 AFO의 공통되는 한 가지 기능은 흔듦기 중 발을 지면에서 떼기 위한 적절한 각도에서 발을 지지하는 것이다. 발 떼기는 보통 발바닥쪽굽힘 범위를 제한함으로써 이루어진다.

AFO에는 관절형 또는 비관절형이 있다. 발목관절을 단단하게 감싸기 위해 사용되는 비관절형 AFO(일반적으로 탈착을 위해 앞쪽 입구만 남음)는 관상 및 시상면에서 발목 움직임을 제한한다. 비관절형 AFO는 발목을 완전히 고정시켜 통증을 줄이고 안정성을 보장할 때 사용된다. 그러나, 뒤쪽 판 스프링 AFO(posterior leaf spring AFO)는 발등굽힘 운동을 허용하지만 발바닥굽힘에 대한 저항을 제공하는 비관절 AFO의 예시이다. 발목관절 주변의 다듬어진 선 덕분에, 뒤쪽 판 스프링 보조기는 다른 방향보다 한 방향으로 더 유연하여 플라스틱의 굽힘을 통해 발등굽힘이 가능하다. 관절형 AFO는 보조기의 발목관절과 동작 조절 장치(기계적 차단)를 통합하여 원하는 평면과 방향으로 발목 움직임을 허용한다. 보조기의 발목관절 구성요소는 특정 범위 내에서 움직임을 제공하고, 특정 방향에서 움직임을 제한(예: 발바닥굽힘 차단) 및 특정 방향(예: 발등굽힘 보조 관절)에서 동작을 지원하도록 구성되어 있다(표 18.2).

지면 반발 AFO는 무릎에 간접적으로 작용하도록 특별히 디자인된 것이다. 발목과 발의 정렬을 조작하면 무릎의 모멘트가 바뀐다. 발목-발 정렬에 영향을 미치는 모든 AFO는 더 몸쪽인 관절에 간접적인 영향을 미친다. 디딤기에서 무릎 폄 바깥 모멘트를 생성하면 무릎의 안정성이 없거나 손상되었을 경우 무릎을 안정화시킨다. 이러한 모멘트는 발목관절에 관절이 있든 없든 달성된다. 무릎 폄 바깥 모멘트는 자세 단계에서 약간의 발바닥굽힘으로 설정된 강성 AFO 또는 등쪽굽힘 차단이 있는 관절형 AFO에 의해 생성된다.

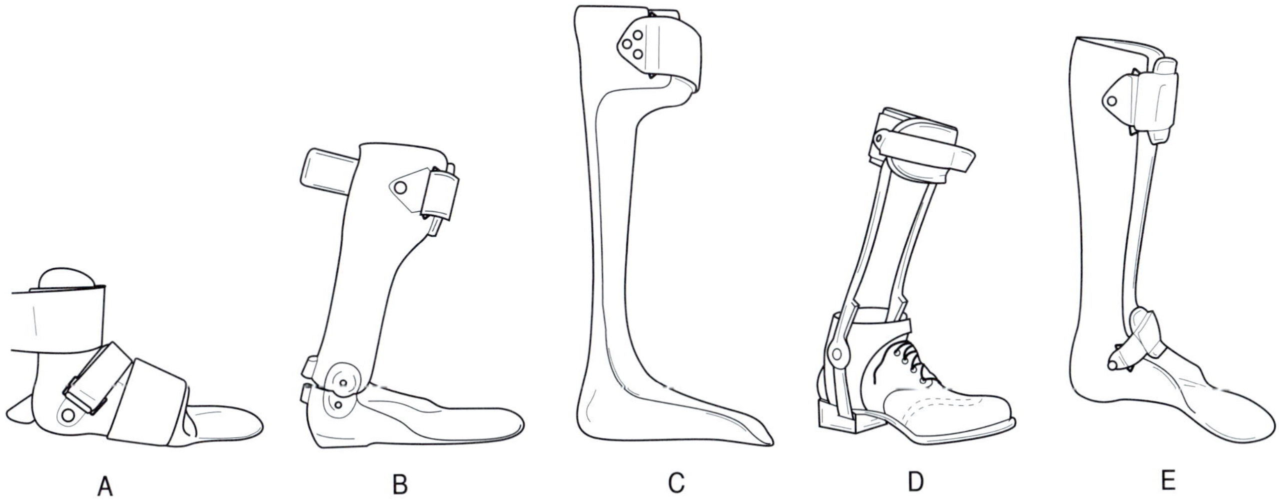

그림 18.6 다양한 AFO 디자인. A: SMO, B: 뒤쪽 발바닥굽힘 정지 및 전체 길이 발판을 포함한 관절 AFO, C: 뒤쪽 판 스프링 AFO, D: 안쪽 T-스트랩 및 발목관절 발등굽힘 보조를 포함한 보조 이중 기립 디자인, E: 발등 스트랩을 포함한 강성 AFO

직업치료사를 위한 임상적 고려사항

Clinical Considerations for the Occupational Therapist

발이 무감각한 사람을 위한 FO와 마찬가지로 AFO에도 임상적 고려사항이 비슷하다. 시각적 피부 검사와 관련된 교육의 필요성이 존재한다. AFO는 뇌혈관사고(CVA)의 경우와 같이 클라이언트가 심각한 회복 또는 재활 기간 중에 있을 때 필요할 수 있다. 작업치료사는 AFO로부터 무엇을 기대해야 하는지 교육함으로써 클라이언트가 이 과정을 받아들일 수 있도록 돕는다. 보조기가 어떻게 작용하는지, 어떤 근육을 보조하는지, 왜 그것이 구성되어야 하는지에 대해 클라이언트에게 교육하는 것은 보조기와 보조기 사용 그리고 회복에 필수적이다. 특정 AFO 디자인 옵션은 작업 수행 과제에 긍정적 또는 부정적 영향을 미친다. 예를 들어, 강성 발목 보조기 디자인은 적절한 생체역학 정렬과 관절 교정을 제공한다. 강성 디자인은 발목의 움직임 범위를 완전히 제한한다. 발목 움직임 제한은 자동차 페달을 조작하거나 무릎을 꿇거나 허리를 굽히거나 계단을 이용하거나 의자에서 일어나는 등의 활동에 어려움을 초래한다. 클라이언트가 보조기를 착용하는 동안 그러한 활동을 수행하기 위한 적응 기술을 배울 수 있도록 돕는 것은 중요하다.

무릎 보조기

KNEE ORTHOSES

일반적인 설명 General Description

무릎 보조기(knee orthoses, KO)는 일반적으로 조립식 또는 맞춤식으로 무릎을 감싸고 있으며, 관상면 및 시상면에서 적용한다(그림 18.7). 미국 정형외과협회 분류에 의하면, KO 기능은 예방적, 재활적, 기능적인 세 가지 범주로 나뉜다. 예방적 KO는 큰 충격이나 신체 접촉이 많은 스포츠에 종사하는 신체 건강한 사람들의 심각한 부상을 예방하거나 감소시킨다. 이러한 상황에서, KO는 착용자에게 최근의 부상을 상기시키기 위한 운동감각적 역할을 한다. 재활적 KO는 수술 후 무릎의 움직임 범위를 제한하는 동시에 연부조직 구조(예: 재건된 인대)를 치유하도록 처방된다. 기능적 KO는 만성적으로 불안정하거나 재건된 무릎관절이나 무릎 모멘트의 변경 그리고 골관절염(OA)에 영향을 받는 무릎관절 구획에 지속적인 기계적 안정성을 제공한다.

몸에 잘 맞는 관절 정렬 및 현수장치(suspension)는 효과성에 있어서 중요한 요소이다. 원통형 형태를 고려할 때, 보조기가 먼쪽으로 이동하는 것을 완화시키는 데는 어려움이 있을 수 있다. 보조기가 적절한 위치에 유지되지 않으면 관절 정렬이 무너지게 된다. 종종 해부학적 및 기계적 관절 축 사이에 불일치가 발생한다. 단일 축 및 다축 관절 디자인은 기계적 무릎관절이 돌림 운동을 의미한다. 단일 축 관절은 단일 경첩 움직임으로 기능한다. 다축 관절은 해부학적 무릎의 기능적 움직임을 모방하는 이동 축을 생성한다. 크기, 무게, 기능 및 내구성은 보조기 선택 시 중요한 요소이다. 특수하게 디자인된 스트랩, 관절융기위 패드 또는 내부 슬리브는 ADL을 하는 동안 보조기의 먼쪽 미끄러짐을 방지한다. 클라이언트는 하루 종일 보조기 정렬을 적절하게 유지하도록 주기적

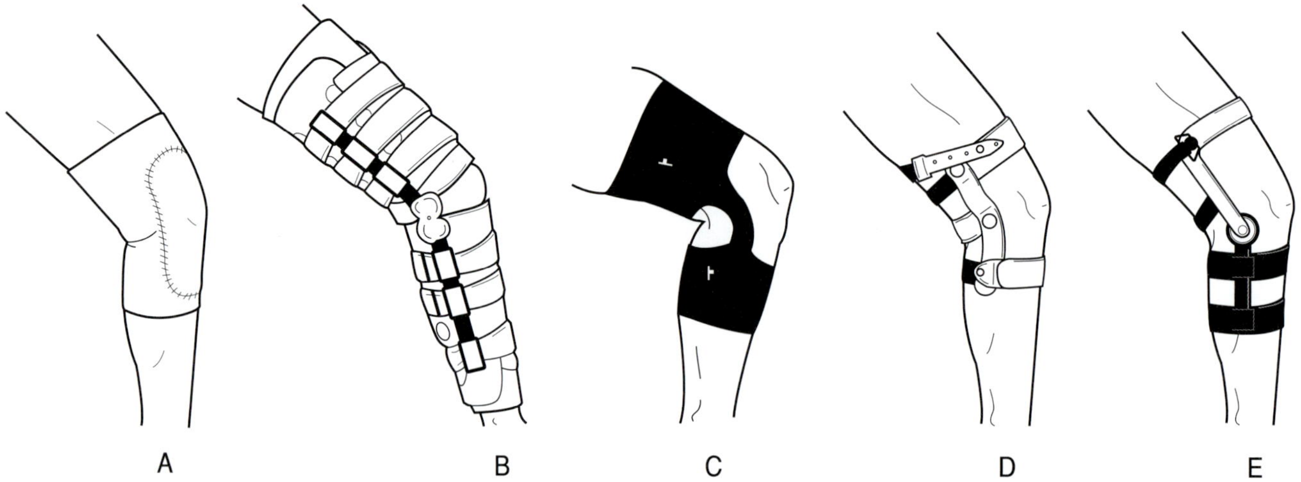

그림 18.7 다양한 KO 디자인. A: 연성 네오프렌 무릎 슬리브, B: 수술 후 KO는 조정된 굽힘 및 폄 ROM을 제어함, C: 가쪽 관절 예방 KO, D: 무릎 과다폄을 조절하기 위한 재활 디자인, E: 부상당한 무릎을 안정화시키기 위한 맞춤 KO

으로 점검해야 한다.

직업치료사를 위한 임상적 고려사항

Clinical Considerations for the Occupational Therapist

더 이상의 OA 무릎 변형을 막기 위해 기능성 KO를 착용한 클라이언트도 손 기능을 제한하는 상지의 퇴행성 변화를 겪을 수 있다. 대부분의 KO 디자인은 벨크로 잠금 시스템을 사용하지만, 잠금의 중간 위치와 측면 위치 사이에서 결정하는 것은 기능적으로 사용가능하도록 손기능을 향상시키는 데 중요하다. 더 넓은 체이프 입구를 포함한 잠금을 통해 손기능이 손상된 클라이언트도 비교적 쉽게 벨크로 스트랩을 구멍으로 통과하도록 한다. 가능한 경우, KO는 일반적으로 완전한 접촉을 제공하도록 디자인되며 피부에 직접 착용된다. 효과적인 드레싱 루틴이 이루어졌는지 확인하기 위해 클라이언트와 함께 탈착 과정을 살펴본다. 고령층 클라이언트의 경우 보조기의 이탈 및 피부 손상을 방지하기 위해 스트랩을 단단히 매는 방법의 순서는 중요하다.

무릎-발목-발 보조기

KNEE-ANKLE-FOOT ORTHOSES

일반적인 설명 General Description

무릎-발목-발 보조기(knee-ankle-foot orthoses, KAFO)는 무릎, 발목, 발 전체 또는 일부를 포함한다. KAFO는 AFO 구성요소를 포함하므로 앞에서 설명한 것과 동일한 개념 중 일부를 포함한다. AFO와 비교했을 때, KAFO는 무릎을 받치고 허벅지 조직을 포함하면서 몸쪽으로 폄시킨다. KAFO를 사용하면 무릎의 관상면 및 시상면을 조절할 수 있다. 가로면 조절은 AFO 발판 설계에 의해 먼쪽으로 결정된다. 무릎 골격 정렬은 허벅지의 연부조직 구조를 통해 교정력을 가함으로써 이루어진다. 따라서 잘 성형되고 몸에 잘 맞는 허벅지 커버는 보조기 디자인의 중요한 구성요소이다. 과도한 간격은 디자인의 기계적 효과를 감소시키고 잠재적인 안정성과 기능을 감소시킨다. 대부분의 KAFO는 측정 또는 캐스트로 맞추며 금속 및 가죽, 열가소성 플라스틱, 라미네이트 또는 이러한 재료의 조합으로 제작된다. 일반적으로 높이, 무게, 활동 수준 및 기능 요건을 기초로 재료를 선택한다(그림 18.8).

KAFO의 가장 몸쪽 구성요소는 허벅지 부분이다. 일반적인 허벅지 디자인은 앞쪽 끈이 있는 뒤쪽 커버, 뒤쪽 끈이 있는 앞쪽 커버 그리고 전체 둘레 커버이다. 허벅지 커버는 강성 또는 연성 소재로 제작된다. 허벅지 커버는 허벅지 조직의 연부조직 봉쇄와 함께 궁덩뼈로 앉을 수 있는 선반을 제공하여 다리를 "무중량"으로 디자인할 수 있다(그림 18.8B). KAFO가 다루는 주요 장애는 무릎(아마도 엉덩관절과 발목)을 조절하는 근육의 약화, LE 근육긴장항진증(강직)을 초래하는 상위운동신경세포 병변 또는 엉덩관절이나 무릎관절의 구조적 통합성 손상이다. KAFO는 유의한 밖굽이무릎(genu valgum), 안굽이무릎(genu varum), 젖힌무릎(genu recurvatum) 또는 무릎 굽힘의 불안전성을 가진 클라이언트의 안정성과 기능적 움직임을 개선한다.

KO와 유사하게 보조기 무릎관절은 단일 축 또는 다축일 수 있다. KAFO에는 네 가지 기본 무릎 조절 옵션이 있다(그림 18.9).

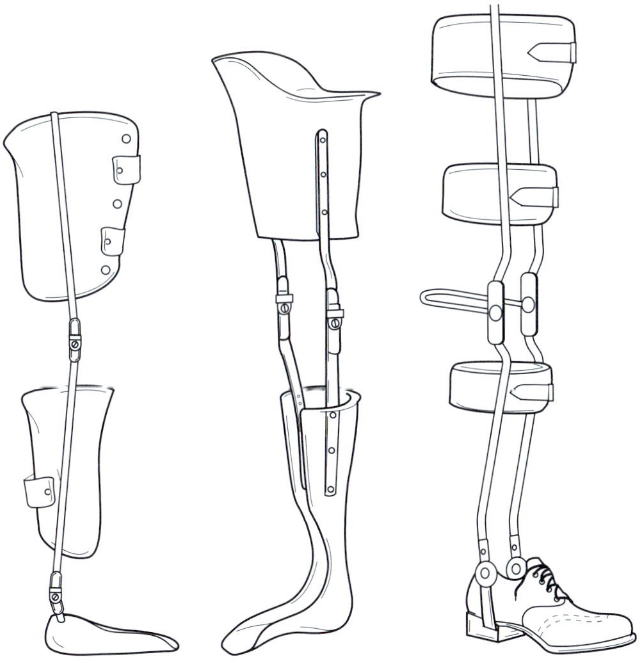

A B C

그림 18.8 다양한 KAFO 디자인. A: 성형된 발판, 연결된 빌목, 긴 앞쪽 정강이 커버, 처짐 잠금, 원주형 허벅지 기비를 포함한 열가소성 KAFO, B: 성형된 발판,단단한 발목, 처짐 잠금, 체중 지지를 위한 4변 허벅지 커버를 포함한 열가소성 KAFO, C: 연결된 발목, 뒤쪽 장딴지 밴드, 베일 잠금장치 무릎, 뒤쪽 허벅지 밴드 두 개를 포함한 이중 기립 KAFO

1. 자유 운동 관절(free motion joints)
2. 뒤쪽 오프셋 관절(posterior offset joints)(그림 18.9A)
3. 수동 잠금 장치를 포함한 관절(joints with a manual lock)(그림 18.9B~D)
4. 서기 조절 관절(stance control joints)

자유 운동 관절은 시상면 이동을 허용하면서 관상면에서 지지를 제공한다. 기계적 블럭은 비정상적인 폄 범위의 무릎 움직임을 제한한다. 잠긴 무릎 KAFO는 시상면 및 관상면에 지지를 제공한다. 앉을 때 잠금장치를 수동으로 해제할 수 있다. 일반적인 잠금기전에는 드롭(drop) 잠금 및 베일(bail) 또는 레버(lever) 잠금 디자인이 포함된다. 드롭 잠금장치는 클라이언트가 서 있을 때 기계 경첩 위에 고정되도록 디자인되었다. 이러한 잠금장치는 무릎 굽힘(예: 앉음)이 필요한 활동을 수행하기 전에 수동으로 들어 올려야 한다. 베일이나 레버 잠금장치는 무릎이 폄되면 잠기면서 제자리에 끼워지도록 디자인되어 있다. 관절은 앉기 전에 잠금 해제를 해야 하며, 때로는 의자 시트에 있는 뒤쪽 레버 기전을 부딪쳐 해제할 수 있다. 잠긴 KAFO는 안정성을 안정적으로 제공할 수 있지만, 흔듦기에 무릎 굽힘을 허용하지 않아 기능적으로 다리가 길어진다. 다리가 길어지면 도약, 엉덩이 올림, 휘돌림과 같은 이차 보행 방법으로 이어져 흔듦기 단계에서 지면에서 발 떼기를 가능하게 한다. 무릎을 잠근 채 걷는 것은 더 느리고, 더 비대칭적인 보행을 초래하고, 걷기의 에너지 소비를 증가시킨다.

뒤쪽 오프셋 무릎관절은 흔듦기 동안 무릎 굽힘을 허용하며 디딤기 동안 무릎의 안정성을 보장하기 위해 기하학적 정렬에 의존한다. 뒤쪽 오프셋 무릎관절은 일반적으로 정렬된 무릎에서 수직 GRF 벡터가 다리 하중 동안 무릎관절을 통해 방향을 잡는다고 가정한다. 정렬은 근육의 힘이 거의 없이도 안정성을 보장한다. 기계적 무릎관절 축을 시상면에서 해부

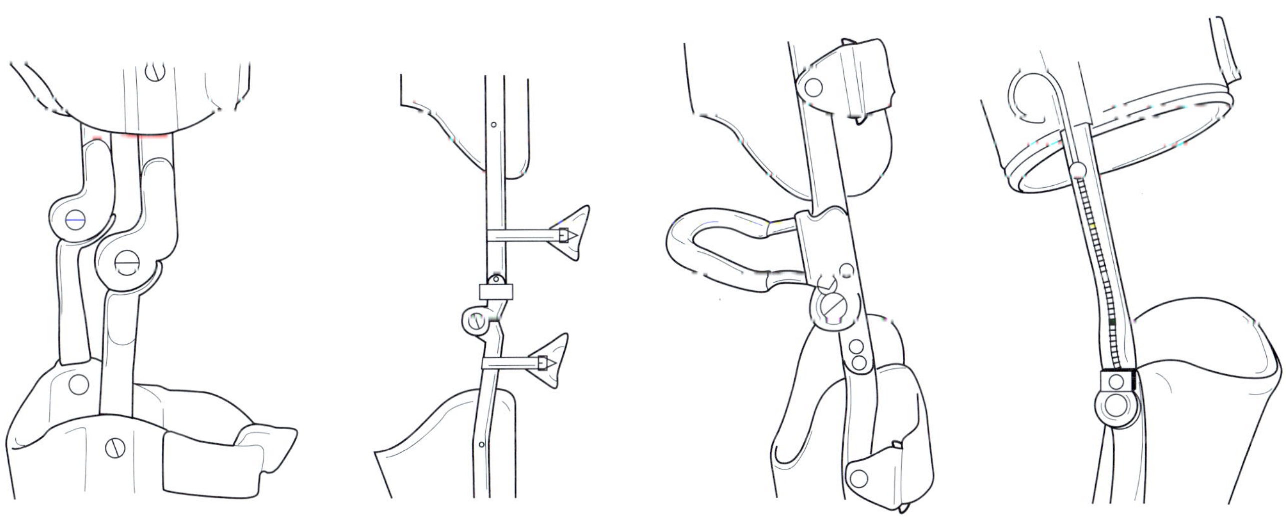

A B C D

그림 18.9 다양한 무릎관절 잠금기전. A: 자유 뒤쪽 오프셋, B: 처짐 잠금을 포함한 뒤쪽 오프셋, C: 베일 잠금장치, D: 표적 잠금장치

학적 무릎관절 축의 후방으로 위치시킴으로써 수직 GRF 벡터는 디딤기의 첫 번째 단계 동안 기계적 관절의 전방에 위치한다. 이렇게 정렬하면 바깥 폄근 모멘트(토크)가 생성되고 부하 중에 기계적 관절이 안정적으로 유지된다. 따라서 해부학적 무릎관절의 안정성이 보장된다. 그러나 이러한 방식으로 제공되는 안정성은 특히 고르지 못한 지형과 경사면에서 안정성이 낮아질 수 있다. 뒤쪽 오프셋 무릎관절은 클라이언트가 다음의 해당 사항에만 사용해야 한다.

- 엉덩이 주변 적절한 근육 조절
- 무릎에서의 고유감각
- 양호한 균형 능력

이러한 기준은 무릎이 기하학적 안정성을 달성할 수 없는 경우 비틀거림에 대한 회복을 가능하게 한다.

서기 조절 무릎관절은 다양한 기전을 이용해 디딤기 동안 무릎을 잠그고 흔듦기 동안 자동으로 잠금 해제시킨다. 자세 조절 무릎관절에는 케이블 조절, 위치 의존 진자 및 마이크로프로세서가 포함된다. 이러한 관절은 기전에 따라 KO 및 KAFO와 함께 사용된다. 서기 조절 관절은 서 있는 동안 무릎이 잠기지 않아도 되고 디딤기와 흔듦기 동안 무릎 굽힘을 방지할 수 있기 때문에 보다 정상적인 보행 패턴이 가능하다. 이들 관절 중 일부는 자동 잠금/잠금 해제, 항상 잠금 해제, 항상 잠금 등의 3단계 작동 모드를 제공한다. 다양한 활동(예: 보행 자동 모드, 착석 잠금 해제, 서 있거나 고르지 않은 지형 위를 걸을 때 안전이 추가된 잠금 모드)에 대해 다양한 모드가 선택된다. 디딤기에서 무릎관절을 조절하는 이상적인 대상자는 한쪽 넙다리네갈래근 약화, 상대적으로 건강한 반대쪽 다리, 최소 구축, 최소 강직, 적절한 엉덩 근육 구조를 가지고 있는 사람이다.

젖힌무릎은 KAFO 적용을 위한 일반적인 조건이다. 특히 무릎관절이 느슨해지면 체중부하 중에 해부학적 무릎 중심이 뒤쪽으로 이동할 수 있다. 젖힌무릎은 보통 넙다리네갈래근이나 종아리 뒤쪽 근육의 약화로 인해 이차적으로 나타나는 후천성 변형이다. 클라이언트는 무릎을 뒤쪽으로 유지하고 엉덩관절 굽힘과 앞쪽 몸통 기울임을 통해 체중을 전방으로 이동시킴으로써 이를 보상한다. 보상방법은 무릎관절 앞쪽에 효과적으로 체중을 배치하여 무너짐과 낙상을 방지한다. 젖힌 무릎은 또한 정강이를 뒤로 당기는 발목의 발바닥굽힘 구축으로 인해 이차적으로 발달하여 부하 반응기 중에 무릎을 뒤쪽으로 밀어내고 디딤기 중에 앞쪽 진행을 방해할 수 있다. 체중 부하 스트레스는 뒤쪽 관절주머니와 연부조직 구조에 영구적인 손상을 입힌다. 이러한 변형은 시간이 지남에 따라 지속적으로 진행된다. 무릎의 영구적인 손상과 함께 심각한 변형이 발생할 수 있는 가능성으로 인해 즉각적인 주의가 요구된다.

KAFO의 목적은 젖힌무릎을 가진 클라이언트에 따라 다르다(그림 18.4). 일부 보조기 디자인에서는 약화가 나타날 때 무릎 굽힘으로 인한 무너짐을 방지하기 위한 자세 안정성을 제공하는 기계적 수단이 있는 경우 완전한 시상면 교정을 목표로 한다. 다른 클라이언트의 경우 부분 교정은 무릎에 대한 변형력을 감소시키고 변형 진행을 제한한다.

직업치료사를 위한 임상적 고려사항

Clinical Considerations for the Occupational Therapist

무릎을 펴시키는 KAFO를 사용하는 것은 작업 수행과 관련하여 중요한 문제이다. 불행히도, 보행 중 무릎의 잠금은 한때 무릎의 안정성이 필요하고 넙다리네갈래근 약화로 인해 넘어질 위험이 있는 클라이언트들에게 필요했다. 어느 정도, 잠긴 무릎은 자세 조절 또는 무릎관절의 사용 가능성과 함께 개선된다. 그러나 일부 클라이언트들은 여전히 잠긴 무릎 보호장치를 사용한다. 따라서 작업치료사는 잠금 기전을 안전하게 착용하고 제거하는 데 필요한 클라이언트의 손기능을 고려해야 한다. 또한, 무릎이 잠기는 것은 의자에서 일어나거나, 화장실에 가고, 차에 타고 내리거나, 협소한 공간에서의 활동을 방해한다. 클라이언트가 움직이지 않는 무릎으로 이러한 활동을 수행하는 방법에 대한 적응 기술을 배울 수 있도록 돕는 것은 KAFO를 착용하는 동안 성공적인 작업 수행에 있어서 중요한 역할을 한다. KAFO는 일반적으로 여러 개의 스트랩을 가지고 있으며, 착용하거나 벗는 것이 어색할 수 있다. 작업치료사는 이러한 점에 대해 마찬가지로 관심을 가져야 한다.

엉덩 보조기

HIP ORTHOSES

일반적인 설명 General Description

엉덩 보조기(hip orthoses, HO)는 골반 부분, 기계적 엉덩관절 및 허벅지 커프로 구성된 엉덩이를 한쪽으로 또는 양쪽으로 덮는 장치이다. 간혹 어깨끈이 보조기를 받치는 것을 보조하는 데 사용된다. HO는 주로 넙다리뼈 머리(femoral head)

또는 절구뼈(acetabulum)와 관련된 문제 발생 시 운동범위, 정렬 및 탈구를 조절할 필요가 있을 때 처방된다. 그러나 엉덩이는 세 평면에서 모두 움직임을 가지는 보편적인 절구관절(ball-and-socket joint)이다. 비록 많은 보조기가 벌림/모음과 굽힘/폄을 합리적으로 잘 조절하지만 안쪽/바깥 돌림을 조절하기는 어렵다.

HO는 선천성, 이형성, 외상성 또는 퇴행성 엉덩관절 질환(그림 18.10A~C) 또는 수술 후 엉덩관절 시술(그림 18.10D)을 치료하기 위해 사용된다. 소아 및 성인은 다른 보조기 접근법을 필요로 한다. 선천성 엉덩관절 장애에 대한 소아용 HO는 일반적으로 뼈가 성장하는 동안 관절 정렬을 잘 유지하도록 디자인된다. 이형성 관절은 심각도가 다양하다. 질병의 진행이 시작될 때 넙다리에 혈액 공급이 중단되면 괴사가 촉진된다. 혈관재형성이 결국 발생하지만 넙다리뼈 윤곽은 정상적으로 발달하지 않는다. 지속적인 체중 부하 스트레스는 엉덩관절의 변형을 증가시키고 영구적인 장애를 초래할 수 있다. 다양한 HO 디자인(그림 18.10)을 사용하여 엉덩관절을 통해 최대 관절 일치도를 유지하고 힘을 조절하면 넙다리뼈 머리와 절구뼈가 정상적으로 발달할 수 있다. 대부분의 HO와 마찬가지로, 이러한 종류의 보조기 치료는 일시적이다.

성인용 HO는 대개 관절 악화에 효과적이다. 퇴행성 질환을 가진 클라이언트는 주로 손상된 근육을 지탱하고 조절하기 위해 운동범위를 제한하고, 일차 수술이나 수정 수술 후 탈구를 예방하고, 통증을 줄이는 HO를 적용한다. 엉덩관절 치환 수술을 받은 성인의 경우, HO는 클라이언트가 재활 과정을 거치면서 다양한 정렬 옵션을 제공하도록 디자인한다. 보통 엉덩관절은 10~20° 정도의 벌림 상태를 유지하도록 정렬되어 있으며 수술 후 뒤쪽 탈구 위험이 있을 때는 0~70° 굽힘이 가능하다. 수술 후 앞쪽 탈구 위험이 있을 때는 40° 폄, 70° 굽힘에서 엉덩관절 운동이 차단된다. 굽힘 및 폄 범위는 클라이언트가 충분히 앉고 걸을 수 있도록 함과 동시에 탈구를 방지하기 위해 제한된다. 안쪽 및 바깥 돌림 조절은 넙다리의 연부조직 "잡기(grasping)"에 의해 어느 정도 제한

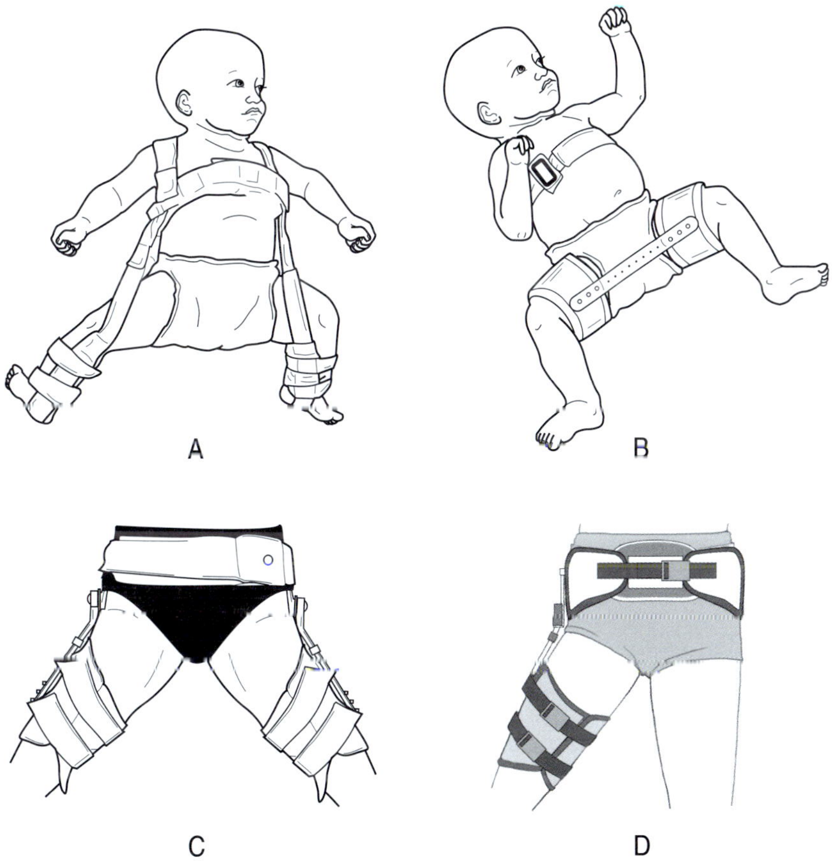

그림 18.10 다양한 HO 디자인. A: 엉덩관절의 선천적 형성장애를 치료하기 위해 쓰인 페블릭 하네스(Pavlik harness), B: 엉덩관절의 선천성 형성 장애를 치료하기 위해 사용되는 일펠트 보조기, C: 수술 후 엉덩관절 벌림 보조기, D: 수술 후 엉덩이 외전 보조기

된다. 보조기의 적절한 피팅, 조정 및 착용은 기능과 이점을 최대화하는 데 매우 중요하다. 수술 후 HO는 보통 연부조직이 치유되도록 3개월에서 6개월 동안 항상 착용되고 일상생활활동을 하는 동안 적절한 위치를 유지하기 위한 운동감각을 상기시키는 역할을 한다. 수술적 재건 이후 엉덩관절 재탈구는 드물지만 복잡한 시술, 재수술 또는 열악한 수술 결과에 대해 때때로 지속적인 외부적 지지가 필요할 수 있다.

엉덩관절 근육에 강직이 있는 아동의 경우 엉덩관절 불안정 및 통증이 발생할 수 있으며, 엉덩 모음근, 굽힘근, 안쪽 돌림근의 수술적 이완술 또는 골반이나 넙다리의 더 복합적인 뼈자름(osteotomies)을 필요로 한다. 이러한 경우 수술 후 사용되는 HO는 엉덩관절을 치료하기 위한 적절한 위치로 유지하면서도 약간의 움직임을 허용하여 기능을 용이하게 한다. 또한, HO는 보통 냄새를 없애고 위생적인 개선을 위해 매일 씻을 수 있는 두 세트의 안감을 갖추고 있다. 수술적 교정을 보호하기 위해 HO를 더 이상 24시간 사용하지 않게 되면 낮에는 기능적 보조기, 밤에는 자세 보조기로 바꿔서 착용한다.

직업치료사를 위한 임상적 고려사항

Clinical Considerations for the Occupational Therapist

엉덩관절 수술 후 그리고 HO를 착용하는 동안, 성인 및 소아 클라이언트 모두 옷 입기, 목욕하기, 화장실 이용, 위생과 같은 자기관리 활동에 대한 훈련을 필요로 한다. 작업치료사는 클라이언트가 보조기를 착용하는 동안 엉덩관절 예방 조치를 지속하도록 반드시 도움을 주어야 한다. 작업치료사는 클라이언트에게 적응 보조도구(예: 뻗기, 양말 신기 보조 장치, 긴 손잡이 목욕 스펀지, 긴 손잡이 구두주걱 및 위로 올라간 화장실 시트)를 사용하도록 교육하고 위생 및 자기 관리를 하는 동안 과도한 엉덩관절 움직임을 줄일 수 있다.

엉덩이-무릎-발 보조기

HIP-KNEE-ANKLE-FOOT ORTHOSES

일반적인 설명 General Description

엉덩이-무릎-발 보조기(hip-knee-ankle-foot orthoses, HKAFO)는 세 가지 주요 다리 관절을 모두 포함하며 KAFO에 대해 이미 설명한 기본 개념을 기반으로 한다. HKAFO는 다양한 수준의 기계적 조절을 제공한다(그림 18.11). 가장 간단히 말해, 한쪽 KAFO는 흔듦기 중에 다리의 돌림 정렬을 조절하기 위해 단일 축 관절로 골반 밴드에 부착된다(그림 18.11B). 이러한 정렬을 통해 서기 위한 다리를 적절히 조절할 수 있다. 양쪽의 기계적 엉덩관절과 골반/몸통 부분은 하반신 마비를 동반한 서기와 이동을 위한 추가적인 조절과 안정성을 제공하기 위해 사용된다. HKAFO는 심각한 근육 약화를 초래하는 신경학적 질환에 사용될 수 있다(그림 18.11A, C). 엉덩관절 또는 골반 부분은 좁은 띠로 구성되거나 LE 보조기에 부착된 골반과 몸통을 포함한 척추 보조기로 완전히 둘러싸일 수 있다. 몸통 분절의 교정 정도는 클라이언트의 기능적 능력, 조절 능력 및 상체 근력에 따라 달라진다. 엉덩관절과 무릎관절은 서 있거나 걷는 동안 펴진 상태로 잠길 수 있으며, 무릎은 대개 잠긴다.

발 보조기(파라포디움, parapodium)와 회전(swivel) 보행기와 같은 기립대는 바닥판에 장착된 양쪽 HKAFO이다. 이러한 장치는 회전을 통해 손이 자유로운(hands-free) 기립 또는 제한된 움직임을 지원하도록 디자인되었으며, 이때 몸통을 잠그거나 돌림시켜 체중을 가쪽으로 이동시켜 한쪽 다리에 체중을 싣지 않고 체중 지지 측면에서 보조기가 앞쪽으로 회전되도록 한다. 회전 보행기는 매끄럽고 평평한 표면에서만 효과적으로 사용되며 매우 느린 이동을 제공한다. 기립은 뼈와 대장 및 방광의 자극과 정상 발달에 도움을 준다고 알려져 있기 때문에 아이들은 기립대 처방을 받는다. 성인의 경우, 서 있는 것이 골다공증을 줄이고 말초 순환을 좋게 한다고 알려져 있다.

양쪽 HKAFO를 이용한 이동에는 보행기나 목발의 도움을 받는 "목발뒤흔들걸음(swing-through)" 패턴이 필요하다. HKAFO는 몸 전체를 땅에서 들어 올려 앞으로 흔드는 경우 사용된다. 이러한 패턴의 변화는 "흔들기(swing-to)"와 "끌기(drag-to)" 보행으로 알려져 있다. HKAFO는 일상생활활동과 치료 중재 프로그램에 사용된다. 이러한 유형의 보행 시 높은 에너지 사용은 모든 ADL을 위한 보조기 사용을 금지할 수 있으며, 일부 클라이언트에게는 휠체어 이동이 더 나은 옵션이 될 수 있다.

보다 복잡한 HKAFO 디자인은 상반 보행 패턴을 촉진하여 한쪽 다리가 펌하면 반대쪽 다리의 굽힘이 촉진되고 그 반대의 경우도 촉진된다(그림 18.11D). 이러한 상반보행 보조기(reciprocating gait orthoses, RGO)는 연결된 케이블 또는 뒤쪽 중쇠 금속 막대에 의해 엉덩관절 사이의 연결에 적용한다. RGO는 소아 및 성인들에게 사용되며, 일차적으로 양

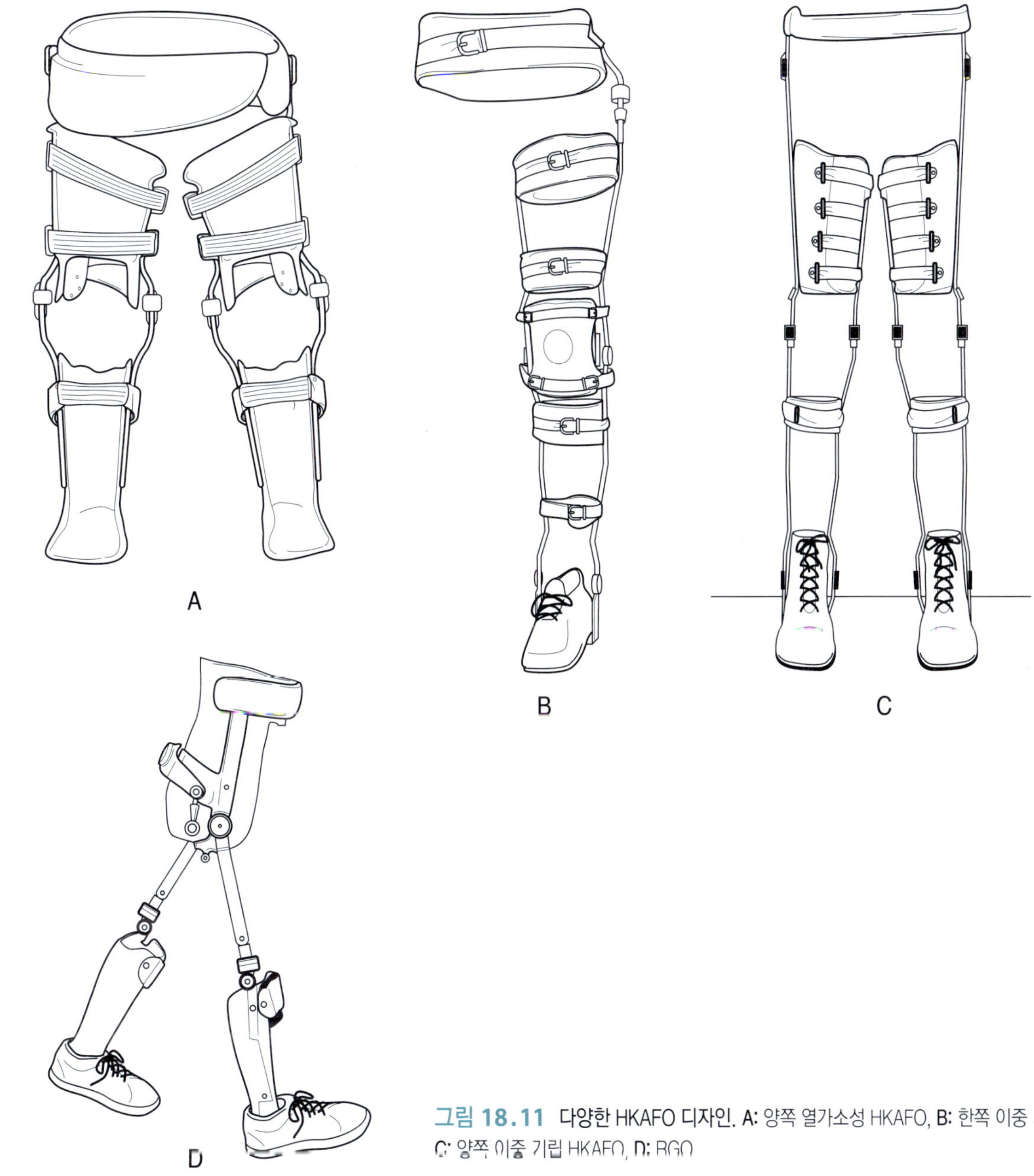

그림 18.11 다양한 HKAFO 디자인. A: 양쪽 열가소성 HKAFO, B: 한쪽 이중 기립 HKAFO, C: 양쪽 이중 기립 HKAFO, D: RGO

쪽 다리에 손상이 있는 클라이언트를 위해 사용된다. 양호한 팔 근력과 적절한 몸통 조절은 RGO의 전제조건이다. 이유는 이러한 형태의 보행에 대한 주요 추진력은 목발 또는 유사한 보조 장치를 통한 팔 힘에서 나오기 때문이다. 상반보행은 목발뒤흔들보행보다 외관상 더 괜찮고 안정적이다. 그러나 효과적인 이동을 보장하기 위해 더 높은 수준의 훈련이 필요하며, 보조기 디자인의 복잡성은 유지보수의 필요성이 증가된다. RGO는 성장과 몸무게 증가를 보이는 아동에게는 효과적으로 사용되지만, RGO로 이동하는 것보다 휠체어를 사용하는 것이 더 에너지효율적이다. 따라서 성인을 대상으로 RGO을 적용하는 경우는 이동보다 더 적다.

HKAFO는 일반적으로 척추갈림증(spina bifida) 또는 척수손상을 입은 클라이언트 또는 하지 동요 및 엉덩관절 제한을 보이는 모든 클라이언트를 위해 처방된다. 개인의 키, 몸무게, 힘, 지구력, 의욕, 신체 보조 요건, 착용 능력 그리고 심리학적 상황은 보조기 프로그램의 잠재적인 성공과 관련하여 평가된다. 직립 체중부하는 심폐 기능, 대장과 방광 기능, 순환, 골밀도를 개선시킨다고 알려져 있다. 아동은 또래와의 사회적 상호작용을 통해 혜택을 받고 필요에 따라 휠체어를 통한 이동을 번갈아 이용할 수 있다. 외상성 척수손상을 가진 대부분의 성인 클라이언트들은 재활 프로그램 내내 주된 목표로서 걷고 싶은 욕구를 가지고 있다.

직업치료사를 위한 임상적 고려사항
Clinical Considerations for the Occupational Therapist

HKAFO 시스템은 많은 클라이언트가 정기적으로 유지할 수 있는 것보다 훨씬 높은 수준의 에너지 소모, 팔 근력 및 내구성이 필요하다. 비록 클라이언트가 이동성을 위해 휠체어를 사용할 때 더 높은 수준의 기능적 독립성을 달성한다는 것이 학제 간 재활 팀의 구성원들에게 명백할 수 있지만, 클라이언트는 일차적인 목표로서 이동에 집중하는 것을 선호할 수 있다. 골반 구성요소, 엉덩관절, 무릎관절 또는 발목 조절을 보조기에 추가하면 옷 입기와 벗기기가 어려워진다. 클라이언트가 직장이나 학교에 있을 때 옷 입기 과제에 대한 어려움이 커지며, 헐렁한 의복과 옷을 입고 벗기 위한 적응 전략이 요구될 것이다. 또한 작업치료사는 화장실, 책상 및 교통편을 위한 적절한 좌석에 대한 상담을 제공할 수 있다.

요약

학제 간 접근은 보조기 관리를 포함한 재활 치료의 모든 측면에서 중요하다. 작업치료사는 보조기가 클라이언트의 작업적 목표를 충족하는지 확인하기 위해 LE 보조기 처방의 개발 과정에서 보조기 전문가와 함께 협의해야 한다. 이러한 목표에는 보조기를 완벽하게 탈착하고 LE 보조기를 ADL에 통합하는 능력이 포함되지만 여기에만 국한되지는 않으며 통증 관리에서 이동성에 이르기까지 수많은 문제의 해결을 포함할 수 있다. 목표와 관계없이 의료진은 중재 목표를 달성하기 위해 필요한 생체역학 원리에 대한 실무 지식을 보유하는 것이 중요하다. LE 보조기 관리는 종종 체중 부하 활동 및 이동과 관련된 힘의 크기 때문에 더 강한 디자인과 재료가 필요하다는 점에서 팔 보조기와 비교할 때 독특하다. 이동성이 부족한 클라이언트를 평가할 때는 정상적인 보행에 대한 올바른 이해가 중요하다. 보행 편차가 일차인지 이차인지(보완적) 아는 것은 보조기 중재의 궁극적인 디자인을 결정하는 데 중요하다. 특정한 생체역학적인 결함이 확인되면, 임상가는 비교적 단순한 FO에서 LE 기능과 관련된 모든 주요 관절을 포함시킨 상반보행 보조기에 이르기까지 클라이언트의 특정 요구를 해결하기 위해 사용할 수 있는 다양한 보조기 디자인을 고려한다.

복습문제

1. 어떤 의료전문가가 LE 장애인에게 맞춤 보조기 서비스를 제공하는가?
2. LE 보조기의 네 가지 임상 목표는 무엇인가?
3. 다리 기능에 기여하는 주요 관절은 무엇인가?
4. LE 보조기 관리의 세 가지 주요 생체역학 원칙은 무엇인가?
5. 저온 열가소성 수지와 고온 열가소성 수지의 기본적인 차이점은 무엇인가?
6. 보행의 7단계는 무엇인가?
7. 일차 보행 편차와 이차 보행 편차의 주요 차이는 무엇인가?
8. 보조기 중재 프로그램의 개발에서 작업치료사의 역할은 무엇인가?
9. 무감각한 발을 가진 클라이언트에게 어떠한 피부 검사 기술을 가르치는가?
10. 관절형 AFO의 발목관절에 대한 두 가지 조절 옵션은 무엇인가?
11. KO에 통합되어 이동을 방지하고 해부학적 및 기계적 관절 축의 적절한 정렬을 보장할 수 있는 두 가지 디자인 지표는 무엇인가?
12. KAFO이 적용되는 네 가지 주요 무릎관절 유형은 무엇인가?
13. 수술 후 HO를 착용한 사람은 어떤 유형의 교육을 받아야 하는가?
14. RGO의 가장 큰 이점은 무엇인가?

참고문헌

1. Bowker P: The biomechanics of orthoses. In Bowker P, Condie D, Bader D, et al.: *Biomechanical basis of orthotic management*, Oxford, 1993, Butterworth-Heinemann.
2. Bunch W, Keagy R: *Principles of orthotic treatment*, St. Louis, 1976, Mosby.
3. Condie D: International Organization for Standardization (ISO) terminology. In Hsu J, Michael J, Fisk J, editors: *AAOS Atlas of orthoses and assistive devices*, ed 4, Philadelphia, 2008, Mosby, pp 3–7.
4. Condie E, Campbell J, Martina J: *Report of a consensus conference on the orthotic management of stroke patients*, Copenhagen, Denmark, 2004, International Society for Prosthetics and Orthotics.
5. Dibello T, Kelley C, Vallbona C, et al.: Orthoses for persons with postpolio sequelae. In Hsu J, Michael J, Fisk J, editors: *AAOS Atlas of orthoses and assistive devices*, ed 4, Philadelphia, 2008, Mosby, pp 419–432.
6. Fatone S, Orthotics: In Akay M, editor: *Wiley encyclopedia of biomedical engineering*, Hoboken, NJ, 2006, John Wiley & Sons, Inc.
7. Fatone S: A review of the literature pertaining to KAFOs and HKAFOs for ambulation, *J Prosthet Orthot* 18(3):137–168, 2006.
8. Fatone S, Hansen AH: A model to predict the effect of ankle joint misalignment on calf band movement in ankle-foot orthoses, *Prosthet Orthot Int* 31(1):76–87, 2007.
9. Fish D, Kosta C: Walking impediments and gait inefficiencies in the CVA patient, *J Prosthet Orthot* 11(2):33–37, 1999.
10. Gard S, Childress D: The effect of pelvic list on the vertical displacement of the trunk during normal walking, *Gait Posture* 5(3):233–238, 1997.
11. Gard S, Childress D: What determines the vertical displacement of the body during normal walking? *J Prosthet Orthot* 13(3):64–67, 2001.
12. Gard S, Fatone S: Biomechanics of lower limb function and gait. In Condie E, Campbell J, Martina J, editors: *Report of a consensus conference on the orthotic management of stroke patients*, Copenhagen, Denmark, 2004, International Society for Prosthetics and Orthotics, pp 55–63.
13. Gard SA, Childress DS: The influence of stance-phase knee flexion on the vertical displacement of the trunk during normal walking, *Arch Phys Med Rehabil* 80(1):26–32, 1999.
14. Goldberg B, Hsu J: *Atlas of orthoses and assistive devices*, St. Louis, 1997, Mosby.
15. Greene P, McMahon T: Reflex stiffness of man's anti-gravity muscles during kneebends while carrying extra weights, *J Biomech* 12(12):881–891, 1979.
16. Hanada E, Kerrigan DC: Energy consumption during level walking with arm and knee immobilized, *Arch Phys Med Rehabil* 82(9):1251–1254, 2001.
17. Hsu J, Michael J, Fisk J: *AAOS Atlas of orthoses and assistive devices*, ed 4, Philadelphia, PA, 2008, Mosby Elsevier.
18. Kaufman KR, Irby SE, Mathewson B, et al.: Energy-efficient knee-ankle foot orthosis: a case study, *J Prosthet Orthot* 8(3):79, 1996.
19. Kraft G, Lehmann J: Orthotics, *Phys Med Rehabil Clin N Am* 3(1):1–241, 1992.
20. Lafortune M, Lake M: Human pendulum approach to simulate and quantify locomotor impact loading, *J Biomech* 28(9): 1111–1114, 1995.
21. Lage KJ, White SC, Yack HJ: The effects of unilateral knee immobilization on lower extremity gait mechanics, *Med Sci Sports Exerc 27(1):8–14, 1995.*
22. Lima D: Orthoses in total hip replacement. In Hsu J, Michael J, Fisk J, editors: *AAOS Atlas of orthoses and assistive devices*, ed 4, Philadelphia, PA, 2008, Mosby Elsevier, pp 335–341.
23. Maillardet F: The swing phase of locomotion, *Imeche* 6(3): 67–75, 1977.
24. Margaria R: Biomechanics of human locomotion. In Margaria R, editor: *Biomechanics and energetics of muscular exercise*, Oxford, 1976, Oxford University Press, pp 67–144.
25. Mattsson E, Brostrom LA: The increase in energy cost of walking with an immobilized knee or an unstable ankle, *Scand J Rehabil Med 22*(1):51–53, 1990.
26. McCollough NC 3rd, Fryer CM, Glancy J: A new approach to patient analysis for orthotic prescription—part I: the lower extremity, *Artif Limbs* 14(2):68–80, 1970.
27. McMahon TA, Valiant G, Frederick EC: Groucho running, *J Appl Physiol* 62(6):2326–2337, 1987.
28. Merritt JL, Yoshida MK: Knee-ankle-foot orthoses: indications and practical applications of long leg braces, *Phy Med Rehabil: Stat Art Rev* 14(3):239–422, 2000.
29. Michael J: Lower limb orthoses. In Goldberg B, Hsu J, editors: *AAOS Atlas of orthoses and assistive devices*, ed 4, St. Louis, 1997, Mosby.
30. Mojica M: Foot orthoses. In Hsu J, Michael J, Fisk J, editors: *AAOS Atlas of orthoses and assistive devices*, ed 4, Philadelphia, PA, 2008, Mosby Elsevier, pp 335–341.
31. Murray MP, Kory RC, Clarkson BH, et al.: Comparison of free and fast speed walking patterns of normal men, *Am J Phys Med* 45(1):8–24, 1966.
32. Nack J, Phillips R: Shock absorption, *Clin Podiatr Med Surg* 7(2):391–397, 1990.
33. Nene A, Hermens H, Zilvold G: Paraplegic locomotion: a review, *Spinal Cord* 34(9):507–524, 1996.
34. Nolan KJ, Yarossi M: Preservation of the first rocker is related to increases in gait speed in individuals with hemiplegia and AFO, *Clin Biomech (Bristol, Avon)* 26(6):655–660, 2011.
35. Wall J, Nottrodt J, Charteris J: The effects of speed on pelvic oscillations in the horizontal plane during level walking, *J Hum Mov Studies* 8(1):27–40, 1982.
36. Otto JP: The stance control orthosis: has its time finally come? The O&P Edge. http://www.oandp.com/articles/2008-03_02.asp.
37. Perry J: Kinesiology of lower extremity bracing, *Clin Orthop* 102:18–31, 1974.
38. Perry J, Burnfield J: *Gait analysis: normal and pathological function*, Thorofare, NJ, 2010, Slack Inc.
39. Ralston H: Effects of immobilization of various body segments on the energy cost of human locomotion, *Ergonomics* 8(Suppl): 53–60, 1965.
40. Rose GK, Henshaw JT: A swivel walker for paraplegics: medical and technical considerations, *Biomed Eng* 7(9–2):420–425, 1972.
41. Snyder RD, Powers CM, Fontaine C, et al.: The effect of five prosthetic feet on the gait and loading of the sound limb in dysvascular below knee amputees, *J Rehabil Res Devel* 32(4):309–315, 1995.
42. Stills ML: Thermoformed ankle-foot orthoses, *Orthot Prosthet* 29(4):41–51, 1975.
43. Sutherland D, Kaufman K, et al.: Kinematics of normal human walking. In Rose J, Gamble J, editors: *Human walking*, Baltimore, MD, 1994, Williams & Wilkins, pp 23–44.
44. Waters RL, Campbell J, Thomas L, et al.: Energy costs of walking in lower-extremity plaster casts, *J Bone Joint Surg Am* 64(6):896–899, 1982.
45. Waters RL, Mulroy S: The energy expenditure of normal and pathologic gait, *Gait Posture* 9(3):207–231, 1999.
46. Wolters B: Knee orthoses for sports-related disorders. In Hsu J, Michael J, Fisk J, editors: *AAOS Atlas of orthoses and assistive devices*, ed 4, Philadelphia, PA, 2008, Mosby Elsevier, pp 335–341.
47. Zissimopoulos A, Fatone S, Gard SA: Biomechanical and energetic effects of a stance-control orthotic knee joint, *J Rehabil Res Dev* 44(4):503–514, 2007.

부록 18.1 사례연구

사례연구 18.1[a]

다음 사례를 읽고 이 장의 내용을 바탕으로 질문에 답하시오.

67세의 한 남성은 뇌의 오른쪽 대뇌반구에 급성 CVA를 겪었고 현재 왼쪽 반신불완전마비(hemiparesis)를 보인다. 클라이언트는 이동, 장시간 서기, ADL 수행의 어려움을 호소한다. 보행 중에 클라이언트의 왼쪽 다리는 흔듦기 동안 마비된 꿈치들린휜발, 가쪽 앞발 초기 닿기 그리고 비대칭적인 걸음걸이를 보인다.

1. 클라이언트를 위한 중재에서 작업치료사가 할 수 있는 잠재적인 역할은 무엇인가?
2. LE 보조기를 사용하여 클라이언트를 위해 어떤 중재 목표를 달성할 수 있는가?
3. 클라이언트를 위한 LE 보조기 디자인 시 어떤 생체역학원칙을 구현할 수 있는가?
4. 클라이언트가 혜택을 받을 수 있는 LE 보조기 유형은 무엇인가?

사례연구 18.2[a]

62세의 남성 클라이언트는 제2형 당뇨병과 관련된 말초신경병증 진단을 받았다. 클라이언트는 발허리발가락관절(metatarsophalangeal, MTP)의 발바닥쪽 굳은살과 그가 평소 신는 옥스퍼드 스타일의 구두가 꽉 끼는 것에 대해 불편함을 호소한다. 임상 검사에서 클라이언트는 발톱, 발의 내재근의 위축, 체중 부하 중 내려앉은 안쪽 세로활을 보였다. 발바닥쪽에 대한 모노필라멘트 평가의 결과를 통해 말초신경병증을 확인했다. 모든 주요 관절에서 LE 강도와 능동 관절가동범위(AROM)는 정상적인 범위 내에 있었다. 클라이언트의 양쪽 발에 갈퀴발가락 변형을 조절하기 위한 다중경도 폼(multidurometer foams)과 추가적인 깊이를 가진 신발로 제작된 맞춤형 전체 길이 조절 발 보조기가 제공되었다. 다중경도 폼 구조는 발의 평면 전체에 힘을 분산시킬 수 있도록 하여, 최대 발바닥 압력을 줄이고 발바닥 궤양의 위험을 최소화한다. 추가 깊이를 가진 신발은 발의 체적 변화를 조정할 수 있도록 하며 다중경도 FO의 두께를 조절할 수 있다.

1. 말초신경병증이 클라이언트에게 어떤 부정적인 영향을 미치는가?
2. 추가적인 깊이를 가진 신발은 어떠한 이점을 가지는가?
3. 클라이언트가 교정용 발 보조기 대신 발 조정 보조기를 제공받은 이유는 무엇인가?

사례연구 18.3[a]

62세의 남성 클라이언트는 오른쪽 무릎관절성형술을 받은 지 2주가 되었다. 수술 중 그는 정강뼈 높이에서 의인성 종아리신경(iatrogenic peroneal neuve) 병변이 확인되었다. 그는 걷기가 불편하다고 호소하며 발가락을 끌면서 걷는다. 그 외에는 건강하고 부종도 없다. 임상 검사에서 클라이언트는 중간발, 발목, 목말밑, 엉덩이 및 무릎관절에서 양쪽 수동 관절가동범위(PROM)에 대한 기능적 한계를 보였다. 맨손근력검사에서 등쪽굽힘과 바깥들림은 0/5 점수를 보였다. 그는 발의 등쪽과 다리의 가쪽 측면에 감각 상실을 보였다. 클라이언트는 보행하는 동안, 손상된 다리의 흔듦기 동안 엉덩이 들기와 가쪽 앞발을 동반한 초기 닿기를 포함한 이차적 보상을 보인다. 클라이언트는 5/32인치(4mm) 코폴리머(copolymer)로 제작된 유연한 발목 트림라인을 포함한 맞춤형 열가소성 발목 보조기를 제공받았다(그림 18.5C와 유사함). 총 길이 발판과 결합된 AFO로부터 발생하는 발바닥굽힘에 대한 저항은 클라이언트에게 개선된 흔듦기 중 발 떼기를 할 수 있게 한다. 발 떼기는 보상적인 엉덩이 들기의 필요성을 없애고 초기 닿기 시 정상적인 뒤꿈치 닿기를 유도한다. 유연한 발목 트림라인을 통해 정강뼈는 디딤기 동안 앞으로 전진할 수 있으며, 열가소성 수지 디자인은 발뒤꿈치 높이와 동일한 신발로 쉽게 바꿀 수 있는 경량 보조기를 가능하게 한다.

1. 클라이언트가 발등굽힘과 바깥들림 약화를 모두 보이는 이유는 무엇인가?
2. 위에서 설명한 보조기 대신 단단한 발목 AFO를 제공받는다면 클라이언트의 걸음걸이에 어떤 영향을 미칠 것인가?

사례연구 18.4[a]

54세의 여성 클라이언트는 오른쪽 가쪽 구획 OA와 관련된 밖굽이무릎을 가지고 있다. 클라이언트는 활동 수준에 비례하여 증가된 체중부하 활동을 하는 동안 무릎 통증을 호소한다. 임상 평가 결과 오른쪽 무릎의 가쪽 관절 라인에서 양쪽 밖굽이무릎 및 촉진 부종이 확인되었다. 클라이언트는 오른쪽 무릎의 가쪽 관절 구획의 부하를 줄이기 위한 기능적 KO를 제공받는다. KO의 3점 힘 체계(관상면에서 스트랩을 통

[a]정답은 부록 A를 참조

[a]정답은 부록 A를 참조

해 작용)는 몸쪽 및 먼쪽 측면에 안쪽으로 직접적인 힘을 가한다. KO가 안쪽 넙다리관절융기에 대한 가쪽 방향 힘을 가하면 무릎관절의 가쪽 부위에 부하가 제거된다. 다중심 무릎관절은 무릎의 자연스러운 움직임에 맞춰 적용된다. 관절 및 구조 구성요소의 복합적인 구조는 올바른 구조와 가벼운 무게를 보장한다.

1. 다중심 관절이 무릎관절염에 가장 적합한 이유는 무엇인가?
2. 제공된 보조기의 일차적인 생체역학 목표는 무엇인가?

사례연구 18.5[a]

47세의 클라이언트는 마비성 소아마비 증후군을 겪고 있다. 클라이언트는 보행 중 왼쪽 무릎에 심한 통증을 호소한다. 클라이언트는 3살 때 급성 소아마비 진단을 받았고, 나이가 들수록 근약화로 인한 증상들이 증가하였다. 임상검사 결과, 부하 반응기 중에 클라이언트가 15° 발바닥굽힘 구축과 30° 무릎 과다폄을 보였다. 시상면에 오른쪽 무릎의 이완과 다리오금 전체의 부종도 두드러졌다. 감각, 혈관 기능 및 고유감각은 정상 한계 내에 있다. 보행 중에 클라이언트는 흔들기에서 이차적인 엉덩이 올림, 앞발을 이용한 초기 닿기, 디딤기에서 심각한 과다폄을 보인다. 클라이언트는 뒤쪽 오프셋 무릎관절, 단단한 발목 및 발허리뼈 길이의 발판이 있는 열가소성 KAFO를 제공받았다. 열가소성 수지 KAFO 디자인은 클라이언트의 발바닥굽힘과 무릎 과다폄을 조절한다. 이러한 디자인을 통해 신체의 무게중심선이 해부학적 무릎 및 뒤쪽 오프셋 무릎관절의 앞쪽으로 통과할 수 있다. 뒤쪽 오프셋 무릎관절은 디딤기 전체에 걸쳐 양쪽 관절에서 무릎 폄 모멘트를 생성한다. KAFO는 추가적인 무릎 과다폄을 제한하고 안정성을 높이는 역할을 한다. 4분의 3 길이의 발판은 전흔들기에서 뒤꿈치 떼기가 용이하여 흔들기로 전환시킬 수 있다.

1. 마비성 소아마비 환자에게서 감각과 고유감각은 어떤 영향을 미치는가?
2. 만약 클라이언트가 무릎 과다폄 대신 10° 무릎 굽힘 수축을 보인다면 당신의 제안은 어떻게 달라질 것인가?

[a]정답은 부록 A를 참조

사례연구 18.6[a]

62세인 클라이언트는 엉덩관절 전체성형술 뒤 마취 후 회복기상태이다. 그는 엉덩관절 아탈구 병력이 있다. 의사는 엉덩굽힘 및 벌림 자세가 유지되기를 원한다. 클라이언트는 정상적인 해부학적 구조를 가지고 있으며 큰돌기 앞 절개부에 얇은 드레싱이 있다. 클라이언트는 조정 가능한 운동범위 관절을 포함한 기성품 HO를 제공받았다. 이 관절은 보조기 전문가가 고정된 엉덩관절 벌림 각도를 설정하는 동시에 ADL을 위해 약간의 굽힘을 허용하도록 한다. 보조기 정렬은 엉덩관절 인공삽입물을 둘러싼 연부조직의 적절한 치유를 장려하기 위한 것이다. HO는 엉덩관절의 기계적 조절을 제공하지만, 작업치료사가 엉덩관절에 대한 예방 조치를 강화하고 보조기가 ADL 활동 시 쉽게 통합되도록 하는 것이 중요하다.

1. 의사가 굽힘 및 벌림 정렬을 요구하는 이유는 무엇인가?
2. 엉딩 벌림 운동 제한 보조기로 인해 클라이언트가 잘 해내기 어려운 활동에는 무엇이 있는가?

사례연구 18.7[a]

아래 가슴 척수수막탈출증(low thoracic myelomeningocele)을 진단받은 6세 아동은 양쪽 다리의 운동기능과 감각을 상실했다. 중재 목표는 정적인 서기와 가능한 한 정상적인 방법으로 보행하는 능력을 용이하게 하는 보조기를 제작하는 것이다. 아이는 학교에서 소아 물리치료사와 작업치료사를 모두 만날 수 있고, 팔 힘과 손기능이 뛰어나다. 아동은 정적인 서기와 스텝 오버 스텝(step-over-step) 보행을 용이하게 하는 RGO를 제공받았다. 이러한 보조기를 잘 이용하려면, 아동이 보조기를 일상생활활동에 성공적으로 통합하는데 필요한 기술을 개발하고 목발 또는 보조기를 통해 성공적으로 보행하기 위해 필요한 다른 보조도구를 사용하는 데 필요한 훈련을 받는 것이 필수적이다.

1. 클라이언트에게 비교적 번거로운 RGO 대신 발목-발 보조기를 제공할 수 없었던 이유는 무엇인가?
2. RGO는 엉덩이가 잠기고 무릎과 발목이 고정된 HKAFO에 비해 어떤 이점이 있는가?

[a]정답은 부록 A를 참조

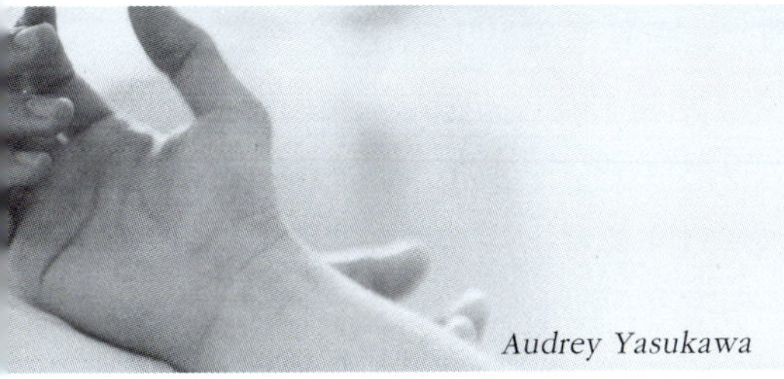

19

캐스팅

Casting

Audrey Yasukawa

학습목표

1. 팔 캐스트의 종류와 사용 기준을 확인한다.
2. 기능에 영향을 미치는 일반적인 팔 관절운동범위 제한 및 정렬 문제에 대한 캐스트 중재에 대해 설명한다.
3. 팔 캐스트에 대한 이론적 근거를 설명한다.
4. 캐스트 프로그램 시행 후와 연계하여 사용할 치료 방법을 설명한다.
5. 팔 캐스트 프로그램을 성공적으로 수행하기 위한 세 가지 기준을 열거한다.

주요용어

길항근 Antagonist　구축 Contracture　근안정성 Myostatic　최대하범위 Submaximal range

Troy는 베넷 골절[엄지손가락 손목손허리(CMC)관절의 손허리뼈관절 내 골절]을 겪은 16세의 축구 선수이다. Troy는 축구 경기 동안 골절상을 입었고, 남은 경기 동안 손가락 안정을 위해 네오프렌 엄지손가락 스피카 슬리브를 제공 받았다. 일단 부상이 컴퓨터 단층촬영(CT) 스캔으로 확인되자, Troy의 골절은 손목까지 연장된 긴 엄지 스피카 캐스트를 통해 완화되었고 손가락의 손허리손가락(MCP)관절의 움직임을 허용하였다. Troy는 관절운동의 제한에 대해 걱정했고 의사에게 더 많은 움직임을 허용하는 '게임 데이(game day)' 캐스트를 받을 수 있는지 물었다. 의사는 그에게 작업 치료를 받도록 했다.

5살 Julie는 태어났을 때부터 팔신경얼기 마비를 겪고 있다. 그 후, 그녀는 마비와 관련 있는 팔꿈치 굽힘 구축을 보였다. 그녀의 팔꿈치는 30° 이상 구부러진 자세로 구축되어 있다. 현재 Julie를 담당하는 작업치료사는 Julie의 팔꿈치 폄을 증가시키기 위해 연속 캐스트 중재를 고려하고 있는데, 이는 Julie가 셔츠와 코트 입기와 같은 과제 수행을 하는 데 도움이 될 것이다.

캐스팅을 위한 진단적 적응증

DIAGNOSTIC INDICATIONS FOR CASTING

정형외과 및 신경외과적 질환을 포함하여 다양한 질환(글상자 19.1)에 대해 캐스트 중재를 고려할 수 있다.

글상자 19.1 캐스팅 적응증 및 금기증

캐스트 적응증

- 연부조직 구축
- 증가된 강직으로 인한 제한된 기능
- 능동 관절가동범위(AROM) 또는 수동 관절가동범위(PROM) 향상 (예: 위생활동을 위한)
- 보조기 착용을 견디기 어려움
- 능동 움직임을 억제하는 팔/손의 불량한 생체역학적 정렬
- 운동 훈련의 향상
- 관절의 안정화
- 넥세유노 운동치료를 위함

캐스트 금기증

- 중증의 경직(rigidity)
- 중증의 느린비틀림운동(athetosis)
- 오르내리는 근긴장
- 불안정한 의학적 상태
- 오래된 구축
- 고혈압을 가진 환자가 양쪽 캐스트를 함
- 피부 표면에 이상이 있음
- 딴곳뼈되기를 가진 관절
- 뇌성마비: 지속적인 팔의 엎침 및 팔꿈치 굽힘 자세는 노뼈머리의 뒤쪽 탈구의 원인이 될 수 있음
- 뇌성마비: 뼈의 비틀림 발생 시 캐스팅 전 협진이 필요함

정형외과적 질환 Orthopedic Conditions

Troy의 이야기에서 예로 들 수 있듯이, 골질은 고정이 필요한 정형외과적 질환으로, 종종 캐스팅을 적용한다. 팔 골절의 전통적인 중재는 팔꿈치 캐스트, 긴 팔 캐스트, 손목 캐스트 또는 손 캐스트를 하는 것이다. 의사와 보조기 전문가는 일반적으로 골절 부위를 안정화시키기 위해 캐스트를 적용한다. 의사는 뼈의 치유를 계속 재평가하고 치유 중에 부상 부위의

안정성을 평가한다. 부상에 따라 캐스트를 3~8주 동안 유지할 수 있다.

화상은 캐스트가 도움이 되는 또 다른 진단 그룹이다. 화상으로 인한 구축은 연부조직과 근육의 손상과 흉터 형성으로 인해 발생한다.

신경 및 신경근 질환

Neurological and Neuromuscular Conditions

캐스팅은 Julie의 경우와 같은 신경학적 질환에도 적합할 수 있다. 이러한 클라이언트들은 임상적으로 팔의 PROM 및 AROM을 제한할 수 있는 비정상적인 근긴장, 근육 불균형, 근육 약화를 가지고 있다. 따라서 캐스트는 종종 구축이나 강직이 있는 움직임 장애를 위한 보조적 치료로 사용된다. 비정상적인 긴장도를 가진 클라이언트들은 종종 굳음, 근육의 불균형, 강직 또는 신장에 대한 비정상적인 반응을 보인다. 긴 시간 동안 짧아진 상태로 유지된 근육, 연부조직 또는 관절은 종종 신장성이 감소한다. 일단 구축이 일어나면, 연부조직과 근육의 느리고 점진적인 신장을 통해 점차적으로 관절가동범위(ROM)를 개선할 수 있다. 캐스팅 중재가 필요할 수 있는 일반적인 신경학적 진단에는 척수 손상, 외상성 뇌손상, 뇌졸중, 뇌성마비가 포함된다.

팔신경얼기의 출생 시 마비는 출생 중에 팔신경얼기에 발생하는 견인이나 압박부상으로 인해 팔이 마비되는 것을 말한다. 팔신경얼기 손상 아동의 경우 근육 불균형, 길항근 그룹의 약화, 습관적인 보상 운동 패턴이 종종 구축으로 발전되는 경우가 많아 캐스트가 필요할 수 있다.

구축 문제를 해결하기 위한 전통적인 중재 기술에는 근육의 뻣뻣함과 연부조직 탄성 상실로 운동범위가 제한될 때 정상적인 ROM으로 돌아가기 위한 수동 신장이 포함된다. 그러나 돌보는 이에게 움직임을 의존하는 클라이언트는 근육/연부조직의 뻣뻣함이 재발할 가능성이 있다. 예를 들어, 캐스트는 보살핌 및 위생을 위해 ROM을 개선하고 주먹 쥔 손이나 굽힘된 팔꿈치로부터 피부 손상을 방지하기 위해 사용될 수 있다. ROM 증가는 클라이언트에게 보조기를 제공함으로써 이루어질 수 있다. 운동범위의 증가는 보조기를 사용하여 만들어진 자세가 아니면 유지하기가 어려울 수 있다.

따라서 캐스팅에 대한 일차적인 적응증은 연부조직 구축과 기능을 제한하는 강직(spasticity)의 증가이다. 추가로 고려해야 할 사항은 AROM 및 PROM 감소, 보조기 착용을 견딜 수 없는 경우, 능동적 움직임을 억제하는 팔/손의 생체역학적 정렬 불량이다. 캐스트는 관절 안정화를 위한 운동 훈련(예: 클라이언트가 손가락 폄을 배울 수 있도록 손목 안정화하기)을 개선하는 데 사용될 수 있다. 추가적인 평가를 통해 캐스트가 적절한 선택사항인지 확인할 수 있다.

정형외과적, 신경학적/신경근육적 질환을 위해 캐스트가 제공되는 경우가 많지만, 이 장에서는 신경학적 및 신경근육적 상태에 있는 클라이언트를 위한 캐스팅에 초점을 맞춘다. 그러나 논의된 개념 중 일부는 두 가지 유형의 조건에 모두 적용될 수 있다.

캐스팅 금기사항

CONTRAINDICATIONS TO CASTING

캐스팅은 모든 클라이언트에게 항상 적합한 것은 아니다(글상자 19.1). 심각한 피부 발적, 열린상처, 어깨 아탈구, 부종, 딴곳뼈되기(heterotopic ossification) 또는 경직(rigidity)의 경우 캐스트 적용은 금기이다. 기타 캐스팅이 금기 사항은 심한 경직, 느린비틀림운동(athetosis), 변동이 심한 근긴장, 불안정한 의학적 상태 또는 장기간 지속된 구축 등이 있다. 예를 들어, 오랜 기간 동안 팔꿈치 구축이 있는 뇌성마비(CP) 청소년이 완전한 ROM을 얻는 것이 목표라면 캐스팅 프로그램이 유용하지 않을 수도 있다. 장시간 동안 팔의 엎침과 팔꿈치 굽힘으로 자세를 취한 상태에서 활동이 증가하면 노뼈머리의 뒤쪽 탈구를 유발할 수 있다. 이러한 탈구는 팔꿈치가 능동 및 수동으로 펴되는 것을 방해한다.

발달 중에 있는 CP 아동의 경우 뼈가 자라면서 근육이 짧아진 자세가 유지될 수 있다. 지속적인 아래팔 엎침과 팔꿈치 굽힘을 동반하는 노뼈와 자뼈의 형성은 뒤침을 완전하게 돌림하는 것을 방해하는 뼈의 변형을 초래할 수 있다. 팔꿈치 굽힘과 아래팔 엎침으로 장기간 구축되어 움직임이 제한되어 발달 중인 어린이에게서 뼈의 비틀림이 발생할 수 있다. 이 경우 캐스팅 시술 전에 정형외과 전문의와 상담하는 것이 도움이 된다.

캐스팅에 대한 근거

EVIDENCE FOR CASTING

근육 불균형 및 강직과 관련된 구축과 운동 장애를 해결하기 위한 캐스트 제공 방법은 재활 실무에서 잘 확립되어 있다. 치료사들은 캐스트 중재의 효과가 높은 환자들을 발견했다. 뇌졸중인 사람에게 팔 캐스트를 적용할 수 있는 근거는 부족

표 19.1 캐스팅을 위한 근거 중심 치료

저자 인용	설계	참가자 수	설명	결과	한계
Lannin, N. A., & Cusick, A. (2007). A systematic review of upper extremity casting for children and adults with central nervous system motor disorders. *Clinical Rehabilitation*, *21*, 963–976.	체계적 고찰	23건의 연구가 고찰에 포함되었다(무작위 대조시험 3건 및 체계적 고찰 4건 포함). 포함 기준: 피험자: 참가자의 50% 이상이 뼈 손상, CF, 뇌졸중을 겪음	저자는 신경학적 조건을 가진 성인 및 소아에서 팔 캐스팅에 대한 증거를 제공하고 포함 기준을 충족하는 연구를 수집하기 위해 Cochrane Database of Systematic Reviews, MEDLINE, Embase, CINAHL, PEDro, OTSeeker, Google Scholar를 검색했다. PEDro 척도는 RCT의 품질을 결정하는데 사용되었다.	저자들은 엇갈린 결과를 얻었다. 두 가지 무작위 대조시험은 캐스팅이 ROM 또는 움직임의 질에 긍정적인 영향을 준다고 하였다. 그러나 이러한 개선은 적은 정도 또는 단기적이었다. 하나의 연구에서만 캐스팅으로 인한 부작용 또는 안전 문제를 언급했다. 캐스팅에 대한 적응증은 (1) 연부조직 구축이 존재; (2) 강직의 존재; (3) 관절의 AROM의 제한; (4) 병리적 반사; (5) 스플린트/보조기 제작이 불가능함; (6) 구축 방지; (7) 능동 손가락 폄 운동 학습을 촉진시키는 손목 안정화를 위해 캐스팅을 사용하는 것으로 보고함. 캐스팅에 대한 금기증은 (1) 팔근육 경직; (2) 느린비틀림운동 또는 오르내리는 근긴장; (3) 불안정한 의학적 상태; (4) 감각의 부재; (5) 관절의 석회화; (6) 열린 상처/불량한 피부 상태; (7) 5세 미만; (8) 지적 장애; (9) 고혈압 및/또는 상승된 두개내압; (10) 오래 지속되는 구축(>6개월) 신장 정도(중립에서 끝범위까지 가능한 ROM이 완전 ROM에서 5~10° 미만), 신장 기간, 캐스트 변경 빈도 및 동시 치료의 측면에서 연구 간에 큰 차이가 있었다. 다음은 일부 논문에 포함된 동시 치료를 나열하였다: (1) 체중 부하 활동; (2) 기능적 양필 과제; (3) NDT 접근법에 기반한 작업치료; (4) PROM 캐스팅 이후 치료도 매우 다양했다. 보고된 치료 선택지는 근력, 운동 훈련, 손상되지 않은 손에 깁스를 사용하는 억제유도 운동치료, 체중 부하 활동 및 PROM과 같은 장기간 자세잡기 또는 스플린팅을 통한 신장이 포함되었다.	고찰에는 영어로 출판된 연구가 포함되었다. 사용된 검색어로 인해 연구가 누락되었을 수 있다. 또한 무작위 대조시험은 3개만 존재했고 연구 설계, 방법, 캐스팅 지침 및 결과의 높은 변동성으로 인과 관계를 만들 수 없다. 전반적으로 중추신경계 운동 장애가 있는 환자의 팔 캐스팅을 지지하거나 반대할 수 있는 높은 수준의 증거가 충분하지 않았고 장기적인 이점이나 부작용에 대한 증거는 존재하지 않는다. 더 강력한 결론을 내리기 위해 추가적인 무작위 대조시험이 필요하다.

표 19.1 캐스팅을 위한 근거 중심 치료(계속)

저자 인용	설계	참가자 수	설명	결과	제한점
Kuipers, K., Burger, L., & Copley, J. (2012). Casting for upper limb hypertonia: A retrospective study to determine the factors associated with intervention decisions. *NeuroRehabilitation, 31*, 409-420. https://doi.org/10.3233/NRE-2012-00811	뇌손상으로 인한 팔근육긴장항진증이 있는 아동 및 성인의 검사 기록을 포함하는 후향적 설계	64 개의 "주요 중재 결정"은 초기 평가 보고서에서 소급하여 수집되었다. 기록에 대한 포함 기준: (1) 뇌손상에 대한 이차적 팔 기능 장애가 있는 아동 또는 성인을 포함, (2) 1999년에서 2010년 사이에 완료된 초기 평가를 포함 (3) 주요 중재 결정이 기록됨.	이 연구 전에 Copley와 Kuipers는 치료사의 임상적 추론과 팔 근육긴장항진증 관리와 관련된 의사 결정을 구조화하기 위한 '실시 요강(The Protocol)'을 개발했다. 연구자들은 구축을 감소시키는 캐스팅 결정을 알리기 위한 작업치료사 실시 요강지침에서 설명한 일반적인 "중등도 장애"와 팔의 특성을 일관되게 사용하였는지, 어떤 팔의 특성이 캐스트를 선택하는데 가장 중요한 예측인자였는지, 그리고 캐스팅에 따른 임상 결정의 비율을 조사하였다(411쪽).	검토된 기록 : • 팔근육긴장항진증은 표본 참가자의 84.4%에서 나타났다. • 5가지 가능한 임상 목표 중, 근육긴장항진증 감소(54.7%)와 기능 향상(46.9%)은 가장 일반적으로 기록된 목표였다. • 캐스팅이 가장 일반적인 1차 중재 선택(n=30, 47%)으로 나열되었으며, 휴식 스플린트(19%) 및 기능적 스플린트(17.5%)가 그 뒤를 이었다. • 임상가는 경증 또는 경증/중등도의 팔근육긴장항진증 또는 경직을 가진 환자에게 캐스팅을 사용하는 경향이 적었다. 중등도 또는 중증 근육긴장항진증을 가진 환자는 캐스팅과 높은 상관 관계가 있었다. • 성인 클라이언트는 아동보다 캐스팅 치료를 받을 가능성이 더 높은 것으로 간주되었다. • 캐스팅이 처방되었지만 실행하지 못한 이유에는 고령(75~95세), 제한된 간병비 지원, 위생/편안함 유지 및/또는 통증 감소의 임상 목표가 포함되었다. • 캐스트 결정은 임상 목표가 근육긴장항진증 감소, 구축 감소 또는 둘 다인 경우와 매우 관련이 있었다.	이러한 후향연구에는 작은 표본 크기가 포함되어 전체 결과의 검정력이 감소하고 수행할 수 있는 통계 분석의 범위가 제한되었다. 이러한 주제에 대한 더 큰 전향연구가 필요하다.

하다. 팔 캐스트는 외상성 뇌손상이나 CP 환자들에게 더 성공적으로 적용할 수 있다. 그럼에도 불구하고, 캐스트의 사용과 결과는 개개인의 심각도, 근긴장, 기능 상태에 따라 다르다.

팔 캐스팅의 효과는 아직까지 추측에 근거하며 프로토콜 개발을 위한 임상적 의사 결정을 지원하기에는 낮은 수준의 근거를 가지고 있다(표 19.1). 무작위 대조시험은 드물며 관절운동범위 측정을 제외하고 결과 측정의 일관성이 거의 없다. 팔 캐스트에 대해서는 제한적인 근거만이 존재한다. 팔 및 다리 캐스팅에 대한 치료 효과를 찾기 위해 적절한 표본 크기를 가진 피험자를 포함한 무작위 대조시험을 수행하는 것은 어렵다. 재활 환경에 있는 많은 피험자들이 의료적 및 약물적 치료를 받는다. 대부분의 연구는 캐스팅, 연속 사례 또는 차트 검토를 설명하는 단일 사례 보고이다. 따라서 치료사는 캐스팅이 적절한 중재인지 결정하기 위해 임상적 판단에 의존해야 한다. 단일 사례 보고 또는 연속 사례와 관련된 본질적인 제한에도 불구하고 이러한 내용은 치료 중재에 대한 지침을 제공하며 또한 미래 연구의 원동력이다.

캐스팅 선택 Casting Options

일반적인 캐스팅 선택지에는 연속 캐스트, 억제 캐스트 및 드롭아웃 캐스트 세 가지가 있다. 연속 캐스트는 ROM이 증가함에 따라 점진적으로 적용 및 제거된다(그림 19.1). 캐스트 변화는 1일에서 4일이 일반적이다. 근긴장이 증가하면 보톡스 주사 후 2~3주 후에 캐스팅을 하는 것이 가장 효과적이다. 억제 캐스트는 반사 억제 자세(그림 19.2)에서 강직을 감소시키는 위치에 관절을 둔다. 팔에 대한 반사 억제 자세로는 어깨 벌림, 팔꿈치 폄, 아래팔 뒤침, 손목 폄, 손가락 및 엄지손가락 폄 및 벌림 등이 있다. 강직성 관절을 위한 드롭아웃 캐스트는 관절이 수축된 위치로 되돌아가는 것을 방지하면서도 동시에 원하는 자세로 움직일 수 있게 한다(그림 19.3). 예를 들어, 굽힘근긴장항진증을 가진 팔꿈치는 팔 캐스트의 후방 부분을 잘라낸 상태에서 사람이 팔꿈치를 펼 수 있도록 하는 동시에 굽힘 자세를 방지할 수 있다.

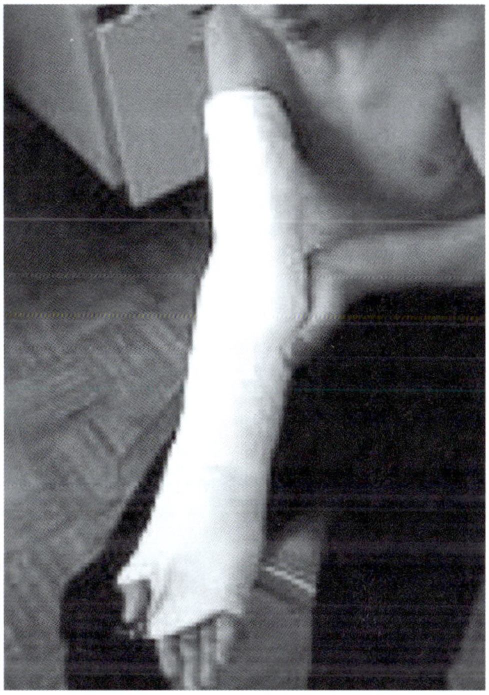

그림 19.2 억제 캐스트-아래팔 뒤침 캐스트

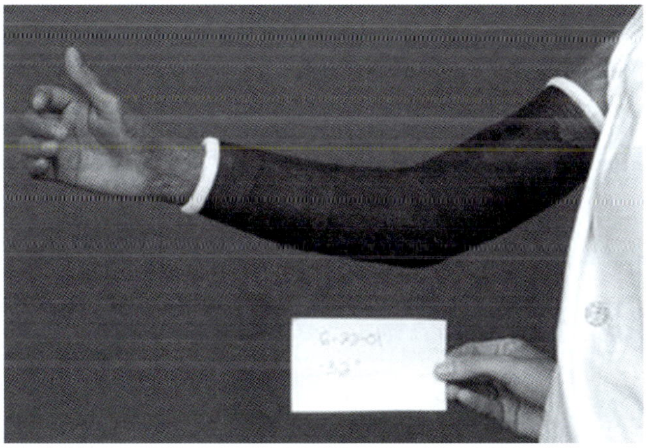

그림 19.1 연속 캐스팅 과정 중에 ROM 상태를 기록하는 예시

출처: Serghiou, M., Cowan, A., & Whitehead, C. [2009]. Rehabilitation after a burn injury. *Clinics in Plastic Surgery*, *36*[4], 675–686.)

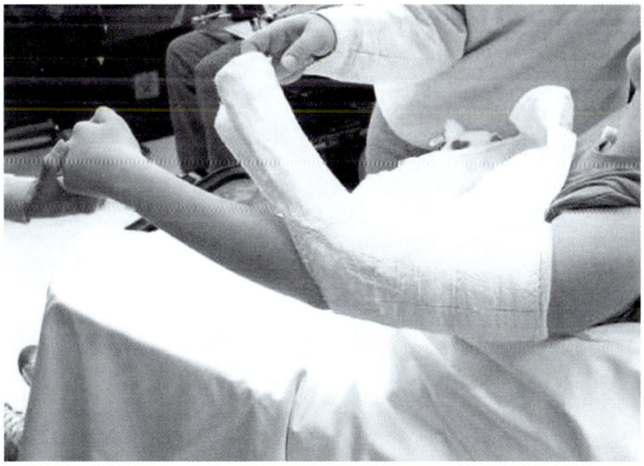

그림 19.3 드롭아웃 캐스트

캐스팅을 위한 팔 평가

UPPER EXTREMITY ASSESSMENT FOR CASTING

캐스팅 프로그램을 선택하려면 캐스팅 전 기초 평가를 포함하여 손상된 팔을 종합적으로 분석해야 한다. 지속적인 평가는 캐스팅 프로그램의 효과를 밝히는 데 필수적이다. 평가는 캐스트 적용에서 캐스팅 프로그램 완료 시까지 지속적으로 실시된다. 캐스팅 프로그램에 사용되는 평가 도구는 객관적이고 신뢰할 수 있어야 하며, 캐스팅 중재의 효과를 확인할 수 있는 타당한 결과 측정 방법이어야 한다. 다음 논의는 캐스팅 가능성에 대한 신경학적 상태를 평가하기 위한 고려사항을 포함한다. 정형외과적 질환을 위한 캐스팅에는 동일한 평가가 필요할 수 있지만, 다음과 같은 모든 사항이 적용되는 것은 아니다. 예를 들어, 골절을 위한 캐스트는 강직 평가와는 관련이 없다.

관절가동범위 Range of Motion

ROM 평가는 캐스팅 프로그램 동안, 캐스팅 전후에 걸쳐, 그리고 연속적인 각각의 캐스트 적용 사이에 필수적인 구성요소이다. 각도 평가는 동일한 검사자가 측정했을 때 측정의 신뢰성을 향상시킨다. 치료사는 캐스트되는 특정 관절과 관절의 몸쪽 및 먼쪽을 측정한다. ROM 개선은 캐스트된 관절에서 확인할 수 있지만, 다른 관절에서도 발생할 수 있다. AROM 및 PROM이 모두 측정된다.

맨손근력검사 Manual Muscle Test

손상된 팔이나 손의 운동 기능 평가는 특히 짧아지고 뻣뻣한 근육 또는 과도하게 늘어나 약화된 근육을 평가하는 데 중요하다. 보상 운동 패턴이 근육의 기능을 손상시킬 수 있기 때문에 특정 근육이나 근육군을 조사하는 것이 중요하다. 치료사는 특정 근육을 분리시키는 것이나 선택적 운동 조절(예: 손목 폄을 독립적으로 수행하는 능력)을 평가하기 어렵다면 능동 근육 조절에 대해 임상적 관찰을 할 필요가 있다. 맨손근력검사의 지침에 따라 근육의 수행능력과 근력을 시험한다.

쥐기 힘 Grip Strength

쥐기 힘을 측정하기 위해 치료사는 성인에게는 동력계(dynamometer) 또는 아동을 위한 고무풍선 동력계(rubber bulb dynamometer)를 사용한다. 손목 폄과 아래팔 뒤침의 ROM의 변화는 근력 및 손재주를 향상시키는 데 도움이 될 수 있다. 측정 시 일관성을 유지하기 위해 아래팔과 손목의 자세 및 제공된 지지도 함께 기록한다.

수정된 애쉬워스 척도 Modified Ashworth Scale

수정된 애쉬워스 척도(MAS)는 치료사가 검사 중인 근육군의 당김과는 반대되는 빠른 신장 조작 동안 느끼는 저항의 등급을 매기는 수치 척도이다. MAS는 수동 움직임에 대한 저항 수준을 측정하지만 수동 관절 움직임의 속도는 평가하지 않는다. MAS는 사용 편의성 때문에 임상에서 사용하기에는 효과적이지만 중간에서 양호(good)한 내부측정 신뢰성만 보이고 불량(poor)에서 중간까지의 신뢰성은 떨어진다. 그러나 동일한 평가자가 지속적으로 사용하는 경우, MAS는 팔의 근긴장 평가와 캐스트해야 할 관절을 찾는 데 도움을 준다. 표 19.2는 MAS의 수동 움직임에 대한 저항의 척도를 설명한다.

근육긴장항진증의 심각도(탄력 및 근육 경직성)는 경증, 중간 또는 중증으로 구분된다. 치료사는 능동 움직임의 가능성과 연부조직 수축의 존재를 기록한다. 경미한 근육긴장항진증을 가진 클라이언트는 움직임의 끝 범위에서만 신장 반사를 보일 수 있으며, 또는 안정 시 근육긴장항진증을 보이지 않는다. 중간 정도의 근육긴장항진증을 가진 클라이언트는 중간 범위에서 신장 반사를 보일 수 있으며, 극심한 근육긴장항진증을 가진 클라이언트는 시작 범위에서 신장 반사를 보일 수 있다.

감각 Sensibility

감각결손을 찾아내는 것은 기능적 목표를 설정하고 캐스팅 프로그램의 성공을 예측할 때 중요한 고려사항이다. 감각 기능을 평가하기 위해서 클라이언트는 검사자의 질문에 대답하는 상호작용을 할 수 있어야 한다. 클라이언트가 반응할 수 없는 경우 검사자는 임상적 관찰을 사용하여 기능적 과제 동

표 19.2 수정된 애쉬워드 척도

등급	설명
0 =	근긴장이 증가하지 않는다.
1 =	관절운동에 대한 근긴장이 조금 증가하며 걸렸다가 풀리는 현상(catch and release)이 나타나거나 최소한의 저항이 남아 있다.
1+ =	ROM 중간부터 근긴장이 조금 증가하며 걸렸다가 풀리는 현상이 나타나거나 최소한의 저항이 남아있다.
2 =	대부분의 ROM에서 근긴장이 증가하지만 손상된 부분이 쉽게 움직인다.
3 =	근긴장이 상당히 증가하고, 수동 움직임이 어렵다.
4 =	손상된 부분에 굽힘 또는 폄 경직이 나타난다.

안 팔이나 손의 감각 무시를 기록한다. 앞 장에서 설명한 바와 같이 손 감각을 테스트하는 방법은 여러 가지가 있다. 여기에는 촉각(touch), 통증, 두 점 식별, 입체감각인식, 위치 감각 등이 포함된다. 감각 장애는 기능적 결과를 제한하는 중요한 요인이 될 수 있다. 손이나 팔의 감각 결손 평가는 캐스팅 프로그램 이후의 클라이언트 관리 측면에서 일상생활활동(ADL) 훈련과 보조도구 사용에 영향을 미칠 수 있다.

피부 상태 Skin Condition

캐스팅 전에 피부 상태를 고려하는 것이 중요하다. 캐스팅할 손의 순환 및 온도 평가는 다른쪽 손과 비교하여 이루어진다. 때로는 적게 손상된 팔과 비교할 때 더 많이 손상된 팔은 온도 차이가 있을 수 있다. 이 온도 차이는 캐스트를 하기 전에 확인해야 한다. 캐스트를 적용한 후 치료사는 항상 팔 온도, 손목의 맥박, 손가락과 엄지손가락 끝 그리고 부종의 경향을 다시 체크한다.

자세 조절 Postural Control

신경운동장애가 있는 어린이와 성인은 자세 조절이 원활하지 않을 수 있으며 중력에 저항하여 앉거나 일어설 때 불안정성을 보일 수 있다. 캐스팅은 강직을 줄이는 데 도움이 될 수 있지만, 클라이언트가 똑바로 서 있을 때 팔에 더 많은 부담과 스트레스를 가할 수도 있다. 치료사는 걷고, 계단을 오르내리고, 기능적인 과제를 수행할 때 클라이언트의 팔의 자세를 평가하고 기록한다. 손상된 다리/발로 체중 이동하는 데 어려움을 겪는 클라이언트은 지지면(base of support)이 좋지 않으면 나타나는 팔의 자세를 보일 수 있다. 클라이언트는 직립 시 자세 조절을 위해 팔을 사용할 수 있으며, 이는 도전적인 운동 과제를 하는 동안 조절의 자유를 제한할 수 있다. 그 예로는 보행 동안 팔을 교대로 흔들기 감소가 있다. 치료사는 자세 정렬과 정지 상태, 서 있는 상태 및 이동 중 팔의 위치를 평가한다.

표 19.3 기능적 분류 체계

분류	설명	활동 단계
0	사용하지 않음	사용하지 않음
1	불량(poor)한 수동 보조	부하에 대한 안정화를 위해서만 사용
2	양호(fair)한 수동 보조	손 안의 물체를 잡을 수 있음
3	좋은(good) 수동 보조	다른 손으로 사용하도록 물체를 유지하고 안정화시킴
4	불량(poor)한 능동 보조	능동적으로 물체를 잡고 약하게나마 유지함
5	양호(fair)한 능동 보조	물체를 능동적으로 잡고 안정화시킴
6	좋은(good) 능동 보조	능동적으로 물체를 잡고 다른 손으로 조작할 수 있음
7	부분적인 자발적 사용	쉽게 양손 활동이 가능하고 때때로 자발적으로 손을 사용할 수 있음
8	완전한 자발적 사용	다른 손의 도움 없이 완전히 독립적으로 손을 사용함

출처: House, J. H., Gwathmey, F. W., & Fidler, M. O. (1981). A dynamic approach to the thumb-in-palm deformity in cerebral palsy. *Journal of Bone and Joint Surgery, American Volume, 63*, 216-225.

기능적 사용 Functional Use

기능 평가는 중요하며, 기능적 과제 중 팔의 능동적 배치와 유지, 팔꿈치의 능동적 굽힘과 폄을 포함해야 한다. 기능적 평가는 ADL에 사용할 물체를 잡고 놓기 위해 아래팔을 회전시켜 손의 방향을 정하는 능력을 고려한다.

House와 동료들은 CP 아동의 손 기능의 특성을 설명하기 위해 9단계 기능 분류 시스템(house classification, HC)을 고안했으며 이 척도는 추후에 수정되었다(표 19.3). 수정된 하우스 분류(MHC)는 한쪽 CP를 가진 아동에게 객관적으로 사용될 수 있으며, 다양한 팔 운동이 필요한 과제를 위한 표준 그룹뿐만 아니라 특정 클라이언트를 위해 고안된 과제도 사용할 수 있다.

캐스트 간 평가 ASSESSMENT BETWEEN CASTS

연속 캐스트를 적용하는 동안 각각의 새로운 캐스트를 제작하기 전에 캐스트 된 관절의 ROM, 강직 및 능동 운동 소실을 재평가한다. 캐스트로 인해 피부에 발적이나 열린 상처 부위가 없는지 확인한다. 피부 손상이 있는 경우 피부가 회복될 때까지 캐스트 프로그램을 보류해야 할 수 있다. 부종과 부기가 발견되면 다른 캐스트 적용이 지연될 가능성이 높다. 이 경우 다른 캐스트를 하기 전에 의사와 상의해야 할 수 있다.

클라이언트 참여 및 기타 클라이언트 요인 CLIENT PARTICIPATION AND OTHER CLIENT FACTORS

평가 후 캐스팅의 필요성이 일단 결정된 뒤에, 치료에 대한 클라이언트 참여 능력은 성공적인 캐스팅 프로그램의 핵심 요소가 된다. 뻣뻣한 근육/연부조직이 길어지면서 이에 맞서 지나치게 늘어나 약해진 근육은 강화 프로그램을 필요로 한다. 궁극적으로 뻣뻣한 근육의 작용에 맞서는 근육인 약한 길항근의 활성 및 강화가 가능하다. 관절 주변의 근육 균형이 개선돼 근정지성 구축이 재발될 가능성이 낮아질 수 있다. 수축된 근육에 대항하는 근육을 강화하는 것은 클라이언트의 ADL에 통합해야 할 중재적 접근법이다. 좋은 결과를 유지하는 장기적인 효과는 캐스팅 프로그램이 완료될 때 수행할 기능적 활동의 연습에 달려 있다.

상당한 강직 또는 뻣뻣함을 가진 클라이언트는 캐스트 적용을 쉽게 하기 위해 근육을 이완하는데 도움이 되는 바클로펜과 같은 경구용 약물이 필요할 수 있다. A형 보톡스(Botulinum toxin type A, BtA) 주사는 아세틸콜린의 방출을 억제하는 데 사용되며, 뻣뻣한 근육에 대한 신경 입력을 기능적으로 억제하거나 감소시킨다. 신경 입력이 돌아오는 것은 신경 종말의 재생과 곁가지신경원발아(collateral sprouting)와 함께 일어난다. 화학적 신경차단은 주사된 근육의 크기와 기능에 따라 일반적으로 3~5개월 지속되며 근긴장, ROM, 기능활동의 변화가 보고되었다. BtA는 주사된 근육을 약화시키지만, 근육의 길이를 증가시키지는 않는다. BtA가 주사된 근육의 길이를 늘리기 위한 관리를 위해 캐스트가 자주 사용된다. BtA는 캐스팅을 포함한 작업 치료 프로그램과 연계되어 BtA만 시행한 경우와 비교해 개선된 결과를 보였다.

캐스트 유형, 사용 근거, 적용 지침

TYPES OF CASTS, RATIONALE FOR USE, INSTRUCTION FOR APPLICATION

초기 평가 후에 치료사는 ROM을 개선하고 기능을 최적화하는 데 가장 효과적이라고 생각되는 캐스트 유형을 선택한다. 치료사는 임상적 판단과 문제해결 능력을 사용하여 어떤 캐스팅이 가장 적합한지 판단하고, 캐스팅 프로그램 진행 중이나 이후에 적절한 후속 치료법을 결정한다.

캐스팅 과정에서 관절은 신장 반사의 유도를 피하고 연부조직, 신경, 혈관의 미세 찢김과 과도한 신장을 방지하기 위해 최대 이하의 범위에서 움직이지 않게 위치시킨다. 최대 이하 범위는 최대 신장 범위보다 5~10° 작은 것으로 정의된다. 최대 신장 범위에서 캐스트를 한 경우 캐스트를 풀었을 때 근육이 반동할 가능성이 있다. 과도하게 늘어난 근육의 미세 찢어짐은 통증, 근육 경련 또는 ROM 상실을 발생시킬 수 있다. 최대 이하 범위에서의 약한 정도의 연속 캐스팅의 목표는 장기간의 저부하 신장을 제공하는 것이다. 캐스트를 벗으면 PROM은 5° 이상 증가할 것으로 예상된다. ROM이 증가하지 않았거나 자발적 움직임이 개선되지 않으면 캐스팅 프로그램은 중단된다. 나중에 자발적 움직임 또는 ROM의 변화가 확인되면 캐스팅 프로그램을 다시 설정할 수 있다.

억제 캐스트는 비정상적인 근긴장의 영향을 줄이기 위해 사용되는 캐스트이다. 팔의 한 부분을 캐스팅하는 것은 그 팔의 다른 근육에 긴장을 풀어주는 효과를 줄 수 있다. 예를 들어, 엄지를 폄시키고 엄지 두덩근 및 손바닥 활에 캐스트를 적용하면 손가락의 굽음을 완화시킬 수 있다. 팔꿈치 폄에 따라 아래팔을 뒤침으로 위치시키는 것은 팔꿈치, 손목 또는 손의 강직이나 굽음에 억제효과를 가질 수 있다.

굳은 근육은 점차 늘어난 범위로 유지되고, 길항근은 짧아진 범위로 유지되어 AROM 및 PROM을 개선한다.

캐스트 제작 및 적용에는 두 명의 치료사 또는 담당 캐스팅 치료사와 캐스팅 및 유지 기술을 위한 보조가 필요하다. 팔을 잡고 있는 보조와 캐스트를 적용하는 사람이 한 팀으로 활동하는 것이 매우 중요하다. 팔을 잡고 있는 사람(holder)은 캐스팅 과정 중에 팔 또는 손의 정렬 상태를 유지하는 데 도움을 줄 책임이 있다. 캐스팅 중 팔을 잡고 있는 사람은 상당한 강직 또는 근육 약화를 가진 클라이언트에게 캐스트를 적용할 때 중요한 역할을 하며, 캐스팅 과정 중 ROM의 달성을 최적화할 수 있는 손상된 팔의 정렬 및 위치를 바르게 하는데 관여한다.

지침

PROTOCOL

캐스트는 종종 연속적으로 적용되며, 근긴장이나 뻣뻣함의 심한 정도와 캐스트의 종류에 따라 각각의 캐스트는 3~7일 동안 그대로 둔다. 화상을 입은 클라이언트는 피부 무결성과 주의사항에 따라 2~3일 동안 캐스트 착용을 유지할 수 있다. 연속된 캐스트 중 하나가 제거되면 피부를 청결하게 하고 압박 부위를 확인한다. 치료사는 ROM과 근긴장을 평가한 후, 즉시 다른 깁스를 적용한다. 연속 캐스트는 일반적으로 뻣뻣함을 방지하고 캐스트 프로그램으로 얻은 이득을 기능적 움직임에 통합하기 위해 5~7개의 캐스트로 제한된다.

다른 치료 방법을 탐색하는 동안 ROM을 유지하기 위해 쌍각조개 모양 캐스트 또는 보조기가 제작될 수 있다. 유지를 위해 쌍각조개 모양 부목 또는 보조기로 사용되도록 의도 된 경우, 유리섬유 캐스트 재료가 종종 내구성을 위해 사용된다. 쌍각조개 모양 캐스트는 두 부분으로 나뉘어져 있으며, 가장자리가 마무리되고 스트랩이 적용되어 두 부분을 함께 고정한다.

캐스트가 적용된 후 클라이언트 또는 보호자에게 캐스트 관리에 대한 정보를 제공하고 관찰 부위에 대한 지시를 한다. 클라이언트에게 경고 신호를 알리고 서면 지침(표 19.4)을 제공한다. 캐스트 톱을 사용하여 제거해야 하는 캐스트의 경우, 응급실 의사에게 캐스트의 목적을 설명하는 문서를 제공하는 것이 도움이 된다(표 19.5). 또한 캐스트 제거 시 능동 움직임과 연습을 통합하여 캐스트의 이점을 기능적 움직임으로 전환하는 것이 중요하다.

캐스팅 재료

CASTING MATERIALS

치료사들은 다양한 특성에 익숙해짐에 따라 캐스팅 재료에 대한 선호도를 발전시킬 수 있을 것이다. 지역 병원 및 정형외과 공급 업체는 종종 스토키네트, 패딩, 유리섬유 및 석고와 같은 캐스팅 제품에 대한 업데이트 및 교육을 제공한다. 캐스팅 제품은 질감, 느낌, 세팅 특성에 따라 다양한 선택이 가능하다. 예를 들어, 치료사는 패딩의 유형을 선택할 수 있는데 그 이유는 구멍을 내기 쉽고, 몸에 일치시키는 것이 용이하고, 또는 내구성이 더 좋기 때문이다. 석고 재료는 재료의 부드러움과 일치성(표 19.6)에 따라 빠른 세팅에서 매우 빠른 세팅까지 사용 할 수 있다.

패딩을 풀 때는 롤을 위로 향하게 하고 재료를 당기지 않고 부드럽게 푼다. 이는 긴장과 둘레 제한을 증가시킬 수 있기 때문이다. 석고 또는 반강성인 연성 캐스트를 도포하는 동안, 롤 끝에 있는 재료를 집고 따뜻한 물에 담근다. 롤을 부드럽게 눌러 불필요한 물을 제거하고 팔에 도포한다. 석고 또는 반강성 캐스트 재료는 빨리 굳어지므로 도포 전에 홀더에게 필요한 기술과 위치를 계획하고 연습한다. 패딩 방법과 유사하게 재료를 편다.

표 19.4 캐스트 관리 및 주의사항

이 캐스트는 ____________에 제거될 것입니다. 당신의 캐스트와 주의사항에 대해 배우기 위해 잘 읽어주십시오.

주의사항

만약 당신의 캐스트가 원인이 되어 다음과 같은 상태가 된다면 당신의 치료사에게 연락하세요.

1. 부은 손가락
2. 캐스트를 착용한 팔과 착용하지 않은 팔의 온도 및 피부색 차이가 존재함
3. 통증
4. 마비 및 저림
5. 손톱이 파래짐
6. 안 좋은 냄새

캐스트가 물러지고 피부 손상의 원인이 되기 때문에 캐스트를 젖게 하지 않도록 하십시오. 샤워나 목욕을 할 때 캐스트를 착용한 팔에 비닐이 씌우세요. 만약 캐스트가 젖었다면 피부 손상을 막기 위해 가능한 빨리 캐스트를 제거해야 합니다.

캐스트를 풀 수 있는 경우 문제가 발생한다면 즉시 캐스트를 제거합니다. 만약 너무 캐스트가 꽉 조인다면 캐스트를 풀고 피부를 관찰하여 그 문제가 완화되는지 확인하세요.

주기적으로 캐스트를 착용한 팔과 손을 들어 올리세요. 당신 옆에 그냥 매달려 있게 하지 마세요.

초기에는 피부를 관찰하기 위해 매 시간마다 캐스트를 확인하세요.

____

치료사 전화번호

표 19.5 캐스트 목적을 설명한 응급실 의사를 위한 서신 양식

이름 :

생년월일 :

캐스트 종류 :

날짜 :

응급실 서신

담당자에게 :

나는 ______________ 병원의 외래 환자인 ______________께 ______________ 석고/유리섬유 캐스트를 적용했습니다. 캐스트는 ROM을 늘리고 근력을 향상시기기 위해 적용되었습니다. 캐스트를 제거해도 골절이나 관절 불안정성은 없습니다. 환자는 치료사의 도움을 받지 못할 때 문제가 발생하면 가장 가까운 응급실로 가도록 지시받았습니다.

순환 장애에 대한 어떠한 의문 사항이 있거나 환자가 심각한 통증을 호소하는 경우 캐스트를 제거하십시오. 캐스트의 커버 아래에 최소 3겹의 면 패딩이 있습니다. 캐스트에 문제가 있으면 ______________로 전화하십시오.

협조해주셔서 감사합니다. ______________

____

표 19.6 캐스팅 재료

	크기	특성	필요한 양	제거 방법
스토키네트	3인치 너비 2인치 너비 1인치 너비	면 폴리에스터	각 캐스트마다의 특정 치수 참조	
캐스트 패딩	3인치 너비	면 폴리에스터 면 및 레이온 혼방	팔의 크기에 따라 2~5롤	
석고 캐스트	3인치 너비 2인치 너비	무거움 강함	성인인 경우 3~5롤 아동인 경우 1~2롤	캐스트 톱
유리섬유	3인치 너비 2인치 너비	강하고-가벼움 유리섬유	성인인 경우 3~5롤 아동인 경우 1~2롤	캐스트 톱
델타-캐스트 컴포머블	3인치 너비 2인치 너비	폴리에스터 캐스트 테이프-기능적 캐스트 치료를 위함	성인인 경우 2~3롤 아동인 경우 1롤	붕대 가위 및 캐스트에 스트립 자리를 절단
반경성 연성 캐스트				
델타-캐스트 연성	3인치 너비 2인치 너비	가벼움, 유연함, 부드러움 저점착성 폴리우레탄 수지로 함침된 폴리에스테르 직물	성인인 경우 3~5롤 아동인 경우 1~2롤	캐스트 풀기
3M 스카치캐스트 연성 캐스트	1인치 너비 2인치 너비 3인치 너비	유리섬유, 유연함, 부드러움 물 활성화 폴리우레탄 수지가 함침된 니트 유리섬유 직물	성인인 경우 3~5롤 아동인 경우 1~2롤	캐스트 풀기
연성 캐스트 공급업체				
3M 스카치캐스트 연성 캐스트(유리섬유) 1-800-228-3957 55144-1000 미네소타 세인트폴 275-4E-0 3M 센터 빌딩 3M 헬스케어				
델타-캐스트 연성(폴리에스터 캐스트 테이프) 델타-캐스트 컴포머블-기능적 캐스트 치료(폴리에스터 캐스트 테이프) 1-800-552-1157 28209-4633 노스캐롤라이나 샬롯 카네기대로 5825 주식회사 BSN 메디컬				
펠트 스트립-정규 구매 펠트 재료(적용을 위한 설명에 따른 그림을 참조)				
위팔뼈	겨드랑이 아래 위팔뼈의 둘레의 1½ 인치 너비 한 개			
자뼈붓돌기	자뼈붓돌기 위 아래팔 둘레의 1½ 인치 너비 한 개			
팔꿈치	너비 1½인치 x 6인치 두 개-자뼈를 따라 수직으로 팔꿈치머리를 가로질러 팔꿈치에 놓고 위팔뼈 위로, 다른 부분은 양쪽 위관절융기를 가로질러 수평으로 놓는다.			
엄지	더 넓은 스트립(1½인치×5인치)을 세로로 반으로 접고 상단 1/3에 반원을 자른다. 작은 펠트 스트립을 큰 스트립의 구멍에 통과시킨다. 펠트 스트립 조각을 엄지손가락으로 통과시켜 갈퀴막공간을 덮고 노쪽 경계를 따라 배치된 긴 스트립을 통과시킨다.			
추가적인 재료				
종이 테이프, 마스킹 테이프 또는 스토키네트 위 펠트 스트립을 고정할 의료 테이프				
타월				
물통/물: 뜨겁지 않고 따뜻한 물. 유리섬유 또는 석고 캐스트를 뜨거운 물에 넣으면 적용된 캐스트 아래의 온도가 상승하여 열 손상의 위험이 있다.				
붕대 가위				
캐스팅 재료를 적용할 때 사용하기 위한 라텍스 프리 장갑				

강성 원형 팔꿈치 캐스트
RIGID CIRCULAR ELBOW CAST

사용 근거 Rationale for Use

구축을 동반한 팔꿈치 폄의 상실은 ADL 수행에 심각한 장애를 초래한다. 팔꿈치 ROM을 점진적으로 증가시키기 위해 일련의 강성 원형 팔꿈치 캐스트를 적용한다. 팔꿈치 깁스는 중추신경계(CNS) 기능 장애, 말초신경 손상으로 인한 근육 불균형 또는 근위축 수축의 경우 팔꿈치 폄을 개선하는 데 효과적이다. 근긴장이 극변하는 클라이언트의 경우 팔꿈치 캐스트는 폄의 점진적인 개선을 위해 균등한 압력을 제공하는 데 도움이 된다. 클라이언트가 심한 경직 또는 딴곳뼈되기를 보이고 움직이지 않는 경우, 팔꿈치 캐스트를 사용해서는 안 된다.

중증에서 보통 정도의 강직을 가진 의뢰인의 팔꿈치 캐스팅을 제작할 때는 팔꿈치머리에 직접 압력을 가하지 않도록 위팔과 아래팔 전체에 균등한 압력을 가하는 것이 중요하다. 뼈의 돌출부 위에 직접 당기기보다는 8자 모양 랩으로 팔꿈치머리를 감싸는 것이 중요하다. 8자 모양 랩은 팔꿈치머리 위로 압력을 고르게 분산시킨다.

강성 원형 팔꿈치 캐스트는 5~7일 동안 제자리에 놓아 천천히 점진적으로 신장시킨다. 캐스트를 제거한 후 팔을 점검하고 및 씻은 뒤 ROM을 기록한다. 새로운 캐스트가 적용되면 ROM을 계속 증가시켜 추가적인 팔꿈치 폄으로 이어지도록 한다. 팔꿈치 캐스트를 위한 재료는 표 19.7에 나열되어 있다.

캐스트 적용 지침(글상자 19.2) Cast Application Instructions

어깨뼈봉우리에서 몸쪽 손가락뼈사이(PIP)관절까지의 재료 길이를 포함시키기 위해 팔꿈치머리의 뒤쪽 측면에서 스토키네트를 측정한다(그림 19.4).

1. 45° 또는 그 이상의 중등 또는 중등도 팔꿈치 굽힘 구축의 경우, 하나의 위관절융기에서 다른 위관절융기까지 수평으로 앞쪽 팔꿈치 주름에 있는 스토키네트의 구멍을 절단한다. 스토키네트를 겹치는데, 이는 전방팔꿈치의 주름에 스토키네트가 뭉치거나 주름지는 것을 막기 위한 것이다.
2. 펠트 스트립을 다음 부분에 적용한다: 먼쪽에서 겨드랑이까지 둘레방향으로, 자뼈붓돌기 위 둘레방향으로, 자뼈와 위팔뼈 위를 따라 수직으로 팔꿈치머리를 지나고 양쪽 위관절융기를 수평으로 가로지른다.
3. 패딩 시작은 몸쪽 또는 먼쪽으로 적용하고 둘레방향으로 감으며, 세 번째 겹쳐서 감는다. 패딩 한쪽이 불룩할 경우 반대쪽을 찢어 팔에 재료를 부드럽게 일치시킨다(그림 19.6). 패딩은 자뼈붓돌기를 먼쪽으로 덮고 겨드랑이 위로

표 19.7 석고 또는 반강성 재료를 사용한 강성 원형 팔꿈치 캐스트

	크기	양	제거 방법
스토키네트	성인인 경우 3인치 왜소한 성인/아동인 경우 2인치 영유아의 경우 1인치 너비		
캐스트 패딩	성인의 경우 3인치 왜소한 성인/아동인 경우 2인치	팔의 크기에 따라 1~5롤	
석고 캐스트	성인의 경우 3인치 왜소한 성인/아동인 경우 2인치	팔의 크기에 따라 1~5롤	캐스트 톱
반강성 연성 캐스트	성인의 경우 3인치 왜소한 성인/아동인 경우 2인치	팔의 크기에 따라 1~5롤	캐스트 풀기
펠트 : 4가지 스트립	위팔뼈-겨드랑이 아래 위팔뼈의 둘레의 1½인치 너비 한 개 자뼈붓돌기-자뼈붓돌기 위 아래팔 둘레의 1½인치 너비 한 개 팔꿈치-1½인치 x 6인치 너비 두 개		
추가 재료	따뜻한 물을 담기 위한 양동이, 타월, 붕대 가위, 테이프, 반강성 연성 캐스트를 위한 장갑. 단, 석고인 경우 장갑 사용이 선호되지 않을 수 있음		

글상자 19.2 팔 캐스트를 위한 작업치료 가이드라인

A. 작업치료사는 의사의 추천에 따라 환자의 팔을 평가하고 캐스트를 적용한다.
B. 적용되는 캐스트의 유형에는 강성 원형의 긴 팔, 팔꿈치, 손목, 엄지 폐쇄 손목 또는 손허리손가락 손목 캐스트가 포함된다.
C. 캐스트는 위생 관리/피부 관리를 위한 PROM을 개선하고, 구축을 감소시키고, 보톡스 또는 경구약인 바클로펜과 함께 비정상적인 근긴장을 관리하고, 근력 강화/재균형 및 자세잡기 또는 억제유도 운동치료용 보조기의 적용을 돕는다.
D. 다음과 같은 경우에는 캐스트를 사용하지 않는 것이 좋다.
고혈압 환자에게 양측 캐스트
건강하지 않은 피부 표면
딴곳뼈되기가 존재하는 관절
E. 환자에게 캐스팅을 적용할 때 특별히 고려해야 할 사항은 다음과 같다:
딴곳뼈되기
혈액 순환 감소/부종
감각 감소
지남력/각성 감소
몸쪽 관절의 안정성 감소
F. 자격을 갖춘 작업치료사는 캐스트의 관찰 및 과정의 결과에 대한 문서 그리고 합병증에 대한 책임을 진다.

절차

1. A. "필요에 따라 캐스트 및 스플린트를 평가하시오."라고 임상의가 작업치료사에게 의뢰할 수 있다.
   - 의뢰에는 캐스팅할 영역(팔꿈치, 손목, 손가락), 캐스팅할 팔 및 캐스팅 유형이 포함될 수 있다.
   - 또는 자격을 갖춘 작업치료사가 캐스팅을 할 것을 권장하고 의사에게 지시를 요청할 수 있다.
2. 캐스트를 평가하고 적용하는 작업치료사의 자격
   A. 공인 작업치료사는 캐스트를 평가하고 적용할 자격이 있다.
   B. 자격을 갖추기 위해 치료사는 자격을 갖춘 직원에게 다음 정보를 검토하도록 해야 한다.
      1. 사용된 캐스트에 대한 표시
      2. 금기 사항
      3. 안전 예방 조치/비상시 제거 절차
      4. 캐스팅 신청 절차
   C. 자격을 갖추려면 치료사는 다른 치료사에게 캐스트를 적용 및 제거하여 자격을 갖춘 치료사에게 캐스트 기술을 보여 주어야 한다.
   D. 캐스트 적용, 관찰 및 제거는 기술이 보장될 때까지 자격을 갖춘 치료사가 직접 감독한다.
   E. 캐스트 적용 전에 자격을 갖춘 치료사가 품질보증 관찰을 한 캐스트 유형을 승인해야 한다.
   F. 작업치료 학생은 자격을 가질 수 있지만 캐스팅의 모든 측면에서 계속 직접 감독을 받아야 한다.
3. 캐스트 적용
   A. 다음을 포함하는 캐스트 전 평가:
      1. 각도 측정 평가
      2. 피부 상태 표기법
      3. 신장 지점 반사의 각도 측정
      4. 손의 완전 굽힘 및 폄 시 손목 위치의 각도 측정
      5. 캐스팅할 영역에 대한 감각 상태 기록
      6. 인지
      7. 자발적인 기능적 사용
      8. 기능적인 팔의 위치/손사용
   B. 캐스팅할 영역을 깨끗하게 씻음
   C. 스토키네트 적용
   D. 필요한 경우 뼈돌출부와 원위 및 근위 경계에 펠트를 적용한다.
   E. 재료 적용:
      1. 석고: 손가락 캐스트를 제외하고 제거를 위해 캐스트 톱이 필요함
      2. 유리섬유: 제거를 위해 캐스트 톱이 필요함
      3. 3M 스카치캐스트 연성 캐스트: 캐스트를 풀 수 있지만 유리섬유가 있음
      4. 델타-캐스트 연성: 캐스트를 풀 수 있음 폴리에스터로 만듦
      5. 델타-캐스트 컴포머블: 폴리에스터, 기능적 캐스트 치료(FCT). 이 재료는 스플린트를 만드는 데 사용된다. 패딩이 필요하지 않다. 특수한 테리-네트 스토키네트를 사용해야 한다. 이 기술은 환자가 필요로 하는 곳에 단단함을 제공하고 단단한 고정이 필요하지 않은 부위에 유연성을 제공하는 것이다. 안전한 제거를 위해 재료를 도포하기 전에 절단 막대를 배치해야 한다.
4. 모니터링
   A. 문서화 날짜 캐스트 적용 및 제거 날짜. 소프트 캐스트를 적용하는 경우 보호자에게 제거 절차를 지도한다. 보호자는 자녀가 캐스트 착용을 견디는 데 문제가 있는 경우 집에서 캐스트를 제거해야 한다.
   B. 캐스트 적용 후 항상 다음 사항을 관찰한다.
      1. 발적 영역
      2. 캐스팅의 먼쪽 지점에서의 맥박
      3. 두 팔의 온도 차이
      4. 통증
      5. 부종
      6. 손/손톱 밑 피부의 변색
   C. 자격이 있는 작업치료사는 캐스트를 관찰하고 해당 입원 환자를 담당 간호사에게 알린다. 외래 환자의 경우 예방 조치를 논의하고 제거 기술을 지도한다. 부모/보호자는 자택에서 어떠한 애로사항이 있는 경우 캐스트를 제거해야 한다. 연성 캐스트가 너무 꽉 조이면 보호자에게 캐스트를 완전히 제거하지 않고도 캐스트를 서서히 풀어 캐스트를 느슨하게 할 수 있음을 알린다.
   D. 캐스트 톱의 사용
      1. 석고 캐스트 또는 유리섬유 재료의 경우 캐스트 톱을 사용하여 제거해야 한다.
      2. 작업치료사는 톱을 사용하기 전에 자격을 갖춘 작업치료사와 함께 캐스트 제거를 연습해야 한다.
      3. 캐스트를 제거하기 전에 캐스트 절단기 사용에 대해 설명한다.
         a. 소리가 크고 무서울 수 있으며, 아동의 경우 헤드폰을 사용할 수 있다.
         b. 캐스트 칼날은 앞뒤로 움직이고 둘레를 자르지 않도록 하고 패딩을 자르지 않도록 한다.
         c. 중간에 캐스트 톱을 잡고 위/아래로 이동하여 절단한다. 칼날로 재료를 오랫동안 누르고 있으면 칼날이 가열된다. 재료를 가로 질러 칼날을 움직이지 말고 위/아래로만 움직인다.
         d. 재료에서 캐스트 톱이 아래로 내려가는 상태에서 '탄력성'이 느껴지면 캐스트 톱을 다시 들어 올린다. 재료에 칼날을 그대로 두면 안 되며 그렇지 않으면 칼날이 가열된다.
         e. 칼날이 과열된 것 같으면 절단을 중지한다. 새로운 칼날이 필요하거나 칼날을 식혀야 할 수 있다.
         f. 캐스트를 절단한 후 캐스트 스프레더를 사용하여 캐스트를 벌린다.
         g. 먼저 패딩을 자르고, 스토키네트는 캐스트 가위로 작업한다.
         h. 스토키네트를 피부로부터 들어 올리고 스토키네트를 자른다. 클라이언트의 피부에 가위가 닿지 않도록 한다.
5. 기록
   A. 작업치료사는 의료 차트에 캐스트 적용 및 클라이언트가 캐스팅 절차를 어떻게 견뎠는지 관찰한 내용을 문서화한다.
   B. 작업치료사는 캐스팅 전 상태, 캐스팅 제거에 대한 변경 및 상태 및 목표를 문서화한다.

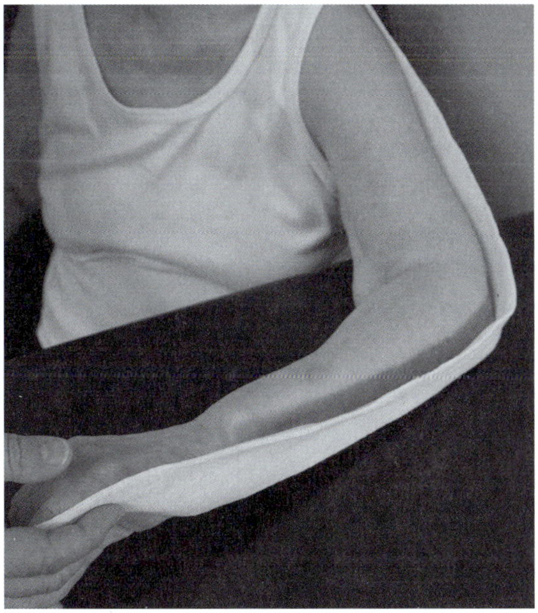

그림 19.4 어깨뼈봉우리에서부터 먼쪽/몸쪽 손가락뼈사이관절에 대한 재료의 길이를 재기 위해 팔꿈치머리 뒤쪽 측면에서 스토키네트를 측정한다.

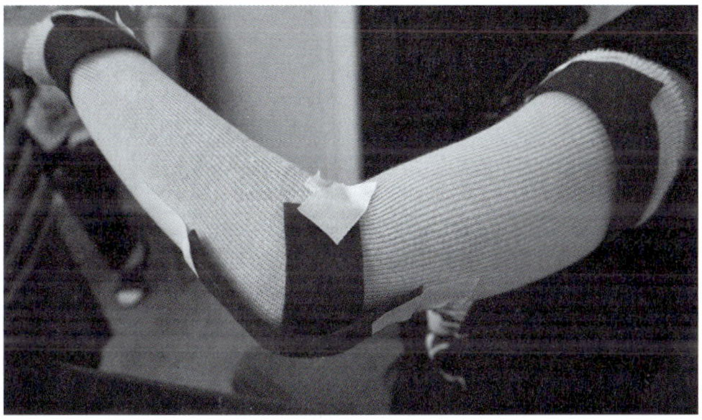

그림 19.5 스토키네트에 펠트 스트립을 적용한다.

완전히 확장시켜야 한다.

a. 석고 캐스트의 경우, 먼쪽 및 몸쪽 양쪽 끝에 5, 6겹의 패딩을 바르고 팔의 중간 부분을 덮는 4, 5겹의 패딩을 바른다.

b. 반강성 연성 캐스트의 경우, 캐스트 톱을 사용할 때보다 재료를 풀고 벗겨내기 쉬우므로 패딩이 덜 필요하다.

4. 45° 이상의 팔꿈치 굽힘을 위해 8자 모양 패딩 랩을 팔꿈치머리에 적용한다. 패딩은 앞쪽 팔꿈치 주름에서 교차하고 팔꿈치머리 위로 약 1인치 겹치고 다시 팔꿈치머리 위로 1인치 겹치도록 감아야 한다. 팔꿈치머리 위에는 먼저 두 층의 패딩이 있다(그림 19.7). 팔꿈치머리 주변에서 다시 8자 모양으로 4개의 층을 만들면서 팔 아래쪽으로 계속 내려간다. 팔 위쪽으로 다시 올라가면 8자 모양의 랩을 하지 않고도 패딩을 풀 수 있다.
5. 패딩 상단 아래 겨드랑이에서 1/2인치의 위팔뼈 아래 몸쪽 자뼈붓돌기에서 1/2인치의 석고 캐스트를 적용한다. 석고가 불룩하거나 좁아지면 불룩한 곳을 집어넣는다(그림 19.8).
6. 홀더는 스토키네트를 석고 캐스트의 가장자리 위로 당기는 것을 도울 수 있으며, 스토키네트를 캐스트 재료인 석고와 함께 고정할 수 있다.
7. 거즈에 석고 캐스트를 잘 문질러 세팅할 수 있도록 한다. 엄지의 바깥쪽 당김과 결합된 둘레 움직임을 사용하여 몸쪽 및 먼쪽 가장자리를 벌린다. 엄지로 반대압력을 가하지 않도록 한다. 완성된 강성 원형 팔꿈치 캐스트는 그림 19.9에 나타나 있다.

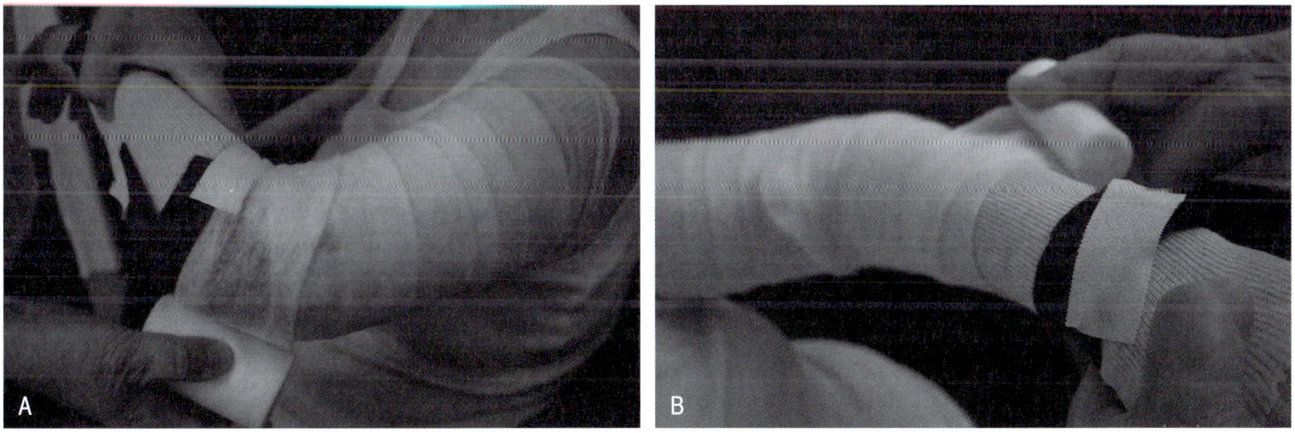

그림 19.6 처음에는 8자 방식으로 패딩을 적용하여 팔꿈치머리 위로 두 개의 패딩 층이 존재한다.

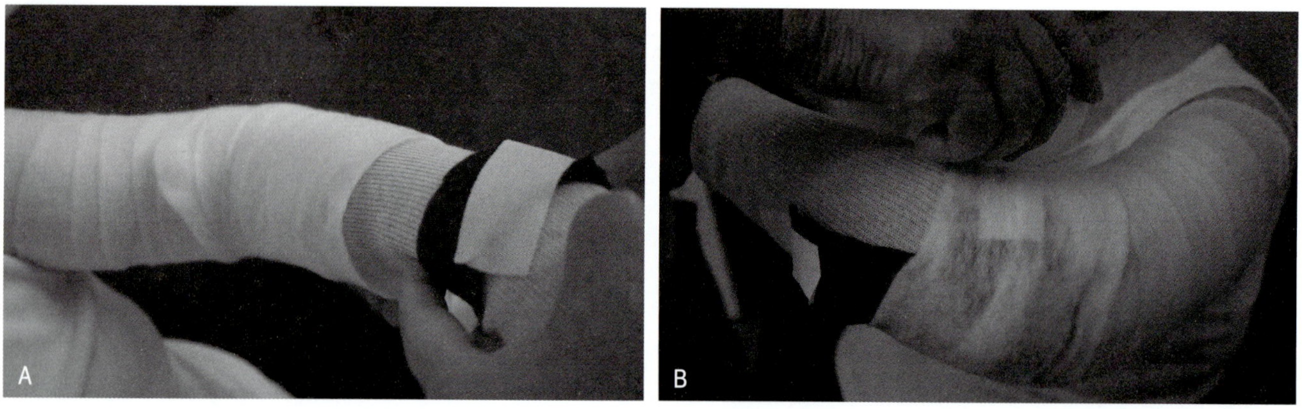

그림 19.7 패딩은 앞쪽 팔꿈치 주름에서 십자형을 이루고 팔꿈치머리 위로 약 1인치 겹쳐져야 한다. 팔꿈치머리 위로 1인치 겹쳐지도록 다시 감는다. 처음에는 팔꿈치머리 위에 두 개의 패딩 층이 존재한다.

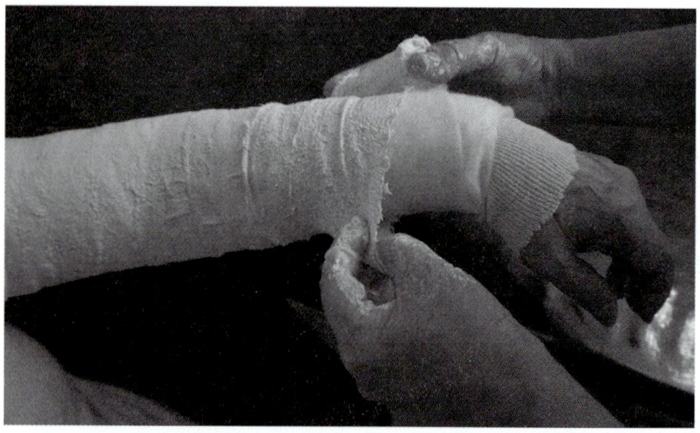

그림 19.8 겨드랑이의 패딩 상단에서 ½인치 아래, 위팔뼈 아래에서 자뼈붓돌기의 몸쪽 ½인치까지 석고를 바른다.

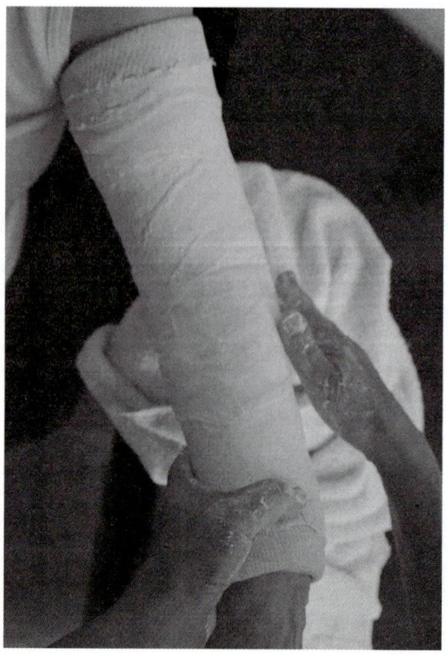

그림 19.9 완성된 강성 원형 팔꿈치 캐스트

강성 원형 손목 캐스트

RIGID CIRCULAR WRIST CAST

사용 근거 Rationale for Use

강성 원형 손목 캐스트는 강직, 근육 불균형 또는 근약화를 나타내는 손목과 손목 굽힘이 더 우세하여 근정지성 구축(myostatic contracture)으로 이어질 수 있는 구축인 경우 제안된다. 손목 캐스트는 임상 문제 및 정렬 문제에 따라 굽힘, 폄 또는 치우침으로 위치시킬 수 있다. 손목의 ROM이 개선됨에 따라 경량, 저온의 열가소성 수지를 사용한 보조기로 손에 맞춤하여 유지할 수 있다.

손목 굽힘과 폄 사이의 균형을 개선하고 기능적인 손 위치에서 손목을 안정화시킴으로써 손목 캐스트는 엄지와 손가락의 미세한 운동 조절을 촉진할 수 있다. 이러한 캐스트는 고객이 손목과 엄지와 손가락의 움직임을 더 잘 협응할 수 있도록 손목을 안정화시킨다. 손목의 힘이 약하면 캐스팅 프로그램 이후 손목 보조기 착용과 적극적인 손목 강화가 필요하다. 클라이언트가 손 기능을 연습하고 강화하면 시간이 지남에 따라 손목 폄이 점진적으로 개선될 수 있다.

손목 캐스트는 금기사항이 없는 한 일반적으로 5~7일 동안 제자리에 둔다. 팔은 캐스팅 프로그램의 목표와 목적에 따라 각각의 캐스트 적용 후에 재평가되어야 한다.

석고 소재를 사용한 손목 캐스트의 적용(표 19.8)

Wrist Cast Application Using Plaster Material

1. 팔꿈치머리에서 PIP관절까지의 스토키네트를 측정한다.
2. 엄지손가락의 위치에 근접하게 ½인치의 작은 구멍을 내고 스토키네트를 적용한다(그림 19.10).

표 19.8 석고 또는 반강성 재료를 사용한 손목 캐스트 재료

	크기	양	제거 방법
스토키네트	어른의 경우 3인치 왜소한 어른/아동의 경우 2인치 영유아의 경우1인치		
캐스트 패딩	어른의 경우 3인치 왜소한 어른/아동의 경우 2인치	팔의 크기에 따라 1~5롤	
석고 캐스트	어른의 경우 3인치 왜소한 어른/아동의 경우 2인치	팔의 크기에 따라 1~5롤	캐스트 톱
반강성 연성 캐스트	어른의 경우 3인치 왜소한 어른/아동의 경우 2인치	팔의 크기에 따라 1~5롤	캐스트 풀기
펠트: 3가지 스트립	자뼈붓돌기- 자뼈붓돌기 위 아래팔 둘레의 1½인치 너비 한 개 엄지-1½인치 너비 x 5인치 한 개, 1인치 너비 x 3인치 한 개		
추가 재료	물양동이, 타월, 붕대 가위, 테이프, 반강성 연성 캐스트를 위한 장갑 단, 석고인 경우 장갑 사용이 선호되지 않을 수 있음		

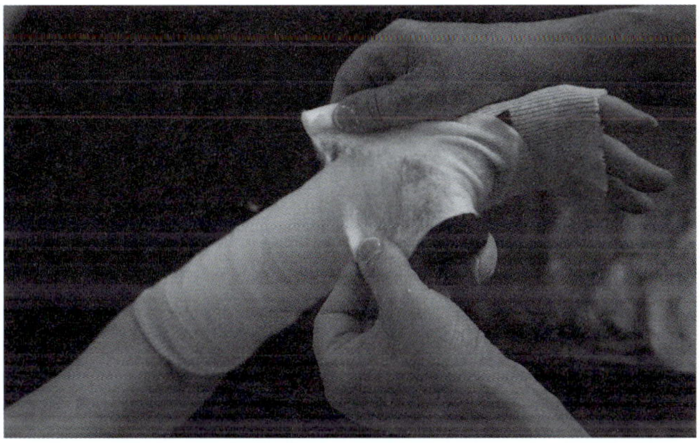

그림 19.10 엄지를 위한 스토키네트에 1/4인치의 작은 구멍을 낸다.

3. 펠트 스트립을 다음과 같이 적용한다. 스트립 하나는 자뼈붓돌기 위로, 두 개의 작은 스트립은 엄지손가락 조각을 위해 사용한다. 큰 스트립을 세로로 반으로 접고 반원을 위에서 1/3로 자른다. 작은 펠트 스트립을 큰 스트립의 구멍에 넣고 펠트 스트립 조각을 엄지손가락 구멍에 넣어 갈퀴막공간을 덮는다. 긴 조각은 아래팔의 노쪽 경계를 따라 배치된다. 펠트 조각은 테이프로 제자리에 고정시킨다(그림 19.11).
4. 팔꿈치머리의 약 2인치 아래에 패딩을 둘러서 감싼다. 각 랩을 3분의 1씩 겹쳐서 싼다. 먼 아래팔을 감싸는 동

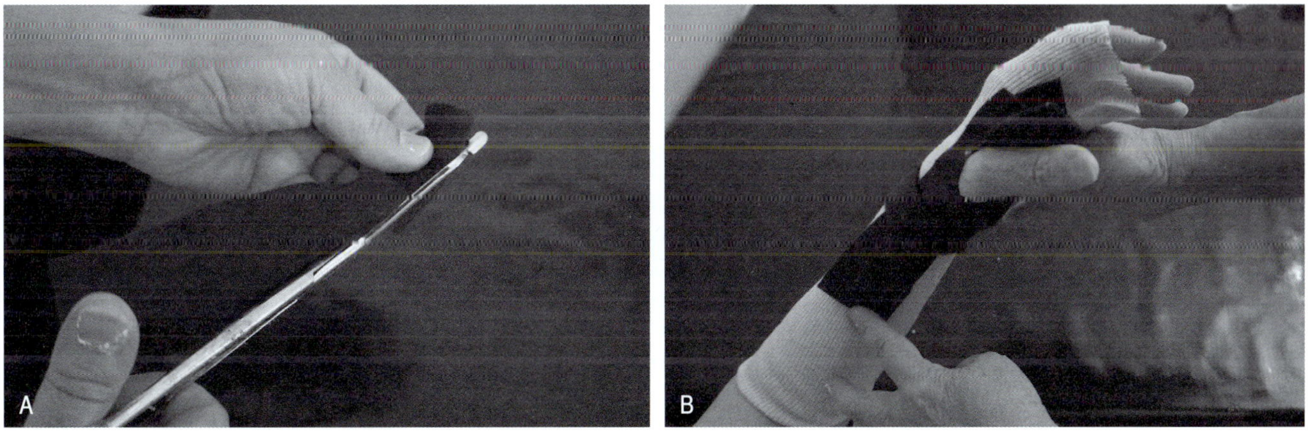

그림 19.11 A: 큰 스트립을 세로로 반으로 접고 위에서 1/3로 반원을 자른다. 더 작은 펠트 스트립을 큰 스트립의 구멍을 통해 놓고 펠트 스트립을 갈퀴막공간을 덮는 엄지 구멍을 통해 위치시킨다. 긴 조각은 아래팔의 노쪽 경계를 따라 위치시켜 펠트 스트립을 적용한다. B: 긴 조각은 팔뚝의 노쪽 경계를 따라 위치시켜 펠트 스트립을 적용한다.

안 아래팔의 좁은 쪽이 불룩해질 경우, 패딩을 잡고 반대 쪽 끝을 찢어 아래팔 모양의 윤곽을 잡는다.

5. 엄지 손가락을 감을 때 손목의 손등쪽 위로 노쪽에서 자쪽으로 패딩을 당기고 손목 폄을 강화하기 위해 자쪽에서 노쪽으로 당긴다. 패딩의 가운데를 갈퀴막공간의 중앙에 배치한다(그림 19.12). 등쪽 표면의 세 번째 손허리손가락에서 패딩을 수평으로 찢는다. 엄지의 MCP관절을 패딩의 아랫부분으로 감싼다. 엄지의 CMC와 MCP 관절에 다시 감싼다. 필요에 따라 이를 반복한다.
6. 아래팔의 몸쪽 끝단 아래에 석고 1/2인치를 적용하고 1/2인치의 패딩을 먼쪽과 몸쪽 끝에 둔다. 석고와 함께 볼록한 부분이 생긴 경우 여분의 석고 조각과 단을 가져간다(그림 19.13). 폄으로 당기는 것을 강화하기 위해 석고를 다시 손등 위에서 노쪽에서 자쪽으로, 손바닥쪽에서 자쪽에서 노쪽으로 적용한다.
7. 석고를 적용하려면 패딩 중앙에 놓이도록 석고를 함께 짜야 한다. 손등에 석고의 각을 세우고 단을 눌러 노쪽에서 자쪽으로 계속해서 편다(그림 19.14). 석고로 갈퀴막공간을 2~3번만 지나가면 부피가 너무 커져서 엄지손가락으로 잡는 데 어려움을 겪을 수 있다.
8. 2~3롤의 석고를 바른 후, 손바닥활을 만든다(그림 19.15). 캐스트 소재가 찍히지 않도록 캐스트의 등쪽에 반대압력을 가할 때는 엄지나 손가락 끝이 아닌 손바닥만 사용한다.
9. 스토키네트를 석고 먼쪽 및 몸쪽 가장자리로 뒤집은 후 석고 캐스트 또는 석고 스트립으로 고정한다. 엄지의 펠트 스트립은 접어서 갈퀴막공간을 위해 스토키네트로 고정할 수 있다.
10. 캐스트의 먼쪽 및 몸쪽 끝이 단단한지 확인한다. 완성된 손목 캐스트는 그림 19.16에 나타나 있다.

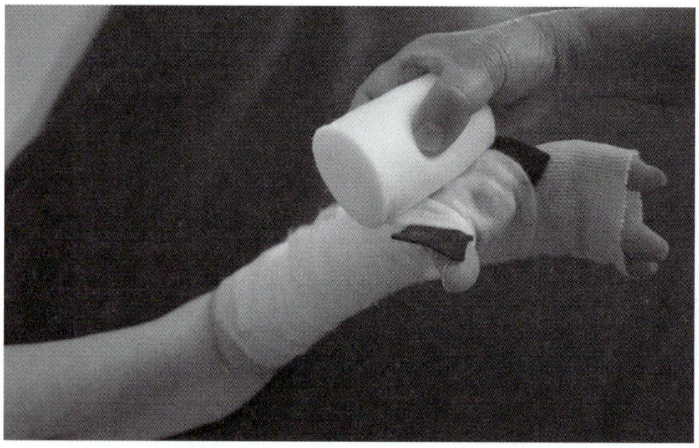

그림 19.12 갈퀴막공간의 가운데에 중간 패딩을 둔다.

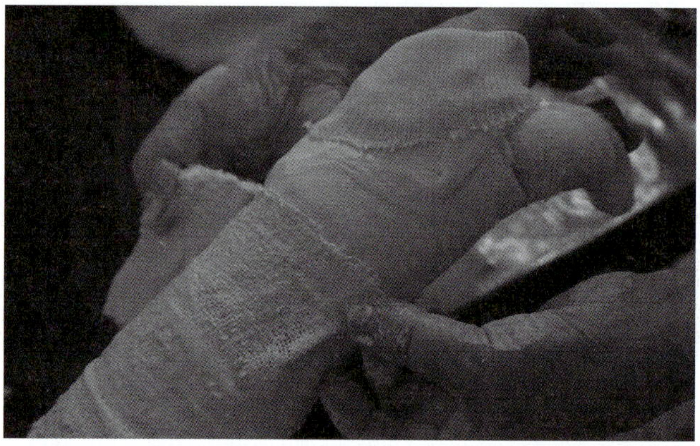

그림 19.13 아래팔의 몸쪽 끝단 밑 1/2인치 아래에 석고를 바르고 펴고, 먼쪽 및 몸쪽 끝 부분에 1/2인치의 패딩을 남겨 두어 도포를 시작한다.

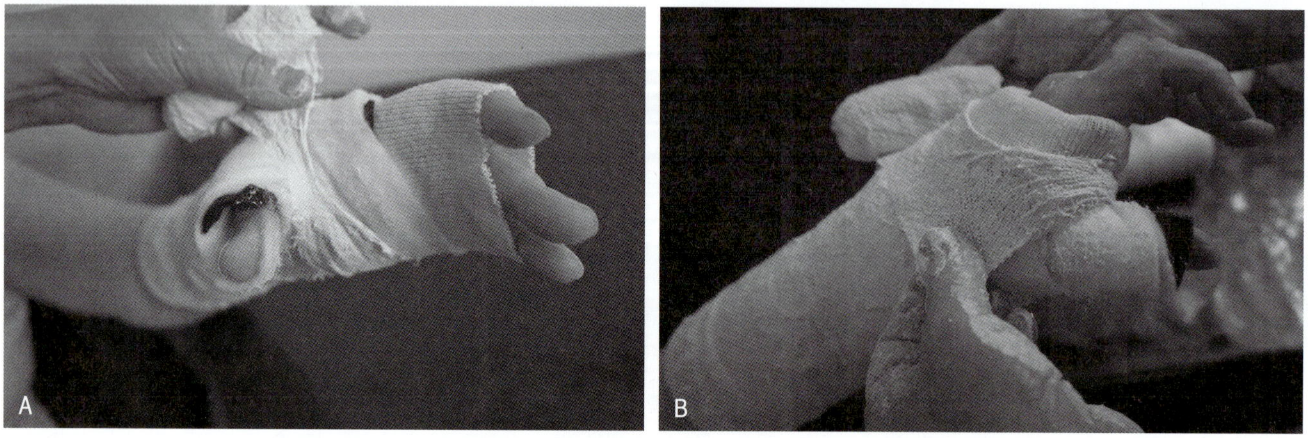

그림 19.14 석고를 손등쪽으로 기울이고 접어서 노쪽에서 자쪽 방향으로 계속 펴바른다.

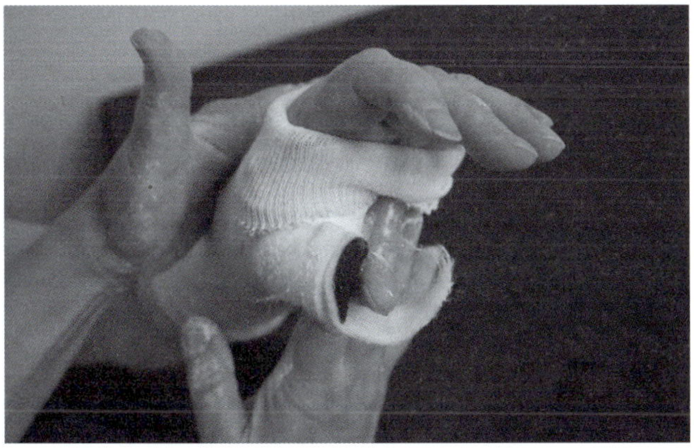

그림 19.15 손바닥활을 형성한다.

연성 손목 캐스트를 위한 캐스트 적용 반강성 연성 캐스트 재료(손목 캐스트 절차와 유사)

Cast Application for Soft Wrist Cast Using Semirigid Soft Cast Material

1. 팔꿈치머리에서 PIP관절까지 스토키네트를 측정한다.
2. 엄지와 비슷한 위치에 1/4인치의 작은 구멍을 내고 스토키네트를 적용한다.
3. 자뼈붓돌기 위에 펠트 스트립을 적용한다.
4. 팔꿈치머리 약 2인치 아래에 패딩을 적용하고 각각의 랩을 1/3씩 겹쳐서 둘레 방향으로 감는다. 먼쪽 아래팔을 감는 동안 좁은 말단이 불룩하면 패딩을 잡고 반대쪽 끝을 찢어 아래팔 모양으로 윤곽을 잡는다.
5. 엄지 손가락을 감을 때 손목의 손등쪽에서 노쪽에서 자쪽으로 가는 패딩을 위로 당긴 다음, 손목 폄을 강화하기 위해 자쪽에서 노쪽으로 당긴다. 갈퀴막공간의 중앙에 패딩의 중간을 배치한다. 손등쪽 표면의 세 번째 손허리손가락에서 패딩을 수평으로 찢는다. 패딩의 아래쪽 절반을 엄지 MCP관절 주위로 감싼다. 엄지의 CMC관절 및 MCP관절을 다시 감는다. 필요에 따라 이를 반복한다. 엄지 주위의 패딩은 피부로부터 끈적한 캐스트 재료를 멀리 떨어뜨릴 필요가 있다.
6. 아래팔의 몸쪽 말단 1/2인치 아래에 연성 캐스트를 적용한뒤 펴고, 먼쪽 및 몸쪽 말단에서 패딩의 ½인치를 남겨둔다. 연성 캐스트를 다시 손등쪽에서 노쪽에서 자쪽으로 적용하고 손바닥쪽에서는 자쪽에서 노쪽으로 적용하여 폄을 강화한다.
7. 연성 캐스트의 손바닥쪽 표면에 있는 세 번째 MCP관절에서부터 시작하여 손목 캐스트 재료의 몸쪽 세 번째 부분의 손등쪽에 있는 엄지로 이동하여 구멍을 내어 갈퀴막공간을 감싼다. 절단된 캐스트 재료의 더 작은 세 번째 부분은 캐스트의 개방 부위를 통해 배치될 때 엄지의 웹 공간에 놓여야 한다(그림 19.17).
8. 갈퀴막공간을 통해 연성 캐스트 재료를 적용하고 손의 크기에 따라 2~3회 감싼다. 먼쪽 및 몸쪽 가장자리 끝 위로 스토키네트를 뒤집어 캐스트를 고정한다.
9. 손바닥활을 만든다(그림 19.18). 엄지나 손가락 끝으로 힘을 주는 것을 피하고 손바닥을 사용하여 캐스트의 손등쪽에 반대압력을 가한다.
10. 캐스트의 먼쪽 및 몸쪽 끝이 단단해졌는지 확인한다. 완성된 손목 캐스트는 그림 19.19에 나와 있다. 패딩 제거를 통해 엄지 영역을 마무리하여 엄지가 파악(prehension) 활동에 협조할 수 있도록 한다.

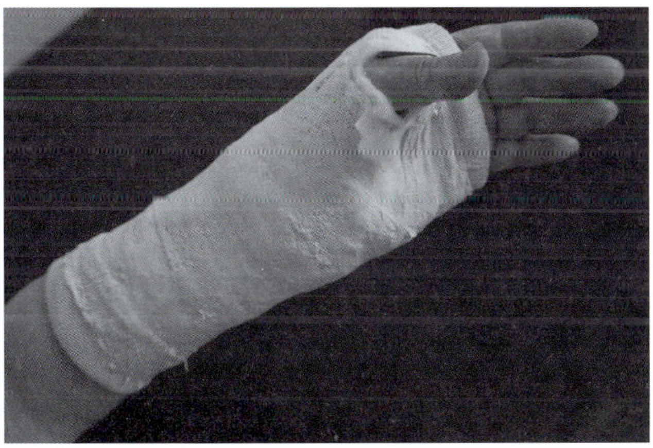

그림 19.16 완성된 손목 캐스트

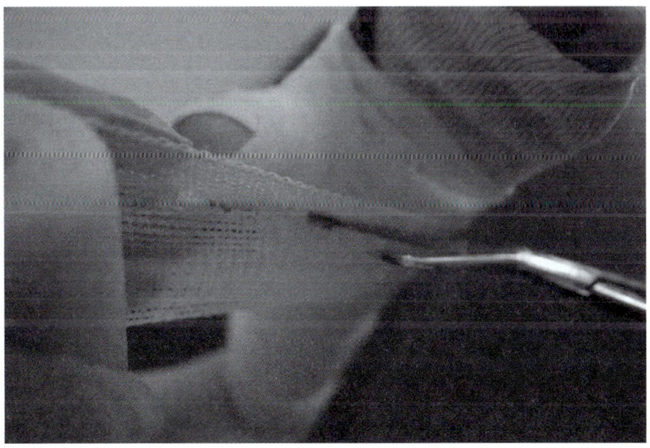

그림 19.17 엄지가 들어가도록 구멍을 내서 갈퀴막공막을 감는다.

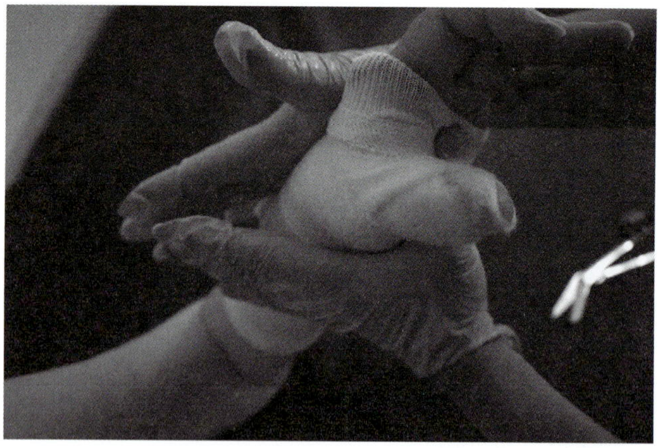

그림 19.18 손바닥활을 형성한다.

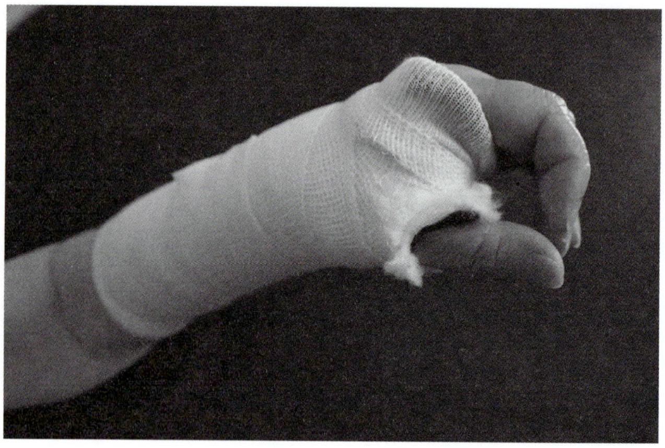

그림 19.19 완성된 손목 캐스트

긴 팔 캐스트

LONG ARM CAST

사용 근거 Rationale for Use

긴 팔 캐스트는 클라이언트가 팔을 최소 또는 중간 정도로 관여할 수 있고 강직이 있을 때 효과적으로 사용할 수 있다. 긴 팔 캐스트는 강직의 우세를 줄이고 길항근 운동 그룹의 균형을 재조정하는 데 도움이 될 수 있다. 또한, 자세 정렬이 불량한 고객의 일반적인 패턴은 어깨가 앞으로 나오거나 어깨뼈가 벌림 또는 아래쪽으로 돌아가 있다. 이러한 자세는 생체역학적으로 위팔뼈를 안쪽돌림시키고 팔에서 팔꿈치 굽힘, 아래팔 엎침, 손가락의 굽힘이 동반된 손목의 자쪽치우침 그리고 엄지 모음 또는 손바닥 안으로 엄지가 접히게 한다. 클라이언트는 종종 능동 잡기 동안 손목과 아래팔을 분리시켜 움직이는 데 어려움을 겪고, 잡기를 위해 엄지와 손가락의 맞섬을 사용하여 손목을 폄시키는 능력이 감소하고, 손가락으로 물건을 들어 올리는 동안 아래팔을 뒤침하는 데도 어려움을 보인다. 관절의 불량한 정렬과 근육의 뻣뻣함은 종종 섬세한 쥐기를 위해 엄지와 손가락의 맞섬이 필요한 활동을 방해한다.

긴 팔 캐스트에는 팔꿈치, 아래팔 및 손목이 포함되며 위팔뼈, 팔꿈치, 아래팔 및 손목의 정렬 문제를 동시에 치료하는데 사용된다. 긴 팔 캐스트는 손목과 팔꿈치까지 통합되고 연장되어 정렬을 조절하는 데 효과적인 유일한 캐스트이다. 이 캐스트는 팔 전체가 극도로 뻣뻣할 경우 부적절할 수 있다. 뻣뻣한 근육이 여러 관절에 걸쳐 신장되면 연부조직의 미세한 찢김이 발생할 수 있다. 또한 어깨가 아탈구된 클라이언트에게 사용하는 것도 금기이다.

클라이언트는 어깨이음구조의 근력을 증가시킴으로써 몸쪽 안정성과 어깨뼈의 조절을 동시에 개선할 수 있다. 아래팔과 팔꿈치 연부조직이 점차 길어짐에 따라 능동 아래팔 조절 및 폄에 가까워지면서 개선된 모습을 볼 수 있다.

긴 팔 캐스트는 다섯 번째 및 여섯 번째 목신경뿌리와 관련된 상위 얼기에 영향을 미치는 팔신경얼기 선천성 마비가 있는 아동에게도 사용되고 있다. 긴 팔 캐스트는 어깨이음구조의 정렬을 개선하고 근육 불균형으로부터 어깨이음구조와 어깨뼈를 안정화 시키는 근육을 강화하는 데 도움이 된다. 종종 팔신경얼기 손상이 있는 아동은 손상된 팔의 위팔뼈를 안쪽돌림시키고 이를 보상하기 위해 손상된 팔을 위팔뼈는 벌림, 팔꿈치는 굽힘, 아래팔은 엎침시켜 들어올린다. 긴 팔 캐스트는 팔 자세의 습관적인 우세를 줄이고 길항근 운동 그룹의 균형을 재조정하는 데 도움이 될 수 있다. 근육 약화가 일반적인 문제이기 때문에 근육 재교육은 분리된 움직임 조절을 촉진하는 데 중요하다.

경추 5~6번 척수 손상이 있는 클라이언트와 같이 근육 마비가 있는 경우, 팔꿈치가 굽힘되는 동안 아래팔이 뒤침으로 당겨지기 때문에 저항을 받지 않는 위팔두갈래근이 뒤침 구축으로 발전할 수 있다. 초기의 자세취하기와 엎침을 위한 긴 팔 캐스팅은 클라이언트가 손을 입으로 가져가는 패턴으로 움직이고 궁극적으로 테이블 위 기술에 대한 기능적 힘줄고정술을 촉진하는 보조기를 사용하는 데 중요하다. 팔이 아래팔 엎침 자세가 되고 팔꿈치가 폄됨에 따라 위팔두갈래근이 캐스트 안에서 이완된다.

캐스트를 적용하기 전에 팔의 자세를 만들기 위해 치료사는 손상된 손을 부드럽게 잡고 팔꿈치를 폄시키고 아래팔을 원하

표 19.9 긴 팔 캐스트 재료

	크기	양	제거 방법
스토키네트	어른의 경우 3인치 왜소한 어른/아동의 경우 2인치 영유아의 경우 1인치		
캐스트 패딩	어른의 경우 3인치 왜소한 어른/아동의 경우 2인치	팔의 크기에 따라 1~5롤	
반강성 연성 캐스트	어른의 경우 3인치 왜소한 어른/아동의 경우 2인치	팔의 크기에 따라 1~5롤	캐스트 풀기
펠트: 3가지 스트립	자뼈붓돌기-자뼈붓돌기 위 아래팔 둘레의 1½인치 너비 한 개 엄지-1½인치 너비 x 5인치 한 개, 1인치 너비 x 3인치 한 개		
추가 재료	물양동이, 타월, 붕대 가위, 테이프, 장갑		

는 위치에 배치한다. 그런 다음 치료사는 팔의 긴장이나 당김이 감소하는 것을 느낀다. 치료사는 일반적으로 패딩 및 캐스팅 재료를 적용하는 동안 팔을 최대 범위 이하로 유지한다.

반강성 연성 캐스트 재료를 사용한 긴 팔 캐스트 적용 (표 19.9)

Cast Application for Long Arm Using Semirigid Soft Cast Material

1. 어깨뼈봉우리에서부터 손가락 끝까지의 재료 길이와 엄지의 대략적인 위치를 포함하기 위해 팔꿈치머리 뒤쪽 측면에서 스토키네트를 측정한다(그림 19.20). 스토키네트를 적용한다(그림 19.21). 팔꿈치가 45° 이상 굽힘된 경우 팔꿈치 캐스트 지침과 유사하게 스토키네트에 주름이 생기지 않도록 앞쪽 팔꿈치 주름에 스토키네트 구멍을 낸다.

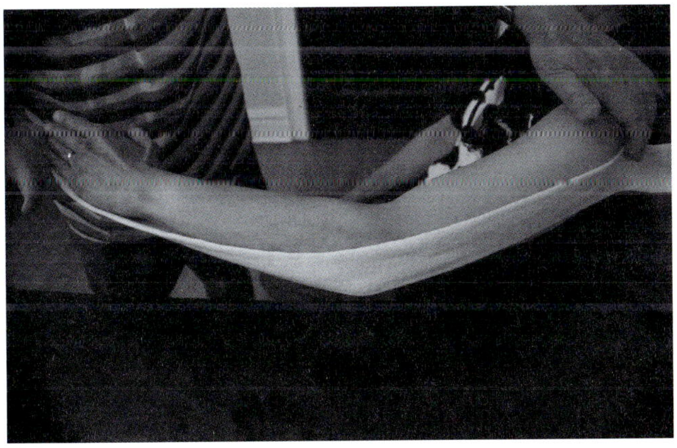

그림 19.20 어깨뼈봉우리에서 손가락까지의 스토키네트 길이 측정

2. 다음에 펠트 스트립을 적용한다. 하나는 자뼈붓돌기 위에, 두 개의 작은 스트립은 손목 캐스트와 유사하게 엄지를 위한 조각이다.
3. 주의: 팔꿈치가 45° 이상 굽혀진 경우 팔꿈치와 유사한 펠트 스트립을 팔꿈치머리를 가로 질러 수직으로, 위팔뼈 위, 자뼈를 따라 아래로 적용한다. 수평 스트립은 안쪽 및 가쪽 위관절융기를 덮고 팔꿈치머리를 지나간다.
4. 팔꿈치 및 손목 캐스트에서 설명한대로 패딩을 적용한다. 반 강성 연성 캐스트를 적용하면 재료가 풀리고 벗겨질 수 있으므로 패딩 층을 더 적게 적용할 수 있다.

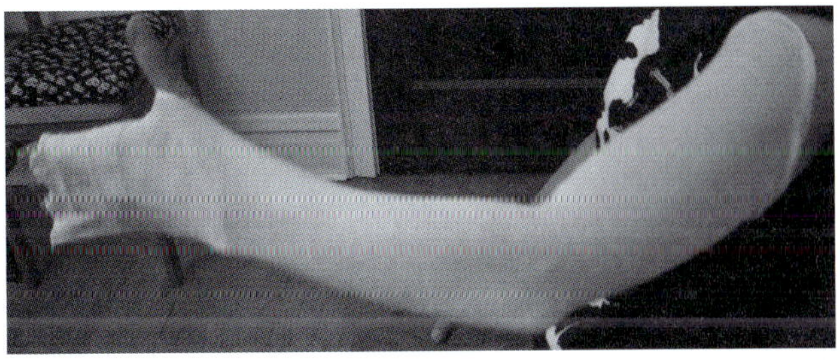

그림 19.21 스토키네트 적용

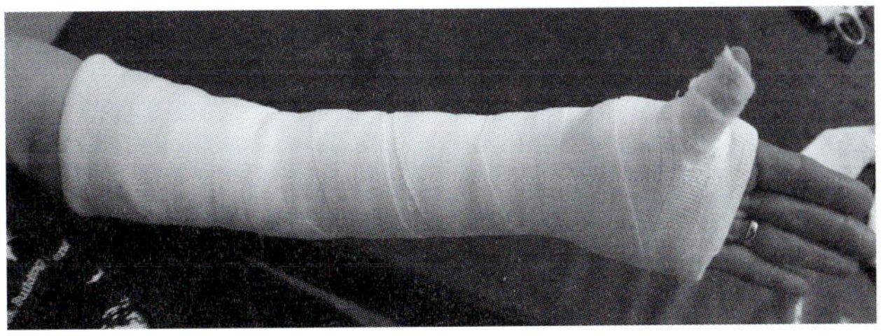

그림 19.22 완성된 긴 팔 캐스트

5. 겨드랑이의 패딩 상단 1/2인치 아래, 위팔뼈 아래로 끝 부분의 패딩 1/2인치까지 부드러운 캐스트 재료를 바른다.
6. 부드러운 캐스트 재료를 아래팔의 몸쪽 끝 1/2인치 아래에 적용하고 펴고, 먼쪽 및 몸쪽 끝에서 1/2인치의 패딩을 남겨둔다. 연성 캐스트를 다시 손등쪽의 노쪽에서 자뼈로 그리고 손바닥쪽의 자쪽에서 노쪽으로 적용하여 당김을 강화한다.
7. 손목 소프트 캐스트 절차와 유사하게 갈퀴막공간을 통해 연성 캐스트를 감싼다. 엄지 손가락이 캐스트 구멍을 통해 위치될 때 캐스트 재료의 먼쪽 폭(1/3)이 갈퀴막 공간에 놓이도록 재료에 구멍을 낸다. 연성 캐스트의 구멍을 잘라 엄지를 그 구멍에 넣는다.
8. 손의 크기에 따라 갈퀴막공간을 통해 연성 캐스트를 2~3회 감싼다. 먼쪽 및 몸쪽 끝의 가장자리 위로 스토키네트를 뒤집어 연성 캐스트를 고정한다.
9. 손바닥활을 만든다. 엄지나 손가락 끝의 압력을 피하기 위해 손바닥을 사용하고 움푹 들어가는 것을 방지하기 위해 캐스트의 등쪽에 반대압력을 가한다.
10. 캐스트의 먼쪽 및 몸쪽 끝이 단단해졌는지 확인한다. 패딩을 제거하여 엄지 부분을 마무리하거나 제자리에 둔다. 완성된 긴 팔 캐스트는 그림 19.22에 나와 있다.

엄지 포함된 손목 캐스트

WRIST CAST WITH THE THUMB INCLUDED

사용 근거 Rationale for Use

손목과 아래팔의 정렬은 물체를 잡고 조작하기 위해 검지와 중지에 맞섬하는 엄지의 능력에 영향을 미친다. 손목이 굽힘과 자쪽치우침 상태로 당겨지면 엄지가 모음과 굽힘 상태로 유지되어 결국 짧고 뻣뻣한 갈퀴막공간으로 발전한다. 캐스팅 프로그램을 통해 얻은 근육 균형과 관절 정렬을 개선하면 뻣뻣한 엄지가 신장되고 기능적 활동을 위한 엄지의 사용 능력이 향상 될 수 있다.

손바닥에서 엄지 기형은 고정된 근 정지성 구축으로 이어질 수 있는 긴엄지굽힘근 또는 짧은엄지굽힘근, 엄지 모음근 및/또는 첫 번째 등쪽뼈사이근의 비정상적인 근육 당김으로 인해 발생한다. 이 변형은 엄지의 쥐기와 집기(pinch)를 방해한다. 엄지의 뻣뻣함과 구축은 갈퀴막공간의 단축, 불안정한 MCP관절 또는 과도하게 늘어난 긴엄지폄근 및 짧은엄지폄근에 과도한 스트레스를 유발할 수 있다.

엄지가 포함된 손목 캐스트는 엄지 벌림 및 폄의 범위를 개선하고 점차 손바닥 폄을 개선할 수 있다. 손을 펴고 엄지를 손바닥으로 가져가면 엄지가 맞섬을 위해 손가락쪽으로 움직일 때 형성되는 비스듬한 아치뿐만 아니라 가로 또는 손목 아치의 발달을 돕는다.

엄지의 MCP관절 및 손가락뼈사이(IP)관절을 지지하면서 캐스트 재료의 윤곽을 엄지 두덩에 맞추는 것이 중요하다. 엄지를 점차적으로 신장시키고 재료를 갈퀴막공간에 성형하여 손바닥 폄 및 안정성을 제공해야 한다. 엄지가 점차 신장된 자세로 점진적으로 위치를 잡는 것은 엄지 폄근과 벌림근을 늘리기 위해 최대 범위 이하에서 제공되며, 손목은 중립에 있거나 10~15° 폄된다. 느리고 점진적인 신장을 제공하는 연속 캐스트는 엄지의 과도한 신장이나 통증을 방지한다. 이는 근육의 힘을 재조정하고 반대 근육 그룹을 조절하는 데 중요하다. 캐스팅 후 후속 조치에는 엄지를 좋은 정렬 상태로 유지하기 위한 야간 보조기와 손과 엄지의 기능적 사용을 최적화하기 위한 근력 강화가 포함될 수 있다.

엄지를 감싼 손목 캐스트는 IP관절 또는 MCP관절의 과다폄과 엄지 두덩의 뻣뻣함이 있는 긴장이상성 엄지 손가락을 안정화하는 데 도움이 될 수 있다. 고객은 손목과 엄지 손가락이 캐스트를 통해 안정된 상태에서 물체를 잡고 놓는 것을 연습한다. 먼쪽 손가락뼈사이(DIP)관절은 폐쇄 캐스트로 안정화되거나 캐스트를 IP관절 또는 IP관절 주름에 근접하게 감싸서 클라이언트가 DIP관절의 조절을 연습할 수 있다.

처방된 대로 부드러운 신장을 촉진하거나 안정성을 제공하기 위해 위한 최상의 엄지 자세를 평가하기 위해 세심한 평가와 촉진(palpation)이 필요하다.

캐스트 재료 Casting Materials

엄지를 감싸고, 손바닥활의 윤곽을 제공하고, 엄지를 덮으려면 성형 가능한 재료가 필요하다. 석고 캐스트 재료 또는 폴리에스터 연성 캐스트를 권장한다. 유리섬유 재료는 엄지에 맞지 않거나 필요한 손 성형을 제공하지 않는다(표 19.10).

엄지 폐쇄 손목 캐스트를 위한 캐스트 적용 폴리에스터 연성 캐스트 사용

Cast Application for Thumb-Enclosed Wrist Cast Using Polyester Soft Cast

1. 손목 캐스트에서 설명한 대로 스토키네트 및 펠트 스트립

표 19.10 석고와 폴리에스터 연성 캐스트 재료를 사용한 엄지 폐쇄 손목 캐스트

	크기	양	제거 방법
스토키네트	어른의 경우 3 인치 왜소한 어른/아동의 경우 2인치 영유아의 경우 1인치		
캐스트 패딩	어른의 경우 3인치 왜소한 어른/아동의 경우 2인치	팔의 크기에 따라 1~5롤	
석고 캐스트	어른의 경우 3인치 왜소한 어른/아동의 경우 2인치	팔의 크기에 따라 1~5롤	캐스트 톱
반강성 연성 캐스트	어른의 경우 3인치 왜소한 어른/아동의 경우 2인치	팔의 크기에 따라 1~5롤	캐스트 풀기
펠트: 3가지 스트립	자뼈붓돌기-자뼈붓돌기 위 아래팔 둘레의 1½인치 너비 한 개 엄지-1½인치 너비×5인치 한 개, 1인치 너비×3인치 한 개		
추가 재료	물양동이, 타월, 붕대 가위, 테이프, 반강성 연성 캐스트를 위한 장갑 단, 석고인 경우 장갑 사용이 선호되지 않을 수 있음		

을 적용한다.

2. 손목 캐스트를 패딩하기 위해 설명된 대로 아래팔을 감싼다.
3. 엄지를 감싸는 또 다른 방법은 패딩이 있는 갈퀴막공간의 중앙의 위쪽을 수평으로 찢어 패딩이 엄지를 향하도록 각도를 정하는 것이다. IP관절 너머 엄지를 두 번 감싼다. 세 번째는 갈퀴막공간을 감는다. CMC관절과 엄지 두덩이 패딩으로 덮여 있는지 확인한다(그림 19.23). 엄지를 계속 감아서 엄지 두덩을 덮는다.
4. 폴리에스터 연성 캐스트 재료 또는 석고를 사용하여 손목 캐스트와 유사하게 이 캐스트에도 적용한다.
5. 갈퀴막공간 사이에 재료를 감싸고 엄지의 MCP관절쪽으로 약간 기울인 다음 손의 크기에 따라 재료를 엄지에 2~3회 감는다(그림 19.24). 재료를 손등쪽의 갈퀴막공간을 통해 그리고 손바닥 표면 주위로 가져와 다시 갈퀴막공간으로 돌아간다.
6. 스토키네트를 연성 캐스트 위로 뒤집고 재료로 가장자리를 고정한다.
7. 손바닥활을 만들고 엄지의 MCP 및 IP 관절을 지지하면서 엄지 두덩의 윤곽을 잡는다.
8. 엄지 끝이 보이도록하고 엄지 가장자리의 패딩을 잘라 피부를 관찰한다. 완성된 엄지 폐쇄 손목 캐스트는 그림 19.25에 나와 있다.

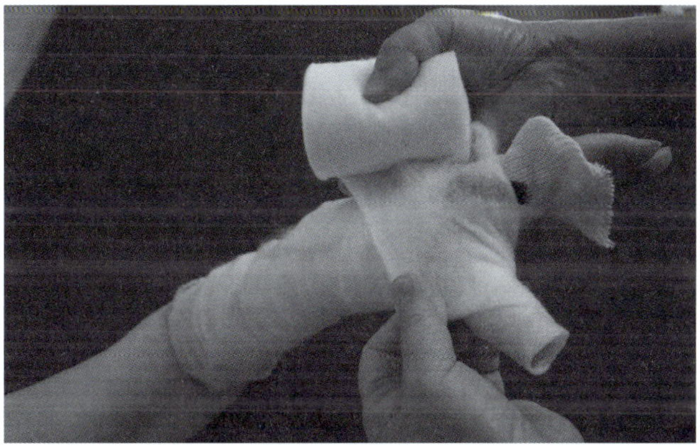

그림 19.23 다른 방법: 갈퀴막공간 중앙에서 엄지를 패딩으로 감싸고 수평으로 찢어 패딩이 엄지를 향하도록 각도를 조정한다.

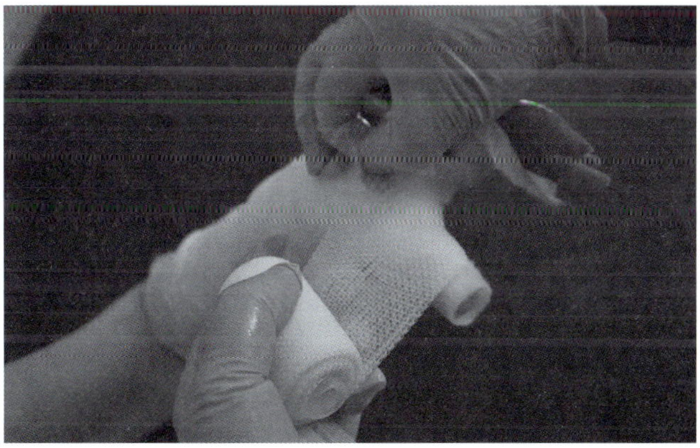

그림 19.24 갈퀴막공간 사이에 재료를 감싸고 엄지의 MCP관절을 향해 약간 각도를 튼다.

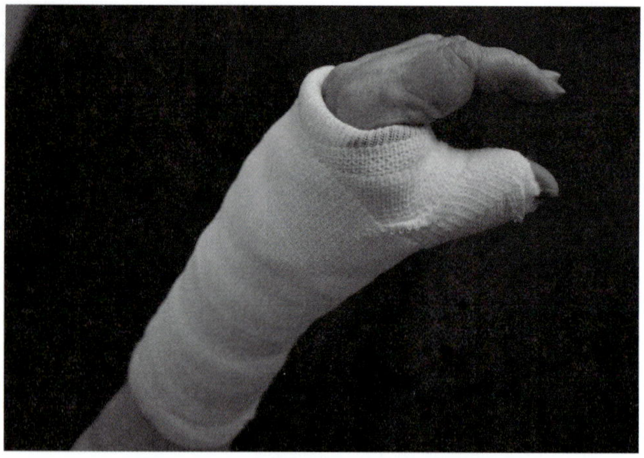

그림 19.25 완성된 엄지 폐쇄 손목 캐스트

손허리손가락 손목 캐스트
METACARPOPHALANGEAL WRIST CAST

사용 근거 Rationale for Use

내재근의 약화 또는 벌레근 강직이 MCP관절의 굽힘 구축을 유발하면 클라이언트가 손가락의 먼쪽 PIP관절 및 IP관절의 완전 펴하는 것을 방해한다. 강직이 있는 클라이언트의 경우, MCP관절을 굽힘시키는 내재근의 당김은 내재근 양성 손으로 이어질 수 있으며, 더 나아가 근육정적구축으로 이어질 수 있다. 손허리손가락 캐스트는 MCP관절 또는 PIP관절의 먼쪽에 적용하여 클라이언트가 손가락 폄 끝범위를 능동적으로 수행할 수 있도록 한다. 이 캐스트는 손목과 손가락 손허리 손가락을 폄 자세로 위치시키고 능동 손가락 폄을 용이하게 한다. MCP관절 또는 PIP관절 너머의 먼쪽 캐스트의 지지는 MCP관절이 폄될 때 IP관절의 능동 폄을 용이하게 하기 위해 내재근의 점진적인 신장을 돕는다.

손가락의 지지를 필요로 하는 캐스트 먼쪽 부분을 마무리하고, 손가락 능동 폄의 끝 범위를 점차 돕거나, 내재근이 뻣뻣한 경우 긴손가락굽힘근의 길이를 늘린다.

손허리손가락 캐스트는 내재근 뻣뻣함을 점진적으로 개선하여 손가락 폄을 개선하여 손의 쥐기-놓기를 통한 기능적 활동을 하는 능력을 향상시키는 데 사용된다.

캐스트 재료 Casting Materials

손허리손가락 캐스트에는 모든 캐스트 재료를 사용할 수 있다(표 19.11). 손목 캐스트 재료를 참조하고 절차에 따라 캐스트를 적용한다.

손허리손가락 손목 캐스트를 위한 캐스트 적용 반강성 연성 캐스트를 사용한 캐스트
Cast Application for Metacarpophalangeal Wrist Cast Using Semirigid Soft Cast

1. 팔꿈치머리에서 DIP관절까지 스토키네트를 적용하고 엄

표 19.11 석고 또는 반강성 연성 캐스트 재료를 사용한 손허리손가락 손목 캐스트

	크기	양	제거 방법
스토키네트	어른의 경우 3인치 왜소한 어른/아동의 경우 2인치 영유아의 경우 1인치		
캐스트 패딩	어른의 경우 3인치 왜소한 어른/아동의 경우 2인치	팔의 크기에 따라 1~5롤	
석고 캐스트	어른의 경우 3인치 왜소한 어른/아동의 경우 2인치	팔의 크기에 따라 1~5롤	캐스트 톱
반강성 연성 캐스트	어른의 경우 3인치 왜소한 어른/아동의 경우 2인치	팔의 크기에 따라 1~5롤	캐스트 풀기
펠트: 3가지 스트립	자뼈붓돌기-자뼈붓돌기 위 아래팔 둘레의 1½인치 너비 한 개 엄지-1½인치 너비×5인치 한 개, 1인치 너비×3인치 한 개		
추가 재료	물양동이, 타월, 붕대 가위, 테이프, 반강성 연성 캐스트를 위한 장갑 단, 석고인 경우 장갑 사용이 선호되지 않을 수 있음		

지의 대략적인 위치를 지정한다. 엄지를 위한 직선 구멍을 낸다.

2. 손목 캐스트에 대해 설명한대로 펠트 스트립을 자뼈붓돌기와 엄지에 적용한다.
3. 손목 캐스트에 패드를 붙이기 위해 설명한 대로 아래팔을 감는다.
4. 끈적끈적한 물질이 엄지의 피부에 달라붙지 않도록 엄지 주위에 패딩을 감는다. 평가에 따라 아래팔 길이의 3/4로 몸쪽으로 확장하고 MCP관절 또는 PIP관절을 넘어 먼쪽으로 패딩을 적용한다.
5. 손목 캐스트와 유사한 연성 캐스트를 적용한다. 패딩의 먼쪽 1/2인치 아래에 캐스트 재료를 적용하고 패딩에서 ½ 인치 먼쪽에서 재료를 마무리한다.
6. 연성 캐스트 재료를 손등쪽 표면의 노쪽에서 자쪽으로 적용하고 손바닥 표면의 자쪽에서 노쪽으로 적용한다. 엄지 CMC관질 랩을 손등쪽 표면의 노쪽에서 자쪽으로 덮는다. 갈퀴막공간을 통해 위로 올라가는 연성 캐스트를 깔아서 패딩으로 형성된 지지대 위에 있도록 하고 MCP관절을 통과하도록 한다(그림 19.26). 연성 캐스트의 1/2인치까지 패드를 계속 붙인다.
7. 연성 캐스트의 스토키네트를 다시 뒤집고 재료로 가장자리를 고정한다.
8. 손바닥활을 만든다.
9. 패딩을 제거하여 엄지 영역을 마무리하거나 제자리에 둔다. 완성된 손허리손가락 손목 캐스트는 그림 19.27에 나와 있다.

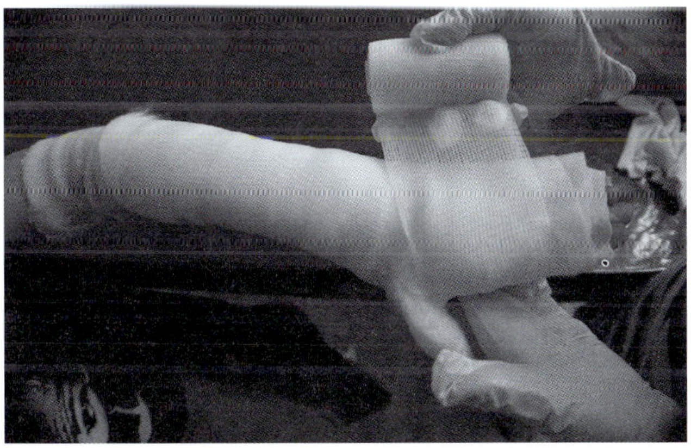

그림 19.26 손등 표면에 노쪽에서 자쪽으로 연성 캐스트 재료를 적용함

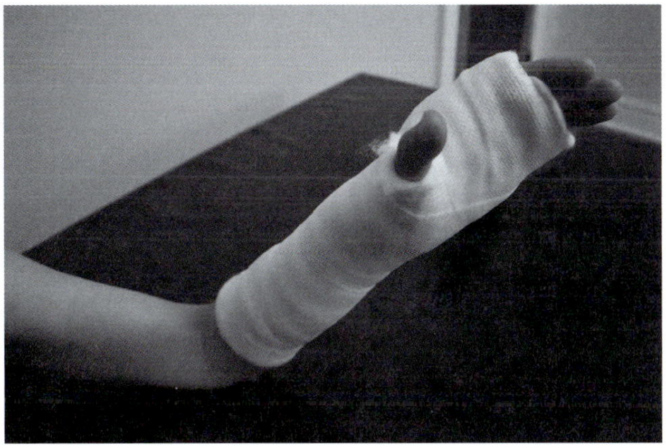

그림 19.27 완성된 손허리손가락 손목 캐스트

손허리손가락 및 몸쪽 손가락뼈사이관절의 굽힘 증가를 위한 손허리손가락 손목 캐스트

METACARPOPHALANGEAL WRIST CAST TO INCREASE FLEXION OF THE METACARPOPHALANGEAL AND PROXIMAL INTERPHALANGEAL JOINTS

사용 근거 Rationale for Use

MCP관절의 과다폄 및 PIP관절의 굽힘이 있는 내재근 음성 손은 갈퀴손이라고도 한다. 갈퀴손은 뼈사이근 및 벌레근의 마비로 인해 발생한다. 클라이언트는 과다폄 또는 폄 시 MCP관절로 손가락을 굽히고 펼 수 있지만 미세한 파악을 위한 손허리손가락 굽힘을 할 수 없다. 예를 들어, 손등쪽에 심각한 화상으로 흉터가 있는 클라이언트는 MCP관절에 손가락을 과도하게 펴서 근 정지성 구축이 있는 내재근 음성 손이 될 수 있다.

손허리손가락 손목 캐스트는 MCP 또는 PIP 관절의 먼쪽에 적용하여 손허리손가락 및 몸쪽 손가락뼈 굽힘 범위를 늘리는 데 사용할 수 있다. 연성 캐스트 재료를 사용하는 경우 재료의 유연성과 부드러움으로 인해 MCP관절 굽힘 자세를 만들기가 어렵다. 패딩을 적용한 후 아쿠아플라스트(Aquaplast) 조각을 아래팔과 손허리손가락의 등쪽에 덧씌운다. 아쿠아플라스트는 굽힘을 개선하는 데 필요한 위치에 MCP관절을 고정하기 위해 당겨진다. 그런 다음 손허리손가락 손목 캐스트와 유사한 연성 캐스트 재료가 적용된다. 내재근 음성 손을 위한 손허리손가락 캐스트는 손허리손가락의 뻣뻣함을 점진적으로 개선하여 손 잡기 및 놓기 및 미세한 파악을 개선하는 데 사용된다.

캐스트 재료 Casting Materials

반강성 연성 캐스트 재료 Semirigid Soft Cast Materials

이 기술은 만약 문제가 발생하여 클라이언트 또는 보호자가 집에서 캐스트를 제거할 수 있기를 원하는 경우, 클라이언트와 함께 작업할 때 사용된다(표 19.12).

손허리손가락 손목을 위한 캐스트 적용 소프트 캐스트를 사용한 캐스트

Cast Application for Metacarpophalangeal Wrist Cast Using Soft Cast

1. 팔꿈치머리에서 DIP관절까지 스토키네트를 적용하고 엄지의 대략적인 위치를 정한다. 엄지를 위해 직선 구멍을 낸다.
2. 손목 캐스트에 대해 설명한대로 펠트 스트립을 적용한다.
3. 손목 캐스트에 패드를 붙이기 위해 설명한 대로 아래팔을 감는다.
4. 끈적끈적한 물질이 엄지의 피부에 달라붙지 않도록 엄지에 패딩을 감는다. 각 평가의 필요에 따라 패딩을 먼쪽으로 적용하여 팔뚝 길이의 3/4을 확장하고 MCP관절 또는 PIP관절을 넘어 먼쪽으로 확장한다.
5. 손등에 아쿠아플라스트를 패딩 위로 덮고, 캐스트 재료를 잡고 MCP 및 PIP 관절이 구부러지게 당긴다(그림 19.28).
6. 아쿠아플라스트 위에 손허리손가락 손목 캐스트와 유사한 캐스트를 적용하여 제자리에 둔다. 패딩 몸쪽 1/2인치 아래에 캐스트 재료를 적용하고 패딩에서 1/2인치 먼쪽에서 재료를 마무리한다.
7. 연성 캐스트 위로 스토키네트를 다시 뒤집고 재료로 가장자리를 고정한다.
8. 손바닥활을 만든다. 손허리손가락 굽힘을 증가시키기 위한 손허리손가락 손목 캐스트의 완성된 모습은 그림 19.29에 나와 있다.

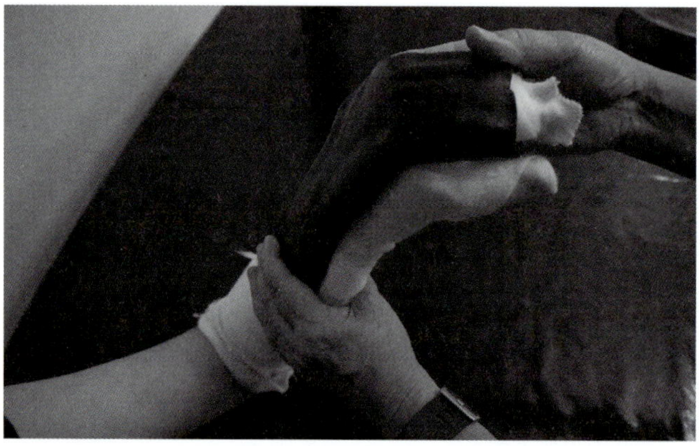

그림 19.28 패딩 위 손등쪽에 아쿠아플라스트를 덮고 MCP 및 PIP 관절을 굽힘으로 당긴다.

표 19.12 반강성 연성 캐스트 재료 및 아쿠아플라스트를 사용한 손허리손가락 손목 캐스트

반강성 연성 캐스트 재료는 클라이언트와 함께 작업할 때 사용되며 문제가 발생하면 클라이언트나 보호자가 집에서 캐스트를 제거하기를 원한다.

	크기	양	제거 방법
스토키네트	어른의 경우 3인치 왜소한 어른/아동의 경우 2인치 영유아의 경우 1인치		
캐스트 패딩	어른의 경우 3인치 왜소한 어른/아동의 경우 2인치	팔의 크기에 따라 1~5롤	
반강성 연성 캐스트	어른의 경우 3인치 왜소한 어른/아동의 경우 2인치	팔의 크기에 따라 1~5롤	캐스트 풀기
펠트: 3가지 스트립	자뼈붓돌기-자뼈붓돌기 위 아래팔 둘레의 1½인치 너비 한 개 엄지-1½인치 너비×5인치 한 개, 1인치 너비×3인치 한 개		
아쿠아플라스트	4×10인치 아쿠아플라스트 한 장(손의 크기에 따라 한 장의 아쿠아플라스트를 조정한다.)		
추가 재료	물양동이, 아쿠아플라스트 재료를 위한 스플린트 팬, 타월, 붕대 가위, 테이프, 장갑		

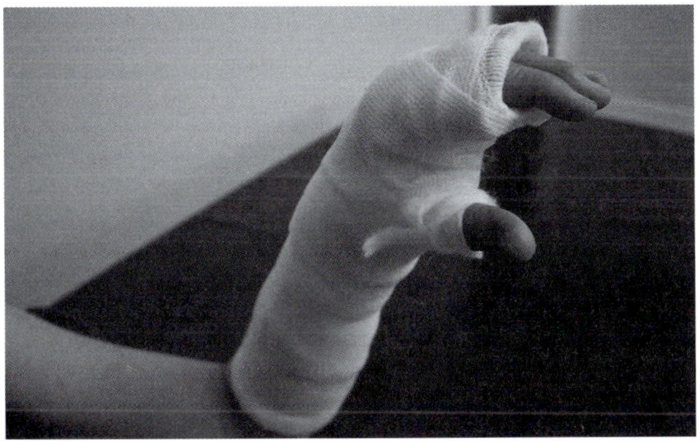

그림 19.29 완성된 손허리손가락 손목 캐스트

기능적인 캐스트 치료

FUNCTIONAL CAST THERAPY

기능적인 캐스트 치료(functional cast therapy, FCT)는 일치성 델타-캐스트 폴리에스터 캐스트 테이프(Delta-Cast Conformable Polyester Cast Tape)를 사용하여 클라이언트의 손에 직접 성형되는 형태에 맞춘 보조기를 적용하는 캐스팅 방법이다. 편직된 폴리에스테르 소재는 적용하기 쉽고 석고 또는 반강성 폴리에스테르 연성 캐스트와 유사하다. 이 소재는 특정 관절을 지지하는 데 필요한 단단함을 제공하고 고정이 필요하지 않은 영역에 유연성을 제공한다. 이 재료는 적용하기 쉽고 다양한 보조기가 필요한 경우 사용된다. 다양한 유형의 기능성 캐스트의 치료적 적용에 대한 추가 정보는 BSN 메디컬 주식회사의 델타-캐스트 컴포머블 사용하는 응용 설명서에 나타나 있다.

기능적인 캐스트 치료 재료를 사용한 엄지 스피카

THUMB SPICA WITH FUNCTIONAL CAST THERAPY MATERIALS

사용 근거 Rationale for Use

엄지 스피카 보조기는 움직임을 줄이고 손상 부위를 안정화시켜 편안함을 제공하는 데 사용된다. 드퀘르뱅 힘줄윤활막염, 외상성 엄지 손상 또는 류마티스관절염(RA)이 있는 클라이언트에게 자주 사용된다. 엄지와 손목을 안정시키는 것은 또한 근긴장이상이나 근육긴장항진증을 관리하는 데 사용될 수 있으며, 이는 엄지를 손바닥쪽 굽힘 및 모음에 위치시킨다. 엄지를 검지와 중지의 벌림과 반대쪽에 위치시킴으로써, 기능적 파악을 위한 동작이 가능하다. 엄지 스피카 보조기에서 엄지의 위치는 클라이언트의 진단에 따라 다르다.

기능적인 캐스트 치료용 재료 일치성 델타-캐스트 사용한 엄지 스피카를 위한 캐스트 적용(표 19.13)

FUNCTIONAL CAST THERAPY MATERIALS CAST APPLICATION FOR THUMB SPICA USING DELTA-CAST CONFORMABLE

1. 클라이언트의 피부에 패딩 처리된 면이 있는 엄지 스토키네트 라이너를 적용한다.
2. 스토키네트 위로 끈적끈적한 뒷면이 있는 발포 고무(foam)를 자뼈붓돌기 위쪽에 적용한다.
3. 아래팔과 손의 등쪽에 있는 스토키네트 아래에 절단된 조각(cutting strip)을 삽입하여 캐스팅할 영역을 덮는다(그림 19.30).

표 19.13 일치성 델타 캐스트를 사용한 기능적인 캐스트 치료

	크기	양	제거 방법
스토키네트	테리-네트 엄지 스피카(Terry-Net thumb spica)		
델타 캐스트 컴포머블	어른의 경우 3인치 왜소한 어른/아동의 경우 2인치	팔의 크기에 따라 1~3롤	스트립을 자르기 및 붕대 가위
뒤쪽 접착 발포 고무(foam) 패딩	자뼈붓돌기 위로		
테리-네트 접착 후크 및 스트레치 루프	2인치 1인치		
추가 재료	물양동이, 타월, 붕대 가위, 테이프, 장갑, 펠트펜(felt-tip pen)		

4. FCT 캐스트를 적용하기 전에 손목 부목의 어느 부분이 손을 지지하기 위한 안정화가 필요한지(안정성을 제공하기 위해 3~4개의 층) 그리고 스플린트의 어느 부분이 유연하게 유지될 수 있는지 결정한다.
   a. 손바닥에서 아래팔 몸쪽 1/3까지 원하는 길이를 측정한다. 손바닥 표면에 3~4개의 층을 둔다(그림 19.31). 잡는 사람은 제자리에 고정하는 데 도움을 줄 수 있다. 주의: 각 층을 물에 넣을 필요는 없다.
5. 남은 롤을 물에 넣고 풀기 시작한다. 두 층을 포함하여 아래팔 주위를 풀고 몸쪽 끝에서부터 시작한다. 각 층을 재료 너비의 절반으로 겹쳐서 캐스트를 손목손허리관절까지 푼다. 반으로 겹치는 것을 기억하고 노쪽에서 자쪽 방향으로 계속한다(그림 19.32). 갈퀴막공간을 통해 계속 진행한다.
6. 잡아주는 사람이 엄지 벌림 자세를 유지하는 동안 엄지의 IP관절에 두 번 감는다. MCP관절 위에서 손등 주위로 돌아온다.
7. 손바닥활과 엄지 두덩을 형성하고 나머지 캐스트를 문지른다(그림 19.33). 캐스트를 문지르기 전에 장갑을 물에 담근다. 끈적임이 사라지면 캐스트는 절단될 준비가 된 것이다.
8. 캐스트를 제거하려면 절단된 조각(cutting strip) 위에 가위를 둔다. 절단하려는 부위의 캐스트를 부드럽게 꽉 쥐고 캐스트 아래로 내려간다(그림 19.34).
9. 클라이언트의 손에 캐스트를 재배치하고 스플린트가 몸에 잘 맞도록 다듬어야 할 부분을 결정한다. 모든 손가락에 손허리손가락 굽힘을 제공하기 위해 다듬을 수 있는 손등쪽과 손바닥쪽의 표면(예: 손바닥 주름)을 캐스트에 직접 표시한다(그림 19.35). 일부 영역을 다듬기가 너무 어려우면 단단한 영역에는 특수한 작은 금속 자르기 가위를 사용한다.
10. 보조기 가장자리 주변에 접착 플리스 마무리 테이프를 적용하여 보조기를 완성한다. 보조기가 완전히 건조되면 접착 후크(adhesive hook)를 적용한다. 보조기에 적

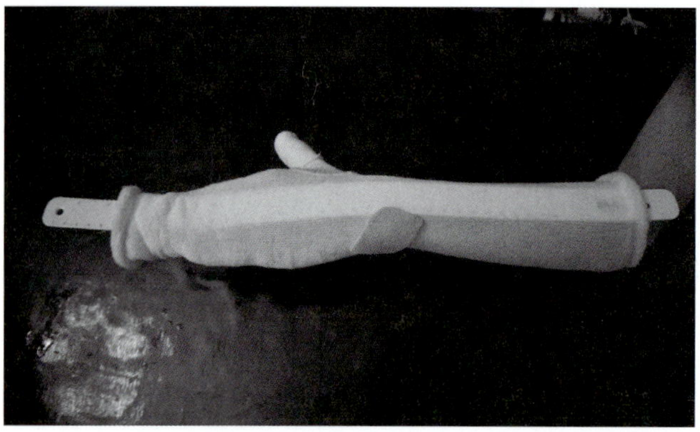

그림 19.30 등쪽 스토키네트에 절단된 조각을 삽입한다.

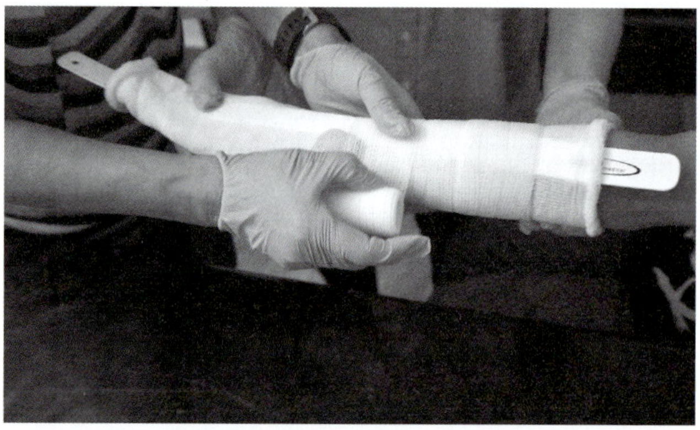

그림 19.32 노쪽에서 자쪽 방향의 캐스트 재료를 반으로 겹친다.

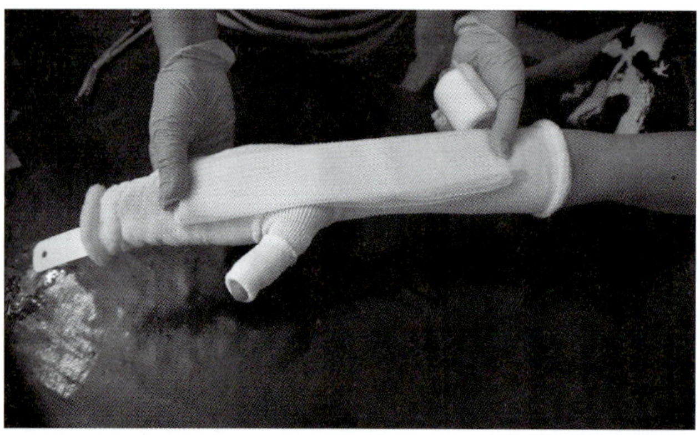

그림 19.31 손바닥에서 아래팔의 몸쪽 1/3까지 원하는 길이를 측정하여 손바닥쪽 표면에 3~4개의 층을 배치한다.

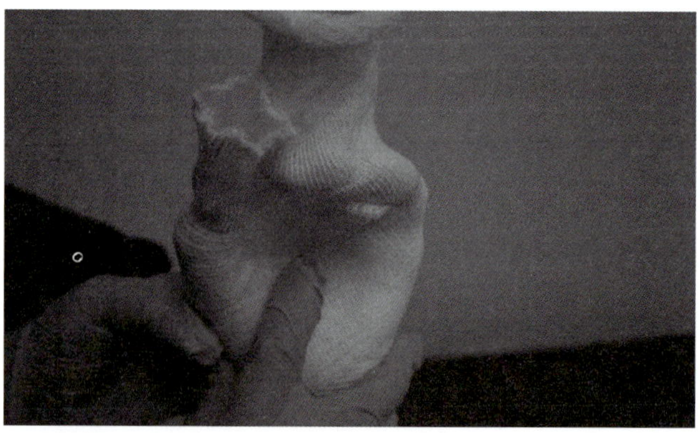

그림 19.33 손바닥활에서 엄지 두덩을 형성하고, 남아 있는 캐스트를 문지른다.

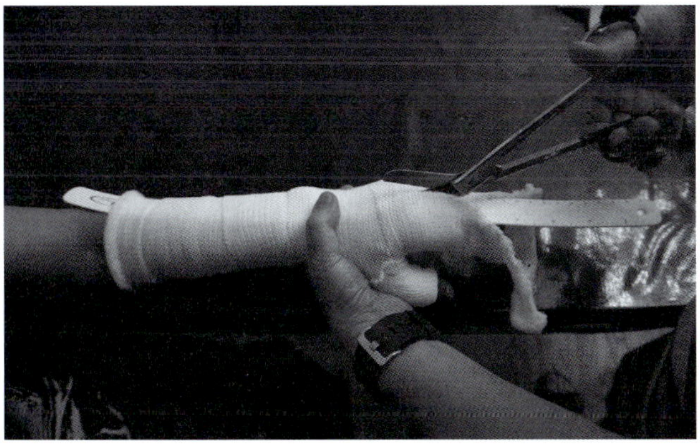

그림 19.34 자르는 부분의 캐스트를 조심스럽게 쥐고 캐스트를 따라 내려간다.

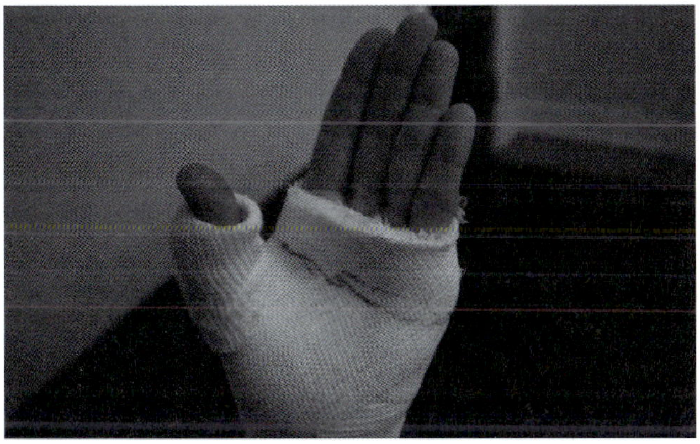

그림 19.35 손허리손가락관절 굽힘을 허용하기 위해 손등쪽과 손바닥 측면 캐스트 부위에 똑바로 표시한다.

용하기 전에 열선총을 사용하여 접착 고리의 끈적한 면을 가열한다. 가열 후크 벨크로가 보조기에 적용되면 가위의 무딘 가장자리로 벨크로를 문질러 재료에 고정한다. 1인치 또는 2인치 벨크로 스트레치 루프를 적용하여 보조기를 완성한다. 완성된 엄지 스피카는 그림 19.36에 나와 있다.

캐스트 제거

CAST REMOVAL

앞서 논의된 바와 같이, 일부 유형의 캐스트 재료는 캐스트 톱 또는 절단기로 제거해야 하며 가위로 절단할 수 있는 다른 유형의 재료인 기능인 캐스트 치료와 같은 캐스트가 있다. 캐스트 톱과 관련하여 치료사는 (1) 캐스트 톱을 안전하게 작동하는 방법에 대해 잘 알고 있어야 하며, (2) 캐스트 제거 기술에 익숙해야 하며, (3) 장비 사용에 대해 잘 알고 있어야 한

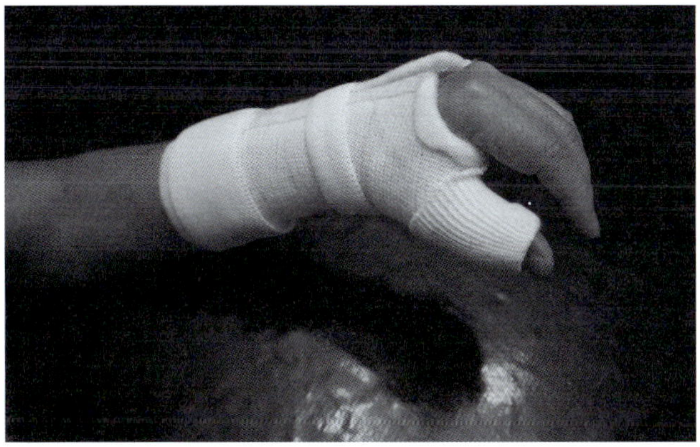

그림 19.36 보조기를 완성하기 위해 벨크로 스트레치 루프를 적용한다.

다. 담당자는 캐스트 톱 사용 경험이 있는 검증된 직원이 지도하는 역량 교육을 이수해야 한다. 캐스트 톱과 칼이 적절한 작동 상태에 있는지 확인하기 위해 장비 유지 보수 점검 시스템을 구축해야 한다.

가장 일반적인 캐스트 톱은 전동식 캐스트 절단기이다. 일부 캐스트 절단기는 공기 흐름이 강한 진공청소기가 부착되어 위생적인 환경을 제공한다. 절단 절차 중 클라이언트와 치료사의 눈을 보호하기 위해 보안경을 착용한다. 캐스트 톱의 날은 회전하지 않고 약 1/8인치의 이동을 위해 앞뒤로 진동한다. 치료사는 클라이언트에게 톱이 어떻게 작동하는지 보여주기 위해 칼날이 어떻게 진동하는지와 손으로 가볍게 만지는 것을 보여주면서 설명해야 한다(그림 19.37). 칼날은 석고 또는 유리섬유를 절단하도록 설계되었으며 패딩이나 스토키네트를 절단하기 위한 것은 아니다. 캐스트 톱을 올바르게 사용할 경우 피부에 손상이나 찰과상을 입히지 않아야 한다. 캐스트 톱의 소리가 클 수 있으므로 아이들과 함께 작업할 때 헤드폰을 사용하여 톱 소리를 줄일 수 있다.

톱을 사용하는 기술로 치료사가 캐스트 톱을 핸들로 단단히 잡고 캐스트 톱을 위아래로 자르는 동작을 사용하여 캐스트에 수직으로 유지한다. 톱으로 캐스트 재료를 절단할 때 치료사는 '탄력성'을 느낄 것이다. 재료에 '탄력성'이 느껴지는 즉시 톱을 위로 당긴다(그림 19.38). 톱날이 뜨거워지므로 캐스트 재료에 톱을 오랫동안 두지 않도록 한다. 캐스트 톱이 두 개 이상 있는 경우 유리섬유 절단용 캐스트 톱과 석고 제거용 캐스트 톱을 경우에 맞게 사용한다. 유리섬유 절단용 칼날은 더 자주 교체해야 될 수 있으며 진공청소기를 부착하여 사용하면 공기 중 유리섬유 재료를 제어하는 데 도움이 된다.

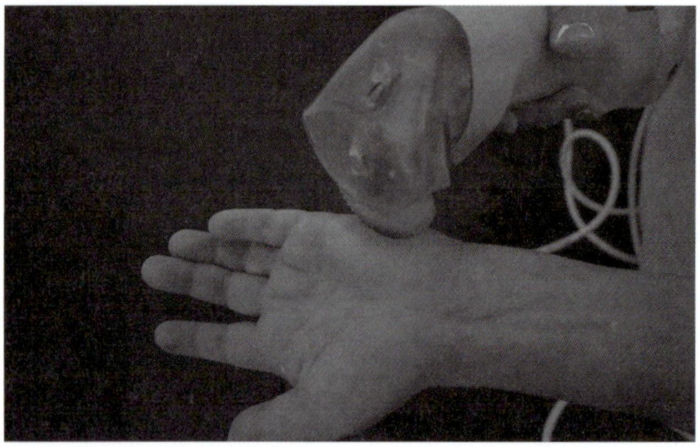

그림 19.37 치료사가 직접 클라이언트에게 캐스트 톱을 어떻게 사용할 것인지 설명한다.

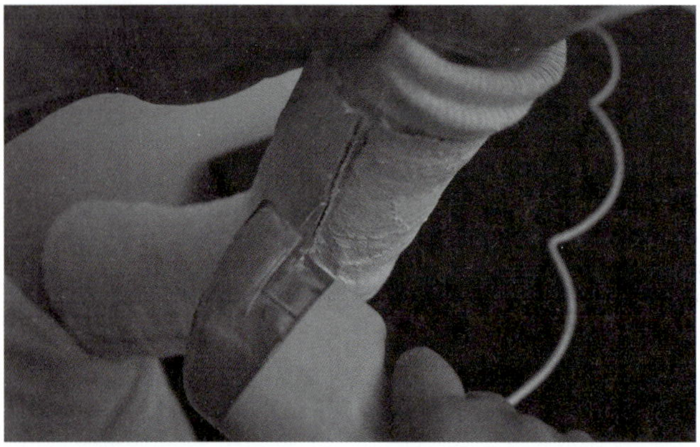

그림 19.38 재료에 탄력성이 느껴지면 톱을 바로 위로 당긴다.

캐스트를 쌍각조개 모양 보조기로 사용하는 경우 절단하기 전에 절단선을 결정하여 표시한다. 팔꿈치 앞쪽 주름과 팔꿈치머리 위로는 절단 선을 피한다(그림 19.39).

캐스트 절단기 사용 Use of a Cast Cutter

톱 중앙에 있는 핸들로 캐스트 절단기를 꽉 잡는다.

1. 재료에서 '탄력성'이 느껴질 때까지 꽉 누른다. 저항이 줄어들면 톱이 석고 또는 유리섬유를 절단한다. 톱을 들어 올린 다음 톱을 다시 내려놓고 위/아래로만 이동한다.
2. 톱을 캐스트에 장시간 두거나 톱을 사용하여 캐스트를 절단하거나 평행하게 작동하지 않는다. 이로 인해 칼날이 과열되어 클라이언트가 화상을 입을 수 있다. 캐스트 톱이 뜨거우면 모터를 식힌다.
3. 캐스트의 절단 영역 사이에 캐스트 스프레더를 삽입하고 가장자리를 벌린다(그림 19.40).
4. 붕대 가위를 사용하여 패딩을 자르고 가위로 스토키네트를 밀어낸다(그림 19.41).
5. 클라이언트의 피부에 붕대 가위의 압박이 안 느껴지도록 스토키네트를 위로 당겨 스토키네트를 자른다(그림 19.42).

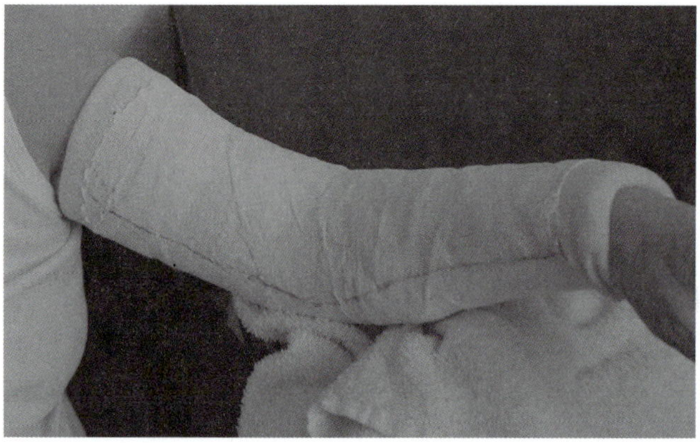

그림 19.39 캐스트를 쌍각조개 모양 보조기로 사용하는 경우 절단하기 전에 절단선을 정한 후 표시하고 팔꿈치 앞쪽 주름 및 팔꿈치머리 위는 선을 피해서 그린다.

반강성 연성 캐스트 제거 Removing Semirigid Soft Cast

연성 캐스트 재료는 각 층을 풀거나 붕대 가위로 잘라내어 제거할 수 있다(그림 19.43). 이 재료는 유연하고 패딩이 덜 사용되므로 캐스트 톱을 사용하지 않는 것이 좋다. 캐스트가 완전히 건조되면 소량을 푼 다음 가장자리를 다듬어 어떻게 연성 캐스트 재료를 푸는지 보여준다. 캐스트가 너무 빡빡하게 느껴지면 보호자에게 전체 캐스트를 제거하는 대신 일부 캐스트 재료를 풀 수 있다고 알린다.

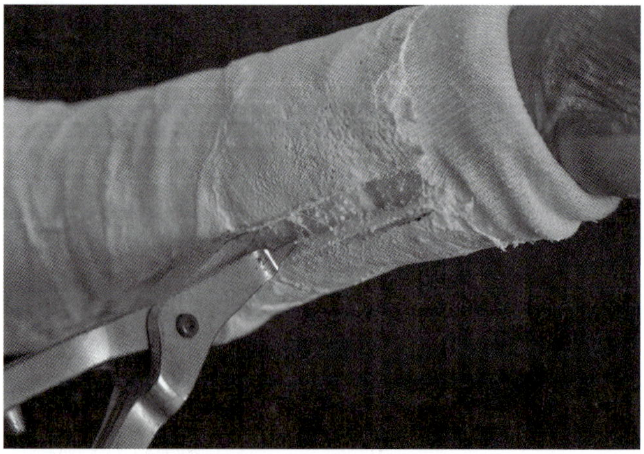

그림 19.40 끝부분을 벌리기 위해 캐스트의 절단 부위 사이에 캐스트 스프레더를 삽입한다.

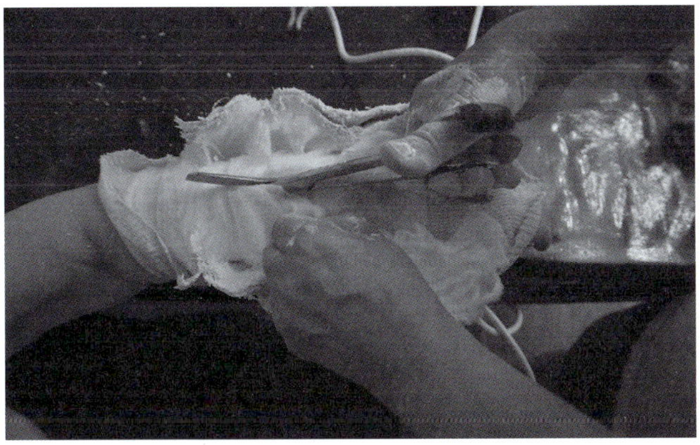

그림 19.41 스토크네트에 가위를 집어넣어 패딩을 자르는데, 이때 붕대가위를 사용한다.

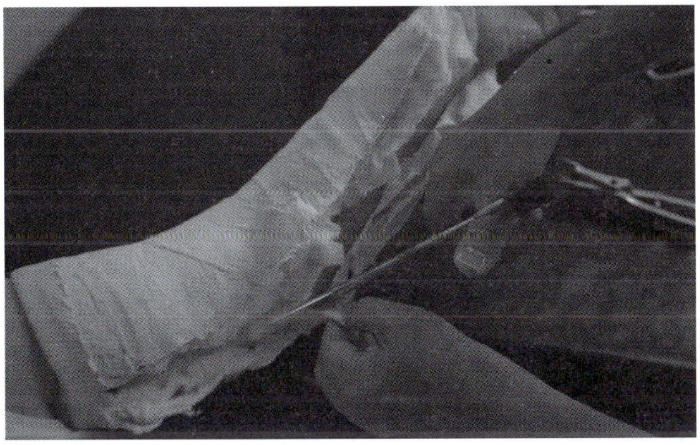

그림 19.42 붕대 가위로부터의 피부 압박을 피하기 위해 스토키네트를 들어 올린다.

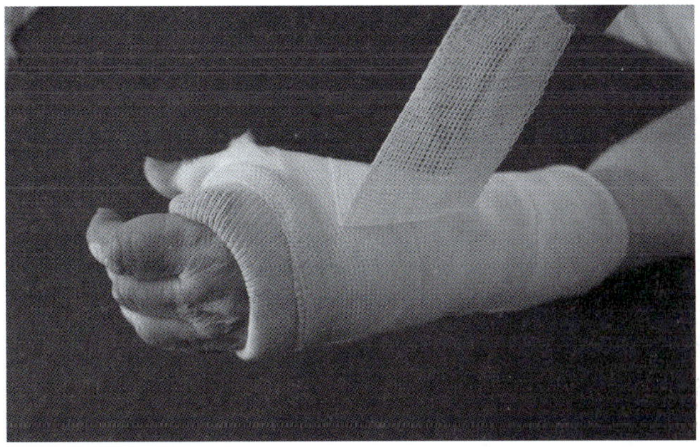

그림 19.43 연성 캐스트 재료는 풀기 또는 붕대 가위를 사용하여 절단을 통해 제거할 수 있다.

요약

모든 캐스팅 프로그램의 효과를 결정하려면 관절 제한을 유발하는 기본 조직에 대한 철저한 평가가 중요하다. 평가는 임상가가 사용할 캐스트 유형을 결정하는 데 도움이 된다. 또한 이러한 평가 결과는 치료사가 캐스트 구현을 위한 건전한 임상적 추론을 하도록 한다.

참고문헌

1. Ahmed SS, Carmichael KD: Plaster and synthetic cast temperatures in a clinical setting: an in vivo study, *Orthop* 34(2):99, 2011.
2. Autti-Ramo SJ, Anttila H, Maimivaara A, et al.: Effectiveness of upper and lower limb casting and orthosis in children with cerebral palsy: an overview of review articles, *Am J Phys Med Rehabil* 85:89–103, 2006.
3. Bennett GB, Helm P, Purdue GF, et al.: Serial casting: a method for treating burn contractures, *J Burn Care Rehabil* 10(6):543–545, 1989.
4. Blackmore AM, Boettecher-Hunt E, Jordan M, et al.: A systematic review of the effects of casting on equinus in children with cerebral palsy: an evidence report of the AACPDM, *Dev Med Child Neurol* 49(10):781–790, 2007.
5. Booth BJ, Doyle M, Montgomery J: Serial casting for the management of spasticity in the head-injured adult, *Phys Ther* 63:1960–1966, 1983.
6. Brashear A, Zafonte R, Corcoran M, et al.: Inter-and intrarater reliability of the Ashworth scale and the disability assessment scale in patients with upper-limb poststroke spasticity, *Arch Phys Med Rehabil* 83:1349–1354, 2002.
7. Clinkscales C: Sports-specific commentary on Bennett's fractures in professional basketball players: Bennett fractures and metacarpal fractures, *Hand Clin* 28(3):391–392, 2012.
8. Copley J, Watson-Will A, Dent K: Upper limb casting for clients with cerebral palsy: a clinical report, *Aust Occup Ther J* 43:39–50, 1996.
9. Dannenbaum RM, Jones LA: The assessment and treatment of patients who have sensory loss following cortical lesions, *J Hand Ther* 6(2):130–138, 1993.
10. de Bruin M, van de Giessen Vroemen JC, et al.: Geometrical adaptation in ulna and radius of cerebral palsy patients: Measures and consequences, *Clin Biomechanics* 29:451–457, 2014.
11. Dewey WB, Richard RL, Parry IS: Postitioning, splinting, and contracture management, *Phys Med Rehabil Clin N Am* 22(2):229–247, 2011.
12. Duijnisveld BJ, Steenbeek D, Nelissen RG: Serial casting for elbow flexion contractures in neonatal brachial plexus palsy, *J Pediatr Rehabil Med* 9(3):207–214, 2016.
13. Eliasson AC, Ekholm C, Carlstedt T: Hand function in children with cerebral palsy after upper-limb tendon transfer and muscle release, *Dev Med Child Neurol* 40:612–621, 1998.
14. Fehlings D, Rang M, Glazier, et al.: An evaluation of botulinum-A toxin injections to improve upper extremity function in children with hemiplegic cerebral palsy, *J Pediatr* 137:331–337, 2000.
15. Flinn SR, Craven K: Upper limb casting in stroke rehabilitation: rationale, options and techniques, *Top Stroke Rehabil* 21(4):296–302, 2014.
16. Geerdink Y, Lindeboom R, de Wolf S, et al.: Assessment of upper limb capacity in children with unilateral cerebral palsy: construct validity of a Rasch-reduced modified house classification, *Dev Med Child Neurol* 56(6):580–586, 2014.
17. Ghotbi N, Nakhostin AN, Naghdi S, et al.: Measurement of lower-limb

muscle spasticity: intrarater reliability of the modified Ashworth scale, *J Rehabil Res Dev* 48:83–88, 2011.

18. Goga-Eppenstein P, Hill J, Philip PA, et al.: *Casting protocols for the upper and lower extremities*, Gaithersburg, MD, 1999, Aspen Publishers.
19. Gracies JM: Pathophysiology of impairment in patients with spasticity and use of stretch as a treatment of spastic hypertonia, *Phys Med Rehabil Clin N Am* 12:747–768, 2001.
20. Hill J: The effects of casting on upper extremity motor disorders after brain injury, *Am J Occup Ther* 48:219–224, 1994.
21. Ho ES, Roy T, Stephens D, et al.: Serial casting and splinting of elbow contractures in children with obstetric brachial plexus palsy, *J Hand Surg Am* 35(1):84–91, 2010.
22. Hoare BJ, Imms C: Upper-limb injections of botulinum toxin-A in children with cerebral palsy: a critical review of the literature and clinical implications for occupational therapists, *Am J Occup Ther* 58(4):389–397, 2004.
23. House JH, Gwathmey FW, Fidler MO: A dynamic approach to the thumb-in-palm deformity in cerebral palsy, *J Bone Jt Surg Am* 63:216–225, 1981.
24. Hurvitz EA, Conti GE, Brown SH: Changes in movement characteristics of the spastic upper extremity after botulinum toxin injection, *Arch Phys Med Rehabil* 84:444–454, 2003.
25. Hutchinson MJ, Hutchinson MR: Factors contributing to the temperature beneath plaster or fiberglass cast material, *J Orthop Surg Res* 3(10), 2008.
26. Kendall FP, McCreary ER, Provance PG: *Muscles: testing and function with posture and pain*, ed 5, Baltimore, 2005, Lippincott Williams and Wilkins.
27. Kuipers K, Burger L, Copley J: Casting for upper limb hypertonia: a retrospective study to determine the factors associated with intervention decisions, *NeuroRehabil* 31:409–420, 2012.
28. Lannin NA, Novak I, Cusick A: A systematic review of upper extremity casting for children and adults with central nervous system motor disorders, *Clin Rehabil* 21(11):963–976, 2007.
29. Law M, Russell D, Pollock N, et al.: A comparison of intensive neurodevelopmental therapy plus casting and a regular occupational therapy program for children with cerebral palsy, *Dev Med Child Neurol* 39:664–670, 1997.
30. LeahyP: Precasting work sheet: an assessment tool, a clinical report, *Phys Ther* 68, 2002. 72–72.
31. Lee KC, Carson L, Kinnin E, et al.: The Ashworth scale: a reliable and reproducible method of measuring spasticity, *J Neurol Rehabil* 3:205–209, 1989.
32. Lehmkuhl LD, Thoi LL, Baize C, et al.: Multimodality treatment of joint contractures in patients with severe brain injury: cost, effectiveness, and integration of therapies in the application of serial/inhibitive casts, *J Head Trauma Rehabil* 5:23–42, 1990.
33. Leong B: Critical review of passive muscle stretch: implications for the treatment of children in vegetative and minimally conscious states, *Brain Inj* 16:169–183, 2002.
34. Lukban MB, Rosales RL, Dressler D: Effectiveness of botulinum toxin A for upper and lower limb spasticity in children with cerebral palsy: a summary of evidence, *J Neural Transm (Vienna)* 116:319–331, 2009.
35. MacKay-Lyons M: Low-load, prolonged stretch in treatment of elbow flexion contractures secondary to head trauma: a case report, *Phys Ther* 69(4):292–296, 1989.
36. Meyer S, Karttuen AH, Thijs V, et al.: How do somatosensory deficits in the arm and hand relate to upper limb impairment, activity, and participation problems after stoke? A systematic review, *Phys Ther* 94(9):1220–1231, 2014.
37. Meyerding HW, Krusen FH: The treatment of Volkmann's ischemic contracture, *Ann Surg* 110(3):417–426, 1939.
38. Mortenson PA, Eng J: The use of casts in the management of joint mobility and hypertonia following brain injury in adults: a systematic review, *Phys Ther* 83:648–658, 2003.
39. Moseley AM, Hassett LM, et al.: Serial casting versus positioning for the treatment of elbow contractures in adults with traumatic brain injury: a randomized controlled trial, *Clin Rehabil* 22:406–417, 2008.
40. Newman DJ, Kennedy A, Walsh M, et al.: A pilot study of delayed versus immediate serial casting after botulinum toxin injection for partially reducible spastic equinus, *J Pediatr Orthop* 27(8):882–885, 2007.
41. O'Dwyer NJ, Ada L, Neilson PD: Spasticity and muscle contracture following stroke, *Brain* 119:1737–1749, 1996.
42. Ozcakir S, Sivrioglu K: Botulinum toxin in poststroke spasticity, *Clin Med Res* 5(2):132–138, 2007.
43. Pletcher D, Hoffer M, Koffman D: Non-traumatic dislocation of the radial head in cerebral palsy, *J Bone Joint Surg Am* 58(1):104–105, 1976.
44. Pohl M, Ruckriem S, Mehrholz J, et al.: Effectiveness of serial casting in patients with severe cerebral spasticity: a comparison study, *Arch Phys Med Rehabil* 83:784–790, 2002.
45. Pohl M, Mehrholz J, Ruckriem S: The influence of illness duration and level of consciousness on the treatment effect and complication rate of serial casting in patients with severe cerebral spasticity, *Clin Rehabil* 17:373–379, 2003.
46. Preissner KS: The effects of serial casting on spasticity: a literature review, *Occup Ther Health Care* 13(2):99–105, 2002.
47. Serghiou M, Ott S, Whitehead C, et al.: Comprehensive rehabilitation of the burn patient. In Herndon DN, editor: *Total burn care*, ed 4, St. Louis, Elsevier Inc, 2012.
48. Stevanovic M, Sharpe F: Management of established Volkmann's contracture of the forearm in children, *Hand Clin* 22(1):99–111, 2006.
49. Stoeckmann T: Casting for the person with spasticity, *Top Stroke Rehabil* 8(1):27–35, 2001.
50. Thibaut A, Chatelle C, Ziegler E, et al.: Spasticity after stroke: physiology, assessment and treatment, *Brain Inj* 27(10):1093–1105, 2013.
51. Van de Pol RJ, van Trijffel E, Lucas C: Inter-rater reliability for measurements of passive physiological range of motion of upper extremity joints is better if instruments are used: a systematic review, *J Physiother* 56(1):7–17, 2010.
52. Yang TF, Fu CP, Kao NT, et al.: Effect of botulinum toxin type A on cerebral palsy with upper limb spasticity, *Am J Phys Med* Rehabil 82(4):284–289, 2003.
53. Yarkony GM, Sahgal V: Contractures. A major complication of craniocerebral trauma, *Clin Orthop Relat Res* 219:93–96, 1987.
54. Yasukawa A: Upper extremity casting: adjunct treatment for a child with cerebral palsy hemiplegia, *Am J Occup Ther* 44(9):840–846, 1990.
55. Yasukawa A, Malas BS, Gaebler-Spira DJ: Efficacy for maintenance of elbow range of motion of two types of orthotic devices: a case series, *J Prosthet Orthot* 15:72–77, 2003.
56. Yasukawa A, Lulinski J, Thornton L, et al.: Improving elbow and wrist range of motion using a dynamic and static combination orthosis, *J Prosthet Orthot* 20(2):41–48, 2008.
57. Yasukawa A, Cassar M: Children with elbow extension and forearm rotation limitation: functional outcomes using the forearm rotation elbow orthosis, *J Prosthet Orthot* 21(3):160–166, 2009.
58. Yekutiel M, Jariwala M, Stretch P: Sensory deficit in the hands of children with cerebral palsy: a new look at assessment and prevalence, *Dev Med Child Neurol* 36:619–624, 1994.

부록 19.1 사례연구

사례연구 19.1[a]

다음 사례를 읽고 이 장의 내용을 기반으로 질문에 답하시오.

Ella는 강직성 CP를 앓고 있는 10살 여자아이이고, 대부분의 일상적인 활동을 도와주는 부모에게 의존한다. Ella의 가족 구성원에는 부모와 남동생이 있다. 그녀는 몸통의 긴장도가 감소된 상태에서 팔다리의 근긴장도가 중등도(moderate)에서 중증(severely)으로 증가한다. Ella는 아침에 경구용 바클로펜을 복용하여 근긴장도 관리에 도움을 받는다. Ella의 팔의 기능적 사용은 제한된 능동 조절과 양손의 근긴장 증가로 인해 제한적이다. 어머니는 겨울철에 손목의 굽힘 및 근정지성 구축으로 인해 손목이 코트 소매를 통과해 제자리에 있는 것이 극히 어렵다고 호소했다. Ella의 양쪽 손목 굽힘의 ROM은 100°에서 60°이다. Ella의 손목 굽힘근에 대한 수정된 애쉬워스 척도는 3으로 근긴장도가 상당히 증가되고 수동적인 움직임이 어렵다. Ella는 85° 굽힘 범위의 시작 부분에서 느껴지는 신장 반사와 함께 심한 근육긴장항진증을 보였다. 기능 분류는 0이며 팔을 전혀 사용하지 못했다. Ella는 주먹을 꽉 쥔 손 때문에 야간 보조기로 자세를 잡을 수 없었다. Ella는 A형 보톡스(BtA) 주사를 맞기 위해 그녀의 의사에게 진료를 받을 예정이다. 의사는 BtA를 손목에 주사하여 손목굽힘근과 긴손가락굽힘근을 이완시키고 굽힘으로 당기는 힘을 감소시킬 것이다. 당신은 Ella의 양손의 뻣뻣함을 해결하기 위해 Ella의 중재 프로그램을 진행하게 된다.

1. 사용해야 하는 세 가지 기본 평가는 무엇인가?
2. 고려할 수 있는 두 가지 유형의 캐스트는 무엇인가? 각각의 근거는 무엇인가?
3. 초기 캐스트에서 손목은 어떤 위치에 있어야 하는가?
4. 각 캐스트는 연속적으로 얼마나 오래 적용되어야 하는가?
5. 캐스팅 후 어떤 후속 조치를 제공해야 하는가?
6. Ella를 위한 캐스팅의 주요 목표는 무엇인가?

사례연구 19.2[a]

Paul은 자동차 사고로 부상당한 25세 남성이다. 그는 6주 동안 입원했고 6주 중 4주 동안 혼수 상태였다. 재활을 위해 입원했을 때 Paul은 시각 및 청각 자극에 부분적인 반응만을 보였다. 그는 간단한 예/아니오 질문에 일관성 없이 답했으며 팔의 불수의적 움직임으로 대근육의 굽힘 반응을 보였다.

Paul의 자세는 눈에 띄게 비대칭이었으며, 머리는 돌아가 있고 가쪽 왼쪽으로 굽힘되어 있다. 왼쪽 팔은 강한 굽힘 패턴을 보였고 오른쪽은 최소한의 능동 운동에 어느 정도 관여했다. 이완 및 자세유지기술로 최소한의 수동 운동을 달성할 수 있었지만, 강직/뻣뻣함의 증가 및 근 정지성 팔 변형이 양측에 존재했다. 팔꿈치, 손목 및 손에서 굽힘근의 굽힘 시너지 패턴을 제외하고는 팔에서의 자발적인 움직임이 없었다.

치료 목표는 강직을 줄이고, 변형을 교정하고, 캐스팅 및 신경 생리학적 치료 기술을 사용하여 상지 운동을 하는 것이었다. 왼쪽 팔의 일반적인 안정 자세는 손목과 손가락이 굽힘된 상태에서 팔꿈치의 105° 굽힘이다. 오른쪽 팔꿈치는 60°의 팔꿈치 굽힘에 위치하며 손목은 굽힘되고 벌레근은 뻣뻣하다. 양측 캐스트가 처방되었지만 팔의 동시 캐스팅을 피하기 위해 캐스팅 일정을 조정해야 했다.

캐스팅 프로그램 후 왼쪽 팔보다 오른쪽으로 ROM이 크게 증가하고 수의적 움직임이 증가했다.

1. 왼팔의 근긴장이 심하게 증가하기 때문에 처음에 사용하기에 가장 적합한 캐스트 중 두 개는 무엇입니까?
   a. 강성 원형 팔꿈치 캐스트
   b. 강성 원형 손목 캐스트
   c. 긴 팔 캐스트
   d. 원뿔형 또는 롤 보조기를 사용하여 손의 자세 유지를 하는 강성 원형 팔꿈치 캐스트
2. 오른팔은 중등도의 손상을 입었다. 오른쪽 팔에 처음에 사용하기에 가장 적합한 캐스트는 무엇인가?
   a. 강성 원형 팔꿈치 캐스트
   b. 강성 원형 손목 캐스트
   c. 손허리손가락 손목 캐스트
   d. 엄지 폐쇄 손목 캐스트
3. 다음 중 초기 입원 재활 입원 기간 동안 가장 적절한 기준 평가는 무엇인가? 해당되는 모든 것들을 고르시오.
   a. ROM
   b. 수정된 애쉬워스 척도
   c. 입체감각인식
   d. 맨손근력검사
   e. 기능적인 팔과 손의 위치
4. 캐스트를 연속으로 적용하는 동안 다음 중 어떤 것에 초점을 맞춰야 하는가? 해당되는 모든 것을 고르시오.
   a. 캐스트를 제거하고 교체하여 한 캐스트에서 다음 캐스트로 이득을 통합한다.
   b. 캐스트를 제거하고 밤새 피부에 공기를 통하게 한 다음 날 아침에 캐스트를 적용한다.
   c. ROM을 측정한다.
   d. 피부에 발적 부분이나 손상이 있는지 평가한다.

[a]정답은 부록 A를 참조

[a]정답은 부록 A를 참조

부록 19.2 실험실 실습

실험실 실습 19.1

이 장에서 설명한 캐스트 중 하나를 선택하고, 그 캐스트를 적용하고 제거하는 데 필요한 재료에 무엇이 있는지 확인한다. 시작하기 전에 짝의 손, 손목, 팔뚝, 팔꿈치 등에 캐스트를 둘 올바른 위치를 결정한다. 캐스트를 맞춘 후 표 19.4를 사용하여 캐스트 관리 및 예방 조치에 대해 짝을 대상으로 교육을 연습한다.

부록 19.3 검토[a]

팔 캐스트 역량 확인서

치료사 ________________________________

날짜: ____________________

1. 캐스트가 적용되는 이유는 무엇인가?
2. 캐스트 적용에 대한 두 가지 금기 사항은 무엇인가?
3. 적용 및 관찰 시 특별한 고려가 필요한 세 가지 요소는 무엇인가?
4. 다음 문제에 대해 어떤 유형의 캐스트를 선택할 것인가?
   a. 90° 팔꿈치 구축, 중등도의 근긴장
   b. 위팔뼈 안쪽돌림, 팔꿈치 굽힘, 엎침 구축, 가벼운 강직
   c. 손바닥 안으로 엄지가 들어가는 손목 구축
   d. 손허리손가락 굽힘 자세 및 벌레근의 강직/뻣뻣함/약화
   e. 팔꿈치 앞쪽 주름의 비대성 흉터, 화상으로 인한 팔꿈치 굽힘 구축
5. 나열된 각 재료에 대한 제거 기술을 표시한다. 선택사항에는 캐스트 톱, 풀기, 스트립 절단, 붕대 가위가 있다.
   a. 유리섬유 ____________________
   b. 반강성 연성 캐스트 ____________________
   c. 델타-캐스트 컴포머블(기능적인 캐스트 치료) ____________________
   d. 석고 ____________________
6. 캐스트 톱 사용 절차에 맞게 숫자와 알파벳을 맞춘다.
   1. 캐스트 절단 절차 설명
   2. 캐스트 절단기 유지와 절단
   3. 캐스트 스프레더 사용
   4. 패딩 자르기
   5. 스토키네트 자르기
   6. 팔꿈치 쌍각조개 모양 보조기를 위한 쌍각조개 기술
   a. 붕대 가위가 피부에 닿지 않도록 절단을 돕기 위해 스토키네트에 붕대 가위를 둔다.
   b. 아래로 단단히 누른다.
   c. 캐스트의 절단 영역에 삽입하여 벌린다.
   d. 피부에 붕대 가위가 느껴지지 않도록 스토키네트를 위로 당긴다.
   e. 안쪽과 가쪽 위관절융기를 그린다.
   f. 캐스트 톱날을 앞뒤로 움직인다.

부록 19.4 확인 절차

이름: ________________ 날짜: ________________

실험실: 적용 절차 직원이 확인

다음 캐스팅 중 하나를 선택하여 확인한다.

- 강성 원형 팔꿈치 캐스트
- 강성 원형 손목 캐스트
- 긴 팔 캐스트
- 엄지 폐쇄 손목 캐스트
- 손허리손가락 손목 캐스트-내재근 양성
- 손허리손가락 손목 캐스트-내재근 음성
- 기능적 캐스트 치료(FCT)
  - 사전 캐스트 평가의 문서화, 의사의 지시, 간호에게 통지함(입원 환자인 경우)
  - 재료의 준비

[a]정답은 부록 A를 참조

20

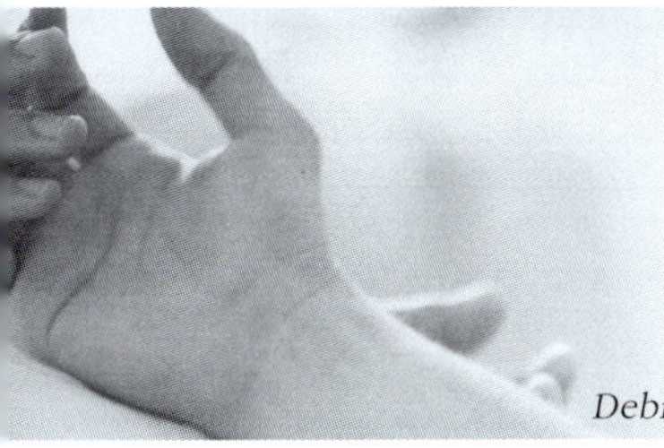

상지 보조기

Upper Extremity Prosthetics

Debra Latour Kris M. Vacek

학습목표

1. 기능과 관련하여 다양한 수준의 상지 절단을 구분한다.
2. 상지 절단의 여러 원인을 설명한다.
3. 의지 팀 구성원의 역할을 구분한다.
4. 상지 보조기 제작에서 작업치료사의 역할을 설명한다.
5. 수많은 상지 보조기의 특성을 식별한다.
6. 다양한 상지 의지 장치의 장단점을 식별한다.
7. 작업치료 관점에서 재활 단계를 설명한다.
8. 작업치료 개입의 예를 제공한다.
9. 상지 후천적 소실 또는 선천적 차이가 있는 개인이 2차 질환을 일으키기 쉬운 이유를 설명한다.
10. 인구가 자주 경험하는 신체적, 심리사회적 격차를 설명한다.
11. 더 넓은 커뮤니티에 상지 보조기 전문 분야를 마케팅하기 위한 전략에 대해 논의한다.

주요용어

바이오피드백 biofeedback
신체 동력 의지 부품 body-powered prosthesis
부품 componentry
반대쪽 사지 contralateral limb
전극 electrodes
외부 동력 의지 externally powered prosthesis
악력 grip force
하네스 harness
고리 고무 hook rubbers
하이브리드 의지 hybrid prosthesis
근전기 의지 myoelectric prosthesis
신경 유착 nerve entrapment
골유착 osseointegration
과사용 증후군 overuse syndrome
패턴 인식 pattern recognition
환상 통증 phantom pain
환상 감각 phantom sensation
의지 prosthesis
의수 prosthosis
심리 · 사회 · 정서적 영향 psychosocial-emotional impact
무선 주파수 식별 radio-frequency identification, RFID
잔여 사지 residual limb
소켓 socket
표적 근육 재신경 분포 targeted muscle reinnervation, TMR
단말 장치 terminal device, TD
3D 인쇄 장치 3-D printed device
수의적 닫힘 voluntary closing
수의적 개방 voluntary opening

Gary는 자신의 농장을 소유하고 일하는 52세 남성이다. 불행히도, Gary의 스웨트셔츠 후드의 매는 끈이 기계에 끌려 비우세손인 왼쪽 손을 크게 다쳤다. 외과 의사는 상완골 수준 절단을 완료했다. 그를 돌보는 의사 팀은 Gary를 작업치료에 의뢰했다. 작업치료사는 어떤 일을 하는가? Gary의 재활에 있어 작업치료사는 어떤 기여를 하는가?

보조기 및 의지는 밀접하게 상호 관련된 분야이다. 이 장은 역사적으로 소외된 사람들에게 서비스를 제공하는 치료사를 위한 근거 역할을 한다. 미국에는 팔다리를 잃은 사람이 약 200만 명 있다. 약 185,000건의 절단 매년 미국에서 발생한다. 상지 절단의 발병률은 하지 절단의 발병률보다 낮다(1 : 4 비율). 상지 절단이 있는 인구에서 가장 흔한 절단은 하나 이상의 손가락의 부분 절단이며, 다음으로 가장 흔한 절단은 한 상지의 절단이다(횡방향 요골 수준에서 60%). 매년 약 2000명의 미국인이 손목 또는 손목 근위부에 새로운 상지 절단을 경험한다.

그중 절반(50%)만이 실제로 의지를 착용한다. 전문가들은 이러한 추세에 대해 여러 가지 이유를 언급한다. 의지 착용에 영향을 미치는 가장 두드러진 요인은 착용 자세와 의지 훈련인 것 같다. 의지는 무겁고 사용하기에 불편할 수 있다. 잘 맞지 않거나 견딜 수가 없거나 장치를 사용하도록 적절하게 훈련되지 않은 경우 의지가 사용되지 않고 옷장 선반에 놓일 수 있다. 상지 의지의 사용목적은 클라이언트의 목표에 달려 있다. 그러나 대부분의 의지는 의미 있는 기능적 활동에 대한 참여를 회복하고 신체 이미지와 미관을 개선하는 데 도움이 된다. 건강 관리 팀과 협력하여 보조기사의 역할은 잘 맞는 의지를 제공하는 것이다. 사용자가 의지를 독립적으로 사용할 수 있도록 돕는 것은 작업치료사의 역할이다. 또한 작업치료사는 제공할 가장 적절한 기술을 결정하고 클라이언트가 기술에 대한 현실적인 기대치를 개발하도록 지원하는 데 도움이 될 수 있다.

불행히도, 소수의 의료 제공자만이 상지 절단 환자의 재활에 대한 광범위한 지식을 가지고 있다. 일반적으로 치료사는 상지 절단 환자를 거의 만나지 못한다. 따라서 치료사가 상지 절단 환자를 위한 최대 수준의 독립성을 촉진하는 방법에 영향을 미치는 현재의 의지 트렌드와 기술 발전을 따라가는 것은 어렵다. 그러나 작업치료사는 절단 환자의 삶에 영향을 미치는 다양한 요인에 대한 지식을 보유하고 있다면 절단 환자의 삶의 질을 높이는 데 기여할 수 있다.

상지 상실 또는 선천적으로 없는(ULL/D) 사람은 다른 쪽 사지의 과사용으로 인해 더 많은 불균형을 경험할 위험이 있다. 여러 연구에서 편측성 ULL/D가 있는 개인의 온전한 팔의 기능에 영향을 미치는 통증 및 근골격 상태의 유병률을 보고하였다. Gambrell은 팀 접근에 대한 권장 사항과 함께 과사용 증후군 예방의 결과와 중요성을 언급하는 문헌 검토를 수행했으며, 환자에게 과사용 가능성과 발달을 방해하는 방법을 교육할 의사의 책임을 강조했다.

Sheehan과 Gond는 후천성 사지 상실을 경험한 많은 사람들은 의료 전문가로부터 정보를 거의 또는 전혀 받지 못했다고 보고했다. 잘 훈련된 전문 절단 환자 재활 팀의 각 구성원이 사지 손실 환자의 치료와 회복에 구체적이고 중요한 역할을 한다는 점을 인식하면서 미국에서 사지 손실의 영향에 대해 보고했다. 그들은 현재의 표준 의학적 치료가 종종 심리사회적 중재를 간과하기 때문에 신체적 · 정신적 건강에 영향을 미치는 이차적 상태를 해결하기 위한 개입의 필요성을 언급했다. 저자는 "미국에서 사지 손상 환자는 의료 시스템에서 잊혀졌다."고 강조했다. 적극적인 의료 감시체계가 없기 때문이다.

보조기가 필요한 사람을 치료하는 치료사는 상지 절단 환자에게 서비스를 제공해야 한다. 따라서 치료사는 상지 절단 환자에게 작업치료를 제공하는 데 필요한 정보에 접근하는 방법을 아는 것이 중요하다.

이 장에서는 다음 내용을 다룬다.

- 절단의 이유 및 원인
- 상지 절단 및 기능에 미치는 영향에 대한 일반 지식
- 팀원의 역할과 협업의 중요성
- 다양한 의지 옵션 및 구성 요소
- 의지 재활 과정 전반에 걸친 작업치료 중재의 목표
- 절단 환자의 심리적 · 사회적 문제
- 어린이를 위한 상지 의지 개입
- 마케팅 전략 및 권장 사항

상지 절단의 이유 및 원인

REASONS AND CAUSES FOR UPPER EXTREMITY AMPUTATIONS

상지 절단의 원인은 하지 절단과 다르다. 하지 절단은 주로 혈관 질환의 결과이다. 상지 절단의 대부분은 외상(69%)으로 인한 것이며, 이들 중 대다수는 전쟁으로 인한 것이다. 질병(27%) 또는 선천적 기형(4%)에 기인한 다른 원인과 함께 2050년까지 사지 손상 환자는 두 배 이상으로 증가할 것으로 추정된다. 이는 주로 혈관 질환의 증가로 인한 것이다.

상지 절단 및 기능에 미치는 영향에 대한 일반 지식

GENERAL KNOWLEDGE OF UPPER EXTREMITY AMPUTATIONS AND THEIR IMPACT ON FUNCTION

절단 수준 Amputation Levels

그림 20.1은 약어와 함께 다양한 절단 수준의 개요를 제공한다. 팔꿈치 위(AE) 및 팔꿈치 아래(BE)에 포함된 이전 용어: 그러나 최신 용어는 절단의 해부학적 수준을 인용한다. 예를 들어, AE는 상완골, BE는 횡단면. 절단 수준은 기능에 직접적인 영향을 미친다.

절단 수준과 함께 절단 수준과 기능 사이에는 역의 관계가 있다. 절단이 원위부일수록 사지의 기능적 능력이 더 많이 남아 있다. 결과적으로, 원위 절단이 증가함에 따라 의지에 대한 요구가 줄어든다. 예를 들어, 중완부 수준에서 절단된 개인은 다른 어깨 동작과 함께 어깨 내회전 및 외회전을 기능적으로 사용할 수 있다. 그러나 개인은 팔꿈치 굴곡/신전 및 전완 회내/회내의 기능적 움직임이 부족하여 기능적 제한을 야기한다. 또한 어깨, 팔꿈치 또는 손목과 같은 관절을 통한 절

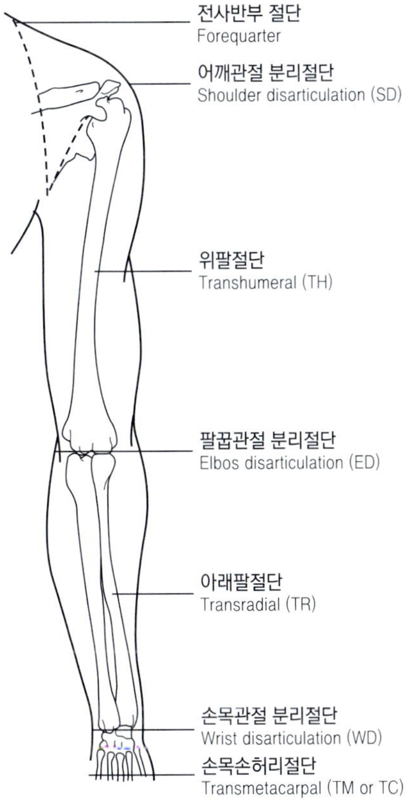

그림 20.1 상지 절단의 종류

단은 특정 관절의 기능을 제공하기 위한 구성요소와의 적합성에 문제가 있다. 예를 들어, 절단면이 팔꿈치 절단된 경우(또는 팔꿈치와 가까운 절단인 경우) 의지 구성요소를 위한 공간이 충분하지 않다. 문제는 의지 장치가 반대쪽 사지에 비대칭으로 나타날 것이라는 점이다. 의지는 손실된 동작을 보상하는 데 도움이 되지만 한계는 남아 있다. 예를 들어, 중인 절단 환자가 출납원에게 돈을 반고자 할 때 운지인의 기능적 제한으로 인해 더 많은 노력이 필요하다. 사지 손실이 요골 방향 수준에 있는 사람과 비교하여 종종 일부 팔뚝 움식임이 유지되어 상지의 기능적 능력이 더 커진다. 보다 구체적으로, 경완골 소실이 있는 개인에게는 팔꿈치를 굴곡 상태로 배치하고 잠그는 것이 필요하다. 다음으로 사람이 수동으로 회전단말 장치(terminal device, TD) 소리가 나는 쪽이 손바닥 위로 향하게 한다. 이런 경우는 돈을 받는 행위를 할 준비가 되었다. 반대로, 손목 수준에서 절단된 개인은 기능적으로 일상생활활동(ADL)을 완료할 때 회내 및 회외전, 팔꿈치 굴곡 및 확장, 완전한 어깨 기능을 유지할 수 있다. 회내 및 회외 기능은 상당한 이점으로 작용한다. 뒤침과 엎침은 절단된 사람이 어깨 외회전의 대체 동작 없이도 마치 계산원에게서 돈을 받는 것처럼 의지 손바닥을 위로 돌릴 수 있도록 한다.

개인이 의지 착용을 선택하면 절단 수준이 만족도에 영향을 미치는 것으로 보인다. 2006년에 실시된 설문조사에서 상지 절단을 한 응답자 109명 중 93%가 의지를 소유하고 있다고 보고한 반면, 12%는 정기적으로 착용하지 않는다고 보고했다. 설문에 응한 대부분의 사람들은 의지에 만족한다고 보고했지만 1/3은 만족하지 않는다고 보고했다. 불만족에 기여하는 요인으로는 특히 소켓이 잘 맞는 경우, 편안함 수준, 외관, 무게, 사용 용이성 등이 있다. 또한 조사 대상자의 4분의 1이 치료를 받았고 평균 방문 횟수는 25회였다. 치료를 받지 않은 사람의 20%는 필요한 서비스를 받지 못하는 주요 요인으로 비용을 보고했다.

팀원의 역할과 협업의 중요성

ROLE OF TEAM MEMBERS AND THE IMPORTANCE OF COLLABORATION

절단 환자를 치료하는 팀은 성공을 촉진하기 위해 다양한 상지 의지 기술에 대한 지식이 있어야 한다. 핵심 팀 구성원은 절단된 클라이언트, 의지 의사 및 치료사로 구성된다. 다른 중요한 구성원으로는 외과의사, 사례 관리자 또는 생명 관리 계획자, 심리학자, 물리치료사, 보험사/상환 출처가 있다. 팀 접근 방식은 전문 지식과 경험을 결합하여 팀 구성원이 함께 작업하고 개인의 최대 수준의 독립성을 촉진함으로써 전문성의 시너지 효과를 창출한다. 치료의 주요 목표는 개인에게 독립성을 회복할 수 있는 적절한 도구와 기술을 제공하는 것이다. 그러나 작업치료는 전체 과정의 한 차원일 뿐이다. 상지 재활에서 최고의 결과는 학제 간 협력을 포함한다.

클라이언트 Client

팀의 가장 중요한 구성원은 절단된 사람이다. 평가 및 중재 과정 전반에 걸쳐 특정 능력, 특성 또는 신념을 포함하여 내담자의 몇 가지 핵심 요소가 고려된다. 절단 수준, 근육 조직, 피부 상태, 운동 범위, 학습 능력, 동기 부여 및 가치와 같은 요소는 모두 직업 참여 성도에 기여한다.

클라이언트의 목표, 욕구, 필요는 팀이 중재 계획을 개발하는 기반을 설정한다. 재활에 대한 클라이언트의 우선순위는 다양하다. 클라이언트가 자신의 기대에 대해 현실적이며 사용 가능한 의지 옵션에 대해 잘 교육받았는지 확인하는 것이 중요하다. 교육은 보조기기사와 작업치료사 모두 할 수 있다. 보조기기사는 사용 가능한 다양한 의지 옵션에 대해 논의하는 반면, 작업치료사는 각 장치의 기능적 측면에 대해 논의한다. 이 프로세스는 핵심 팀 구성원이 성공적인 의지 전달 및 사용에 필요한 개별 개입 계획을 공식화하는 데 도움이 되기 때문에 중요하다. 예를 들어, 공장에서 풀타임으로 일하며 직장으로 복귀하기를 원하는 경완 절단 환자는 주부인 경요 절단 환자와 다른 요구 사항을 가질 것이다. 의미 있는 작업에 참여하고자 하는 클라이언트의 욕구에 대한 정확한 분석에 따라 선택된 의지의 종류가 달라진다.

보조기기사 Prosthetist

보조기 및 의지는 밀접하게 상호 관련된 분야이다. American Board for Certification in Orthotics, Prosthetics and Pedorthics에서 인증한 개업의의 41%는 보조기와 의지 모두에 대한 자격을 보유하고 있으나 상지 의지 제작을 전문으로 하는 임상가는 거의 없다. 상지 절단의 발생률은 하지 절단에 비해 적기 때문에 의지 전문가는 상지 의지 제작 및 장착에 대한 전문적인 훈련과 경험을 갖는 것이 중요하다. 보조기기사는 의지에 대한 기술과 지식을 가지고 있다. 1976년 이후 상지 의지를 위한 기술은 휴대폰, 컴퓨터, 비디오 게임 등 관련 기술의 연구와 개발로 눈부신 발전을 이루었다. 보조기기사는 맞춤 및 제작에 있어 전문가이다. 의지 전달 시 보조기기사는 작업치료를 통해 강화되어야 하는 제어 및 기능에 대해 고객을 소개, 교육 및 안내한다. 이상적인 환경에서 보조기기사와 치료사는 의지 필요성의 평가에서 직업적 수행으로 돌아가기까지의 전체 개입 과정에서 협력한다.

작업치료사 Occupational Therapist

불행히도, 소수의 치료사만이 상지 절단 환자의 재활에 대한 광범위한 지식을 가지고 있다. 많은 실습 환경에서 치료사는 상지 절단 환자를 거의 치료하지 않는다. 따라서 현재의 의지 및 기술 발전을 따라가기가 어렵다. 이러한 발전은 치료사가 이러한 내담자를 위한 최대 수준의 독립성을 촉진하는 방법에 영향을 미친다. 그러나 작업치료사는 의지 개입에 대한 지식이 있을 때 절단 환자에게 상당한 차이를 만들 수 있다.

작업치료사의 전문성은 기능 및 작업 수행과 관련이 있다. 치료사는 일반적으로 전체 의지 재활 과정에서 클라이언트와 협력한다. 재활의 각 단계에는 고유한 과제와 요구 사항이 있다. 적절한 치료가 없으면 의지 사용의 이점이 제한될 수 있다. 예를 들어, 치료사는 통증, 부종, 상처 치유 및 절단면 형성을 포함한 수술 후 문제를 해결하기 위해 수술 직후 내담자를 볼 수 있다. 또한, 작업치료는 우세손의 성공적 수정, 2차 상태의 인식 및 예방, 신체 이미지의 변화에 유익한 영향을 미칠 수 있다. 작업치료사는 클라이언트가 다양한 의지 장치를 탐색할 때 중요한 역할을 한다. 마침내, 치료사는 모든 사람의 고유한 ADL(예: 양치질) 및 수단적 일상생활활동(IADL)(예: 운전)을 처리하기 위해 의지의 기능적 적용을 개발하여 잔여 움직임을 강화하고 구축한다. 치료사는 클라이언트가 의지를 세척하고 유지하는 방법을 알도록 할 책임이 있다. 또한 치료사는 클라이언트가 특정 일상 활동에서 의지를 사용하는 연습을 할 수 있는 기회를 제공한다. 치료사는 양측 활동에 중점을 둔다. 종종 절단 후 개인은 한쪽 상지를 사용하여 ADL을 성공적으로 수행하게 된다. 따라서 치료는 양측 활동에서 의지를 사용하게 하기 위해 재활 과정의 초기에 시작되어야 한다.

초기 의지 훈련은 의지의 방향을 바꾸고 기본적인 개폐 제어로 시작된다. 그런 다음 훈련에는 작은 물건을 움켜잡기 위해 작은 벌림으로 컨트롤을 열고 더 큰 벌림으로 완벽하게 잡는 것과 같은 제어능력을 포함한다. 훈련은 취급할 다양한 질감과 밀도의 물체를 잡는 것을 강조한다. 치료세션에는 놓는 방법을 이해하는 타이밍에 대한 훈련이 포함된다. 기능적이고 적절한 작업이 권장되며 클라이언트가 대근육 및 미세운동 활동을 위해 의지를 사용하도록 요구한다. 훈련은 또한 다양한 높이와 다양한 평면과 위치에서 이러한 기술을 달성하기 위한 훈련과 작업을 강조한다. 팀원들이 합심하여 적절한 의지 부품을 선택하여 환자가 치료, 실습 및 교육을 통해 목표를 달성할 수 있도록 한다.

의지 옵션 및 구성요소

PROSTHETIC OPTIONS AND COMPONENTS

의지 장치는 인간의 상지가 자연적으로 제공하는 기능, 신뢰성 및 모양을 복제할 수 없다. 그러나 의지는 기능적 능력을 향상시킬 수 있다. 적절한 의지를 제공하려면 구성 요소에 대한 기본적인 이해가 필요하다. 보조기기 제공자는 지속적으로 의지 신제품에 대해 지식을 쌓아야 한다.

일반적으로 상지 절단 환자에게 6가지 범주의 의지 옵션을 사용할 수 있다. 옵션에는 (1) 의지 사용하지 않음; (2) 수동적 기능적 심미적 의지; (3) 특별한 활동을 위한 의지; (4) 케이블 구동 신체 동력 의지; (5) 근전도 센서와 특수 스위치가 있는 외부 전원, 전기 제어 의지; 및 (6) 하이브리드 의지의 제어 유형을 조합할 수 있다. 표 20.1은 각 의지 옵션의 장단점을 요약한다.

의지 사용하지 않음 No Prosthesis

의지를 착용하지 않는 것이 하나의 접근 방식이며 일부 개인에게는 이것이 최선의 선택이다. 예를 들어, 개인은 잔여 사지와 염증, 연조직 유착 및 과도한 흉터와 같은 이유로 의지를 견딜 수 없을 수 있다. 의지 거부에 대한 문헌에 문서화된 이유에는 제한된 유용성, 무게, 절단면 및 소켓 불편함이 포함된다. 의지를 착용하지 않기로 선택한 개인은 이 옵션의 장점과 단점을 찾을 수 있으며 이는 표 20.1에 나와 있다.

의지를 사용하지 않는 경우의 장점은 고유수용성 및 감각 입력의 증가를 포함한다. 단점은 제한된 기능적 능력, 양손 작업의 어려움 및 발달 가능성, 과사용 증후군, 신경 포착, 또는 혈관 손상 반대쪽 사지를 포함한다. 일부 개인은 (1) 자신이 선택할 수 있는 옵션을 알지 못하기 때문에, (2) 첫 번째 의지 경험이 부정적이고, (3) 자금이 부족하거나, (4) 의지를 맞추기 위해 수술을 받기를 꺼리기 때문에 의지를 착용하지 않는다.

수동적 기능적 미적 의지 Passive Functional Aesthetic Prosthesis

수동적 의지 옵션은 팔꿈치 원위부 절단을 받은 사람들에게 일반적이다. 팔꿈치의 굴곡과 신전, 팔뚝의 회내와 회외를 유지한다. 이 경우 명백한 목적이 미학적으로 보일 수 있다. 그러나 수동 의지는 물체를 지지하고 안정시키는 것과 같은 어

표 20.1 의지 옵션의 장점과 단점

의지 옵션	장점	단점
의지 없음	완전한 고유감각과 감각 유지	제한된 기능 능력 양손 작업을 수행하기 어려움
수동 의지	경량 (하네스가 있는 경우) 최소한의 하네스 케이블 없음; 낮은 유지 보수 정적 기능: 지원, 안정화 사회적 기능	의지에 이해 능력이 없음 양손 작업 수행 어려움
활동형 의지	경량 (하네스가 있는 경우) 최소한의 하네스 케이블 없음; 낮은 유지 보수 정적 기능: 지원, 안정화 빠른 연결 해제 크로스오버 기능적 목적 견고함 유지 보수/비용 절감	
신체 동력 의지	견고한 구조 및 기능 유지 보수/비용 절감 고유수용성 VC vs VO 단말 장치 사양 참조	제한적/불편한 하네스 불량한 외관 제한된 기능 작업 영역 제한된 악력(VO)
외부 동력 의지	무제한 작업 공간 기능 미용 복원 악력 증가 하네스 시스템 감소 또는 부재 편안함 증가 더 현대적인 첨단 기술 교환 가능한 구성요소 개별 맞춤 제작을 위한 제공 기술 개발	배터리 유지 보수 무게 증가 습기로 인한 손상에 취약함 비용 증가 배터리 수명

VC, 수의적 닫힘; VO, 수의적 개방

느 정도의 기능을 제공하며, 수동 의지의 손가락은 타이핑, 지갑 또는 문서 휴대 또는 자동차의 기어 변속 조작과 같은 활동을 돕기 위해 조정될 수 있다. 이러한 유형의 의지는 생후 4개월 미만의 어린이를 위한 첫 번째 의지로 자주 사용된다. 수동 의지는 가벼운 무게, (하네스가 있는 경우) 최소한의 하네스, 케이블 없음, 적은 유지 보수 등 많은 이점이 있다. 단점은 적극적인 파악 부족과 일부 양손 작업 수행의 어려움이 있다는 것이다.

활동형 의지 Activity-Specific Prosthesis

많은 개인이 특정 활동을 완료하는 데 관심이 있다. 때때로 작업치료사는 특정 기능을 제공하기 위해 커프 또는 기존 TD에 부착할 수 있는 열가소성 재료 또는 기타 재료의 도구를 제작한다. 다른 경우에는 특정 TD 또는 정교한 적응을 얻기 위해 의지 의사와의 협력이 필요하다. 활동별 상지 의지 기술은 일반적으로 정적이다. TD는 팔뚝에 부착되어 개인 관리 작업(예: 식사하기 및 몸단장하기), 도구적 작업(예: 요리, 목공, 정원 가꾸기) 및 다양한 여가 활동 등 특정 활동을 수행하는 기능을 허용한다. 일부 장치에는 '크로스오버' 기능이 있다. 예를 들어, 자전거에 사용되는 장치는 쇼핑 카트, 유모차 또는 잔디 깎는 기계의 핸들을 잡는 데에도 사용되어 기술의 기능적 범위를 향상시킬 수 있다. 이 기술은 종종 견고하고 가벼우며 빠른 놓기를 제공한다. 일반적으로 하네스 또는 케이블이 필요하지 않으며 유지 보수가 적다. 활동 의지는 종종 핀록 스타일의 라이너 또는 네오프렌 슬리브로 매달려 있다.

신체 동력 의지 Body-Powered Prosthesis

신체 동력 의지는 견고하고 미리 잡을 수 있다. 신체 동력 의수는 케이블에 장력을 생성하는 신체 움직임에 의해 작동된다. 케이블은 어깨 하네스에서 하우징을 거쳐 후크나 팔꿈치와 같은 의지 부품으로 이어진다. 즉, 어깨와 팔의 능동적인 움직임으로 인해 케이블의 장력이 그림 20.2와 같이 손이나

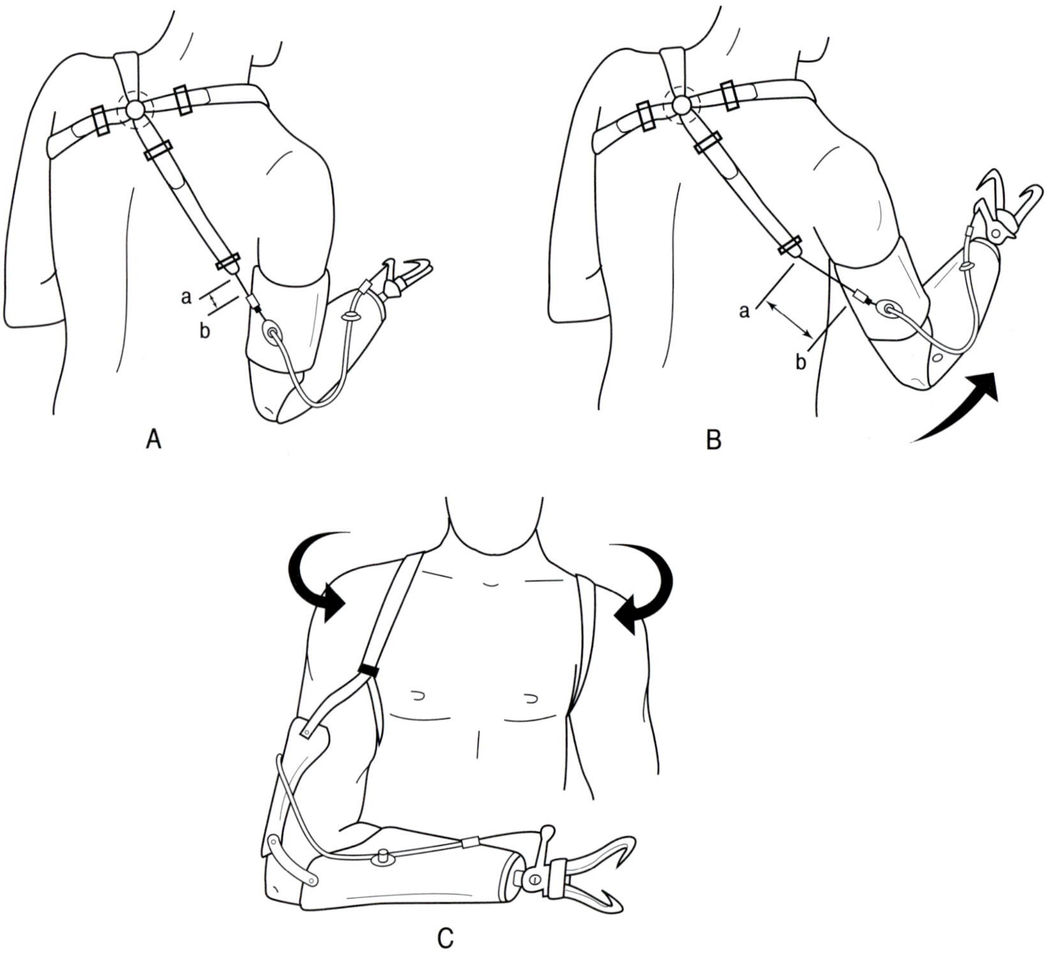

그림 20.2 TD에 힘을 전달하는 데 사용되는 신체 동작. A: 견관절 굴곡, B: 양 견갑골 외전, C: 견갑골 내전/뒷당김

손과 같은 구성요소(후크)를 열고 닫는다. 치료사는 절단된 개인이 8자형 하네스, 케이블, 팔꿈치 장치, 손목 장치 및 TD와 같은 기본 구성요소의 이름을 배우도록 돕는다.

신체 동력 의지의 장점으로는 견고한 기능과 구조, 유지보수 비용 감소, 고유수용성 입력 증가 등이 있다. 단점으로는 불편한 하네스 제한, 신경 포착 또는 압박 가능성, 미적 외관 감소, 기능적 작업 영역 제한(그림 20.3), 악력(표 20.1)이 있다. 신체 동력 TD는 근전기 신호를 작동시키기 위해 내부에 배치된 무거운 모터와 회로가 없기 때문에 일반적으로 외부 동력 의지보다 무게가 적다.

하네스 Harness

하네스의 목적은 잔여 사지에 의지를 유지시키는 것이다. 의지 부품의 독립적인 작동을 위해 신체에서 의지로 힘을 전달한다. 신체 동력 의지는 항상 하네스가 필요하다. 하네스는 두 가지의 기본 유형이 있다; 8자형 및 가슴 스트랩. 8자형 하네스는 어깨 너머로, 등을 가로질러 반대쪽 겨드랑이 아래를 통과한다. "링은 뒤쪽에 평평하게 놓여 있으며 C7보다 낮은 척추 중앙의 건전한 쪽에 있다."

상지용 표준 8자형 어깨 하네스는 일반적으로 불편하고 무감각과 신경 손상을 유발할 수 있는 사운드 쪽에 겨드랑이 고리가 있다. 가슴 스트랩은 다른 방법을 제공한다. 등을 가로질러 반대쪽 겨드랑이 아래로 그리고 가슴을 가로질러 이동한다. 가장 일반적으로 8자형, 피규어형 또는 가슴끈과 같은 하네스가 과도한 노력 없이 TD를 활성화할 수 있을 만큼 충분히 조이고, 편안할 만큼 충분히 느슨하고, 양팔과 어깨의 움직임이 자유롭고, 흉추를 가두지 않도록 한다.

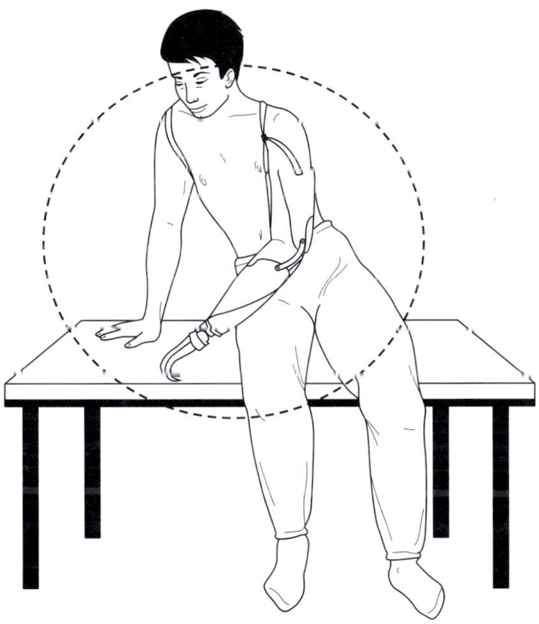

그림 20.3 신체 동력 의지의 구성요소

장기간 착용하거나 부적절한 착용감으로 인해 불편함이나 물리적 손상이 발생할 수 있다. 하네스는 기능적 작업을 위해 의지를 성공적으로 사용할 수 있는 사람 앞의 공간인 기능적 작업 영역을 제한하는 것으로 밝혀졌다. 하네스 시스템은 TD가 기능적 작업 영역 밖에 있을 때 성공적인 파악을 제한한다. 신체 동력 의지를 사용하면 주로 제한 장치 때문에 기능이 머리 위, 등 뒤 및 지면 근처에서 제한될 수 있다(그림 20.3). 의지는 이러한 평면에서 움직일 수 있기 때문에 기능한다.

전통적인 하네싱에 대한 대안은 상지 선천적 차이도 있고 장기간 의지를 사용하는 작업치료사가 개발한 견갑골 피부 고정 기술이다. 어깨 피부 고정대는 팔다리의 차이나 상실과 같은 쪽의 척추와 견갑골 사이 부위에 등을 부착하는 간단한 기술이다. 뒤쪽의 이 위치는 견갑골과 어깨의 움직임을 허용하여 TD를 제어하여 반대쪽 겨드랑이의 불편함이나 손상을 대체한다. 또한 머리 위, 허리, 등 뒤 및 지면 근처에서 기능을 허용한다.

비효율적인 하네스 디자인과 장기간 착용으로 인해 불편함과 신경계 및 근골격계 장애가 발생할 수 있다. 사용자가 몇 년 동안 하네스를 착용한 후에는 건측의 겨드랑이가 하루 종일 반복적으로 의지를 작동해야 하는 증가된 힘과 압력을 경험한다. 이로 인해 신경 및/또는 혈관 손상이 발생할 수 있다. 하네스를 제거하거나 줄이는 외부 전원 공급 장치를 제공하는 것이 더 위험하다. 이것은 건측에서 장기적인 신경 손상의 위험을 방지한다. 더 중요한 것은 어느 누구도 손의 다양한 기능을 복세할 수 없기 때문에 다양한 의지 기술의 사용이 사용자의 기능적 툴킷에 추가된다는 것이다.

보조기기사는 하네스 제작을 담당하며 치료사는 때때로 기능을 개선하기 위해 약간의 조정을 할 수 있다. 때때로 절단 환자에게 가장 적합한 시스템 유형을 찾기 위해 여러 가지 하네스 옵션을 시도한다. 종종 시행착오 과정이 있다. 또 다른 중요한 요소는 나머지 팔의 작업 부하 증가에 대한 인식이며, 이는 경미한 통증에서 신경 포착 및 과사용 증후군과 같은 심각한 상태에 이르기까지 다양한 증상을 유발할 수 있다.

소켓 Socket

소켓은 절단면에 밀접하게 마주치는 의지의 일부이다. 의지와 개인의 신체를 연결하는 것이다. 소켓은 절단면의 정확한 몰드로 제작되며 다양한 종류의 라미네이트 또는 열가소성 소재로 제작된다. 고온의 경질 플라스틱 소재의 개발로 피부에 전면적인 접촉을 가능하게 하여 무게를 줄이고 내구성을 높였다. 흑연탄소의 사용과 유연한 열가소성 수지의 도입으로 소켓이 더 편안하고 가볍고, 더 튼튼하고 창문이 있는 부드러운 소켓을 만들었다. 보조기기사는 뼈의 돌출부와 토크와 전단력에 민감한 부위를 수정한다. 일반적으로 최종 소켓이 배송되기 전에 3~4개의 소켓이 제작된다.

잘 맞는 소켓 맞춤은 TD에서 힘을 전달하는 데 필요한 안정적인 지지 기반을 제공한다. 절단면에 압력을 고르게 분산시켜 피부 손상이나 욕창을 예방한다. 지난 10년 동안 다양한 디자인 혁신이 통합되어 더 나은 편안함, 서스펜션, 안정성 및 운동 범위를 개발했다. 새로운 피팅 기술과 소켓 디자인은 전달력과 모션 캡처에 더 효율적이며 기존 소켓보다 기능적으로 일관성이 있는 것으로 보인다. 때때로 보조기기사는 모든 구성 요소가 완성되기 전에 소켓을 착용하도록 지시한다. 이는 착용 내성을 증가시키고 절단면의 모양을 쉽게 바꿀 수 있기 때문이다.

절단된 사람이 나이가 들면서 신체적, 생리적 변화가 발생한다. 사람은 체중 감소 또는 증가 또는 근육 부피 증가 또는 감소를 경험할 수 있다. 이러한 변화는 절단면의 크기와 상태에 영향을 미치며 소켓이 더 이상 제대로 맞지 않을 수 있다. 변형이 발생하면 절단면의 정확한 모양에 맞게 새 소켓을 제작해야 한다. 새 소켓이 제작되면 개인의 현재 의지에 제대로 맞지 않는 소켓을 교체한다. 소켓을 제거하고 교체할 수 있기 때문에 완전히 새로운 의지가 필요하지 않는다. 이것은 비용을 절약한다. 신체 동력 의지 착용자는 천이나 젤과 같은 물질로 만들어진 두 개의 덮개나 양말을 사용하여 피부의 결점을 관리하고, 손상을 방지하고, 수분을 흡수하거나, 패딩을 제공함으로써 이점을 얻을 수 있다.

라이너스 Liners

라이너는 편안함 및/또는 서스펜션을 위해 사용할 수 있다. 라이너는 양말처럼 단순하거나 실리콘 또는 기타 재료로 제작될 수 있다. 사지 손실/차이 및 기타 구성요소의 수준을 포함한 여러 요인에 따라 핀록 시스템이 있는 라이너는 절단면에 의지를 유지하는 데 도움이 된다. 어떤 사람들은 라이너나 양말을 신지 않고 "피부에 꼭 맞는" 옷을 선호한다.

케이블 Cable

하네스는 의지를 작동시키는 전달력인 케이블의 배치를 허용한다. 신체 동력 의지는 케이블에 장력을 생성하는 신체 움직임에 의해 작동된다. 케이블은 하네스에서 하우징을 통해 TD 또는 팔꿈치로 이어진다. 의지를 작동시키는 주요 움직임은 견갑상완 굴곡이다. 개인이 상완골을 구부리면 TD가 열린다. 개인이 상완골을 중립으로 되돌리면 후크 고무로 인해 TD가 닫힌다. 개인이 TD를 신체에 더 가깝게 열고자 할 때 양어깨

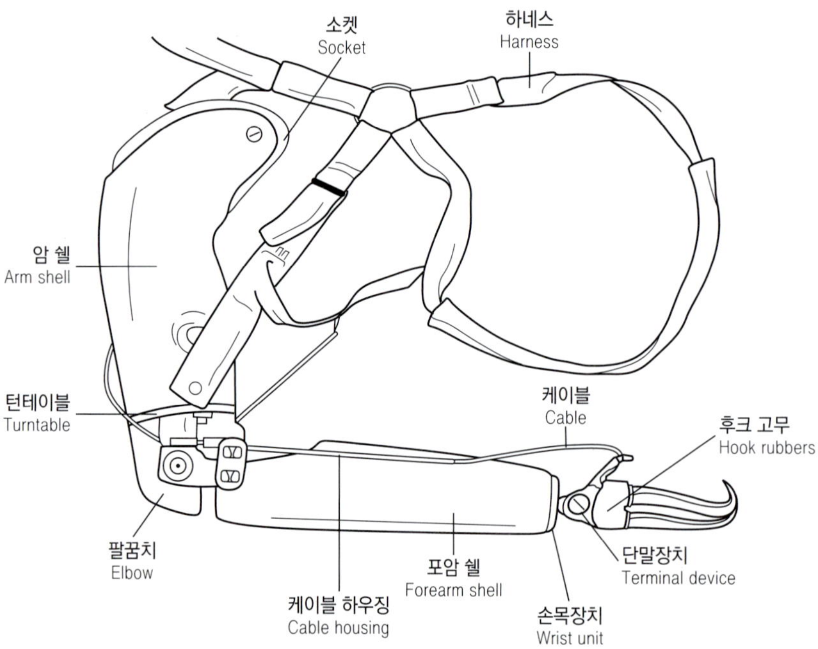

그림 20.4 기능적 작업 영역(신체 동력 의지)

의 벌림(biscapular abduction)이 사용되며 견갑골의 내전 또는 수축으로 TD가 닫힌다(그림 20.4). 수의적 개방을 사용하는 상지 절단 환자의 다음 인용문 속에서 TD는 기능적 작업을 위한 케이블 시스템의 중요성을 강조한다:

후크의 고무 밴드는 물건에 가하는 장력을 조절한다. 후크를 강제로 열려면 먼저 팔꿈치를 원하는 위치에 잠근다. 그런 다음 케이블에 장력을 가하면서 어깨를 앞으로 가져온다. 원하는 대상을 잡은 후 어깨를 원래 위치로 되돌린다.

케이블이 닳거나 끊어지면 주기적으로 교체해야 한다. 케이블 교체는 일반적으로 신체 동력 의지 착용자에게 필요한 가장 일반적인 수리이다. 작업치료사와 클라이언트는 기존 케이블을 새 케이블로 교체하는 방법을 알고 있어야 한다. 기존 케이블을 제거하고 새 케이블을 TD 및 하네스에 다시 부착하는 과정은 간단한다. 교체가 편리하도록 클라이언트가 가정에 2~3개의 예비 케이블을 두는 것이 좋다.

단말 장치 Terminal Device

TD는 손 구성 요소이며 손이나 후크의 형태로 나타난다. 대부분의 신체 동력 의지는 3점 잡는 패턴으로 열리고 닫힌다. 의지 후크는 TD의 위치에 따라 측면 또는 팁 핀치 잡는 패턴으로 열리고 닫힌다. 치료사는 절단된 사람에게 사용 가능한 옵션을 소개하고 사용 교육을 제공할 가능성이 높기 때문에 TD 옵션에 익숙해야 한다.

일반적으로 의지 의사의 초기 목표는 절단을 받은 사람에게 표준 의지를 맞추는 것이다. 절단된 사람은 시간이 필요하다. 의지를 조정하고 독립적인 사용자가 된다. 두 가지 기본 TD 옵션이 있으며 각각 두 가지 다른 제어 시스템에서 사용할 수 있다. 일반적으로 개인은 동일한 제어 시스템을 사용하는 경우 교체할 수 있는 손 및/또는 후크의 일부 형태를 가지고 있다. 예를 들어, 클라이언트는 BADL에 손 모양의 TD를 사용하고 퀼트 또는 타이어 교체와 같은 더 도전적인 활동에 후크 모양의 TD를 사용한다. 모든 TD에는 장단점이 있다. 손모양 TD와 후크 TD 사이에는 차이점이 있다(표 20.2). 손모양 TD가 어떤 사람들에게는 더 미학적으로 보기 좋게 보일 수 있다. 그러나 숫자 3, 4, 5는 움직일 수 없으며 종종 시력을 가리면 손 기능이 어렵고 손모양은 크고 무겁다. 하지만, 후크 모양의 TD는 성공적인 미세 운동 이해, 시각적 입력에 대한 액세스, 적은 부피 및 더 좋은 내구성이 장점이다.

표 20.2 장점과 손 및 후크 단자 장치의 단점

단말 장치	장점	단점
손	미용적	3, 4, 5번 손가락은 기능하지 않음 운동 조작을 손상시키는 경향 시력 장애
후크	우수한 미세 움직임의 정확성 부피가 덜함 튼튼함 시야 방해 없음	미학적으로 매력적이지 않음
수의적 개방		열기 위해 힘에 저항해야 함 제한된 그립 강도
수의적 닫힘	효율적이고 인체공학적인 작업 그립 강도 제어 보다 직관적인 제어	

수의적 개방 및 수의적 닫힘 단말 장치
Voluntary Opening and Voluntary Closing Terminal Devices

기능 유형에 중요한 것은 제어 방법이다. TD는 수의적 개방(voluntary opening, VO) 또는 수의적 닫힘(voluntary closing, VC)과 같다. VO 장치는 닫힌 위치에 위치하며 사용자는 탄성 밴드의 저항에 대해 열리도록 작동한다. 닫기는 제어를 완화하고 탄성 밴드가 열린 TD를 당겨서 닫을 수 있도록 하여 구현된다. 이 기술의 그립 강도는 사용되는 탄성 밴드의 수에 따라 다르다. 각 탄성 밴드는 약 1~1.5파운드의 힘에 해당한다. 사용자는 TD를 열려면 이 힘에 대항하여 작업해야 한다는 것을 기억해야 한다. 예를 들어, 5개의 밴드는 5파운드 이상의 핀치 강도이다. 그러나 사용자는 장치 사용에 접근하는 힘에 일관되고 반복적으로 저항해야 한다. VC 장치는 손과 같은 정지 위치와 유사한 열린 위치에 위치한다. 사용자는 장치를 닫고 가하는 그립 강도의 양을 조절할 수 있다. 사용자는 가볍게 잡거나(예: 아이의 손을 잡을 때) 더 강하게 잡도록(예: 쇼핑백을 잡도록) 장지를 제어할 수 있다. 잡는 것을 유지하기 위해서는 닫힘 상태를 유지하여야 하기 때문에, 사용자는 에너지를 절약하는 잠금 시스템을 사용할 수 있다. VC 시스템은 사용자가 기능에 액세스하는 데 더 적은 부하를 가하기 때문에 더 큰 효율성을 제공하는 것으로 보인다.

몸에 동력을 공급하는 VO 장치를 사용하는 경우 그립은 사용된 후크 고무의 수에 따라 5~20파운드가 될 수 있다. 후크 고무 TD 그립에 대한 저항력을 제공하는 두껍고 넓은 고무 밴드와 같다. 각 고무 밴드는 1파운드의 악력을 제공하여 결과적으로 반대쪽 겨드랑이에 가해지는 압력의 양을 증가시킨다. VC 장치는 60파운드 이상의 그립 강도를 생성할 수 있으며 종종 번지형 코드 또는 스프링을 사용하여 작동된다. VO 및 VC 장치의 기능을 모두 통합하는 새로운 기술이 등장하고 있다.

장갑 Glove

장갑은 손 모양 TD의 외관상 커버이다. 장갑은 라텍스 또는 실리콘 물질로 만들어지며 제거 및 교체가 가능하다. 두 유형의 장갑에는 차이점이 있다. 라텍스 장갑은 견고하며 10~15가지 색상으로 제공된다. 개인은 피부 톤에 따라 반응하는 그늘에 맞춰진다. 라텍스 장갑은 지워지지 않는 얼룩을 쉽게 흡수한다. 그러나 라텍스 장갑은 실리콘 장갑보다 내구성이 뛰어나다.

실리콘 장갑은 모양, 크기 및 색상 면에서 개인에 맞게 맞춤 제작된다. 눈으로 실리콘 장갑과 사람의 손을 구별하는 것은 어렵다. 장갑은 정말 정교한 작품이다. 실리콘 장갑은 라텍스 장갑보다 비싸고 관리하기 어렵다. 실리콘 장갑의 얼룩은 잘 지워지지나 쉽게 찢어진다. 절단 수술을 받은 사람들은 일반적으로 실물과 같은 모양 때문에 실리콘 장갑을 원한다. 실리콘 장갑이 더 비싸기 때문에 실리콘 장갑에 대한 비용 조달이 어렵다.

외부 동력 의지 Externally Powered Prosthesis

외부 동력 의지는 또 다른 의지 옵션이다. 외부 동력 의지는 또한 근전기 의지 절단면의 근육에서 전달되는 근전도(EMG) 신호에서 작동하기 때문이다. 외부 동력 의지는 신체 동력 의지와 몇 가지 차이점이 있으며 표 20.1에 요약되어 있다. 근전기 의지의 장점은 작업 영역이 무제한이라는 점(그림 20.5), 기능적 미용 복원, 증가된 악력, 하네스 제거, 편안함 증가, 상호 교환 가능한 구성요소 및 개별 맞춤형 제작 따라서 가능한 경우 근전도 제어가 가장 일반적으로 사용된다. 골수 의지의 단점은 무게 증가, 비용 증가, 유지 관리 증가, 손상 위험 가동 등이다.

외부 동력 의지는 그림 20.6과 같이 다양한 구성요소로 구성되어 있다. 구성요소에는 소켓, 팔뚝 껍질, 전극, 배터리, 장갑 및 TD가 포함된다.

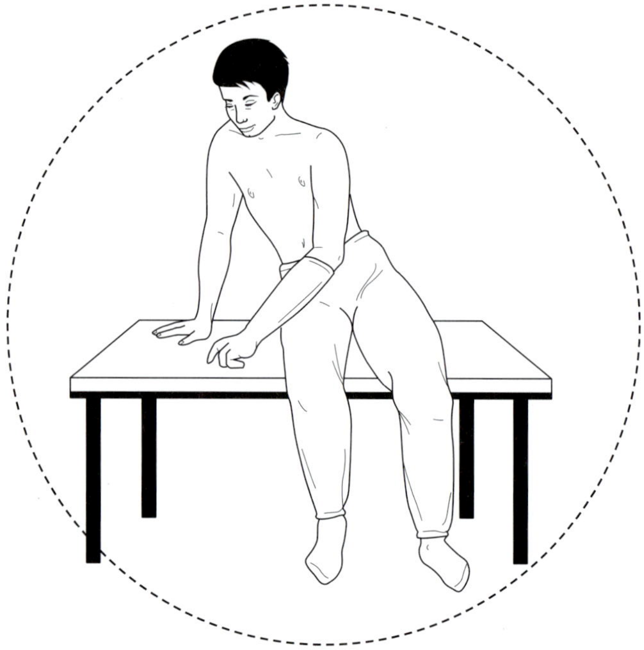

그림 20.5 기능적 작업 영역(외부 동력 의지)

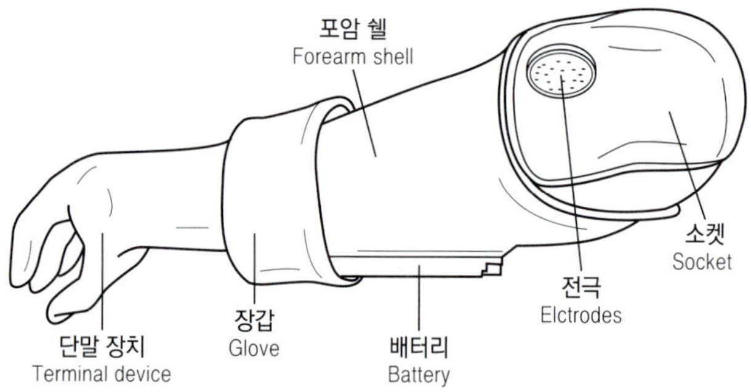

그림 20.6 외부 동력 의지의 구성 요소

하네스 Harness

대부분의 근전도 의지 장치에는 하네스가 필요하지 않다. 전극과 근육 신호 사이의 접촉을 유지하고 맞추는 것이 어렵거나 체중 감소 또는 기타 요인으로 인해 소켓이 느슨한 경우 때때로 하네스 시스템이 필요하다. 하네스 시스템이 제거되거나 축소되어 기능적 작업 영역이 신체 동력 의지에 비해 머리 위, 등 뒤, 지면 근처까지 확장된다. 어깨 피부 고정은 또한 전극과 선형 변환기를 고정하는 데 사용할 수 있으며 기능적 범위를 제한하지 않기 때문에 강력한 옵션이 될 수 있다.

외부 전원 의지 컨트롤
Externally Powered Prosthetic Controls

외부 전원 공급 의지 소켓은 다음과 같은 점에서 차별화된다. 전극 근육의 EMG 신호를 감지한다. 전극은 플렉시블 소켓의 벽에 직접 장착된다. EMG 신호는 의지의 모터를 자극하여 원하는 동작을 생성한다. 상지 후천성 상실 또는 선천적 차이가 있는 클라이언트를 위한 의지 기술은 지난 10년 동안 극적으로 변화했다. 주요 변경 사항은 구성요소, 소켓 제작, 피팅 기술, 서스펜션 시스템, 전원 및 전자 제어 소스에서 발생했다.

다양한 전극을 사용할 수 있다. 일부는 근육 EMG를 감지하고 TD의 움직임을 제어하는 데 다른 것보다 더 민감하다. 팀의 협력을 통해 가장 적합한 전극이 결정된다. 단일 또는 이중 사이트 제어 시스템은 물론 패턴 인식 및 무선 주파수 식별도 사용할 수 있다. 단일 부위 시스템은 클라이언트가 전극 부위에 대해 두 개의 분리되고 반대되는 근육의 제어를 구별하고 분리할 수 없는 경우 사용된다. 이것은 어린아이와 같이 인지적으로 이중 사이트 시스템을 제어할 수 없는 사람에게 도움이 될 수 있다. 예를 들어, TD는 개인의 근육이 이완될 때 닫힌 위치에 남아 있고 근육이 수축할 때 열린다. 따라서 개인이 물체를 잡고 싶다면 근육을 수축시켜 TD를 열 것이고, 원하는 물체 주위에 놓고 이완한다. 이완 시 TD는 자동으로 닫히고 다음 근육 수축까지 닫힌 상태를 유지한다.

일반적으로 이중 사이트 제어 시스템은 단일 사이트 시스템보다 선호된다. 이중 부위 제어 시스템은 두 개의 개별 근육 수축에 의해 활성화된다. 예를 들어, 경요골 절단이 있는 개인은 TD를 열기 위해 손목 신전 근육 그룹을 수축하고 TD를 닫기 위해 손목 굴곡 근육 그룹을 수축할 가능성이 가장 높다. 근육 신호가 없으면 TD는 어떤 위치에 있을 수 있다. 예를 들어, 같은 사람이 손목 신근의 수축으로 TD를 열 수 있다. 근육이 이완되면 TD는 친구와 악수하는 것처럼 열려 있다. 손목 굴곡근이 수축되자마자 TD가 닫힌다. 이 시스템을 사용하면 전극을 라이너에 내장하여 접촉, 서스펜션 및 편안함을 제공할 수 있다. 외피나 양말은 근육과 전극 사이의 연결을 방해하므로 착용할 수 없다.

패턴 인식. 많은 근육이 협력하여 팔과 손을 움직인다. 근육은 독특한 방식으로 수축하고 근전기라고 하는 소량의 전기 활동을 생성한다. 전기적 활동의 패턴은 각 움직임에 대해 고유하며 피부 표면에 배치된 전극으로 감지할 수 있다. 예를 들어, 손을 폈을 때 팔뚝에 기록된 근전기 활동의 패턴은 손이 닫힐 때 기록된 패턴과 다르다. 상지 상실 또는 차이가 있는 사람들의 경우 남아 있는 근육이 이러한 신호 패턴을 생성할 수 있다. 이것은 패턴 인식이라고 불린다. 특수 소프트웨어는 신호를 해석하여 의지의 팔과 손의 움직임을 제어한다. 명령 신호는 각 사용자에게 고유할 수 있기 때문에 이 기술은 여러 의지 움직임을 직관적으로 제어할 수 있다.

패턴 인식은 듣고 해석해야 할 많은 근전 신호가 있을 때 가장 잘 작동한다. 따라서 전극 배치는 기존의 단일 또는 이중 부위 의지와 동일하지 않다. 예를 들어, 독점적인 “손 열림” 또는 “손 닫힘” 전극이 없다. 오히려 시스템은 모든 전극의 정보를 해석한다. 그런 다음 사용자의 움직임 의도를 정확하게 디코딩한다. 이 시스템은 현재 수동 전극 돔 접점(원격 전극이라고도 함)과 이 모두를 연결하는 단일 와이어 하네스를 사용하여 8개의 근전기 신호를 읽는다.

전통적인 근육계와 마찬가지로 패턴 인식은 (1) 의지 내에서 우수한 피부전극 접촉을 달성하는 능력 및 (2) 제어 메커니즘을 배우고 이해하는 사용자와 의사의 능력이 있다. 패턴 인식은 현재 어깨 관절 이탈, 상완골 및 요골 경부 수준에서 상지 상실 또는 선천적 차이가 있는 개인이 사용한다.

무선 주파수 식별. 일부 외부 전원 TD는 무선 주파수 식별(radio-frequency indentification, RFID)으로 알려진 무선 통신을 사용하여 제어된다. 이 시스템에는 RFID 리더와 태그가 포함된다. 태그는 메모리에 정보를 저장하고 리더(안테나를 사용하여)는 이 정보를 해석한다. RFID 기술은 건물 접근을 통제하고, 재고를 관리하고, 유료 도로에서 사용하기 위한 청구서와 같은 다양한 방식으로 공공에서 사용된다. 현재 상지 근전 의지를 제어하는 데도 적용된다. 각 태그는 특정 그립 패턴으로 프로그래밍된다. 태그는 사용자가 특정 그립을 구현할 영역에 전략적으로 배치된다. 예를 들어, 트리거 그립 패턴으로 프로그래밍된 태그는 유리창 세척을 위한 병에 부착된다. RFID 시스템은 다중 관절 TD와 잘 작동한다.

단말 장치. 신체 동력 TD와 마찬가지로, 근전도 TD를 후크 모양으로 사용할 수 있으며 VO 또는 VC가 될 수 있다. 표준 근전기 손 모양은 3집 집기 유형의 그립으로 기본 개폐 기능을 제공한다. 네 번째와 다섯 번째 손가락은 움직이지 않는다. 전기 후크는 다양한 스타일과 구성으로 제공된다. 일반적으로 이러한 장치는 방수가 되지 않지만 일부 제조업체에서는 보호 슬리브를 제공할 수 있다. 외부 전원이 공급되는 TD는 더 큰 개방 범위를 가지므로 더 큰 크기의 물체를 잡을 수 있다. 외부에서 구동되는 의지는 모든 공간에서 잡는 능력을

사용할 수 있는 능력을 제공한다. 이는 머리 위, 등 뒤, 지면 근처의 공간을 포함하도록 기능적 작업 영역의 확장에 기여한다. 외부에서 구동되는 TD는 일반적으로 약 20~30파운드의 그립 강도를 제공한다.

다중 관절 단말 장치. 기술의 발전은 다관절 회전식 손의 형태로 흥미로운 옵션을 제공한다. 이러한 의지는 자연적인 손의 모든 기능을 복제할 수는 없지만 더 큰 관절로 더 많은 그립 패턴에 대한 액세스를 제공한다. 이 손의 모든 숫자는 움직이고 다양한 패턴으로 통합된다. 이 손은 패턴 인식 및 RFID 제어 시스템과 통합된다.

배터리. 배터리는 외부에서 구동되는 의지에 에너지를 제공한다. 리튬폴리머 배터리 기술의 발전으로 외부 동력 의지의 용이성이 향상되었다. 리튬폴리머 배터리는 니켈카드뮴 배터리보다 80% 더 가볍고 70% 더 작으며 저장 용량이 30% 더 많다.

기타 관절. 단일 의지는 많은 구성 요소로 구성되며 사용자가 경험하는 손실 또는 차이의 수준에 비례한다. 횡경사 차이가 있는 개인은 손목 기능과 손 기능을 제공하는 구성 요소의 이점을 얻을 수 있다. 이 장은 TD에 초점을 맞추지만 다른 관절 운동은 상지의 전체 기능에 중점을 둔다. 손실 수준이 높은 사람은 팔꿈치 굴곡과 신전 및 어깨 움직임이 필요하다. 이러한 기능은 ADL 및 IADL을 달성하는 데 필수적이다. 작업치료사가 이러한 의지 구성요소의 움직임과 기능을 치료 계획에 통합하는 것이 중요하다.

팔꿈치. 팔꿈치 구성요소는 굴곡 및 확장을 제공하며 신체 동력 및 근전기 제어에 사용할 수 있다. Bodypowered 옵션을 활성화하려면 어깨를 으쓱하거나 탄도 전방 굴곡이 필요하거나 당김 스위치 또는 잠금 장치가 있을 수 있다. 설명된 신체 움직임이 부자연스러워 보일 수 있지만 특히 양손 작업 중에 팔꿈치를 제어하기 위해 온전한 손을 사용하는 것은 불편할 수 있다. 전기 옵션은 더 부드럽고 더 효율적인 움직임을 제공할 수 있지만 구성요소는 의지에 무게를 추가한다.

어깨. 어깨관절은 신체 동력 및 근전기 제어에 사용할 수 있지만 제공되는 움직임은 주로 전방 굴곡/신전 및 내부/외회전으로 제한된다. 넛지 스위치 또는 견갑골 움직임과 같은 신체 동력 기술을 제어하는 다양한 방법이 있다. 전기 옵션이 더 부드럽고 효율적인 움직임을 제공할 수 있지만 구성요소는 의지에 무게를 더한다. 누적된 외부 동력 의지의 무게는 10파운드가 넘을 수 있다.

신기술 New Technologies

새로운 기술은 의지 장치 사용자의 성능과 기능적 결과에 영향을 미친다. 그러한 개입 중 하나는 골유착능이다. 골유착능은 '인간의 뼈와 티타늄 기반 임플란트의 표면이 만나는 접점에서 만들어진 구조적 연결'을 제공하는 외과적 절차이다. 일종의 핀이 뼈 끝에 이식되고 피부를 통해 확장되어 의지에 고정된다.

또 다른 중재는 표적 근육 재신경 분포(targeted muscle reinnervation, TMR)이다. 절단된 사지의 잔여 신경을 수술로 옮겨 기능을 상실한 새로운 근육 표적에 재신경을 공급하는 것이다. 이 절차의 결과는 패턴 인식과 잘 작동하고 상지 의지의 제어를 향상시키는 것이다.

3D 프린팅 3-D Printing

상지 의지 기술의 발전은 기술 자체에 접근할 수 있는 추가 옵션을 소비자에게 제공한다. 3D 프린팅이라고도 하는 적층 제조(additive manufacturing, AM)에는 많은 이점과 한계가 있다. AM은 복잡하고 비용이 많이 들지는 않더라도 좋은 모양으로 생산이 가능하다. 제조와 관련된 비용과 시간을 모두 줄일 수 있는 잠재력이 있다. AM에는 여러 형태가 있다. 한 가지 방법인 융합 증착 모델링은 상지 차이가 있는 어린이를 위한 기술을 만드는 데 사용되었다. 이 방법을 사용하면 플라스틱을 가열하고 호스를 통해 전달하여 한 번에 한 레이어의 모델을 만든다. 제조 환경의 온도와 습도는 장치의 구조적 무결성을 관리하기 위해 엄격하게 제어되어야 한다. 플라스틱이 너무 빨리 식으면 모델이 부서지기 쉽다. 그러나 충분히 빨리 식지 않으면 모델의 모양이 변형될 수 있다. 두 경우 모두 이러한 요소는 장치의 품질과 유용성에 부정적인 영향을 줄 수 있다.

3D 프린팅 기술은 비용 절감과 설계에서 생산까지의 시간 단축의 영향이 제조 공정을 방해하기 때문에 '파격적' 기술이라고 한다. 이 기술은 의지 제공자와 사용자에게 파괴적이었다. 의료 기기는 환자의 안전을 보장하기 위해 U.S. Food and Drug Administration (FDA) 규정을 충족해야 한다. 의수 부품은 FDA의 승인을 받은 의료 기기로 엄격한 학술 및 임상 준비와 국가 전문 인증을 거친 의지보조기기전문가가 사용자에게 적합하다. 3D 인쇄 장치는 이러한 전문가가 항상 조작하거나 적합하지는 않다. The orthotics and prosthetics (O&P) 조직은 FDA와 함께 다음과 관련된 영역의 제한을 다루고 있다.

1. 훈련되지 않은, 인증되지 않은, 면허가 없는 개인에 의한 임상적 O&P 서비스 제공
2. 규제되지 않은 3D 프린팅 의료 기기의 제조 및 유통
3. 3D 프린팅된 연구용 의료 기기의 인간 피험자 테스트에 대한 IRB (Institutional Review Board) 감독 부족

이러한 장치는 일반적으로 작업치료에서 제공하지 않지만 실무자는 ADL 처리와 특히 관련하여 사용법을 교육하도록 요청할 수 있다. 보다 전통적으로 제작된 의지와 마찬가지로 작업치료사는 장치의 적합성을 확인하고 기능을 검사해야 한다. 독립적인 옷을 입거나 벗는 것, 기기 관리 및 피부검사. 장치의 제조 및 기능에 따라 작업치료는 3D 프린팅된 손을 제어하기 위해 테노데시스 타입의 동작과 같은 다양한 기술을 사용할 수 있다. 장치가 본체 전원 또는 외부 전원 기능을 제공하는 경우 관련 교육 전략이 적용된다. 장치의 사용자는 장치의 적합성 또는 기능에 문제가 있는 경우 즉시 제작자에게 연락해야 한다.

의지 재활 과정

THE PROSTHETIC REHABILITATION PROCESS

작업치료의 교육적 배경에는 작업 수행에 필요한 상지 기능과 관련하여 운동 제어, 운동 학습 및 움직임이 포함된다. 장애에 대한 심리적, 사회적 적응 교육도 구약의 전문 분야이다. 치료가 더 빨리 시작될수록 내담자는 더 빨리 의지 피팅을 준비할 수 있고 양손 활동에 참여할 기회가 증가한다. 늦게 시작되는 다양한 손상은 치료의 조기 중재를 통해 예방된다.

재활의 단계

PHASES OF REHABILITATION

의지 재활은 평가와 중재의 9단계로 분류된다(글상자 20.1). 각 단계에는 일반적으로 다루어야 할 영역과 함께 평가할 특정 항목이 포함되어 있다. 단계는 다음과 같다.

1. 수술 전
2. 절단 수술 및 드레싱
3. 급성 수술 후
4. 의지 전
5. 의지 처방 및 제작
6. 의지 훈련
7. 커뮤니티 통합
8. 직업재활
9. 후속 조치

글상자 20.1 의지의 9단계 재활 및 중재 초점

1. 수술 전 단계
   - 팀이 계획을 수립
   - 클라이언트에게 기대치를 교육
   - 적응 장비 제공
2. 절단 수술 및 드레싱 단계
   - 수술
   - 절단면 길이 결정
   - 상처 치료
   - 드레싱 상처
   - 통증 조절
3. 급성 수술 후 단계
   - 통증 조절
   - 가동 범위
   - 상처 치유
   - 구축 예방
   - 정서적 지원
   - 환상 감각/통증 해결
4. 의지 전 단계
   - 사지 수축 및 성형
   - 근력 증가
   - 통제력을 길러라
   - 현실적인 기대
5. 의지 처방 및 제작 단계
   - 고려된 의지 옵션
   - 의지 제공
6. 의지 훈련 단계
   - 의지 장착 및 훈련
   - 절단면의 둔감화
   - 일방적인 독립
   - 의지 조절 및 사용법 등 교육
7. 커뮤니티 통합 단계
8. 직업재활 단계
9. 후속 단계
   - 목적이 있는 활동
   - 의미 있는 활동 및 직업 참여
   - 양자 활동

수술 전 단계 Preoperative Phase

이상적으로 평가 및 중재 과정은 절단 전에 시작된다. 건강관리 팀은 계획을 세우고 수술 후와 재활 중에 예상되는 사항에 대해 클라이언트를 교육한다. 치료사는 현실적인 기대치를 보장하고 일반적인 재활 과정의 개요를 설명한다. 환상 통증과 환상 감각은 절단 후 개인에게 흔히 발생하기 때문에 설

명된다. 수술 전 단계는 손의 우세손을 평가하고 보조도구의 필요성을 결정하기에 좋은 시간이다. 보조도구는 클라이언트가 궁극적으로 일상활동과 함께 의지를 사용하게 되며 보조도구가 의지 사용으로의 전환을 방해할 수 있기 때문에 필요한 경우에만 제공된다.

절단 수술 및 드레싱 단계
Amputation Surgery and Dressing Phase

외과의는 수술 전과 수술 중 절단면 길이를 결정한다. 상처의 근형성이 완성되어 말단 뼈의 연조직이 보장된다. 절단지의 견고한 드레싱 또는 제거 가능하나 단단한 드레싱은 통증 조절에 도움이 될 수 있다.

급성 수술 후 단계 Acute Postsurgical Phase

수술 후 팀의 목표는 통증 조절, 가동 범위 유지, 상처 치유이다. 수술 후 치료에는 종종 상처 관리와 구축 예방이 포함된다. 클라이언트에 대한 정서적 지원은 필수적이다. 환상 감각과 환상 통증에 대한 논의는 계속된다.

상처 치유 및 구축 예방
Wound Healing and Contracture Prevention

또한 치료사는 여러 가지 방법으로 절단에 적응하도록 사람들을 돕는다. 수술 후 목표에는 조기 운동, 상처 치유, 흉터 관리, 둔감화, 통증 관리, 부종 감소, 사지 수축/성형 및 일방적 독립(우세손의 변화)이 포함된다. 움직임, 상처 치유, 흉터 관리, 둔감화 및 통증 관리를 위한 많은 중재는 다른 진단에 사용되는 것과 동일한 중재이다. 부종 감소, 사지 수축/성형 및 우세손의 변화를 위한 중재는 이 집단에 더 구체적이다.

환상 통증과 환상 감각
Phantom Pain and Phantom Sensation

절단 환자는 종종 환상 감각과 환상 통증을 경험한다. 건강관리 팀의 역할은 클라이언트를 준비시키고 이러한 환상 감각과 통증이 예상되고 정상임을 확신시키는 것이다. 환상 감각은 개인이 존재하지 않는 사지가 여전히 존재하는 것처럼 느낄 때 발생한다. 절단된 사지는 모양, 크기, 위치 및 움직일 수 있는 능력 면에서 원래의 사지와 똑같이 느껴질 수 있다. 이전에 착용했던 반지나 시계가 감각의 일부일 수 있다. 환상 통증은 바늘로 찌르는 듯한 감각 또는 따끔거리는 감각으로 설명된다. 환상적 감각은 시간이 지남에 따라 감소한다.

환상 통증은 환상 감각과는 다르다. 환상 통증의 현상은 완전히 이해되지 않았다. 개인이 절단 후 초기에 환상 사지에 통증을 경험하고 시간이 지남에 따라 사라지는 것이 일반적이다. 절단 환자의 80%가 환상 통증을 경험한다고 보고된다.

환상 감각 및 환상 통증과 관련된 중재는 가능한 한 빨리 시행된다. 한 연구에서는 환상 통증에 대해 상부 절단 환자 65명을 대상으로 설문조사를 실시했다. 결과는 환상 통증에 대한 최상의 중재가 기능적 활동에 적극적으로 참여하는 것이라고 제안했다. 다른 중재에는 부드러운 마사지, 의지 착용, 경피성 전기 신경 자극(TENS)이 있다. 치료사로서 우리는 절단이 있는 사지의 기능적 사용을 최적화하기 위해 환자와 함께 일할 준비가 되어 있다.

의지 전 단계 Preprosthetic Phase

의지 전 단계의 주요 목표는 절단면의 모양을 만들고 근력을 증가시키며 일어나고 있는 일에 대한 사람의 통제감을 회복시키는 것이다.

사지 수축 및 성형 Limb Shrinkage and Shaping

사지 수축 및 성형이 이 모집단을 위해 다루어진다. 환자를 위한 맞춤형 압박스타킹이 제공된다. 순환을 방해하지 않도록 말단 사지를 대각선 디자인으로 감싸서 부종을 제어할 수 있다. 나머지 사지의 적절한 형태를 보장하기 위해 가능한 한 압박스타킹이나 랩을 활용해야 한다. 압박은 절단면의 수축과 성형에 직접적인 영향을 준다. 심장보다 높게 올려 자세를 잡아주는 것과 역행 마사지는 부종을 줄이는 데 유용한 대안이다. 부종 관리는 소켓 맞춤과 편안함에 직접적인 영향을 미치기 때문에 치료사가 부종 관리의 중요성을 강조하는 것이 중요하다. 부종의 감소는 의지 장착을 위한 전제 조건이다.

인공 삽입 전 단계의 시간은 현실적인 기대치를 강화하는 데 중요하다. 절단된 개인은 절단 전과 동일한 수준의 독립성으로 모든 활동을 수행할 것이라고 생각할 수 있다. 이런 생각에 대해 논의할 필요가 있다. 치료사는 의지 장치가 팔을 기능을 모두 대체하지 않을 것이라고 설명한다. 오히려 의지는 두 손으로 활동하는 동안 물체를 안정시키고 지지하고 고정하는 데 사용되는 보조 장치이다.

의지 처방 및 제작 단계
Prosthetic Prescription and Fabrication Phase

의지 처방 및 제작 단계는 팀이 의지의 종류에 대해 합의하는 단계이다. 클라이언트의 요구와 조건을 가장 잘 충족시킬 것이다. 의지 전 기간은 절단된 개인이 의지를 탐색하기 시작할 때 시작된다. 단계는 의지 전달 시 종료된다.

의지 훈련 단계 Prosthetic Training Phase

의지 훈련 단계에서 개인은 소켓의 피팅 및 수정을 위해 의지 의사를 자주 방문한다. 클라이언트는 또한 재활 서비스를 위해 치료사를 찾는다. 신체 동력 의지를 받는 개인은 전극이 필요하지 않고 근육 부위와 신호를 식별할 필요가 없기 때문에 제작 및 재활 과정을 통해 훨씬 더 빠르게 움직인다. 이 치료법은 급성 수술 후 단계에서 남아 있는 문제를 계속 해결한다. 이 단계에서 치료의 추가 목표는 의지 착용을 견딜 수 있도록 개인을 준비하고 일상 활동에 독립적으로 사용하는 것이다. 세부 사항에는 전극 교육이 포함된다. 절단면을 압력, 통증 및 무게에 둔감하게 하는 것; 운동 범위 유지; 구축 제거; 그리고 독립적인 단일사용이 있다.

전극 교육 Electrode Training

개인이 외부 동력 이지를 받는 경우 가장 좋은 근육 부위가 식별되고 의지 기능을 작동하도록 훈련된다. 전극 배치를 위한 부위를 찾고 근육을 훈련시키는 것은 주로 치료사의 책임이다. 이 단계에서 치료사는 다음을 사용하여 광범위한 훈련을 제공한다. 바이오피드백 명령에 따라 식별된 근육 또는 근육을 수축하도록 개인을 가르친다. 치료사는 근육 부위 조절의 개선을 촉진하고 고립된 근육 수축, 근력 및 지구력에 중점을 둔다. 특수 바이오피드백 기계는 의지 의사로부터 구할 수 있다. 환자가 누워서, 서 있기, 앉기 등 다양한 자세에서 근육 수축을 연습하는 것이 중요하다. 다양한 평면에서 사지를 사용하여 다른 위치에서 근육 수축을 연습하면 의지 전달 후 최대 성공이 향상된다.

전극 위치가 설정되면 개인이 가장 기능을 발휘할 수 있는 정확하고 가장 적절한 전극 위치를 의사에게 알려준다. 전극 위치를 찾고 훈련하는 것은 종종 길고 가혹하며 시행착오 과정이다. 소켓과 전극 부위가 의지를 작동하기에 충분하면 의수는 최종 제작 준비가 된다. 의지가 전달되고 치료가 재개될 때까지 개인이 가정 프로그램으로 치료에서 퇴원하는 의지 전 단계 이후 기간이 있을 수 있다.

압력, 통증 및 무게에 대한 잔여 사지의 둔감화 Desensitizing the Residual Limb to Pressure, Pain, and Weight

환자는 의지가 전달되어 상상한 대로 사용할 수 없을 때 실망을 경험할 수 있다. 재활의 현실적인 그림을 제공하기 위해 다양한 의지 구성요소의 장단점을 개인에게 알리는 것이 건강 관리 팀의 의무이다. 환자는 일반적으로 의지가 단단하고 차갑고 무겁고 손을 대신할 수 없다는 사실을 깨닫고 놀라곤 한다. 현실적인 기대와 수용이 확립되면 장치 사용이 크게 향상된다.

환자는 일반적으로 절단면에 민감함을 경험한다. 치료사는 감싸기, 마사지, 체중 부하 및 통증 관리와 같은 둔감화 기술을 가르치고 구현하여 중재한다. 둔감화 및 통증 관리는 치료의 추가 구성요소이다. 치료사는 통증에 대한 양식을 제공하고 환자가 독립적으로 통증을 관리하도록 교육한다. 클라이언트마다 다양한 불만 사항을 제시하고 치료는 개별화된다.

어떤 경우에는 의지 전문의가 환자에게 전임 의지 착용의 전구체로 착용할 양말을 제공한다. 소켓은 절단면의 모양을 변경하고 클라이언트가 장치의 느낌을 경험할 수 있도록 한다. 연장된 팔다리 길이에 대한 재조정뿐만 아니라 장치의 무게에 대한 허용치를 증가시키기 위해 소켓의 말단부에 무게를 추가할 수 있다. 의지 시뮬레이터는 클라이언트가 사지 길이와 의지 무게의 변화에 적응하도록 돕고 기능적 적용을 위한 제어 훈련을 시작하는 데에도 사용할 수 있다.

단일사용의 독립성 Unilateral Independence

단일사용의 독립성은 환경 적응과 한 손 기술을 사용하는 것이 포함된다. 우세손이 손이 절단된 경우 내담자에게 우세손 전환하도록 가르치는 것이 필요할 수 있다. 일반적으로 치료사는 개인의 최대 수준의 독립성을 촉진하기 위해 노력한다. 보조 장치와 적응 전략이 자주 사용된다. 절단 환자의 경우 치료사가 의지 훈련이 끝날 때까지 적응 장비를 제공하지 않으면 더 나은 의지 성공을 촉진할 수 있다. 클라이언트가 적응 장비를 효율적으로 사용할 수 있고 의지 사용을 배우려는 동기가 없을 수 있기 때문이다. 그러나 의지 기술과 함께 사용되는 많은 보조 장치는 기능을 향상시키고 향상시킬 수 있다.

이중사용 Bilateral Involvement

이중사용이 있는 클라이언트는 여러 요인에 따라 달라지는 고유한 문제를 안고 있다. 개인의 표현이 대칭이 아닐 수 있으며 다른 기술(또는 기술 없음)이 사용될 수 있음을 이해하는 것이 중요하다. 양쪽 손실 또는 차이가 있는 많은 개인, 특히 높은 수준(예: 어깨 관절 이탈)에서 손기능 작업을 수행을 대신 하기 위해 발가락을 사용할 수 있다.

오리엔테이션 및 제어 교육
Orientation and Control Training

의지 전달 시 의지 의사는 클라이언트에게 의지와 그 구성요소에 대해 교육한다. 치료사는 클라이언트의 의지를 재조정한다. 의지는 복잡한 장치이며 한 치료 세션에서 마스터할 수 없다. 클라이언트는 모든 구성요소에 대한 완전한 이해가 없는 한 의지의 사용에 대해 독립적이지 않을 것이다.

클라이언트 오리엔테이션에는 옷을 입고, 벗고, 스위치와 배터리를 작동하고, 의지를 돌보는 교육이 포함된다. 치료사는 의지의 적합성과 기능이 적절한지 확인한다. 치료에는 의지 착용 및 탈착을 통한 독립성 평가가 포함된다. 클라이언트는 손상을 방지하고 잠재력을 극대화하기 위해 의지를 적절하게 관리할 수 있어야 한다.

지역사회 통합, 직업 재활 및 후속 조치 단계
Community Integration, Vocational Rehabilitation, and Follow-Up Phases

지역사회 통합, 직업재활, 후속조치의 마지막 3단계는 목적이 있는 활동과 의미 있는 직업 기반 활동에 참여하는 것으로 구성된다. 이 단계는 집중적이다. 팀의 다른 구성원에 대한 클라이언트의 방문이 줄어들고 치료사는 팀의 연락 담당자 역할을 한다. 이 마지막 단계는 점진적이며 클라이언트의 기술이 발전함에 따라 진화한다. 이 시간 동안 내담자는 자신의 의지를 조작하는 방법을 배우고 능숙해질 때까지 연습한다. 의지 기능에 따라 클라이언트는 TD를 열고 닫고, 팔꿈치를 올리거나 내리고, 명령에 따라 손목을 회전하는 등의 작업을 연습한다. 그러한 활동을 수행하는 것은 등급이 매겨진다(예: TD가 3, 4 또는 5개의 개별 단계로 열리도록 제어함).

목적이 있는 활동 Purposeful Activity

목적이 있는 활동으로 내담자는 궁극적인 기능적 사용과 지구력을 용이하게 하기 위해 반복적인 작업에 참여함으로써 보철물을 작동하는 방법을 배운다. 목적이 있는 활동에는 의수를 사용하여 다양한 크기, 질감 및 무게의 물체를 다양한 평면과 위치에서 잡고 놓는 것이 포함된다. 머리 위의 물체는 손을 올리는 동안 손목 신근을 이완하고 굴근을 수축해야 하기 때문에 잡기가 어려울 수 있다. 의지 무게 때문에 머리 위로 잡기가 어렵다. 이 단계에서 수행되는 다른 활동의 예로는 토마토를 부수지 않고 카운터 위에 올려 놓거나 TD가 카드를 쥐고 카드 게임을 하는 것이 있다.

양손사용의 활동도 치료의 초점이다. 절단 후 개인이 일방적으로 일부 ADL을 성공적으로 수행하는 경우가 많다. 따라서 치료는 양자 활동에서 의지의 사용을 용이하게 하기 위해 재활 과정의 초기에 시작되어야 한다. 훈련에는 작은 물건을 잡기 위해 조금씩 벌린 다음 더 큰 물건을 더 완전히 잡는 것과 같은 통제된 잡기가 포함된다. 훈련은 다양한 질감과 밀도의 물체를 잡는 것을 강조한다. 세션 통합 비율은 이해와 릴리스 시기에 대한 작업이다. 기능적이고 적절한 작업이 권장되며 클라이언트가 다양한 평면에서 대근육 및 미세 운동 활동을 위해 의지를 사용하도록 요구한다.

직업 기반 활동 Occupational-Based Activity

직업 기반 활동은 클라이언트의 목표와 일치하는 직업에 클라이언트를 참여시키는 것을 포함한다. 클라이언트는 자신의 라이프스타일 및 관심사와 관련된 기술을 연습한다. 훈련에는 몸단장 및 위생, 식사 준비, 옷 입기, 육아, 직장 복귀 활동 또는 기타 의미 있는 작업이 포함될 수 있다. 작업에는 직장 또는 레크리에이션으로의 복귀를 위한 준비도 포함될 수 있다.

치료의 주요 초점은 작업 수행을 위한 양자 활동을 포함해야 한다. 글상자 20.2는 양자 간 작업의 예를 나열한다. 절단된 개인은 일반적으로 양자 작업에서 성공을 경험할 때까지 의지의 기능적 이점을 깨닫지 못한다. 재활 초기에 한손 기술에 익숙해진 일부 클라이언트에게는 양자 작업 훈련이 어려울 수 있다.

앞서 언급한 바와 같이 내담자는 재활 과정에 적극적으로 참여한다. 치료사는 클라이언트를 위한 홈 프로그램을 디자인한다. 프로그램은 개인이 더 큰 기능과 독립성을 갖게 됨에 따라 지속적으로 업데이트된다. 진행 상황과 의지 기능을 검토하기 위해 클라이언트와 정기적인 후속 방문 일정을 잡는 것이 중요하다. 내담자가 필요로 하거나 배우고자 하는 새로운 기술을 찾을 때 종종 치료가 다시 시작된다. 치료사는 내담자를 위한 자원으로서, 그들이 일생 동안 의미 있는 활동에 참여하기 위해 최대한의 기능과 독립성을 달성할 수 있도록 한다.

이차적 상태
SECONDARY CONDITIONS

일방적인 ULL/D를 경험하는 개인은 건강한 상지의 과사용과

글상자 20.2 양자 활동의 예

- 쓰레기 봉투를 쓰레기통에 넣기
- 수건으로 접시 닦기
- 휴대폰 사용하기
- 빵에 버터 바르기
- 칫솔에 치약을 묻히기
- 넥타이 매고 신발끈 묶기
- 지갑에서 통화(동전, 지폐)에 접근하기
- 편지를 접어 봉투를 봉하기
- 전동공구 사용하기
- 가위를 사용하여 선과 모양을 따라 자르기
- 계란 흰자와 노른자 분리하기
- 세탁물 접기
- 싱크대에서 설거지하기
- 뚜껑 열기
- 지퍼 또는 단추 열고 닫기
- 오렌지 껍질을 벗기기
- 쓸고 쓰레받기 사용하기
- 가방 끈 잡기
- 야채/과일 껍질을 벗기고 자르기
- 고기를 자르기
- 단추 꿰기
- 바늘에 실 꿰기
- 스크루 드라이버 사용하기
- 망치로 못 박기
- 차량 운전하기
- 스포츠나 카드 게임 하기

관련된 이차적 상태를 경험할 가능성이 있다. 여러 연구에서 편측성 ULL/D가 있는 개인의 건전한 팔의 기능에 영향을 미치는 통증 및 근골격 상태의 존재를 문서화했다. 그들의 발견은 지속적인 환자 추적이 더 이상의 격차를 방지하는 데 필수적이며 의지 착용의 영향을 조사하고 기능한 예방 조치를 결정하기 위해 더 많은 연구가 수행되어야 한다는 데 동의한다. Gambrell은 팀 접근에 대한 권장 사항과 함께 과사용 증후군 예방의 결과와 중요성을 언급하는 문헌 검토를 수행했으며, 과사용 가능성과 발달을 방해하는 방법에 대해 환자를 교육하는 의사의 책임을 강조했다.

절단 환자의 심리적 · 사회적 문제

PSYCHOLOGICAL AND SOCIAL ISSUES OF CLIENTS WITH AMPUTATIONS

모든 재활 단계에서 심리적 · 사회적 문제가 발생할 수 있으며 필요에 따라 전문의에게 적절하게 의뢰하는 것이 중요하다. 절단을 가진 사람들은 물리적 세계보다 사회적 세계를 다루는 데 더 어려움을 겪는다고 말했다. 일반적인 문제는 가족, 친구, 동료 및 중요한 사람들과의 관계를 중심으로 할 수 있다. 특정 문제에는 외상 후 스트레스, 신체 이미지 문제, 온전함 상실, 사회적 고립, 성적 활동 감소 및 우울증이 포함될 수 있다. 사지 상실과 관련된 가장 흔한 이차적 상태 중 하나는 우울한 기분이다.

일부 연구에 따르면, 의지 사용자의 의료 케어와 개인 개발에 참여하는 전문가에게 가장 우선시되는 것은 개인의 정체성과 환자의 능력 상태에 대한 자기 관리이다. 사용자에게 의지는 업계에서 제안하는 도구 그 이상일 수 있다. 구현될 때, 의지는 기술의 숙달, 개인 정보 관리 및 자아 정체성을 중심으로 하는 매우 개인적인 의미를 나타낸다. 이전 연구에서는 의지 사용을 둘러싼 조정 및 사회적 의미에 대한 요인을 조사했으며, 특히 사지 사용자의 인식을 모색했다. 실제 의지 사용, 사회적 의식, 사회적 고립에 대한 인식, 다른 사람들의 반응, 사지의 차이를 숨길 것인지 공개해야 하는지에 대한 사회적 의미, 사회적이고 친밀한 관계에 대한 인식이나 경험을 포함하여 몇 가지 주제가 나타났다. 적응 및 성공적인 재활에 영향을 미치는 요인은 조기 의지 피팅, 자존감 증가와 관련된 의지 만족도, 사회적 통합 증가 및 정서적 어려움의 부재, 사회적 표현, 개인별 모국어, 사회적 수용 및 개인화를 포함한 개별 표현의 필요성이었다. 절단 환자의 심리사회적 측면에 대한 탐구는 ULL/D를 가진 개인이 직면한 사회적 도전에 대한 의료 전문가의 의식을 높이고, 소비자의 목소리를 높이고, 지원 이해당사자의 관심을 높이며, 플랫폼의 개발을 위한 추진력이다.

가족 역학 Family Dynamics

가족 구성원이 팔다리를 잃으면 가족의 역동성이 바뀔 수 있다. 부상당한 사람의 중요한 다른 사람이나 직계 가족은 일련의 손실과 조정을 경험한다. 가족들은 개인이 고통을 받고 죽을 위험에 처해 있다고 두려워할 수 있다. 두려움과 불안이 때때로 압도적일 수 있다. 가족 구성원은 개인이 변화된 신체에 어떻게 적응할지 걱정할 수 있다. 친밀감과 의존성에 관한 문제는 일반적인 관심사이다. 치료사는 절단 수술을 받은 사람과 그의 파트너 사이의 재연결을 권장해야 한다.

재활에 미치는 영향 Impact on Rehabilitation

재활팀은 부상에 대한 개인의 반응에 대해 알아야 한다. 심리

사회적 측면에는 자아상과 신체 이미지의 변화, 절단면의 수용, 절단을 받은 사람으로서 사회에서 편안함을 느끼는 것이 포함된다. 일부 내담자는 재활을 시작할 의학적으로 준비가 되어 있지만 심리적으로 준비가 되어 있지 않다. 의료 제공자는 클라이언트를 비협조적이고 동기가 없는 것으로 낙인찍어서는 안 된다. 그보다는 클라이언트와 의료팀 간의 원활한 의사 소통을 촉진하고 강화해야 한다. 내담자는 재활 목표를 설정하는 데 적극적인 파트너가 되어야 한다.

절단 환자 상담

Counseling People Who Have Amputations

Price와 Fisher에 따르면 상담 세션 동안 해결되는 문제에는 우울증, 고통, 불면, 불안, 신체 이미지 변화, 관계 및 친밀감에 미치는 영향, 분노와 분개 등이 포함된다. Kohl에 따르면, 재활 초기 단계의 정서적 고통에 대한 불만은 수술 후 6개월에서 24개월 사이에 가장 뚜렷하게 나타났다. 이전에 언급한 바와 같이 연구자들은 심리 · 사회 · 정서적 건강의 중요성을 제안한다. 행동 건강 문제는 종종이 해결되지 않았다.

어린이를 위한 상지 의지 개입

UPPER EXTREMITY PROSTHETIC INTERVENTION FOR CHILDREN

소아의 초기 대운동(예: 엎드린 자세 및 앉는 자세)은 4~6개월 사이에 나타난다. 이러한 움직임은 몸통의 균형을 잡고 지지하고 안정화하기 위해 손을 사용하는 것과 직접 관련된다. 결과적으로 정상적인 상태를 유지하고 보존하기 위해 의지를 사용하는 어린이에게 적합하다고 간주된다. Exner는 "인지 및 사회적 발달과 함께 시각적 인식 및 눈의 협응 기술의 발달은 아동이 점점 더 복잡한 활동에 참여할 수 있게 해준다."라고 말했다.

조기 착용 Early Fitting

Hanson과 Mandacina에 따르면, "조기 착용의 가장 중요한 장점은 아이가 의지를 즉시 받아들인다는 것이다." 의지를 제공하기 가장 적합한 연령대는 2개월~2세이다. 정기적으로 의지를 착용하는 어린 나이에 의지를 장착한 어린이는 일상 활동에서 수의적인 사용을 보여 준다.

나중에 장착된 어린이는 덜 수의적이고 수동적으로 의지를 사용하는 경향이 있다. 또한, 손 기술은 점차적으로 발달하기 때문에 의지가 양자 활동에 자연스럽게 통합될 수 있도록 조기에 맞춰야 한다. 의지를 착용하는 동안 어린이는 정중선 교차, 공간에서의 손 위치, 잡기, 양측 작업 및 손을 정중선으로 가져오기를 요구하는 활동을 연습해야 한다. 표 20.3은 다양한 연령대의 어린이를 위한 의지의 유형, 목표, 평가 및 중재를 제안한다.

표 20.3 연령에 적합한 의지, 목표, 평가 및 중재

나이	의지의 종류	목표	평가	중재
2~18개월	수동적 의지, 하네스 없이 확장된 소켓	앉고 선 자세에서의 무게중심 이동 네발기기와 서기 위해 밀기 앞/뒤로 구르기 장난감 갖고 안정화하기 양자 활동	PUFI 연령대에 대한 전형적인 스크리닝 평가	모든 적절한 발달 이정표 도달하는 것과 다를 바 없음 대근육 운동 기술을 사용한 의지 비손실 상지의 미세 조작 능력
12~24개월	신체 동력 의지 Cookie Crusher 근전도 의지	보조 하에 의지 사용 장치의 개폐확인 요청 하에 손 부분 열기 근전도 손으로 장난감 위치시키기	University of New Brunswick test U-BET 손 평가 수행 연령대에 대한 전형적인 스크리닝 평가	큰 공 잡기 놀이 동안 의지에 무게 이동시키기 책상 활동 마무리할 때까지 몸 안정화시키기 물체 움직이기 장난감 들기 악기 연주하기 스스로 먹기(초기)

PUFI, Prosthetic Upper Extremity Functional Index; *U-BET*, Unilateral Below Elbow Test.

출처: Shaperman, J., Landsberger, S. E., & Setoguchi, Y. (1996). Early upper limb prosthesis fitting: When and what do we fit, *Journal of Prosthetics and Orthotics 15*(1):11~17, 2003; Stocker, D., Caldwell, R., & Wedderburn, Z. (1996). Review of infant fittings at the Institute of Biomedical Engineering: 13 years of service, *ACPOC News 2*, 1~5.

가족 참여 Family Involvement

의지의 수용에는 가족이 포함된다. 가족은 의지를 착용하고 벗고, 의지가 있는 동안 아이와 놀고, 착용 일정을 짜는 데 참여해야 한다. 가족은 조기에 지속적으로 의지를 사용하는 것의 중요성과 이점에 대해 교육을 받아야 한다. 더욱이, 근전기 의지를 가지고 있는 아이들은 상당한 일대일 훈련과 주의가 필요하다.

마케팅 전략 및 권장 사항

MARKETING STRATEGIES AND RECOMMENDATIONS

상지 의지 재활을 전문으로 하려면 치료사는 모든 진료 영역에서와 마찬가지로 동기 부여되고 지속적이어야 한다. 저널, 서적, 기관, 기타 치료사 및 인터넷과 같은 상지 의지에 대한 기본 정보를 수집할 수 있는 많은 방법이 있다(클라이언트 출처, 제소업체 출처, 네스트 및 측정에 대한 정보는 Evolve 웹사이트 참조). 이러한 출처의 중요한 정보는 기본 의지 지식을 보강한다. 치료사는 상지 의지를 전문으로 하는 의지 의사와 관계를 맺어야 한다. 상지 절단 횟수가 일반적으로 적기 때문에 치료사가 지역 또는 전국적으로 이동할 의사가 없는 한 이 분야에서 풀타임으로 일하기 어려울 수 있다. 일부 회사는 지정된 부위를 담당하는 치료사를 고용하고 전적으로 의지 재활을 제공한다. 이동이 선택 사항이 아닌 경우 치료사는 의지 제공자와 네트워크를 형성하여 지리적 영역에서 의지 재활을 위한 기본 추천자가 될 수 있다. 일반적으로 치료를 받는 치료사는 이 경로는 상지 외래 재활 시설에서 작동한다.

다양한 의지 옵션에 대한 환급, 제작 및 오리엔테이션 과정에 대해 배우기 위해 의지 전문의와 일주일을 보내는 것은 가치가 있다. 환급 절차는 환급 출처 및 의지에 대한 보험사의 특정 혜택에 따라 많은 시간이 소요될 수 있다. 클라이언트에게 계속 초점을 맞추고 절단된 개인을 옹호하는 역할을 하는 것이 중요하다. 의료 전문가의 전화 및 서신은 의지 장치의 승인을 신속히 처리할 수 있다. 의지 장치가 의지 전 단계에서 목표를 달성하기 위해 승인 없이 치료를 진행할 수 있다.

또한 이 인구 집단과 함께 일하는 지역 사례 관리자와 의사를 찾는 것이 중요하다. 사례 담당자와 의사는 의뢰 기반을

셀프 퀴즈 20.1[a]

다음 질문에 답하세요.

1. 용어 팔꿈치 위(AE) 절단을 신용어로 무엇이라고 하는가?
   a. Transfemoral b. Transhumeral
   c. Transradial d. Transtibial
2. 용어 팔꿈치 아래(BE) 절단을 신용어로 무엇이라고 하는가?
   a. Transfemoral b. Transhumeral
   c. Transradial d. Transtibial
3. 상지 절단의 주요 원인은 무엇인가?
   a. 선천성 기형 b. 질병
   c. 외상 d. 혈관 장애
4. 다음 중 근위 상지의 전체 가동 범위로 무제한 작업 영역 내에서 개인이 쥐고 놓을 수 있도록 하는 의지 옵션은 무엇인가?
   a. 신체 동력 의지 b. 외부 동력 의지
   c. 의지 없음 d. 수동적 의지
5. 개인이 쥐고 풀기 위해 고유 감각을 유지할 수 있도록 하는 의지는 무엇인가?
   a. 신체 동력 의지 b. 외부 동력 의지
   c. 의지 없음 d. 수동적 의지
6. 일반적으로 그립/핀치 강도를 높일 수 있는 의지 옵션은 무엇인가?
   a. 신체 동력 의지 b. 외부 동력 의지
   c. 의지 없음 d. 수동적 의지
7. 종종 치료사는 전극 부위를 설정하고 외부 동력 의지를 사용하기 위한 근전기 훈련을 제공한다. 이것은 일반적으로 재활 과정의 어느 단계에서 발생하는가?
   a. 급성 수술 후 b. 수술 전
   c. 의지 전 d. 의지 훈련
8. 치료사는 상완골 절단술을 받은 개인을 평가하고 치료하라는 명령을 받았다. 의지 의사는 클라이언트가 1주일 전에 의지를 받았다고 하였다. 그렇다면 치료 순서는 무엇인가?
   1단계: ________
   2단계: ________
   3단계: ________
   목적이 있는 활동
   직업 기반 활동
   오리엔테이션 및 제어 훈련
9. 의지 후 훈련의 어느 단계에서 클라이언트는 의지를 제어하는 방법을 배우고 능숙해질 때까지 연습하는가?
   a. 목적이 있는 활동
   b. 직업 기반 활동
   c. 오리엔테이션 및 제어 훈련
10. 사지 상실과 가장 일반적으로 관련된 이차적 상태는 무엇인가?
   a. 우울한 기분 b. 고립감
   c. 자기 감각 상실 d. 외상 후 스트레스 장애

[a]정답은 부록 A를 참조

구축하는 데 도움을 준다. 의사, 의지 전문의 및 사례 관리자가 상지 의지 재활 분야에서 일하고자 하는 치료사가 존재한다는 사실을 알고 기뻐하는 것은 저자의 경험이었다. 그들은 또한 종종 클라이언트를 소개하는 것을 기쁘게 생각한다. 상지 의지는 보람 있는 분야이다.

복습문제

1. 절단 수준과 기능적 능력 사이의 관계는 무엇인가? 의지의 단점의 세 가지 이유는 무엇인가?
2. 상지 절단의 주요 원인은 무엇인가?
3. 절단 환자를 치료할 때 클라이언트, 보조기기사 및 작업치료사의 특정 역할을 명확히 아는가?
4. 상지 절단 환자가 사용할 수 있는 6가지 유형의 의지 옵션은 무엇인가?
5. 수동적 미학적 기능, 활동 특정적, 신체 동력 및 외부 동력 의지의 장점과 단점은 무엇인가?
6. 의지 재활의 각 단계에 대한 하나의 치료 목표는 무엇인가? 각 단계에 대한 구체적인 중재는 무엇인가?
7. 발생할 수 있는 절단의 심리사회적 영향은 무엇인가?
8. 발생할 가능성이 있는 다양한 유형의 이차적 상태는 무엇이며, 내담자에게 보호/예방 전략에 대해 조언하는 것이 왜 중요한가?
9. 선천적 차이나 후천적 상지 상실이 있는 개인에게 피어 네트워킹이 어떻게 도움이 될 것인가?
10. 상지 후천적 상실/선천적 차이 경험이 있는 개인이 전문 중재를 시도할 때 어떤 장벽이 있는가?

참고문헌

1. Alley RD: *Advancement of upper extremity prosthetic interface and frame design, From "MEC '02 The Next Generation. Proceedings of the 2002 MyoElectric Controls/Powered Prosthetics Symposium Fredericton New Brunswick*, Canada, 2002, Copyright University of New Brunswick. Retrieved from http://dukespace.libduke.edu/dspace/bitstream/handle/10161/2684/r_alley_paper01.pdf?sequence=3.
2. American Board for Certification in Orthotics: *Prosthetics & Pedorthics, Inc. Annual report [Brochure]*. Available for download at www.abcop.org, 2011.
3. American Occupational Therapy Association (AOTA): Occupational therapy practice framework: domain and process, *Amer J Occup Ther* 68(Suppl):S1–S48, 2014.
4. Amputee Coalition: Home page. Retrieved from http://www.amputee-coalition.org.
5. Amputee Coalition of America: People with amputation speak out. Retrieved from http://www.amputee-coalition.org/people-speak-out/index.html.
6. Andrews KL, Bouvette KA: Anatomy for fitting of prosthetics and orthotics, *Physical Medicine and Rehabilitation* 10(3):489–507, 1996.
7. Atkins DJ: Prosthetic Training. In Smith D, Michael J, Bowker J, editors: *Atlas of amputations and limb deficiencies: surgical, prosthetic, and rehabilitation principles*, Rosemont, IL, 2004, American Academy of Orthopaedic Surgeons, pp 275–284.
8. Atkins DJ: Pediatric prosthetics: a collection of considerations, Motion 7(2):7–17, 1997.
9. Atkins DJ: *Comprehensive management of the upper-limb amputee*, Springer London, Ltd., 2011. 2012.
10. Bagley AM, Molitor F, Wagner LV, Tomhave W, James MA: The unilateral below elbow test: a function test for children with unilateral congenital below elbow deficiency, *Developmental Medicine & Child Neurology* 48(7):569–575, 2006.
11. Baschuk, C: *Perspective: the synergistic potential of embracing 3d printing*. The edge. Retrieved from: www.oandp.com/edge.
12. Baumgartner R, Bota P: Upper extremity amputation and prosthetics, *Medicine Orthotic Technology* 1:5–51, 1992.
13. Bennett JB, Alexander CB: Amputation levels and surgical techniques. In Atkins DJ, Meier RH, editors: *Comprehensive management of the upper-limb amputee*, New York, 1989, Springer-Verlag, pp 28–38.
14. Billock JN: Clinical evaluation and assessment principles in orthotics and prosthetics, *J Prosthet Orthot* 8(2):41–44, 2003.
15. Bouwsema H, Van Der Sluis CK, Bongers RM: Changes in performance over time while learning to use a myoelectric prosthesis, *Journal of NeuroEngineering and Rehabilitation* 11(1):16, 2014.
16. Bowers R: Facing congenital differences, *First Step Magazine* 4:23–26, 2003.
17. Bowker JH, Pitham CH: The history of amputation surgery and prosthetics. In Smith D, Michael J, Bowker J, editors: *Atlas of amputations and limb deficiencies: surgical, prosthetic, and rehabilitation principles*, Rosemont, IL, 2004, American Academy of Orthopaedic Surgeons, pp 3–19.
18. Brouwers MAH, Roeling IEM, van Wikjk I, Mooibroek-Tieben EPH, Harmer-Bosgoed MW, Plettenburg DH: *Development of a test prosthesis: An important tool in the decision-making process in providing patients with an upper limb prosthesis, Myo-Electric Controls Symposium (MEC)*, Fredericton New Brunswick, Canada, August 2014.
19. Burger H, Vidmar G: A survey of overuse problems in patients with acquired or congenital upper limb deficiency, *Prosthetics and Orthotics International* 40(4):497–502, 2015.
20. Burger H, Brezovar D, Marincek C: Comparison of clinical test and questionnaires for the evaluation of upper limb prosthetic use in children, *Disability & Rehabilitation* 26(14/15):911–916, 2004.
21. Carlson LE, Veatch BD, Frey DD: Efficiency of prosthetic cable and housing, *J Prosthet Orthot* 7(3):96–99, 1995.
22. Cheesborough JE, Smith LH, Kuiken TA, Dumanian GA: Targeted muscle reinnervation and advanced prosthetic arms, *Semin Plast Surg* 29(1):62–72, 2015.
23. COAPT Complete Control. Retrieved from https://www.coaptengineering.com.
24. Collier M, LeBlanc M: Axilla bypass ring for shoulder harnesses for up-

per-limb prostheses, J Prosthet Orthot 8(2):130–131, 1996.
25. Corathers C, Janczewski M: *The orthotic and prosthetic profession: a workforce demand study*, Prepared for the National Commission on Orthotic and Prosthetic Education and the American Orthotic and Prosthetic Association, 2006. Retrieved from www.ncope.org/assets/pdf/final-report-publishing_3-07.pdf.
26. Corbett EA, Perrault EJ, Kuiken TA: Comparison of electromyography and force as interfaces for prosthetic control, *J Rehabil Res Dev* 48(6):629–642, 2011.
27. Crane V: Amputee adjusts, *Probe Magazine* 4:10–14, 1979.
28. Cronin A, Mandich MB: *Human development and performance throughout the lifespan*, New York, 2005, Thomson/Delmar Learning, pp 139–164.
29. Davidson JH, Jones LE, Cornet J, et al.: Management of the multiple limb amputee, *Disabil Rehabil* 24(13):688–699, 2002.
30. Dillingham TR, Pezzin LE, MacKenzie EJ: Limb amputation and limb deficiency: epidemiology and recent trends in the United States, *South Med J* 95(8):875–883, 2002.
31. Dougherty PJ: Wartime amputee care. In Smith D, Michael J, Bowker J, editors: *Atlas of amputations and limb deficiencies: surgical, prosthetic, and rehabilitation principles*, Rosemont, IL, 2004, American Academy of Orthopaedic Surgeons, pp 77–100.
32. Egermann M, Kasten P, Thomsen M: Myoelectric hand prostheses in very young children, *International Orthopaedics* 33(4):1101–1105, 2008.
33. Esquenazi A, DiGiacomo R: Rehabilitation after amputation, *J Am Podiatr Med Assoc* 91(1):13–22, 2001.
34. Esquenazi A, Meier R, Sears H: *The state of upper limb prosthetics*, Presentation at Orlando, FL, 2002, National Prosthetic and Orthotic Conference.
35. Exner CE: Development of hand functions. In Pratt PN, Allen AS, editors: *Occupational therapy for children*, St Louis, 1989, Mosby, pp 235–259. (ed 2.
36. Fisher A: Initial fitting of the congenital below-elbow amputee: are we fitting early enough? *Inter-Clinic Information Bulletin* 15:7–10, 1976.
37. Gallagher P, MacLachlan M: The trinity amputation and prosthesis experience scales and quality of life in people with lower-limb amputation, *Arch Phys Med Rehabil* 85(5):730–736, 2004.
38. Gambrell CR: Overuse syndrome and the unilateral upper limb amputee: consequences and prevention, *Journal of Prosthetics and Orthotics* 20(3):126–132, 2008.
39. Hanson WJ, Mandacina S: Microprocessor technology opens the door to success, *The O&P Edge* 5:36–38, 2003.
40. Hartigan BJ, Sarrafian SK: In Smith D, Michael J, Bowker J, editors: *Atlas of amputations and limb deficiencies: surgical, prosthetic, and rehabilitation principles*, Rosemont, IL, 2004, American Academy of Orthopaedic Surgeons, pp 101–116. 2004.
41. Hebert JS, Lewicke J: Case report of modified box and blocks test with motion capture to measure prosthetic function, *Journal of Rehabilitation Research & Development* 49(8):1163–1174, 2012.
42. Hill W, Kyberd P, Hermansson LH, et al.: Upper limb prosthetic outcomes measures (ULPOM): a working group and their findings, *Journal of Prosthetics and Orthotics* 21(4):69–82, 2009.
43. Huinink HB, Bouwsema H, Plettenburg DH, van der Sluis CK, Bongers RM: Learning to use a body-powered prosthesis: Changes in functionality and kinematics, *The Journal of NeuroEngineering and Rehabilitation* 13:90–101, 2016.
44. Infinite Biomedical Technology (IBT) (n.d.). Retrieved from http://www.i-biomed.com/.
45. Jebsen RH, Taylor N, Trieschmann RB, et al.: An objective and standardized test of hand function, *Arch Phys Med Rehabil* 50(6):311–319, 1969.
46. Jones LE, Davidson JH: Save that arm: a study of problems in the remaining arm of unilateral upper limb amputees, *Prosthet Orthot Int* 23(1):55–58, 1999.
47. Keenan DD: Myoelectric prosthesis protocol, *American Occupational Therapy Association Physical Disabilities Newsletter* 18(1):1–4, 1995.
48. Kohl SJ: Emotional coping with amputation. In Krueger DW, editor: *Rehabilitation psychology: a comprehensive textbook*, New York, 1984, Aspen, pp 272–281.
49. Kohl SJ: The process of psychological adaptation to traumatic limb loss. In Krueger DW, editor: *Emotional rehabilitation of physical trauma and disability*, ***, Spectrum Publications, 1984, pp 113–119.
50. Latour D: *Use of prosthesis simulators to educate occupational therapists as effective team members*, Chicago, IL, 2016, American Occupational Therapy Association (AOTA) Annual Conference.
51. Latour D: *Impact of bilateral upper limb prosthesis simulators in pre-prosthetic training: a case study*, Boston, MA, 2016, American Orthotics and Prosthetics Association (AOPA) Annual Conference.
52. Law HT: Engineering of upper limb prostheses, *Orthop Clin North Am* 12(4):929–951, 1981.
53. Lindner YHN, Langius-Eklöf A, Hermansson LM: Test-retest reliability and rater agreements of Assessment of Capacity for Myoelectric Control version 2.0, *Journal of Rehabilitation Research & Development*, 2014 51(4):635–644, 2014.
54. McFarland LV, Hubbard Winkler SL, et al.: Unilateral upper-limb loss: satisfaction and prosthetic-device use in veterans and service members from Vietnam and OIF/OEF conflicts, *J Rehabil Res Dev* 47(4):299–316, 2010.
55. Miguelez JM: Critical factors in electrically powered upper-extremity prosthetics, *American Academy of Orthotics and Prosthetics* 14(1):36–38, 2002.
56. Muderis MA: Osseointegration, Orthopaedic Surgeon. Retrieved from http://www.almuderis.com.au/osseointegration.
57. Muilenburg AL, LeBlanc MA: Body-powered upper limb components. In Atkins DJ, Meier RH, editors: *Comprehensive management of the upper-limb amputee*, New York, 1989, Springer-Verlag.
58. Murray CD: The social meanings of prosthesis use, *Journal of Health Psychology* 10:425–441, 2005.
59. Murray CD: Being like everybody else: The personal meanings of being a prosthesis user, *Disability and Rehabilitation* 31:573–581, 2009.
60. National Limb Loss Information Center: Fact sheet—amputation statistics by cause: limb loss in the United States (n.d.). Retrieved from http://www.amputee-coalition.org/fact_sheets/amp_stats_cause.html.
61. National Center for Health Statistics. (n.d.). https://www. cdc.gov/nchs/index.htm.
62. Ostlie K, Franklin R, Skjeldal O, Skrondal A, Magnus P: Musculoskeletal pain and overuse syndromes in adult acquired major upper-limb amputees, *Archives of Physical Medicine and Rehabilitation* 92(12):1967–1973, 2011.
63. Patterson DB, McMillan PM, Rodriguez RP: Acceptance rate of myoelectric prosthesis, *Journal of the Association of Children's Prosthetic-Orthotic Clinics* 25(3):73–76, 1991.
64. Pizzi M: The pizzi holistic wellness assessment, *Occupational Therapy in Health Care* 13(3/4):51–66, 2001.
65. Price EM, Fisher K: How does counseling help people with amputation, *J Prosthet Orthot* 14(2):102–106, 2002.
66. Probsting E, Kannenberg A, Conyers DW, et al.: Ease of activities of daily living with conventional and multigrip myoelectric hands, *Journal of Prosthetics & Orthotics (JPO)* 27(2):46–52, 2015.
67. Radocy B: Upper-extremity prosthetics: considerations and designs for sports and recreation, *Clinical Prosthetics and Orthotics* 11(3):131–153, 1987.
68. Reddy MP: Nerve entrapment syndromes in the upper extremity contralateral to amputation, *Arch Phys Med Rehabil* 65(1):24–26, 1984.
69. esnik L, Adams L, Borgia M, et al.: Development and evaluation of the activities measure for upper limb amputees, *Archives of Physical Medicine & Rehabilitation* 94(3):488–494, 2013.

70. Ryll UC, Bastiaenen CHG, Eliasson AC: Assisting hand assessment and children's hand-use experience questionnaire–observed versus perceived bimanual performance in children with unilateral cerebral palsy, *Physical & Occupational Therapy in Pediatrics* 37(2):199–209, 2017.
71. Saradjian A, Thompson AR, Datta D: The experience of men using an upper limb prosthesis following amputation: positive coping and minimizing feeling different, *Disabil Rehabil* 30(11):871–883, 2008.
72. Scotland TD, Galway HR: A long-term review in children with congenital and acquired upper limb deficiency, *J Bone Joint Surg Br* 65(3):346–349, 1986.
73. Shaperman J, Landsberger SE, Setoguchi Y: Early upper limb prosthesis fitting: when and what do we fit, *J Prosthet Orthot* 15(1):11–17, 2003.
74. Sheehan TP, Gondo GC: Impact of limb loss in the United States, *Physical Medicine and Rehabilitation Clinics of North America* 25(1):9–28, 2014.
75. Shirley Ryan Ability Lab. (nd). Retrieved from: https://www.sralab.org/
76. Shurr DG, Cook TM: *Prosthetics and orthotics*, Norwalk, CT, 1990, Appleton & Lange.
77. Smith DG, Micahel JW, Bowker JH: *Atlas of amputations and limb deficiencies*, ed 3, Rosemont, IL, 2004, American Academy of Orthopaedic Surgeons.
78. Stark G: Upper-extremity limb fitting, Motion 12(4):47–52, 2001.
79. The DASH Outcome Measure (nd). Retrieved from: http://dash.iwh.on.ca/.
80. Toren S: Upper extremity, *First Step Magazine* 3:7–9, 2002.
81. Vacek KM: *Phantom pain and phantom sensation, Research Platform Presentation*, Kansas City, MO, 2001, Amputee Coalition of Americas National Conference.
82. van Dijk-Koot CA, van der Ham I, Buffart LM, et al.: Current experiences with the prosthetic upper extremity functional index in follow-up of children with upper limb reduction deficiency, *Journal of Prosthetics & Orthotics (JPO)* 21(2):110–114, 2009.
83. Whelan LR, Farley J: Functional outcomes with externally powered partial hand prostheses, *Journal of Prosthetics & Orthotics*, 30(2):69–73, 2018.
84. Wijdenes PA, Brouwers MAH, van der Sluis CK: *PPP-Arm: the implementation of a national prescription protocol 2016*, Glasgow, Scotland, 2016, Trent International Prosthetic Symposium (TIPS).
85. Williams 3rd TW: Progress on stabilizing and controlling powered upper-limb prostheses, *J Rehabil Res Dev* 48(6):ix–xix, 2011.
86. Wright FV, Hubbard S, Naumann S, Jutai J: Evaluation of the validity of the prosthetic upper extremity functional index for children, *Archives of Physical Medicine & Rehabilitation* 84(4):518–527, 2003.
87. Wright TW, Hagen AD, Wood MB: Prosthetic usage in major upper extremity amputations, *J Hand Surg Am* 20(4):619–622, 1995.
88. Young E: The 3D-Printed Prosthesis. Amplitude; Sept-Oct; pp26-29. www.amplitude-media.com. Retrieved 25 November 2017, 2016.
89. Ziegler-Graham K, MacKenzie EJ, Ephraim PL, Travison TG, Brookmeyer R: Estimating the predvalence of limb loss in the United States: 2005 to 2050, *Archives of Physical Medicine Rehabilitation* 89:422–429, 2008.

부록 20.1 사례연구

사례연구 20.1[a]

다음 사례를 읽고 이 장의 내용을 바탕으로 질문에 답하시오.

Michael은 생후 3일 만에 오른쪽 손목과 손을 절단하는 혈관 외상을 입은 6개월 아기이다. 최근에 Michael은 앉아서 병을 잡으려고 하기 시작했다. 그는 자신의 첫 의지를 고려하기 위해 의사와 상담하였고, 발달 이정표에 관한 정보 및 권장 사항을 위해 작업치료에 의뢰되었다.

1. 작업치료사는 무엇을 조언했는가?
2. 고려사항은 무엇인가?
   의지를 전달한 후 Michael과 그의 간병인은 의지 훈련을 위해 작업치료에 의뢰되었다.
3. 작업치료사의 치료 계획에는 무엇이 포함되는가?

사례연구 20.2[a]

Amy는 13세 소녀로 상완골 수준에서 일방적인 선천적 왼쪽 상지 차이를 보인다. 그녀는 착용하고 조작하기 힘든 신체 동력 의지를 착용하고 있다. 그녀는 장치의 구성요소를 일시 중단하고 제어하는 데 사용되는 전통적인 하네싱에 대해 불평한다. 의지 의사는 Amy에게 외부 전원 공급 장치를 제공할 계획이며 이 기술에 대한 준비를 위해 분만 전에 Amy와 함께 작업치료를 받기를 원한다.

1. 작업치료사는 치료 계획에서 어떤 목표를 다룰 것인가?

[a]정답은 부록 A를 참조

사례연구 20.3[a]

Nick은 정육점으로 일하는 22세의 남자이다. 그의 우세손인 왼손은 고기 분쇄기에 걸렸다. 그 결과 손을 절단하기로 예정하였고, 외과의는 재활의학과에 전화를 걸어 기능에 가장 적합한 절단 수준에 대해 작업치료사에게 신속하게 상담을 받았다.

1. 작업치료사는 무엇을 조언했는가?

절단 수술 후, Nick은 의지 제작을 위해 작업치료사에게 의뢰되었다.

사례연구 20.4[a]

Matt는 64세 남성으로 오른쪽 선천적인 상지 차이(요골 수준)가 있다. 그는 매일 다양한 목적으로 자신의 의지를 착용하고 사용한다. 예를 들어, Matt는 낚시를 하고 양궁을 쏠 수 있는 활동별 장치를 사용한다. 그는 세일즈맨인 직장에서 작업을 수행하기 위해 외부에서 구동되는 다중 관절 손을 사용한다. 그는 집과 재산 유지를 위해 신체 동력 VC 장치를 사용한다. 이 모든 것에도 불구하고 그는 왼쪽 상지, 목, 몸통에 통증을 경험하고 있다. 또한 커뮤니티에서 낯선 사람들의 시선과 질문으로 인해 때때로 사회적으로 불편함을 느낀다고 보고한다. 그의 주치의는 "평가 및 치료"라는 내용으로 작업치료에 의뢰했다.

1. 작업치료사의 치료 계획에는 무엇이 포함될 수 있는가?

[a]정답은 부록 A를 참조

21

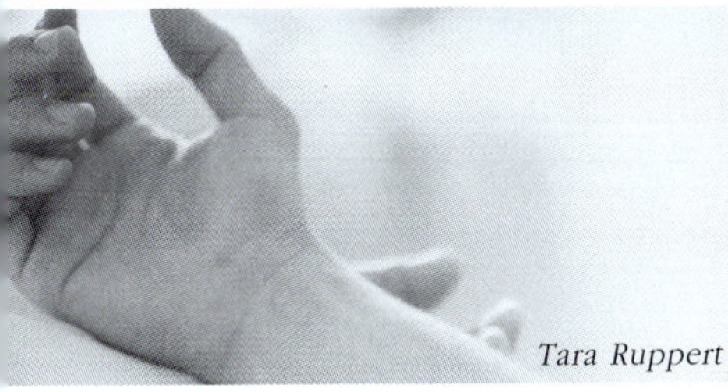

팔 재활에 대한 전문성 개발

Professional Development in Upper Extremity Rehabilitation

Tara Ruppert

학습목표

1. 팔 재활을 하는 실습 환경을 설명한다.
2. 손 치료를 정의한다.
3. 공인 손 치료사가 되기 위해 필요한 지식과 기술을 확인한다.
4. 인증 절차를 설명한다.
5. 전문 자격증 취득의 이점을 확인한다.
6. 손 치료 자격증을 준비하는 데 사용할 수 있는 자원을 확인한다.
7. 숙련된 치료사들이 전문성 개발을 계속할 수 있는 서비스 경로를 확인한다.

주요용어

공인 손 치료사 certified hand therapist (CHT)

실무 교육 프로그램 fellowship program

손 치료 hand therapy

멘토링 mentoring

관련 사례연구 A: Owen은 작업치료 교육 과정을 마친 후 소도시인 고향 근처의 4개 지역에 서비스를 제공하는 재활 기관에서 정규직으로 근무했다. 그의 업무는 아급성 재활 시설, 급성 치료 병원, 외래 재활 클리닉 및 가정에서 클라이언트를 치료하는 것을 포함한다. Owen은 재활치료를 지속하는 동안 많은 사람들을 추적 관리했기 때문에 이러한 의료 환경에서 클라이언트를 치료하는 것을 즐겼다. 입사 첫해에 Owen은 팔 보조기 재활, 특히 맞춤형 보조기 제작에 큰 관심을 갖게 되었다. 그는 사람들이 외상성 또는 퇴행성 질환으로부터 회복하고 만족스러운 작업으로 돌아갈 수 있도록 돕는 것을 즐겼다.

관련 사례연구 B: Nicole은 졸업 직후 대형 병원의 외래 환자 종합 재활 클리닉에서 정규직으로 근무하기 시작했다. 그녀는 그 곳에서 다양한 클라이언트를 치료할 기회를 가졌다. 그녀의 클라이언트들은 신경학적, 정형외과적, 퇴행성 질환이 있는 환자들이었다. 이 클리닉은 병원 내부 및 외부에 다양한 공급원을 갖고 있었고 물리치료사와 작업치료사가 함께 일했다. 이러한 환경에서 그녀는 두 분야의 경험 많은 치료사로부터 배울 수 있었다. 2년 동안 실무 경험을 쌓은 후, Nicole은 최근에 정형외과 팀에 합류한 손 외과 의사와 좋은 관계를 가졌다. 외과 의사는 환자를 위한 맞춤형 보조기 제공을 위해 방문 서비스를 제공하기 위해 재활 팀과 협력했다. Nicole은 처음에는 걱정스럽게 이 역할을 맡았지만 곧 맞춤형 보조기 제작에 관심이 갔고 적성에도 잘 맞았다.

팔 재활의 입문 수준 훈련

ENTRY-LEVEL PRACTICE IN UPPER EXTREMITY REHABILITATION

초급 작업치료사는 일반적인 정형외과적 팔 질환을 위한 재활 과정과 맞춤형 보조기 제작 기술에 대한 훈련을 받는다. 이러한 기술 구성은 작업치료의 본질에 있어서 중요한 부분이며 1970년대부터 작업치료 범위의 일부에 포함되고 있다. 그러나 다른 많은 기술과 마찬가지로 맞춤형 보조기 제작에 능숙해지기 위해서는 훈련이 필요하다. 정형외과적 장애가 있는 사람을 위해 무엇을 해야 하는지 아는 것도 경험에 포함된다. 따라서 정형외과적, 신경과적 또는 기타 원인에 관계없이 팔 손상이 있는 클라이언트를 치료하는 초급 작업치료사는 경력 전반에 걸쳐 지식과 기술을 넓히는 데 중점을 두어야 한다.

초급 작업치료사는 정형외과적 팔 질환을 가진 모든 연령대의 사람들을 치료할 수 있는 여러 의료 환경에 놓여 있다. 이러한 설정 중 일부에는 급성 치료 병원, 아급성 재활 센터, 외래 치료 클리닉, 가정 건강 서비스 및 장기 요양 시설이 포함된다. 이러한 환경에서 일하는 작업치료사는 다양한 질환으로 손상된 팔 기능을 치료해야 하며(글상자 21.1), 클라이언트가 일상 활동으로 돌아갈 수 있도록 효과적인 중재를 제공해야 한다. 맞춤형 보조기의 제공은 여러 팔 손상을 위해 일반적으로 제시되는 중재 중 하나이다.

작업치료 교육을 위한 인증 위원회(Accreditation Council for Occupational Therapy Education, ACOTE)는 초급 교육에 대한 표준을 설정한다. 표준 B.5.11에서 석사 및 박사 과정의 작업치료 프로그램은 '작업 수행 및 참여를 향상시키는 데 사용되는 보조기 장치의 설계, 제작, 적용, 피팅 및 교육'을 가르치도록 한다. 작업치료 보조 교육 프로그램도 '작업 수행과 참여를 향상시키는 데 사용되는 보조기 장치의 제작, 적용, 피팅 및 교육을 제공'을 포함하여 비슷한 기준을 가지고 있다. 작업치료 프로그램은 이러한 기준이 충족되는 정도로 결정되므로 보조기 제작에 대한 실제 내용과 분량은 프로그램마다 다르다. 대부분의 초급 교육 프로그램은 팔 장애 치료와 비교하면 빙산의 일각에 불과하다. 초기 자격 인증 과정을 넘어 지속적인 교육을 추구하는 것은 전문성 개발이 필수적이다.

관련 사례연구 A: Owen은 1년차 때 정형외과적 팔 질환이 있는 환자들의 치료를 위해 의뢰받은 횟수에 놀랐다. 그는 작업치료 중재 후에 클라이언트들이 종종 이전 수준의 기능으로 회복한 것을 보았기 때문에 이들과 함께 훈련하는 것을 즐겼다. 그러나 Owen은 이 환자 집단을 치료하기 위해 더 많은 교육이 필요하다는 것을 빨리 깨달았다. 그는 팔 재활을 다루는 교육 과정에 지속적으로 참석했다. 이러한 교육 과정 중 그는 50마일 떨어진 외래 재활 클리닉에서 일하는 공인 손 치료사 Cindy를 만났다. 이 교육 과정이 끝난 후 그들은 연락처 정보를 교환했고 Cindy는 Owen이 팔 재활에 대해 의문이 있을 때마다 자신에게 연락하도록 허락했다. Owen은 이 전문 분야에서 멘토를 알게 되어 기뻤다.

글상자 21.1 입문 수준 실무를 위한 일반적인 팔 질환

일반적인 정형외과적 팔 질환 진단

- 관절염
- 관절 외상 또는 불안정성
- 화상
- 말초 신경증
- 연부조직 질환
- 건병증
- 누적 외상 질환
- 조직 구축
- 골절
- 상처

작업치료의 전문 분야

SPECIALTY AREAS IN OCCUPATIONAL THERAPY

경험이 많을수록 전문화될 수 있는 기회가 많아진다. 작업치료 분야는 내외부의 전문 영역을 포함한다. 미국 작업치료 협회(American Occupational Therapy Association, AOTA)는 소아과, 정신건강, 노인학 및 신체 재활의 네 가지 진료 영역에서 공인 자격증을 위한 과정을 개발했다. 작업치료사는 공인 자격증을 신청하려면 최소 500시간의 치료 서비스를 직접 제공해야 하며, 특정 진료 영역에서 5년간 5000시간의 실무 경험이 있어야 한다. AOTA는 또한 특정 중재 영역에서 다음과 같은 작업치료사 및 작업치료 보조자를 위한 전문 인증 과정을 개발했다. 이러한 과정에는 환경 변경; 먹이기, 먹기, 삼키기; 낮은 시력; 및 학교 시스템이 포함된다. 이러한 인증을 획득하는 과정에는 지정된 실무 영역에 대한 고급 지식을 근거로 한 전문 포트폴리오에 대한 상호 심사가 있다. 전문 자격증에는 여러 기간의 실무 경험이 필요하다.

AOTA는 특정 실습 영역에서 인재실무 프로그램과 멘토링 프로그램을 제공한다. 이 프로그램의 목적은 졸업생들이 임상에서 멘토의 지도하에 일하면서 초급 인증 직후에 실무 교육을 계속할 수 있도록 하는 것이다. 이러한 프로그램은 연구 및 장학금 중심이 포함될 수 있다. AOTA에서 제공하는 영역은 노인, 낮은 시력, 신경 재활, 소아, 신체 재활, 화상 회복 및 손 치료이다. 인재양성 프로그램은 9개월에서 12개월 동안 지속된다. 졸업생은 실무 교육 프로그램을 성공적으로 마친 후 5년이 아닌 3년의 경험만으로 관련 분야의 AOTA 전문 인증 시험에 응시할 수 있다.

작업치료사는 AOTA에서 제공하는 것 이외의 다른 전문 인증 영역에 대한 자격증을 취득할 수 있다. 잠재적인 재활 전문 분야의 전체 목록은 다음과 같다.

- 보조 기술[보조 기술 전문가(Assistive Technology Professional, ATP)]
- 뇌졸중 재활[공인 뇌졸중 재활 전문가(Certified Stroke Rehabilitation Specialist, CSRS)]
- 인체 공학[전문 인체 공학 평가 위원회(Certified Ergonomic Evaluation Specialist, BCPE), 공인 인체 공학 평가 전문가(Certified Ergonomic Evaluation Specialist, CEES) 또는 공인 인체 공학 측정 전문가(Certified Ergonomic Assessment Specialist, CEAS)]
- 림프부종 치료사[북미 림프종 협회(Lymphology Association of North America, LANA), 공인 림프부종 치료사(Certified Lymphedema Therapist, CLT)]
- 신경발달 치료(Neurodevelopmental treatment, NDT)
- 팔의 정형외과적 재활[공인 손 치료사(certified hand therapist, CHT)]
- 여성건강[골반재활의사 자격증(Pelvic Rehabilitation Practitioner Certification, PRC)]

작업치료사 또는 물리치료사는 이러한 전문 영역에 도전할 수 있다. 각 임상 전문 분야는 일반적으로 자격 이전의 임상 경험 및 인증 시험과 같은 일부 형태의 역량 평가를 포함하는 특정 요건을 필요로 한다.

손 치료 인증 Hand Therapy Certification

작업치료사와 물리치료사는 팔의 정형의학과 재활에 대한 고급 지식을 입증하는 공인 손 치료사(CHT) 자격을 취득할 수 있다(글상자 21.2). 손 치료 인증 위원회(Hand Therapy Certification Commission, HTCC)에서 CHT 자격 인증을 위한 자격 요건을 설정하고 초기 인증 시험을 관리하며 재인증 과정을 감독한다. CHT 자격증은 미국 손 치료사 협회(ASHT) 창립자들이 이 분야를 확립하고 정립하기 위해 수년간 노력한 끝에 1991년에 시작되었다. 이제 손 치료는 미국, 캐나다, 호주 및 뉴질랜드에서 인정받는 전문 분야이다. HTCC는 모든 CHT의 85%가 작업치료사이고, 14%가 물리치료사이며, 1%가 작업치료 및 물리치료 면허를 모두 가지고 있다고 보고하였다. 2017년 기준으로 전 세계적으로 6,284명의 공인 손 치료사가 있다. 이 전문 분야는 손뿐만 아니라 팔 전체의 질환을 치료하는 전문가를 칭하기 때문에 용어가 다소 잘못되었다.

글상자 21.2 손 치료에 내한 정의

손 치료는 손, 손목, 팔꿈치 및 어깨 이음부를 포함하는 팔 재활을 위한 기술이자 과학이다. 그것은 팔의 구조에 대한 포괄적인 지식과 기능 및 활동을 결합한 작업 및 물리치료 이론과 실무를 포함한다. 평가, 계획 및 치료에 대한 전문 기술을 사용하여 손 치료사는 기능 장애 예방, 기능 회복 및/또는 팔의 병리 진행을 막기 위한 치료적 중재를 제공하고, 개인의 과제 실행 능력 및 완전히 생활환경에 참여하는 능력을 향상시킨다.

출처: Hand Therapy Certification Commission. (2017). *Recertification*. https://www.htcc.org/recertify.

손 치료사는 다양한 환경에서 실무를 하지만 대부분은 도시나 교외 지역의 외래 환자 치료 클리닉에서 일한다. 외래 환자 치료 환경에서 손 치료사는 팔을 전문으로 하는 정형외과 의사와 긴밀한 협력 관계를 발전시킬 수 있다. 일부 손 치료사는 손 외과 의사와 함께 단일 클리닉 환경에서 학제 간 치료를 제공하는 반면, 다른 손 치료사는 외과 클리닉 인근 치료실에서 일하며 방문 서비스를 제공할 수 있다. 외과 의사와 치료사 간의 긴밀한 상호 전문가 관계는 관련된 모든 사람, 특히 클라이언트에게 혜택을 주고 상호 존중하는 환경을 조성한다. 손 외과 의사는 종종 관련 손 치료사를 통하여 재활 과정과 일정에 대해 클라이언트를 추가 교육하고 손 치료사는 복잡한 사례에 대해 외과 의사와 논의한다.

HTCC는 손 치료사가 실습 범위 내에서 치료할 수 있는 진단 목록을 공개했다(글상자 21.3). 이 목록은 CHT 자격을 가진 치료사의 전문성 수준을 더욱 명확하게 설명하고 있기 때문에 진료 범위에 설정하는 데 도움이 된다. 손 치료사는 보조기 제작, 도수 치료, 물리적 요법, 치료 운동, 흉터 관리, 부종 감소, 작업(work) 강화 및 작업 기반 치료를 포함하되 이에 국한되지 않는 다양한 중재를 사용하여 클라이언트를 치료한다. 이러한 수준의 치료에는 해부학, 생리학, 운동생리학, 인체 공학, 심리사회적 발달, 학습 방식 및 연구 원칙을 포함한 많은 영역에서 확고한 기초가 필요하다.

3년 이상의 임상경력과 4,000시간 이상의 팔 재활 실무경험이 있는 작업치료사 또는 물리치료사는 인증시험을 신청할 수 있다. 시험은 미국 전역에서 매년 2회 시행된다. 4시간이 소요되는 이 시험은 컴퓨터로 이루어지며 200문항으로 구성되어 있다. HTCC는 시험에서 다루는 영역을 설명하는 예시를 제공한다. 신청자는 팔과 관련된 평가, 치료 계획, 치료 중재 및 기본적인 과학적 개념에 대한 지식을 입증해야 한다. HTCC는 5년마다 현장 조사를 실시하여 실무가 현재 관행,

글상자 21.3 손 치료사가 치료하는 팔 진단

■ 유착 또는 굳음	■ 감염
■ 절단	■ 인대 손상 및 불안정성
■ 관절염 및 류마티스 질환	■ 림프부종
■ 선천적 기형/절단	■ 근육 염좌, 열상 및 박리
■ 으깸 부상/절단 외상	■ 신경 손상 및 질환
■ 누적 외상 질환	■ 신경근 질환
■ 낭종 및 종양	■ 통증
■ 발달 장애	■ 이식 및 혈관재생
■ 탈구 및 아탈구	■ 척수 및 중추신경계 손상
■ 뒤퓌트랑병	■ 힘줄 손상 및 질환
■ 부종	■ 열 및 전기 손상
■ 인위장애	■ 혈관 질환
■ 골절	■ 상처와 흉터

출처: Hand Therapy Certification Commission, Scope of Practice and Domains of Hand Therapy. Hand Therapy Certification Commission. (2017). *Recertification*. https://www.htcc.org/recertify.

기술, 조건 및 증거를 반영하는지 확인한다. HTCC는 지난 15년 동안의 시험 기간별 합격률을 공시하고 있으며, CHT 시험의 평균 합격률은 56.8%이고 그 범위는 51~63%이다. 이러한 합격률은 이 시험이 철저하고 엄격하며 높은 수준의 지식이 필요하다는 것을 보여 주며, 이 모든 것은 CHT 자격 인증의 무결성을 지키는 데 필요하다.

손 치료 자격증의 장점
Benefits of the Hand Therapy Credential

CHT 자격을 가진 치료사는 팔 재활 분야에서 고급 지식을 인증받았다. CHT 자격 인증은 의뢰인, 클라이언트 및 의료비 지불인에게 치료사가 복합적인 팔 질환과 관련된 다양한 문제에 대한 재활 전문가임을 알려 준다. HTCC 웹사이트는 다음과 같은 손 외과 의사의 의견을 인용한다. "제 경험에 따르면 CHT 인증을 받은 사람들은 경험이 많고 해부학에 대해 잘 알고 있으며 복합 질환을 가진 환자와 함께 '창의적으로 치료하는' 경향이 있습니다." 손 외과 의사는 손 치료사를 통해 환자 교육을 제공하고 맞춤 보조기를 제작하며 도수 치료 중재를 적용한다. 외과 의사는 특히 손 치료사가 환자와 구축할 수 있는 관계를 중요하게 생각한다. 한 손 외과 의사는 다음과 같이 말했다. "공인 손 치료사는 수년에 걸쳐 손 기능 장애를 가진 환자의 삶을 개선하는 데 전적으로 초점을 맞춘 지식과 기술을 개발하기 위한 헌신을 보여 왔습니다. 손 치료사와 손 외과 의사가 함께 일하는 시너지 효과는 우리 환자의 결과를 최적화하기 위해 전적으로 필요한 팀 접근 방식입니다."

임상 전문가가 되는 것은 잠재적으로 경력을 위한 집중 및 발전에 도움이 될 수 있다. HTCC는 5년마다 급여 조사 결과를 보고하며, 여기에는 미국 CHT의 급여, 혜택 및 업무 환경이 요약되어 있다. 설문 결과는 임상 전문가가 되면 급여 협상에 유리하다. 2017년 조사에 따르면 손 치료사의 평균 급여가 비 손 치료사의 평균 급여보다 더 많이 올랐다고 보고했다. CHT의 상대적 희귀성은 취업 시장에서 경쟁력을 제공할 수 있다. 물론 CHT 자격 인증이 경력이나 급여 향상을 반드시 보장하지는 않는다.

관련 사례연구 B: Nicole은 팔 장애가 있는 사람들을 치료하는 것을 즐겼으며 맞춤 보조기를 제작하여 개선하는 것에 보람을 느낀다. 그녀는 그녀의 주(state) 작업치료 협회 연례 학술대회에서 공인 손 치료사인 Dale을 만났다. 그들은 점심을 먹으면서 공통의 관심사와 실무에 대해 논의했다. Nicole은 CHT 자격 인증에 대해 더 많이 알게 되면서 전문화가 자신의 경력에 미칠 수 있는 영향을 이해하기 시작했다. 그녀는 정형외과 질환이 있는 사람들과 함께 외래 환자 치료 환경에서 계속 일하기를 원했다. 하지만 그녀는 전문가 준비를 시작하는 방법에 대해 확실히 알지 못했다.

공인 손 치료사 되기
Becoming a Certified Hand Therapist

손 치료 자격증을 신청하기 위한 요구 사항은 간단하다. 인증 시험을 준비하는 과정은 크게 다를 수 있다. 준비를 위해 특별히 선호되는 방법은 없으므로 CHT를 준비하는 치료사는 개인 학습 방식에 맞는 접근 방식으로 임해야 한다. 일부는 여러 자원과 독학 방식을 사용하여 독립적인 방식을 선택할 수 있다. 다른 이들은 실무 교육 프로그램 및 멘토링과 같이 준비를 위해 보다 직접적인 지침을 찾는 것을 결정할 수 있다. 두 경우 모두 준비를 위한 중요한 단계에는 손 치료와 관련된 주제를 다루는 지속적인 교육 과정을 추구한다. 작업치료 입문 교육은 대학원생을 위한 전반적인 지식을 갖추도록 해야 하기 때문에 임상 영역을 심층적으로 다루기에는 강의 시간이 충분하지 않다. 따라서 작업치료사는 졸업 후 자신의 지식을 발전시키기 위해 스스로 학습해야 한다. 손 치료 인증 시험의 기본 내용과 관련된 과정은 합격을 위해 매우 중요하다. 미국 손 치료 재단(American Hand Therapy Foundation, AHTF) 및 손 재활 재간(Hand Rehabilitation

Foundation, HRF)은 각각 팔 재활 실습 및 연구에 중점을 둔 연례 학술대회를 개최한다. 여러 날에 걸친 학술대회는 치료사와 비전문가 모두에게 개방되어 있으며 근거 기반 실무 및 현재 지식에 대한 정보를 제공한다. 지속적인 교육을 위해 시간을 투자하는 것은 미래에 손 치료사가 되기 위해 매우 중요하다.

팔 재활을 전문으로 하려는 임상가를 위해 다양한 자원이 존재한다. 팔 재활과 관련된 교재는 임상가의 도서목록에 중요한 부분이며 초창기 실무 시 자주 참조해야 한다. 훈련 중인 손 치료사를 위한 필수적인 교재 중 하나는 Skirven과 동료들의 「손과 팔을 위한 재활(Rehabilitation of the Hand and Upper Extremity)」이다. 두 권으로 구성된 이 교재는 팔 질환, 외과적 관리 및 치료에 대한 현재 연구를 다룬다. 많은 CHT는 이 정보를 기본적인 필수 지식으로 여긴다. 팔 재활 개발과 관련된 다른 많은 자원들이 있으며 HTCC와 ASHT 웹사이트 모두 관련 정보를 제공한다. HTCC는 지원자가 인증 시험을 치르기 전에 강점인 영역과 추가적으로 연구가 필요한 영역을 확인하는 데 도움이 되는 자체 평가 도구를 제공한다. ASHT는 매년 여러 차례 CHT 시험 준비 과정을 제공한다.

스터디 그룹에 참여하는 것은 임상 전문 분야에서 더 많은 지식을 얻기 위해 효과적인 선택이다. 일부 주에는 정기적인 모임을 가지는 손 치료사 단체가 있으며 이러한 그룹은 초보 치료사에게 매우 유용할 수 있다. 이러한 유형의 전문 그룹에 즉시 참여할 수 없는 경우 치료사는 네트워크를 통해 CHT를 준비하는 데 관심이 있는 다른 치료사를 찾을 수 있다. ASHT는 온라인 커뮤니티 포럼을 제공하며 이러한 유형의 가상 교류는 대면 모임만큼 효과적일 수 있다. 스터디 그룹은 종종 학술지 검토를 수행하거나 사례 연구에 대한 토론을 하며 보의 시험 문제를 함께 풀이한다. 임상 경험을 공유하고 치료 계획을 위한 임상 추론 과정을 통해 작업하는 것은 스터디 그룹에 참여하는 또 다른 적극적인 접근 방식이다.

일부 실무자는 독립적으로 또는 다른 비전문가와 함께 준비하는 것보다 팔 재활 개념을 숙달하는 데 보다 직접적인 접근 방식을 선호할 수 있다. 학습 지침을 위한 한 가지 방법은 공식 실무 교육 프로그램을 통하는 것이다. 미국의 주요 손 수술 센터에는 실무 교육 프로그램이 있어 면허가 있는 작업치료사 또는 물리치료사가 전문 손 치료사 및 손 외과 의사의 지도하에 팔 재활에 대한 경험을 얻을 수 있다. 이러한 전임 실무 교육은 일반적으로 최소 6개월 기간이며 참여하기 위한 경쟁이 매우 치열하다.

멘토링은 지식을 개발하고 실습 기술을 향상시키는 효과적인 방법이다. 멘토링은 두 명 이상의 사람들 간의 비공식 또는 공식 파트너십일 수 있으며, 여기서 한 명의 실무자가 전문가 역할을 하고 다른 실무자는 특정 내용, 치료 방법 및 기술에 대한 더 깊은 이해할 수 있도록 돕는다. HTCC는 협회 임무의 일환으로 공식적인 멘토링을 지원하고 손 치료사가 되기 위한 준비를 용이하게 하기 위해 멘티를 위한 자체 평가 도구와 멘토를 위한 핸드북을 개발하였다. 그러나 멘토링은 반드시 공식적인 과정일 필요는 없다. 가장 성공적인 멘토링 환경은 동료나 지인 사이에서 비공식적으로 발전하는 것이다. 실습에 들어가면 신입 치료사는 경험이 풍부한 치료사와 함께 일하고 배우면서 헤아릴 수 없이 많은 혜택을 받는다. 이러한 유형의 비공식 멘토링은 멘토가 가까운 거리에서 일할 때 용이한 의사소통과 아이디어 교환을 가능하게 한다. 어떤 경우에는 신입 치료사는 경험이 풍부한 치료사와의 접근 제한되어 더 고립된 환경에서 일할 수 있다. 이러한 경우 신입 임상가는 보다 자기 주도적이어야 하며 정기적으로 교류할 현장에서의 멘토를 찾아야 한다. ASHT는 온라인 커뮤니티를 통해 의지가 있는 멘토와 능력 있는 멘티를 연결하여 멘토링을 가능하도록 한다.

멘토링은 관련 당사자에게 상호이익을 제공한다. 멘토는 자신의 경험과 지식을 사용하여 멘티가 임상 실습에서 발전하는 데 도움을 줄 수 있지만 가르침을 통해 스스로 학습함으로써 혜택을 받을 수도 있다. 멘티는 멘토의 경험을 통해 혜택을 받으며, 함께 새로운 주제를 탐색하면 멘토의 지식을 발전시킬 수 있다. 멘토링은 직업에 따라 다를 필요가 없는데 신입 물리치료사는 숙련된 작업치료사로부터 배울 수 있으며 그 반대의 경우도 마찬가지이다. 이러한 전문가 간의 교류는 두 직업이 겹치고 재활 과정을 서로 보완하는 손 치료에 있어서 특히 유용하다. 손 치료 분야는 정형외과 의사가 복합 팔 치료에서 치료사와 함께 일하면서 멘토링을 통해 발전했다. 멘토링은 모든 영역, 특히 손 치료에서 전문화되기 위해 준비하는 가장 중요한 단계일 수 있다.

치료사가 어떤 과정을 선택하든 임상 추론을 개선하기 위해 관례상 따라야 하는 필수 과정이 있다. 경험 학습이라고 하는 이 과정은 1984년 콜에 의해 정립되었으며 교육 연구 전반에 걸쳐 옹호된다. 콜은 새로운 개념을 배울 때 완료해야 하는 4가지 분명한 단계를 설명하였는데, 여기에는 구체적인 경험, 반성적 관찰, 추상적 개념화 및 능동적 실험이 포함된다. 첫 번째 단계는 특정 개념과 관련된 진정한 경험을 얻는 것이다. 신입 치료사에게 이러한 경험은 매일 일어나는 일이지만 노련한 치료사도 마찬가지로 새로운 상황에 직면한다. 두 번째 단계는 경험과 관련 결과를 의도적으로 반영하는 것이다. 특히, 학습자는 사전 지식과 새로운 관찰 사이의 모순에 주목한다. 과거 경험과 연결시키는 것은 미래에 유사한 상황에 접근하는 방법에 대한 새로운 이해로 이어질 수 있다. 이러한 적극적인 성찰과 개념화 과정은 모든 실무자가 특히 전문화를 추구할 때 임상적 추론을 개발하기 위해 필수적이다.

관련 사례연구 A: Owen은 CHT 자격 인증에 대해 알게 된 후 지원 요구 사항을 충족하는 즉시 손 치료사가 되겠다는 목표를 세웠다. 지난 3년 동안 그는 팔 장애가 있는 환자들과 함께 훈련하는 데 시간을 쌓아 갔다. 그는 농촌 환경에서 여러 사례를 축적한 결과 4년 간의 실무 끝에 4,000시간 요구 사항을 충족했다. 이 4년 동안 Owen은 다양한 접근 방식을 통해 지식을 발전시키는 데 전념했다. 그는 비전문가로 ASHT에 합류했으며 정기적으로 손 치료 학술지(Journal of Hand Therapy)를 읽었다. 그는 논문과 관련된 문제를 풀고 평생 교육 과정 학점을 얻었고 가능한 한 많은 평생 교육 과정을 찾았다. Owen은 어깨와 손목에 영향을 미치는 질환의 치료에 초점을 맞춘 과정과 도수 치료 기술 및 맞춤형 보조기 제작과 같은 특정 치료 중재에 대해 자세히 설명하는 기타 과정에 참석하는 데 집중했다. 그는 직장에서 평생 교육 과정과 임상을 위한 정보에 대해 관대한 환급 정책을 제공한다는 점에서 운이 좋았지만, 자비로 전문 교재를 구입했다. 그는 CHT 시험 준비하는 다른 임상가들로 구성된 온라인 스터디 그룹을 발견하고 여러 활동을 제안하는 스터디 그룹의 리더가 되었다. Owen은 물리적 거리 때문에 이메일과 영상 채팅을 통해 CHT인 신디와 계속 연락했다. 그는 준비 과정에서 그녀의 조언과 지도가 매우 중요하다는 것을 알았다. 그녀의 제안에 따라 Owen은 시험 목표일 1년 전에 CHT 시험 준비 과정에 참여했다. 그의 경력에서 가장 자랑스러운 순간 중 하나는 그가 CHT 시험에 합격하고 경력에 'CHT'를 추가할 수 있었던 날이었다.

관련 사례연구 B: Nicole은 그녀가 일했던 외래 환자 치료실의 직속 관리자와 함께 CHT를 준비하고자 하는 목표에 대해 논의했다. 그녀의 관리자는 손 치료 전문가가 되려는 Nicole의 열정을 지지했다. 그들은 Nicole이 일반적인 어깨 질환 치료에 대한 심층적인 교육 과정을 마친 후 어깨 진단을 포함한 가능한 한 모든 적절한 정형외과적 팔 치료 의뢰를 그녀에게 맡기도록 합의했다. Nicole은 자신의 클리닉에 속한 정형외과 의사에게 어깨 질환을 포함한 팔 질환 치료에 대한 그녀의 발전된 지식을 알리고 작업치료 서비스를 위해 적절한 환자를 그녀에게 의뢰하도록 설득했다. 그녀의 자신감은 임상 사례의 수와 함께 커졌고 그녀는 적절한 치료를 제공하고 있는지 확인하기 위해 자신의 일상에 대해 성찰적인 훈련을 포함했다. 이러한 성찰적 훈련에는 학술지 연구, 정보 목록 구축, 상호 심사 학술지 읽기 위한 시간 할애, HTCC 자체 평가 도구 사용이 포함된다. 그녀의 관리자는 Nicole이 직면한 질문이나 문제에 대한 통찰력을 얻기 위해 경험이 더 많은 물리치료사 및 작업치료사를 얼마나 자주 찾는지에 주목했다. Nicole에게 가장 중요했던 과정은 그녀가 거주하는 주의 유명한 외과 센터와 연구 병원에 실무 교육 프로그램을 신청한 것이다. 실무 교육 프로그램에 선정되었을 때 그녀는 병원을 떠나야 하는 어려운 결정을 내려야 했지만 그녀의 관리자는 이직에 찬성했다. 6개월간의 실무 교육은 Nicole에게 손 치료에 집중할 수 있는 기회를 제공했으며, 하루 일과가 끝날 때 정신적으로 지쳤지만 복합 팔 재활에 대한 그녀의 이해 능력은 기하급수적으로 향상되었다. 그녀는 실무 교육 과정을 수료한 후 3개월 이내에 CHT 시험에 지원했고 자신의 자격 인증 목록에 'CHT'를 자랑스럽게 추가했다.

숙련된 치료사를 위한 전문성 개발

PROFESSIONAL DEVELOPMENT FOR EXPERIENCED THERAPISTS

손 치료 인증 시험을 성공적으로 마치면 치료사는 자신의 경력을 위한 새로운 길을 시작할 수 있다. 그러나 이러한 공인 인증은 첫 단계일 뿐이다. HTCC는 손 치료사에게 팔 재활 영역에서 80시간의 지속적인 교육 및 2,000시간의 실무 경험을 이수하여 5년마다 재인증할 것을 요구한다. 이러한 재인증 부분은 손 치료사가 계속해서 지식을 발전시키고 모범 사례에 대한 최신 정보를 얻도록 하는 데 필수적이다. 따라서 지속적인 교육 및 지식의 발전에 대한 헌신은 전문가이든 아니든, 모든 치료사에게 중요한 요소이다.

치료사가 어떤 분야에서든 전문가로 인증되면 그 책임은 자기 주도적 학습에서 자기 주도적 서비스로 전환된다. 작업치료의 범위는 너무 광범위해서 입문 교육에서 충분히 다룰 수 없기 때문에 자신의 직업에 대한 헌신은 지식을 공유하고 새로운 세대인 임상가들이 학생에서 박학다식한 전문가로 발전되는 과정에 도움을 줄 수 있다. 다행히도 기존 치료사가 미래 치료사 교육에 기여할 수 있는 방법이 많이 있다(글상자 21.4).

임상 현장에서 일하는 것은 모두에게 유익하다. 임상 경험을 공유하고 임상 추론을 표현할 때 경험 있는 치료사는 개념에 대한 더 깊은 이해를 얻는 동시에 초급 치료사를 지원한다. 해당 분야를 지지하는 가장 직접적인 방법 중 하나는 현장 교육자로 일하는 것이다. 1년 이상의 경험이 있고 면허를 보유한 치료사는 현장 실무 교육자가 되어 레벨 II 현장 실무 경험 동안 작업치료 학생을 직접 도울 수 있다. 숙련된 치료사는 또한 마을, 지방 또는 전국에서 개최되는 학술대회에서의 발표를 통해 지식을 공유할 수 있다. 이러한 유형의 발표는 획기적인 내용을 다룰 필요가 없다. 일부 치료사들이 평범하다고 생각하는 것이 다른 치료사에게는 완전히 새로운 것일 수 있으므로 해당 정보를 공유하는 것이 중요하다. 전문 분야의 임상가들이 공식적으로 멘토링하는 데 동의하는 것은 멘티에게 상당한 영향을 미칠 뿐만 아니라 해당 분야에 기여할 수 있는 또 다른 방법이다. 지식을 공유하는 한 가지 중요한 방법은 신입 작업치료사에게 교육 프로그램을 지도하는 것이다. 작업치료는 전국적으로 거의 200개에 달하는 프로그램이 존재하는 교육 수요가 많은 분야이며 이러한 프로그램은 학생들을 가르치고, 멘토링을 제공하고, 영향력 있는 임상가인 교육자들이 활동함으로써 이루어진다.

작업치료사로 직업으로 선택하는 것은 많은 장점과 기회를 얻을 수 있으며 평생 배움의 여정으로 보아야 한다. 작업치료 전문가가 되려면 작업 수행에 영향을 미치는 질병이나 질환으로부터 회복하는 데 도움이 되는 방법에 대한 깊은 이해 능력을 발전시키려고 하는 노력이 필요하며, 이러한 이해는 지속적인 교육을 지향함으로써 달성할 수 있다. 많은 치료사들은 특정 진료 분야, 특정 집단에 대한 장기간의 경험 또는 공식 인증을 통해 어떤 형태로든 전문가가 되고자 한다. 손 치료사가 되기로 선택한 사람들은 자신의 지식수준을 모두에게 알리고 어깨에서부터 손가락 끝까지 팔의 신체적 손상을 경험하는 사람들과 집중 훈련을 할 수 있는 자격 인증을 받도록 결심한다. 이 분야는 믿을 수 없을 만큼 큰 보람이 있으며, 이러한 수준의 전문성을 획득한 전문가들은 의료계에서 높은 관심과 존경을 받고 있다. 자격 인증과 상관없이 전문성 개발에 전념하는 숙련된 치료사는 작업치료 발전을 위한 풍부한 지식을 가진 중요한 리더이다.

관련 사례연구 A: Owen은 계속해서 자신의 주에서 손 치료 단체에 참여하기 시작하여 학술지 검토, 사례 토론 및 옹호 활동(advocacy work)을 위한 분기별 가상 회의를 완료했다. 그는 또한 주립 작업치료 협회 학술대회에서 발표하기로 동의했으며 다른 전문가들 앞에서 연설한다는 사실에 긴장되었지만 전반적인 팔 질환의 치료에 대해 발표했을 때 청중들은 호의적이었다. 이러한 경험을 통해 그는 자신감을 키웠고 지역 및 주 학술대회에서 계속 발표할 수 있었다. CHT가 된 지 6년 만에 그는 팔 재활 과정을 가르치는 지역 작업치료 프로그램의 교육자로 제안을 받았고 이내 미래의 작업치료사 교육에 대한 새로운 열정을 가지게 되었다.

관련 사례연구 B: Nicole은 CHT 자격증을 취득한 지 2년 후 운 좋게 자신이 일하던 병원이 외래 환자를 위한 정형외과 수술 센터를 열면서 복직할 수 있었다. 그 곳에서 Nicole은 다른 두 명의 손 치료사와 함께 일했으며 두 명의 손 외과 의사와 직접 교류할 수 있었다. 그녀는 팔과 관련된 복합 외상 질환을 가진 환자들과 함께 훈련했으며 손 외과 의사의 진료 시간 동안 자체적으로 보조기 제작을 했다. 수년에 걸쳐 Nicole과 다른 손 치료사는 다양한 팔 재활 주제에 대한 임상 연구에 참여했으며 해당 연구는 상호 심사 학술지에 발표되었다. 처음 연

글상자 21.4 경험이 풍부한 치료사에게 맞는 봉사 방법

현장 실무 교육자가 됨	직장에서 신입 치료사의 멘토
지역 및 전국 협회에 참여함	임상 전문 분야의 멘토
연구를 진행하고 발표함	작업치료 교육 프로그램에 보조 지도자로 일함
학술대회에 참석	주 또는 전국 연합에 봉사활동 함

구를 마무리 했을 때 Nicole은 시간이 모자란 것에 걱정 했지만 곧 팀 접근 방식과 행정적 지원으로 이를 해결할 수 있다는 것을 알게 되었다. 수년에 걸쳐 Nicole은 언제나 지역 작업치료 교육 프로그램에서 현장 실습 학생들을 지도하기 위한 시간을 내었고 학생들이 팔 재활에 대한 이해를 높이는 것을 지켜보는 것이 행복했다.

복습문제

1. 이 장에서 언급한 전문 분야 중 관심 있는 분야가 있는가?
2. 5년 후 또는 10년 후 자신의 경력이 어떨 것으로 전망하는가?
3. 자기주도적 또는 자기지시적 방식 중 어떤 것에 관심이 있는가?
4. 어떤 서비스 경로에 관심이 있는가? 10년 후에 어떤 선택을 할 것으로 보는가?

참고문헌

1. Fess E: A history of splinting: to understand the present, view the past, *J Hand Ther* 15(2):97–132, 2002.
2. Skirven T, Osterman AL, Fedorczyk J, Amadio P, eds.: Rehabilitation of the hand and upper extremity, ed 6, Philadelphia, 2011, Elsevier, pp 1565–1580.
3. American Occupational Therapy Association: *2011 Accreditation Council for Occupational Therapy Education standards and interpretive guide*. Retrieved from https://www.aota.org/~/media/Corporate/Files/EducationCareers/Accredit/Standards/2011-Standards-and-Interpretive-Guide.pdf, 2011.
4. American Occupational Therapy Association: *Board and specialty certifications*. Retrieved from https://www.aota.org/Education-Careers/Advance-Career/Board-Specialty-Certifications. aspx, 2011.
5. American Occupational Therapy Association: *AOTA fellowship programs*. Retrieved from https://www.aota.org/Education-Careers/Advance-Career/fellowship.aspx, 2017.
6. Lyon S: *The ABCs of occupational therapy specialty certifications and credentials*. Retrieved from https://www.verywell.com/occupational-therapy-degrees-and-training-2509970?utm_source=pinterest&utm_medium=social&utm_campaign=mobilesharebutton2, 2016.
7. Chai S, Dimick M, Kasch M: A role delineation study of hand therapy. *J Hand Ther* 1(1):7–17, 1987.
8. Hand Therapy Certification Commission: *Consumer information*. Retrieved from https://www.htcc.org/consumer-information, 2017.
9. Hand Therapy Certification Commission: *Certification*. Retrieved from https://www.htcc.org/certify, 2017.
10. Hand Therapy Certification Commission: *Passing rates for the CHT exam*. Retrieved from https://www.htcc.org/certify/exam-results/passing-rates, 2017.
11. Rhodes D: *Personal interview via email*, September 22, 2017.
12. Hand Therapy Certification Commission: *Salary & benefits survey*. Retrieved from https://www.htcc.org/htcc/salarysurvey, 2017.
13. Atkinson G Jr, Murrell P: Kolb's experiential learning theory: a meta-model for career exploration. *J Couns Dev* 66(8):374–377, 1988.
14. Lin S, Murphy S, Robinson J: Facilitating evidence-based practice: process, strategies, and resources, *Am J Occup Ther* 64:164–171, 2010.
15. Hand Therapy Certification Commission: *Recertify*. Retrieved from https://www.htcc.org/recertify, 2017.
16. American Occupational Therapy Association: *COE guidelines for an occupational therapy fieldwork experience – level II*. Retrieved from https://www.aota.org/~/media/Corporate/Files/EducationCareers/Educators/Fieldwork/LevelII/COE%20Guidelines%20for%20an%20Occupational%20Therapy%20Fieldwork%20Experience%20–%20Level%20II–Final.pdf, 2013.
17. American Occupational Therapy Association: *Find a school*. Retrieved from https://www.aota.org/Education-Careers/Find-School.aspx, 2017.

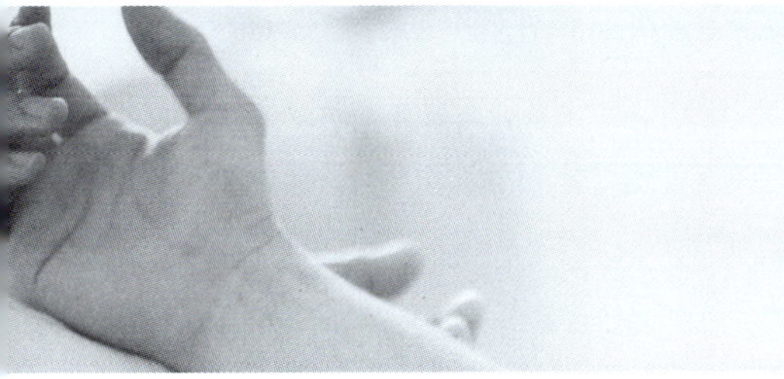

용어 사전

A

acromion 어깨뼈봉우리 어깨의 가장 위쪽을 형성하고 빗장뼈와 연결되어 봉우리빗장관절을 형성한다.

activity-specific devices 활동-특정 장비 기능 또는 기능 유형을 위한 말단 장치; 종종 일상생활, 직업 및 여과 활동에 중점을 둔다.

adherence 순응도 클라이언트가 철저한 감독 없이 합의된 중재를 따르는 정도

agonist 작용근 다른 근육이 쉬고 있는 동안 수축하는 근육

alignment 정렬 적절하게 해당 자세를 취하도록 해부학적 구조에 맞게 배열한다.

AMBRI 미세한 외상에 대한 재활의 조합으로, 다방향 양측 어깨 불안정성인 경우 선택되는 치료법

antagonist 대항근 다른 근육의 작용에 대항하는 근육

anterior elbow immobilization orthosis 앞쪽 팔꿈치 고정 보조기 팔의 앞쪽 측면에 위치하는 팔꿈치 고정 보조기

anterior instability of the shoulder 어깨의 앞쪽 불안정 위팔뼈머리의 비정상적인 움직임이 전방으로 증가하여 접시테두리에서 위팔뼈머리가 부분적으로 전위된다.

anterior transposition of the ulnar nerve 자신경 앞쪽 자리바꿈 자신경을 재배치하는 두 가지 주요한 방법이 있는 외과적 수술로 이러한 수술에는 피부밑 및 근육밑 자리 바꿈이 포함된다. 피부밑 방법은 자신경을 앞쪽 안쪽에서 정중신경으로 이동시키고 아래팔의 피부밑 근막 아래로 이동시키는 것을 포함한다.

anticoagulants 항응고제 혈액 응고를 억제하는 물질; 혈액 희석제

anti-deformity position 변형 방지 자세 한 가지 자세 옵션은 손목 30~40° 폄, 엄지 40~45° 손바닥쪽 벌림, 엄지 손가락뼈사이(IP)관절 완전 폄, 손허리손가락뼈(MCP) 70~90° 굽힘, 몸쪽 손가락뼈사이(PIP) 및 먼쪽 손가락뼈사이(DIP) 관절 전체 폄을 포함한다.

aponeurosis 널힘줄 근육을 뼈에 부착시키는 힘줄 또는 근육을 함께 묶는 근막으로 작용하는 섬유질 결합 조직인 강한 막

appendicular skeleton 팔다리 뼈대 머리, 몸통, 척추를 제외한 팔다리 뼈

area of force application 힘 적용 영역 보조기에서 힘이 제공되는 영역

arteriovenous anastomosis 동정맥연결 모세관의 관여 없이 세정맥에 직접 연결되는 혈관

arteriovenous fistula 동정맥샛길 외과적으로 생성된 샛길은 일반적으로 아래팔에 위치하며 혈액 투석을 위한 혈관 통로로 사용된다.

arthrogryposis 관절굽음증 또는 선천다발관절굽음증은 일반적으로 팔다리 4개 모두에 손상을 일으킨다. 근육량의 현저한 부족과 굽힘 주름이 분명하다. 관절은 비탄력적인 끝범위로 관절운동범위가 감소된다. 전형적인 자세에는 어깨 안쪽돌림 및 모음, 팔꿈치 폄, 아래팔 엎침, 손목 굽힘 및 자쪽 치우침, 부분적인 손가락 굽힘 및 엄지 모음이 포함된다.

assessment of motor and process skills, AMPS 운동 및 처리 기술 평가 고객이 수단적 일상생활활동(IADL)을 수행하도록 하여 운동 및 처리 기술을 평가하는 기능 평가

axial skeleton 몸통뼈대 머리, 몸통, 척추뼈

axonotmesis 축삭절단 먼쪽 신경 분절의 후속 변성을 포함한 축삭의 중단

B

Bankart 방카르트 앞쪽 아래쪽 접시테두리의 분리를 초래하는 어깨 부상이며 위팔뼈머리의 앞쪽 탈구로 인해 가장 흔히 발생한다.

biofeedback 생체되먹임 특정 근육 기능을 조절하는 방법을 배우는 훈련 기술. 보형물 조절을 발달시키는 것을 이러한 용법의 한 예로 들 수 있다.

biofeedback machine 생체되먹임 기계 근육의 신호 및 위치를 식별하는 장비

biomechanical 생체역학 힘과 근육 운동과 같은 신체의 역학적 측면을 고려함

biomechanical principles 생체역학적 원리 임상에서의 관찰 평가에서 정상 및 병리적 보행 패턴의 평가를 포함한 원칙

biopsychosocial approach 생물 심리 사회적 접근 생물학적, 심리학적 및 사회적 요소에 대한 교류를 포함함

body-powered prosthesis 자체 동력 의지 신체 움직임에 의해 활성화되고 작동되는 의지(의수, 의족)

boutonniere deformity 단추구멍 변형 PIP관절 및 DIP관절 과다폄을 동반한 손가락 자세

brachial plexus palsy 팔신경얼기 마비 끝에서 4개의 목신경과 처음 4개의 가슴 척수신경을 포함하여 앞쪽 가지에서 시작되는 신경얼기인 팔신경얼기의 마비 또는 불완전마비를 말한다. 신경얼기는 어깨, 가슴, 팔을 지배한다.

buddy straps 버디 스트랩 동작을 촉진하고 손상된 손가락에서 주변 손가락을 지지하기 위해 사용되는 연성 스트랩

C

camptodactyly 가락굽음증 선천적 요인으로 인해 보통 하나 또는 그 이상의 손가락의 손가락뼈사이(IP)관절이 영구적으로 굽어짐

Canadian Occupational Performance Measure, COPM 캐나다 작업 수행 평가 자기돌봄, 생산성, 여가활동을 평가하기 위해 사용하는 클라이언트 중심 결과 측정

carpal tunnel syndrome, CTS 손목굴증후군 비탄력성 손목 인대 및 손목굴의 다른 구조 사이에 있는 정중신경의 압박으로 발생되는 일반적인 손목 및 손의 통증성 질환

central slip 중앙건 이 구조는 PIP관절을 등쪽으로 가로지르며 PIP관절 등쪽 주머니의 일부이다.

centralization 중심화 손목 치우침을 교정하기 위해 손목을 재정렬하는 수술

cerebral palsy, CP 뇌성마비 출생 전, 출생 중 또는 출생 후에 비정상적인 신경 발달 또는 뇌의 운동 중추 손상으로 인해 비진행성 운동 및 자세 장애를 초래하는 질환

certified hand therapist 공인 손 치료사 팔 장애 치료에 대한 고급 지식을 입증 받은 작업치료사 또는 물리치료사

circumferential 원주형 팔의 둘레에 맞는 보조기

clasped thumb 갈고리 엄지 엄지 폄근 기전의 경미한 결핍부터 근육, 갈퀴막공간 및 연부조직의 심각한 이상에 이르기까지 다양한 엄지 기형의 유형을 나타낸다.

clavicular facet 빗장관절면 팔의 팔다리뼈대 축을 연결하는 빗장뼈와 관절을 이루는 복장뼈의 움푹 꺼진 관절

client-centered intervention 클라이언트 중심 중재 치료사에 의해 설계되거나 지침 중심 목표에 반대되는 클라이언트의 목표를 충족하는데 집중하는 치료

client safety 클라이언트 안전 안전을 고려하는 클라이언트 치료를 위한 접근 방법

clinical considerations 임상적 고려사항 중재를 계획할 때 반드시 고려해야 하는 증상 또는 질환(예: 감각의 결핍, 피부 손상 등)

clinical reasoning 임상적 추론 치료사가 자신의 사고에 대한 여러 접근 방식을 임상 실습에 적용하는 심층적인 숙고 및 의사결정 과정

clinodactyly 손가락옆굽음 하나 또는 그 이상의 손가락의 영구적 및 비정상적인 가쪽 또는 안쪽 굽음을 보이는 선천적 질환

collateral ligaments 곁인대 치우침에 대한 힘에 대항하기 위한 안정성과 억제성을 제공하는 관절 양쪽 측면에 있는 인대. 노쪽곁인대는 자쪽으로 치우치는 힘을 막고 자쪽곁인대는 노쪽으로 치우치는 힘을 막는다.

complex regional pain syndrome, CRPS 복합부위통증증후군 중추 또는 말초 신경계 내 손상을 보이는 만성 통증 질환

componentry 구성 요소 보형물 조립을 위한 구성 요소의 모음

composite extension 복합 폄 모든 손가락이 함께 폄됨

compression socks 압박 양말 절단된 부분에 형성된 부기를 줄이기 위한 양말

concomitant injury 수반 손상 두 개 또는 그 이상의 장소에서 동시 발생되는 손상

congenital hand anomalies 선천성 손 기형 출생 시 발견된 손 기형

congenital trigger finger 선천성 방아쇠손가락 출생 시 발견되는 손가락이 굽힘으로 당겨지는 질환

constriction band syndrome 수축대 증후군 자궁에 있는 동안 섬유질 양막띠 내 보통 팔 또는 손가락과 같은 태아 부분(보통 사지 또는 손가락)이 포착되어 발생하는 선천성 장애

context 배경 문화적, 육체적, 사회적, 개인적, 영적, 시간적, 가상적 측면을 포함하여 수행에 영향을 미치는 클라이언트와 환경 간의 다양한 상호관계와 관련된 조건

contracture 구축 굽힘과 고정이 특징이며 근육 섬유의 위축 및 단축 또는 관절에 흉터조직이 형성되는 것과 같이 피부의 정상적인 탄력 상실로 인해 발생하는 관절의 비정상적이고 대개 영구적인 상태

contralateral limb 반대쪽 팔다리 대상의 반대쪽 팔다리

convection 대류 표면에서 움직이는 매체 또는 작용제 사이의 열 전달

coracohumeral ligament 부리위팔인대 앞쪽 어깨에서 능선 모양의 지지대를 형성하는 인대

creep 크리프 지속적인 스트레스에 대한 연부조직의 반응. 통증 또는 염증을 동반하거나 스트레스를 조절하여 관리할 수 있다.

cubital tunnel syndrome 팔꿉굴증후군 위팔뼈의 안쪽위관절융기와 팔꿈치머리 사이에 위치한 팔의 자신경 압박으로 넷째와 다섯째 손가락에 통증 및 감각이상이 나타난다.

cumulative trauma disorder, CTD 누적외상장애 시간이 지남에 따라 발생하는 반복적인 동작(보통 직업에 의한 작업 자세)으로 인한 근골격 장애로, 증상에는 통증, 염증, 기능 장애 등이 있다.

D

degrees of freedom 자유도 움직일 수 있는 관절축면의 수

de Quervain tenosynovitis 드퀘르뱅 건초염 가장 흔하게 진단되는 손목 건염으로 노뼈붓돌기의 통증, 첫 번째 손등쪽 구획의 부종 및 핀켈스타인 검사 또는 기타 질환평가에서의 양성결과로 알 수 있다.

distal humerus 먼쪽 위팔뼈 위팔뼈의 끝쪽 부분

documentation 문서화 공식 의료 기록을 위한 전문적인 글쓰기

dorsal 등쪽 등쪽 또는 뒤쪽과 관련됨

double crush 이중으깸 한 곳 이상에서 압박을 받은 신경

dual site 이중부분 두 개의 근육 부위에서 외부 동력을 사용하는 보형물의 사용

Dupuytren contracture 뒤퓌트랑 구축 손바닥 근막의 두꺼운 띠와 함께 손가락 굽힘 구축의 형성을 특징으로 하는 구축

dynamic orthosis 동적 보조기 고정된 정적 기반 및 탄성인 동적 요소를 가진 가동 보조기

E

ecchymosis 얼룩출혈 피부가 자주색으로 변하는 피부밑 출혈

elbow arthroplasty 팔꿈치 관절성형술 팔꿈치 관절의 치환술

elbow instability 팔꿈치 불안정성 자위팔(ulnohumeral) 관절의 탈구와 팔꿈치의 안쪽굽음 및 바깥굽음 안정근 손상으로 인한 부상

electrodes 전극 보형물의 기술적 제어를 위해 근육 전기가 전달되는 도체

end feel 끝느낌 가장 끝 범위에서 관절의 수동적 움직임 평가

Erb palsy 에르브마비 팔신경얼기의 위쪽 몸통 또는 5번 및 6번 목신경 뿌리의 병변으로 인한 팔과 어깨의 마비로 손은 마비되지 않는다.

Essex-Lopresti fracture 엑세스-로프레스티 골절 먼쪽 노자관절의 탈구와 함께 노뼈머리의 골절 및 높은 곳에서의 낙상으로 인한 뼈사이막의 손상의 동반

evidence-based practice 근거 중심 실행 개별 클라이언트에게 가장 적절한 평가나 치료를 선택하기 위해 문헌을 검토하는 과정

extensor lag 폄근 지연 관절이 수동적으로 펴질 수 있지만 클라이언트가 능동적으로 완전한 폄을 할 수 없음

externally powered prosthesis 외부 동력 보형물 신체 바깥으로부터 제어되거나 동력을 제공받는 보형물 또는 근육전기 보형물을 말한다.

F

fellowship program 실무 교육 프로그램 전문 분야 또는 실습에 대한 실무자의 지식과 기술을 향상시키는 전문가 훈련 이후 교육 프로그램

figure-eight orthosis 8자 모양 보조기 빗장 및/또는 봉우리빗장 관절의 부상에 사용되는 지지대. 몸쪽 빗장뼈의 위쪽 이동을 방지하고 치유 동안의 바른 정렬을 돕는다.

finger loops 손가락 고리 관절에 동적 힘을 제공하는 방법

finger sprain 손가락 삠 관절의 스트레스 또는 인대 손상. 심각도에 따라 다양하게 발생함

flexion contracture 굽힘 구축 수동으로 중립 폄을 할 수 없는 관절

forearm trough 아래팔 받침대 아래팔의 하나 이상의 표면에서 손목 먼쪽에 위치하는 손목 고정 보조기의 구성 요소로 아래팔의 무게를 지탱하기 위해 대응력 지렛대를 제공한다.

functional envelope 기능적 범위 사람의 손 앞과 주위의 작업 영역

functional position 기능적 자세 손목 20~30° 폄, 엄지 45° 손바닥쪽 벌림, MCP관절은 35~45° 굽힘, 모든 PIP 및 DIP 관절은 약간 굽힘을 포함하는 자세

fusiform swelling 방추형 부기 PIP관절에서 가장 크고 몸쪽에서 멀어지거나 먼쪽에서 점점 가늘어지며 손가락 PIP관절 염좌 후에 종종 나타난다.

G

glenoid fossa 접시오목 위팔뼈 머리와 접촉하는 표면적을 증가시키는 가쪽 어깨뼈의 얕은 함몰부위

grasp 잡기 두 번째 및 세 번째 손가락을 통해 손의 단단한 부분으로 물체를 잡는 것으로 손바닥을 편평하게 하고 움켜쥐는 동작을 통해 손으로 다양한 크기의 물건을 집고 다룰 수 있다.

grip force 쥐기 힘 물체를 잡기 위해 말단 장치를 통해 적용하는 힘

H

handling characteristics 다루기 특성 가열 및 연화 시 열가소성 재료의 특성

hand therapy 손 치료 손 치료는 손, 손목, 팔꿈치 및 어깨 이음부를 포함하는 팔의 재활치료 기술이자 과학이다. 또한, 팔의 구조에 대한 포괄적인 지식과 기능 및 활동을 결합한 작업 및 물리 치료 이론 및 실무의 병합이다. 손 치료사는 평가, 계획 및 치료에 대한 전문 기술을 사용하여 손 기능 장애 예방, 기능 회복 및/또는 팔의 병리 진행을 역전시키기 위한 치료적 중재를 제공하여 개인의 작업 실행 능력과 생활하는 동안의 상황에 완전히 참여할 수 있는 능력을 향상시킨다.

hard end feel 딱딱한 끝느낌 수동 관절운동범위를 측정하는 동안 뼈와 뼈의 접촉 시 움직임이 갑자기 중단된다.

harness 하네스 보형물을 매달거나 조절하는 데 사용되는 끈

Health Insurance Portability and Accountability Act, HIPPA 건강보험의 양도 및 책임에 관한 법률 건강보험의 양도 및 책임에 관한 법률은 의료 기록 및 기타 의료 정보를 보호하는 개인 정보 보호 표준을 규제한다.

heat gun 열선총 열가소성 재료를 조정하는 데 사용하는 도구

hook rubbers 고리 고무 단말 장치를 수동으로 개방하는 것을 조절하는 탄성 밴드

hybrid prosthesis 하이브리드 의지 신체 및 신체 외부 동력로부터 제어 또는 동력을 제공받는 보형물의 구성요소

hypertonicity 근육긴장항진 긴장항진성이거나 과도한 근긴장을 가진다.

hypoextensibility 저신장성 정상적인 방법으로 근육의 폄 또는 신장되는 능력이 결핍된 상태

hypoplasia 형성저하증 신체 기관 및 부분이 완성되거나 발달되지 않음

hypothenar bar 새끼두덩 막대 가로 손허리뼈 활의 자쪽 측면을 손바닥쪽으로 지지하는 손목 고정 보조기의 구성 요소이다.

I

immobilization 고정 일차 또는 이차 관절을 고정하도록 디자인된 보조기

integumentary system 피부계통 외피(피부)와 그 파생물을 포함하는 계통

intervention process 중재 과정 치료사에 의해 제공되는 중재 과정

L

lamination 적층 보형물 소켓의 단단하고 영구적인 마감

lateral bands 측면 밴드 PIP관절 축을 등쪽으로 연결하는 내재근에 기여하며, 단추구멍 기형에는 손바닥쪽에, 백조 목 변형에서는 등쪽에 위치한다.

lateral epicondyle 가쪽위관절융기 팔꿈치관절의 위팔뼈 하단에 있는 조직

M

mallet finger 망치손가락 DIP 굽힘을 동반한 손가락 자세

McKie thumb orthosis 맥키 엄지 보조기 엄지를 반대 위치에 놓고 뒤침 스트랩을 추가할 수 있도록 설계된 기성 네오프렌 보조기. 주요 기능은 생체역학적으로 올바른 체중 지지, 잡기 및 물체 조작을 제공하는 것이다.

mechanical advantage 기계적 이점 근육이 움직이는 신체 구조에 가하는 입력 힘에 대한 근육으로부터 발생된 출력힘의 비율. 특히 지렛대 역할을 하는 신체 구조와 관련된 힘의 비율

mechanoreceptor 기계적 수용기 접촉, 압력, 소리 및 근수축과 같은 기계적 자극에 반응하는 감각 신경 종말

medial epicondyle 안쪽위관절융기 팔꿈치 관절의 자쪽곁인대, 원엎침근 및 일부 아래팔 굽힘근의 이는곳 공통 힘줄(공통 굽힘근 힘줄)에 부착되는 위팔뼈의 한 부분이다.

median nerve 정중신경 팔신경얼기의 말단 가지 중 하나로 아래팔과 손의 노쪽 부분을 따라 뻗어 있으며 이 부분의 다양한 근육과 피부에 신경을 공급한다.

memory 복원력 열가소성 물질이 재가열 될 때 가열되기 전 (원래의) 모양과 크기로 되돌아가는 능력

mentor 멘토 신입 실무자의 전문성 계발을 위해 도움을 주는 경험 많은 실무자

metacarpal bar 손허리뼈 막대 가로 손허리뼈활을 손등쪽 또는 손바닥쪽으로 지지하는 손목 고정 보조기의 구성요소

minimalist design 최소한의 디자인 기본적으로 단순한 보조기 디자인

mobilization orthosis 가동 보조기 일차 또는 이차 관절을 움직이기 위해 디자인된 보조기

monteggia fracture 몬테지아 골절 아래팔 골절과 함께 동반되는 몸쪽 노자관절의 탈구

myoelectric prosthesis 근전기 의지 신체 외부에서 제어되거나 동력이 공급되는 보형물으로 외부 동력 보형물라고도 한다.

myostatic contracture 근정지성 구축 일반적으로 또는 병리학적인 요소 없이 고정으로 인한 근육의 단축

N

Neoprene 네오프렌 한 면에는 나일론 라이닝이 있는 고무, 다른 면에는 파일(pile) 소재로 구성된 부드러운 보조기 재료로 벨크로 후크를 빠르게 부착할 수 있다. 네오프렌 소재는 보온성을 유지하고 어느 정도 신축성이 있으며 몸에 맞게 윤곽을 제공한다.

nerve entrapment 신경포착 포착된 신경이라고도 하며 신경에 대한 직접적인 압력으로 인해 발생하는 의료적 질환 또는 신경뿌리 압박을 나타낼 수 있다.

neurapraxia 신경차단 심각한 손상 후에도 신경이 제자리에 남아 있고 단기적으로는 신경 전도가 끊어진 상태

neurophysiological 신경생리학적 신경계를 다루는 생리학의 한 분지

neurotmesis 신경잘림 찢김이나 견인으로 인해 신경이 완전히 파괴되는 말초신경 손상

noraml gait 정상보행 한 발의 초기 닿기에서 같은 발의 다음 초기 닿기까지의 보행 주기를 포함하고 노력이 거의 필요하지 않은 부드럽고 리드미컬한 동작 패턴

O

oblique retinacular ligament, ORL 빗지지띠 인대 랜스미어의 인대(ligament of Landsmeer)라고도 하는 이 구조는 PIP관절이 펌되는 동안 DIP 굽힘의 수동 제한이 있는 경우 뻣뻣한 것으로 알아낸다.

occupational deprivation 작업 수행 박탈 클라이언트가 통제할 수 없는 요인으로 인해 자신이 선택한 의미 있는 삶의 작업에 참여할 수 없는 상태

occupational disruption 작업 수행 중단 의미 있는 활동에 참여할 수 있는 능력의 예상치 못한 변화로 인해 발생하는 작업적 박탈보다 덜 심각한 일시적인 상태이다.

occupational profile 작업 프로파일 상황 및 수행능력 관점에서 클라이언트에 대해 학습하는 것을 포함하는 평가 과정 단계이다.

Occupational Therapy Code of Ethics and Ethics Standards 작업치료 윤리 강령 및 윤리 기준 미국 작업치료 협회(AOTA)에서 제정한 직업윤리 강령으로 작업 치료사에 대한 최소한의 기대치를 제시한다.

occupation-based orthotic intervention 작업 기반 보조기 중재 의미 있고 적절한 삶의 노력에 참여하는 클라이언트의 능력을 증진하기 위한 치료 계획의 목표를 지원하는 치료적 접근

occupation-centered 작업 중심 기능 장애가 있는 개인이 원하는 삶의 과업과 작업에 참여할 수 있는 능력을 촉진하는 작업 치료 평가 및 중재를 수행하기 위한 포괄적인 패러다임

occupation-focused approach 작업 중점 접근 개인의 작업적 욕구와 필요에 대한 관심, 병리학적 상태의 영향 또는 잠재적 영향에 대한 지식을 결합하여 클라이언트 중심 중재를 통해 치료한다.

olecranon process 팔꿈치머리 돌기 팔꿈치의 끝을 형성하며 아래팔이 자뼈의 몸쪽 끝에서 펴질 때 위팔뼈이 팔꿈치오목에 들어맞는 자뼈의 몸쪽 돌출

open reduction internal fixation, ORIF 개방 정복술 및 내고정술 부러진 뼈에 대한 2단계 수술 절차로 뼈를 제자리에 다시 위치시키고(정복술) 내부 고정 수단(나사, 판, 막대, 핀)을 사용하여 뼈를 고정한다.

orthosis 보조기 신체 부위의 자세를 지지, 위치, 정렬 및 교정할 수 있는 장비

orthotic design principles 보조기 디자인 원칙 해부학적 구조와 기계적 구조의 상호 작용과 보조기 구성 요소 및 재료의 기능적 고려사항을 고려하는 원리

orthotic terminology 보조기 용어 보조기에 영향을 받는 해부학적 영역으로부터 파생된 용어

orthotic treatment objectives 보조기 치료 목표 최소한의 보조기 중재로 기능 수준을 향상시키기 위한 장단기 목표를 달성시키는 목표

osseo-integration 뼈융합 인간의 뼈와 티타늄 기반의 합성 임플란트 표면이 만나는 구조적 연결

osteoarthritis, OA 골관절염 관절 연골의 손실 및 뼈돌기(spur)의 증식을 포함하여 하나 이상의 관절이 퇴행성 변화를 겪는 관절염의 가장 흔한 형태이다.

osteoporotic fracture 뼈엉성증 골절 서 있는 높이 이하에서 넘어져 발생하는 저외상 또는 취약 골절로 골밀도가 낮은 사람들에게 발생한다.

outrigger 아웃트리거 치료사가 가동력을 두기 위해 사용하는 보조기 바닥의 돌출부

overuse syndrome 과사용 증후군 후천적 상실 또는 선천적 절단이 있는 팔의 반대팔에 흔히 발생하는 손상 유형으로, 일반적으로 반복적인 움직임이나 부자연스러운 자세로 인해 발생하며 반복성 긴장 부상(repetitive strain injury, RSI)이라고도 한다. 증상에는 손상된 관절의 부기, 통증 및 약화가 포함된다.

P

passive functional aesthetic device 수동 기능 미용 장치 손처럼 보이는 고정 보형물로 그 기능에는 안정화, 지지 및 사회적 과제가 포함된다.

pathological gait 병적 보행 신경근 결손, 관절 불안정, 통증, 질병 또는 선천적 장애로 인해 발생할 수 있는 비정상적인 보행

pattern recognition 패턴 인식 제어를 위한 사용자의 보형물에 의해 가능한 각각의 움직임에 해당하는 일련의 근육전기 신호를 기록하고 제어 시스템을 측정한다.

pediatric trigger thumb 소아 방아쇠 엄지 유아기에 보이는 전형적인 모습; 노타결절(Notta nodule)로 알려진 MCP관절 굽힘 주름이 손바닥쪽 측면에서 만져지는 결절

performance characteristics 성능적 특성 재료가 냉각되고 경화된 후의 열가소성 재료의 특성

phantom pain 환상 통증 더 이상 존재하지 않는 신체 부위에서 오는 것처럼 느껴지는 통증으로 한때 심리적 문제로 여겨졌던 이 실제 감각은 척수와 뇌에서 시작된다는 것이 밝혀졌다.

phantom sensation 환상 감각 절단되거나 상실된 팔다리가 여전히 존재하는 듯한 감각

physical agent modality, PAM 물리적 인자 양식 빛, 물, 온도, 소리, 전기 또는 기계 장치를 사용하여 생물 생리학적 반응을 생성하는 양식이다.

plaster bandage 석고붕대 캐스팅에 사용하는 재료

plasticity 가소성 잘 변형되거나 형태를 만들기 쉬운 성질

positioning 자세잡기 최적의 치유를 위해 관절이나 팔다리를 원하는 위치에 둔다.

posterior elbow immobilization orthosis 뒤쪽 팔꿈치 고정 보조기 80~90° 굽힘 위치에 맞춤 성형된 열가소성 보조기

posterior interosseous nerve syndrome 뒤뼈사이신경증후군 뒤쪽뼈사이 신경 지배를 받는 모든 근육의 약화 또는 마비를 포함하나 감각 상실을 수반하지 않는 상태

prefabricated off-the-shelf, OTS 상용 조립식 제품 맞춤 제작되지 않고 상업적으로 구입한 보조기

preformed orthoses 사전성형 보조기 특정 디자인으로 미리 모양을 만든 공장에서 생산한 보조기

prehension 잡기 물건을 잡거나 집기 위해 손과 손가락을 사용하는 것

pressure 압력 총 힘을 적용 면적으로 나눈 값

principles 원칙 의무와 임무의 보편적인 성격과 도덕적 결정에 대한 적용

pronator teres syndrome 원엎침근증후군 원엎침근의 두 머리 사이에서 아래팔의 정중신경이 압박되는 것

prosthesis 의지 신체의 일부가 상실되거나 손상된 것을 대체하거나 보강하기 위한 인공 장치

prosthosis 보형물 기능 상실/장애가 있는 잔류 팔다리를 위한 보형물 및 보조기의 품질 및/또는 기능에 맞춘 합성 장치

protocols 지침 검사를 하거나 연구를 수행하거나 특정 질환에 대한 치료를 제공하는 절차를 명시한 서면 계획

psychosocial-emotional impact 심리사회-정서적 영향 환경적 및/또는 생물학적 요인이 개인의 사회적 및/또는 심리적 측면에 미치는 영향

R

radial 노쪽 아래팔 또는 손의 노뼈 또는 노쪽 방향에 해당한다.

radial head 노뼈머리 팔꿈치에 가장 가까운 노뼈의 원반 모양 부분

radial longitudinal deficiency 노쪽 세로 결핍 비정상적인 유전과 관련된 노쪽 세로 결핍으로 노뼈의 결손 또는 기형과 작거나 결손된 엄지를 초래한다.

radial nerve 노신경 팔신경얼기의 가장 큰 가지로서 팔과 아래팔 피부와 그 폄근육에 신경을 제공한다.

radial nerve injuries 노신경 손상 위팔뼈 몸통의 골절, 팔꿈치의 골절 및 탈구 또는 신경의 압박으로 인해 흔히 발생하는 손상

radial tunnel syndrome 노쪽굴증후군 아래팔 신경이 압박되어 팔꿈치 통증과 손목이나 손의 약화를 유발하지만 감각 상실은 유발하지 않는 질환

radialization 노뼈화 손을 아래팔의 노쪽 경계에 더 가깝게 이동시키는 외과적 수술

radio-frequency identification, RFID 무선 주파수 식별 일반적으로 RFID 인식기와 인식표를 포함하는 무선 통신 유형으로 인식표는 메모리에 정보를 저장하고 인식기(안테나 사용)는 이 정보를 읽을 수 있다.

reliability 신뢰도 평가의 일관성

residual limb 잔여 사지 선천적 절단 또는 절단 수술 후의 남은 팔다리

responsiveness 반응성 상태의 차이를 측정하는 평가의 민감도

rheumatoid arthritis, RA 류마티스관절염 폐, 심혈관계 및 눈에 영향을 미칠 수 있는 만성 전신 질환. 윤활막의 염증성 질환으로 인한 관절 침범이 주요 임상 특징이다. 이 질병은 경증에서 중증까지 다양할 수 있으며 관절 기형과 다양한 정도의 파괴를 초래할 수 있다.

S

scaphoid fracture 손배뼈 골절 배 모양이 손뼈가 부러짐

sensory system modulation 감각계 조절 감각 입력의 흥분과 억제를 조절하고 균형을 맞추는 뇌의 능력

serial casting 연속 캐스팅 점진적으로 관절운동범위를 늘리는 데 사용되는 캐스팅

serial-static orthosis 연속-정적 보조기 수동 관절운동범위의 상실을 극복하기 위해 관절을 탄성 한계 근방에 위치시키는 가동 보조기

single site 단일 부위 하나의 근육 부위에서 외부 동력 보형물을 사용하는 것

socket 소켓 임시 또는 영구 보형물을 만드는 데 사용되는 단단한 재료(수지 및 플라스틱)

soft end feel 부드러운 끝느낌 두 개의 신체 부위가 닿을 때 느껴지는 조직의 부드러운 압박

soft orthosis 연성 보조기 다양한 연성 재료로 만든 기성 또는 맞춤 보조기

spasticity 경직 신장에 대한 저항이 증가된 근육 긴장항진증의 한 형태

splint 스플린트 골절과 탈구의 감소를 위해 적용되는 캐스트 및 스트래핑을 말한다.

stages of tissue healing 조직 치유 단계 증식 단계와 같이 보조기 제공에 영향을 미치는 상처 치유 단계를 나타낸다.

static-progressive orthosis 정적-점진적 보조기 비탄성 장력을 사용하여 일정한 힘을 제공하는 보조기

stress 스트레스 반응이나 변화가 요구되는 정서적, 신체적, 사회적, 경제적 또는 기타 요인

stretch reflex 신장 반사 근긴장도가 있는 사람을 위한 보조기 제작에 사용되는 수동 신장을 통해 유발되는 반사

subcutaneous 피부밑 피부 아래

subluxation 아탈구 관절의 관절면이 부분적으로 분리되거나 탈구되는 것

submaximum range of motion 최대 가동범위 이하 보조기의 최대 수동 범위 이하인 5~10°에 위치

submuscular 근육밑 근육 아래

superficial agents 표재성 인자 피부에 1~2cm 깊이까지 침투하는 가열 인자 또는 오열 인자. 여기에는 습식 핫팩, 유동치료, 파라핀 왁스 요법 및 냉각치료가 포함된다

superior labrum tear from anterior to posterior, SLAP 앞쪽에서 뒤쪽으로의 위쪽 접시테두리 파열 접시테두리 위쪽에 영향을 끼치는 어깨 접시테두리(glenoid labrum)의 손상으로 위팔두갈래근 힘줄 부착이 앞뒤로 발생할 수 있다.

suspension systems 스펜션 시스템 보철물을 매달거나 고정하는 데 사용되는 스트랩

swan neck deformity 백조 목 변형 PIP의 과다폄 및 DIP 굽힘 자세를 취하는 손가락

syndactyly 가락붙음증 손가락 사이의 붙음으로 손가락 유합을 발생시킨다.

T

targeted muscle reinnervation, TMR 표적 근육 재신경 분포 절단된 팔다리의 잔여 신경을 옮겨 새로운 표적 근육에 신경을 공급하는 외과적 수술

task-oriented approach 과제 지향적 접근 기능적 과제와 함께 손 사용을 장려하는 중재에 대한 접근

tendinopathy 건병증 건염, 건막염, 힘줄윤활막염, 힘줄염을 포함한 힘줄의 손상

tendinosis 힘줄염 노화, 미세외상 또는 혈관 손상으로 인한 콜라겐 조직의 비염증성 퇴행성 상태

tendonitis 건염 일반적으로 긴장으로 인해 발생하는 힘줄의 염증 상태

tennis elbow 테니스 엘보 가쪽위관절융기라고도 하며, 아래팔 폄근 특히 짧은노쪽손목폄근의 과사용으로 근육의 과도한 긴장이나 미세 파열이 발생한다.

tenosynovitis 힘줄윤활막염 칼슘 침착, 반복적인 긴장이나 외상, 높은 혈중 콜레스테롤 수치, 류마티스관절염, 통풍 또는 임질로 인한 힘줄윤활집의 염증

terminal device, TD 단말 장치 보형물의 끝부분에 사용하는 손, 갈고리 또는 도구

terminal extensor tendon 종말폄근 힘줄 이 섬세한 구조는 가쪽 띠의 결합에 의해 형성되며 DIP 폄을 제공한다.

"Terrible triad" injury "불행 삼징후" 손상 팔꿈치 불안정성과 자쪽 위팔관절의 탈구, 팔꿈치와 노뼈머리의 안쪽굽음 및 바깥굽음을 위한 안정근 손상을 초래하는 갈고리돌기 찢김골절

thermoplastic material 열가소성 재료 열을 가하면 부드러워지고 압력을 가하면 성형이 가능한 재료로, 냉각하면 화학적 변화 없이 굳어지는 재료

3-D printed device 3D 인쇄 장치 컴퓨터 지원 생산(Computer-Aided Manufacturing, CAM)으로 제작된 보형물과 유사한 3차원 장치

three-point pressure 3점압 중간 힘이 다른 두 힘과 반대 방향으로 향하는 세 개의 개별적 선형 힘으로 구성된 시스템

torque 토크 힘이 점의 회전 운동에 미치는 영향. 힘에 이동 팔의 길이를 곱하여 계산할 수 있다.

torque transmission 토크전달 보조기 자체의 경계 너머에 위치한 일차 관절의 움직임을 생성하거나 이차 "추진" 관절(들)을 사용하여 추진 관절(들)에 세로 또는 가로로 위치할 수 있는 일차 관절의 움직임을 생성하는 보조기

transhumeral amputation 위팔뼈 가로절단 위팔뼈를 가로질러 절단한 것

transradial amputation 노뼈 가로절단 노뼈와 자뼈를 가로지르는 절단

transverse humeral ligament 위팔가로인대 위팔뼈의 작은결절과 큰결절 사이에 다리를 형성하여 두갈래근고랑을 감싼다.

transverse retinacular ligament 가로지지띠 인대 가쪽 띠의 등쪽 이탈을 방지하여 PIP관절에서 폄근 기전의 섬세한 균형에 기여하는 인대

treatment protocol 치료 지침 치료 절차를 명시한 서면 계획

trigger finger 방아쇠손가락 힘줄에 염증이 생기고 부어올라 자유롭게 활주하는 능력이 제한되고, 주먹을 쥔 후 손가락을 펴려고 할 때 손가락이 잠기는 질환. 손가락이나 엄지를 구부리면 딸깍 소리가 나거나 퍽 소리가 날 수 있다.

Traumatic etiology, Unidirectional instability, Bankart lesion, whereby Surgery, TUBS 외상성 병인, 한 방향성 불안정성, 방카르트 병변, 수술 어깨 불안정으로 수술이 필요한 경우

U

ulnar U자뼈 아래팔이나 손의 자쪽 또는 아래팔의 긴 안쪽 뼈에 해당한다.

UCL injury 자쪽곁인대 부상 엄지의 MCP관절에서 발생할 수 있는 일반적인 부상. 이는 스키선수의 엄지 또는 게임키퍼의 엄지로도 알려져 있다.

ulnar nerve 자신경 아래팔과 손의 자쪽 근육과 피부에 신경을 제공하는 팔신경얼기의 말단 가지 중 하나

ulnarization 자뼈화 아래팔의 자쪽 경계에 손을 더 가깝게 이동시키는 외과적 수술

V

valgus 바깥굽음 몸의 정중선에서 뼈의 더 먼쪽이 치우쳐져서 변형된 관절

validity 타당성 평가가 측정하고자 하는 것을 측정하는 정도

values 가치 개인의 행동에 대한 내적 동기

varus 안쪽굽음 몸의 정중선을 향하여 각도가 안쪽으로 굽은 변형된 관절

Verbal Analog Scale, VeAS 구두상사척도 통증 강도에 대한 개인의 인식을 결정하는 데 사용되는 척도. 환자에게 0에서 10까지

의 척도로 통증을 평가하도록 요청한다(0은 통증 없음, 10은 경험한 것 중 가장 심한 통증을 나타냄).

viscoelasticity 점탄성 피부가 스트레스에 저항할 수 있도록 하는 피부의 점도와 탄력 정도

Visual Analog Scale, ViAS 시각상사척도 통증 강도에 대한 사람의 인식을 결정하는 데 사용되는 척도. 선의 왼쪽은 "통증 없음"을 나타내고 오른쪽은 "최대의 고통"을 나타낸다. 환자는 경험한 통증을 나타내는 선에 빗금을 표시하여 통증 정도를 나타낸다.

volar 바닥쪽 '손바닥쪽(palmar)'이라고도 하는 이 용어는 손바닥 또는 발바닥에 해당한다.

volar plate, VP 바닥판 관절의 과다폄을 방지하는 섬유연골 구조

voluntary-closing 자발적 폐쇄 열린 위치에 있는 단말 장치로, 사용자는 장치를 폐쇄하기 위해 작동해야 한다.

voluntary-opening 자발적 개방 폐쇄 위치에 있는 단말 장치로, 사용자는 장치를 개방하기 위해 작동해야 한다.

W

Wallerian degeneration 왈러변성 신경이 완전히 절단되거나 축삭과 말이집이 손상되면 축삭의 분절과 병변의 말단에 있는 운동 및 감각 말단 수용기가 허혈을 겪고 손상 후 3~5일에 변성되기 시작한다.

Wartenberg's neuropathy 바르텐버그 신경병 일반적으로 아래팔, 손목 및 손의 등쪽 측면의 저림, 따끔거림 및 통증을 포함하는 표재성 노신경의 압박

wearing schedules 착용 일정 보조기 착용 및 탈착에 대한 계획된 일정

working memory 작업 기억 뇌에 정보를 단기적으로 저장하는 것

Z

zones of the hand 손의 영역 문헌을 쉽게 이해하고, 다른 의료 제공자와 내화하고, 관련 정보를 문서화하기 위해 손을 여러 영역으로 구분

부록

셀프 퀴즈 · 사례연구 · 실험실 실습 정답

1장

셀프 퀴즈 1.1

1. b

2. c

3. a

사례연구 1.1

1. c

2. a

3. 1 – b, 2 – c, 3 – a

2장

셀프 퀴즈 2.1

1. 치료사는 개인이나 가족과의 개인 면담이나 독서를 통해 클라이언트의 문화에 대해 배워야 한다. 클라이언트가 치료사가 사용하지 않는 언어를 사용하는 경우, 통역사가 있는지 확인하여 치료사와 클라이언트 간에 정보가 정확하게 전달되도록 한다. 다른 문화권에는 질병과 장애에 대한 고유한 견해가 있을 수 있다. 그들은 또한 치료사들에게 익숙하지 않은 신앙을 갖고 있거나 가족의 의무와 책임이 다를 수 있다. 특정 의식이나 종교 행사에서 보조기를 착용하는 것은 클라이언트에게 허용되지 않을 수 있다. 그러므로 보조기 치료 계획에 대해 논의하고 준수의 중요성을 적절하게 설명해야 한다. 문화적 차이가 규정 준수의 장애물이 될 수 있다는 것을 알고 협력하여 실행 가능한 해결방법을 찾는다.

2. 발달적으로 적합한 일상생활활동(ADLs) 및 수단적 일상생활활동(IADLs) 기능뿐만 아니라 놀이 및 교육 작업 영역을 고려해야 한다. 연령 및 성별과 같은 개인적인 상황 요인은 보조기 색깔 선택에 영향을 미칠 수 있으며, 아동의 보조기 탈착 및 관리에 대한 독립성 수준에 영향을 미칠 수 있다. 어린 아이는 원치 않는 보조기 제거 또는 이탈을 방지하기 위해 추가 스트랩을 적용해야 할 수 있다. 나이가 더 많은 아동은 보조기 일정을 독립적으로 모니터링할 수 있다.

사례연구 2.1

1. Natasha의 일차 보호자인 남편은 Natasha의 치료 시간에 함께 왔다. Natasha의 사회적 배경에 있어서 주요한 부분이며, 보호자로서 역할을 하는 그는 Natasha가 면담을 올바르게 완료하도록 도울 수 있다. Natasha가 가족 구성원 및 가족 보호자로서의 권한을 부여받고 그러한 역할이 이 전통적인 가족 내에서 가능한 한 최대한 유지되도록 하기 위해 치료사는 먼저 Natasha에게 질문을 하고 필요한 경우에만 남편과 함께 응답을 확인해야 한다.

2. 보조기 관리 문서는 크고 굵은 글꼴로 작성해야 한다. 지침은 보조기와 스트랩 배치를 설명하기 위해 적절하게 사용되는 간단한 문구와 선 그림으로 작성해야 한다. 흑백 또는 복사된 사진은 고대비(명확도)를 제공하지 않을 수 있으므로 피해야 한다. Natasha의 손에 있는 보조기를 촬영한 고대비 컬러 사진은 정확한 위치선정에 도움이 될 수 있지만, 그렇다고 사진으로만 표현되어서는 안 된다. 보조기 관리 지침은 장치를 제작하기 전에 보조기 관리 문서를 통해 Natasha와 그녀의 남편이 함께 검토해야 한다. Natasha는 남편의 도움을 받아 치료사에게 지시와 예방 조치를 반복하도록 해야 한다.

3. 보조기 관리 문서와 마찬가지로 큰 글씨체와 선 그림을 사용하여 시력 저하의 클라이언트에게 도움을 줄 수 있

다. 지시 사항은 간단하게 표현해야 하며 운동 순서를 명확하게 표시해야 한다. Natasha의 손을 찍은 컬러 사진처럼 선 그리기가 효과적일 수 있다. 운동 지침은 유인물을 사용하여 Natasha와 남편과 함께 검토해야 한다. Natasha는 남편의 도움을 받아 운동을 시연하고 반복과 빈도를 말로 표현해야 한다.

4. 담당 의사와 상의한 후 제거 가능한 손바닥쪽 구성 요소를 보조기에 추가하여 Natasha의 손가락과 중립에 고정된 손허리손가락(MCP)관절의 정렬을 정적으로 유지할 수 있다. 이 손바닥쪽 구성 요소는 활동적인 운동요법을 위해 언제든 Natasha와 그녀의 남편에 의해 쉽게 제거되고 적용될 수 있어야 한다. 손바닥쪽 구성 요소는 Natasha가 동적 아웃리거의 목적에 대해 불명확하게 느껴져서 이를 제거하려고 시도하는 경우 섬세한 MCP관절로 고정한다. 손바닥쪽 구성 요소가 있는 동적 보조기는 야간에 안정 팬 보조기로 교체된다. 안정 팬 보조기는 저감도이며 수면 중 안전을 위해 관절을 고정한다.

사례연구 2.2

1. Graysen은 독립적으로 고지서를 납부하고, 컴퓨터를 사용하여 친구 및 가족과 SNS 웹사이트로 소통하고, 독립적인 식사를 위해 식탁을 차리는 능력에 만족하지 않는다고 말했다. 이러한 영역은 성능과 만족도에서 낮은 점수를 받았다. 이러한 문제는 제한된 손 기능으로 인해 발생하지만 Graysen의 삶의 질을 향상시키기 위해 첫 번째 치료 시간에서 이 문제들이 다루어져야 한다. 이러한 기능은 손의 기능이 향상되면 결국 회복되지만, 손의 움직임, 힘, 협응력이 향상되는 것을 기다리는 동안 의미 있는 삶의 과제를 완수하는 능력이 부족하다고 느낄 것이다. 컴퓨터 사용, SNS 이용 및 고지서 납부는 Graysen에게 가장 어렵고 가장 만족스럽지 못한 영역으로 보고되었다.

2. 클라이언트 중심 치료 모델과 재활 접근법은 Graysen의 기능 복귀를 촉진한다. 클라이언트 중심 모델은 그의 즉각적인 관심사(고지서 납부, 컴퓨터 사용 및 사회적 의사소통, 식사/접시 준비)에 집중한다. 재활 접근법은 기능을 향상시키기 위한 치료 방법으로 적응과 수정을 이용한다.

3. 캐나다 작업 수행 측정(Canadian Occupational Performance Measure, COPM)은 일상 기능의 모든 영역에서 클라이언트의 기능적 능력을 조사하는 데 사용된다. 이와 관련된 문제는 환자의 사회적 · 개인적 · 가상적 환경에서 발견되었다.

4. 제안된 보조기는 타이핑을 위한 손가락의 지지를 제공할 뿐만 아니라 식기류 및 연필과 같은 물건으로 잡고 타이핑할 수 있는 능력을 용이하게 하는 보조기일 것이다. 손목에서 몸쪽 손가락뼈사이(PIP)관절까지 연장되는 손등쪽 손 기반 보조기는 모든 손가락을 굽힘 상태로 유지시킨다. 중지, 약지 및 새끼손가락은 검지손가락보다 더 많이 구부러져 입력 및 고정 도구를 위한 독립된 손가락을 제공한다. 이 보조기는 우세손에 적용되며, 두 번째 보조기는 사용하는 동안 타이핑과 음식 관리를 용이하게 하기 위해 비우세손 용으로 제작될 수 있다.

사례연구 2.3

1. 치료사는 클라이언트와 함께 작업 프로파일을 수행하여 팔꿈치 골절과 현재 보조 장치가 그녀의 역할, 습관 및 일과에 미치는 영향을 알아야 한다. 또한 그녀의 현재 작업 참여 수준에 방해가 되거나 도움이 될 수 있는 환경 및 배경적 측면을 파악해야 한다. 이 과정에서 클라이언트의 목표도 명확하게 확인되어야 한다.

2. 캐나다 작업 수행 측정

3. 의사가 제공한 석고 장치를 대체할 경량 열가소성 보조기를 제작해야 한다. 그 이유는 팔꿈치가 치유되는 동안 클라이언트에게 의미 있는 작업 및 기타 활동 중에 간헐적 고정을 유지하는 것이 중요하기 때문이다. 또한 석고 보조기는 무겁고 몸에 맞지 않는 특성이 있으므로, 맞춤 열가소성 스플린트는 손목과 어깨에 대한 추가 손상 가능성을 줄일 수 있다.

4. 중재 자체는 변경되지 않으므로 맞춤 팔꿈치 보조기를 제작해야 한다. 그러나 클라이언트가 원하는 여가 활동인 수영과 교회 활동에 참여할 수 있는 능력을 고려해야 한다. 즉, 그녀가 친구들과 함께 수영장에서 안전하게 수영하고 교회 활동에 필요한 일상생활활동(ADL)에서 독립적으로 참여할 수 있도록 장치를 만들어야 한다. 이러한 의미 있는 활동에 참여하지 않으면 고립, 신체 활

동 부족 등 일상생활에 좋지 않은 변화가 발생할 수 있다. 작업 프로필에 대한 내용은 American Occupational Therapy Association. (2017). AOTA occupational profile template. *American Journal of Occupational Therapy*, 71(Suppl. 2), 7112420030. https://doi.org/10.5014/ajot.2017.716S12로부터 인용하였다.

일치시키기

1. E
2. C
3. J
4. I
5. G
6. A
7. F
8. D
9. B
10. H

4장

셀프 퀴즈 4.1

Part 1

1. d
2. a
3. b
4. a
5. c

Part 2

1. 먼쪽 손바닥 주름
2. 몸쪽 손바닥 주름
3. 엄지두덩 주름
4. 먼쪽 손목 주름
5. 몸쪽 손목 주름

Part 3

1. 세로활
2. 먼쪽 가로활
3. 몸쪽 가로활

셀프 퀴즈 4.2

1. 거짓
2. 거짓
3. 참
4. 참
5. 거짓
6. 참
7. 거짓
8. 참
9. 참
10. 거짓

5장

셀프 퀴즈 5.1

1 거짓
2. 참
3. 참
4. 거짓
5. 거짓
6. 참
7. 거짓
8. 참
9. 거짓

10. 거짓

11. 참

12. 거짓

13. 참

14. 거짓

6장

셀프 퀴즈 6.1

1. 거짓
2. 참
3. 참
4. 참
5. 거짓
6. 참
7. 거짓
8. 거짓
9. 거짓
10. 참
11. 참
12. 거짓
13. 거짓
14. 참

사례연구 6.1

1. Steven은 의자의 팔걸이 위에 팔을 올려놓고 잠들었다가 노신경 손상을 입었다.

2. 주저하지 않고 진료실에 전화한다. 의사가 없을 경우 간호사에게 질문을 남긴다.

3. 치료사는 노신경에 대한 보조기를 제안하고 해당 질환에 대한 보조기를 연구해야 한다. 치료사는 시간이 허락하는 한 교재 및 근거 기반 치료 논문을 모두 검토해야 한다.

4. Steven은 보조기의 욕창 모니터링과 같은 보조기 주의사항과 위생 및 운동을 위한 제거를 포함한 보조기 착용 일정에 대해 교육을 받아야 하며, 보조기 제공을 안전하고 효과적으로 받을 수 있어야 한다.

5. 논의한 바와 같이, 순응도(adherence)는 복잡할 수 있는데 왜 환자가 순응하지 못하는지에 대한 많은 요인을 고려해야 하기 때문이다. Steven의 불순응은 보조기의 자아상 문제와 관련이 있는가? 아니면 그가 언급하지 않은 다른 이유 때문인가? 불순응에 기여하는 요인에 대한 의견은 글상자 6.2를 참조한다. 치료사는 Steven의 비순응성에 대한 인식과 그가 보조기 착용을 고수하기 위해 필요한 것은 무엇인지 파악하기 위해 개방형 질문을 제공해야 한다. 기능 회복을 위한 노신경 손상과 함께 보조기 착용의 중요성에 대한 근거 연구 공유를 포함하여 보다 구체적인 교육이 도움이 될 것이다. 이 교육은 또한 Steven이 신경재생 과정이 느리다는 것을 이해하는 데 도움이 될 것이다. Steven의 알코올 남용 이력으로 인한 질환이 발병할 수 있기 때문에 치료 클리닉 외에 심리사회적 지원이 필요할 수 있다. 심리사회적 지원은 치료사가 요령 있게 제안할 수 있으며 Steven은 주치의에게 중재를 요청할 수 있다.

사례연구 6.2

1. 많은 영역이 차트에서 누락되었다. 처음 차트 작성에서 어느 팔인지 특정하지 않았다. 드퀘르뱅(de Quervain) 힘줄활막염이 있었던 클라이언트 병력이나 이전 수준의 기능은 포함하지 않았다. 또한 이 차트에서 기성 보조기를 제공받은 사전 치료에 대해 언급하지 않았으며 빨갛게 된 부위가 엄지손가락의 어디에 있는지 명시하지 않았다. 클라이언트의 순응도에 대한 의견을 제시했지만 Marie가 직접 말한 것과 같은 사실적인 정보를 제공했다면 더 좋았을 것이다. 관절가동범위(ROM), 쥐기 및 집기 강도에 대한 일반적인 측정을 포함하면 검토자가 결함을 더 잘 이해할 수 있다. 또한 차트는 직장과 재택근무에 대한 조건의 영향을 다루지 않았으며, Marie의 현재 통증 수준도 다루지 않았다. 차트는 보조기의 유형, 자세 및 위치를 포함해야 한다. 그리고 제작된 엄지 고정 보조기가 몸에 잘 맞는지, 편안함 및 기능에 대한 설명도 포함되어야 한다. 그러나 이 차트는 목표가 모호하고 기능과 관련이 없었다. 아마도 캐나다 작업 수행 측정(COPM) 관리를 통해 Marie를 목표 설정에 참

여시키는 것이 도움이 되었을 것이다.

2. 모든 상황에서 대화형 임상 추론 접근 방식을 사용하는 질문은 다르다. 다음은 제시된 많은 질문 중 몇 가지이다.
   - 제작된 보조기를 착용하는 것에 대해 어떤 질문이 있을 수 있는가? [Marie가 엄지 손가락뼈사이(IP)관절의 손바닥 표면에 마찰이 발생하여 기성 보조기를 계속 착용하지 않았다는 점을 고려할 때 이 질문을 통해 의견을 나눌 수 있다.]
   - 일상생활에서 가정과 직장에 기초한 요구는 착용 일정에 따라 어떻게 맞출 것인가? (이 질문은 Marie가 첫 보조기를 착용하지 않은 경험을 고려할 때 도움이 될 수 있다.)
   - 보조기 및 손 손상 치료를 돕기 위해 어떤 유형의 지원이 필요한가? (이 질문은 Marie가 자신의 상태에 어떻게 대처하고 있는지 더 잘 이해하는 데 도움이 될 수 있다.)
3. 이러한 논의를 위해 큰 치료실에 있는 경우 사적인 공간으로 이동하여 Marie의 비밀을 지켜준다. Marie가 기성 보조기에 불순응한 이유 중 하나가 보조기가 몸에 잘 맞지 않아 엄지 IP관절이 빨갛게 되었기 때문이라고 가정할 수 있으나, 이는 치료사의 가정과 다를 수 있다. 불순응에 기여하는 요인에 대한 의견은 글상자 6.2를 참조하고, Marie에게 질문할 개방형 질문에 대한 의견은 글상자 6.3을 참조한다. 어떤 경우든 잘 맞는 편안한 보조기를 제작하고 잠재적인 욕창이 있는지 주의 깊게 모니터링해야 한다. 연구의 근거와 함께 보조기 착용의 이유에 대한 명확한 교육은 Marie의 순응도에 도움이 될 수 있다. 보조기 착용 프로그램의 후속 조치에 대해 Marie와 함께 정기적으로 확인하는 것이 중요하다. Marie의 순응도 수준을 확인하고 질의를 위해 전화를 걸거나 이메일을 보내는 것을 고려한다.
4. Marie는 산재보험에 가입했을 가능성이 높다.

7장

셀프 퀴즈 7.1

1. 참
2. 참
3. 거짓
4. 참
5. 참
6. 거짓
7. 거짓
8. 참
9. 거짓
10. 거짓
11. 거짓

사례연구 7.1

1. (1) 열가소성 스트립은 손목을 충분히 지지하지 않기 때문에 최선의 선택이 아니다. (2) 열가소성 스트립이 잘못된 손목 자세로 손목을 위치시켰을 수 있다.
2. 손목은 가능한 한 중립에 가깝게 위치해야 한다.
3. 보조기 착용 일정에는 다양한 옵션이 있다. 미국 정형외과 학회(American Academy of Orthopaedic Surgeons, AAOS)는 상태를 악화시키는 활동을 할 경우 최소한의 야간 착용 및 주간 착용을 권장한다.
4. 치료사는 피부 과민에 대해 자뼈붓돌기, 첫 번째 갈퀴막공간, 손허리손가락뼈 위의 손바닥쪽 및 손등쪽 측면과 같은 영역을 관찰해야 한다. Angela는 피부 자극이 발생하면 즉시 치료사에게 알려야 한다. 또한 Angela는 보조기를 착용한 상태에서 손가락을 완전히 굽히는 동작이 손목굴에 가해지는 압력을 증가시키기 때문에 이를 하지 않도록 교육받아야 한다.
5. 이 경우 Angela가 보조기를 몸에 맞게 올바르게 착용하지 않았고 상태를 악화시켰기 때문에 신뢰를 저버렸다. McClure가 제안한 것처럼, 그녀의 상황에 맞는 연구 근거를 제공하면 중립적인 위치에서 맞춤 보조기의 이론적 근거를 더 잘 이해하는 데 도움이 될 수 있다. 보조기를 사용하는 보존적 관리를 통해 질환을 조기에 발견할 수 있기 때문에 도움이 될 수 있다.
6. 맞춤형 보조기는 손목에 더 많은 안정성을 제공하고 전반적으로 더 나은 착용감을 제공할 수 있다. 사전 제작된 보조기는 손목을 중립 위치에 두지 않을 수 있다.

사례연구 7.2

1. 치료사는 보조기를 사용하여 Diane의 손목을 중립에 놓아 적은 부하의 신장을 제공해야 한다.
2. 치료사는 Diane의 손목을 기능적 손목 폄 자세로 만들기 위해 연속 보조기를 계속 사용해야 한다.
3. 이러한 중단결정은 Diane의 진행 상태에 따라 Diane의 의사와 협력하여 이루어진다. 보조기를 너무 오래 착용하면 근육 약화 및/또는 관절 굳음이 발생하기 때문에 Diane이 보다 기능적인 손목 폄을 획득했을 때 보조기 사용을 중단할 수 있다. 보조기가 제거되면 치료사는 능동적인 손목 폄과 기능을 위한 정상적인 손목 움직임을 얻기 위해 계속 노력할 것이다.

실험실 실습 7.2

보조기 A

1. 손목이 극도로 자쪽으로 치우친 위치에 있다. 손목 스트랩이 잘못 배치되었다.
2. 이러한 극단적인 자세는 손목 관절에 스트레스를 가하고 손목 통증, 압박 부위 및 드퀘르뱅 힘줄윤활막염과 같은 다른 문제를 일으킬 수 있다.

보조기 B

1. 손목이 기능적인 손의 폄 위치 대신 굽힘 자세에 있다. 손목 폄의 자세는 손가락 굽힘에 도움이 된다. 손목이 굽혀지면 클라이언트는 기능적 파악을 하지 못한다. 손목 스트랩이 잘못 배치되었다.

보조기 C

1. 보조기 손허리뼈 지지대가 너무 높기 때문에 손허리손가락(MCP) 굽힘이 억제된다. 손목이 노쪽으로 치우친 것처럼 보인다. 손목 스트랩이 잘못 배치되었다.
2. 손가락 굽힘과 함께 피부 자극 또는 압박 부위가 잠재적으로 발달할 가능성이 존재하며, 사람은 완전한 기능적 파악을 할 수 없다.

실험실 실습 7.4

1. 새끼두덩 지지대
2. 손허리뼈 지지대(손바닥 지지대)
3. 아래팔 받침대

8장

셀프 퀴즈 8.1

1. 참
2. 거짓
3. 거짓
4. 참
5. 거짓
6. 참
7. 참
8. 거짓
9. 거짓

사례연구 8.1

1. 손목손허리(CMC)관절은 손바닥쪽 40° 벌림, 손허리손가락(MCP)관절은 중립 내지 약간의 굽힘 및 자쪽 치우침 상태에서 손을 손 기반 엄지 고정 보조기(손허리손가락의 노쪽 및 자쪽 치우침 제한 보조기)에 둔다. 엄지 CMC관절을 편안한 자세로 위치시키는 것이 중요하며 그러한 자세는 제안된 각도와 정확히 일치하지 않을 수 있다.
2. 치유하는 동안 휴식과 보호를 제공한다.
3. 예방 조치는 다음을 포함할 수 있다. 1) 엄지기둥을 너무 높게 확장하여 손가락뼈사이(IP)관절의 움직임을 제한하지 않는다. 2) 특히 첫 번째 손허리손가락과 첫 번째 갈퀴막공간의 노쪽 바닥에서 피부 자극과 욕창이 있는지 관찰한다. 3) 엄지기둥이 지지를 돕고 너무 제한적이지 않은지 확인한다.
4. Jack은 10세 남자아이이므로 자쪽곁인대의 적절한 치유에 필수적인 보조기 착용에 대해 순응하지 않을 수 있다. Jack이 보조기를 착용하는 것에 적응할 수 있도록 Jack이 선택한 유색 열가소성 소재로 보조기를 제작

또는 장식하거나 만화 캐릭터처럼 보이게 할 수 있다. 치료사는 Jack의 어머니와 협력하여 순응도를 높여야 한다.

5. Jack은 위생상의 이유로 제거하는 경우를 제외하고 4~5주간 보조기를 계속 착용해야 한다.

6. Ford와 동료들이 제안한 옵션은 네오프렌 랩으로 덮인 엄지 주위의 원주형 열가소성 틀로 합성 보조기를 제작하는 것이다. 이 보조기는 MCP관절에 안정성을 제공하고 스키를 타는 동안 기능적 움직임을 허용한다. 치료사의 임상 추론을 기반으로 하는 다른 옵션도 존재한다.

사례연구 8.2

1. 치료사는 Margaret의 증상에 따라 손 기반 보조기를 제작해야 한다. 손목손허리(CMC)관절만 포함되기 때문에 CMC관절만 고정시키는 Colditz에서 디자인한 보조기가 적절할 것이다.

2. 안정성을 제공하고 아탈구 및 통증을 조절한다.

3. Colditz의 권장 사항에 따라 Margaret은 보조기를 2~3주간 계속 착용(위생을 위한 제거를 포함)한다. 그 이후에는 활동으로 인해 엄지손가락이 자극을 받을 때 보조기를 착용해야 한다.

4. 손목과 엄지가 손상되었기 때문에 치료사는 아래팔 기반의 엄지 보조기 제작을 고려할 것이다.

5. 엄지 손허리손가락(MCP)관절이 관련되어 있으므로 MCP관절을 포함하는 손 기반 보조기 제작을 고려한다.

6. 치료사는 가능하면 엄지 MCP관절의 30° 굽힘 및 허용되는 손바닥쪽 벌림 자세를 만든다.

실험실 실습 8.1

1. 엄지기둥

2. 손허리손가락(손바닥) 지지대

3. 아래팔 받침대

실험실 실습 8.3

1. 두 가지 문제는 다음과 같다. (1) 손허리손가락 지지대가 너무 높아서 손가락의 완전한 손허리손가락(MCP) 굴곡을 허용하지 않는다. (2) 엄지손가락 손가락뼈사이(IP)관절 굽힘이 엄지 주변의 재료가 몸에서 멀리 떨어져 있어서 제한된다.

2. 엄지 IP관절(엄지 구멍이 너무 높은 곳에 있음)과 검지 바닥(손허리손가락 지지대가 너무 높은 곳에 있음)에서 자극이 발생할 수 있다. 보조기는 손가락의 완전 굽힘을 제한한다.

9장

셀프 퀴즈 9.1

1. b

2. c

3. b

4. c

5. b

사례연구 9.2

1. 당뇨병은 뒤퓌트렌병과 관련이 있다.

2. 뒤퓌트렌 구축 해소 이후 안정 손 보조기 또는 등쪽 아래팔 기반 정적 폄 보조기를 사용하는 것이 적절하다.

3. 치료 자세는 손목이 중립 또는 약간 폄된 상태이고 손허리손가락(MCP), 몸쪽 손가락뼈사이(PIP) 및 먼쪽 손가락뼈사이(DIP)가 완전히 폄된 상태를 포함한다. 엄지는 보조기에 포함될 필요가 없다.

4. 상처가 완전히 치유된 후에 Ken은 보조기를 잘 착용해야 한다. 치유 후, 그는 흉터의 구축을 상쇄하기 위한 신장 및 근긴장을 제공하기 위해 몇 주 또는 몇 달 동안 야간에 보조기를 착용해야 한다(그는 개별 손가락 보조기를 착용하기 위해 안정 손 보조기를 중단할 수 있다). 보조기는 위생, 운동 및 일상생활활동을 위해 제거할 수 있다.

5. 붕대의 두께를 수용하기 위해 보조기를 더 넓게 디자인해야 한다. 붕대의 부피가 줄어들면 가능한 한 이상적인 자세에 가깝게 유지되도록 보조기를 수정해야 한다. 따라서 복원력이 있는 열가소성 재료는 수정 과정을 돕는다. 또한 상당히 긴 보조기이기 때문에 강성이 있는 재

질을 사용하여 아래팔, 손목, 손의 무게를 적절히 지지하는 데 도움이 된다.

6. Ken의 재활에 큰 합병증이 없다면 외래 치료가 필요할 수 있다. Ken은 최소한 가정 운동 프로그램에 참여하고 상처가 치유될 때까지 관찰해야 한다. 치료를 위해 최소 일주일에 한 번 방문할 수 있어야 한다.

7. Ken은 초기에 상처 관리 및 드레싱 교환에 도움이 필요할 수 있다. 또한 한 손을 쓰는 기술에 어려움이 있는 경우 일상생활활동 또는 수단적 일상생활활동(특히 쓰기)에 약간의 도움이 필요할 수 있다. 직장 생활 또는 수동 변속기가 있는 자동차를 운전할 때 임시 적응장치가 필요할 수 있다.

실험실 실습 9.2

1. 엄지 손가락뼈사이(IP)관절은 펴되기보다는 굽힘된다. 먼쪽 아래팔 받침에서 스트랩의 위치가 잘못되었다.

2. 손목에서 노쪽 치우침, 먼쪽 아래팔 받침대에서 스트랩의 위치가 잘못되었다.

3. 손목 지지력이 불량하다. 먼쪽 아래팔 받침대에서 스트랩의 위치가 잘못되었다.

10장

셀프 퀴즈 10.1

1. 참
2. 거짓
3. 거짓
4. 참
5. 거짓
6. 거짓
7. 거짓
8. 참
9. 참
10. 거짓
11. 참

사례연구 10.1

Laura를 위해

1. 뒤쪽 팔꿈치 고정 보조기: 팔꿈치는 120° 굽힘, 아래팔은 중립, 손목은 15° 폄

2. 침대 위에 바로 누워서 어깨는 전방 90° 굽힘, 팔꿈치는 120° 굽힘, 아래팔은 중립으로 돌림, 손목은 중립으로 15° 폄한다.

3. 뼈 돌출부를 패딩으로 덮고 패딩 위에 보조기를 성형하여 팔꿈치 머리, 안쪽 및 가쪽 위관절융기 그리고 노뼈 및 자뼈 머리를 보호한다.

4. 보조기는 항상 착용하고 보호된 환경에서 제한된 관절가동범위(ROM) 운동을 위해서만 제거한다.

사례연구 10.2

Marissa를 위해

1. 보조기: 90° 굽힘을 차단할 수 있고 허용된 범위 내에서 90°부터 능동 굽힘을 허용하는 상업 교정기(brace)

2. 착용 일정: 보조기를 항상 착용하고 교정기 내에서 운동을 한다. 교정기는 매주 치료에서 조정되어 굽힘 각도를 10~15° 증가시킨다.

Frank를 위해

1. 팔꿈치를 약 70~90° 굽힘시키는 뒤쪽 팔꿈치 스플린트는 적절하게 자신경을 이동시키고 연부조직을 외과적으로 조작하여 치유되도록 한다. 이 시술에는 자신경 근육 밑 전위가 포함되어 있으므로 약간의 아래팔 엎침을 권장한다. 보조기는 Frank의 손목을 지지해야 하지만 손가락과 엄지는 자유롭게 움직일 수 있어야 한다.

2. 수술 후 10일이 지나면 Frank의 염증이 가라앉을 것으로 예상된다. 이러한 이유로 착용 일정은 Frank의 활동–안정 주기에 따라 달라진다. 보조기 사용 첫 2주 동안 Frank는 주간 활동 중에는 보조기를 착용하고 휴식과 운동 중에는 보조기를 벗어야 한다. Frank가 선호하는 자세(예: 과다굽힘)에 따라 야간 보조기 착용이 지시될 수 있다. 굳음을 방지하기 위해 간헐적 ROM 운동과 함께 보조기 사용을 처방해야 한다. 일반적으로 Frank와 같은 클라이언트는 치유되는 데 6주가 필요하다. 보

조기는 점진적으로 제거하고 행동을 수정을 위한 도구로 사용해야 한다(즉, 너무 빨리 격렬한 활동을 방지하기 위함).

Bob을 위해

1. Bob은 구축 관리를 위해 두 가지 형태의 보조기가 필요할 수 있다. 하나는 굽힘용이고 다른 하나는 폄용이다. 그러나 현재 우선순위는 Bob이 바깥쪽으로 뻗기 범위를 늘릴 수 있도록 정적 진행 턴버클 보조기를 사용하여 Bob의 팔꿈치 폄을 증가시키는 것을 목표로 한다. Bob이 −30° 팔꿈치 폄을 달성하면 턴버클 보조기를 제거해야 하는데 이 자세에서 보조기는 지렛대를 상실하기 때문이다. 따라서 Bob은 지속적으로 팔꿈치 폄 신장을 하기 위해 앞쪽 팔꿈치 보조기의 혜택을 받을 수 있다.
2. 정적-점진적 스플린팅은 저부하 수동 신장 원리에 의존하므로 치료사는 하루에 총 4~6시간의 부드러우면서도 장기간의 스트레칭을 위한 착용 기간을 처방하는 것을 고려해야 한다. 이러한 기간이 해체되어 활동과 함께 산재될 수 있다. Bob은 방금 외부 고정 장치를 제거했고 팔꿈치의 상당한 구축/굳음이 있기 때문에 치료사는 사용 가능한 ROM을 최대화시키도록 고반복, 저강도 운동 및 활동 프로그램을 처방하는 것이 필수적이다. 야간 스플린트는 더 이상 지시되지 않는다.

11장

셀프 퀴즈 11.1

1. 참
2. 참
3. 거짓
4. 참
5. 거짓
6. 참
7. 참
8. 거짓
9. 거짓
10. 참

사례연구 11.1

1. 전통적인 모음 및 안쪽돌림(IR) 슬링
2. 4주 이내
3. 어깨뼈 운동이상증 및 굳은어깨 증후군
4. Lauren은 어깨뼈 정렬을 포함한 올바른 착용 위치에 대해 교육을 받아야 한다. 그녀의 어깨는 같은 높이에 있어야 하며, 위팔뼈머리의 과도한 압박이 없어야 한다. Lauren은 외출하지 않을 때 보조기를 제거하고 가벼운 관절가동범위(ROM) 운동과 등척성 기반 가정 운동 프로그램(home exercise program, HEP)을 수행해야 한다.

12장

셀프 퀴즈 12.1

1. 참
2. 거짓
3. 거짓
4. 거짓
5. 참

셀프 퀴즈 12.2

1. 백조 목 변형 및/또는 류마티스관절염(RA), 먼쪽 손가락뼈사이(DIP)관절의 골관절염(OA) 또는 방아쇠손가락
2. 바닥판(volar plate) 손상
3. 방아쇠손가락
4. 몸쪽 손가락뼈사이(PIP) 곁인대 손상

사례연구 12.1

1. 보조기는 먼쪽 손가락뼈사이(DIP)관절을 가로질러야 한다.
2. Marge는 잠잘 때 보조기를 착용해야 한다.
3. 통증이 존재하는 한 Marge는 계속해서 장치를 사용해야 한다.

사례연구 12.2

1. 오른쪽 긴 손가락의 먼쪽 손가락뼈사이(DIP)관절
2. 피부 관리를 제외한 모든 시간 동안 관절 폄을 지지해야 한다.
3. 딥 거터 보조기, 등쪽–바닥쪽 DIP 보조기, 스택 보조기
4. Ryan은 6~8주 동안 보조기를 착용해야 한다.

사례연구 12.3

1. Debbie는 바닥판과 관련된 부상을 입었기 때문에 등쪽 몸쪽 손가락뼈사이(PIP) 보조기가 있어야 한다.
2. 보조기는 손상된 바닥판을 보호하기 위해 20~30° 굽힘으로 PIP관절을 가로질러야 한다.
3. 손상된 중지를 지지하고 정렬을 유지하기 위해 검지와 중지를 버디 테이프로 고정해야 한다. 노쪽곁인대가 손상되면 중간 마디뼈는 자쪽으로 치우치는 경향이 있으며 버디 스트랩은 이러한 경향을 교정하는 데 도움이 된다.
4. 부종을 치료하기 위해 Debbie에게 자가 접착식 압박 랩을 사용하는 방법을 가르친다. 손상된 관절에 가해지는 스트레스를 최소화하기 위해 테니스 라켓 손잡이 끈으로 압박 랩을 만드는 것을 고려한다.

사례연구 12.4

1. 그러하다. Alexa는 몸쪽 손가락뼈사이(PIP) 과다폄 차단 보조기를 사용하여 PIP가 능동 굽힘을 개선할 수 있다.
2. 몇 개의 손가락을 위한 시험용 열가소성 보조기를 제작하고 도움이 되는지 평가할 수 있다.
3. 중요한 클라이언트 요소는 Alexa가 여러 사람을 접하는 직업을 가지고 있고 그녀가 외적으로 매력적인 것을 중요시한다는 점이다. 보조기는 여러 개의 손가락을 위해 필요하고 장기간 사용하므로 유선형으로 몸에 잘 맞고 내구성이 있는 품질이 요구된다. PIP관절의 크기는 관절염으로 인한 부기로 인해 바뀔 수 있기 때문에 보조기 조정기능이 유용할 수 있다.
4. Alexa는 기능성 보조기를 착용하기 때문에 낮에만 보조기를 착용해야 한다.

실험실 실습 12.1

1. 몸쪽 손가락뼈사이(PIP)관절을 차단한다.
2. 먼쪽 손가락뼈사이(DIP)관절을 차단한다.
3. PIP가 과다폄되는 것을 방지하지 않아 손가락의 백조목 변형 자세가 유지된다.

13장

셀프 퀴즈 13.1

1. 참
2. 참
3. 거짓
4. 거짓
5. 참
6. 참

사례연구 13.1

1. a. Y
   b. Y
   c. Y
   d. Y
   e. Y
2. b
3. d
4. a
5. c

14장

셀프 퀴즈 14.1

1. 참
2. 참
3. 거짓
4. 참
5. 거짓
6. 참
7. 참
8. 거짓
9. 거짓
10. 참
11. 참
12. 거짓

셀프 퀴즈 14.2

1. B
2. F
3. A
4. G
5. D
6. E
7. C
8. H

사례연구 14.1

1. 집기 및 집기가 요구되는 활동에 영향을 받는다.
2. 팔꿈치 보조기가 적합하다. 뼈사이의 약화로 인해 자신경을 위한 손 기반 보조기가 가능한지 손을 관찰해야 한다.
3. 팔꿈치는 30~45°로 굽힘되고, 손목도 포함된다면 중립에서 20°까지 폄된다.
4. 치료사가 고려할 수 있는 몇 가지 옵션이 존재한다. 첫 번째 옵션은 보조기를 더 편안하게 만드는 라이닝이다. 또 다른 옵션은 개조 후 팔꿈치 보조기의 편안함이라는 이점을 고려하는 것이다. 그러나 기성 보조기가 팔꿈치를 적절한 정도의 굽힘 자세로 유지시키는지 주의해야 한다.
5. 증상이 지속되기 때문에 치료사는 Mark에게 보조기를 항상 착용하도록 제안해야 한다.
6. Mark는 팔꿈치를 구부린 채로 자는 것과 같이 자신의 질환을 악화시키는 활동을 인지해야 한다.

사례연구 14.2

1. b
2. b
3. b
4. b
5. a

실험실 실습 14.1

주관적(S): "통증이 줄어들었어요."

객관적(O): 환자는 저항을 받은 상태에서 엎침 통증이 10점 만점에 5점으로 10점 만점에 2점으로 감소했다고 보고한다. 네모엎침근, 원엎침근, 노쪽손목굽힘근, 긴손바닥근, 얕은손가락굽힘근, 긴엄지굽힘근 그리고 검지와 중지의 깊은손가락굽힘근에 대한 맨손근력검사는 모두 4(양호)였다. 긴 팔 보조기는 의사의 지시에 따라 [날짜]에 중단되었다.

측정(A): 환자는 일상생활활동과 가정 운동 프로그램을 지속하였다. 환자는 반복적인 엎침 및 뒤침 동작을 줄이기 위해 직장과 가정 활동을 수정할 계획이다. 환자는 가벼운 근력 강화 프로그램을 교육받았다.

계획(P): 작업치료사는 가정 운동 프로그램을 계속 모니터링할 것이다.

15장

사례연구 15.1

1. d. 손목과 손가락을 5° 정도 또는 약간 더 크게 복합 폄한 상태에서 손목과 손가락을 신장시키고 자세를 만드는 바닥쪽 아래팔 기반 손 고정 보조기가 가장 적절하다. 시간이 지남에 따라 복합 폄 상태에서 손가락과 함께 손목의 폄 각도를 수정할 수 있다. Rose는 부종도 있기 때문에 보조기는 손을 똑바로 세우고 비의존적 자세를 유지함으로써 부종 감소를 촉진한다. 손목과 손가락의 복합 폄이 가능한 자세로 만드는 바닥쪽 손 구성 요소를 포함한 등쪽 기반 아래팔 플랫폼은 원하는 방식으로 손의 자세를 만들 수 있지만 Rose의 부종으로 인해 보조기 착용이 어려울 수 있다. 바닥쪽 아래팔 구성요소를 포함하는 손바닥쪽 손가락 스프레더는 갈퀴막공간에 바람이 통하도록 유지하는 추가적인 장점이 있기 때문에 실행 가능한 대안될 수 있다. 그러나 Rose는 5° 이상의 수동 폄 시 통증을 호소하기 때문에 최대 수동 폄의 위치는 통증을 증가시키고 보조기 순응도에 방해가 될 수 있다. Rose의 상태는 아직 급성 회복 단계에 있기 때문에 현재로서는 강성 캐스트가 적합하지 않다. 마지막으로, 바닥쪽 콘 보조기는 부종과 피부 손상을 악화시킬 수 있으므로 적절하지 않다. 또한 콘 위로 손가락을 굽힘시키고 손목을 최대 이하로 신장시키면 구축이 촉진된다.

2. 보조기를 변경하거나 중단하기 전에 치료사는 보호자와 간호사가 보조기를 어떻게 적용하는지 모니터링한다. 일반적인 문제는 스트랩을 꽉 조여서 특히 손목에 조이는 부분을 만드는 것이다. 치료사는 보조기 프로그램의 성공을 위해 적절한 인계의 중요성을 강조한다. 치료사는 부종을 관리하고 부종의 다른 잠재적인 이유를 평가하기 위한 중재를 고려한다.

3. e. 클라이언트가 손의 움직임을 적극적으로 제어하는 초기 징후가 있을 때 치료사는 클라이언트가 집중적이고 반복적인 과제 훈련에 참여할 수 있도록 손을 더 잘 제어하기 위한 보조기를 사용하는 것을 고려한다. 부종을 해소하기 위한 보조기에는 아래팔 노쪽으로 폄시키는 네오프렌 엄지 벌림 및 폄 보조기가 있다. 아래팔 구성요소는 새로운 안정성을 통해 손목을 지지한다. 클라이언트가 쥐기를 하는 동안 손목을 안정화할 수 있게 되면, 치료사는 짧은 맞섬 보조기로 바꿀 수 있다. 네오프렌 기반 보조기와 짧은 보조기 모두 엄지가 굽힘-모음되는 것을 제한한다. 이 보조기는 구축 형성을 방지하고 파악 패턴의 더 큰 레퍼토리를 용이하게 한다. 손가락 스프레더, 강성 콘 모양 및 팽창식 보조기는 기능적이고 과제 지향적인 방식의 손 사용을 제한하기 때문에 부적절한 대체품이다. Rose의 강직이 계속 손 기능에 문제를 일으키는 경우 치료사는 휴식 시간 동안 손목과 손 굽힘근 스트레칭을 제공하기 위해 손 고정 보조기를 제공할 수 있다.

사례연구 15.2

1. d. 가장 즉각적인 목표는 손과 손목이 복합 굽힘 자세를 유지하지 않도록 하는 것이다. 수정된 애쉬워스 척도 등급을 통해 손가락과 손목 굽힘근의 편안한 복합 신장이 보장된다. 바닥쪽 디자인은 특히 급성 재활 단계에서 착용의 용이성을 보장한다.

2. 이 보조기 디자인을 통해 Brian은 손가락과 손목을 적절하게 폄하여 잡기를 위해 손 뻗기 연습을 할 수 있다. 굽힘근의 최대 신장에 지속적인 저항은 시간이 지남에 따라 근육 억제를 촉진한다.

16장

셀프 퀴즈 16.1

1. 참
2. 거짓
3. 거짓
4. 참
5. 거짓
6. 참
7. 거짓
8. 참
9. 거짓
10. 참
11. 참
12. 참
13. 참

셀프 퀴즈 16.2

1. 드레이프성과 성형성이 높은 재료는 항중력 보조기 제작에 적합하지 않다. 드레이프 및 복원력에 대한 저항성이 있는 재료가 적합하다. 스토키네트에 가볍게 부착되는 약간 끈적끈적한 보조기 재료가 도움이 될 수 있다. 사전 성형 기술은 모양을 만드는 데 도움이 된다.
2. 자세 보조기는 관련된 관절을 최대 이하로 폄시킨다. 이 자세는 적절한 피부 위생을 허용한다.
3. 보조기는 손상되지 않은 관절의 사용을 제한해서는 안 된다. 관절염 보조기는 손상된 관절만 고정하고 엄지를 안정된 자세에 둔다. 양측 손이 손상된 경우 클라이언트는 오른쪽 및 왼쪽 보조기를 교대로 착용해야 할 수 있다.
4. 보조기의 바깥쪽을 덧댄다.
5. 스트랩은 부종을 조절하기 위해 약간 길게 자른 부드럽고 넓은 폼 스트랩이어야 한다. 보조기 디자인은 부종을 수용할 수 있을 만큼 충분히 넉넉해야 한다.

셀프 퀴즈 16.3

일치시키기

1. b
2. d
3. c
4. a
5. e

사례연구 16.1

1. c
2. a, c
3. b, c, d
4. d

사례연구 16.2

1. a, d
2. d
3. a
4. d
5. c

실험실 실습 16.1

1. 보조기는 손목과 엄지 손가락뼈사이(IP)관절을 차단한다.
2. 8자형 보조기가 엄지 IP관절의 과다폄을 효과적으로 방지하기 위해 적절하게 위치되지 않았다. 8자형 보조기는 IP 과다폄을 방지하기 위해 돌림되어 손가락에 위치해야 한다.

17장

사례연구 17.1

1. 옵션 A는 손목과 손가락의 관절가동범위(ROM) 상실 문제를 해결하는 데 적합하지 않을 수 있다. ROM이 상실된 이후에는 (완전 불가능하지는 않지만) 회복하기 어려울 수 있다. 따라서 예방이 무엇보다 중요하다. 수동 관절가동범위(PROM)에 의존하는 것은 낮 동안 다른 활동과 작업에 지장을 줄 수 있다. 적당히 증가된 근긴장의 지속적인 효과는 활동만으로는 극복하기 어려울 수 있다. 엄지 보조기만으로는 손목과 손가락 굽힘근의 문제를 해결하기에 충분하지 않다.
2. 현재로서는 옵션 B가 Mathew의 요구를 가장 잘 충족시킬 것이다. 밤에 손목과 손가락 굴곡근이 장기간 신장될 수 있다. 놀이, 자기돌봄, 의사소통 및 학교활동 동안 활동적인 기능적 움직임은 깨어 있는 시간에 강조될 수 있다. 왼쪽 팔이 더 뻣뻣하고 기능이 떨어지므로 낮에 주기적으로 왼손에 안정 보조기를 착용하는 것이 좋다. 오른손용 열가소성 엄지 보조기는 손의 증가된 근긴장을 일부 제어하지만 손목과 손가락은 활동적이고 기능적인 움직임을 위해 자유롭게 둔다. 최적의 착용 일정을 결정하려면 ROM 측정이 필요하다. 보조기 사용에 대한 권장 사항과 보조기의 목적에 대해 논의하고 의견을 듣기 위해 Mathew의 부모님에게 연락한다. 부모님이 동의한다고 가정하고, 보조기를 집으로 가져오기 전에 부모님과의 만남을 주선한다. 이때 보조기의 용도를

확인하고 보조기의 적용 방법을 보여주고 부모님이 보조기 착용 및 탈의를 연습할 수 있는 기회를 제공한다. 또한 부모님에게 서면 지침, 주의사항 및 전화번호를 제공한다. 필요한 경우 Mathew가 손에 보조기를 착용한 사진을 포함시킨다.

3. 현재로서는 안정 보조기를 과도하게 사용하는 것이 옵션 C이다. Mathew는 특히 오른손을 사용하여 낮 동안 최대한 능동 움직임과 감각 피드백을 계속 경험해야 한다.

4. 옵션 D는 밤과 주말에 짧아진 손목과 손가락 굽힘근을 유지시키면서 낮 동안 손의 적극적인 사용을 불필요하게 제한한다. 그의 가족은 Mathew의 프로그램에 참여하고 있으며 옵션 B에서 설명한 대로 치료사는 부모님을 만나 가정에서의 올바른 보조기 적용 문제를 해결할 것이다. 치료사가 가정에서의 후속 조치에 대해 질의하는 경우 가족의 장점 및 단점, 중재에 대한 부모님의 이해, 가족의 일상에 대한 추가적인 정보를 얻어야 한다. 그런 다음 협력 유형을 개별화하고 해당 가족에게 맞는 지침을 제공해야 한다.

사례연구 17.2

1. 안정 손 보조기인 옵션 A는 Luke가 왼쪽 손목과 손에 완전한 수동 관절가동범위(PROM)를 가지고 있기 때문에 적절하지 않다. 손목과 손가락 굽힘근을 늘리는 것이 바람직하지만, 이는 체중 부하 활동을 통해 달성할 수 있다.

2. 표준 손목 콕업(고정) 보조기인 옵션 B는 엄지가 손바닥쪽으로 모음되는 문제를 적절하게 해결하지 못한다. 엄지를 반대 방향으로 배치하면 손목과 손에 억제 효과가 있을 수 있다. 엄지를 교정한 후에도 손목 굽힘이 계속 문제가 되는 경우 다른 보조기 또는 치료 옵션을 고려할 수 있다.

3. 옵션 C에서 잡기 및 파악 활동 중에 기능적 엄지 위치를 용이하게 하기 위한 낮 시간 착용을 위해 네오프렌 엄지 벌림 보조기를 제작한다. 엄지를 적절하게 배치하기 위해 더 단단한 재료가 필요한 경우 네오프렌 보조기에 부착된 열가소성 C 지지대 삽입을 고려한다. 더 지속적인 중재가 필요한 환자의 야간 착용을 위해 열가소성 엄지 스피카 보조기를 고려할 수 있다.

4. 옵션 D, 양손 보조기를 제작하면 모든 손가락이 불필요하게 고정되어 Luke가 탐색, 놀이, 스스로 먹기 활동에 손을 사용할 수 없게 된다. Luke는 오른손 엄지를 제외한 모든 손가락에서의 완전한 관절가동범위를 가지고 있으며, 보조기 중재는 가능한 한 최소한의 제한을 목표로 해야 하고, 놀이를 위해 손을 계속 사용할 수 있도록 해야 한다.

실험실 실습 17.1

이 보조기에는 두 가지 제작 문제가 있다. 첫째, C 지지대는 엄지의 갈퀴막공간에 맞지 않고 노쪽 및 손바닥쪽 벌림과 손 사이에서 엄지는 부적절한 자세가 된다. 둘째, 아래팔 받침대의 측면이 너무 높아 스트랩이 연결되지 않는다.

실험실 실습 17.2

스트랩은 손목 보조기가 바른 위치에 유지되도록 하지 못한다. 먼쪽 아래팔 스트랩은 자뼈붓돌기 바로 옆에 위치해야 하고, 두 번째 스트랩은 자뼈붓돌기 바로 말단에 추가하여 손목의 굽힘 작용으로 보조기 표면이 손목에서 멀어지는 것을 방지해야 한다. 보조기가 갈퀴막공간과 잘 맞지 않는다.

18장

사례연구 18.1

1. 작업치료사는 장치를 착용하고 벗는 것을 돕고 클라이언트의 필요에 따라 착용 일정을 개발하며 장치를 일상생활활동(ADL)에 통합하는 기술을 개발할 수 있다.

2. 최적으로 제공되는 보조기는 다리(LE) 기능이 필요한 이동 및 ADL에 대한 클라이언트의 우려를 해결할 수 있다.

3. 전체 접촉, 3점 힘 시스템 및 운동 감각적 알림이 이러한 특정 클라이언트에게 각각 역할을 할 수 있다. 3점 힘 시스템은 흔듦기 동안 마비된 꿈치들린휜발을 해결할 수 있고, 전체 접촉은 다리의 더 넓은 영역에 압력을 분산시킬 수 있으며, 보조기를 착용한 감각을 통해 고유수용감각을 향상시킬 수 있다.

4. 이 클라이언트는 열가소성 발목-발 보조기(AFO)의 혜택을 가장 많이 받는다. AFO는 초기 닿기 시 뒤꿈치 닿

기를 가능하게 하고 디딤기 동안 정강뼈의 전방 진행을 조절하며 흔듦기 전반에 걸쳐 꿈치들린휜발 자세를 경감시킨다.

사례연구 18.2

1. 신경병증은 감각, 운동 및 자율신경 기능에 부정적인 영향을 미칠 수 있다. 감각 결손은 보호 감각을 감소시켜 클라이언트가 부상을 인지하지 못하게 할 수 있다. 운동 신경병증은 발의 내재근의 위축을 초래하여 운동 및 기타 체중 부하 활동을 촉진하는 근육의 불균형을 초래할 수 있다. 자율 신경병증은 발 내 땀샘의 기능을 감소시켜 피부 무결성을 손상시키고, 연부조직 외피를 손상시켜 감염 위험을 증가시킬 수 있다.

2. 추가 깊이를 가진 신발은 클라이언트의 발에 최적으로 맞도록 조정할 수 있어 갈퀴발과 같은 기형을 위한 추가적인 부피를 생성한다.

3. 조절형 발 보조기는 당뇨병을 가신 클라이언트의 현재 발 정렬에 맞는 인터페이스를 만들어 가능한 가장 큰 표면적으로 압력이 분산되도록 한다. 교정용 보조기는 클라이언트의 현재 모습과 다른 정렬을 위해 특정 힘을 적용하는 것으로, 이 과도한 힘은 잠재적인 피부 결함을 초래할 수 있다.

사례연구 18.3

1. 일반 종아리신경은 다리의 앞쪽 및 가쪽 구획을 자극하는 깊은 및 얕은 종아리신경으로 나뉜다.

2. 흔듦기의 기능은 유시한 방식으로 영향을 받지만, 견고한 발목 트림라인은 클라이언트의 정강뼈가 후기 디딤기 동안 10° 정도 발등굽힘으로 앞으로 나아가는 것을 허용하지 않기 때문에, 클라이언트가 반대쪽 다리로 짧은 걸음을 걷거나 걸음 길이를 동일하게 맞추기 위해 같은쪽 무릎을 과다폄해야 한다.

사례연구 18.4

1. 해부학적으로 무릎관절은 다중심 관절이다. 단일 축 관절의 적용은 정상적인 관절가동범위(ROM)를 통해 움직일 때 무릎 회전축을 정확하게 따르지 않아 보조기가 제자리에서 벗어나고 클라이언트의 무릎에 최적의 힘을 더 적게 가하는 결과를 초래할 수 있다.

2. 3점 힘 시스템은 관상면에서 적용되어 클라이언트의 골관절염이 있는 가쪽 구획의 부하를 없앤다.

사례연구 18.5

1. 소아마비는 척수 앞뿔을 손상시키기 때문에 감각과 고유수용감각은 모두 마비성 소아마비후증후군의 영향을 받지 않으며, 결과적으로 운동 장애만 발생한다.

2. 클라이언트는 제공된 보조기에서 뒤쪽 오프셋 관절로 잠기는 무릎관절을 제공해야 하며, 이 보조기는 후기 폄(terminal extension)을 하지 못하는 클라이언트가 지속할 수 없는 무릎관절 앞쪽의 체중선을 유지하도록 한다.

사례연구 18.6

1. 이 자세는 보형물을 소켓에 안착시켜 관절의 안정성을 높인다. 상대적 모음 또는 과도한 엉덩관절 굽힘은 보형물을 소켓 밖으로 이동시킬 수 있다.

2. 앉기 및 이동하기는 더 어렵고, 이러한 과제를 수행하려면 수정이 필요하다.

사례연구 18.7

1. 가슴 수준에 척추병변이 있는 클라이언트는 발목-발 보조기로 보행을 용이하게 하는 엉덩이 또는 무릎의 수의적 근력이 충분하지 않다.

2. 엉덩이-무릎-발목 보조기(HKAFO)를 사용한 보행은 목발뒤흔들걸음(swing-through gait) 대비 상반 보행 보조기(RGO)에 의한 더 자연스러운 상반 패턴이 요구된다.

19장

사례연구 19.1

1. 기본 평가에는 관절가동범위(ROM), 맨손근력검사, 기능적 사용, 수정된 애쉬워스 척도 및 감각이 포함된다.

2. 강성 원형 손목 캐스트는 손목 폄으로의 관절가동범위(ROM)를 개선하는 데 도움이 될 수 있다. 손가락 자세를 지정할 필요가 있는 경우 롤 또는 작은 콘(cone)을 배치할 수 있다. 손허리손가락(MCP) 손목 캐스트는 벌

레근의 강직으로 인한 손목 폄의 ROM을 개선하고 MCP 폄 범위를 증가시킬 수 있다. 그러나 내재근이 과도하게 늘어나 미세 파열이 생기지 않도록 주의해야 한다.

3. 클라이언트가 보툴리눔 독소 A형(BtA) 주사 치료를 받은 후 치료사는 BtA가 효과를 발휘할 때까지 2~7일을 기다려야 한다. 손목과 손가락이 매우 느슨해질 수 있으므로 캐스팅 시 손목의 초기 자세를 잡는 데 주의가 필요하며 신경과 혈관이 짧아진 위치에 있음을 기억한다. 손목을 과도하게 뻗친 위치에 놓으면 통증이 발생할 수 있다. Ella의 신장 반사는 초기 ROM인 85° 손목 굽힘에서 느껴졌다. 과도한 스트레칭, 미세 찢어짐 및 통증을 방지하기 위해 신장 반사 또는 최대 범위의 지점에 캐스트를 위치시킨다.
4. 각 캐스트를 제거할 때마다 수동 관절가동범위(PROM)가 최소 5~10° 증가할 것으로 예상된다. ROM이 증가하지 않거나 수의적 움직임이 개선되지 않으면 캐스팅 프로그램이 중단된다.
5. ROM을 유지하기 위해 보조기를 제작할 수 있다.
6. Ella의 주요 목표는 보호자가 셔츠나 코트의 소매에 자신의 팔을 쉽게 넣고 ROM을 유지하기 위해 스플린트를 착용할 수 있도록 하는 것이다.

사례연구 19.2

1. a 및/또는 d
2. c
3. a, b, e
4. a, c, d

역량 확인서 19.3

1. 캐스트는 ROM 개선, 과제 수행을 방해할 수 있는 움직임의 개선, 근육 손상 또는 대응하는 힘의 부재, 세척 및 목욕을 통한 위생 관리, 최종 스플린트의 착용을 위해 적용된다.
2. 캐스팅의 금기사항에는 심한 피부 발적, 열린 상처, 부종, 딴곳뼈되기 및 심한 경직이 있다.
3. 화상을 입은 클라이언트의 경우 캐스트에 대한 특별한 모니터링이 필요할 수 있으며, 피부 모니터링이 가능하도록 2~3일 이내에 캐스트 교체를 고려할 필요성 있다. 부종의 위험이 있는 아동 및 다른 클라이언트는 캐스트가 젖지 않도록 하거나, 캐스트에 물건을 넣거나, 순환을 제한하지 않도록 추가적인 주의가 필요하다.
4. 캐스트의 종류
   a. 강성 원형 팔꿈치 캐스트
   b. 긴 팔 캐스트
   c. 엄지 폐쇄 손목 캐스트
   d. 손허리손가락 손목 캐스트
   e. 강성 원형 팔꿈치 캐스트(먼쪽 부기 관찰을 위함)
5. 캐스트 제거
   a. 캐스트 톱
   b. 캐스트 풀기
   c. 스트랩 자르기, 붕대 가위
   d. 캐스트 톱
6. 캐스팅 톱 절차
   1. f
   2. b
   3. c
   4. a
   5. d
   6. e

20장

셀프 퀴즈 20.1

1. b
2. c
3. c
4. b
5. a
6. b
7. c

8. 1단계: C

   2단계: A

   3단계: B

9. a

10. a

사례연구 20.1

1. 발달평가가 포함된 평가에 이어 Michael이 발달의 연속선상에 따라 성장하고 있다는 점을 감안할 때 작업치료사는 앉기, 네 발로 기기, 과도기적 움직임, 박수, 손장난하기, 컵이나 병 잡기, 손가락으로 스스로 음식 먹기 등의 두 손 활동에 도움이 되는 수동 보형물을 권장했을 것이다.

2. 평가 결과, 부모 목표, 사용 가능한 기술로부터의 발견

3. 관련 놀이 및 자기돌봄 활동, 부모 교육, 놀이 그룹, 또래의 지지

사례연구 20.2

1. 작업치료사는 Amy가 이러한 기술적 기능의 차이점, 조절 방법 및 가장 혜택을 줄 수 있는 과제에 대해 준비하기를 원할 것이다. 작업치료사는 보형물 전문가와 의사소통하여 부하의 차이를 이해하고 치료를 원활하게 하기 위해 보형물 전 점진적인 부하 허용 프로그램을 사용하는 것이 중요하다. 또한 작업치료사는 작업치료 평가 정보에 접속하여 Amy에게 가장 의미 있는 활동을 결정하고 이를 치료 계획에 통합한다.

사례연구 20.3

1. 현재 근거로부터 가장 유용한 정보를 얻게 되면 작업치료사는 외과의사가 관절(예: 손목)을 관통하는 절단을 피하고 관절에서 몸쪽으로의 절단을 고려할 것을 권장한다. 노뼈가로수준의 절단을 가진 개인은 보형물 기술을 통해 스스로를 잘 돌보고 더 많은 선택권이 가진 것으로 보인다. 관절분리절단으로 손목 절단이 발생하면 이러한 선택권들은 제한된다.

사례연구 20.4

1. 작업치료사는 작업치료 평가를 완료하고 호소한 통증의 모든 영역과 Matt가 대부분의 과제를 완료하는 방법 그리고 그가 사용하는 보상 방법에 대해 질문할 것이다. 작업치료사는 관절 보호, 기타 적응 전략, 컨디셔닝 운동, 보조 장치 및 고립을 방지하기 위해 또래의 지지와 같은 추가 격차를 방지하기 위해 교육에 중점을 둔다. 작업치료사는 Matt가 편안하고 자신 있게 답하도록 돕기 위해 어색하거나 불편한 사회적 상황에 대한 역할극으로 요청할 수 있다.

찾아보기

ㄱ

가동 _ 9
가동(동적) 보조기 _ 323
가동 보조기 _ 9, 312, 350
가동 보조기 중재 _ 312
가락굽음증 _ 428
가락붙음증 _ 427
가로손목인대 _ 71
가로 절개 _ 223
가상적 배경 _ 21
가소성 _ 36, 80
가시아래근 _ 63
가시위근 _ 63
가장자리 마감 _ 47
가족 역학 _ 535
가족 참여 _ 537
가쪽위관절융기염 _ 246
가쪽 쥐기 _ 72, 74
갈고리식 잡기 _ 72, 74
갈고리 엄지 _ 429
갈퀴손방지 보조기 _ 327
감각 _ 492
감각 기능 _ 402
감각운동 기능의 상실에 대한 대체 _ 411
감각운동 접근법 _ 7
감염조절 과정 _ 116
강성 원형 손목 캐스트 _ 500
강성 원형 팔꿈치 캐스트 _ 497
강직 _ 226, 374
개방정복고정술 _ 242
개인적 배경 _ 21
건강과 안녕 _ 23
건강상태의 이해/평가 _ 28
건병증 _ 150
겨드랑이 구축 _ 269
경도 _ 38
경첩 유형 손목 보조기 _ 137
고감도 아웃트리거 _ 319
고유검지폄근 _ 69
고정 _ 9
고정 보조기 _ 9, 350
고정-진행 _ 10
고정-진행형 보조기 _ 11
골격계 _ 406
골관절염 _ 177
골질 _ 151
골프선수 엄지 _ 191
공동수축 _ 69
공 모양 잡기 _ 72, 74
공인된 보조기사 _ 4
공인된 보조 작업치료사 _ 4
공통손가락폄근 _ 69
과긴장성 _ 177
과제 지향적 중재 _ 387
관절 _ 8, 93
관절가동범위 _ 7, 409, 492
관절 구성요소 _ 467
관절구조 _ 66
관절굽음증 _ 431
관절 보조기 _ 8
관절 유합술 _ 177
관절 제한 보조기 _ 9
관절 치환술 _ 177
관찰 _ 86
관찰 보행 분석 _ 469
교육 방식 _ 52
구두상사척도 _ 89
구리선 아웃트리거 _ 320
구술적 추론 _ 108
구조적 구성요소 _ 467
구축 관리 _ 410
굽힘근 _ 68
굽힘근지지띠 _ 66
근거 중심 치료 _ 11
근골격계 _ 312
근긴장이 증가된 아동 _ 436
근력 _ 96
근육 _ 93
근육 기능 상실에 대한 대체 _ 312

급성기 _ 222
급성 류마티스관절염 _ 216
급성 수술 후 단계 _ 532
기계적 장점 _ 316
기능 _ 97
기능적 능력평가 _ 98
기능적 사용 _ 493
기능적인 캐스트 치료 _ 511
기능적 자세 _ 215
기록 _ 123
기성 망치손가락 보조기 _ 292
기성 몸쪽 손가락뼈사이관절 폄 보조기 _ 300
기성 스플린트 _ 47
기성 앨루머폼 _ 292
기성품 몸쪽 손가락뼈사이관절 보조기 _ 294
기성품 방아쇠손가락 보조기 _ 301
기성품 보조기 _ 151, 161, 197
기용굴 _ 354
기용굴증후군 _ 357
긴노쪽손목폄근 _ 69
긴엄지벌림근 _ 69
긴엄지폄근 _ 69
긴 팔 캐스트 _ 504
깊은손가락굽힘근 _ 69

ㄴ

나인홀 페그 검사 _ 96
내구성 _ 38
내분비계 _ 408
내재근 양성 자세 _ 70
내재근 양성 잡기 _ 72, 75
내재성 근육 _ 69
내재성 손목뼈사이 인대 _ 66
네오프렌 _ 197, 379
네오프렌 기반 엄지 보조기 _ 379
노손목관절 _ 65
노신경마비 _ 346, 348
노신경 손상 _ 150, 346
노쪽 _ 62
노쪽곁인대 손상 _ 191
노쪽굴증후군 _ 347, 349
노쪽 세로 결손 _ 424
노쪽손목굽힘근 _ 150
노쪽 홈 엄지 고정 보조기 _ 195
노쪽 휜손 _ 424
노타 결절 _ 426
노화 _ 402
뇌성마비 _ 432
뇌혈관사고 _ 401

ㄷ

다발성 손상 _ 226
다트 보조기 _ 137
단말 장치 _ 527
단일사용의 독립성 _ 533
단추구멍 변형 _ 185, 285
단추구멍 변형을 위한 보조기 _ 286
대응력 교정기 _ 246
대응성 _ 88
델론의 수정된 모베르그 집기 검사 _ 97
독립적인 보조기 관리 _ 52
돌림근둘레띠근육 _ 63
동적 _ 10
동적(가동) 보조기 _ 10
동적 몸쪽 손가락뼈사이 폄 보조기 _ 324
동적 보조기 _ 314, 315
두께 _ 39
둔감화 _ 533
뒤뼈사이신경압박증후군 _ 347
뒤뼈사이신경증후군 _ 349
뒤쪽 팔꿈치 고정 보조기 _ 242
뒤쪽 팔꿈치 보조기 _ 246
뒤퀴트랑 구축 _ 223
뒤퀴트랑 근막절제술 _ 223
뒤퀴트랑병 _ 223
드레이프성 _ 37
드레이프와 윤곽 _ 37
드로얀 LMB 동적 와이어폼 스프링 폄 지지대 _ 286
드롭아웃 _ 10
드롭아웃 보조기 _ 10
드롭아웃 캐스트 _ 491
드퀘르뱅 힘줄윤활막염 _ 177, 181
등쪽 _ 62
등쪽-바닥쪽 망치손가락 보조기 _ 291
디딤기 _ 469
디자인 _ 199, 438

ㄹ

라이너스 _ 526
라이크라 _ 379
라텍스 민감성 _ 55
랜드스미어의 인대 _ 285
로젠부쉬 민첩성 검사 _ 96
류마티스관절염 _ 136, 150, 177, 185, 216
리스터의 결절 _ 69
리틀러-브루너 _ 223
림프 _ 91

ㅁ

마감 _ 39
만성 류마티스관절염 _ 216

말이집 _ 340

말초신경 _ 340

말초신경계 _ 312

망치손가락 _ 284

망치손가락 보조기 _ 285

맞섬 _ 66

맞섬 동작 불능 _ 356

맞섬 지지대 _ 178

맞춤 보조기 _ 213

맞춤 정적 점진적 팔꿈치 굽힘 보조기 _ 248

맞춤형 열가소성 원통형 보조기 _ 402

맥길통증질문지 _ 90

맨손근력검사 _ 492

맨손 능력 측정 _ 98

맨체스터 흉터 척도 _ 91

먼쪽 가로활 _ 71

먼쪽 노자관절 _ 65

먼쪽 손가락뼈사이관절 _ 9

먼쪽 손가락뼈사이관절 안정화 보조기 _ 301

먼쪽 손가락뼈사이관절의 골관절염 _ 288

먼쪽 손가락뼈사이관절의 골관절염 보조기 _ 288

먼쪽 손가락 주름 _ 72

먼쪽 손바닥 주름 _ 71

먼쪽 위팔뼈 골절 _ 241

메이요 팔꿈치 범용 교정기 _ 248

면담 _ 86

모시리 자체 미김 _ 38

모음 및 안쪽돌림 슬링 _ 271

목발뒤흔들걸음 _ 480

목적 _ 8

목적이 있는 활동 _ 534

목표 _ 51

몸쪽 가로활 _ 71

몸쪽 가운데손가락 주름 _ 72

몸쪽 노뼈 골절 _ 242

몸쪽 노자관절 _ 240

몸쪽 손가락뼈사이관절 _ 8

몸쪽 손가락뼈사이관절 과다폄 차단 보조기 _ 294

몸쪽 손가락뼈사이관절 굽힘 구축 _ 288

몸쪽 손가락뼈사이관절 굽힘 구축을 위한 보조기 _ 288

몸쪽 손가락뼈사이관절 염좌 _ 288

몸쪽 손가락사이관절 염좌를 위한 보조기 _ 288

몸쪽 손가락 주름 _ 72

몸쪽 손바닥 주름 _ 71

몸쪽 위팔뼈 골절 _ 262

몸쪽 위팔뼈 캡 보조기 _ 270

몸쪽 입력힘 _ 76

몸쪽 자뼈 골절 _ 242

무릎-발목-발 보조기 _ 476

무릎 보조기 _ 475

무선 주파수 식별 _ 529

무작위 대조시험 _ 12

문서기록 _ 56

문화적 배경 _ 20

물리적 환경 _ 71

물리치료사 _ 4

미국 손 치료사 협회 _ 4

미네소타 척도 조작 검사 _ 96

미시건 손 결과 질문지 _ 98

미적 구성요소 _ 467

민말이집 _ 340

민첩성 _ 96

ㅂ

바깥 굽은 각 _ 240

바닥쪽 _ 62

바닥쪽 거터 _ 292

바닥판 _ 283

바르텐버그 신경병증 _ 349

바르텐버그 증후군 _ 347

바르텐버그 징후 _ 356

밖굽이무릎 _ 476

반강성 연성 캐스트 제거 _ 514

반복적인 스트레스 _ 77

반사교감신경이상증 _ 225

반사성 교감신경 위축증 _ 153

반사 억제 패턴 _ 378

반사저하성 _ 380

발목-발 보조기 _ 474

발 보조기 _ 472

방아쇠손가락 _ 287

방아쇠손가락용 손가락 보조기 _ 287

방카르트 재건술 _ 268

방향 _ 8

배경 _ 20

백조 목 방지 보조기 _ 449

백조 목 변형 _ 185, 287

백조 목 변형 보조기 _ 287

밸퍼 직업표본검사 _ 96

버디 스트랩 _ 289

번지 코드 _ 248

벌레근 _ 69

변형 교정 _ 312

변형 방지 자세 _ 215

병력 _ 86

병적 보행 _ 471

보강제 _ 47

보조기 _ 4
보조기 검사지 _ 100
보조기 관리 _ 101
보조기기사 _ 522
보조기 디자인 _ 9, 51, 115, 401
보조기 디자인의 결정 _ 28
보조기 디자인 평가 결과의 분석 _ 28
보조기 비용 _ 121
보조기 오류 _ 124
보조기 요법 _ 100
보조기의 평가와 조절 _ 119
보조기 재료의 선택 _ 438
보조기 적용에 대한 지침 _ 441
보조기 전문 제작자 _ 4
보조기 제공 _ 387
보조기 제작시간 _ 117
보조기 종결 _ 120
보조기 주의사항 _ 100
보조기 중재 _ 61
보조기 중재 오류 _ 124
보조기 착용의 종결 _ 120
보조기 착용 일정 _ 119
보조기 착용 일정 요소 _ 119
보조기 패턴 _ 39, 154
보조기 평가 _ 442
보조 물리치료사 _ 4
보행 생체역학 _ 469
보호자 _ 51
복원력 _ 36
복장빗장관절 _ 261
복합부위통증증후군 _ 140, 225
복합부위통증증후군 1형 _ 153
봉우리빗장관절 _ 261
봉우리빗장관절 탈구 _ 269
부드러운 끝 느낌 _ 240
부리위팔인대 _ 63
부종 _ 100
부종 관리 _ 410
부종 관찰 _ 118
부하 반응기 _ 470
분석 단계 _ 26
블레드소 교정기 _ 242
비관절 _ 8
비관절 보조기 _ 8
비뇨생식기 기능 _ 408
비용과 치료비 지불의 문제 _ 121
비전형적 운동 발달 _ 433
비정상적인 손 발달 _ 423
비정상적인 팔 운동 발달 _ 423
비행기 보조기 _ 269, 270
빗장뼈 골절 _ 269
빗지지띠 인대 _ 285
뼈 _ 92
뼈사이근 _ 69

ㅅ

사냥터지기 엄지 _ 178
사전 절단 보조기 세트 _ 213
사전 절단 손 고정 보조기 세트 _ 213
사회적 환경 _ 21
산업현장 _ 52
삶의 질 _ 24
삼점압 보조기 및 실버링 보조기 _ 287
상업용 보조기 _ 449
상위하달식 _ 19
상지 절단 _ 520
상처 _ 91
상호적 추론 _ 108
새끼굽힘근 _ 70
새끼두덩 _ 66, 69
새끼두덩의 위축 _ 356
새끼두덩 지지대 _ 139
새끼맞섬근 _ 70
새끼벌림근 _ 70
새끼폄근 _ 69
새보 스트레치 보조기 _ 379
새보 보조기 _ 312
생리적 신경차단 _ 341
생체심리사회적 접근 _ 311
생체역학 기반 설계 _ 378
생체역학 접근법 _ 7
석고붕대 제작 절차 _ 389
선천다발관절굽음증 _ 431
선천성 손 이상 _ 424
섬세한 쥐기 _ 72
섬유단 _ 340
세로활 _ 71
셈스-와인스타인 모노필라멘트 검사 _ 93
소근육 운동 기술 발달 _ 423
소아 방아쇠손가락 _ 427
소아 방아쇠 엄지 _ 426
소아 보조기 _ 437
소아 특발성 관절염 _ 432
소켓 _ 525
소화계 _ 408
손가락 _ 62, 66
손가락 기반 방아쇠손가락 보조기 _ 300
손가락뼈사이관절 _ 9
손가락 섬유집 _ 66
손가락옆굽음증 _ 429
손 고정 보조기 _ 211
손글씨 평가도구 _ 98

손 기반 보조기 _ 178
손 기반 엄지 고정 보조기 _ 178
손끝 쥐기 _ 72
손 능력 측정-20 _ 26
손등쪽 _ 66, 136
손등쪽 보조기 _ 137
손등쪽 손 기반 엄지 고정 보조기 _ 193, 195
손등쪽 손목 고징 보조기 _ 445
손등쪽 손목 고정 패턴 _ 155
손등쪽 손목 보조기 _ 363
손목 _ 62
손목 고정 보조기 _ 135
손목관절 _ 65
손목관절 구축 _ 153
손목굴 _ 71
손목굴증후군 _ 142, 362
손목굴증후군 박리술 _ 143
손목 복합체 _ 65
손목뼈중간관절 _ 65
손목/손 자가 평가 _ 26
손목손허리관절 골관절염 _ 186
손목손허리관절 류마티스관절염 _ 189
손목 염좌 _ 153
손목 폄근 건병증 _ 150
손바닥 _ 283
손바닥 거터 보조기 _ 286
손바닥 근막 _ 66
손바닥 쥐기 _ 72
손바닥쪽 _ 66, 136
손바닥쪽 받침대 _ 139
손바닥쪽 벌림 엄지 고정 보조기 _ 177
손바닥쪽 손목 고정 보조기 _ 136, 363
손바닥쪽 아래팔 기반 보조기 _ 195
손바닥쪽 피부 _ 66
손배뼈 골절 _ 177, 191
손의 영역 _ 62
손의 주름 _ 71
손의 화상 _ 221
손의 활 _ 71
손 치료 경험 매트릭스 _ 4
손 치료사 _ 545
손 치료 인증 _ 545
손허리뼈 지지대 _ 139
손허리손가락관절 _ 8
손허리손가락 손목 캐스트 _ 508
수단적 일상생활활동 _ 5
수동적 기능적 미적 의지 _ 523
수렴점 _ 318
수술적 신경복원 _ 342
수술 전 단계 _ 531
수의적 개방 _ 527
수의적 닫힘 _ 527
수정된 밴쿠버 흉터 척도 _ 91
수정된 애쉬워스 척도 _ 374, 492
수정하기 _ 53
수행영역 _ 5
수행요소 _ 5
수행 특성 _ 38
순응 _ 113
순응도 _ 101
순차적 작업 민첩성 평가 _ 97
슐츠통증평가 _ 90
스키선수 엄지 _ 178
스택 _ 292
스토니 브룩 흉터 평가 척도 _ 91
스트랩 _ 45
스플린트 _ 4
스플린트 분류체계 _ 8
슬리브 _ 246
시각 _ 402
시각상사척도 _ 89
시간적 배경 _ 21
시간측정방법 _ 96
신경 _ 93
신경감압 _ 342
신경계 _ 406
신경 근골격 및 운동 관련 기능 _ 406
신경다발막 _ 340
신경도관 _ 342
신경바깥막 _ 340
신경박리술 _ 342
신경복원술 _ 342
신경속막 _ 340
신경 손상 _ 340
신경이식술 _ 342
신경전이 _ 342, 343
신경절단 _ 341
신뢰도 _ 88
신속한 진행 _ 439
신체도표 _ 90
신체 동력 의지 _ 524
신체적 · 기능적 상태 모니터링 _ 119
실용적 추론 _ 108

ㅇ

아교질 결합조직 _ 340
아동 보조기 _ 422
아래팔 _ 62
아래팔 골절 _ 243
아래팔 기반 보조기 _ 177
아래팔 받침대 _ 139, 213
아래팔 제한 _ 249

아웃트리거 _ 314
안굽이무릎 _ 476
안정 손 보조기 _ 211
안정 팬 보조기 _ 211
안쪽 굽은 _ 240
알레르기 접촉피부염 _ 55
알렌 검사 _ 95
압력과 스트레스 _ 77
압박 관찰 _ 118
압박부위 _ 100
압박 피하기 _ 45
앞뼈사이신경 압박 _ 362
앞쪽 팔꿈치 보조기 _ 246
앞팔오금 _ 62
얕은손가락굽힘근 _ 68
어깨가슴관절 _ 261
어깨관절 _ 63
어깨밑근 _ 63
어깨 보조기 _ 270
어깨 복합체 _ 63, 261
어깨뼈 _ 63
어깨뼈위팔리듬 _ 63
어깨 아탈구 _ 267
억제 캐스트 _ 491
엄지 고정 보조기 _ 177, 178
엄지관절 _ 66
엄지기둥 _ 178
엄지두덩 _ 66, 69
엄지두덩 주름 _ 71
엄지맞섬근 _ 70
엄지모음근 _ 70
엄지 받침대 _ 213
엄지 보조기 _ 178
엄지손가락과 관련된 정중신경 손상 _ 363
엄지 손목손허리관절 _ 9
엄지 스피카 _ 511
엄지 스피카 보조기 _ 177
엄지 장갑 보조기 _ 177
엄지 포함된 손목 캐스트 _ 506
엉덩 보조기 _ 478
엉덩이-무릎-발 보조기 _ 480
엎침증후군 _ 362
역학적 이점 _ 76
역할 역량 _ 23
연부조직 _ 79
연성 엄지 보조기 _ 446
연속 고정 _ 10
연속 고정 보조기 _ 10
연속 고정 손목 보조기 중재 _ 153
연속 고정형 손목 가동 보조기 _ 140
연속 석고 고정 _ 388
연속 석고붕대 _ 286, 323
연속-정적 _ 314
연속-정적 보조기 _ 314
연속 캐스트 _ 491
열가소성 재료 _ 35, 36
열선총 _ 44, 296
예방 _ 23
예상되는 환경 _ 113
오목위팔관절 _ 261
오목위팔인대 _ 63
올피캐스트 열가소성 테이프 _ 286
왈러변성 _ 94
외부 동력 의지 _ 528
외상성 골절 _ 240
외재근 힘줄 _ 69
외재성 근육 _ 68
외재성 인대 _ 66
용어 _ 62
운동감각적 알림 _ 465
운동범위 _ 96
운반각 _ 240
원주형 _ 137
원주형 손목 고정 보조기 _ 137
원주형 손목 고정 패턴 _ 155
원통 잡기 _ 72, 74
위운동신경세포병변 _ 374
위치 _ 8
위팔노관절 _ 64, 240
위팔두갈래근 파열 _ 243
위팔세갈래근 재건 _ 244
위팔자관절 _ 64
유리섬유 제작 절차 _ 390
유연성 _ 38
윤곽 _ 79
윤상 화상 _ 221
응급시기 _ 221
의뢰 _ 28
의료정보이해능력 _ 115
의사의 지시 _ 116
의지 _ 522
의지 사용하지 않음 _ 523
의지 재활 _ 531
의지 전 단계 _ 532
의지 처방 및 제작 단계 _ 532
의지 훈련 단계 _ 533
이론 기반 디자인 _ 376
이완성 _ 380
이중사용 _ 533
이중 으깸 손상 _ 342
인대 _ 93
인지적 상태 _ 115

인터페이스 구성요소 _ 467
일상생활활동 _ 5
일상생활활동의 독립 _ 113
일치성 _ 38
임상 검사 평가도구 _ 85
임상적 검사 _ 85
임상적 유용성 _ 88
임상적 적응증 _ 140
임상적 추론 _ 108
임상적 추론 모델 _ 108

ㅈ
자가보고 설문지 _ 90
자세 조절 _ 493
자신경 손상 _ 353
자쪽 _ 62, 137
자쪽곁인대 손상 _ 190
자쪽 손목 고정 보조기 _ 137
자쪽 손목 고정 패턴 _ 155
자쪽손목굽힘근 _ 150
자쪽손목폄근 _ 69
자체부착 _ 37
자체부착 젤 디스크 _ 45
자체접착 _ 37
작업 _ 112
작업 기반 보조기 _ 290
작업 기반 보조기 접근 _ 18
작업 기반 접근 _ 19
작업수행 _ 51
작업수행모델 _ 5
작업 수행 상실 _ 27
작업 수행의 향상 _ 410
작업 수행 중단 _ 27
작업적 정의 _ 24
작업 중심 보조기 접근 _ 18
작업 중심 접근 _ 19
작업 중점 보조기 접근 _ 18, 19
작업치료사 _ 4, 463, 522
작업치료 실행체계 _ 5
작업 프로파일 _ 24
작업 프로필 _ 19
작은원근 _ 63
잡기 _ 66
장갑 _ 528
재료 _ 197
재료 선택 _ 411
재평가 _ 56
재활 시기 _ 223
재활 접근법 _ 7
쟌느 징후 _ 94, 356
저감 노신경마비 보조기 _ 352
저감도 아웃트리거 _ 320
저감 디자인 _ 349
저긴장성 _ 380
저온 가소성 _ 35
저형성 엄지 _ 425
전극 교육 _ 533
전단력 _ 77
전단응력 _ 77
전체 접촉 _ 465
전흔듦기 _ 470
절단 수술 및 드레싱 단계 _ 532
절단 수준 _ 520
절차적 추론 _ 109
점탄성 _ 36, 80
접착성 _ 37
접촉 _ 405
정상보행 _ 469
정상적인 손 발달 _ 423
정신적 기능 _ 402
정적 _ 10
정적 내재근 차단 보조기 _ 327
정적 보조기 _ 10
정적-점진적 _ 314
정적-점진적 방식 _ 329
정적-점진적 보조기 처방 _ 315
정적 점진적 팔꿈치 굽힘 _ 247
정적 점진적 팔꿈치 폄 _ 247
정적 진행 팔꿈치 보조기 _ 247
정중신경과 자신경 혼합된 손상 _ 363
정중신경 병변 _ 359
정중신경 손상 _ 359
젖힌무릎 _ 476
제이스 팔꿈치 보조기 _ 248
제작 후 추적조사 _ 117
제한 _ 9
젭슨-테일러 손 기능 검사 _ 97
조건적 추론 _ 109
조기 착용 _ 536
주름 _ 71
준수 _ 113
중간 디딤기 _ 470
중간 흔듦기 _ 470
중재 선택 시 고려사항 _ 28
중증 자신경 손상 _ 245
중추신경계 _ 312
쥐기 힘 _ 492
지침 _ 413
직업 _ 98
직업 기반 활동 _ 534
진단 _ 50, 116
진단적 적응증 _ 180

질환 _ 197
집기 패턴 _ 72
짧은/긴 맞섬 보조기 _ 177
짧은노쪽손목폄근 _ 69
짧은손바닥근 _ 70
짧은엄지굽힘근 _ 70
짧은엄지벌림근 _ 70
짧은엄지폄근 _ 69
찢김 _ 284

ㅊ

착용 일정 _ 54, 442
척골 거터 손목 고정 보조기 _ 363
청각계 _ 404
초기 흔듦기 _ 470
촉진 _ 88
총 끝 범위 시간 _ 312
축삭 _ 340
축삭절단 _ 341
치료사의 판단 _ 116
치료 순응도 _ 113
치료 환경 _ 401

ㅋ

캐나다 작업 수행 측정 _ 24
캐스트 _ 494
캐스트 금기증 _ 487
캐스트 적응증 _ 487
캐스트 절단기 _ 514
캐스트 제거 _ 513
캐스팅 _ 487
캐스팅 선택 _ 491
캐스팅 재료 _ 495
컴피 손목 손가락 보조기 _ 402
케이블 _ 526
코담배갑 _ 191
콕업 보조기 _ 143
콜레스 골절 _ 151
콜레스 골절용 보조기 _ 151
크로우포드 소형부품 민첩성 검사 _ 96
클라이언트 _ 51, 521
클라이언트 보호 _ 122
클라이언트 안전 문제 _ 124
클라이언트 중심 접근 _ 19

ㅌ

타당도 _ 88
탄성 _ 36, 37
탈신경화 _ 356
턴버클 _ 247
테니스 엘보 _ 246
토요일 밤의 마비 _ 344
토크 _ 77, 316
토크전달 _ 9
토크전달 보조기 _ 9
통기성 _ 38
통증 _ 89, 405
특수 소아 보조기 _ 443
특정 기능 척도 _ 98
티넬검사 _ 94
티넬 징후 _ 94

ㅍ

파악 _ 66
팔 _ 62
팔꿈치 고정 보조기 _ 240
팔꿈치 골절 _ 240
팔꿈치관절 _ 64
팔꿈치관절 복합체 _ 64
팔꿈치 굳음 _ 245
팔꿈치의 자신경압박 _ 357
팔꿈치 탈구 _ 243
팔꿉굴 _ 357
팔꿉굴증후군 _ 244
팔렌 징후 _ 94
팔신경얼기 마비 _ 430
팔 압박 신경병증 _ 344
팔, 어깨, 손의 장애 평가 _ 25
팔 캐스팅 _ 491
패딩 _ 440
패딩하기 _ 45
패턴 만들기 _ 439
팬 _ 213
퍼듀 페그보드 _ 96
편안함 _ 52, 199
폄근 _ 68
평가 _ 88
평가도구 _ 88
프로멘트 징후 _ 94, 356
피부 _ 79, 90
피부 기능 _ 409
피부 상태 _ 493
피부이식기 _ 223
피부 짓무름 관찰 _ 118
피부 통합성 보호 _ 410
피어스 개념 _ 7
피팅하기 _ 53
핀켈스테인 검사 _ 181

ㅎ

하네스 _ 525, 528
하얀 손톱 검사 _ 95

하위상달식 _ 19
학교현장 _ 52
합병증 _ 50
핸들링 특성 _ 36
혈관 _ 91, 340
협응 _ 96
홀스터-앤-커프 _ 248
홀스터-앤-커프 디자인 보조기 _ 249
환경 _ 20, 52
환상 감각 _ 532
환상 통증 _ 532
환자 및 관찰자 흉터 평가 척도 _ 91
환자 보고 결과 _ 98
환자-측정된 손목 손 평가 _ 405
환자 특정 기능 척도 _ 98
환자 흉터 평가 설문지 _ 91
활동형 의지 _ 524
회전근개 _ 262
회전근개 재건술 _ 268
회전 스트랩 _ 446
후기 디딤기 _ 470
후기 흔들기 _ 470
후속 조치 _ 413
휴식 손 보조기 _ 443
휴디 _ 91
흔듦기 _ 469
힘의 적용 _ 318
힘줄 _ 93
힘줄고정 보조기 _ 349
힘줄염 _ 150
힘줄윤활막염 _ 150

A

abductor digiti minimi _ 70
abductor pollicis brevis _ 70
abductor pollicis longus, APL _ 69
abnormal hand development _ 423
acromioclavicular dislocations _ 269
acromioclavicular joint, AC _ 261
activities of daily living, ADL _ 5
activities of daily living responsibilities _ 113
activity-specific prosthesis _ 524
acute phase _ 222
acute rheumatoid arthritis _ 216
adductor pollicis _ 70
adherence _ 113
adjusting _ 53
age _ 112
age of the person _ 50
airplane orthosis _ 269
allen test _ 95
allergic contact dermatitis, ACD _ 55
AMBRI _ 267
american society of hand therapists _ 4
Amputation Levels _ 520
analysis phase _ 26
analyze assessment findings for orthotic design _ 28
anatomical snuffbox _ 191
ankle-foot orthoses, AFO _ 474
antecubital fossa _ 62
anterior elbow orthosis _ 246
antideformity position _ 215
anti-swan neck orthosis _ 449
application of force _ 318
APT _ 4
arm _ 62
arthrogryposis _ 431
arthrogryposis multipolex congenita _ 431
articular _ 8
articulating components _ 467
ASHT _ 4
assessments _ 88
atypical motor development _ 433
auditory system _ 404
avoiding pressure areas _ 45
axilla contractures _ 269
axon _ 340
axonotmesis _ 341

B

biceps rupture _ 243
biomechanical _ 5
biopsychosocial approach _ 311
bledsoe _ 242
blood vessel _ 340
body diagram _ 90
body-powered prosthesis _ 524
bonding _ 37
bone _ 92
brachial plexus palsy _ 430
bungee cords _ 248

C

C 지지대 _ 178, 213
cable _ 526
camptodactyly _ 428
canadian occupational performance measure, COPM _ 24
carpal _ 62
carpal tunnel _ 71

carpal tunnel syndrome _ 142, 362
carpometacarpal, CMC _ 9
carpometacarpal joint rheumatoid arthritis _ 189
carpometacarpal osteoarthritis _ 186
carpus _ 62
carrying angle _ 240
casting options _ 491
C bar _ 178, 213
central nervous system, CNS _ 312
cerebral palsy, CP _ 432
certified hand therapist _ 546
certified orthotists _ 4
check-off sheet _ 100
children with increased tone _ 436
chronic rheumatoid arthritis _ 216
circumferential _ 137
circumferential burn _ 221
clasped thumb _ 429
clavicle fractures _ 269
client _ 521
client-centered approach _ 19
clinical utility _ 88
clinodactyly _ 429
CMC-MCP관절 고정 보조기 _ 177
cognitive status _ 115
colles' fracture _ 151
comfort _ 52, 199
comfy hand wrist finger orthosis _ 402
commercial orthoses _ 449
complex regional pain syndrome, CRPS _ 140
complex regional pain syndrome Type I _ 153
compliance _ 113
conditional _ 109
conditions _ 197
conduits _ 342
conformability _ 38
contexts _ 20
contracture management _ 410
convergence point _ 318
coordination _ 96
coracohumeral ligament _ 63
correction of deformities _ 312
COS _ 4
cosmetic components _ 467
COTA _ 4
counterforce _ 246
crawford small parts dexterity test _ 96
creases _ 71
creases of the Hand _ 71
crush injury _ 226
cubital tunnel _ 357
cubital tunnel syndrome _ 244
cultural context _ 20
cylindrical grasp _ 72

D

D-링 스트랩 _ 45
dart thrower's _ 137
decompression _ 342
degree and duration of stress _ 77
dellon modification of the moberg pick-up test _ 97
denervation _ 356
de Quervain tenosynovitis _ 177, 181
DeRoyal LMB dynamic wire-foam spring extension assist _ 286
desensitizing _ 533
design _ 199, 438
design based on biomechanics _ 378
design based on theory _ 376
determining orthotic design _ 28
dexterity _ 96
diagnosis _ 50, 116
digestive System _ 408
DIP 거터 _ 291
DIP관절 폄근 지연 _ 284
DIP extensor lag _ 284
DIP gutter _ 291
Direction of Stress _ 77
disabilities of the arm, shoulder, and hand, DASH _ 25
Distal Humerus Fractures _ 241
distal interphalangeal, DIP _ 9
distal radioulnar joint _ 65
distal transverse arch _ 71
documentation _ 123
dorsal _ 62, 66, 136
double crush injury _ 342
drapability _ 37
drape and contour _ 37
dropout _ 10
Dupuytren's disease _ 223
durability _ 38
dynamic _ 10
dynamic orthotic prescription _ 315

E

early fitting _ 536
edema _ 100
edema management _ 410
edge finishing _ 47
education format _ 52
elastic _ 36
elasticity _ 37

elbow dislocations _ 243
elbow fractures _ 240
elbow joint _ 64
elbow stiffness _ 245
emergent phase _ 221
endocrine system _ 408
endoneurium _ 340
environment _ 52
epineurium _ 340
evidence-based practice _ 11
expected environment _ 113
extensor carpi radialis brevis, ECRB _ 69
extensor carpi radialis longus, ECRL _ 69
extensor carpi ulnaris _ 69
extensor digiti minimi, EDM _ 69
extensor digitorum communis, EDC _ 69
extensor indicis proprius, EIP _ 69
extensor pollicis brevis, EPB _ 69
extensor pollicis longus, EPL _ 69
externally powered prosthesis _ 528
extrinsic ligament _ 66

F

fibrous digital sheath _ 66
fifth-degree injury _ 342
fine motor skill development _ 423
fingernail blanch test _ 95
finger orthosis for trigger finger _ 287
finger prehensile _ 72
finger proximal interphalangeal sprains _ 288
fingertip prehension _ 72
finish _ 39
finkelstein test _ 182
first-degree injury _ 341
fitting _ 53
flaccid _ 380
flexibility _ 38
flexor carpi radialis, FCR _ 150
flexor carpi ulnaris, FCU _ 150
flexor digiti minimi _ 70
flexor digitorum profundus, FDP _ 69
flexor digitorum superficialis, FDS _ 69
flexor pollicis brevis _ 70
flexor retinaculum _ 66
foot orthoses, FO _ 472
forearm _ 62
Forearm Fractures _ 243
forearm restriction _ 249
forearm trough _ 139, 213
fourth-degree injury _ 342
fractures _ 151
froment sign _ 94, 356
function _ 97
functional capacity evaluations, FCEs _ 98
functional cast therapy, FCT _ 511
Functional position _ 215
Functional use _ 493
funiculi _ 340

G

genitourinary functions _ 408
genu recurvatum _ 476
genu valgum _ 476
genu varum _ 476
glenohumeral joint _ 261
glenohumeral ligaments _ 63
glove _ 528
golfer's thumb _ 191
grafting _ 342
grasp _ 66
grip strength _ 492
guyon canal _ 354

H

hand burns _ 221
hand immobilization orthoses _ 211
handling characteristics _ 36
hand therapy certification _ 545
hand therapy credential _ 546
hand therapy experience matrix _ 4
handwriting assessment battery, HAB _ 98
harness _ 525, 528
health literacy _ 115
heat gun _ 44, 296
hierarchy of evidence _ 13
high ulnar nerve injury _ 245
hip-knee-ankle-foot orthoses, HKAFO _ 480
hip orthoses, HO _ 478
history _ 86
holster-and-cuff _ 248
hook grasp _ 72
humeroradial _ 64
humeroradial articulation _ 240
hypoplastic thumb _ 425
hyporeflexive _ 380
hypothenar eminence _ 66
hypothenar eminence atrophy _ 356
hypotherar bar _ 139

I

immobilization _ 9
improvement of occupational performance _ 410
inability to oppose _ 356
independence with orthotic regimen _ 52
industrial settings _ 52
infection control procedures _ 116
infraspinatus _ 63
initial swing _ 470
instability syndrome _ 267
instructions _ 413
instrumental activities of daily living, IADL _ 5
interactive _ 108
interface components _ 467
interossei _ 69
interphalangeal, IP _ 9
interview _ 86
intrinsic intercarpal ligament _ 66
intrinsic plus grasp _ 72
intrinsic plus position _ 70

J

jeanne sign _ 94, 356
jebsen–taylor hand function test _ 97
joint _ 93
joint arthrodesis _ 177
joint replacement _ 177
joint structure _ 66
juvenile idiopathic arthritis, JIA _ 432

K

kinaesthetic reminder _ 465
knee–ankle–foot orthoses, KAFO _ 476
knee orthoses, KO _ 475

L

laceration _ 284
lateral prehension _ 72
latex sensitivity _ 55
LE 보조기 _ 463
ligament _ 93
ligament of landsmeer _ 285
liners _ 526
Lister's tubercle _ 69
Littler–Bruner _ 223
loading response _ 470
location _ 8
longitudinal arch _ 71
loose collagenous connective tissues _ 340
low–profile design _ 349
low–profile radial nerve palsy orthosis _ 352
low–temperature thermoplastic, LTT _ 35
lumbricals _ 69
Lycra _ 379
lymphatics _ 91

M

mallet finger _ 284
MAM–20 _ 26
manchester scar scale _ 91
manual ability measure–20 _ 26
manual ability measure, MAM _ 98
manual muscle test _ 492
materials _ 197
McGill pain questionnaire, MPQ _ 90
mechanical advantage _ 76
median nerve injuries _ 359
medical complications _ 50
memory _ 36
mental functions _ 402
metacarpal bar _ 139
metacarpophalangeal joint, MP; MCP _ 8
methods time measurement, MTM _ 96
michigan hand outcomes questionnaire, MHQ _ 98
midcarpal joint _ 65
midstance _ 470
mid swing _ 470
minnesota rate of manipulation test, MRMT _ 96
mobilization _ 9
modified ashworth scale _ 374, 492
modified vancouver scar scale _ 91
monitoring edema _ 118
monitoring for skin maceration _ 118
monitoring physical and functional status _ 119
monitoring pressure _ 118
multiple cerebrovascular accidents, CVA _ 401
musculoskeletal system, MS _ 312
myelin _ 340

N

narrative _ 108
Neoprene _ 379
nerve _ 93
nerve repair _ 342
nerve transfers _ 342
neurapraxia _ 341
neurological system _ 406
neurolysis _ 342
neurotmesis _ 341
nine hole peg test _ 96

nonarticular _ 8
no prosthesis _ 523
normal gait _ 469
normal hand development _ 423
notta nodule _ 426

O

oblique retinacular ligament, OTL _ 285
observation _ 86
observational gait analysis, OGA _ 469
occupation _ 112
occupational deprivation _ 27
occupational disruption _ 27
occupational justice _ 24
occupational performance _ 51
occupational performance model _ 5
occupational profile _ 24
occupational therapist _ 522
occupational therapy practice framework _ 5
occupation-based orthotic approach _ 18
occupation-centered approach _ 19
occupation-centered orthotic approach _ 18
occupation-focused orthotic approach _ 18, 19
open reduction internal fixation, ORIF _ 242
opponens bar _ 178
opponens digiti minimi _ 70
opponens pollicis _ 70
oppose _ 66
orthoses for finger proximal interphalangeal sprains _ 288
orthoses for mallet finger _ 285
orthoses for osteoarthritis of distal interphalangeal joint _ 288
orthoses for proximal interphalangeal flexion contracture _ 288
orthoses for swan neck deformity _ 287
orthosis _ 4
orthotic design _ 51
orthotic patterns _ 39
orthotic regimen _ 100
osteoarthritis, OA _ 177
osteoarthritis of distal interphalangeal joint _ 288
OT _ 4
OTPF _ 5
OTPF-3 _ 22
outrigger _ 314

P

padding _ 45, 440
pain _ 89, 405
pain reduction _ 410
palmar _ 62, 283
palmar bar _ 139
palmar fascia _ 66
palmaris brevis _ 70
palmar prehension _ 72
palpation _ 88
pan _ 213
pathological gait _ 471
patient and observer scar assessment scale _ 91
patient-rated wrist hand evaluation, PRWHE _ 76, 405
patient report outcome, PRO _ 98
patient scar assessment questionnaire _ 91
patient specific functional scale, PSFS _ 98
pattern making _ 439
pediatric trigger finger _ 427
pediatric trigger thumb _ 426
perfermance components _ 5
perforations _ 38
performance areas _ 5
Performance characteristics _ 38
perineurium _ 340
peripheral nervous system, PNS _ 312
personal context _ 21
phalanges _ 62
Phalen's sign _ 94
physical environment _ 21
physician's orders _ 116
pierce's notions _ 7
pinch pattern _ 72
PIP 거터 보조기 _ 293
plaster casting procedures _ 389
plastic _ 36
plasticity _ 80
posterior elbow orthosis _ 246
posterior interosseous n. compression syndrome _ 347
posterior interosseous nerve syndrome _ 349
postural control _ 493
pragmatic _ 108
prefabricated proximal interphalangeal orthoses _ 294
prehension _ 66
pressure and stress _ 77
pressure areas _ 100
preswing _ 470
prevention _ 23
primary deviations _ 471
procedural _ 109
pronator syndrome _ 362
prosthetist _ 522
protection of skin integrity _ 410

proximal humerus cap orthoses _ 270
proximal humerus fractures _ 262
proximal input force _ 76
proximal interphalangeal flexion contracture _ 288
proximal interphalangeal joint, PIP _ 8
proximal radioulnar joint _ 240
proximal radius fractures _ 242
proximal transverse arch _ 71
proximal ulnar fractures _ 242
PT _ 4
purdue pegboard test _ 96
purpose _ 8

Q

quality of life _ 24

R

RA 손목 고정 보조기 _ 151
radial _ 62
radial Clubhand _ 424
radial longitudinal deficiency _ 424
radial nerve injuries _ 150
radial tunnel syndrome _ 347, 349
radiocarpal joint _ 65
radio-frequency indentification, RFID _ 529
range of motion, ROM _ 7, 96, 409, 492
RCT _ 12
referral _ 28
reflex-inhibiting pattern, RIP _ 378
reflexive _ 380
reflex sympathetic dystrophy _ 153
rehabilitation Phase _ 223
rehabilitative _ 7
reinforcement _ 47
repair _ 342
Repetitive Stress _ 77
resting pan orthoses _ 211
restriction _ 9
rheumatoid arthritis, RA _ 136, 216
rigidity _ 38
role competence _ 23
rosenbusch test of dexterity _ 96
rotation strap _ 446
rotator cuff muscles _ 63
rotator cuff repairs _ 268
rotator cuff, RTC _ 262
rubberlike _ 36

S

Saebo _ 312
Saebo stretch _ 379
saturday night palsy _ 344
scaphoid fractures _ 191
scapula _ 63
scapulohumeral rhythm _ 63
scapulothoracic joint _ 261
scars _ 91
school settings _ 52
Schultz pain assessment _ 90
secondary deviations _ 472
second-degree injury _ 341
selection of orthotic materials _ 438
self-adhesion _ 37
self-adhesive gel disk _ 45
self-bonding _ 37
self-finishing edges _ 38
Semmes-Weinstein monofilament test _ 93
sensibility _ 492
sensorimotor _ 5
sensory functions _ 402
sequential occupational dexterity assessment, SODA _ 97
serial static _ 10
serial-static _ 314
serial-static orthotic prescription _ 314
SF-36 _ 98
shear force _ 77
shear stress _ 77
shoulder complex _ 63
shoulder subluxation _ 267
silver ring orthoses _ 287
sixth-degree injury _ 342
skeletal system _ 406
skin _ 90
skin condition _ 493
skin functions _ 409
skin graft phase _ 223
SLAP _ 268
sleeve _ 246
social environment _ 21
socket _ 525
soft end feel _ 240
soft thumb orthosis _ 446
spasticity _ 226
spherical grasp _ 72
splint _ 4
splint classification system, SCS _ 8
stack _ 292
stance phase _ 469
static _ 10
static-progressive _ 10, 314
static progressive elbow extension _ 247

static progressive elbow flexion _ 247
static-progressive orthotic prescription _ 315
sternoclavicular joint _ 261
stony brook scar evaluation scale _ 91
strapping _ 45, 440
strength _ 96
structural components _ 467
subscapularis _ 63
substitution for loss of muscle function _ 312
supraspinatus _ 63
surgical release _ 143
swan neck deformity _ 287
swing phases _ 469
swing-through _ 480
syndactyly _ 127
synergic contraction _ 69

T

temporal context _ 21
tendinopathy _ 150
tendinosis _ 150
tendon _ 93
tennis elbow _ 246
tenodesis orthosis _ 349
tenosynovitis _ 150
teres minor _ 63
terminal device _ 527
terminal stance _ 470
terminal swing _ 470
terminology _ 62
thenar eminence _ 66
therapist's judgment _ 116
thickness _ 39
third-degree injury _ 342
three jaw chuck pinch _ 73
three-point force systems _ 465
three-point pressure _ 75
thumb gauntlet orthosis _ 177
thumb post _ 178
thumb spica orthosis _ 177
thumb trough _ 213
tinel's sign _ 94
tinel's test _ 94
torque _ 77
torque transmission _ 9
total contact _ 465
total end-range time, TERT _ 312
total number of joints _ 9
touch _ 405
transverse carpal ligament _ 71
triceps repair _ 244
trigger finger _ 287
TUBS _ 267
turnbuckle _ 247
type _ 9

U

ulnar _ 62, 137
ulnar collateral ligament injury _ 190
ulnar gutter wrist immobilization orthoses _ 363
understand/assess the condition _ 28
unmyelin _ 340
upper motor neuron lesions, UMNL _ 374

V

valgus angulation _ 240
valpar component work samples test _ 96
varus _ 240
vascular Status _ 95
veins _ 91
verbal analog scale, VeAS _ 89
virtual context _ 21
viscoelasticity _ 80
vision _ 402
visual analog scale, ViAS _ 89
volar _ 62, 66, 283
volar _ 136
volar gutter _ 292
volar gutter orthoses _ 286
volar plate, VP _ 283
volar wrist immobilization orthosis _ 363
voluntary closing, VC _ 527
voluntary opening, VO _ 527

W

Wallerian degeneration _ 94
Wartenberg neuropathy _ 349
Watenberg's syndrome _ 347
wearing schedule _ 54
well-being _ 24
wellness _ 23
work _ 98
wounds _ 91
wrist complex _ 65
wrist sprains _ 153

Z

Z-성형술 _ 221, 223

기타

1급 손상 _ 341
1급 염좌 _ 153
1급 염좌 손상 환자 _ 153
1차 편차 _ 471
1형 CRPS _ 225
2급 손상 _ 341
2급 염좌 _ 153
2급 염좌 손상 환자 _ 153
2차 편차 _ 472
2형 CRPS _ 225
3급 손상 _ 342
3점압 _ 75
3점압 시스템 _ 75
3점 잡기 _ 73
3점 힘 체계 _ 465
3D 프린팅 _ 530
4급 손상 _ 342
5급 손상 _ 342
6급 손상 _ 342
8자 어깨 보조기 _ 269